gesund bleiben – gesund werden

gesund bleiben · gesund werden

der große ärztliche Ratgeber

Nach der Grundkonzeption
von Dr. med. Hubert Fritz

neubearbeitet und ergänzt
von Dr. med. Christian Bona
Christiane Hiemenz (Ärztin)

Rudolf Trauner Verlag · Linz

Lizenzausgabe für Österreich
Rudolf Trauner Verlag, Linz
ISBN 3 85320 162 8

Vorwort

Die Fortschritte der modernen Medizin haben zu einer erheblichen Verlängerung der durchschnittlichen Lebensdauer geführt. Andererseits bringen die Belastungen des modernen Lebens in großem Umfang gesundheitliche Störungen mit sich.

Darum hat sich in der Medizin immer mehr einmal der Gedanke der vorsorglichen Krankheitsverhütung und zum anderen der einer Ganzheitsbehandlung durchgesetzt. Die Beeinflussung des gesamten Körpers auch bei anscheinend örtlich begrenzten Krankheitsbildern sowie die Regelung der allgemeinen Lebensweise sind heute schon weitgehend selbstverständlich geworden oder werden zumindest angestrebt.

Die in diesem Zusammenhang geleistete ärztliche Aufklärungsarbeit hat auch das Interesse des medizinischen Laien für Krankheitsprobleme erheblich gesteigert. Außerdem ist im Hinblick auf die Krankheitsverhütung und eine Ganzheitsbehandlung die verständnisvolle Mitarbeit des Kranken unerläßlich.

Dadurch hat sich die Notwendigkeit ergeben, für den medizinischen Laien die im Zusammenhang mit einem Krankheitsfall auftretenden Fragen in bezug auf die Zusammenarbeit zwischen Patient und Arzt darzustellen.

In diesem Buch wird der Versuch unternommen, bei den häufigsten gesundheitlichen Störungen eine solche allgemeine Aufklärung zu vermitteln und einen Überblick über die Behandlungsmöglichkeiten zu bringen.

Darüber hinaus sollen gerade die Maßnahmen einer naturgemäßen Allgemeinbehandlung und die Wege zur Regelung der Lebensweise dargestellt werden, um den Kranken zur Mitwirkung bei der Beseitigung des Leidens und zur vorbeugenden Verhütung eines Rückfalls anzuregen.

Im ärztlichen Sprechzimmer hat der Kranke erfahrungsgemäß nicht immer die Aufnahmefähigkeit, um die Ratschläge des Arztes für die eigene Mitarbeit und die Lebensweise zu verstehen und zu behalten. Für diese Aufgabe, die dem Kranken heute in zunehmendem Umfang aus der volksgesundheitlichen Situation heraus gestellt wird, benötigt er Anweisungen, die gleichzeitig seine Mitarbeit praktisch ermöglichen und auch sein Verständnis für diese Zusammenhänge wachrufen.

Die Regelung der Lebensweise, die für den Kranken oft Opfer und Mühe bedeutet, ist im Sinne einer Allgemeinbehandlung die Grundlage eines jeden modernen Heilverfahrens.

Die Fülle der modernen Arzneimittel verbietet von vornherein eine auch nur annähernd vollständige Aufzählung der gegebenen Möglichkeiten.

Die Auswahl der geeigneten Medikamente ist und bleibt Aufgabe des behandelnden Arztes. Darum erschien es ausreichend, in diesen Abschnitten die gebräuchlichen Behandlungsmittel anzugeben, um dem Leser einen gewissen Überblick zu verschaffen. Was im Einzelfall bei der vorliegenden Erkrankung im Zusammenhang mit der besonderen Konstitution des Kranken am zweckmäßigsten zu verordnen ist, kann jeweils nur der behandelnde Arzt entscheiden.

Dieses Buch soll nicht etwa den Arzt überflüssig machen, sondern vielmehr das Verständnis des Kranken für seine tätige Mithilfe im Rahmen der ärztlichen Verordnung wecken und insoweit praktische Hinweise geben.

Verlag und Verfasser hoffen, daß ihr gemeinsames Werk sich als geeignet erweist, durch sachliche Aufklärung Kranken und Ärzten gleichermaßen zu dienen.

Inhaltsverzeichnis

DER KRANKE MENSCH UND SEINE BEHANDLUNG

DIE HEILWEISEN UND DIE HÄUSLICHE BEHANDLUNGSTECHNIK

Das Idealgewicht Erwachsener

Körpergröße und Körpergewicht stehen in enger Verbindung. Die Körperlänge wird barfuß, also ohne Schuhe, gemessen. Mit ihrer Hilfe errechnet sich dann nach der Bornhardt'schen Formel das Normalgewicht, und zwar für Männer:

$$N_M = \frac{\text{Körperlänge in cm} \times \text{mittlerer Brustumfang in cm}}{240} \text{ in kg}$$

Die Formel für Frauen ist:

$$N_F = \frac{\text{Körperlänge in cm} \times \text{mittlerer Brustumfang unterhalb des Busens in cm}}{255} \text{ in kg}$$

Nach dieser Grundformel wurden die auf den folgenden Seiten stehenden Tabellen errechnet. Setzt man in die Formel Zahlen ein, so errechnet sich folgendes Normalgewicht:

$$N_F = \frac{170 \times 80}{225} \text{ 60,44 kg.}$$

Übergewicht ist jedes Gewicht, das über das so errechnete Normalgewicht hinausgeht. Die untenstehende Tabelle gibt darüber auf einen Blick Aufschluß:

Errechnetes	Übergewicht (gewogen) in kg		
Normalgewicht in kg	+ 10 %	+ 20 %	+ 30 %
50	55	60	65
55	60,5	66	71,5
60	66	72	78
65	71,5	78	84,5
70	77	84	91
75	82,5	90	97,5
80	88	96	104
85	93,5	102	110,5
90	99	108	117
95	104,5	114	123,5

Es haben diejenigen die höchste Lebenserwartung, deren Gewicht 10 % unter dem Normalgewicht liegt; das wird als Idealgewicht bezeichnet. Die folgenden Tabellen, auf denen das Idealgewicht für verschiedene Körpergröße bei Frauen und Männern angegeben ist, beruhen auf Messungen in leichter Hauskleidung, für die ungefähr 2,5 kg in Ansatz gebracht wurde.

Größe in cm (in Schuhen)	Idealgewicht in kg (in Hauskleidern), 25 Jahre und älter		
	Männer		
	Körperbau		
	leicht	mittelschwer	schwer
157	50,5—54,2	53,3—58,2	56,9—63,7
158	51,1—54,7	53,8—58,9	57,4—64,2
159	51,6—55,2	54,3—59,6	58,0—64,8
160	52,2—55,8	54,9—60,3	58,5—65,3
161	52,7—56,3	55,4—60,9	59,0—66,0
162	53,2—56,9	55,9—61,4	59,6—66,7
163	53,8—57,4	56,5—61,9	60,1—67,5
164	54,3—57,9	57,0—62,5	60,7—68,2
165	54,9—58,5	57,6—63,0	61,2—68,9
166	55,4—59,2	58,1—63,7	61,7—69,6
167	55,9—59,9	58,6—64,4	62,3—70,3
168	56,5—60,6	59,2—65,1	62,9—71,1
169	57,2—61,3	59,9—65,8	63,6—72,0
170	57,9—62,0	60,7—66,6	64,3—72,9
171	58,6—62,7	61,4—67,4	65,1—73,8
172	59,4—63,4	62,1—68,3	66,0—74,7
173	60,1—64,2	62,8—69,1	66,9—75,5
174	60,8—64,9	63,5—69,9	67,6—76,2
175	61,5—65,6	64,2—70,6	68,3—76,9
176	62,2—66,4	64,9—71,3	69,0—77,6
177	62,9—67,3	65,7—72,0	69,7—78,4
178	63,6—68,2	66,4—72,8	70,4—79,1
179	64,4—68,9	67,1—73,6	71,2—80,0
180	65,1—69,6	67,8—74,5	71,9—80,9
181	65,8—70,3	68,5—75,4	72,7—81,8
182	66,5—71,0	69,2—76,3	73,6—82,7
183	67,2—71,8	69,9—77,2	74,5—83,6
184	67,9—72,5	70,7—78,1	75,2—84,5
185	68,6—73,2	71,4—79,0	75,9—85,4
186	69,4—74,0	72,1—79,9	76,7—86,2
187	70,1—74,9	72,8—80,8	77,6—87,1
188	70,8—75,8	73,5—81,7	78,5—88,0
189	71,5—76,5	74,4—82,6	79,4—88,9
190	72,2—77,2	75,3—83,5	80,3—89,8
191	72,9—77,9	76,2—84,4	81,1—90,7
192	73,6—78,6	77,1—85,3	81,8—91,6
193	74,4—79,3	78,0—86,1	82,5—92,5
194	75,1—80,1	78,9—87,0	83,2—93,4
195	75,8—80,8	79,8—87,9	84,0—94,3

Größe in cm (in Schuhen)	Idealgewicht in kg (in Hauskleidern), 25 Jahre und älter		
	Frauen		
	Körperbau		
	leicht	mittelschwer	schwer
148	42,0—44,8	43,8—48,9	47,4—54,3
149	42,3—45,4	44,1—49,4	47,8—54,9
150	42,7—45,9	44,5—50,0	48,2—55,4
151	43,0—46,4	45,1—50,5	48,7—55,9
152	43,4—47,0	45,6—51,0	49,2—56,5
153	43,9—47,5	46,1—51,6	49,8—57,0
154	44,4—48,0	46,7—52,1	50,3—57,6
155	44,9—48,6	47,2—52,6	50,8—58,1
156	45,4—49,1	47,7—53,2	51,3—58,6
157	46,0—49,6	48,2—53,7	51,9—59,1
158	46,5—50,2	48,8—54,3	52,4—59,7
159	47,1—50,7	49,3—54,8	53,0—60,2
160	47,6—51,2	49,9—55,3	53,5—60,8
161	48,2—51,8	50,4—56,0	54,0—61,5
162	48,7—52,3	51,0—56,8	54,6—62,2
163	49,2—52,9	51,5—57,5	55,2—62,9
164	49,8—53,4	52,0—58,2	55,9—63,7
165	50,3—53,9	52,6—58,9	56,7—64,4
166	50,8—54,6	53,3—59,8	57,3—65,1
167	51,4—55,3	54,0—60,7	58,1—65,8
168	52,0—56,0	54,7—61,5	58,8—66,5
169	52,7—56,8	55,4—62,2	59,5—67,2
170	53,4—57,5	56,1—62,9	60,2—67,9
171	54,1—58,2	56,8—63,6	60,9—68,6
172	54,8—58,9	57,5—64,3	61,6—69,3
173	55,5—59,6	58,3—65,1	62,3—70,1
174	56,3—60,3	59,0—65,8	63,1—70,8
175	57,0—61,0	59,7—66,5	63,8—71,5
176	57,7—61,9	60,4—67,2	64,5—72,3
177	58,4—62,8	61,1—67,8	65,2—73,2
178	59,1—63,6	61,8—68,6	65,9—74,1
179	59,8—64,4	62,5—69,3	66,6—75,0
180	60,5—65,1	63,3—70,1	67,3—75,9
181	61,3—65,8	64,0—70,8	68,1—76,8
182	62,0—66,5	64,7—71,5	68,8—77,7
183	62,7—67,2	65,4—72,2	69,5—78,6
184	63,4—67,9	66,1—72,9	70,2—79,5
185	64,1—68,6	66,8—73,6	70,9—80,4

Joule – neue Maßeinheit für die Energie

Das Joule, nach dem englischen Physiker J. P. Joule benannt, ist eine Einheit der elektrischen Energie. Bisher war die Kalorie als Brennwert der einzelnen Nahrungsmittel gültig. Dieser Brennwert — die Kilokalorie — wird durch die Maßeinheit aus dem internationalen Einheitssystem, das Kilojoule, abgelöst.

Viele Verbraucher haben in jüngster Zeit eine kalorienbewußte Haltung eingenommen und sich auch intensiv damit beschäftigt, so daß es nun nicht ganz so schwerfällt, „Joule-bewußt" zu leben. Machen Sie sich mit dieser Tabelle vertraut, dann werden Sie bald die Joulewerte genauso im Kopf haben wie bisher die Kalorienwerte. Für die Maßeinheiten gelten folgende Beziehungen:

1 Kilocalorie (kcal)	= 4,186 kJ
1 Kilojoule (kJ)	= 0,24 kcal
1000 kJ	= 1 Megajoule (MJ)
1 MJ	= 240 kcal

Die drei Grundsäulen, die Energielieferanten unserer Nahrung, bestehen aus Eiweiß, Kohlenhydraten und Fett. Diese Nährstoffe wurden in der folgenden Tabelle, auf 100 g eßbare Ware bezogen, und, soweit sie über 1 g lagen, berücksichtigt. Der durchschnittliche Brennwert beträgt:

1 g Eiweiß	= 4,1 kcal	= 17,2 kJ
1 g Kohlenhydrate	= 4,1 kcal	= 17,2 kJ
1 g Fett	= 9,3 kcal	= 38,9 kJ
1 g Alkohol	= 7,0 kcal	= 29,3 kJ

Der Kalorienbedarf wird am günstigsten durch eine tägliche Menge wie folgt gedeckt:
Eiweiß 1 g pro kg Körpergewicht, ca. 20 % der Nahrungsmenge,
Fett ca. 80 g, ca. 30 % der Nahrungsmenge,
Kohlenhydrate 300 g, ca. 50 % der Nahrungsmenge.

Kalorie (Joule) ist aber nicht gleich Kalorie (Joule). Denn Eiweiß, Fett, Kohlenhydrate haben jeweils unterschiedliche Aufgaben in unserem Körper zu erfüllen.
Die Kohlenhydratkalorien machen am leichtesten dick — da die überschüssigen Kalorien dieser Art in Fett umgesetzt werden. Kohlenhydrate sind hauptsächlich in Teigwaren, Kartoffeln, Brot, Gebäck, Süßigkeiten, Honig und Alkoholika zu finden.
Die überschüssigen Eiweißkalorien dagegen aktivieren die Verbrennung. In der Ernährung ist Eiweiß in erster Linie für die Neubildung der Zell- und Gewebssubstanzen wichtig. Da der Körper arteigenes Eiweißgewebe verschleißt, braucht nicht nur der Heranwachsende, sondern auch der Erwachsene täglich eine bestimmte Menge an Eiweiß.
Bei Fett darf man nicht vergessen, daß 1 g Fett = 9,3 Kalorien aufweist. Fett ist also der wichtigste Kalorien- bzw. Joulelieferant unserer Nahrung.
Denken Sie aber bitte bei unseren Zahlenangaben daran, daß es sich um ungefähre Werte handelt. Für ganz exakte Zahlen müssen viele Komponenten zusammentreffen und bekannt sein (Geschlecht, Alter, Körperbau, Tätigkeit usw.).

Joule-(Kalorien-)Tabelle

	Produkt 100 g eßbarer Anteil	Ei- weiß g	Kohlen- hydrate g	Fett g	**Joule**	Kalo- rien
	Fleisch					
Hammelfleisch	Keule	18	—	18	**1046**	250
	Kotelett	15	—	32	**1549**	370
	Lende	19	—	13	**866**	207
Kalbfleisch	Filet	21	—	1	**439**	105
	Gegartes Fleisch	25	—	2	**544**	130
	Keule	20	—	1	**431**	103
	Kotelett	21	—	3	**523**	125
Rindfleisch	Filet	19	—	4	**527**	126
	Fleisch in Dosen, Keule	19	—	14	**879**	210
	Roastbeef	16	—	19	**1063**	254
Schweinefleisch	Bauch	12	—	42	**1884**	450
	Filet	19	—	10	**737**	176
	Fleisch in Dosen	11	—	51	**2239**	535
	Gegartes Fleisch, mager	25	—	10	**845**	202
	Eisbein	12	—	16	**866**	207
	Keule	15	—	31	**1515**	362
	Kotelett	15	—	31	**1498**	358
	Schnitzel	21	—	8	**703**	168
Innereien	Bries / Thymus	17	—	3	**452**	108
	Herz	15	1	6	**535**	128
	Hirn	10	1	9	**535**	128
	Leber	22	3	5	**602**	144
	Niere	17	1	6	**552**	132
Wild	gegart	26	—	1	**531**	127
	Hase	22	—	3	**519**	124
	Hirschfleisch	21	—	3	**514**	123
Geflügel	Ente	18	—	17	**1017**	243
	Gans	16	—	31	**1523**	364
	Huhn / Brathuhn	21	—	6	**602**	144
Schinken	Lachsschinken	18	—	7	**602**	144
	Schinken, gekocht	20	—	21	**1180**	282
	Schinken, roh	18	—	33	**1653**	395
Speck	durchwachsen	9	—	65	**2754**	658
	fett	2	—	89	**3579**	855
Wurst	Bierschinken	16	—	19	**1046**	250
	Blutwurst	13	—	39	**1779**	425
	Bockwurst	12	—	25	**1230**	294
	Bratwurst, Schwein	13	—	32	**1523**	364
	Cervelatwurst	17	—	43	**2026**	484
	Corned beef, deutsch	22	—	6	**640**	153

	Produkt 100 g eßbarer Anteil	Eiweiß g	Kohlenhydrate g	Fett g	**Joule**	Kalorien
Wurst	Fleischwurst	13	—	27	**1318**	315
	Jagdwurst	16	—	29	**1448**	346
	Leberkäse	13	—	23	**1130**	270
	Leberpastete	14	—	29	**1398**	334
	Leberwurst	12	1	41	**1883**	450
	Luncheon Meat	15	2	25	**1310**	313
	Mettwurst	12	—	51	**2264**	541
	Mortadella	12	—	33	**1536**	367
	Salami	18	—	50	**2302**	550
	Fette, Speiseöle, Mayonnaisen, Eier					
Fette	Butter	1	1	82	**3160**	755
	Butterschmalz	—	—	100	**3893**	930
	Gänseschmalz	—	—	100	**3893**	930
	1 El Margarine, 10 g	—	—	—	**313**	75
	becel	1	—	80	**3140**	750
	Kokosfett	—	—	100	**3873**	925
Speiseöl	Erdnußöl	—	—	100	**3893**	930
Mayonnaise	Mayonnaise, 80 % Fett	1	2	80	**3169**	757
	Mayonnaise, 50 % Fett	1	8	50	**1946**	465
	Salatmayonnaise mit Zitronensaft, 50 % Fett	1	8	50	**2097**	501
	Remoulade, 50 % Fett	ca. 1	9	51	**2176**	520
Eier	Eigelb, flüssig	16	—	32	**1578**	377
	Eiklar, flüssig	11	1	—	**226**	54
	1 Ei, ca. 60 g	7	—	6	**368**	88
	Milch, Milcherzeugnisse					
Joghurt	Fruchtjoghurt	4	14	3,0	**410**	98
	1 Becher, 150 g	—	—	—	**615**	147
	Joghurt, weiß, 3,5 % Fett	3	5	3,5	**276**	66
	Joghurt aus entrahmter Trinkmilch	3	5	0,5	**167**	40
Milch	Buttermilch	3	4	0,5	**146**	35
	Fettarme Milch	3	5	2,0	**209**	50
	Eiweißangereicherte Milch	4	5	3,5	**284**	68
	Trinkmilch	3	5	3,5	**267**	64
	Kondensmilch, 10 % Fett	9	13	10,0	**766**	183
	Schlagsahne, 30 % Fett	2	3	30,0	**1255**	300
	Saure Sahne	3	4	10,0	**506**	121
	Fruchtquark	6	17	1,0	**431**	103
	Speisequark, mager	15	4	—	**301**	72
	Speisequark	14	4	2,0	**334**	80
Käse	Camembert	22	2	13,0	**941**	225
	Doppelrahm-Frischkäse	15	2	31	**1481**	354
	Chesterkäse	26	2	33	**1795**	429
	Briekäse	23	3	28	**1540**	368
	Butterkäse	21	1	29	**1511**	361

Produkt 100 g eßbarer Anteil	Eiweiß g	Kohlenhydrate g	Fett g	**Joule**	Kalorien
Käse					
Edamer	26	4	16	**1172**	280
Edelpilzkäse	23	2	33	**1728**	413
Emmentaler	27	3	31	**1745**	417
Harzer / Korbkäse	29	—	2	**586**	140
Schmelzkäse	17	9	9	**820**	196
Tilsiter	29	3	17	**1243**	297
Fisch, Fischwaren					
Aal	13	—	26	**1251**	299
Aal, geräuchert	19	—	26	**1410**	337
Austernfleisch	9	5	1	**297**	71
Brathering	17	4	15	**979**	234
Bückling	22	—	14	**971**	232
Flunder	17	—	—	**330**	79
Forelle	19	—	2	**435**	104
Hecht	18	—	—	**372**	89
Heilbutt, netto	19	—	5	**548**	131
Heilbutt, geräuchert	17	—	17	**996**	238
Hering	11	—	12	**673**	161
Hering in Gelee	13	—	13	**736**	176
Hering, mariniert	18	—	14	**895**	214
Hering in Tomatensoße	15	2	15	**908**	217
Kabeljau	17	—	—	**326**	78
Karpfen	10	—	4	**347**	83
Kaviar (Ersatz)	14	3	6	**565**	135
Lachs	20	—	14	**908**	217
Makrele	19	—	12	**807**	193
Makrele, geräuchert	21	—	16	**996**	238
Matjesfilet	16	—	23	**1193**	285
Ölsardinen, abgetropft	24	1	14	**1004**	240
1 Dose Ölsardinen, 95 g Fischeinwaage	—	—	—	**954**	228
Rotbarsch	19	—	3	**468**	112
Rotbarsch, geräuchert	24	—	5	**657**	157
Salzhering	20	—	15	**975**	233
Schellfisch	18	—	—	**334**	80
Scholle	17	—	1	**347**	83
Seelachs	18	—	1	**368**	88
Seezunge	17	—	1	**376**	90
Thunfisch in Öl	21	—	16	**1013**	242
1 Dose Thunfisch, 180 g Fischeinwaage	—	—	—	**1823**	435
Weinbergschnecken	16	—	1	**343**	82
Zander	19	—	—	**393**	94
Gemüse					
Auberginen	1	5	—	**104**	25
Artischocken	2	12	—	**251**	60
Bleichsellerie	1	2	—	**87**	21
Blumenkohl	3	4	—	**117**	28
Bohnen, grün	2	5	—	**138**	33
Bohnen, grün, Dose	1	5	—	**96**	23

	Produkt 100 g eßbarer Anteil	Eiweiß g	Kohlenhydrate g	Fett g	Joule	Kalorien
Gemüse	Bohnen, weiß, Dose	11	29	1	**736**	176
	Broccoli	3	4	—	**138**	33
	Champignons	3	3	—	**100**	24
	Chicorée	1	2	—	**66**	16
	Chinakohl	1	2	—	**66**	16
	Endivien	2	2	—	**71**	17
	Erbsen, frisch	7	14	1	**389**	93
	Erbsen, Dose	4	11	—	**276**	66
	Feldsalat, Kopfsalat	1	2	—	**58**	14
	Fenchel	2	9	—	**209**	50
	Gurken	1	1	—	**41**	10
	Grünkohl	4	5	1	**192**	46
	Rot-, Weiß-, Wirsingkohl	2	4	—	**108**	26
	Kohlrabi	2	2	—	**58**	14
	Linsen, trocken	24	56	1	**1481**	354
	Mangold	2	3	—	**96**	23
	Möhren	1	7	—	**146**	35
	Kresse	2	8	—	**192**	46
	Meerrettich	3	15	—	**318**	76
	Paprika	1	5	—	**117**	28
	Petersilie	4	10	—	**255**	61
	Pfifferlinge	2	3	1	**96**	23
	Porree	2	6	—	**159**	38
	Radieschen, Rettich	1	4	—	**79**	19
	Rote Bete	2	8	—	**154**	37
	Rosenkohl	4	7	—	**217**	52
	Sauerkraut	2	4	—	**108**	26
	Schwarzwurzeln	1	16	1	**309**	74
	Sellerie	2	7	—	**159**	38
	Sojabohnen, getrocknet	34	27	19	**1791**	428
	Spargel	2	3	—	**83**	20
	Spinat	2	2	—	**96**	23
	Steckrüben	1	7	—	**146**	35
	Steinpilze	3	5	—	**142**	34
	Tomaten	1	3	—	**79**	19
	Tomatenpaprika, eingelegt	1	5	—	**117**	28
	Zwiebeln	1	10	—	**118**	45
	Obst					
	Ananas	1	13	—	**238**	57
	Ananas, Dose	—	23	—	**397**	95
	Apfel	—	12	—	**217**	52
	Apfelsine	1	9	—	**226**	54
	Aprikosen	1	12	—	**226**	54
	Avocado	2	3	24	**1004**	240
	Bananen	1	21	—	**376**	90
	Birnen	1	13	—	**246**	59
	Brombeeren	1	9	1	**200**	48
	Datteln, trocken	2	73	—	**1276**	305
	Erdbeeren	1	8	—	**163**	39
	Guaven	1	13	—	**242**	58
	Heidelbeeren	1	13	1	**251**	60

	Produkt 100 g eßbarer Anteil	Eiweiß g	Kohlenhydrate g	Fett g	**Joule**	Kalorien
Obst	Himbeeren	1	8	—	**167**	40
	Johannisbeeren, rot	1	8	—	**154**	37
	Johannisbeeren, schwarz	1	10	—	**192**	46
	Kakifrüchte	1	18	—	**305**	73
	Kirschen	1	13	—	**238**	57
	Lychees	1	16	—	**297**	71
	Mandarinen	1	8	—	**150**	36
	Mango	1	15	—	**263**	63
	Melone, Wasser-	1	5	—	**100**	24
	Mirabellen	1	15	—	**263**	63
	Pampelmuse	1	10	—	**133**	32
	Papaya	1	9	—	**163**	39
	Pfirsich	1	11	—	**192**	46
	Pflaumen	1	13	—	**209**	50
	Preiselbeeren	—	10	1	**192**	46
	Quitten	—	16	1	**284**	68
	Rhabarber	1	4	—	**83**	20
	Rosinen	2	64	1	**1130**	270
	Stachelbeeren	1	9	—	**184**	44
	Weintrauben	1	17	1	**309**	74
	Kartoffeln, Kartoffelprodukte					
	Flockenpüree, 1 Portion ca. 27,5 g Trockenmasse	1	22	—	**422**	101
	Flockenpüree, nach Anweisung mit Milch und Butter zubereitet, pro Portion	4	25	7	**757**	181
	Gekochte Klöße, 2 Stück	3	46	—	**807**	193
	Semmel-Knödel, 2 Stück	9	45	5	**1130**	270
	Kartoffelpuffer, ca. 3 Stück, ohne Bratfett	2	29	—	**586**	140
	Pommes frites	4	34	8	**920**	220
	Kartoffeln	2	19	1	**355**	85
	Eintöpfe					
	Nudel-Eintopfsuppe, 250 ml / ¼ l	3	14	1	**339**	81
	Bohnen-Eintopf mit Speck, 885 ml	24	64	5	**1716**	410
	Gemüse-Eintopf, 885 ml	7	42	4	**1008**	241
	Grüne-Bohnen-Eintopf, 885 ml	11	42	7	**1176**	281
	Reis-Eintopf, 885 ml	9	78	2	**1561**	373
	Erbswurst, gelb, mit Speck, 1,5 l	26	58	11	**1858**	444
	Nährmittel					
	Buchweizen	10	72	2	**1523**	364
	Cornflakes	8	83	1	**1624**	388
	Eierteigwaren	13	72	3	**1632**	390

Produkt 100 g eßbarer Anteil	Eiweiß g	Kohlenhydrate g	Fett g	**Joule**	Kalorien
Nährmittel					
Graupen	10	74	1	**1553**	371
Grieß	10	75	1	**1548**	370
Grütze	14	67	6	**1670**	399
Haferflocken	14	66	7	**1682**	402
Hirse	11	71	4	**1599**	382
Leinsamen	19	13	31	**1762**	421
Mehl, Type 405	11	74	1	**1540**	368
Reis	7	79	1	**1540**	368
Sago	2	82	—	**1435**	343
Semmelmehl	10	86	1	**1758**	420
Stärkemehl	—	85	—	**1561**	373
Tapioka	1	86	—	**1532**	366
Brot, Backwaren					
Biskuit, gebacken	7	55	5	**1113**	266
Brötchen	7	58	1	**1172**	280
Butterkeks	15	70	11	**1938**	463
Grahambrot	8	48	1	**1046**	250
Graubrot	6	51	1	**1046**	250
Honigkuchen	6	76	1	**1456**	348
Knäckebrot	10	77	1	**1590**	380
Lebkuchen, Nürnberger	9	80	4	**1703**	407
Makronen	11	53	24	**2030**	485
Mürbeteig, gebacken	8	60	26	**2185**	522
Pumpernickel	7	49	1	**1033**	247
Roggenvollkornbrot	7	46	1	**1004**	240
Salzstangen	10	75	1	**1523**	364
Spekulatius	9	73	12	**2072**	495
Stollen	8	47	19	**1691**	404
Schokoladen-Gebäck	9	56	24	**2118**	506
Weißbrot	8	50	1	**1088**	260
Weizenvollkornbrot	8	47	1	**1004**	240
Zwieback	11	71	1	**1657**	396
Süßwaren, Zucker, Nüsse, Eis					
Bonbons	1	94	—	**1632**	390
1 Bonbon i. D.	—	—	—	**83**	20
Fruchtbonbons	—	97	—	**1674**	400
Karamellen, ungefüllt	—	95	—	**1632**	390
Milch- u. Sahnekaramellen	3	78	13	**1841**	440
Gelee	1	64	—	**1063**	254
1 Kl Gelee	—	—	—	**125**	30
Honig	—	81	—	**1276**	305
1 Kl Honig	—	—	—	**125**	30
Ingwer, eingelegt	—	84	—	**1423**	340
Kunsthonig	—	80	—	**1255**	300
Marmelade	1	64	—	**1075**	257
1 Kl Marmelade	—	—	—	**104**	25
Marzipan	8	64	18	**1913**	457
Nougat	9	53	35	**2406**	575
Schokolade	9	55	33	**2356**	563

	Produkt 100 g eßbarer Anteil	Eiweiß g	Kohlenhydrate g	Fett g	**Joule**	Kalorien
	Weiße Crunch	8	57	31	**2323**	555
	Zucker	—	100	—	**1649**	394
	1 gestr. El Zucker, ca. 15 g	—	—	—	**246**	59
	1 Stück Würfelzucker, 3 g	—	—	—	**46**	11
Nüsse	Erdnüsse	27	19	47	**2637**	630
	Haselnüsse	14	13	62	**2888**	690
	1 Haselnuß	—	—	—	**29**	ca. 7
	Mandeln	18	17	54	**2720**	650
	1 Mandelkern	—	—	—	**29**	ca. 7
	Paranüsse	14	7	67	**2988**	714
	Walnüsse	15	14	63	**2951**	705
Eis	Einfach-Eiscreme	5	22	3	**590**	141
	Eiscreme	4	20	12	**858**	205
	Fruchteis	2	29	2	**577**	138
	Milchspeiseeis	5	21	3	**535**	128

BAU UND FUNKTION DES MENSCHLICHEN KÖRPERS

Im folgenden soll lediglich ein kurzer Überblick über den Gesamtaufbau des menschlichen Körpers und das Zusammenwirken seiner Organe gegeben werden. Eine Darstellung der Organe und ihrer Funktionen ist in dem Kapitel über die Krankheiten und ihre Behandlungsmöglichkeiten jedem einzelnen Abschnitt vorangestellt, soweit es noch erforderlich schien, um dem Leser das Verständnis der Krankheitsvorgänge zu erleichtern.

Die Zelle als Träger des Lebens

Was ist Leben? Diese Frage beschäftigt die Menschheit seit Jahrtausenden. Jedes Zeitalter entwickelte eigene Hypothesen und Lehren über das Leben und seine Entstehung, ohne das Wunder des Lebendigen erklären zu können. Auch wir wissen heute trotz aller Fortschritte der Wissenschaft noch nicht, wie das Leben auf unsere Erde gekommen ist, auch wir haben neue Hypothesen und Lehrmeinungen aufgestellt, von denen noch keine bewiesen ist. Wir sind jedoch dem Geheimnis schon näher als unsere Vorfahren, denn wir kennen die kleinste für uns faßbare Einheit des Lebens: die Zelle. Wir wissen aber nicht, wie und aus welcher Lebenssubstanz die erste Zelle entstand, wir können es nur vermuten.

Im Jahre 1838 wies Matthias Jacob Schleiden die Existenz eines aufbauenden Körpers nach, den er „die Zelle" nannte. Allerdings bezog sich Schleidens Entdeckung nur auf das Pflanzenreich. Aber wenig später, 1839, stellte der Anatom Theodor Schwann fest, daß diese Zellen auch im Tierreich vorkommen. Nun war es ein leichtes, sie auch im menschlichen Gewebe zu finden. Selbstverständlich sind Zellen mit bloßem Auge nicht sichtbar, sie sind so winzig klein, daß man schon ein stark vergrößerndes Mikroskop zu Hilfe nehmen muß.

Heute werden von einem Gewebe, das man untersuchen will, Gefrierschnitte von $^1/_{1000}$ Millimeter Stärke mit Hilfe eines Mikrotoms angefertigt. Diese Schnitte werden eingefärbt, und unter dem Mikroskop sehen wir dann die Zellen.

Der Aufbau aller Zellen ist im Prinzip gleich, sie bestehen aus dem Zelleib und dem Zellkern. Hauptbestandteil des Zelleibes ist das Protoplasma, in das ein sogenanntes Zentralkörperchen eingebettet ist. Im Protoplasma (Eiweißkolloidgemisch) vollzieht sich der Stoffwechsel. Der Zellkern ist das Energiezentrum der Zelle und beherbergt die Chromosomen, die Träger der Erbeigenschaften.

Die Zellen vermehren sich durch direkte oder indirekte Teilung. Die erstere findet sich nur bei Bakterien und Einzellern. Die menschliche Zelle teilt sich indirekt. Zunächst halbiert sich das Zentralkörperchen, und beide Hälften schwimmen zu den entgegengesetzten Polen der Zelle. Währenddessen zerfällt der Kern und gibt die Chromosomen frei. Diese gruppieren sich nun in der Mitte der Zelle zwischen den beiden Zentralkörperchen zur Kernspindel. Dann teilen sich die Chromosomen in Längsrichtung, damit jede neue Zelle denselben Chromosomensatz und dieselben Eigenschaften wie die Mutterzelle übernimmt. Nun wandern die Chromosomen zu ihrem zugehörigen Zentralkörperchen, und es beginnt die Einschnürung des Zelleibes in der Mitte. Die Chromosomen verdichten sich dann zu je einem neuen Zellkern; durch die inzwischen vollendete Durchtrennung des Zelleibes haben sich jetzt aus einer Mutterzelle zwei neue Zellen gebildet.

Wenn sich Zellen gleichen Aufbaues und gleicher Funktion zusammenschließen, sprechen wir von einem Gewebe.

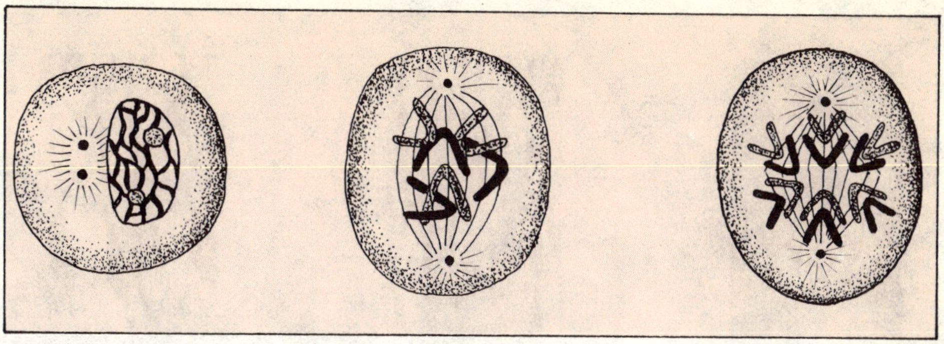

Zelle vor Beginn der Teilung; deutlich sind der Zellkern und die Zentralkörperchen zu unterscheiden

Im Zellkern wandeln sich bestimmte Teile zu Chromosomen um, die Zentralkörperchen rücken auseinander

Entwicklung der Kernspindel

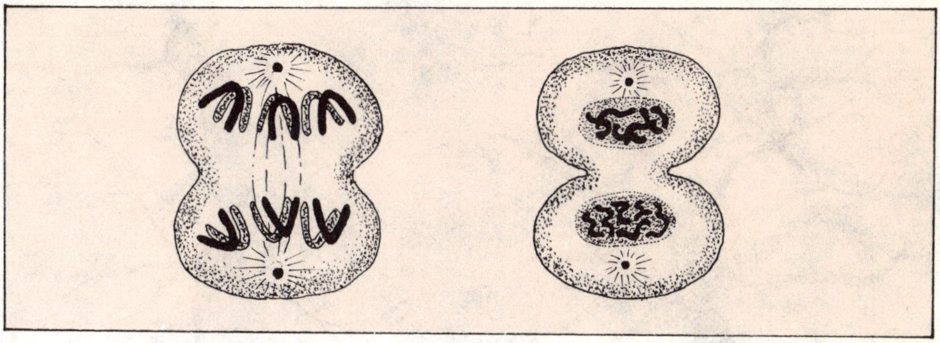

Die Chromosomen teilen und ordnen sich entlang der Mittellinie; beginnende Einschnürung der Zelle

Weitere Durchschnürung: aus einer Zelle haben sich zwei neue gebildet

Im Körper des Menschen haben wir 4 verschiedene Gewebearten:

1. das Epithel- und Drüsengewebe
2. das Binde- und Stützgewebe
3. das Muskelgewebe
4. das Nervengewebe

Für den Arzt ist die genaue Kenntnis der Gewebelehre *(Histologie)* unerläßlich, weil hier ein Ausgangspunkt für das Erkennen von Krankheiten liegt. Jede Störung im zellularen System führt zu einer Erkrankung. Unter dem Mikroskop kann der Arzt sofort die Art des Gewebes erkennen und gesunde von kranken Zellen unterscheiden.

Diese Unterscheidung kann von ausschlaggebender Bedeutung werden, vor allem bei chirurgischen Eingriffen, wenn ein Gewebestückchen entfernt und sofort mikroskopisch untersucht werden muß. Das weitere Operationsgeschehen ist von dem histologischen Befund weitgehend abhängig.

Wir haben also gesehen, daß die Zelle als Grundbestandteil des Organismus aufzufassen ist. Jede Zelle hat ihre bestimmte Aufgabe und Funktion zu erfüllen. Alle inneren Organe, Muskeln, Gefäße, Nerven, Knochen, Bänder sind aus Zellen zusammengesetzt. Soweit diese Organe und Gewebe normal arbeiten, ist der Mensch gesund. Sind aber die Zellen entartet und tritt in der Zellteilung eine Störung ein, so werden einzelne oder mehrere Organe – oder sogar der ganze Mensch – krank.

Schematische Darstellung der Gewebe

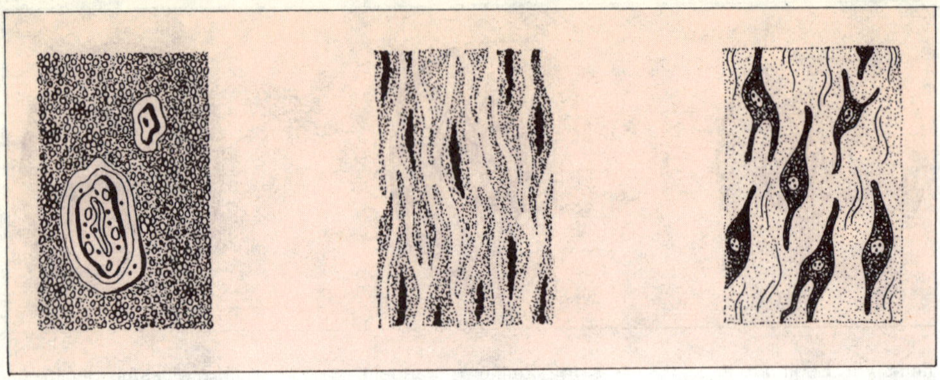

Drüsengewebe	Binde- und Stützgewebe	Muskelgewebe

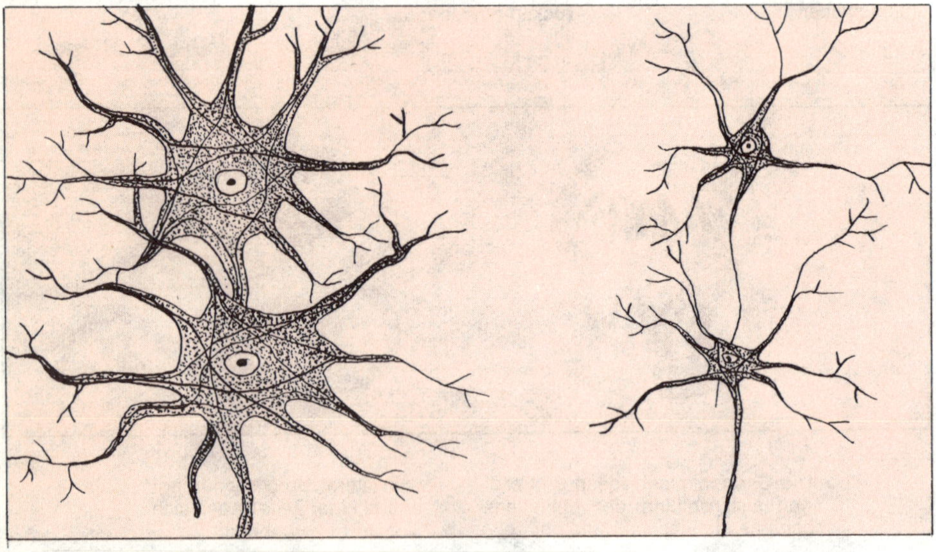

Nervenzelle in der Ruhe	Nervenzelle in der Erschöpfung

Eine Krankheit kann sich durch äußere Zeichen (Symptome) bemerkbar machen, aber auch unbemerkt bleiben und plötzlich zum Tode führen. Die Todesursache kann in einem solchen Fall nur durch eine Sektion festgestellt werden.

Diese kurze Darstellung mag genügen, um uns die entscheidende Bedeutung einer normalen Zellfunktion für den gesunden Menschen verständlich zu machen.

Das Skelettsystem und seine statische Bedeutung

Die Natur hat mit dem Skelett ein genau aufeinander eingespieltes knöchernes System geschaffen, worüber wir hier nur einen großen Gesamtüberblick geben wollen. Es gibt der Form nach 5 Knochenarten:

1. lange Röhrenknochen (z. B. Oberschenkel, Oberarm, Unterarm)
2. platte Knochen (z. B. Schädeldach, Becken, Schulterblätter)
3. kurze Knochen (z. B. Hand- und Fußwurzel)
4. unregelmäßig geformte Knochen (z. B. Nasenbein, Wirbel, Unterkiefer)
5. lufthaltige Knochen (z. B. Keilbein, Stirnbein, Oberkiefer, Siebbein)

Zentral beherrscht wird das Knochengerüst von der Wirbelsäule. Sie trägt den Kopf und von ihr aus wölbt sich der Brustkorb *(Thorax)*, der lebenswichtige Organe aufnimmt und schützt, ihr tragendes Fundament ist das Becken. Die beiden Gliedmaßenpaare, Arme und Beine, sind durch sinnvolle Gelenkverbindungen über Becken und Brustkorb der Wirbelsäule zugeordnet.

Ihren Namen trägt sie zu Recht, denn sie besteht aus vielen Einzelteilen – eben den Wirbeln –, die so ineinander und übereinander aufgebaut sind, daß sie tatsächlich eine Säule bilden, die als federndes Ganzes nach allen Richtungen biegsam ist. Wir unterscheiden Hals- (mit 7), Brust- (mit 12), Lenden- (mit 5) und Kreuzwirbel (mit 5), die zu einem einheitlichen Knochen, dem Kreuzbein, verwachsen sind, und das Steißbein. Der einzelne Wirbel besteht aus schwammartig-poröser Knochenmasse. Aneinandergefügt sind die Wirbel durch dazwischengeschaltete Zwischenwirbelscheiben, 23 an der Zahl, die sogenannten Bandscheiben. Diese Bandscheiben spielen bei den heutigen Zivilisationskrankheiten eine erhebliche Rolle. Die Wirbelsäule enthält, im Wirbelkanal geborgen, das Rückenmark.

Beim Schädel unterscheiden wir den Hirn- und den Gesichtsschädel. Der erstere wird aus Hinterhauptbein, Keilbein, Schläfenbeinen, Stirnbein und Scheitelbeinen gebildet, die sich zu dem länglich geformten Hirnraum zusammenfügen. Die obere Wölbung heißt Schädeldach, die untere Begrenzung Schädelbasis. Das Gehirn ist auf dieses Weise sehr wirksam nach außen hin abgeschirmt. Der Gesichtsschädel besteht aus den vier Knochen, die die Nasenhöhle bilden, ferner den fünf Knochen des Ober- und Unterkiefers sowie den drei Gehörknöchelchen.

Der Brustkorb setzt sich aus 12 spangenförmigen Rippenpaaren, 12 Brustwirbeln und dem Brustbein zusammen. Die ersten 7 Rippenpaare treten mit dem Brustbein unmittelbar in Verbindung, während sich das 8., 9. und 10. Paar am Aufbau des Rippenbogens beteiligt. Die unteren drei Rippenpaare enden frei im Brustraum.

Das Becken – ein fester, breiter Knochengürtel – verbindet das Rumpfskelett mit den unteren Gliedmaßen. Das Becken der Frau unterscheidet sich von dem des Mannes; es ist geräumiger, ausladender, also den Anforderungen angepaßt, die Schwangerschaft und Geburt stellen. Das Becken ist an beiden Seiten zu Gelenkpfannen ausgebildet.

Das Oberschenkelbein – der größte Knochen des menschlichen Skeletts – stellt die Verbindung zum Becken infolge seiner besonderen Form her. An seinem oberen Ende weist es eine wulstige Verbreiterung auf, aus der seitlich nach oben der Oberschenkelhals und Oberschenkelkopf herausragen und sich der Gelenkpfanne so einpassen, daß wir ein vollendetes Kugelgelenk (das Hüftgelenk) vor uns haben. Mit dem Unterschenkel ist das Oberschenkelbein über das Kniegelenk verbunden, das nach außen durch die Kniescheibe, einen etwa 4 cm im Durchmesser großen Schild, geschützt ist. Der Unterschenkel besteht aus dem starken Schienbein und dem wesentlich dünneren Wadenbein. Über das Sprung- oder Knöchelgelenk wird die Verbindung zum Fuß hergestellt. Wie eine moderne Brücke, unter Zuhilfenahme verhältnismäßig weniger Bauelemente, sich von einem zum anderen Widerlager spannt, so wölbt sich der gesunde Fuß des Menschen, ständig schweren Belastungen ausgesetzt. Das Körpergewicht und die Bewegungen übertragen sich auf die verhältnismäßig kleinen und leichten Knochen des Mittelfußes und der Zehen. Im Gegensatz zum geschlossenen Beckengürtel ist der Schultergürtel aus den beiden Schulterblättern und Schlüsselbeinen nur locker zusammengefügt. Mit dem Rumpfskelett ist er durch Bänder und Muskeln verbunden. Die Schulterblätter sind wie Dreiecke geformt und an der oberen Ecke zu Gelenkpfannen ausgebildet; zusammen mit den oben zu einer Rundung auslaufenden Oberarmknochen vereinigen sie sich zu den Schultergelenken, die wie die Hüftgelenke Kugelgelenke sind. Oberarm und Unterarm sind funktionell durch 3 Gelenke miteinander verbunden. Der Unterarm besteht aus Elle und Speiche. Mit der Hand ist er durch ein sogenanntes Eigelenk verbunden, das Speichengelenk, welches Bewegungen in 2 sich rechtwinklig kreuzenden Ebenen erlaubt. Die Hand hat 8 Handwurzelknochen, den Mittelhandknochen und die Finger, die mit Ausnahme des zweigliedrigen Daumens je drei Glieder aufweisen.

Die Muskulatur

Die Muskulatur bildet den aktiven Bewegungsapparat des Körpers. Das Muskelgewebe besteht aus zahlreichen, zu Bündeln zusammengefaßten Fasern, die von Bindegeweben umkleidet sind. Jede Muskelfaser setzt sich aus Fibrillen (Fäserchen) zusammen, die unter dem

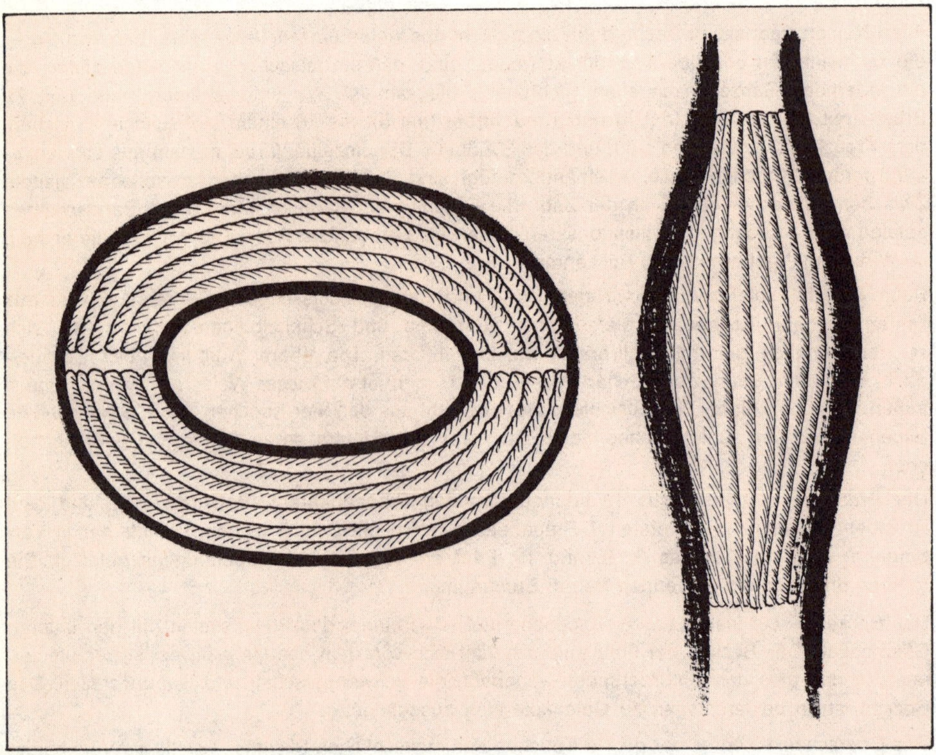

Ringförmiger Muskel *Spindelförmiger Muskel*

Mikroskop als quergestreifte Gebilde erscheinen. In das Bindegewebe sind, parallel neben den Muskelbündeln liegend, auch Versorgungsleitungen, nämlich Nervenbahnen und Blutgefäße, eingebettet. Sie sind für Ernährung und Arbeit der Muskeln lebenswichtig.

Ein Muskel kann sich zusammenziehen und verrichtet damit Bewegungen verschiedenster Art. Er braucht dazu einen bestimmten Reiz. Hört ein solcher Reiz auf, so gehen bestimmte Muskeln von selbst in ihre Ruhestellung zurück. Andere brauchen dazu die Mitwirkung von Gegenmuskeln; danach erst entspannen sie sich. Den normalen Reiz übertragen Nervenbahnen. Andere Reize üben Wärme, Kälte, Elektrizität oder Säuren aus.

Da Muskeln dem Stoffwechsel unterliegen, müssen sie mit Nährstoffen versorgt werden. Sie brauchen Traubenzucker, um Energien entwickeln zu können. Diesen stellt der Körper aus dem Glykogen zur Verfügung, das er aus den mit der Nahrung zugeführten Kohlehydraten aufbaut.

Der aus dem Glykogen frei werdende Zucker wird in Gegenwart von sogenannten Biokatalysatoren (z. B. Enzyme) an Phosphorsäure gebunden und in Milchsäure aufgespalten. Ein Teil der Milchsäure wird zu Kohlensäure und Wasser verbrannt. Die hierdurch frei werdende Energie bewirkt die Arbeit der Muskeln.

Durch den Sauerstoff wird ein Teil der Milchsäure in Traubenzucker zurückverwandelt. Die bei jeder Muskelarbeit entstehenden Schlacken, Milchsäure und Kohlensäure sind eine der Ursachen der Ermüdung. Bei Erschlaffung der Muskeln werden die zuführenden Blutgefäße erweitert. Dadurch wird der Muskel besser durchblutet, die Schlacken werden ausgeschwemmt und neuer Traubenzucker und Sauerstoff herangebracht.

Ein Mensch, der im Tagesverlauf nicht nur einen, sondern viele seiner Muskeln benutzt, bedarf der Ruhe, damit die angehäufte Milchsäure und andere Stoffwechselschlacken beseitigt werden können. Dann gewinnt er neue Kräfte.

Die Muskeln des Bewegungsapparates verjüngen sich zu Sehnen, die unmittelbar an den Knochen ansetzen. Sehnen sind ein äußerst zähes und festes Gewebe. Außergewöhnliche Kräfte erst können eine Sehne zerreißen. Da wo Sehnen dicht an Knochenvorsprüngen vorbeiziehen, gibt es als Schutzeinrichtung Schleimbeutel. Ist es aus Gründen der Funktion nötig, die Sehnen am Knochen zu fixieren, so sind sie von einer Bindegewebshülle – den Sehnenscheiden – umgeben (z. B. an der Hand). Die Sehnenscheide sondert eine Flüssigkeit ab, die das Gleiten der Sehne in der Hülle ermöglicht. Die Sehnenscheiden können gelegentlich der Ort von Entzündungen sein.

Eine besondere Art von Muskeln wird nicht von unserem Willen gesteuert. Ihre Gebilde lassen unter dem Mikroskop auch anders geartete Fibrillen erkennen: sie sind nicht quergestreift, sondern glatt. Eine Sonderstellung nimmt der Herzmuskel ein, der sich aus quergestreiften Fibrillen zusammensetzt, obwohl er zu den unwillkürlichen Muskeln gehört. Die glatte Muskulatur findet sich z. B. an Magen und Darm, an den Blutgefäßen und in der Haut. Herz und Gebärmutter sind muskulöse Hohlorgane, die sich weit über ihre normale Größe ausdehnen können.

Die inneren Organe

Beginnen wir mit dem Verdauungssystem und verfolgen wir den Weg der Nahrung, die wir täglich zu uns nehmen. Das Prinzip der Verdauung und des Stoffwechsels unterliegt, so kompliziert es erscheinen mag, einem höchst sinnvollen Mechanismus. Um dieses Schema zu vereinfachen, wollen wir uns zunächst die Grundtatsachen vor Augen halten.

1. Verdauungsabschnitt:
   Mundhöhle, Zähne, Drüsen, Rachen, Speiseröhre
2. Verdauungsabschnitt:
   Magen, Zwölffingerdarm, Leerdarm, Krummdarm
3. Verdauungsabschnitt:
   Aufsteigender, querverlaufender und absteigender Grimmdarm, Mastdarm.

Man kann diese Verdauungsabschnitte mit einem Kanalsystem im Körper vergleichen. Es dient der Aufnahme und Verwertung von Nahrungsmitteln und scheidet nutzlose Stoffe aus.

Die Wände der Mundhöhle werden von den Wangen, den Lippen, dem Gaumen und der Zungen- und Mundbodenmuskulatur umgrenzt. Die Zunge ist ein quergestreifter Muskel und Träger der vier Geschmacksempfindungen: süß, sauer, bitter und salzig. Mundhöhle und Zunge enthalten mehrere Drüsen; sie sondern den Speichel ab, der für die Vorverdauung erforderlich ist. Wichtig für den Verdauungsvorgang ist die mechanische Zerkleinerung der Nahrung durch die Kaubewegungen der Zähne. Aus diesem Grunde ist es unerläßlich, das Gebiß in Ordnung zu halten. Kranke Zähne müssen saniert werden, nicht nur aus ästhetischen und kosmetischen Gründen, sondern vor allem, um die Kaufähigkeit zu erhalten.

Sehen wir uns das Schema des menschlichen Dauergebisses an. Wir haben je Kieferhälfte 2 Schneidezähne, 1 Eckzahn, 2 kleine vordere Backenzähne und 3 hintere Backenzähne:

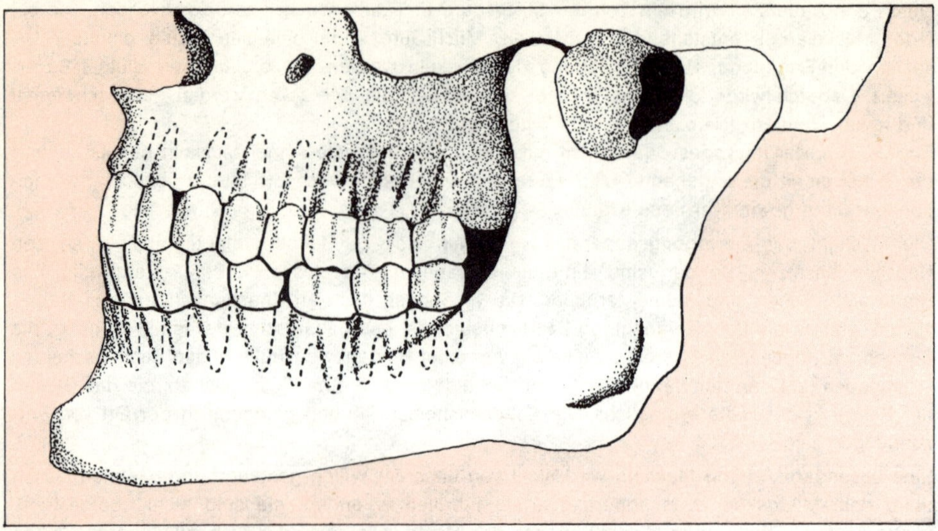

Vollständiges Gebiß des erwachsenen Menschen

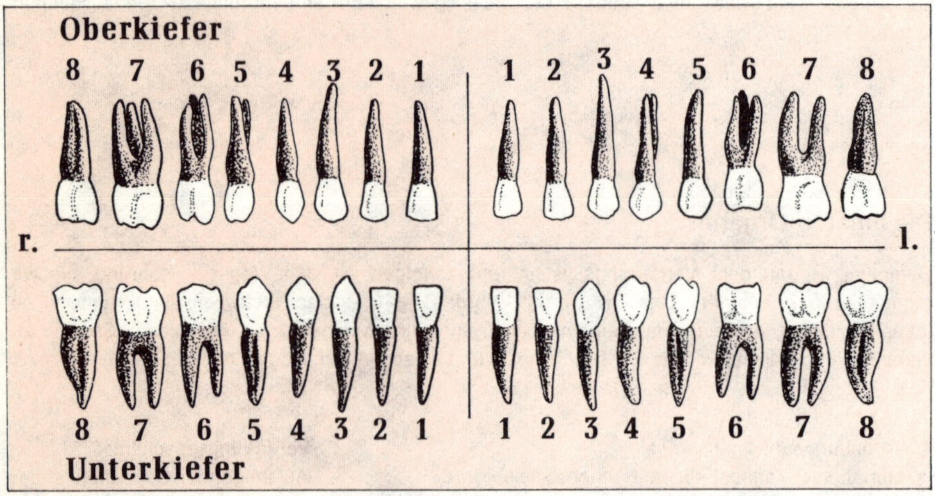

Schema des menschlichen Gebisses

Über den Rachen gelangt die Nahrung durch Schluckbewegungen in die Speiseröhre – einen muskulösen Schlauch. Die Speiseröhre verläuft abwärts durch die Mitte des Brustkorbs, geht durch das Zwerchfell und mündet in den Magen.

Auch der Magen *(Ventriculus)* ist ein muskulöses Hohlorgan; er hat die Form einer Sichel. Diese Form verändert sich je nach dem Füllungszustand des Magens und der Körperlänge des Menschen. Schneiden wir einen Magen auf, so sehen wir in geschlängelten, längsverlaufenden Falten die Schleimhaut. In ihr befinden sich die Magendrüsen und Schleimzellen; sie sondern den Magensaft ab. Im Magen werden die Speisen gesammelt und mit Magensaft gründlich vermischt. Damit wird die eigentliche Verdauung eingeleitet. Durch kräftige Bewegungen *(Peristaltik)* der Wandmuskulatur wird der Mageninhalt über den Magenausgang *(Pylorus)* in den Dünndarm befördert; sein wichtigster Teil ist der Zwölffingerdarm *(Duodenum)*.

Auch hier, wie in den gesamten weiteren Darmabschnitten, befinden sich Drüsen, die mit dem von der Darmoberfläche gelieferten Schleim ein fermenthaltiges Sekret bilden, den Darmsaft.

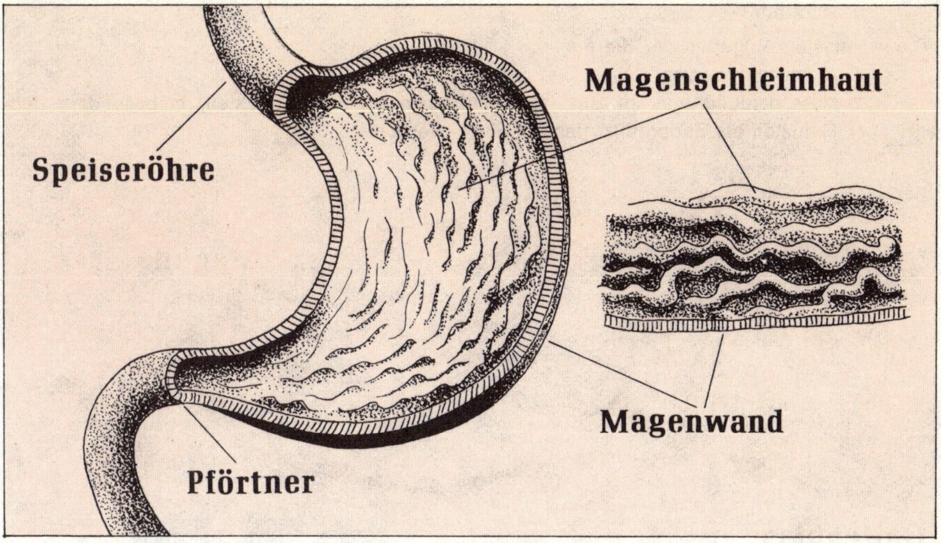

Magen und Magenschleimhaut des gesunden Menschen

Dem Dünndarm schließen sich in vielfältigen Schlingen die nach ihrer Lage bezeichneten Dick- (oder Grimm-) Darmabschnitte an *(Colon ascendens, transversum, descendens).* Sie schließen mit dem Mastdarm und der Ringmuskulatur des Afters *(Anus)* ab. Alle Darmschlingen sind mit dem Gekröse an der hinteren Bauchwand derart verbunden, daß eine ausreichende Beweglichkeit und damit Weiterbeförderung der Speise oder der Kotmasse gewährleistet ist.

Zu den Organen der Verdauung zählen auch die Leber, die Gallenblase und die Bauchspeicheldrüse.

Die Leber wiegt ungefähr 1500 g, sie ist das größte Organ und die größte Verdauungsdrüse im menschlichen Körper. Sie liegt rechts im Oberbauch und füllt die rechte Zwerchfellkuppel vollständig aus.

Wir können die Leber in mehrere Abschnitte, Lappen, einteilen. Wir haben einen rechten und einen linken Leberlappen, ferner den viereckigen Lappen und als letzten den steißwärts gelegenen Lappen. Etwa in der Mitte unter dem rechten Leberlappen liegt die Gallenblase, ein ovales Hohlorgan. Ihre Länge beträgt 7–10 cm. Sie kann sich zusammenziehen und ihren Inhalt, etwa 50 ccm, in den Zwölffingerdarm entleeren.

Die Gallenflüssigkeit, die für die Verdauung bedeutungsvoll ist, wird in der Leber gebildet. Sie ist grünlich-braun gefärbt und wird über den Lebergang *(Ductus hepaticus)* in die Gallenblase geleitet. Die Gallenblase wirkt als Speicherorgan. Je nach Bedarf wird die Gallenflüssigkeit direkt über den Blasengang *(Ductus cysticus)* und Gallengang *(Ductus choledochus)* in den Darm abgegeben. Die Einmündungsstelle im Dünndarm ist eine warzenförmige Erhebung, die als Papille bezeichnet wird. Quer im Oberbauch befindet sich die Bauchspeicheldrüse. Sie ist ein längliches, schmales Organ und besteht aus Kopf (bis zum Dünndarm reichend), Körper und Schwanz (bis zur Milz reichend). Sie ist ein Organ mit 2 Funktionen. Sie produziert einmal Verdauungssäfte, die in den Darm über einen Ausführungsgang münden, zum anderen ist sie eine Drüse mit innerer Sekretion, d. h. sie gibt ein Hormon direkt in das Blut ab. Dieses Hormon – das Insulin – ist ein Wirkstoff, der im Kohlehydrathaushalt des Körpers eine entscheidende Rolle spielt. Das Insulin wird in den sogenannten Langerhansschen Inseln gebildet, die verstreut im Drüsengewebe liegen.

Das 2. große Ausscheidungssystem des Körpers sind die Harnorgane. Hierzu gehören:

1. Niere *(Ren)*
2. Harnleiter *(Ureter)*
3. Harnblase *(Vesica urinalis)* und
4. Harnröhre *(Urethra)*.

Die wichtigsten Aufgaben der Niere sind:

1. Ausscheidung von Wasser und Salzen
2. Ausscheidung von im Blut gelösten Stoffwechselendprodukten, insbesondere dem Harnstoff als Endprodukt des Eiweißstoffwechsels.

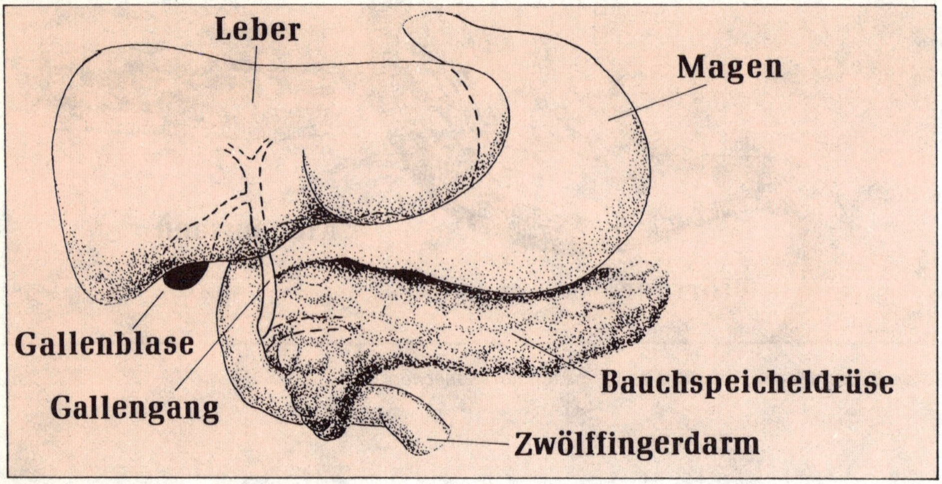

Leber, Gallenblase und Bauchspeicheldrüse mit Ausführungsgängen

Wir müssen uns vorstellen, daß das gesamte Blut mehrmals am Tage die Nieren passiert. Die Menge dürfte rund 1500 Liter in 24 Stunden betragen. Hierbei werden durchschnittlich 1½ Liter Harn ausgeschieden. Bei vielem Trinken kann die Ausscheidungsmenge auf bis zu 3 Liter ansteigen, bei Durst und starkem Schwitzen jedoch auf ½ Liter fallen.

Die körperfremden Substanzen werden ausgeschwemmt, soweit sie durch das Blut in die Niere gelangen. Körpereigene Stoffe, die im Gewebe und im Blut in einer bestimmten Menge und Konzentration (man nennt dies den Schwellenwert) vorkommen, werden jedoch nur dann ausgeschieden, wenn dieser Schwellenwert die normalen Werte übersteigt. Die Niere hat die Fähigkeit, die Körperflüssigkeiten in ihrer Zusammensetzung konstant zu erhalten. Sie kann aber auch Stoffe ausscheiden, sobald sie für den Organismus gefährlich werden. Die Zusammensetzung des Harns ist nicht immer gleichbleibend, seine Reaktion kann von schwach bis stark sauer reichen oder alkalisch sein. Die Niere unterliegt einem Funktions- und Steuerungsmechanismus, den wir als Isotonie (gleichbleibenden osmotischen Druck der Flüssigkeiten) und Isohydrie (Gleichgewicht der basischen und sauren Flüssigkeiten) bezeichnen.

Das Ausscheidungsprodukt der Nieren, der Harn, gibt uns durch sein spezifisches Gewicht, das unter gewöhnlichen Verhältnissen zwischen 1,015 und 1,020 schwankt, Aufklärung über die in ihm gelösten Substanzen (Salze).

Je mehr wir trinken, desto niedriger ist das spezifische Gewicht (bis 1,002) des Harns, seine Farbe ist dann blaßgelb. Die Niere hat also infolge der vielen Flüssigkeit starke Verdünnungsarbeit geleistet. Beim Dursten jedoch wird nur eine geringe Harnmenge mit einem hohen spezifischen Gewicht (bis 1,040) ausgeschieden. Die Niere hat hier eine starke Konzentrationsarbeit geleistet. Durch ein klinisches Untersuchungsverfahren (Volhardsche Nierenfunktionsprobe) sind wir in der Lage, die Verdünnungs- bzw. Konzentrationsfähigkeit der Nieren genau nachzuweisen. Abschließend wollen wir uns die Zusammensetzung des Harns ansehen. Der Harn besteht zu 95% aus Wasser. Die restlichen 5% setzen sich zusammen aus:

1. Salzen: Kochsalz, durchschnittlich etwa 15 g, Natrium, Kalium, Kalzium und Magnesium;
2. stickstoffhaltigen Substanzen: Harnstoff, als Endprodukt des Eiweißstoffes. Tägliche Ausscheidungsmenge 30 bis 40 g. Weiterhin etwa 1 g Harnsäure, die das Stoffwechselendprodukt aus dem Zellkern-Eiweiß ist;
3. Farbstoffen: den aus dem Gallenstoff Bilirubin entstehenden Urobilinogen.

Bei Erkrankungen der Niere finden wir im Harn Zucker, Acetonkörper, Eiweiß sowie weiße und rote Blutkörperchen. Auch können Medikamente, die wir eingenommen haben, entweder unverändert oder verändert wieder im Harn erscheinen.

Nun zum anatomischen Aufbau des Harnapparates: Die Niere ist ein paariges Organ, ihr Längsdurchmesser beträgt durchschnittlich 12 Zentimeter. Im bauchwärts gelegenen Teil sehen wir die Nierenpforte mit dem einmündenden Harnleiter und den ein- und austretenden Gefäßen. Der Harnapparat liegt außerhalb der eigentlichen Bauchhöhle, die wiederum vom Bauchfell überzogen ist. Lösen wir eine Niere aus ihrem Lager, einer bindegewebigen und einer Fettkapsel, heraus und schneiden sie der Länge nach auf, so können wir neben einer Rinden- und Markschicht das Kelchsystem und das Nierenbecken erkennen. Der Harn entsteht in einem Kanälchensystem, in welches Gefäßknäuel *(Glomeruli)* eingestülpt sind.

Der Harnleiter ist ein dünner Muskelschlauch, der am Nierenbecken entspringt. Er verläuft absteigend und durchdringt die Blasenhinterwand in schräger Richtung. Auch die Harnblase ist ein muskulöses Hohlorgan, sie hat ein Fassungsvermögen von 400 ccm. In extremen Fällen des Füllungszustandes kann sie sich bis in Höhe des Nabels ausdehnen. Am Übergang der Harnröhre zur Blase befindet sich ein ringförmiger Schließmuskel. Die Harnröhre ist bei der Frau sehr kurz und mündet in den Vorhof der Scheide. Beim Mann ist die Harnröhre wesentlich länger. Sie verläuft von ihrem hinteren Abschnitt, wo die Ausführungsgänge der inneren Geschlechtsorgane einmünden, über einen mittleren Abschnitt, der nach außen durch einen Schließmuskel abgegrenzt ist, in einen vorderen Teil, umgeben vom Schwellkörper des männlichen Gliedes.

Wir haben in diesem Abschnitt den Weg des Speisebreies und der Trinkflüssigkeit von der Mundhöhle bis zu ihren Ausscheidungen durch den Darm und die Nieren verfolgt. In gleicher Weise den Atmungsvorgang darzustellen, ist nicht möglich. Verdauungs- und Atmungsorgane unterscheiden sich wesentlich voneinander, ihre Funktionen ergänzen sich jedoch. Beide dienen dazu, den Körper mit notwendigen Energien und Brennstoffen zu versorgen: mit Nahrung und Sauerstoff.

Mit der Luft atmen wir Sauerstoff ein, beim Ausatmen geben wir Kohlensäure ab. Dieser Gasaustausch findet in der Lunge statt, genauer gesagt: in den feinen Lungenbläschen.

Das Atmungssystem wird in einen oberen Abschnitt (Nase und Rachen) und in einen unteren (Kehlkopf, Luftröhre, Bronchien und Lungen) unterteilt.

Die Luftröhre ist etwa 15 cm lang und hat einen Durchmesser von 2,5 cm. Sie gabelt sich in der Höhe des 4. Brustwirbels in 2 Hauptbronchien, deren rechter Bronchus sich in 3 und deren linker sich in 2 weitere Hauptäste teilt. Diese Hauptäste (s. Abb. Seite 30) verzweigen sich nun vielfach innerhalb der Lunge als

a) Luftröhrenzweig
b) kleiner Luftröhrenzweig
c) Atmungszweig
d) Lungenbläschengang
e) Lungenbläschensack und
f) Lungenbläschen

Die Lunge selbst ist ein schwammartiges Organ. Sie teilt sich in einen rechten Lungenflügel (mit 3 Lungenlappen) und einen linken (mit 2 Lungenlappen).

In den kleinsten Verzweigungen der Bläschen vollzieht sich der Gasaustausch. Der Sauerstoff der eingeatmeten Luft geht eine Bindung mit dem Farbstoff des Blutes, dem *Hämoglobin*, ein, verwandelt ihn in *Oxyhämoglobin* und gibt ihn an das Gewebe ab. Infolge veränderter Druckverhältnisse zerfällt das *Oxyhämoglobin* wieder; hierdurch tritt der Sauerstoff in das Gewebe über.

Der bei der Verbrennung der Nährstoffe verbrauchte Sauerstoff wird als Kohlensäure wieder an das Blut abgegeben. Mit dem Blut gelangt sie in die Lungenbläschen, wo sie als CO_2 an die Ausatmungsluft abgegeben wird.

Beide Lungenflügel liegen in einer in sich abgeschlossenen Höhle und werden durch das Mittelfell *(Mediastinum)* getrennt. Überzogen ist die Lungenoberfläche mit dem Lungenfell *(Pleura pulmonalis)*. Den Abschnitt, der die Rippen überzieht, nennen wir Rippenfell. Der Teil, der an der

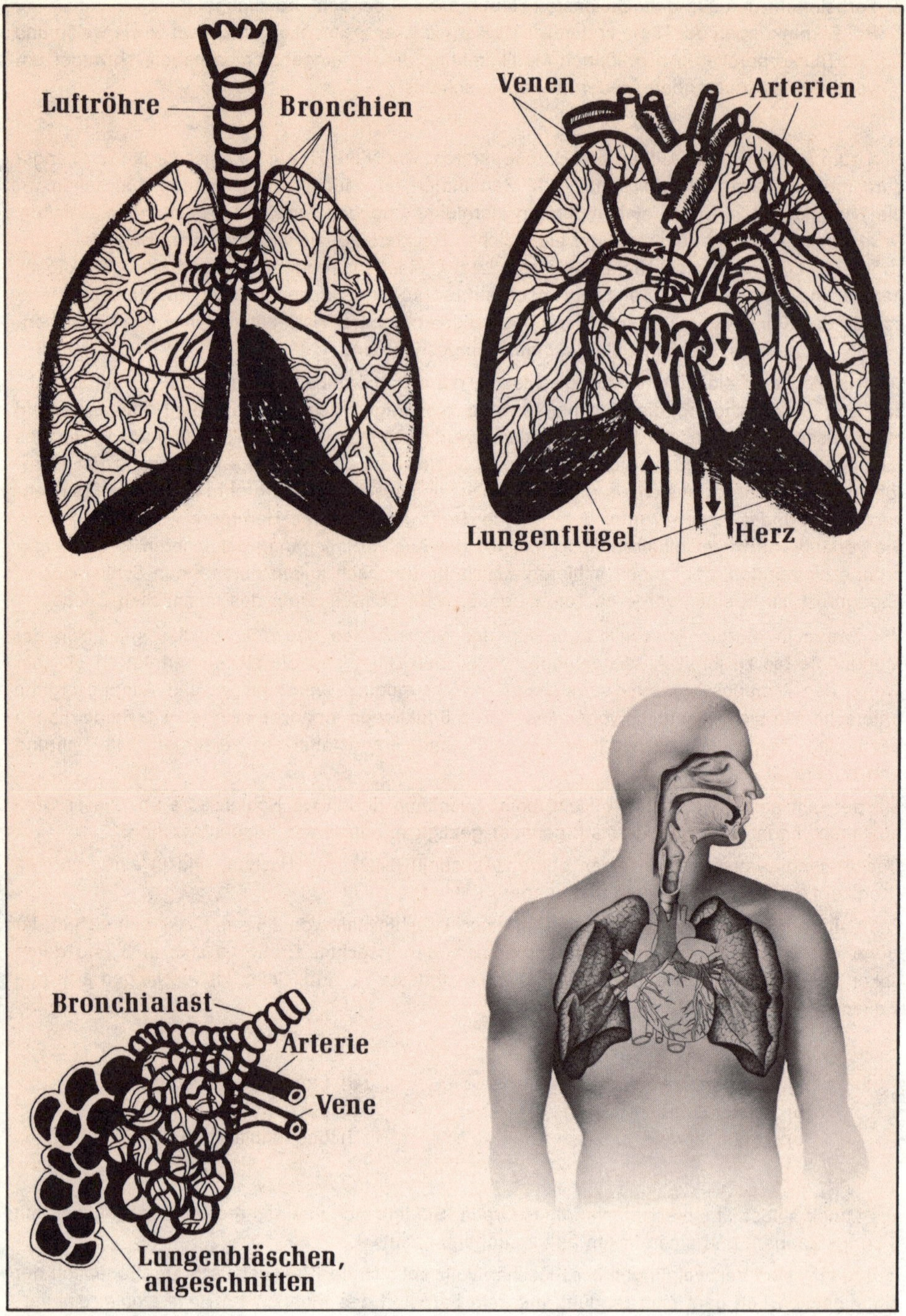

Die Atmungsorgane

Eintrittsstelle des Hauptbronchus in die Lunge *(Hilus)* auf die Innenfläche der Brusthöhle übergeht und sie ganz auskleidet, wird als Brustfell bezeichnet.

Die Drüsen mit innerer Sekretion und ihre Hormone

Im vorherigen Kapitel haben wir uns ausführlich mit den Organen und ihrer Lage in den Körperhöhlen beschäftigt. Diese Kenntnisse sind für das Erkennen und die Behandlung einer Krankheit unbedingt erforderlich. Natürlich soll der Laie, wenn er krank ist, keine eigenen Diagnosen erheben. Er soll aber dem Arzt möglichst genau beschreiben können, wo und an welcher Stelle er z. B. Schmerzen verspürt. Wenden wir uns jetzt den Drüsen zu, die mit den Organen im engsten Zusammenhang stehen, jedoch ihren eigenen Aufgabenbereich haben. Die Drüsen liegen im ganzen Körper verteilt, und ihre verschiedenen Funktionen sind harmonisch aufeinander abgestimmt, um den Organismus im Gleichgewicht zu halten. Sie geben ihre Sekrete, die Hormone, nicht über Ausführungsgänge, sondern unmittelbar an das Blut ab, wodurch eine schnelle und nachhaltige Wirkung der Hormone erreicht wird. Daher bezeichnet man sie als Drüsen mit innerer Sekretion.

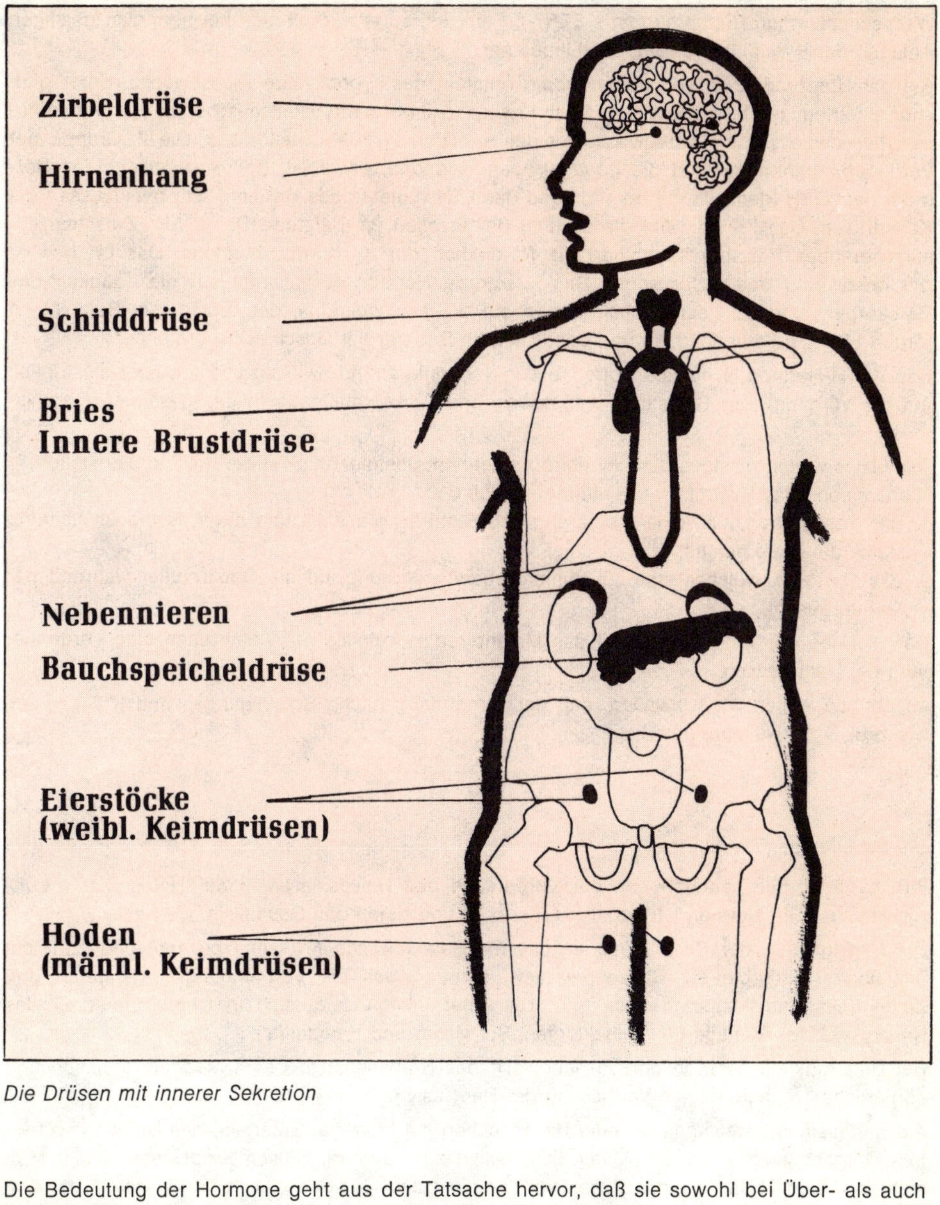

Die Drüsen mit innerer Sekretion

Die Bedeutung der Hormone geht aus der Tatsache hervor, daß sie sowohl bei Über- als auch bei Unterproduktion krankhafte Veränderungen auslösen können.

Hormone sind „Wirkstoffe" die tiefgreifende Wirkungen im Organismus entfalten. Sie steuern das Wachstum, das Triebleben und die gesamten Stoffwechselvorgänge. Einige von ihnen – wie das Insulin – sind lebensnotwendig.

Der Hirnanhang *(Hypophyse)*

ist eine etwa kirschgroße Drüse und liegt in einer knöchernen Grube der Schädelbasis. Sie besteht aus einem Vorderlappen und einem Hinterlappen. Zwischen beiden liegt der Mittellappen, der ebenfalls ein Hormon produziert. Die Lappen sondern Hormone ab, welche die übrigen Drüsen der inneren Sekretion außerordentlich stark regulieren und beeinflussen. Dadurch nimmt der Hirnanhang eine übergeordnete Stellung ein.

Die medizinische Wissenschaft hat bisher mit Sicherheit 9 Hormone, 6 aus dem Vorderlappen, 2 aus dem Hinterlappen und 1 aus dem Mittellappen nachgewiesen. Zunächst haben wir das Wachstumshormon *(Somatotropin - STH -).* Fehlt es, so entwickelt sich bei normalen geistigen Anlagen der Hypophysenzwerg, der Liliputaner.

Bei der Überproduktion von *Somatotropin* entsteht der hypophysäre Riesenwuchs. Unter gleichen Bedingungen bildet sich dann beim Erwachsenen das Krankheitsgeschehen der *Akromegalie* (Riesenwuchs und Spitzenwachstum der Knochen und Weichteile) aus. Die 2. Gruppe der Vorderlappenhormone sind die *gonadotropen* Hormone, das FSH, (follikelstimulierendes Hormon) das ICSH identisch mit dem LH und das LTH (Luteotropes Hormon). Sie beeinflussen die Keimdrüsen. Das FSH bewirkt die Reifung der Eizellen im Eierstock. Das ICSH (Zwischenzellstimulierendes Hormon) kontrolliert die Produktion der Keimdrüsenhormone. Das LH bewirkt die Ausbildung des Gelbkörpers. Das luteotrope Hormon (LTH) wirkt auf die Tätigkeit des Gelbkörpers und als Lactotropes Hormon auf die Milchsekretion der Brustdrüse. Beim Mann fördert FSH die Samenbildung und das ICSH die Bildung der Geschlechtshormone.

Das ACTH-Hormon ist für die Hormone der Nebennierenrinde wichtig und hat über sie Einfluß auf die Vorgänge der Belastung, Anpassung und Abwehrmaßnahmen des gesamten Organismus.

Als letztes wollen wir noch das *Thyreotropin* nennen, das die Tätigkeit der Schilddrüse steuert.

Die Hormone des Hypophysen-Hinterlappens sind

1. das *Vasopressin,* das eine Steigerung des Blutdrucks auslöst und die Wasserausscheidung durch die Niere hemmt;
2. das *Oxytocin,* welches eine zusammenziehende Wirkung auf die Gebärmutter während der Geburt ausübt.

Das Hormon des Mittellappens ist das Melanotropin, welches beim Menschen eine Verdunkelung der Haut bewirkt.

Im übrigen wollen wir feststellen, daß der Hirnanhang häufig Schädigungen und Krankheiten, wie z. B. Geschwülsten, unterliegt.

Die Schilddrüse *(Thyreoidea)*

Ihre Lage ist hufeisenförmig an der Vorderseite des Halses, etwa in der Höhe des 3. Luftröhrenringes. Ihr Hormon ist jodhaltig *(Thyroxin)* und regelt den Gesamtstoffwechsel.

Die Überfunktion der Schilddrüse ist uns als *Basedowsche Krankheit* bekannt und geht mit gesteigerter Erregbarkeit, Glotzaugen usw. einher. Auch die Verbrennungsvorgänge in den Zellen (Grundumsatz) sind gesteigert. Die Überfunktion zeigt sich in Übererregbarkeit des Nervensystems, Abmagerung, Herzklopfen, Schwitzen und Haarausfall.

Bei Unterfunktion der Schilddrüse haben wir das Krankheitsbild des *Myxödems* (geistige und körperliche Trägheit, teigige Verdickung der Haut usw.).

Als Kretinismus bezeichnen wir eine Unterfunktion mit kropfiger Entartung des Drüsengewebes. In Gebirgsgegenden (Bayern, Österreich, Schweiz) finden wir diesen Kropf sehr häufig. Man sieht in dieser Tatsache einen Zusammenhang mit dem Jodmangel des Trinkwassers, der Luft und der Nahrung.

Die Nebenschilddrüsen *(Parathyreoidea)*

bestehen aus 4 kleinen Organen von nur wenigen Millimetern Durchmesser. Sie liegen an der Hinterfläche der Schilddrüse. Ihr Hormon, *Parathormon,* reguliert den Kalkstoffwechsel des Körpers. Fehlt diese Drüse (z. B. nach Kropfoperation) oder ist sie erkrankt, so kommt es zu schweren Krampfzuständen der Muskulatur (Tetanie). Bei überschüssiger Produktion treten Störungen am Knochensystem auf, die mit Entkalkung einhergehen.

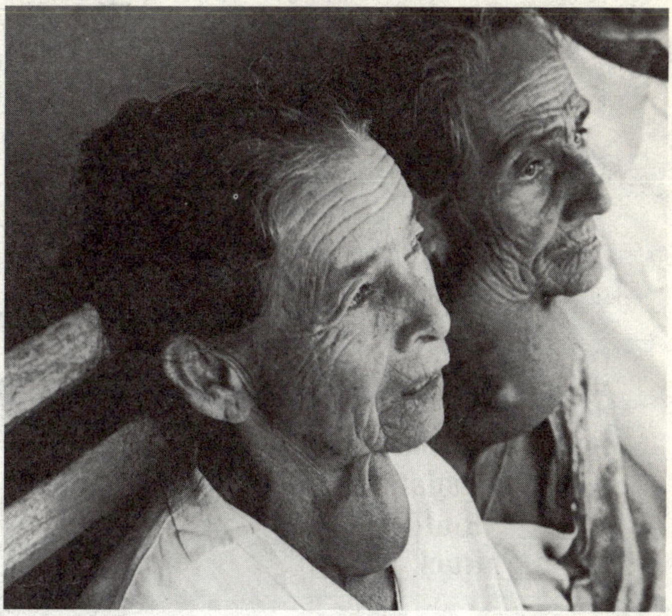

Kropfkranke in Paraguay (in Paraguay leidet ein großer Teil der Bevölkerung an Kropf)

Häufige Ursache der Kropfbildung ist der Jodmangel im Wasser, in der Luft und in den Nahrungsmitteln. Er tritt in Gebirgsgegenden in stärkerem Maße auf als im Flachland.

Die Nebennieren *(Corpus suprarenale)*

liegen kappenförmig auf den oberen Polen beider Nieren. Ihr Gewebe besteht aus einer Rinden- und Marksubstanz. Beide sondern Hormone ab, deren wichtigstes aus der Marksubstanz das *Adrenalin* ist. Es wirkt auf den Kreislauf, Zuckerhaushalt und Stoffwechsel.

In der Nebennierenrinde wurden bisher Hormone gefunden, die chemisch zu den Steroiden gehören und mit den Geschlechtshormonen verwandt sind. Die wichtigsten sind: Aldosteron *(Mineralocorticoide),* Androgebe, Östrogene und die Gruppe der Korticoide *(Glucocorticoide),* die als entzündungshemmend erkannt worden ist.

Die Nebennieren sind gegenüber Krankheiten sehr anfällig. Tuberkulöse und syphilitische Veränderungen, Blutungen und Geschwülste haben eine Herabsetzung der Hormonproduktion und schwere, lebensbedrohliche Zustände zur Folge. Eine wichtige hormonale Störung bei Nebennierenrindenausfall wird als Bronzekrankheit *(Morbus Addison)* bezeichnet. Besonders Geschwülste der Nebennieren lösen im jugendlichen Alter eine geschlechtliche Frühreife, verbunden mit einer zwiegeschlechtlichen Entwicklung der Geschlechtsorgane aus. Beim Erwachsenen kommt es zu einer zwitterartigen Umbildung der Geschlechtsorgane und einer damit bedingten Veränderung der äußeren Geschlechtsmerkmale.

Die Bauchspeicheldrüse *(Pankreas)*

haben wir schon bei der Besprechung des Verdauungstraktes als Organ mit 2 Funktionen, einer äußeren und einer inneren Absonderung, kennengelernt. Ihrem Hormon, dem *Insulin,* unterliegt der wichtige Kohlehydratstoffwechsel. Weiterhin hat das *Insulin* dafür zu sorgen, daß der Blutzuckerspiegel normal bleibt (80–120 mg %). Wird nicht genügend *Insulin* produziert, steigt der Blutzuckergehalt an. Der überschüssige Teil wird durch die Nieren mit dem Harn ausgeschieden, wir haben das Bild der Zuckerkrankheit *(Diabetes mellitus).*

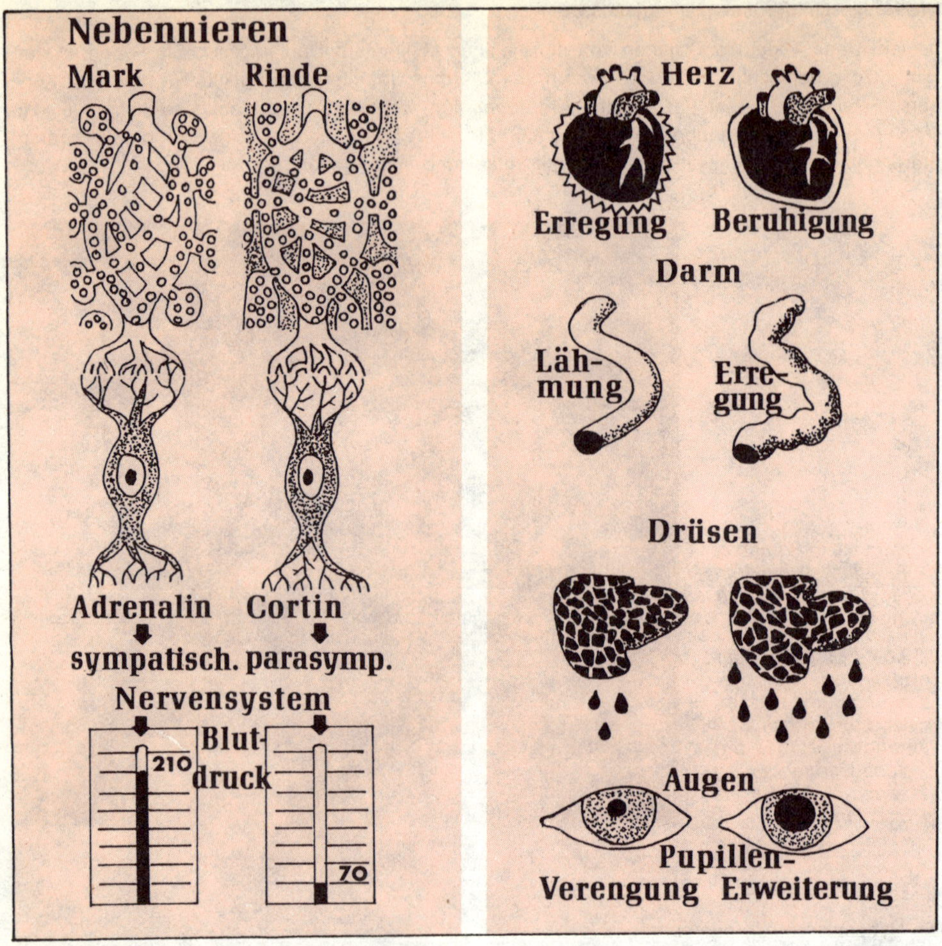

Wirkung von Hormonen der Nebenniere
Adrenalin, ein Hormon des Nebennierenmarks, wirkt anregend auf das sympathische Nervensystem. Seine Wirkungen sind: Verengung der Blutgefäße, Erhöhung des Blutdrucks, Beschleunigung des Herzschlags und Lähmung der Darm- und Drüsentätigkeit.
Eine gegenteilige Wirkung hat Cortin, die wirksamen Substanzen der Nebennierenrinde, die auf das parasympathische Nervensystem wirken.

Der Bries (Thymusdrüse) und die Zirbeldrüse

Der Thymus liegt im Brustkorb hinter dem Brustbein. Er wird zwar heute noch zu den Drüsen mit innerer Sekretion gezählt, obwohl das Vorkommen eines Hormons bisher umstritten ist. Er ist im Kindesalter am besten ausgebildet und bildet sich mit dem Eintritt der Geschlechtsreife wieder zurück. In der Infektabwehr des Organismus soll er eine wichtige Aufgabe erfüllen.

Die Zirbeldrüse ist ein Auswuchs des Zwischenhirns. Ob sie eine hormonwirksame Funktion besitzt, ist noch nicht sicher festgestellt worden.

Die Hoden und die Eierstöcke *(Testikel und Ovarien)*

produzieren neben Samen- oder Eizellen Hormone, welche die sekundären Geschlechtsmerkmale und den Geschlechtstrieb bedingen. Sowohl das männliche *Testosteron* als auch die weiblichen *Östrogen* und *Progesteron* betonen die körperlichen Merkmale bei Mann und Frau. Hierzu rechnen wir nicht nur die Entwicklung der Gestalt, des Bartwuchses, Stimmwechsel, Fettansatz, Brustdrüsen usw., sondern auch psychische Merkmale. Im weiteren werden beim Erwachsenen Geschlechtstrieb und Fähigkeit zum Geschlechtsverkehr aufrechterhalten.

Als letztes können wir noch den Mutterkuchen, die *Plazenta,* als Organ mit innerer Sekretion betrachten. Sie bildet ein dem Prolan B nahestehendes Hormon, das gewisse Schutzfunktionen in der Schwangerschaft übernimmt und damit eine besondere Bedeutung hat.

In letzter Zeit wird viel von Herz- und Kreislaufhormonen gesprochen, ebenfalls von Leber-, Magen- und Milzhormonen. Ihr Vorhandensein ist außerordentlich umstritten und nur theoretisch von Interesse.

Die Vitamine

Welche Bedeutung haben nun die sogenannten Vitamine? Die Seefahrer früherer Zeiten, die auf großer Fahrt waren und als Proviant nur Wasser, Pökelfleisch und Hartbrot mit sich führten, wurden des öfteren von Krankheiten mit schweren Ausfallserscheinungen heimgesucht. Störungen im Allgemeinbefinden, Blutungen an Schleimhäuten, am Zahnfleisch und an der Haut mit blauroten Verfärbungen traten auf, ohne daß man irgend etwas über die Ursachen dieses Krankheitszustandes, der häufig zum Tode führte, wußte.

Man nannte die Krankheit Skorbut oder Schiffskrankheit. Ihre Ursache ist Vitamin-C-Mangel.

Bereits 1760 wurde in der englischen Marine die Mitnahme von frischen Zitronen bei großen Fahrten befohlen, dadurch wurde der Skorbut von Bord verbannt, und die Schiffsbesatzungen blieben gesund.

Aber erst im Jahre 1909 wurde die Bedeutung des Vitamins C erkannt. Nun konnte man durch zweckmäßige Ernährung (Frischobst, Zitrusfrüchte und Gemüse) den Skorbut wirksam bekämpfen.

In der Zwischenzeit haben die Forschungen über die Vitamine und die Vitaminmangel-Erkrankungen *(Avitaminosen)* sehr große Fortschritte gemacht. Man hat festgestellt, daß die Vitamine Nahrungsbestandteile sind, die aber keine Energien liefern. Sie sind unerläßlich zur Aufrechterhaltung eines normalen und geregelten Stoffwechsels. Sie kommen vorwiegend in frischen Nahrungsmittel vor, am reichsten in Samenkörnern (Nüssen, Getreide), in Knollen (Wurzeln), grünen Blättern und in Früchten, aber auch in tierischen Produkten (Milch und Eigelb).

Ein Teil der Vitamine kann künstlich hergestellt werden, und zwar in Form von Tabletten, Dragées und Tropfen, jedoch auch in wässerigen und öligen Lösungen zu Einspritzungen. Die künstlichen Vitamine sind genauso wirksam wie die natürlichen. Vitaminpräparate haben den Vorteil, daß sie genau dosiert werden können; dadurch ist es möglich, sie vorbeugend und zur Behandlung in ausreichender und genau dosierbarer Menge zu verabfolgen.

Die Vitamine werden in wasserlösliche und fettlösliche Gruppen eingeteilt:

Vitamin A zählt zur fettlöslichen Gruppe, wir können es aus der Butter, dem Eigelb und dem Lebertran gewinnen. Eine Vorstufe ist das Provitamin A, das *Carotin,* es findet sich in Gemüsen und Früchten, besonders reich in Karotten. Aller Wahrscheinlichkeit nach wird es in der Leber zu Vitamin A umgebaut. Ein Mangel dieses Vitamins führt zu chronischen Krankheitszuständen, vor allem auch zur Nachtblindheit, weil es an der Bildung des Sehpurpurs beteiligt ist.

Die Vitamin-B-Gruppe ist wasserlöslich. Für den Menschen sind wichtig: Das B_1 ist ein *antineuritisches* Vitamin und soll bei Nervenentzündungen (Neuritis) wirken; auch die Beriberi-Krankheit, die in früherer Zeit als Folge einer Fehlernährung auftrat, kann mit dem B_1-Vitamin geheilt werden.

Das Vitamin B_2 ist ein Wachstumsvitamin und ein Atmungsferment.

Bei einseitiger Maisernährung in südlichen Ländern tritt eine mit Haut- und Schleimhautveränderungen einhergehende Darmerkrankung auf, die *Pellagra.* Sie beruht auf einem Mangel des PP-Faktors der B-Gruppe.

Das Vitamin B_{12} ist ein Blutbildungsvitamin und wird bei der gefährlichen Blutarmut *(perniziösen Anämie)* angewandt. Die Vitamine der B-Gruppe finden sich besonders reichlich in der Hefe, in der Leber und im Eigelb.

Sehr wichtig ist das Vitamin C, das chemisch als *l-Ascorbinsäure* isoliert wurde. Der Tagesbedarf beträgt etwa 100 mg. Es ist reichlich vorhanden in frischen Früchten wie Apfelsinen, Zitronen, Paprika, Hagebutten und in frischen Gemüsen. Auch in der Milch und in der Leber finden wir es. Neben den schon erwähnten Schleimhautblutungen (Skorbut) soll es Erkältungskrankheiten und der periodisch auftretenden Frühjahrsmüdigkeit entgegenwirken. Daher wird zur Vorbeugung gegen die Rachitis Säuglingen und Kleinkindern vom Arzt Vitamin D (Vigantol) gegeben.

Das Vitamin D ist fettlöslich und findet sich in der Butter, der Milch und vor allem im Lebertran. Es greift maßgeblich in die Wachstumsvorgänge am Skelett ein. Eine Störung im Vitamin-D-Haushalt verursacht die Englische Krankheit (Rachitis). Die im Körper vorhandene Vorstufe, das *Ergosterin,* wird unter Einwirkung der Sonnenstrahlen zu Vitamin D umgebaut.

Außerdem kennen wir noch weitere für den Menschen bedeutungsvolle Vitamine, das Vitamin K, dessen Mangel die Blutgerinnung verzögert und das Vitamin E, dessen Wirkungsweise bis jetzt nur im Tierversuch aufgezeigt werden konnte. Eine Mangelkrankheit ist beim Menschen nicht bekannt.

Das Vitamin F ist ein Wachstums- und Hautfaktor und besteht aus Fettsäuren. Vitamin P hat die Aufgabe, die Kapillarwände abzudichten (Permeabilitätsvitamin).

Es ist der medizinischen Wissenschaft gelungen, viele Krankheiten durch Vitamin-Behandlung zu heilen, doch sollte man die Bedeutung der Vitamine auch nicht überschätzen. Wirkliche Mangelerscheinungen gehören in die Hand des Arztes. Ihnen beugt man vor, indem man die heutige verfeinerte Nahrung durch Vitamin-Kombinationspräparate ergänzt.

Diese Präparate enthalten bis zu 12 Vitamine, die noch mit Salzen und Spurenelementen angereichert sind. Ihr Nachteil liegt darin, daß sie sehr teuer sind. Billiger und natürlicher ist es, den täglichen Vitamin-Bedarf durch frisches Obst und Gemüse, Milch und Eier zu decken.

Das Herz und seine Gefäße

Das Herz ist das Organ, das die Menschen besonders interessiert, denn wir können „hören" und „fühlen", wie es arbeitet. Störungen im Ablauf der Herzfunktion machen sich sofort unangenehm bemerkbar. Das Herz ist ein Hohlmuskel, der das Blut durch die Schlagadern des Kreislaufes bis in die feinsten Haargefäße *(Kapillaren)* pumpt und durch die Venen wieder zurückströmen läßt. Es ist in die rechte und die linke Herzkammer sowie die beiden Herzvorhöfe eingeteilt. Der Herzschlag besteht aus 2 Phasen, Zusammenziehen *(Systole)* und Erschlaffen *(Diastole).* Über den rechten Vorhof gelangt das Blut, aus der Körperperipherie kommend, in die rechte Herzkammer, die es durch Zusammenziehen in den kleinen (Lungen)-Kreislauf treibt. Von der Lunge aus wird das Blut über den linken Vorhof durch die linke Herzkammer in den großen (Körper)-Kreislauf gepumpt.

An den Durchtrittsstellen zwischen den Vorhöfen und den Kammern befinden sich Ventile, die Herzklappen. Sie öffnen und schließen sich rhythmisch, gewähren oder versperren dem Blut den Durchlaß.

Wir wollen uns hier nicht in Einzelheiten verlieren, sondern nur noch feststellen, daß durch die kräftigen Zusammenziehungen (Kontraktionen) der linken Kammer das Blut in die Hauptschlagader *(Aorta)* gepreßt wird. Von hier aus fließt es durch die sich verzweigenden Gefäße und versorgt den ganzen Körper mit *arteriellem, d. h.* sauerstoffgesättigtem Blut, das als *venöses,* d. h. kohlensäurehaltiges Blut zurückfließt.

Schematisch gesehen können wir folgenden Blutkreislauf aufzeichnen:

1. Obere und untere Hohlvene
2. Rechter Vorhof
3. Herzklappe
4. Rechte Kammer
5. Lungenschlagader
6. Lunge
7. Lungenvenen
8. Linker Vorhof
9. Herzklappe
10. Linke Kammer
11. Hauptschlagader
12. Venen
13. Kapillaren
14. Obere und untere Hohlvene

Beim Herzschlag lassen sich 2 Töne, Muskelton und Herzklappenton, unterscheiden. Bei krankhaften Veränderungen der Herzklappen treten Geräusche auf, die der Arzt mit dem Hörrohr feststellen kann. Das Zusammenziehen der Herzkammern pflanzt sich als Pulswelle fort, und so ist man in der Lage, durch Abtasten des Pulses am Handgelenk die Herztätigkeit zu beurteilen. Der normale Pulsrhythmus des Erwachsenen schwankt zwischen 60 und 80 Schlägen in der Minute. Kinder haben eine höhere Pulszahl; sie beträgt bei Neugeborenen etwa 130 bis 140, bei einem Zehnjährigen etwa 90 Schläge in der Minute. Viele Erkrankungen sind mit mehr oder weniger starken Veränderungen des Pulsrhythmus verbunden: die Pulszahl kann beträchtlich zunehmen oder aber auch sinken. Bei fieberhaften Erkrankungen erhöht sich der Puls mit zunehmender Körpertemperatur um etwa 8 Schläge für je 1° Temperaturerhöhung.

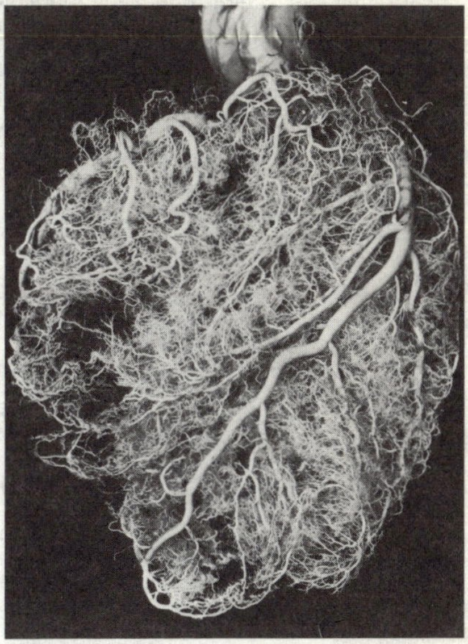

Normales Herz eines 19jährigen Mannes

Einen weiteren Einfluß hat die Herztätigkeit noch auf den Blutdruck, der aber im wesentlichen von der Weite der Blutgefäße abhängig ist. Die Blutdruckwerte schwanken je nach Alter und Konstitution.

Die Beurteilung der Herzfunktion durch den Arzt verlangt oft eine Röntgendurchleuchtung der Brust, durch die Größe und Form des Herzens genau festgestellt werden können.

Heute wird bei fast allen Herzkranken ein EKG angefertigt. Aus den abgeleiteten Aktionsströmungen des Herzens können krankhafte Veränderungen abgelesen werden.

Jede Herzerkrankung läßt Schädigungen zurück, die nicht in jedem Fall behoben werden können. Nur die Fähigkeit des Herzens, sich auf diesen Schaden einzustellen und ihn weitgehend auszugleichen, läßt uns trotz eines Herzleidens unter Umständen ein erträgliches Leben erwarten.

Wir sehen hieraus, wie notwendig es ist, das Herz nicht über Gebühr anzustrengen. Gehen wir sorgsam mit ihm um!

Blut und blutbildende Organe

Schon Goethe hat in seinem „Faust" vom Blut als ganz besonderem Saft gesprochen. Wir können das Blut aber auch als ein Organ auffassen; wie kein zweites unterliegt es einem ständigen Zerfall und einer stetigen Erneuerung. Wie lebenswichtig das Blut ist, sehen wir aus der Tatsache, daß zu großer Blutverlust gefährlich werden kann; „wir verbluten", weil der Organismus nicht mehr ausreichend mit Sauerstoff versorgt wird. Das Leben kommt zum Stillstand.

Zunächst wollen wir einmal festhalten, daß die Blutmenge beim Erwachsenen etwa 5 Liter beträgt (ca. 1/13 des Körpergewichts). Ein Verlust von 40–50 % führt unbedingt zum Tode. Daher werden Blutspendern nur höchstens 400 ccm bis 600 ccm entnommen.

Die Farbe des Blutes wird von seinem Farbstoff, dem *Hämoglobin,* bestimmt. Das Blut wird aus dem Blutplasma (der eigentlichen Blutflüssigkeit) und den aus roten sowie weißen Blutkörperchen und den Blutplättchen bestehenden Formelementen gebildet. Einen wesentlichen Bestandteil des Plasmas machen Eiweißstoffe aus, die wegen der in ihnen enthaltenen Schutzstoffe („Antikörper") von Bedeutung sind. Sie bilden eine Schutzvorrichtung und zerstören eingedrungene schädliche Stoffe. Besonders interessant ist der Antikörper *Agglutinin*, weil er eingedrungene fremde Blutzellen zum Verkleben bringen kann.

Nach diesem Prinzip lassen sich die Menschen in 4 Blutgruppen, A, B, AB und O einteilen.

Zur Prüfung der Blutgruppenzugehörigkeit braucht man 2 sogenannte Testseren der Gruppe A und B. Man mischt je einen Tropfen des zu untersuchenden Blutes auf einem Objektträger mit je einem Tropfen der beiden Testseren. Tritt im Testserum A und B Verklebung *(Agglutination)* ein, so haben wir die Blutgruppe AB. Wird das Testserum A agglutiniert, so handelt es sich um die Blutgruppe B, wird B verklebt, liegt Blutgruppe A vor. Bleiben beide Testseren unverändert, so handelt es sich um die Blutgruppe O.

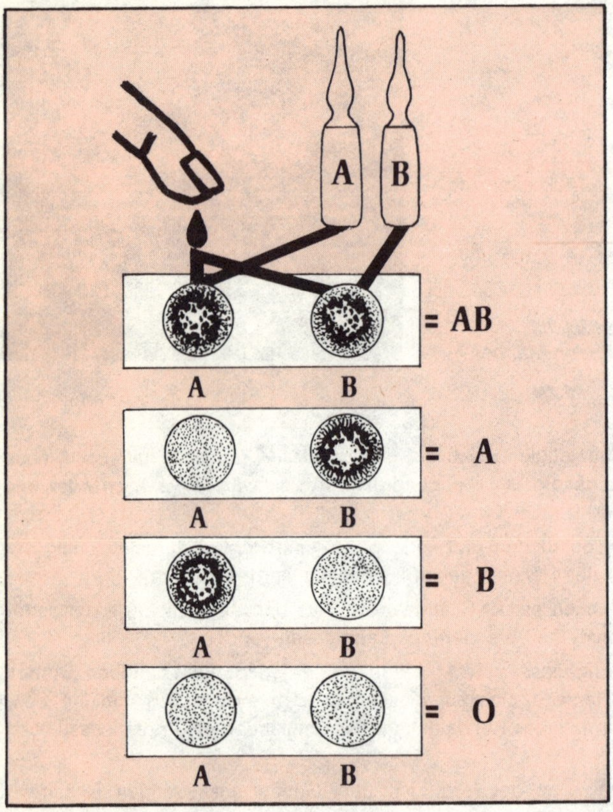

Blutgruppenschema

Dieses Untersuchungsverfahren, das sehr genau und gewissenhaft durchgeführt werden muß, ist für Blutübertragungen unerläßlich. Verletzungen infolge schwerer Unfälle machen eine schnelle Blutübertragung und Wundversorgung dringend notwendig. Es ist klar, daß die umständliche Blutgruppenbestimmung Verzögerungen bedingt, die sich höchst nachteilig auswirken können. Darum sollte jeder Mensch seine Blutgruppe bestimmen lassen und den Nachweis darüber bei sich führen.

Besondere Bedeutung hat der 1940 entdeckte Rhesusfaktor erlangt.

Bei vielen Menschen bringt ein Kaninchenserum, das mit Blutkörperchen vom Rhesusaffen behandelt worden ist, die Blutkörperchen zur Verklebung. Diese Menschen sind *Rh-positiv* (Rh), die anderen *Rh-negativ* (rh).

Schnell noch ein paar Worte zu den Formelementen des Blutes. Wir wissen bereits, daß wir 3 Gruppen unterscheiden können:

1. Die roten Blutkörperchen *(Erythrozyten)*

sind im Mittel $^{8}/_{1000}$ mm groß. In 1 cmm Blut zählen wir beim Mann 5 Millionen, bei der Frau 4,5 Millionen *Erythrozyten.* Ihre Lebensdauer beträgt 100 Tage, dann werden sie größtenteils in der Milz abgebaut; sie sind die Träger des Blutfarbstoffes und damit des Sauerstoffes.

2. Die weißen Blutkörperchen *(Leukozyten)*

sind einfach gebaute kernhaltige Zellen. Sie haben die Fähigkeit, in den Organismus eingedrungene Fremdkörper zu umfließen und unschädlich zu machen.

Diesen Vorgang können wir sichtbar bei allen Entzündungen erkennen. In eine Wunde gelangte Bakterien werden von den Leukozyten förmlich „aufgefressen" und als Eiter mit Gewebetrümmern und anderen Zerfallprodukten abgesondert. In 1 cmm Blut sehen wir 6000–8000 *Leukozyten,* ihre Lebensdauer erstreckt sich nur über wenige Tage.

3. Die Blutplättchen *(Thrombozyten)*

haben die Form sehr kleiner Scheibchen. Sie sind für die Blutgerinnung von Bedeutung.

Bei allen ärztlichen Untersuchungen in Klinik und Praxis wird ein Blutbild angefertigt (Blutstatus). Aus Form, Zahl, Größe sowie Aufbau der Blutkörperchen lassen sich wertvolle Erkenntnisse für Diagnose und Krankheit ziehen.

Ein Blutbild setzt sich zusammen aus

a) Zählung der roten Blutkörperchen
b) Zählung der weißen Blutkörperchen
c) Bestimmung des Blutfarbstoffes
d) Färbeindex (Verhältnis zwischen Blutfarbstoff und roten Blutkörperchen)
e) Differenzierung der weißen Blutkörperchen.

Die weißen Blutkörperchen werden im Knochenmark *(myeloische Reihe der Leukozyten)* und in der Milz bzw. den Lymphknoten gebildet. Die Milz ist ein *lymphatisches* Organ und liegt im linken Oberbauch. Von einer derben Bindegewebskapsel überzogen sehen wir in ihr ein blutreiches, weiches Gebilde, das große Kammern enthält, die sich mit Blut füllen können, um es bedarfsweise wieder an den Blutkreislauf abzugeben. Damit haben wir schon eine der drei Aufgaben der Milz genannt, die Blutspeicherung. Zweitens bilden Milz und Lymphknoten die sogenannten Rundzellen *(Lymphozyten),* die zu den weißen Blutkörperchen gehören. Drittens baut sie die alternden roten Blutkörperchen ab.

In diesem Zusammenhang soll abschließend auch das Wesen der „Blutvergiftung" kurz dargestellt werden. Dieses Krankheitsbild, hier auch *Sepsis* genannt, kann lebensbedrohend werden, wenn es nicht gelingt, schnellstens die Ursache zu beseitigen. Typisch für die *Sepsis* ist die Fieberkurve. Der Arzt spricht daher auch von septischen Temperaturen, die in jedem Falle ein alarmierendes Zeichen sind. Dringen, um ein Beispiel zu nennen, durch einen stark verschmutzten Holzspan hochaktive krankheitserregende Keime in die Blutbahn ein, so entzünden sich gleichzeitig die benachbarten Lymphbahnen, mit ihnen auch die Lymphknoten, vielfach auch als Lymphdrüsen bezeichnet. Können sowohl die weißen Blutkörperchen in den Blutbahnen als auch die Lymphflüssigkeit die Entzündungen nicht mehr beherrschen, so werden die Lymphbahnen als rote Stränge sichtbar. Ist erst diese Sperre durchbrochen, so wird der gesamte Organismus von den Bakterien erfaßt. Die Lymphbahnen haben vornehmlich schützende Aufgaben, um schädliche Stoffe abzufangen. Die im ganzen Körper verteilten Lymphknoten, z. B. am Hals, in den Achselhöhlen, in der Leistenbeuge und an vielen inneren Organen dienen als Filter.
Zu den bekanntesten lymphatischen Organen gehören auch die Gaumen- und die Rachenmandeln. Sie sind untereinander durch Lymphkanäle verbunden, die den Körper als Lymphkreislauf durchziehen. Besonders in den Schleimhautzotten des Darmkanals besteht ein starker Lymphstrom. Er hat die Aufgabe, diejenigen Bestandteile des Speisebreis, die nicht unmittelbar in den Blutkreislauf kommen sollen, über den Lymphstrom an das Blut abzugeben.
Die Lymphe ist eine klare Flüssigkeit. Sie enthält neben Eiweiß, Fetten und Kohlehydraten vor allem Lymphozyten und Leukozyten, jedoch keine roten Blutkörperchen.
Von jeher hat man sich mit dem Blutersatz beschäftigt. Ein vollwertiger Ersatz kann nur durch Transfusion menschlichen Blutes gleicher Blutgruppe erreicht werden. Der Flüssigkeitsverlust kann durch physiologische Kochsalzlösung in einer Konzentration von 0,9% behoben werden. Die pharmazeutische Industrie hat Blutersatzmittel auf Kolloidbasis herausgebracht.

Das Blut jedoch ist nur durch Blutübertragungen voll zu ersetzen. In letzter Zeit ist es gelungen, Blut zu konservieren. Da man Blut konservieren kann, steht es als Konserve bei großem Bedarf, wie Katastrophen usw., in ausreichendem Maße zur Verfügung.

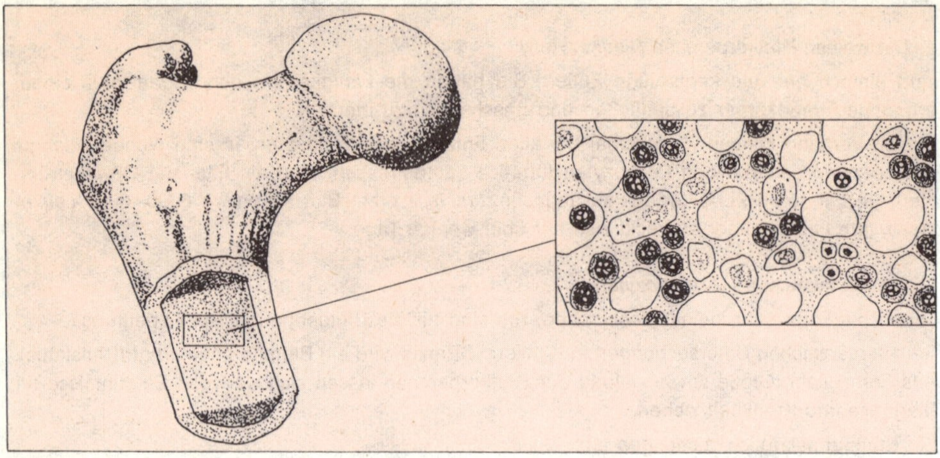

Oberschenkelknochen und Knochenmark
Rechte Abb.: Vergrößerung des Knochenmarks (die großen hellen Gebilde sind Fettzellen, die kleinen dunklen Blutkörperchen)

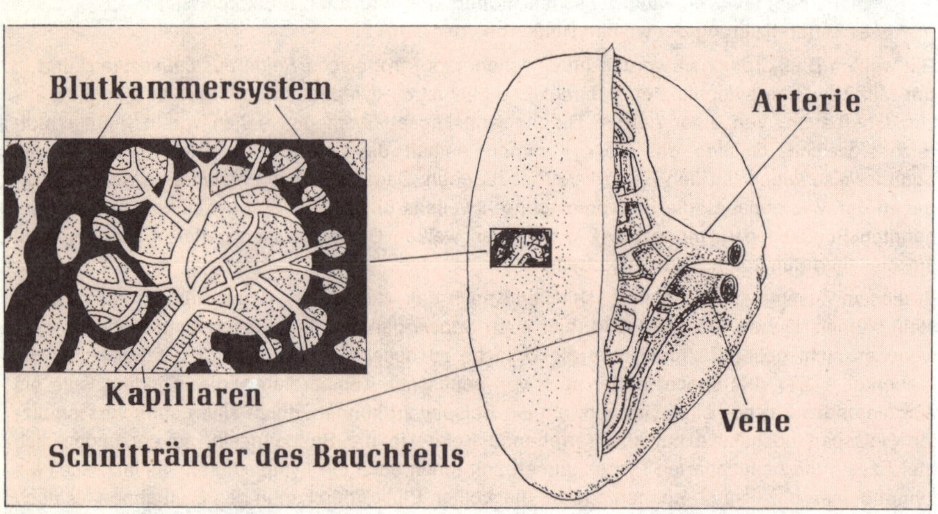

Milz und Blutkammern
Linke Abb.: Ausschnitt aus dem Milzinneren stellt das Blutkammersystem mit den zuführenden Kapillaren dar. In der rechten Abb. ist die Milz mit den großen Gefäßen dargestellt.

Das Gehirn als Zentrum des bewußten und unbewußten Nervensystems

Um den organischen und funktionellen Ablauf im Gehirn und Nervensystem verstehen zu können, müssen wir uns mit dem anatomischen Aufbau vertraut machen.

Wir können drei große Abteilungen unterscheiden:

das zentrale Nervensystem (Gehirn und Rückenmark),
das periphere Nervensystem (Hirn- und Rückenmarknerven),
das selbständige vegetative Nervensystem *(sympathisches, parasympathisches).*

Die Aufgabe der Nervenzellen besteht darin, auf Reize zu reagieren und sie über Nervenfasern weiter zu leiten. Ein Reiz muß aufgenommen und verarbeitet werden; dies geschieht durch die Nervenzellen. Durch ein vielfach verzweigtes Leitungssystem steht das Nervensystem mit allen Organen des Körpers in enger Verbindung.

Das Gehirn *(Cerebrum)* ist die Zentrale des Körpers. Von hier aus werden alle aktiven und passiven Lebensvorgänge zentral gesteuert. Alle bewußten und unbewußten Willensäußerungen werden hier aufgenommen, verarbeitet, „geschaltet" und weitergeleitet.

Umgeben von drei Hirnhäuten (einer harten, einer mittleren und einer weichen), liegt das Gehirn eingebettet in der knöchernen Schädelkapsel. Wir können einzelne Lappen erkennen, die ihrer Lage nach als Stirn-, Schläfen-, Scheitel- und Hinterhauptlappen bezeichnet werden. Wir sehen weiterhin gewulstete Erhebungen, die durch Furchen (Hirnwindungen) getrennt sind.

Schneiden wir das Gehirn auf, so finden wir die äußere graue Rinden- (oder Nerven-) Schicht und die innere weiße Mark- (oder Nervenfasern-) Schicht.

Das Zwischenhirn wird von den 2 Großhirnhälften umgeben, das Mittelhirn hat seinen Sitz an der Hirnbasis.

Wir unterscheiden ferner das Kleinhirn *(Cerebellum)* und das verlängerte Mark *(Medulla oblongata)*, das sich allmählich verjüngt und in das Rückenmark übergeht.

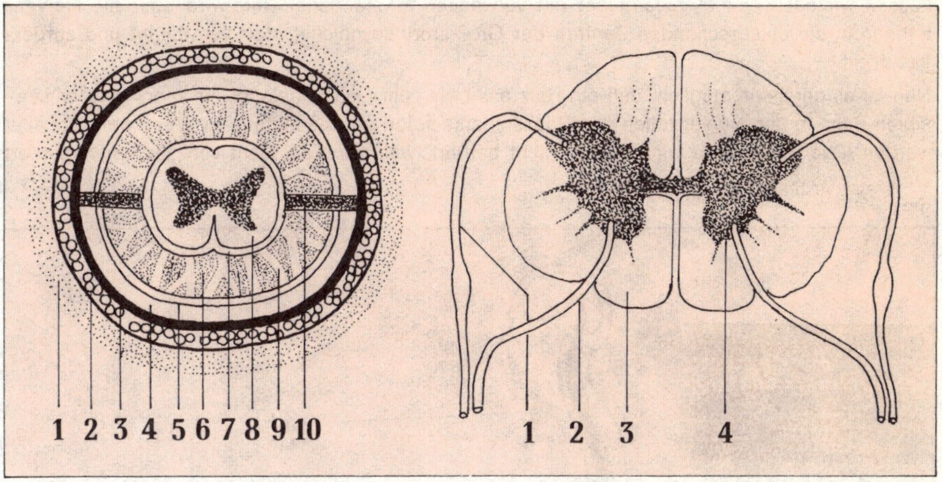

Das Rückenmark und seine häutigen Hüllen
1. Wirbelkanal
2. Venengeflecht
3. harte Hirnhaut
4. subduraler Raum
5. Spinnwebenhaut
6. Rückenmarkflüssigkeit
7. weiche Hirnhaut
8. weiße Marksubstanz
9. innere Spinnwebenhaut
10. Aufhängebänder

Schematischer Querschnitt durch das Rückenmark
1 Gefühlsnerv (hintere Wurzel)
2 Bewegungsnerv (vordere Wurzel)
3 weiße Marksubstanz
4 graue Marksubstanz

Im Gehirn haben wir 4 Hohlräume, die *Ventrikel.* Sie enthalten die Gehirnflüssigkeit *(Liquor cerebrospinalis).* Versorgt wird das Gehirn von drei großen Schlagadern; das Blut fließt über die Hirnvenen und über die großen Venen des Kopfes zum Herzen zurück. Wenn wir den Schädel am oberen Rand der Augenhöhlen rund aufsägen, um das Schädeldach zu entfernen, können wir das Gehirn aus seiner Lage herauslösen. Die Unterseite des Gehirns liegt der Schädelbasis auf. Aus ihr entspringen die Hirnnerven, die das Auge, die Zunge, die Gesichtsmuskulatur, die Zähne, die Nase und das Ohr versorgen.

Vom Wirbelkanal umgeben ist das Rückenmark *(Medulla spinalis)*, das vom Gehirn bis in die Höhe des 1.–2. Lendenwirbels verläuft.

Es ist ebenfalls von Flüssigkeit, die mit der des Gehirns in Verbindung steht, umgeben. Sowohl die Gehirn- als auch die Rückenmarkflüssigkeit kann angezapft, d. h. punktiert werden. Ihre Druckverhältnisse, Beschaffenheit und die Anzahl der in ihnen enthaltenen Zellen lassen wichtige diagnostische Erkenntnisse zu.

Das Rückenmark besteht aus einer weißen und einer grauen Substanz. Die Nervenbahnen, die aus dem Mark kommen, werden Spinalnerven genannt und gemäß ihrem Ursprung in Hals- *(Cervikal-)*, Brust- *(Thoracal-)*, Lenden- *(Lumbal-)* und Kreuz- *(Sacral-)* Nerven unterteilt.

Jeder Spinalnerv hat zwei große Äste, sie enthalten Gefühlsnerven (sensible) und Bewegungsnerven (motorische).

Das selbständige vegetative Nervensystem steuert alle Lebensvorgänge, die nicht unserem Willen unterliegen, sich also unbewußt vollziehen. Dazu gehört die Versorgung der inneren Organe, der Drüsen, der Blutgefäße und der glatten Muskulatur, in Ausnahmefällen auch der quergestreiften.

Der *Sympathikus* und der *Parasympathikus* sind die beiden funktionell getrennten Teile des vegetativen Nervensystems, die sich wechselseitig beeinflussen. Wo z. B. einer eine Organfunktion unterstützt, hebt der andere sie wieder auf; dadurch wird ein gewisses Gleichgewicht aufrechterhalten.

Alle Nervenbahnen werden von knotenartigen Gebilden *(Ganglien)* unterbrochen, die eine wichtige Aufgabe in der Schaltfunktion des Nervensystems zu erfüllen haben.

Fassen wir noch einmal zusammen: ein von außen empfangener Reiz wird über die Nervenbahnen in die entsprechenden Zentren der Großhirnrinde geleitet, dort verarbeitet und zurückgeschickt.

Nun ist es durchaus möglich, daß ein Reiz nicht bis zum Gehirn gelangt. Er kann von der sensiblen Bahn in den Nervenzellen des Rückenmarks sofort auf die motorische Bahn umgeschaltet werden. Das Bewußtsein wird hierbei nicht berührt, weil der Reiz nicht vom Gehirn registriert wird.

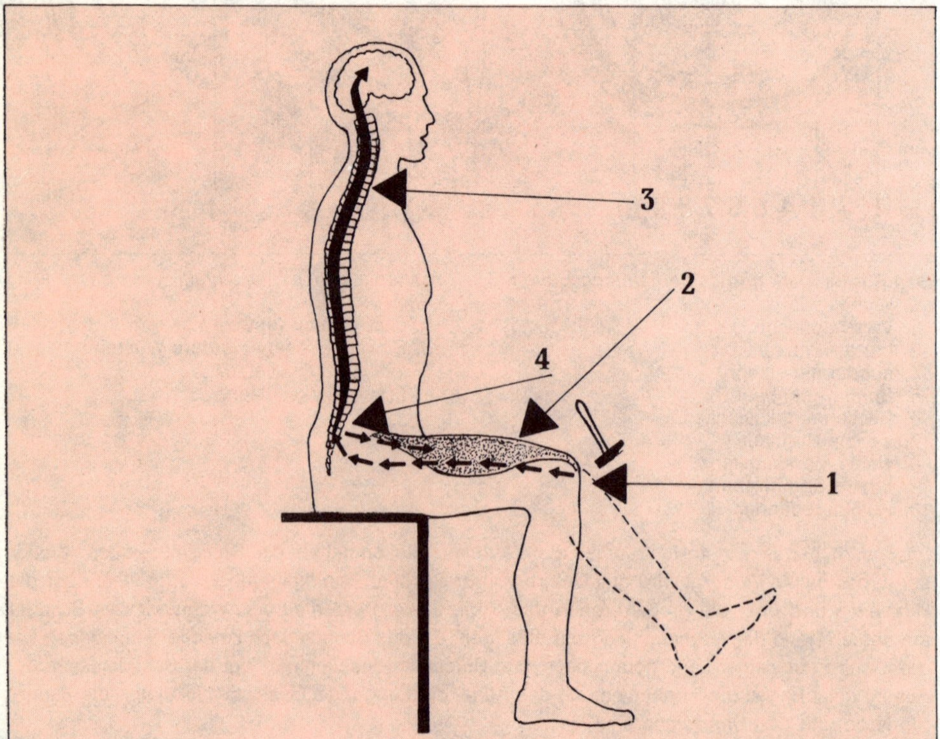

Kniescheibensehnenreflex. 1) Kniescheibe, 2) Oberschenkelmuskel und Sehne, 3) Rückenmark, 4) Umschaltstelle der Nervenbahnen

Dieses Phänomen wird als Reflex bezeichnet, sein Impuls verläuft über die sogenannten Reflexbögen. Diese Reflexe haben nicht nur Einfluß auf die Muskelbewegungen, sie sind auch eine

Art Selbstregulation für die Tätigkeit der Organe (z. B. Absonderung der Verdauungssäfte, Hustenreflex, Würgreflex, Verengung der Pupille bei starkem Lichteinfall).

Bei psychischen Erkrankungen ist dieser Reflex gesteigert, er fehlt bei der Rückenmarkschwindsucht und bei Nervenentzündungen

Der bekannteste Reflex ist der Kniescheibensehnenreflex. Am gesunden Menschen schnellt beim Beklopfen der Sehne unterhalb der Kniescheibe der Unterschenkel hoch.

Während des Schlafes wird das Bewußtsein völlig abgeschaltet. Nur die Lebenstätigkeiten, die nicht unserem Willen unterliegen, wie Atmung, Herzfunktion usw. werden auch während des Schlafes durch das Zentralnervensystem gesteuert. In dieser Zeit haben die Nervenzellen die so dringend benötigte Pause, sich wieder mit neuen Energien aufzuladen (s. Abb. Seite 22). Auf der anderen Seite beweist auch die Erscheinung des Träumens, daß die Großhirnrinde im Schlafe nicht immer zur Ruhe kommt. Allerdings sind Verstand, Wille und Urteilskraft und das natürliche Zusammenwirken dieser Impulse weitgehend ausgeschaltet. Daher kommt es, daß wir im Traum Erlebnisse des Alltags zusammenhanglos und vielfach auch völlig sinnlos reproduzieren. Die für eine Operation notwendige Narkose dient dem Zweck, das Schmerzempfinden auszuschalten, d. h. die schmerzempfindlichen Zentren im Gehirn zu lähmen. In dem Kapitel „Pflege der Nerven" wird ausführlich behandelt, wie wir unsere hochempfindlichen Nerven gesund erhalten können. In den entsprechenden Behandlungsabschnitten erfahren wir alles über die Nerven- und Geisteskrankheiten. Wir wollen an dieser Stelle nur noch einige Begriffe erklären, um das Verständnis des Lesers zu vertiefen.

Die Lehre von den Nervenkrankheiten wird Neurologie genannt, bei Geisteskrankheiten haben wir es mit der Psychiatrie zu tun.

Unter Elektroenzephalographie verstehen wir den Nachweis der im Gehirn auftretenden Aktionsströme in Form einer beschreibenden Kurve. Wir haben die Möglichkeit, damit Hirnerkrankungen zu erkennen.

Unter Psychologie verstehen wir die Lehre von der Seele.

Die Psychotherapie ist die Seelenheilkunde. Eine psychotherapeutische Methode ist die Psychoanalyse, die von dem großen Wiener Nervenarzt Siegmund Freud begründet wurde. Sie beschäftigt sich mit der systematischen Aufdeckung verborgener seelischer Vorgänge, die zu Verdrängungserscheinungen (Komplexen) führen.

Haut und Sinnesorgane

Die Haut überzieht den ganzen Körper. Sie hat eine außerordentlich große und vielseitige Bedeutung. Zunächst ist sie ein Schutzorgan; äußere Einflüsse wie Kälte, Wärme, Nässe, Schmutz usw. werden abgefangen und in ihrer Wirkung wesentlich gemildert.

Nicht nur mit der Lunge, auch mit der Haut atmen wir. Ferner scheidet sie Wasser und Schlakken aus. Weiterhin dient sie der Wärmeregulierung: durch Verengung der Hautgefäße vermeidet sie einen zu großen Wärmeverlust.

Erweitern sich diese Gefäße, so wird mehr Wärme nach außen abgegeben und eine schädliche Wärmestauung, ja sogar ein Hitzschlag verhindert. Eine zusätzliche Abkühlung wird durch die Bildung von Schweiß bewirkt, da dieser zu seiner Verdunstung dem Körper Wärme entzieht.

Die Haut hat auch bis zu einem gewissen Grade die Fähigkeit, das Eindringen von Krankheitskeimen zu verhindern. Es ist daher notwendig, die Haut stets sorgfältig zu pflegen.

Die Haut besteht aus drei Schichten, der Oberhaut, der Lederhaut und der Unterhaut.

In die Hautschichten eingelagert sind Haare, Schweiß- und Talgdrüsen und die Nervenendkörperchen als Träger des Hautsinnes. Diese Organe enden als Tastkörperchen, Tastzellen, Nervenknäuel u. a.

Durch den Hautsinn werden Tastempfindung, Schmerzempfindung, Wärme- und Kälteempfindung vermittelt.

Die Oberhaut wird ständig erneuert, und ihre abgenutzten Reste schilfern sich ab. In der Lederhaut befinden sich die Blut- und Lymphgefäße und die Nerven. Die Oberseiten der Endglieder von Fingern und Zehen sind durch hornige Nägel verstärkt.

Die inneren Höhlen des Körpers sind mit Schleimhäuten ausgekleidet. Sie haben ihren Namen von zahlreichen in ihnen gelagerten Drüsen, die eine schleimige Flüssigkeit absondern.

In den oberen Schleimhautabschnitten der Nase liegen die hochempfindlichen Geruchsnerven. Die anderen Sinnesorgane sind in ihrem anatomischen Aufbau komplizierter.

Das Sehorgan, das Auge, besteht aus dem Augapfel und dem Sehnerv. Zu den Hilfsorganen des Auges rechnen wir die Augenmuskeln, die Bindehaut, den Tränenapparat, die Augenlider und die Brauen.

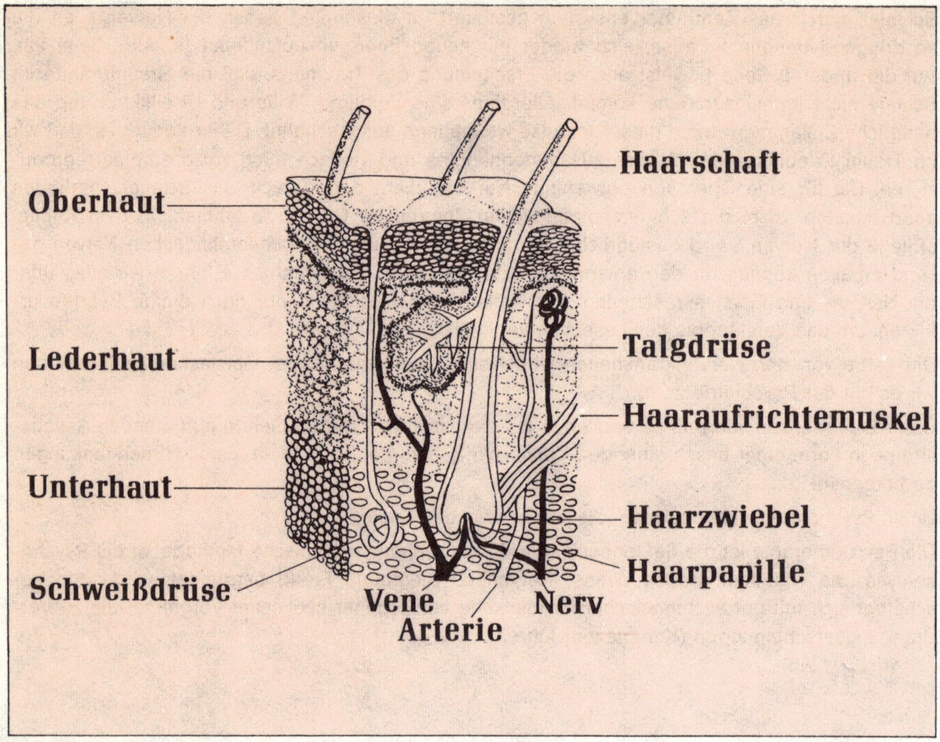

Schema der Haut

Durch seine Einlagerung in die knöcherne Augenhöhle im Schädel ist das Sehorgan vor Verletzungen in hohem Maße geschützt.

Die eigentliche Aufnahme der Sinneseindrücke geschieht in der Netzhaut. In der Netzhaut breiten sich die Endäste des Sehnervs netzförmig aus. Die lichtempfindlichen Zellen geben den Reiz über den Sehnerv an das Gehirn weiter. Hier gelangt das Bild zum Bewußtsein.

Da die Lichtstrahlen über Hornhaut, vordere Augenkammer, Linse und Glaskörper zur Netzhaut kommen, setzt normales Sehen gesunde anatomische Verhältnisse dieses Apparates voraus. Bei der Weit- und Kurzsichtigkeit besteht ein Mißverhältnis zwischen Brechkraft und Achsenlänge des Auges. Sie müssen durch Brillengläser korrigiert werden.

Das Gehörorgan hat seinen Aufnahmeapparat in einem schneckenförmigen Hohlraum, der mit einer wässerigen Flüssigkeit angefüllt ist, tief im Knochen, dem Felsenbein eingelagert. Die Ohrmuschel und der äußere Gehörgang dienen nur dem Auffangen und der Fortleitung der Schallwellen. Der äußere Gehörgang wird durch eine Membrane, das Trommelfell, verschlossen. Mit dieser Membrane übertragen sich die Schwingungen im Mittelohr den Gehörknöchelchen. Von hier aus wird der Schall an das innere Ohr weitergegeben, wo sich das eigentliche Gehörorgan befindet. Die Schwingungen erregen dort die Gehörsinneszellen. Durch den Hörnerv werden diese Empfindungen an das Gehirn weitergeleitet. Im Innenohr befindet sich auch ein Organ für das Gleichgewichtsempfinden.

Die Fortpflanzungsorgane

Die Erhaltung der Art durch Fortpflanzung ist ein Naturgesetz. Männliche Samen- und weibliche Eizellen vereinigen sich und bilden eine Keimzelle für die Entstehung neuen Lebens.

Je höher entwickelt die Lebewesen sind, desto sinnvoller sind auch ihre Fortpflanzungsorgane ausgebildet und aufeinander abgestimmt. Der Mensch hat nicht nur Keimdrüsen, in denen sich Samen- oder Eizellen bilden, sondern es kommen Mechanismen mit der Aufgabe hinzu, die Befruchtung und damit die Bildung neuen Lebens sicherzustellen.

Was uns bei den Fortpflanzungsorganen des Menschen kompliziert erscheinen mag, ist auf eine harmonische Ergänzung gerichtet.

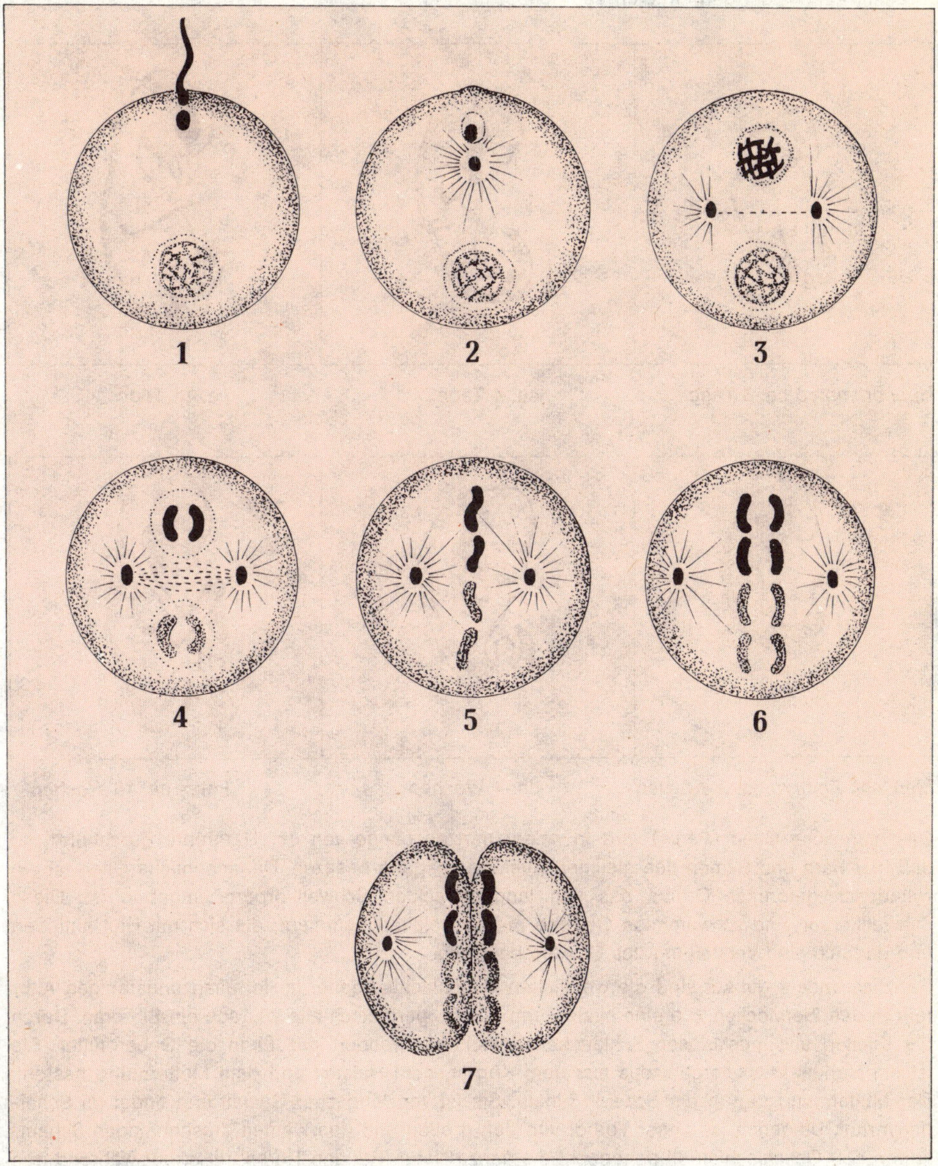

1) Der Same dringt ins Ei, 2) Das Zentrosom erscheint, 3) Spindelbildung, 4) Kernverschmelzung, 5) Die Chromosomen reihen sich, 6) Die Chromosomen teilen sich, 7) Zellteilung

Im männlichen Körper werden die Samenzellen produziert, während die weibliche Eizelle dazu bestimmt ist, die Samenzelle aufzunehmen. Die Vereinigung von Samen und Ei beim Geschlechtsakt, die Konzeption genannt wird, bleibt im Unbewußten. Bewußt sind uns dagegen die Voraussetzungen, das Verhalten, das zu einer Empfängnis führt.

Machen wir uns kurz mit dem Aufbau der Geschlechtsorgane vertraut.

Die Samenzellen werden im Hoden gebildet. Das sind zwei eiförmige Drüsen, die außerhalb des Körpers im Hodensack liegen. Die Samenfäden haben einen spatenförmigen Kopf und ein Mittelstück, das sich in einem beweglichen Schwanz fortsetzt. Mit Hilfe dieses Schwanzes kann sich die Samenzelle sehr schnell fortbewegen. Im Nebenhoden vereinigen sich die Samenkanäle und führen als Samenleiter durch den Leistenkanal in den Körper. Der Samenleiter verläuft längs der Blase und bildet hier eine Ausbuchtung mit Samenbläschen. Er durchbohrt die Prostata und mündet in die Harnröhre. Von hier ab sind Harn- und Samenwege also zu einer gemeinsamen Harnsamenröhre vereinigt. Die unterhalb der Blase liegende Vorsteherdrüse *(Prostata)* umkleidet den hinteren Teil der Harnröhre.

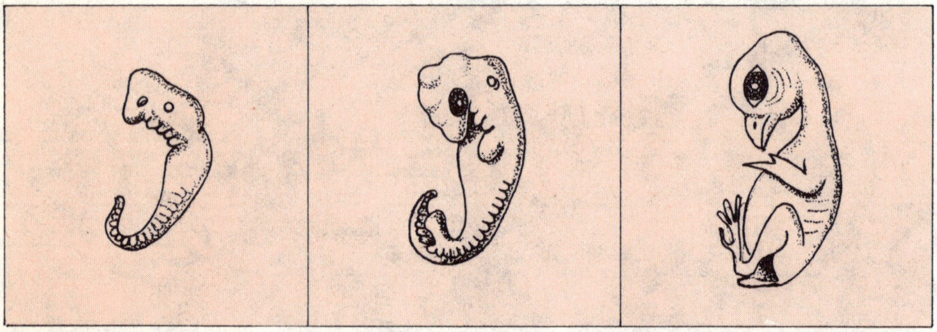

Hühnerembryo ca. 3 Tage — ca. 4 Tage — ca. 14 Tage

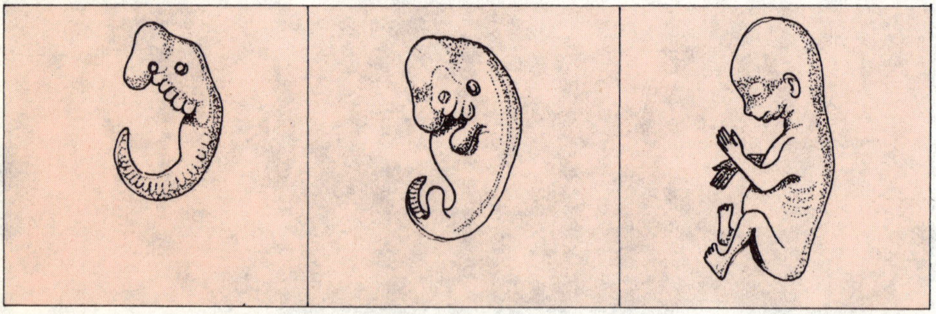

Menschl. Embryo ca. 3 Wochen — ca. 4 Wochen — Fötus ca. 16 Wochen

Das männliche Glied *(Penis)* wird in seiner ganzen Länge von der Harnröhre durchbohrt, so daß hier Harn und Samen den gleichen Ausführungsgang besitzen. Das männliche Glied ist ein zylindrisch geformtes Organ, das von langgestreckten Schwellkörpern umgeben ist. Diese Schwellkörper sind schwammige Gewebe mit zahlreichen Kammern, die sich mit Blut auffüllen und dadurch eine Versteifung des Gliedes bewirken.

Gänzlich anders gebaut sind die weiblichen Geschlechtsorgane. Im fortpflanzungsfähigen Alter reift in den Eierstöcken, die eine ovale Form haben, periodisch alle 28 Tage ein Ei heran. Durch die Eileiter, aus muskulösen Schläuchen bestehend, wandert das Ei in die Gebärmutter. Sie ist ein starkes Muskelorgan, das aus dem Körper, dem Halsteil und dem Muttermund besteht. Der Muttermund ragt in die Scheide hinein. Sie ist von länglicher Gestalt und endet im Scheidenvorhof. Umgeben ist dieser Vorhof von den großen und den kleinen drüsenhaltigen Schamlippen. Der Geschlechtstrieb beherrscht die ganze Natur. Bei den Tieren tritt er nur während den sogenannten Brunstzeiten auf. Beim Menschen aber ist er an keine bestimmten Zeiten gebunden. Er soll deshalb von sittlicher Verantwortung und Vernunft geleitet sein.

Die äußeren Formen des Körpers

Für den Menschen ist seine aufrechte Haltung typisch. Diese bedingt die rhythmisch geschwungene Linie der Wirbelsäule. Der Gang wird ermöglicht durch die Elastizität des Fußes und die Beweglichkeit der Beingelenke. Die menschliche Hand ist das mechanisch wohl vollkommenste Werkzeug der Natur. Die besondere Entwicklung des Gehirns unterscheidet den Menschen von allen Tieren.

Im allgemeinen ist der Körper symmetrisch gebaut. Doch ist diese äußere Symmetrie nie vollkommen. Die Abweichungen im Knochengerüst und in den Weichteilen des Kopfes und des Rumpfes formen die individuelle Gestalt des einzelnen Menschen. Außerdem ist beim Rechtshänder der rechte Arm muskelkräftiger und dicker als der linke.

Die Größenverhältnisse der einzelnen Körperteile zueinander und zum Gesamtkörper sind bei den verschiedenen Menschen unterschiedlich. Die Gestalt des einen wirkt schlank oder überschlank, die des anderen kurz oder gedrungen.

Bei anderen wieder würden wir sie als ebenmäßig bezeichnen.

In der darstellenden Kunst hat man versucht, die Proportionen des Menschen mit bestimmten Maßen festzulegen.

Je nach der Körperlänge unterscheidet man einen Hoch-, Mittel- oder Kleinwuchs. Als echte Zwerge bezeichnen wir solche, die kleiner als 105 cm sind.

Nicht nur die Größe, sondern auch durch den Umfang und die Maße wird der Körpereindruck bestimmt. Auf eine ganz einfache Formel gebracht kann man sagen, daß der Mann so viele Kilogramm wiegen solle, wie er Zentimeter über 100 groß ist, die Frau etwa 10 % weniger.
Der Brustumfang soll mindestens 50 % der Körperlänge betragen.

Geschlechtsunterschiede im Körperbau

Im allgemeinen ist der Frauenkörper etwas zarter und kleiner gebaut. Durch das stärkere Unterhautfettpolster sind seine Umrisse weicher und runder, namentlich an den Brüsten, den Hüften und den Schenkeln.

Während beim kräftigen Manne zahlreiche Muskeln, Sehnen, Adern und auch eine bestimmte Reihe von Knochenvorsprüngen scharf unter der Hautdecke hervortreten, sind bei der Frau alle Vorsprünge am Körper sanfter verstrichen.

Die Knochen des Mannes sind stärker, in ihren Kanten, Höckern usw. rauher und eckiger, während sie bei der Frau glatter und zierlicher sind. Im einzelnen zeigt zunächst der Kopf bezeichnende Unterschiede.

Wenn auch der Hirnschädel der Frau absolut kleiner ist, so ist er doch im Verhältnis zum Gesichtsteil größer. Das heißt also: beim Mann sind das Gesicht und insbesondere die Kauwerkzeuge, die Kiefer stärker entwickelt.

Die Stirn ist am Frauenkopf meist senkrechter aufsteigend und biegt in schärferem Winkel zu dem flachen Scheitel um, während beim Manne die Stirn in gleichmäßiger Wölbung zur Scheitelhöhe aufsteigt. Der Frauenhals ist rundlich, der Kehlkopf springt in ihm kaum oder gar nicht vor, während der weite Kehlkopf des Mannes, namentlich bei hagerer Körperbeschaffenheit, als starker Vorsprung an der vorderen Halsgegend sichtbar ist (Adamsapfel).

Der Brustkorb ist beim Manne weiter und länger; insbesondere ist das Brustbein bei der Frau – bei sonst gleicher Körpergröße – um etwa 5 cm kürzer. Deshalb liegt auch am weiblichen Rumpf die Magengrube entsprechend höher. Dagegen verjüngt sich der weibliche Brustkorb weniger nach oben als der männliche, ist dementsprechend oben weiter und macht im oberen Brustabschnitt stärkere Atmungsbewegungen.

Die Rippenbögen treten im Gegensatz zum männlichen Rumpf am Körper der Frau nur wenig hervor.

Die Vorkrümmung der Lendenwirbelsäule ist bei der Frau stärker ausgeprägt als beim Mann.
Die höhere Lage der Magengrube und ihr dadurch bedingter größerer Abstand von der Schamfuge läßt den weiblichen Unterleib länglicher erscheinen. Der auffallendste Geschlechtsunterschied am Rumpf besteht aber, außer in der Entwicklung der weiblichen Brust, in der Form des Beckens, welches beim Manne höher und schmaler, bei der Frau breiter und niedriger ge-

baut ist. Was die Gliedmaßen angeht, so ist der Arm der Frau weicher und rundlicher geformt als der Arm des Mannes mit seinem ausgeprägten Muskelrelief. Der Mann besitzt im Verhältnis zum Rumpf etwas längere Arme und Beine sowie größere Hände und Füße.

Konstitutionstypen

Die körperliche Entwicklung kann individuell außerordentlich verschieden verlaufen. Je nach der vererbten Anlage kann ein Mensch trotz bester äußerer Umstände schwächlich bleiben und trotz schlechter äußerer Bedingungen sich körperlich und geistig gut entwickeln.

Konstitutionstypen nach Prof. Kretschmer

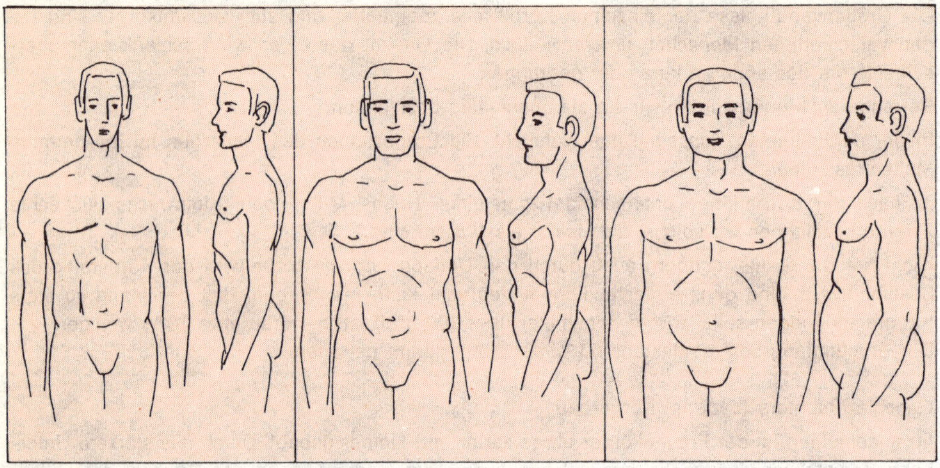

Asthenischer Typ   Athletischer Typ   Pyknischer Typ

Kretschmer unterscheidet den asthenischen, den athletischen und den pyknischen Typ. Der asthenische Mensch ist hochaufgeschossen, schmalschultrig, flachbrüstig, der athletische muskelkräftig, breit gebaut, mit gutgewölbtem Brustkorb ausgestattet. Der Pykniker neigt zur Leibesfülle; sein Brustkorb ist faßförmig, die Schultern sind relativ schmal und abfallend, die Waden dünn. Zwischen dem eigentlichen athletischen und dem asthenischen Typ kommen Übergänge vor, während Vermischungen des athletischen und des pyknischen Typs seltener sind.

Der asthenische Mensch bleibt auch bei eifrigem körperlichem Üben muskelschlank, gewinnt aber trotzdem erheblich an Leistungsfähigkeit. Den asthenischen Typ kann man in einen schlanken, großen und in einen zierlichen, kleinen trennen. Dieser zeigt Begabung für Dauerleistungen, jener für Sprung- und Laufleistungen. Der muskuläre Typ neigt stets zu Kraftleistungen.

Außer diesen Grundtypen gibt es aber noch Zwischen- und Übergangsformen, z. B. Menschen mit besonders starker Breitenentwicklung, kurzem Hals, eckigen Schultern, gewölbter Brust, längerem Rumpf und verhältnismäßig kurzen Beinen, die wir gedrungen nennen.

In der Regel ist das Verhältnis so, daß schlanke Menschen hochgewachsen, gedrungene kurzgewachsen sind.

Menschen von kurzem, gedrungenem, breitem Wuchs sind meist kräftig, gewandt und ausdauernd. Oft ist der gedrungene Wuchs bei ihnen die Folge von bereits in früheren Jahren beginnender regelmäßiger starker Muskelarbeit, bei der namentlich der Oberkörper und die Arme angestrengt werden. Dies ist z. B. bei Schmieden, Schlossern, Zimmerleuten der Fall. So sind denn auch solche kräftigen, untersetzten Gestalten für Kraftanstrengungen besonders veranlagt.

Umgekehrt ist schlanker, hoher Wuchs oft gepaart mit schwächlicher Muskelentwicklung, schmaler flacher Brust. Solche lang aufgeschossenen, aber wenig in die Breite gewachsenen

Menschen haben meist eine recht geringe Widerstandskraft gegen Erkrankungen, namentlich der Atmungsorgane. Nicht immer ist jedoch schlanker Wuchs mit ansehnlicher Körperlänge verbunden, und nicht immer sind breite, gedrungene Gestalten zugleich auch klein.

Andererseits fehlt es auch nicht an hohen Gestalten, welche zugleich eine starke, fast gedrungene Breitenentwicklung aufweisen – Vorbilder mächtiger, alles bezwingender Körperkraft.

Die schöne Form eines in allen seinen Teilen wohlentwickelten Körpers ist im allgemeinen der Erfolg regelmäßiger Muskelarbeit, die alle Gliedmaßen gleicherweise beansprucht. Neben der Berufstätigkeit beeinflussen auch die sozialen Verhältnisse die Ausgestaltung des Körpers. Armut verbunden mit unzulänglicher Ernährung, Überanstrengung bei unzureichenden Kräften, schlechte Wohnungen usw. können das normale Wachstum behindern.

Fettleibigkeit und Magerkeit, Langwuchs und Zwergwuchs

Die äußere Erscheinung des Menschen wird, abgesehen vom Wuchs, noch wesentlich durch Fettleibigkeit oder Magerkeit beeinflußt.

Bei jedem wohlentwickelten, gesunden Menschen ist an bestimmten Stellen des Körpers Fett in den Geweben enthalten. So enthält die Haut überall eine mit Fett durchsetzte Schicht, die am Unterbauch, an den Hüften, am Gesäß sowie an den angrenzenden Teilen der Schenkel bis zu einer Stärke von 5 cm anwachsen kann. Es können sich ferner größere Fettmassen in den Eingeweiden des Bauches ablagern. Eine mittlere Fülle des Fettpolsters der Haut vermag die Schönheit der Körperformen zu erhöhen und ihnen namentlich bei der Frau ein gefälliges Aussehen zu verleihen.

Anders bei stärkerer Anhäufung der Fettmassen im Körper.

Wir unterscheiden dabei Beleibtheit und höhere Grade allgemeiner Fettleibigkeit. Bei der bloßen Beleibtheit handelt es sich vor allem um starke Fettanhäufung in der Haut des Unterbauches sowie in den Eingeweiden.

Der Umfang der Bauchgegend, über dem Nabel gemessen, ist bei schlankem Wuchs und gutentwickeltem Brustkorb geringer als der Brustumfang in Brustwarzenhöhe. Bei der Beleibtheit verschiebt sich dies Verhältnis, so daß schließlich der Bauchumfang den der Brust übertrifft. Die Bauchgegend erscheint stark gerundet und vorstehend, namentlich dann, wenn vorzugsweise der Unterbauch die Fettmenge enthält.

Dabei können die Gliedmaßen bei kräftigen Männern von der Fettanhäufung ziemlich frei und gutgestaltet sein. Am längsten widerstehen Fuß und Hand der Verfettung.

Bei stärkeren Graden der Fettleibigkeit erscheinen die Körperverhältnisse sehr verändert. Eine solche entstellende Fettleibigkeit ist ein krankhafter Zustand. Vor allem beeinträchtigt das Übergewicht die Beweglichkeit, die Tätigkeit des Herzens und der Lungen. Auch die Muskulatur ist erheblich geschwächt. Während bei Erwachsenen von mittlerer Größe 60–75 kg für den Mann und 50–60 kg für die Frau ein gutes Mittelgewicht darstellen, wächst das Körpergewicht bei stärker Beleibten bis auf 90–100 kg, bei stärkerer Fettleibigkeit bis auf 150 kg und darüber.

Im allgemeinen neigen kleinere und gedrungene Gestalten besonders zur Fettleibigkeit, lange schlanke Menschen zur Magerkeit.

Bei mageren Menschen mit normal entwickelter Muskulatur ist sogar eine besondere Leistungsfähigkeit vorhanden. Zur Erreichung vieler körperlicher Höchstleistungen wird deshalb das Abtrainieren von überflüssigem Fett angestrebt.

Anders liegen die Verhältnisse bei starker Abmagerung, wie sie infolge von Krankheiten, Nahrungsmangel und dgl. eintritt. Hier bedeutet der Fettschwund zugleich eine Entkräftung.

Vor allem in den Großstädten beobachten wir heute unter den Jugendlichen den Langwuchs, d. h. die Zunahme der Körperlänge. Diese Vorgänge sind noch nicht als krankhaft anzusehen.

Bei einem erheblichen Überschreiten der Norm sprechen wir vom Riesenwuchs. Eine scharfe Abgrenzung der Riesenwüchsigen gegen die Hochwüchsigen ist nicht möglich. Es gibt Familien mit erbbedingtem Riesenwuchs. Meistens aber handelt es sich um Menschen, deren Wachstum über die normale Zeitdauer hinausgeht. Ihr Wachstum kommt gewissermaßen nicht zum Stillstand. Im Verhältnis zur Rumpflänge werden die Glieder auffällig lang. Gleichzeitig beobachten wir Störungen der inneren Drüsentätigkeit. Riesen sind oft bartlos und haben nur eine spärliche Behaarung in den Achselhöhlen.

Zwergwuchs ist meist die Folge einer Entwicklungsstörung und Verkümmerung. Mit dem Zwergwuchs verbunden sind oft eine disharmonische Körperentwicklung und mangelnde Intelligenz.

Physiognomie

Der Gesichtsausdruck, die Physiognomie, sagt manches über den Charakter und die Gemütsverfassung aus, er ist daher bestimmend für den ersten Eindruck, den die Menschen im allgemeinen Umgang voneinander gewinnen.

Gesichtsausdrucksformen

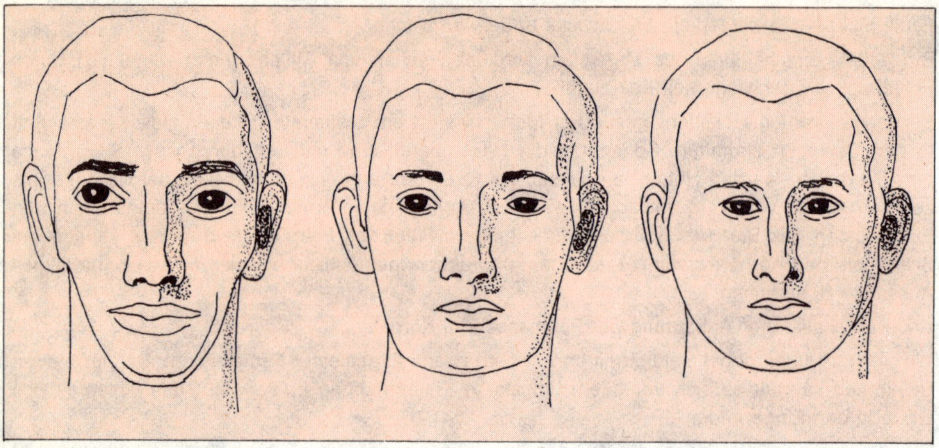

Augen, Nase und Mund beherrschen das Gesichtsfeld

Das jochbeinartige Gesicht

Augen, Nase und Mund liegen eng beieinander

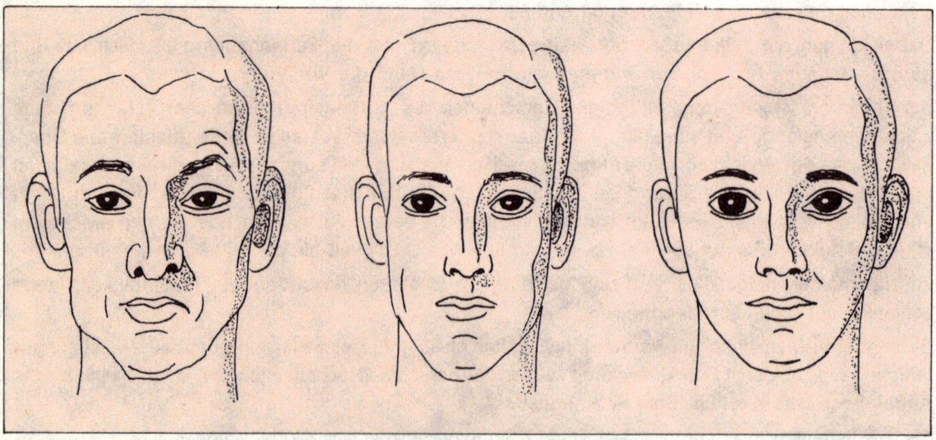

Das disharmonische Gesicht

Das jochbeinschmale (nordische) Gesicht

Das ausgeglichene (harmonische) Gesicht

Gesichtsform und -ausdruck sind erblich festgelegt, werden aber erst im Laufe des Lebens durch den Einfluß der Umwelt und das Schicksal endgültig ausgeprägt.

Die Unterschiede im Bau des Schädels, wie sie charakteristisch sind für verschiedene Rassen- und Konstitutionstypen, haben entscheidende Bedeutung auch für die Physiognomie.

Die Tätigkeit der Gesichtsmuskeln beeinflußt den Gesichtsausdruck sehr. Ein Muskel, der häufig und kräftig betätigt wird, nimmt an Umfang zu. Bei der Bewegung der Gesichtsmuskeln wird gleichzeitig die Haut in Falten gelegt, die im allgemeinen quer zum Muskel verlaufen. Die Falten treten um so stärker hervor, je fettärmer die Gesichtshaut ist.

Beim Kind beobachten wir die Falten nur im Augenblick der Muskelzusammenziehung, d. h. vorübergehend. Werden aber dieselben Muskelanspannungen im Laufe des Lebens immer wiederholt, bleiben schließlich auch die Falten in der Ruhe unverändert bestehen. Dadurch erhält das Gesicht seinen typischen Ausdruck.

Die Arbeit der Gesichtsmuskeln wirkt sich z. B. auf die Umgebung des Auges aus, auf die Form und Stellung der Augenbrauen und auf die Weite und Form der Lidspalte.

Die Gesichtsmuskeln können im Laufe der Jahre den Mund vollständig umbilden. So kann aus schön geschwungenen weichen Lippen ein scharf geschnittener häßlicher Mund entstehen. Menschen, die viel lachen, benutzen ihren Lachmuskel häufig; dadurch werden die Mundwinkel nach oben und außen gezogen, so daß man solche heiteren Naturen an ihrem Gesichtsausdruck erkennen kann. Umgekehrt prägt sich das Leid im Gesicht aus.

Bei den beherrschten, den leidenschaftslosen Menschen verläuft im allgemeinen die Linie der Mundspalte fast gradlinig, so daß die Mundwinkel weder nach oben noch nach unten verzogen sind.

Durch Krankheitsprozesse, insbesondere Nervenlähmungen, können besondere Entstellungen des Gesichtes auftreten, die keinerlei Rückschlüsse auf charakterliche oder sonstige Anlagen gestatten.

GESUNDE LEBENSWEISE

KRANKHEITSENTSTEHUNG UND KRANKHEITSVERHÜTUNG

Der modernen Medizin verdanken wir es, daß unsere Lebenserwartung erheblich gestiegen ist.

Statistisch gesehen lebt der heutige Zivilisationsmensch 20 Jahre länger als seine Vorfahren, doch darf uns die Statistik nicht darüber hinwegtäuschen, daß auch heute noch – besonders an Herz- und Kreislaufkrankheiten – viele Menschen auf der Höhe ihres Lebens sterben.

Wir haben die Säuglings- und Kindersterblichkeit eindämmen können, Seuchen wie Pest, Cholera, Pocken sind aus unseren Breiten verschwunden, die Tuberkulose hat ihre Schrecken verloren. An ihre Stelle sind jedoch andere Krankheiten getreten, die früher nur selten oder gar nicht vorkamen. Wir werden heute zwar im Durchschnitt älter, sind aber nicht immer auch gesünder als unsere Ahnen. Weil heute viele Menschen ein hohes Alter erreichen, haben auch die Abnutzungs- und Alterskrankheiten erheblich zugenommen. Auch unser hoher Lebensstandard, unser bequemes Leben wird durch Körperschäden erkauft, die typisch für unsere Zeit sind: die Zivilisationskrankheiten.

Ich denke nur an ein Beispiel, den Zahn- und Gebißverfall. Während vor 100 Jahren die meisten Menschen auch im höheren Lebensalter noch ihr volles Gebiß hatten, finden wir heute ganz selten einen 30- bis 40jährigen, der noch alle seine gesunden Zähne besitzt. Im Zusammenhang mit den Gebißschäden nenne ich die sogenannte Fokalinfektion. Ihre Ursache ist darin zu suchen, daß von einem eitrigen Streuherd, wie z. B. Mittelohrentzündung, Eiterungen im Zahn-, Mund- und Kieferbereich, Giftstoffe in den Kreislauf abgegeben werden. Diese in den Blutbahnen streunenden Krankheitserreger siedeln sich an anderen Stellen im Körper an, erzeugen dort eine Infektion oder sogar eine Sepsis (Blutvergiftung). Durch diese Reizstoffe kommt es dann – je nach Veranlagung des Menschen – an den verschiedensten Geweben des Körpers zu Entzündungserscheinungen, am häufigsten jedoch zu rheumatischen Beschwerden. Die Medizin vertritt heute einmütig die Anschauung, daß rheumatische Erkrankungen ihre Ursache in tiefliegenden Krankheitsherden haben. Ein Rheumatiker wird deshalb eingehend ärztlich und zahnärztlich untersucht, damit man den Herd der Erkrankung findet. Die Behandlung ist dann darauf gerichtet, daß der ursächliche Fokalinfekt beseitigt wird.

Weitere Untersuchungen haben enge Zusammenhänge zwischen Fokalinfektionen und anderen Krankheiten, wie Herzleiden, nervösen Störungen, Nervenentzündungen, Migräneanfällen usw., aufgedeckt.

Auch die vielen Fußleiden, die heute nicht nur bei erwachsenen Menschen, sondern sogar schon bei Schulkindern beobachtet werden, sind Zivilisationsschäden. Wir gehen nicht auf federndem Naturboden, sondern auf dem glatten, harten Asphalt oder Steinpflaster der Großstädte. Nicht nur der Fuß, sondern das ganze Knöchelskelett wird geschädigt. Auch die federnden Teile der Wirbelsäule werden besonders in Mitleidenschaft gezogen, so daß die sogenannten Bandscheibenschäden heute eine erhebliche Rolle in der Medizin spielen. Es läßt sich leicht eine Reihe weiterer Beispiele dafür aufzählen, daß die moderne Lebenshaltung im Widerspruch zu den natürlichen Bedürfnissen unseres Körpers steht.

Die Begründer der Naturheilkunde haben diesen Gedanken immer wieder vorgebracht. Sie gingen davon aus, daß der Mensch trotz aller Fortschritte, die sein Geist in Technik und Wissenschaft geschaffen hat, im Grunde ein Naturgeschöpf geblieben ist. Er unterliegt genau wie Tier und Pflanze den Naturgesetzen. Wir wissen, daß unsere Pflanzen und Haustiere nur gedeihen, wenn bestimmte naturbedingte Anforderungen erfüllt werden. Niemals käme es uns in den Sinn, Blumen in den Keller zu stellen, wenn wir verreisen, und zu erwarten, wir würden sie nach unserer Rückkehr blühend vorfinden. Wir wissen, daß sie Licht und Luft brauchen, wir kennen ihre verschiedenen Bedürfnisse. Wir wissen, daß sie Wasser und vielleicht auch Düngemittel benötigen. Wenn unsere Blumen schlecht gedeihen, untersuchen wir ihre Lebensbedingungen und versuchen, die Mängel abzustellen.

Ganz anders, wenn ein Mensch erkrankt. Dann suchen wir nach äußeren Einwirkungen, die Schuld haben sollen, etwa die Zugluft, die Arbeitsüberlastung oder was immer angeklagt werden mag. Wir sind aber völlig von dem Gedanken abgekommen, daß unsere Lebenshaltung für die Erkrankung verantwortlich sein könnte.

Besser liegen noch die Verhältnisse beim Säugling. Da ist der jungen Mutter von vornherein klar, daß bestimmte Maßnahmen der Säuglingspflege erforderlich sind, um das normale Gedeihen und die Entwicklung des Säuglings zu gewährleisten. So beobachten wir auch bei einer Erkrankung des Säuglings, daß zuerst – und sei es auch „nur" von erfahreneren Großmüttern – die Frage aufgeworfen wird: Was ist hier versäumt worden, welche Fehler sind in der Pflege vorgekommen? Andererseits gibt man sich damit zufrieden, wenn diese Fehler wieder abgestellt sind. Man erwartet zu Recht, daß nach einer Beseitigung des Fehlers der Körper gewissermaßen von allein wieder gesund wird. Eine ungesunde Lebensweise macht den Menschen krank. Die technische Entwicklung unserer Zeit zwingt uns, unser Leben einem der Natur widerstrebenden Rhythmus anzupassen. Während früher die Menschen schon aus Zweckmäßigkeitsgründen „mit den Hühnern aufstanden" und mit der sinkenden Sonne zu Bett gingen, brauchen wir nur einen Schalterdruck, um die Nacht zum Tag werden zu lassen. Wir haben es auch sehr leicht, unsere Müdigkeit zu überwinden: eine Tasse Kaffee oder eine entsprechende Tablette, und schon ist die Müdigkeit wie weggeblasen! Und so kommt es, daß die meisten Menschen bestimmte Warnzeichen des Körpers nicht nur überhören, sondern sogar unterdrücken, um sich von dem Zwang der Natur zu befreien. Sie wollen nicht schlafen, wenn es der Körper verlangt. Sie wollen dies nicht, und sie wollen das nicht, was vielleicht im Schöpfungsplan für den Menschen vorgesehen ist. Das geht eine Zeitlang gut, aber dieser Raubbau an den Kräften des Körpers führt früher oder später zu einem Zusammenbruch, zu einer Überbeanspruchung und zu Schäden größeren oder kleineren Ausmaßes.

Darum ist es heute viel mehr als in früheren Zeiten berechtigt, auf die Bedeutung einer naturgemäßen Lebensweise hinzuweisen. Wir müssen uns alle darüber im klaren sein, daß die Anpassungsfähigkeit unseres Körpers an die Anforderungen des modernen Lebens begrenzt ist, und daß wir die Garantie für ein gesundes Leben bis in das hohe Alter hinein nur dann haben, wenn wir naturgemäß und vernünftig leben. Wir sollten uns also genügend Bewegung verschaffen und öfter hinausgehen in die freie Natur. Wir müssen Licht, Luft und Sonne für unseren Körper ausnutzen, sie auch auf die unbekleidete Haut einwirken lassen. Kurzum: Gönnen wir doch dem Körper eine schöpferische Pause, bevor wir krank sind! Leben wir einmal ganz bewußt für unsere Gesundheit, indem wir uns wieder den natürlichen Lebensbedingungen aussetzen! Wir sind leider durch die Beanspruchung, die heute das Berufsleben mit sich bringt, viel zu verweichlicht. Auch die seelischen Belastungen, die wir seit einer Reihe von Jahrzehnten im allgemeinen durchgemacht haben, haben uns in einem ganz anderen Maße anfällig gemacht, als es bei früheren Generationen der Fall war. Gegen die sogenannten Zivilisationsschäden können wir gar nichts Besseres tun, als in einer einfachen Weise Naturheilmethoden anzuwenden. So hat Sebastian Kneipp seinerzeit verweichlichte Menschen durch Abhärtung in der Natur gegen Krankheiten widerstandsfähig gemacht.

Licht, Luft, Sonne, Strahlen

Freiluftaufenthalt

Frische, reine, sauerstoffreiche Luft ist das Lebenselement des Menschen. Leider vergessen wir das heute viel zu oft. Wir atmen flach, dadurch wird unser Blutkreislauf nur ungenügend angeregt.

Der Sauerstoff hat die Aufgabe, die beim Stoffwechsel entstehenden Schlacken zu verbrennen. Ist er unzureichend vorhanden, so kann er nur einen Teil der Schlacken verbrennen. Es bleiben also Schlacken im Körper, lagern sich ab und führen zu Erkrankungen. Wir müssen uns daher bewußt und regelmäßig täglich eine bestimmte Zeit im Freien aufhalten. Schon der Gang zur Arbeitsstätte oder auch die Fahrt auf dem Fahrrad können dem Körper guttun. Wer mit der Bahn oder dem Omnibus fahren muß, sollte am besten morgens und abends, möglichst aber auch mittags die Gelegenheit wahrnehmen, für einige Minuten in die frische Luft hinauszugehen. Das Wochenende müßte dazu ausgenutzt werden, eine längere Zeit im Freien zu sein. Sehr zweckmäßig ist die Verbindung von Freiluftaufenthalt und körperlicher Betätigung. Ein ideales Mittel ist die Gartenarbeit, aber auch Fuß- und Radwanderungen, Reiten oder sportliche Übungen im Freien dienen diesem Zweck.

Natürlich ist Bewegung in frischer Luft auch in den Wintermonaten nötig, und wir erreichen auf diese Weise zusätzlich noch eine gewisse Abhärtung. Menschen, die sich bei jedem Wind und Wetter in der frischen Luft aufhalten, sind viel besser gegen Erkältungskrankheiten gefeit. Der Aufenthalt in gewärmten Räumen, namentlich bei der trockenen Luft der Zentralheizung, ist für die Rachen- und Nasenschleimhäute ungünstig. So werden Katarrhe der Luftwege geradezu

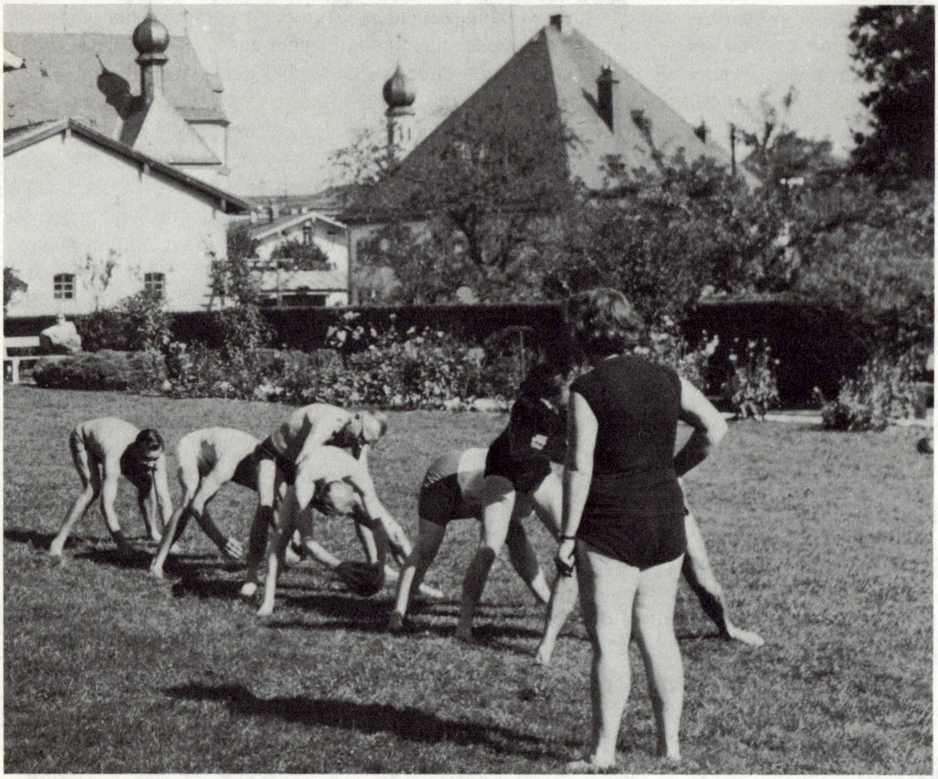

Bewegung in Licht, Luft und Sonne

gefördert. Auch für das wachsende Kind, insbesondere für das Schulkind, ist es wichtig, daß es sich in genügendem Umfange mit körperlicher Ausarbeitung, also Sport und Spiel, im Freien aufhält. Die Lernfähigkeit steigert sich auf diese Weise genauso, wie sich die Bedingungen für das Wachstum und die gesunde Entwicklung aller Organe verbessern.

Luftbäder

Auch mit der Haut atmen wir. Sie braucht also Luft und Licht. Kaum ein anderes Körperorgan hat so mannigfaltige Aufgaben und dient so unmittelbar der Gesunderhaltung und der Krankheitsabwehr wie die Haut. Beachten und pflegen wir die Haut genügend? Im Klima unserer gemäßigten Zone sind wir gezwungen, Kleider zu tragen. Um so wichtiger ist es, daß wir täglich ein Luftbad nehmen. Wir können morgens vom Bett aus, gleich im Schlafzimmer, ein Zimmerluftbad nehmen, denn die Haut ist ein Licht- und Luftorgan und spricht jederzeit auf die Umweltreize an. Je besser sie in der Verwertung der von außen kommenden Reize geübt ist, desto besser kann sie ihre zahlreichen Funktionen erfüllen und zu unserem Wohlbefinden beitragen.

Man setzt sich am besten täglich zweimal je 15 bis 30 Minuten unbekleidet der Luft aus. In der kühlen Jahreszeit nimmt man die ersten Luftbäder im geheizten Zimmer, später im gut durchlüfteten Raum, und zuletzt, wenn die Jahreszeit schon wärmer ist, geht man ganz ins Freie.

Während des Luftbades muß man sich Bewegung verschaffen. Man kann beim Zimmerluftbad gerade in der kühleren Jahreszeit am besten für Erwärmung sorgen, wenn man gleichzeitig die Haut abfrottiert oder eine sogenannte Bürstmassage vornimmt. Vor allem bei Neigung zum Frieren, auch bei Luftbädern im Freien, ist es gut, mit einer trockenen Bürste die Haut kräftig abzureiben.

Ein flüchtiges Frostgefühl braucht nicht beachtet zu werden. Aber bei länger dauerndem Frösteln, namentlich dann, wenn auch trotz Bewegung kein Wärmegefühl auftritt, muß man das Luftbad abbrechen und erst einmal für eine gute Erwärmung des Körpers sorgen. Luftbäder im Freien werden von Empfindlichen an einer windgeschützten Stelle vorgenommen. Im Sommer kann man die Luftbäder beliebig lange ausdehnen. Der frühe Morgen und der späte Nachmittag sind dabei im allgemeinen vorzuziehen. An sehr sonnigen Tagen hält man sich möglichst unter schattigen Bäumen auf. Bei kühlerem Wetter, auch bei Wind und Regen, sollte man eine Pause einlegen. Ein kurzes Luftbad im Regen ist aber eine sehr angenehme Erfrischung für den weniger empfindlichen Menschen. Die Wirkung dabei ist besonders anregend.

Sonnenbäder

Während die Luftbäder im allgemeinen beliebig lange vertragen werden und zu einer Beruhigung des Nervensystems führen, bewirken die direkten Sonnenbestrahlungen schon einen erheblich stärkeren Reiz. Deshalb dürfen sie nicht in unbeschränktem Umfang durchgeführt werden. Es gibt auch Menschen, die sie gar nicht vertragen, zumindest nicht in der Form der Besonnung des gesamten Körpers. Ihnen sind die sogenannten Teil-Sonnenbäder zu empfehlen. Man versteht darunter die direkte Sonnenbestrahlung einzelner Körperteile, beispielsweise der Beine, der Arme oder auch des Leibes.

Zu Beginn der Sonnenbadperiode muß man den Körper allmählich an die direkte Sonnenbestrahlung gewöhnen. Man beginnt darum grundsätzlich mit den Teilsonnenbädern der Beine. Immer verträglich – seltene Krankheitszustände ausgenommen – bleibt die Sonnenbestrahlung des Unterkörpers, wenn man den Körper langsam daran gewöhnt. Also zuerst eine Bestrahlung von 5 Minuten Dauer, am nächsten Tag 10 Minuten und schließlich 15 Minuten. Ob ein längeres Sonnenbad angebracht ist, entscheidet die Reaktion des Körpers. Fühlt man sich aufgeregt, wird sogar der Nachtschlaf gestört oder finden wir Reizerscheinungen an der Haut in Form von Rötungen und Sonnenbrand, so war der Reiz zu stark. Man muß dann einige Tage aussetzen und künftig in kleinerem Umfang und in langsamer Steigerung die Sonnenbäder wieder aufnehmen.

Wir müssen daran denken, daß die Wirkung der Sonnenbäder sehr unterschiedlich ist, je nach der Tageszeit und auch nach dem Ort, an dem wir sie nehmen können. Über den Großstädten lagert zumeist eine die chemisch wirksamen ultravioletten Strahlen des Sonnenlichtes abfilternde Dunstatmosphäre. In einer reinen Luft des Gebirges bräunt man darum viel intensiver. Haben wir in der Umgebung Wasser, weißen Sand oder gar Schnee, so ist die Wirkung der Strahlen durch die Reflektion verstärkt. Deshalb muß man sich im Sommer gegen eine übermäßige Wirkung der ultravioletten Strahlen schützen. Gefürchtet ist der Gletscherbrand, aber auch auf dem Wasser kommt es oft zu Verbrennungserscheinungen, weil der Körper mit der angenehmen Kühlung des Windes das Gefühl für die sengenden Strahlen der Sonne verliert. Als Schutz gegen ihre Brennwirkung dient in solchen Fällen gleichmäßiges Einreiben mit einem guten Hautöl. Die Besonnung des Oberkörpers ist nur bei gesunden und nicht zu alten Menschen ohne ärztliche Erlaubnis zu empfehlen. Bei Erkrankungen des Herzens und der Gefäße, insbesondere aber auch bei Lungentuberkulose, sind direkte Bestrahlungen des Oberkörpers nicht angebracht. Man soll sich hier auf Luftbäder beschränken. Auch direkte Besonnung des Kopfes wird meist nicht vertragen, so daß es sich empfiehlt, einen hellen Hut, ein weißes Tuch oder dergleichen zu tragen.

Auch während der Sonnenbäder soll man sich nach Möglichkeit bewegen, weil dann die Allgemeinwirkung auf den Organismus viel günstiger ist. Häufig ist der Unfug zu beobachten, daß sich die Menschen, lediglich um schnell zu bräunen, gewissermaßen zum „Schmoren" still hinlegen; dadurch haben die brennenden Strahlen der Sonne eine zu starke Reizwirkung. Sie beschränkt sich keineswegs auf die Haut, sondern trifft vor allem auch das Nervensystem.

Die Verbindung zwischen Sonnenbädern und Luftbädern, vielleicht auch mit Wasserbädern oder Sport, ist die glücklichste, weil die Einwirkungen auf den Körper am vielseitigsten sind. Denn durch diese wechselnde Reizwirkung kann der Körper die Reize auch am günstigsten verarbeiten. Die Verträglichkeit der Sonnenbäder ist individuell sehr verschieden. Sie hängt auch

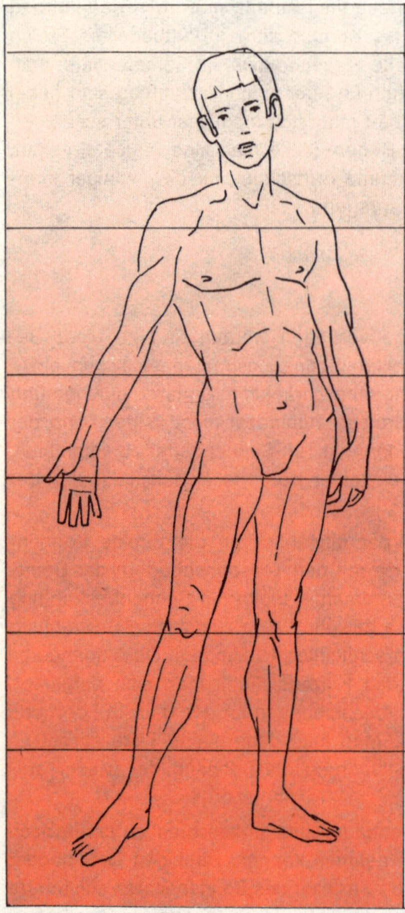

Sonnentage							
1	2	3	4	5	6	7	
				5	10	15	Minuten
			5	10	15	20	Minuten
		5	10	15	20	25	Minuten
	5	10	15	20	25	30	Minuten
5	10	15	20	25	30	35	Minuten

Richtiges und gesundes Sonnenbaden

von der unterschiedlichen Färbung der Haut ab. Dunkle Menschen vertragen meist viel mehr Sonne als hellhäutige, blauäugige Menschen. Für alle Körpertypen aber gilt, daß der natürliche Reiz der Sonnenbestrahlung auch die Blutbildung wesentlich anregt. Die in unseren Breitengraden ohnehin so knappe Sommerzeit müssen wir ausnutzen. Man macht immer wieder die Beobachtung, daß Menschen, die auf diese Weise ihren Körper regelmäßig pflegen, viel besser den gesundheitlichen Belastungen der Winterzeit gewachsen sind.

Die Erkenntnis, daß Luft und Sonne für die gesundheitliche Entwicklung des heranwachsenden Kindes von ausschlaggebender Bedeutung sind, ist heute schon weitgehend Allgemeingut geworden. Aber auch dem erkrankten Erwachsenen bringen diese natürlichen Reizmittel Heilung und Genesung selbst in schweren Erkrankungsfällen, wie es das Lebenswerk des weltberühmten „Sonnendoktors", Professor Dr. A. Rollier (Leysin, Schweiz) beweist.

Künstliches Licht, Strahlen

Da sich der Berufstätige leider nicht immer nach dem Wetter richten kann, sondern in seiner Freizeit von der Witterung abhängig ist, kann es durchaus angebracht sein, künstliche Lichtquellen als Ersatz für das Sonnenlicht zu verwenden. Auch für die Winterzeit ist es zweckmäßig, dem Körper die Sonnenbestrahlung auf diese Weise zu ermöglichen. Es gibt hierfür die verschiedensten Geräte, Höhensonnen, die teils ultraviolette Strahlen, teils auch Wärmestrahlen produzieren. Gerade für das wachsende Kind, für das Schulkind, aber auch für den geistig

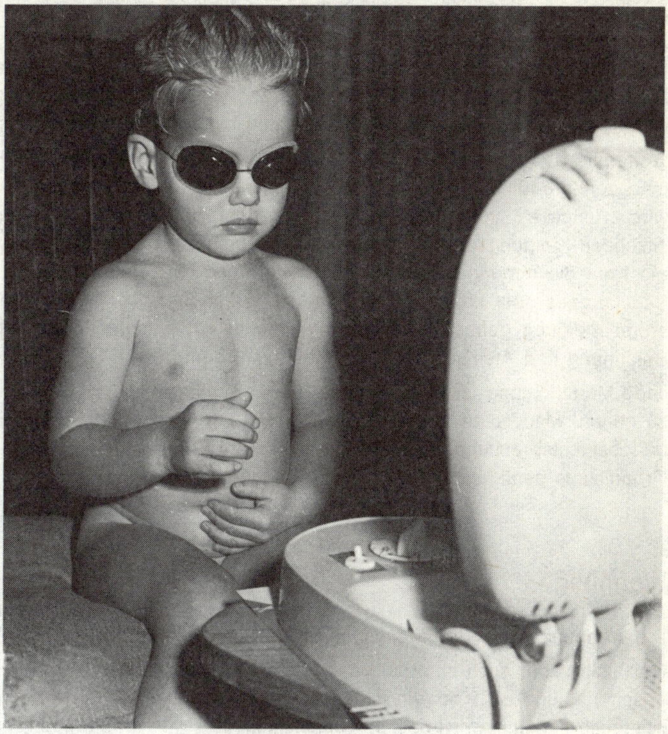

Kind unter der Höhensonne

Schaffenden ist eine solche regelmäßige Bestrahlung zweckmäßig. Es ist gar kein Zweifel – und ich habe das oft beobachten können –, daß Menschen, die sich auch im Winter regelmäßig bestrahlen, viel widerstandsfähiger gegen Erkältungskrankheiten sind. Sie fühlen sich körperlich und geistig frischer. Man kann die weitverbreitete Frühjahrsmüdigkeit durch solche Bestrahlungen von vornherein verhüten oder sie zumindest mildern.

Luftveränderung, Klimaeinflüsse

Jeder hat schon die Erfahrung gemacht, daß die mit einer Reise verbundene Luftveränderung auf den Körper einen anregenden Einfluß hat. Es werden durch diese andersgeartete Einwirkung der Luft gewisse positive Impulse ausgelöst, ohne daß auch der schwächste Körper das als Belastung empfindet.

Bei bestimmten Krankheitsprozessen allerdings spielt die Zeit, in der Höhenunterschiede im Gebirge überwunden werden, eine erhebliche Rolle. Auch der Aufenthalt an der Nordsee hat Reizwirkungen, die wegen ihrer Stärke nicht von jedem Organismus vertragen werden.

Für den Gesunden aber ist gerade der Wechsel zwischen verschiedenen klimatischen Einflüssen ein erheblicher Gewinn. Es ist daher den Menschen, die im Flachland leben, durchaus zu empfehlen, ins Gebirge zu fahren. Um ein Beispiel zu nennen: Man soll in einem Jahr an die Nordsee reisen, dann im nächsten Jahr in das mildere Ostseeklima oder ins Mittelgebirge und schließlich im dritten Jahr hoch in die Berge. Dieser Wechsel zwischen dem gewohnten heimatlichen Klima und dem Klima des Ferienortes ist auch ohne die Durchführung besonderer Kurmaßnahmen für den Körper ein Auftrieb, der sich dann nach der Rückkehr in den Heimatort günstig bemerkbar macht.

Kleidung

Die Kleidung spielt in der gesunden Lebensweise eine nicht unerhebliche Rolle. Sie bewahrt gewissermaßen die Haut vor den äußeren Einflüssen. Da die Funktion der Haut um so besser ist, je mehr sie den natürlichen Reizen von Licht, Luft und Sonne ausgesetzt wird, muß die Kleidung vor allem luft- und lichtdurchlässig sein. Viele werden es schon an sich selbst beobachtet haben, daß sehr luftundurchlässige Kleidung, wie z. B. Pelze und Ledermäntel, zwar angenehm wärmt, sie verhindert aber die Ausdünstung der Haut.

Weiterhin ist wichtig, die Blutzirkulation nicht durch Kleidungsstücke zu behindern. Das gilt insbesondere für Strumpfbänder, zu enge Kragen oder was immer die Mode uns noch bescheren wird. Außerdem soll die Bauchatmung nicht beengt und eingeschränkt werden. Alle festsitzenden Kleidungsstücke, seien es nun schmale Riemen oder beengende Hüftgürtel, hemmen nicht nur die Atmung, sondern gleichzeitig auch die Durchblutung. Durchblutungsstörungen der Bauchorgane aber können Erkrankungen in der Bauchhöhle begünstigen. Wenn also eine derartige Kleidung getragen werden muß, sollte ein entsprechender Ausgleich durch körperliche Betätigung und Atemschulung geschaffen werden.

Jede Moderichtung ist zu begrüßen, die es gestattet, in der warmen Jahreszeit leicht bekleidet zu gehen. Man sollte aber vor allem seine Ferienorte nach solchen Möglichkeiten aussuchen und bei entsprechend leichter Sommer- oder Sportbekleidung der Haut und dem gesamten Organismus genügend funktionelle Reize durch das Klima bieten.

Wohnung

Die Wohnung ist für den Menschen und für die Erhaltung seiner Gesundheit bedeutungsvoll.

Man sollte aber auch innerhalb seiner vier Wände dafür Sorge tragen, Staubfänger alter Zeit zu beseitigen und sich so einrichten, daß die Arbeitskraft der Hausfrau nicht über Gebühr in Anspruch genommen wird. Zum Nutzen der Hausfrau hat die moderne Technik schon sehr viele Arbeitserleichterungen geschaffen. Zweckmäßige Kücheneinrichtungen, Elektrogeräte und kräftesparende Maschinen verkürzen die für den Haushalt erforderliche Zeit. So kann die Hausfrau des öfteren auch an sich selbst denken.

Wir müssen auch in der Wohnung sehr viel frische Luft haben. Das gilt nicht nur für das regelmäßige Lüften am Tag. Es ist erforderlich, daß auch während der Nacht ständig frische Luft in das Schlafzimmer strömt, denn der Schlaf ist um so erquickender, je besser durch eine ausreichende Sauerstoffzufuhr die Ermüdungsstoffe des Körpers wieder verbrannt werden. Man weiß aus Erfahrung, daß die Menschen, die z. B. in Lufthütten schlafen, sehr viel schneller durch den Schlaf erfrischt sind und mit einer kürzeren Schlafdauer auskommen als jene, die in Räumen mit geschlossenen Fenstern zu schlafen gewohnt sind. Auch für die Abhärtung der Kinder ist eine gute Lüftung während des Nachtschlafes angebracht.

Die Sonne soll ebenfalls jederzeit in die Wohnung eindringen können. Man bemüht sich ja heute auch, möglichst große Fenster einzubauen und die Wohnzimmer nach der Südseite zu verlegen. Dunkle Hinterhöfe gehören der Vergangenheit an. Es ist aber ein Widersinn, wenn durch Markisen und Vorhänge das Eindringen des Sonnenlichts wieder verhindert wird. Man sagt zu Recht: „Wo die Sonne hinkommt, kommt der Arzt nicht hin", und wir wissen heute, daß der Mangel an Luft, Licht und Sonne mitverantwortlich am Entstehen vieler Zivilisations- und Infektionskrankheiten ist. Wenn zur Wohnung ein Balkon oder eine Veranda gehört, sollte man hier Sonnenbäder nehmen. Wir müssen aber daran denken, daß das gewöhnliche Fensterglas die ultravioletten Strahlen der Sonne nicht durchläßt. Es hat also keinen Zweck, hinter dem geschlossenen Fenster zu sitzen; so erreichen wir nur eine Einwirkung der Wärmestrahlen. Sonnenbäder sind also bei geöffneter Balkontür oder geöffnetem Fenster zu nehmen.

Vergiftete Luft, Rauchen, Tabakschäden

Leider kann der moderne Mensch nicht mehr überall in reiner und frischer Luft leben. Je mehr die Städte wachsen, je mehr sich der Verkehr ausdehnt, desto stärker ist auch die Staubeinwirkung auf den Körper. Dazu kommen die Abgase von den Fabriken, Hochöfen und Autos – kurzum, man spricht heute schon von einer vergifteten Luft. Wer also gezwungen ist, in der Großstadt zu leben und zu arbeiten, sollte besonders dafür sorgen, daß er regelmäßig ins Freie hinauskommt, um seine Lungen mit reiner Luft zu füllen. Viele schädigen sich aber auch zu Hause und obendrein ihre Hausgenossen, wenn sie durch Tabakrauch die Zimmerluft verderben. Gefährdet sind vor allem Kinder ohne eigenes Zimmer. Häufige Zufuhr frischer Luft ist deshalb unbedingt notwendig. Aber auch die Erwachsenen sollten durch Rauch verdorbene Luft durch häufiges Lüften wieder erneuern. Tabakschäden entstehen ja nicht nur durch das Rauchen selbst, sondern auch bei Nichtrauchern, die gezwungen sind, die verräucherte Luft einzuatmen.

Im übrigen gehen die Diskussionen über das Ausmaß der Tabakschäden hin und her. Wir wissen, daß es möglich ist, einen Teil des Nikotins durch Filter aufzuhalten. Verbrennungsprodukte des Tabaks oder Papiers, also teerhaltige Stoffe, werden aber auch nicht durch Filter zurückgehalten. Namentlich bei Rauchern, die zu inhalieren gewohnt sind, wird ein starker Reiz auf die Schleimhäute, vor allem die der Atemwege, ausgeübt. Teerprodukte gehören zu den krebserzeugenden Stoffen und es ist wissenschaftlich erwiesen, daß sie die Ursache von Bronchial- und Lungenkrebs sind.

Die Einwirkung des Tabaks auf die Gesundheit ist individuell sehr verschieden; es kommt auf die körperliche Beschaffenheit des Menschen an. Diese ist abhängig von vielen Faktoren, natürlich auch von der Belastung durch den Beruf. Wenn man schon in der Fabrik bei bestimmten Arbeitsvorgängen gezwungen ist, Abgase und dergleichen einzuatmen, muß man die Schädigungen des Rauchens viel strenger nehmen als bei Menschen, die sich viel im Freien aufhalten. Man sollte durch ausgiebigen Sport für einen Ausgleich sorgen.

Atempflege

Der wichtigste Betriebsstoff für den Menschen ist der Luftsauerstoff. Auf ihn kann nicht verzichtet werden, wenn nicht die Lebensvorgänge erlöschen sollen. Der Bogen des Lebens spannt sich zwischen dem ersten Atemzuge, mit dem das junge Leben von dieser Welt Besitz ergreift, und dem letzten Hauch des Sterbenden. Den alten Völkern hat deshalb die Atmung als wichtige Körperfunktion Anlaß zu ganz besonderer Pflege und Vertiefung gegeben, wie z. B. die Yoga-Übungen zeigen.

Vollatmung

Die meisten Menschen beschränken sich auf Brustatmung und Flankenatmung, während die Bauchatmung vernachlässigt wird. Aber erst diese drei zusammen bewirken eine Vollatmung. Sie ist beim heutigen Menschen, von wenigen Ausnahmen abgesehen, weitgehend verkümmert. Übrigens ist das kein Wunder, denn der Reiz, der von der körperlichen Ausarbeitung im Freien ausgeht, fehlt dem Fabrik- und Heimarbeiter, dem Büro- und Schreibtischmenschen, dem Geschäftsmann und Verkäufer. Bei den Tieren stellt sich die zweckmäßigste Form der Atmung automatisch ein, und sie erreicht einen Umfang, der den für den Körper erforderlichen Gasaustausch gewährleistet. Wir treffen selten einen Menschen, der so trainiert ist, daß er dem gesteigerten Sauerstoffbedürfnis des Körpers mühelos durch eine sinnvoll vertiefte Atmung gerecht werden kann. Richtig und gut durchzuatmen, läßt sich aber üben. Man muß sich nur von Anfang an darüber klar sein, daß zwischen Atemtätigkeit und Kreislauf bzw. zwischen Lunge und Herz engste Beziehungen bestehen. Eine isolierte Beeinflussung der Atemtätigkeit ist nicht möglich.

Vernachlässigt wird zumeist das Zwerchfell, der entscheidende Atemmuskel. Die Kleidung und die sitzende Tätigkeit verhindern eine ausreichende Bewegungsfähigkeit des Zwerchfells. Wird nur ein Teil der Atemfunktion ausgenutzt. so kommt es zu einer ungenügenden Durchlüftung des Lungengewebes, vor allem zu einer unzureichenden Beeinflussung des Blutumlaufs. Dadurch werden Blutstockungen verursacht, und es können sich allerlei Krankheitsprozesse

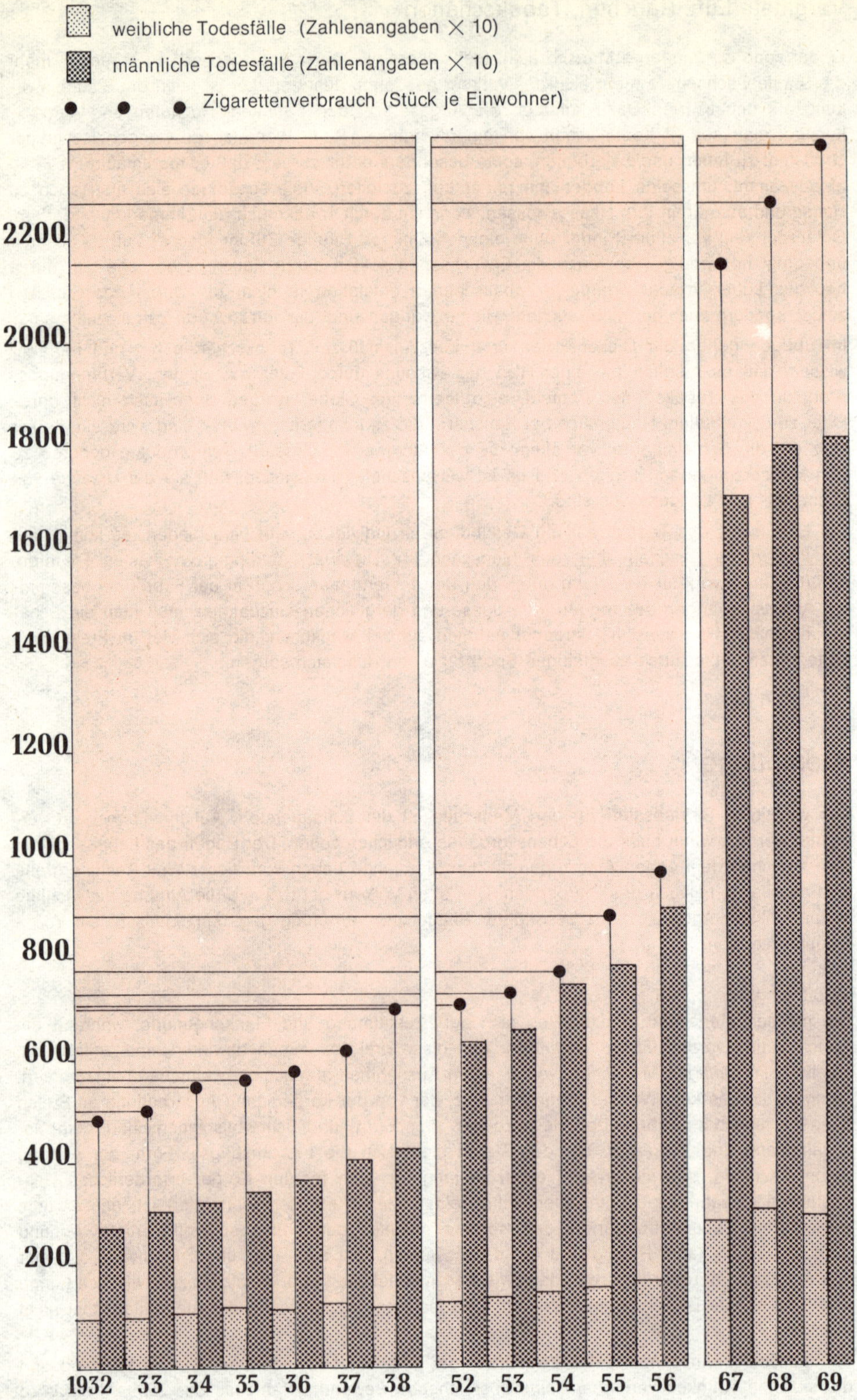

Zigarettenverbrauch und Todesfälle durch Krebs der Atmungsorgane in der Bundesrepublik

entwickeln. Es ist also für die Gesundheitspflege unbedingt erforderlich, die vernachlässigte Atmung zu üben, um so mehr, als nur eine genügende Sauerstoffversorgung des Körpers die Voraussetzung für eine ausreichende Funktion des Nervensystems, insbesondere der Gehirnzellen, schafft. Frühzeitige Ermüdung ist teilweise eine Folge der ungenügenden Auffrischung der Gehirnzellen. Sie bekommen zu wenig Sauerstoff, weil wir auf eine Vollatmung verzichten.

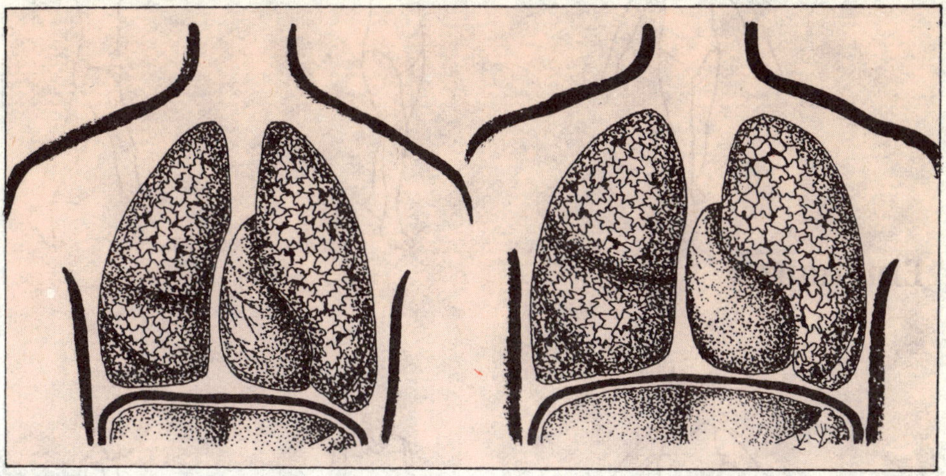

Vollatmung mit Unterstützung des Zwerchfells

Atemschulung und Atemtechnik

Zum Atmungssystem gehören die Muskulatur des Brustkorbes, das Zwerchfell und auch die Bauchmuskeln. Sind sie gespannt, so wird eine Beeinträchtigung der Atmungsfunktion durch Verlagerung der Eingeweide, durch Stauungen, Gasbauch usw. verhindert.

Bei der Atemschulung sollte vor allem jede Verkrampfung und Preßatmung vermieden werden. Man muß eine gute Nasenatmung üben und nicht durch den Mund atmen. Aber auch an die Lunge selbst ist zu denken. Die Lungenbläschen sind von elastischen Fasern umhüllt, und diese können durch übermäßige Beanspruchung überdehnt werden. Deshalb ist jede Preßatmung verboten, um eine Lungenblähung zu vermeiden. Auch die unnatürliche, krampfhafte Einatmung muß vermieden werden.

Es kommt bei einer Atemschulung zuerst darauf an, eine gründliche Ausatmung zu erreichen. Unbewußt gehen ja Kranke selbst durch Seufzen und Stöhnen zu dieser betonten Atmung über und schaffen sich auf diese Weise eine Erleichterung. Dem Blut soll mehr Sauerstoff zugeführt werden. Das ist erst dann vollkommen zu erreichen, wenn die Kohlensäure vorher gründlich aus der Lunge ausgeatmet wurde. Richtige Ausatmungsübungen erzielen sowohl eine genügende Entleerung der Lunge und eine langsame Entspannung des Zwerchfells, als auch die notwendige Ruhepause des Atmungsapparates nach der Ausatmung. Aus der Ruhepause geht dann der unwillkürliche Impuls für eine vollkommene Zusammenziehung des Zwerchfells hervor, so wird bei der Einatmung erheblich mehr Sauerstoff zugeführt. Man versuche deshalb, die Ausatmung zu verlangsamen, indem bei der Atemschulung Hemmungen eingeschaltet werden. Der natürliche Hemmungsapparat ist die Stimme. Durch Summen, Vokalatmen auf a-e-i-o-u wird der obigen Forderung Genüge geleistet.

Hindern wir nicht das Zwerchfell am Herunterschwingen! Brustkorb und Schultern dürfen keinesfalls krampfhaft hochgerissen werden. Beachten wir dies alles, so kommen wir in den Genuß der befreienden, natürlichen Vollatmung. Es lohnt sich, daß wir sie wieder erlernen! Es ist ein schwerer Fehler, unter Atemübungen nur willkürliche und verlängerte Einatmungen zu verstehen. Dadurch wird das Unnatürliche bei der Atmung nur gesteigert.

Neben einer besseren Ventilation des Gewebes und der Zellen durch verstärkte Sauerstoffzufuhr erreicht man über die Atempflege auch eine Kräftigung des Nervensystems. Deshalb wirken Atemübungen auf jeden Menschen beruhigend, entspannend und entkrampfend.

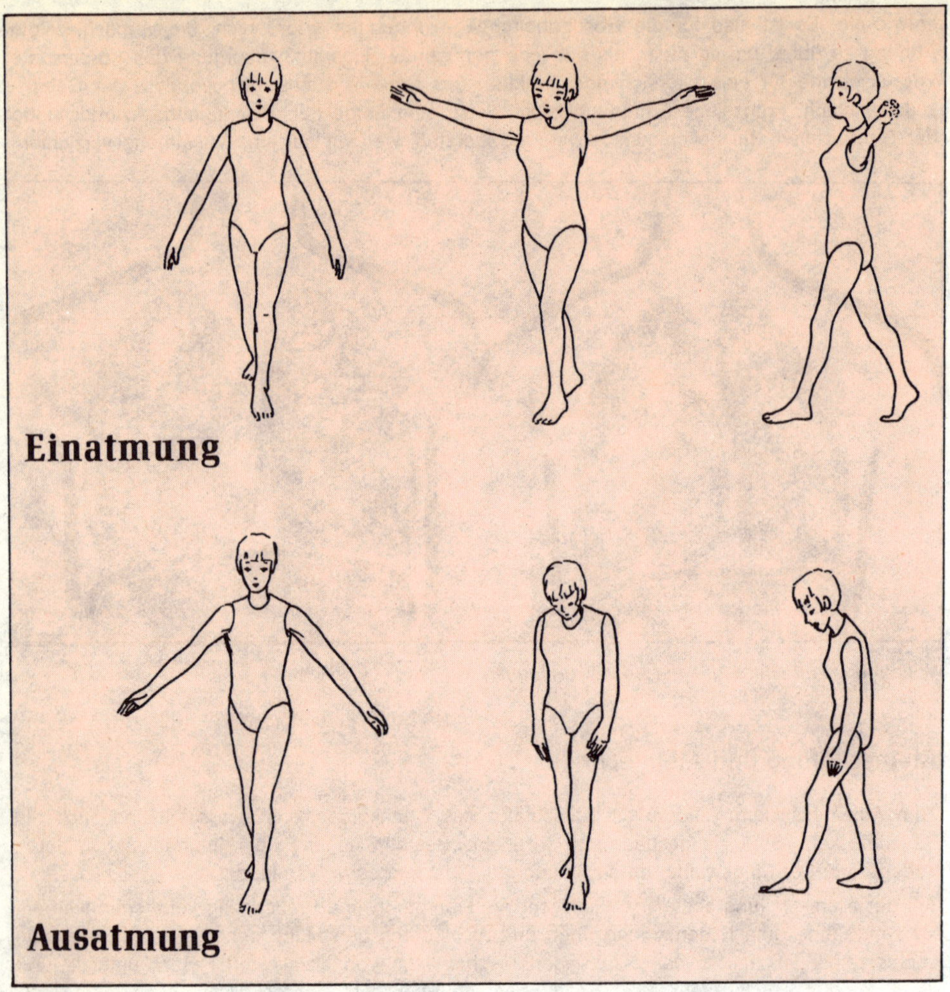

Tägliche Atemübungen im Freien oder bei offenem Fenster fördern die Durchblutung und den Stoffwechsel.
Jede Atemübung muß locker und zwanglos erfolgen. Je gründlicher die Ausatmung, desto besser die Einatmung.

Um zu einer wirkungsvollen Nasenatmung zu kommen, muß man die natürlichen Atmungswege erst frei machen. Durch eine gute Atemschulung werden aber die Zirkulationsverhältnisse des Nasen-Rachen-Raumes schon so verbessert, daß Schleimhautschwellungen, Katarrhe, Polypen, Mandelschwellungen usw. im Sinne der Gesundung beeinflußt werden. Allerdings wird man oft doch zu direkter örtlicher Behandlung übergehen müssen, um die Atmungswege schneller frei zu bekommen. Wir wollen nicht vergessen, daß eine Vollatmung um so selbstverständlicher sich einstellt, je mehr der funktionelle Reiz, das heißt der erhöhte Sauerstoffbedarf aus körperlicher Arbeit, dem Organismus zu Hilfe kommt. Darum soll man nach einigen Vorübungen die Atemschulung mit Wanderungen, Sport, Spiel und dergleichen verbinden. Das ist wichtig, da die Atemübungen nur dann besonders wirksam und sinnvoll sind, wenn wir eine reine Luft einatmen.

Und nun zur Atemtechnik. Die Ausatmung ist – im Gegensatz zur Einatmung – bewußt und mit Nachdruck auszuführen. Man soll die Luft entweder durch die halbgeschlossenen Lippen in einem kräftigen Zug ausblasen oder mit geschlossenen Lippen summend durch die Nase ausatmen, je nachdem welche Technik am meisten befriedigt. Ich lasse die Luft gern pfeifend oder mit einem „Pf" durch die Lippen ausblasen, weil ich finde, daß auf diese Weise das Zwerchfell am schnellsten gelockert wird. Man soll die Zeitspanne der Ausatmung im Laufe der Übung und Gewöhnung allmählich verlängern.

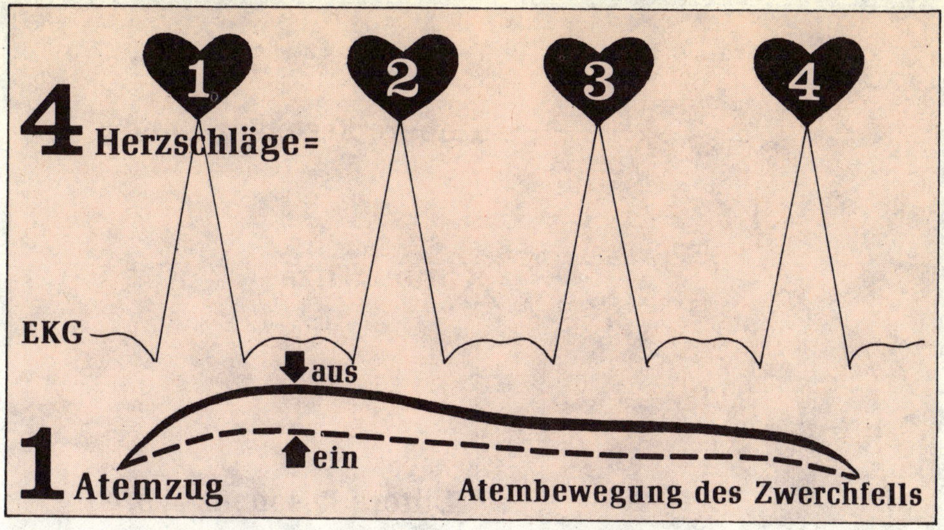

Atmung und Herztätigkeit sind rhythmisch aufeinander abgestimmt.

Die Wirkung der Ausatmung wird verstärkt, wenn man mit aufeinandergelegten Händen den Leib nach oben in Richtung der Zwerchfellbewegung preßt, bis man das Gefühl der tiefsten Ausleerung hat. Man kann in Rückenlage auch die Knie anziehen, sie mit den Armen umfassen und damit den Leib langsam auspressen. Nun bleibt man entspannt liegen, bis der Impuls zur natürlichen Einatmung erfolgt, und vermeidet es, die Luft gewaltsam einzuziehen. Man soll sie vielmehr ruhig durch die Nase einströmen lassen, so, als ob man den Duft einer schönen Blume röche. Dabei muß man darauf achten, daß der Leib während der Einatmung nicht festgehalten und verkrampft wird, sondern sich entspannt und durch das Tiefertreten des Zwerchfells leicht vorwölbt.

Die Atemübungen macht man anfangs am besten im Liegen, morgens und abends, wenn man sowieso entkleidet ist. Man legt sich flach ins Bett, entfernt die Kopfkissen, sorgt dafür, daß der Körper nicht durch Kleidungsstücke beengt ist und öffnet nach Möglichkeit die Fenster.

Die beruhigende Wirkung ist für Menschen mit Schlafstörungen wohltuend, so daß man gerade ihnen empfehlen kann, abends Atemübungen zu machen. Erfrischend wirken sie im Laufe des Tages, wobei man am geöffneten Fenster steht und darauf achtet, daß beengende Kleidungsstücke gelockert werden und das Zwerchfell sich genügend frei bewegen kann.

Bei der Atemschulung im Liegen, in waagerechter Lage, sind die Biegungen der Wirbelsäule weitgehend ausgeglichen. Der Brustkorb kann nicht, wie im Stehen, nach vorn und oben gedrängt werden. Die Ansatzpunkte des Zwerchfells sind nun vorn, haben sich am weitesten einander genähert, wodurch größte Bewegungsmöglichkeit entsteht. Durch die Zwerchfellatmung wird auch eine rhythmische Massage der Leiborgane erreicht, so daß es zu einer besseren Durchblutung und damit zu einer besseren Funktion der Bauchorgane kommt.

Stimmpflege und Singen

Die Schulung der Atmung ist eine selbstverständliche Voraussetzung bei der Stimmpflege und beim Singen. Man kann darum durchaus, und das ist gerade musikalischen Menschen zu empfehlen, an Stelle medizinischer Atemübungen auch Unterricht in Stimmpflege und Singen nehmen. So wird man ebenfalls die entsprechenden Muskelgruppen lockern können und schließlich, aus der Schulung in Sprech- und Gesangstechnik heraus, zu einer Vollatmung kommen. Es ist klar, daß ihr psychischer Einfluß hier noch stärker ist. Menschen mit einer Veranlagung zu nervösen Störungen sollten diesen Weg vorziehen, der auch über seelische Belastungen leichter hinweghilft.

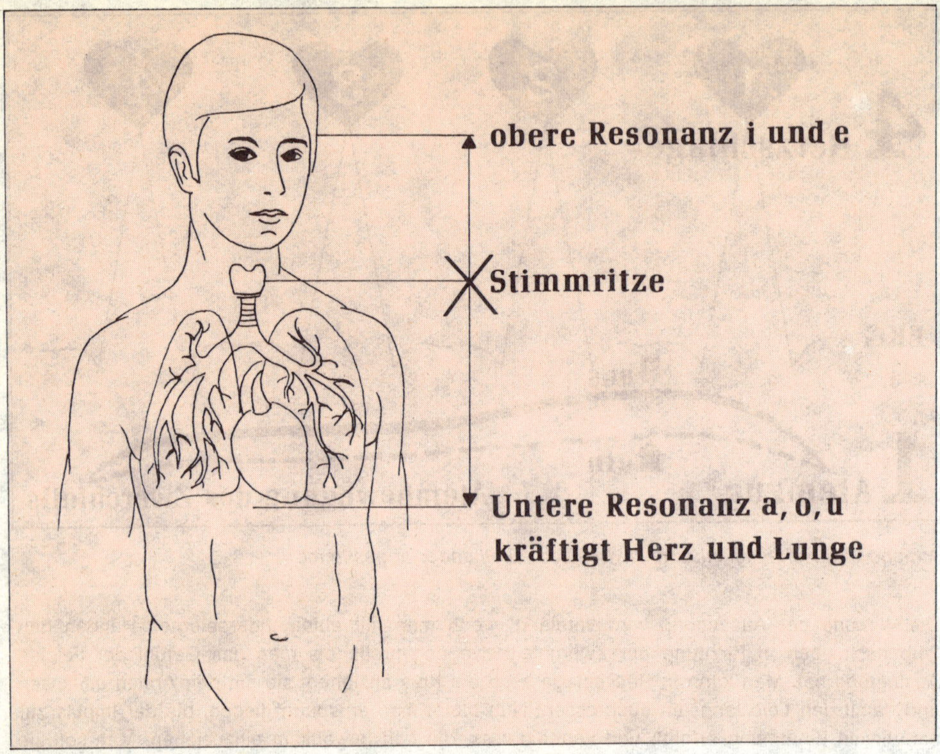

Singen kräftigt die Atmung, der erweiterte Brustkorb ermöglicht eine gute Resonanz.

Pflege und Übung des Bewegungsapparates

Bewegung, Schonung und Übung

Die Muskulatur des Menschen von heute wird sehr vernachlässigt oder nur einseitig belastet. Wir finden kaum einen Beruf, in dem der gesamte muskulöse Apparat des Körpers in idealer Form ausarbeiten kann. Vielleicht kann er das am ehesten noch beim Landmann und Gärtner. Aber die gleichmäßige körperliche Durcharbeitung finden wir fast nur noch bei Sportlern, sofern sie sich nicht einseitig auf eine Sportart festlegen, sondern nach Möglichkeit recht vielseitig sind, wie z. B. in der Leichtathletik. Auch im Zusammenspiel verschiedener Sportarten, wie Tennis, Schwimmen und Wandern, oder bei den verschiedenen Arten des Wintersports kann der Körper gut durchtrainiert werden.

Jedenfalls soll es das Ziel sein, als Gegengewicht zu unserem modernen erzwungenen Stubenhockerdasein, die Muskulatur in ihrer Gesamtheit durch regelmäßiges Training wieder zu kräftigen, zu stärken und zu entspannen. Man hört oft Schwerarbeiter oder Hausfrauen sagen, sie seien den ganzen Tag schon so beansprucht und so viel auf den Beinen, daß sie eine zusätzliche Muskelarbeit durch Sport oder gymnastische Übungen nicht mehr nötig hätten. Aber gerade sie überbeanspruchen einzelne Muskelgruppen, und das führt zu Verkrampfungen und Verzerrungen, auch zu Verbiegungen am Knochensystem, die sich später als Krankheitsursache bemerkbar machen können. Man denke nur daran, in welch großem Umfang heute die sogenannten Bandscheibenschäden auftreten. Sie werden durch eine Schwäche der Muskeln und Bänder des Rückens hervorgerufen. Ebenso beängstigend ist die Zunahme von Fußerkrankungen. Wenn es erst einmal zu solch ausgeprägten Krankheitszuständen gekommen ist, wird die ärztliche Behandlung schwierig sein.

Es ist also sehr viel sinnvoller, diesen modernen Zivilisationsstörungen durch eine Übungsbehandlung zu begegnen. Die Muskulatur, aber auch die anderen Bewegungsorgane, wie z. B.

die Gelenke, erfüllen ihre Funktion nur, wenn sie in Übung bleiben. Käme jemand auf den Gedanken, sich einen Arm für vier Wochen in ein Tuch fest einzubinden, dann würden die Muskelbänder und Gelenke durch diese zwangsweise Ruhelage derart entwöhnt sein, daß der Arm trotz der „Schonung" kaum noch ordentlich bewegt werden könnte. Dasselbe beobachtet der Kranke, der längere Zeit bettlägerig ist und die Muskeln der Beine und des Rückens vernachlässigen muß. In der Genesungszeit sind erst einmal diese durch die fehlende Übung geschwächten Muskelgruppen zu kräftigen. Daher wird auch in den Krankenhäusern der krankengymnastischen Behandlung besondere Aufmerksamkeit geschenkt. Bei Schwächezuständen kommt es also darauf an, sich nicht länger zu schonen, als es unbedingt nötig ist. Die Kräftigung der Muskulatur, die Verbesserung der Gehfähigkeit und überhaupt des körperlichen Wohlbefindens erreicht man durch den Gebrauch der Muskeln, nicht aber durch übermäßig lange Liegekuren.

Leibesübungen, Sport, Gymnastik

In welcher Form sich die einzelnen Übungen zur Stärkung der Muskulatur zu vollziehen haben, richtet sich nach der körperlichen Beschaffenheit und dem Lebensalter, aber auch nach den persönlichen Wünschen und der Einstellung zur Gesundheitspflege. Es bleibt im Grunde jedem

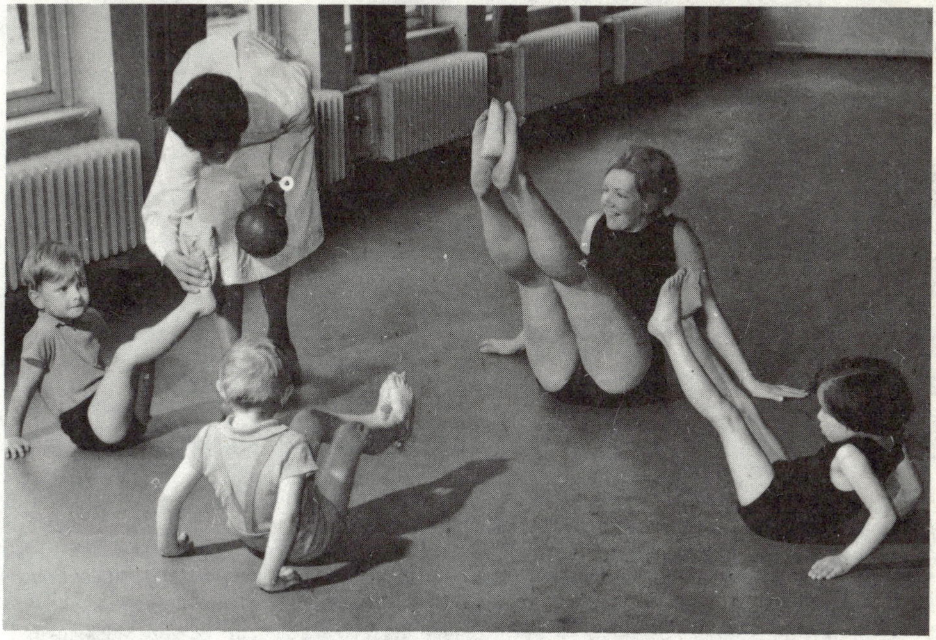

Krankengymnastik als Hilfsfaktor nach Kinderlähmung

überlassen, in welcher Weise er seine Muskeln üben will. Er kann wandern oder seinen Lieblingssport treiben, er kann auch mit anderen zusammen in einer Halle gymnastische Übungen machen oder das gleiche morgens nach den Sendungen des Radios tun. Es wird aber zweckmäßig sein, in besonderen Fällen – namentlich bei Kindern – die Art der Leibesübung und des Sports jeweils mit dem Hausarzt zu besprechen.

Grundsätzlich gibt es jedoch für den gesunden Menschen, der Sport und Bewegungsübungen rein vorsorglich zur besseren körperlichen Entwicklung durchführen will, keine Grenzen. Übertreibungen sind selbstverständlich immer von Übel. Man muß vor allem davor warnen, daß Kinder und Jugendliche, die sich in einem schnellen Wachstum befinden und dabei vielleicht auch vorübergekend eine gewisse Kreislaufbelastung verspüren, sich nun allzusehr auspumpen, z. B. beim Rudern oder bei rasendem Radfahren.

Massagen

Man hat nicht zu Unrecht gesagt, daß der Masseur den meisten Nutzen von einer Massage habe. Er kräftigt nämlich während des Massierens seine eigene Muskulatur. Deshalb sollten wir immer bedenken, daß der Massierte sich während der Massage weitgehend passiv verhält. Sie ist also besonders dort angebracht, wo noch die Kräfte zu eigener körperlicher Durcharbeitung fehlen. Der gesunde Mensch wird bei der vorbeugenden Behandlung selbst seinen Körper trainieren. Lediglich in der Krankenbehandlung und Genesungszeit wird man vorübergehend die Massage für zweckmäßig halten.

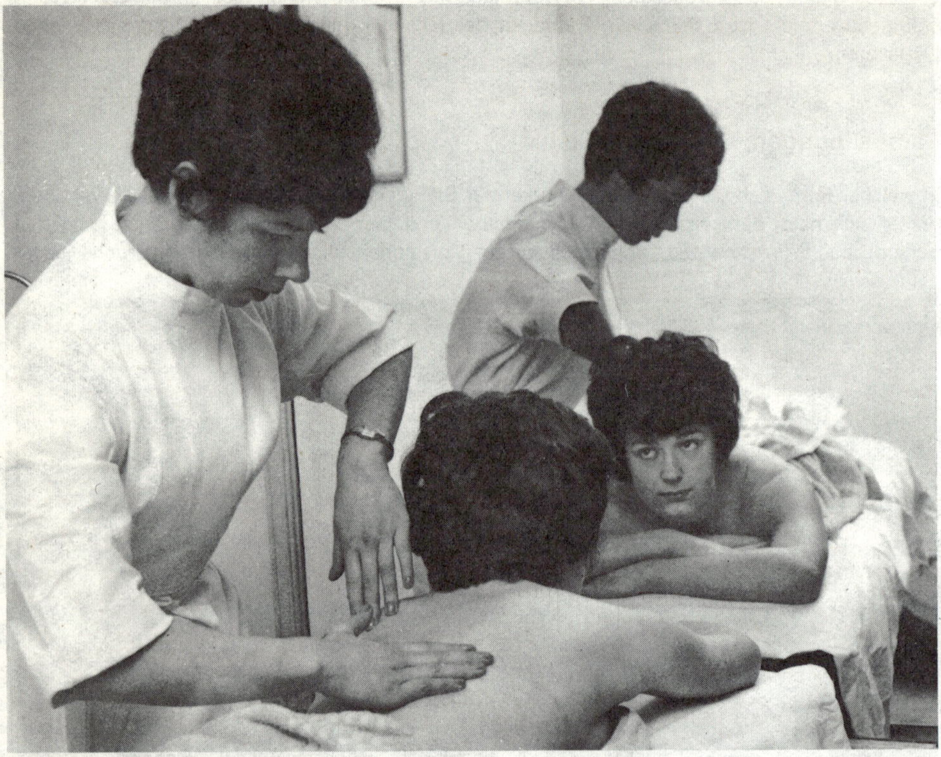

Bindegewebsmassage

Ihre besondere Berechtigung hat die Massage aber auch bei sportlicher Betätigung; sportlich jetzt im weitesten Sinne gemeint. Jede muskulöse Ausarbeitung führt ja infolge der von ihr bewirkten Stoffwechselumsetzungen zu einer Anhäufung von Milchsäure in den Muskeln und zu anderen Stoffwechselschlacken, die dann in ihrer Gesamtheit, gerade bei untrainierten Muskeln, schmerzhafte Beschwerden hervorrufen können. Man vermeidet diesen „Muskelkater" am besten dadurch, daß man nach sportlicher Betätigung für eine besonders gute Durchblutung der Muskeln sorgt. Das kann durch heiße Brausen geschehen, die kurz zum Schluß von kalten abgelöst werden. Aber dasselbe ist auch durch die Massage zu erreichen, die in diesem Fall als Sportmassage bezeichnet wird. Besser ist es natürlich, sich selbst zu massieren, weil das dann nicht mehr eine nur passive Form der Massage ist, sondern eine aktive Durcharbeitung des Körpers. Sie hat ihren besonderen Wert nicht nur hinsichtlich der Muskelpflege, sondern regt auch die Durchblutung an.

Die Hautpflege

Waschen und Baden

Waschen, Brausen und Baden dienen in erster Linie zur Reinigung der Haut von ihren Ausscheidungen sowie von Schmutz und Staub. Darüber hinaus kommt der Hautpflege eine medizinische Bedeutung zu. Diese Wirkungen auf die Haut sind teilweise von der jeweiligen Wassertemperatur bedingt. Während für die schmutzlösende Wirkung die Verwendung warmen Wassers am zweckmäßigsten ist, sollte für die Hautpflege vor allem die Schockwirkung des kalten Wassers ausgenutzt werden. Das ist eine natürliche Schönheitspflege. Man sollte es sich deshalb zur Gewohnheit machen, nach jeder Warmwasseranwendung eine kurze kalte Dusche zu nehmen oder sich mit kaltem Wasser nachzuwaschen. Diese regelmäßige Behandlung der Haut mit Kalt- und Warmwasser ist überdies sehr zweckmäßig für die Durchblutung der Haut wie auch des gesamten Organismus. Wir entlasten damit das Herz, weil wir durch die wechselnden Temperaturreize über die Verengung und Erweiterung der Blutgefäße aktiv in den Blutumlauf eingreifen.

Es ist nicht zu leugnen, daß eine auf diese natürliche Weise gutgepflegte Haut auch schön ist. Man kann im Zusammenklang aller Maßnahmen der Gesundheitspflege eine natürliche Schönheit erreichen, die von unverbildeten Menschen als besonders anziehend empfunden wird.

Straffung der Haut

Außer Waschen und Baden ist für die Pflege der Haut aber besonders ihre Straffung wichtig. Man bekommt auf sehr einfache Weise eine straffe Haut: durch die sogenannte *Bürstenmassage,* auch als Trockenbürsten bezeichnet.

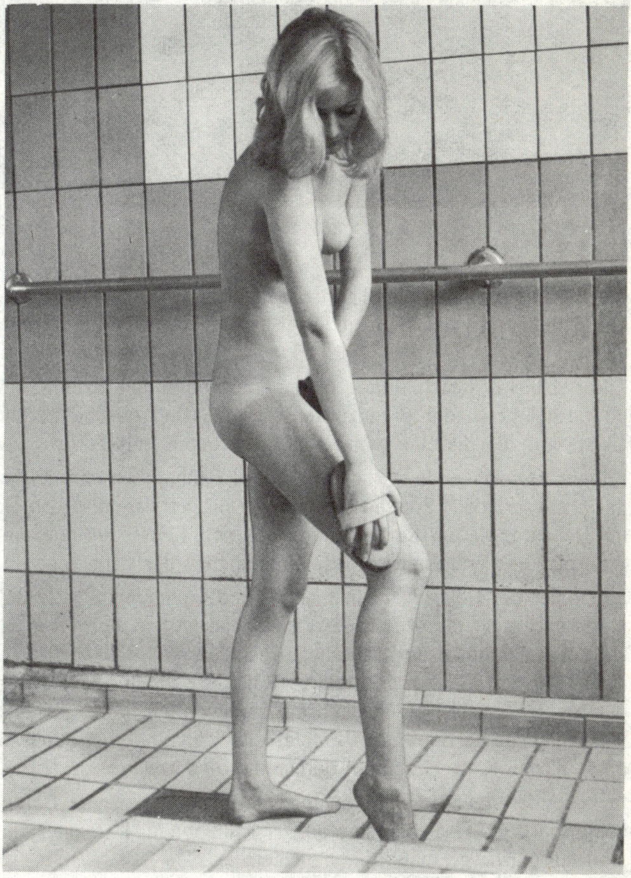

Bürstmassage

Am besten eignet sich dazu eine harte Badebürste aus Pflanzenfibern mit einem abnehmbaren Stiel oder auch, von mir gern verwendet und empfohlen, ein Handschuh aus Sisalhanf, der fest auf der Hand sitzt. Für die Behandlung des Rückens gibt es aus demselben Material eine besondere Bürste. Aber man kann natürlich auch behelfsmäßig mit rauhen Handtüchern, mit Frotteelappen oder einer ausrangierten Kleiderbürste arbeiten. Es kommt darauf an, den ganzen Körper womöglich bei offenem Fenster oder im Freien 10 bis 15 Minuten bis zu einer deutlichen Rötung der Haut kräftig zu massieren. Man beginnt fern vom Herzen, am rechten Fuß; dann wird das rechte Bein behandelt, das linke Bein, der rechte und der linke Arm, schließlich die Vorderseite und die Rückseite des Rumpfes. Der Leib wird in kreisenden Bewegungen massiert.

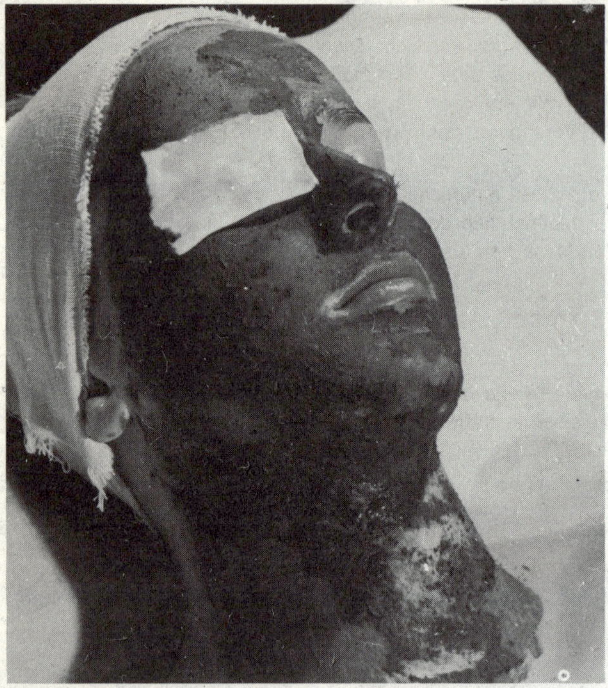

Kräutergesichtspackung mit Chlorophyll.

Wer anfangs noch empfindlich ist, darf nicht zu stark aufdrücken; es soll ja keine Verletzungen und Striemen an der Haut geben. Bei zunehmender Übung verstärkt man den Hautreiz durch Druck.

Alle die bisher geschilderten Maßnahmen entfernen zu einem Teil das natürliche Hautfett, so daß das Fett wieder ergänzt werden muß. Das geschieht durch eine selbst vorgenommene Ölmassage, für die eine ganze Reihe von guten Hautölen zur Verfügung steht.

Andere Möglichkeiten für die Hautpflege bieten örtliche Behandlungsmaßnahmen, wie z. B. heiße oder kühle Kräuterauflagen sowie die Verwendung von Heilerde. Gerade die Aufschläge mit Heilerde, die am Körper antrocknen soll, führen bei reichem Talggehalt der Haut zu einem Ausgleich und entfernen gewisse Unreinheiten der Haut.

Je stärker der Reiz, desto intensiver ist die Wirkung auf die Haut und auf ihre Durchblutung. Man kann auch Badezusätze verschiedener Art in Form von Kräuterbädern, Salzbädern usw. zu den Maßnahmen der Hautpflege rechnen.

Auch die Anwendung besonderer Kältereize ist bisweilen wegen ihrer straffenden Wirkung günstig. Man reibt sich deshalb mit zerkleinertem Eis oder auch mit Schnee ab. Die Schneewaschung ist besonders zu empfehlen, weil die Haut durch diesen starken Reiz nach dem anfänglichen Kälteschock gut durchblutet und erwärmt wird.

In besonderen Fällen wird auch eine Erwärmung durch Dampfbehandlung sehr zweckmäßig sein. Kopf- und Gesichtsdämpfe mit nachfolgender Bürstmassage und einer kalten Abwaschung sind gut und zweckmäßig für die Haut.

Schwitzkuren, Sauna, Entschlackung

Wir stecken die 24 Stunden des Tages fast nur in den Kleidern oder im Bett, dadurch findet die Haut so selten Gelegenheit, richtig auszudünsten. Vielen von uns fehlt auch der richtige Arbeitsschweiß, so daß es leicht zur Verschlackung des Organismus kommen kann. Man vermeidet daher die gesundheitlichen Gefahren, die aus der Verschlackung drohen, am besten und sichersten durch regelmäßige Schwitzkuren. Dafür stehen uns die verschiedensten Möglichkeiten zur Verfügung; nicht jede Schwitzkur muß gleichzeitig eine große Anstrengung für das Herz bedeuten. Man kann sehr gut im eigenen Hause schwitzen. Am besten eignet sich hierfür das ansteigende Halbbad, das in der großen Badewanne bis zur Schweißbildung genommen werden kann. Jedenfalls scheint mir dieses Bad im Hausgebrauch die bequemste Schwitzmaßnahme zu sein. Man braucht nicht erst große Apparaturen aufzubauen oder in eine Badeanstalt zu gehen.

Die Sauna ist eine besonders wirkungsvolle Form der Schwitzkur. Es bleibt nur zu wünschen, daß sich die Saunabäder auch in Deutschland immer mehr einbürgern und einen größeren Kreis von Anhängern finden.

Ich habe viele Erfahrungen auf diesem Gebiete gesammelt und auch spezielle Untersuchungen vorgenommen. Ich war immer wieder überrascht, daß auch bei älteren Menschen mit Bluthochdruck die Herzanstrengung durchaus in erträglichen Grenzen blieb. Im Gegenteil, durch den Aufenthalt in der Sauna konnten erhebliche gesundheitliche Vorteile erreicht werden. Natürlich muß vorausgesetzt werden, daß man sich bei dieser Schwitzkur richtig verhält. Beim Besuch der Sauna sind bestimmte Regeln zu beachten, damit sie nicht zu sehr anstrengt.

Niemals mit vollem Magen baden und vorher nicht kalt abbrausen. Die Haut muß völlig trocken sein, da die Hautfeuchtigkeit verdunstet und damit dem Körper Wärme entzogen wird. Eine

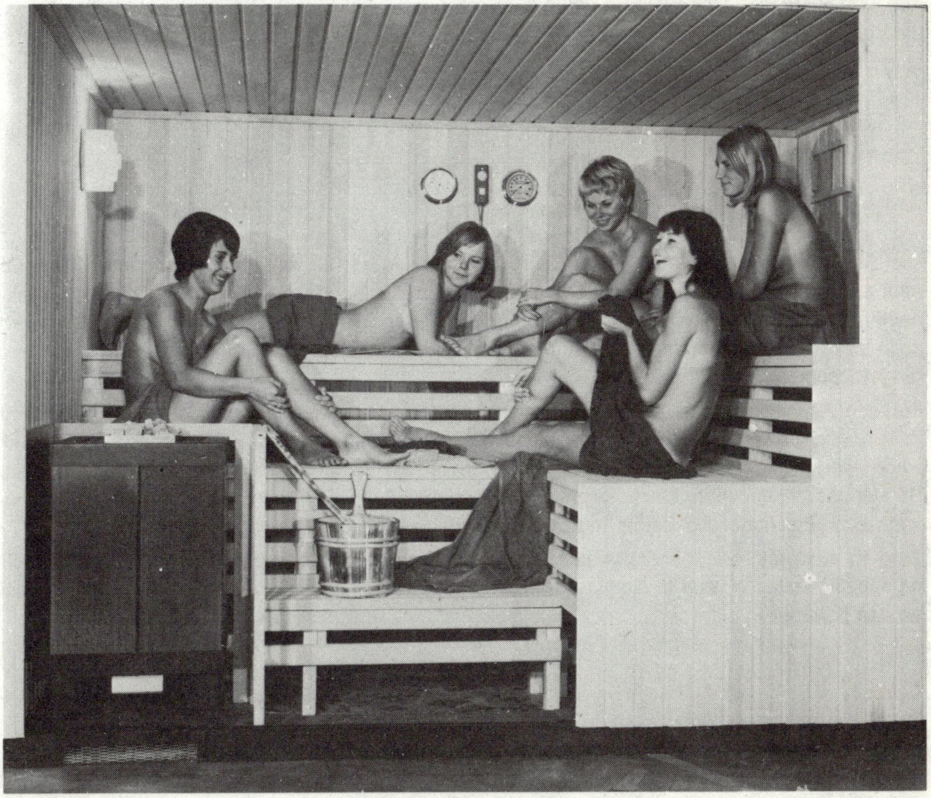

Stufensystem der Sauna

seelische Ausgeglichenheit ist sehr zum Vorteil! Man soll das Saunabaden nicht übertreiben, sondern sich langsam daran gewöhnen, da sich Herz und Kreislauf erst den Belastungen anpassen müssen. Im allgemeinen ist ein Aufenthalt von 5–10 Minuten, keinesfalls jedoch länger als 15 Minuten, durchaus verträglich. Den Abschluß bilden die Abkühlungsmaßnahmen, die man auch zwischendurch – aber nicht zu oft – einschalten kann. Sie bestehen in lauwarmen bis kalten Duschen, kalten Abgießungen mit dem Schlauch o. ä. Verspürt man Anzeichen eines körperlichen Unbehagens oder gar aufkommendes Schwindelgefühl, Luftmangel usw., so sollte man das Bad besser abbrechen. Auch muß der Organismus sich erst an das Schwitzen gewöhnen. Nach dem Baden ist der Körper sofort trockenzureiben.

Ausklang des Bades ist eine Ruhepause, nach Möglichkeit liegend, warm eingepackt, ohne daß man jedoch stärkeres Schwitzen anstrebt.

Die Einrichtung eines Saunabades besteht in der Hauptsache aus dem durch einen besonderen Ofen beheizten Baderaum mit aufsteigenden Sitz- und Liegestufen sowie einem Vor- und Ankleideraum.

Die Sauna ist ein Bad in heißer Luft mit geringem Feuchtigkeitsgehalt, dessen Wirkung stoßweise durch rasch verdampfende Wassergüsse auf den Ofen und durch Schlagen der Haut mit Birkenreisern (Birkenquast) verstärkt wird. Die Lufttemperatur kann dabei von 50 bis 60 auf 80 Grad erhöht werden.

Die Sauna übt durch Anwendung von Wärme im Wechsel mit Abkühlung starke Reizwirkungen auf den gesamten Organismus aus. Herz und Blutgefäße werden durch steigende Beanspruchung trainiert, der Blutumlauf wird gefördert, der Stoffwechsel unter Erhöhung der Körpertemperatur gesteigert, der Organismus durch Schweißausbruch entlastet. Die Haut wird abgehärtet, die Widerstandskraft des Körpers erhöht. So wirkt die Sauna erfrischend, gesundheits- und leistungssteigernd. Regelmäßige Wiederholung der Sauna, einmal wöchentlich, ist Voraussetzung für eine tiefgreifende Dauerwirkung. Nach den ersten drei oder vier Bädern, manchmal auch erst später, stellen sich mitunter Müdigkeitserscheinungen ein (sogenannte Badereaktion). Nur wenn sie lästig werden, ist das Bad unter Umständen ein bis zwei Wochen auszusetzen. Auf den gesunden Menschen übt die Sauna erfahrungsgemäß nur günstige Wirkungen aus. Sie zeigen sich vor allem in erhöhter Lebensfreude, gesteigerter Leistungsfähigkeit und Widerstandskraft gegen viele Krankheiten.

Abhärtung

Die Abhärtung in der Sauna ergibt sich aus dem Wechsel zwischen Hitze und Kälte. So beobachtet man, daß Menschen, die regelmäßig in die Sauna gehen, ohne Erkältungskrankheiten, ja ohne den geringsten Schnupfen durch den Winter kommen. Im übrigen gehören auch zu den Maßnahmen der Kneippkur viele Abhärtungsübungen, auf die hier besonders hingewiesen sei.

Für den Ängstlichen darf aber auch gesagt werden, daß die Abhärtung keineswegs nur mit kaltem Wasser vorgenommen werden muß. Es ist für Menschen, die schwächlich oder krank sind, zweckmäßiger und angenehmer, wenn zuerst ein warmes Bad, ein Kräuterbad oder ein Bürstenbad vorausgeht. Einer solchen Wärmebehandlung folgt ein kurzer kalter Guß. Man kann auch innerhalb des Bades in Form der sogenannten absteigenden Bäder abkühlen.

Eine besondere Form der Abhärtung, die dem Schnupfen vorbeugt, besteht darin, täglich regelmäßig kaltes Wasser in die Nase einzuziehen. Dadurch gewöhnt man die Nasenschleimhaut an den Kältereiz.

Pflege des Verdauungsapparates

Mund- und Zahnpflege

Beim Essen bleiben stets Speisereste zwischen den Zähnen und in den Falten der Mundschleimhaut zurück. Diese Reste zersetzen sich infolge der im Mund herrschenden Wärme unter Einwirkung der stets vorhandenen Bakterien sehr bald und reizen dabei sowohl die Schleimhaut als auch das Gefüge der Zähne. Vor allem Zucker und Süßigkeiten begünstigen die schädigende Wirkung von Bakterien. Es ist aber völlig ausreichend, wenn man nach dem Essen die Zähne richtig bürstet und den Mund anschließend mit lauwarmem Wasser ausspült.

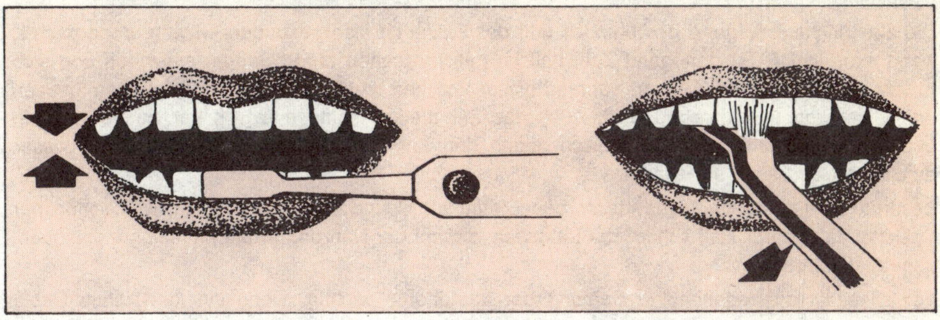

So putzt man die Zähne richtig

Während unsere Vorfahren ihre Zähne bis ins hohe Alter unversehrt behielten, beobachten wir jetzt schon bei Kleinkindern und Schulkindern den Zahn- und Gebißzerfall. Wir verstehen darunter eine erhöhte Anfälligkeit, die vor allem durch eine Änderung der Ernährungsweise bedingt ist. Früher hat die grobe bäuerliche Kost einmal rein mechanisch die Zähne ausreichend gereinigt, und zum anderen hat sie dafür gesorgt, daß für den Aufbau der Zähne genügend natürliche Bausteine in den Körper gekommen sind. Fleisch, Eier und die Feinmehl-Erzeugnisse unserer heute zu verfeinerten Kost enthalten zu wenig Kalk und Fluor, um einen gesunden

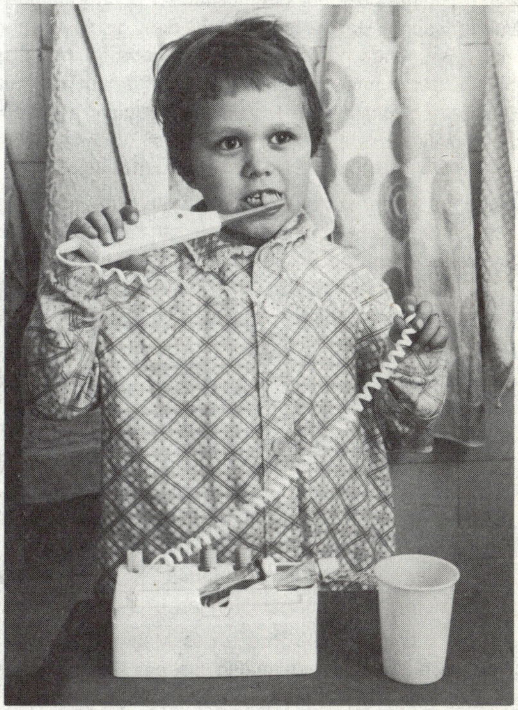

Die elektrische Zahnbürste macht die notwendigen Auf- und Abwärtsbewegungen völlig automatisch. So macht auch für Kinder das Zähneputzen Spaß.

Zahnaufbau zu gewährleisten. Nicht nur die Ernährung des Säuglings und des Kleinkindes ist entscheidend für den gesunden Aufbau der Zähne, sondern bereits die Ernährung der werdenden Mutter ist von Einfluß auf die Zahnanlage des Kindes (vgl. S. 104). Eine vollwertige Nahrung mit genügend pflanzlicher Frischkost und Vollkornbrot bietet aber die sicherste Gewähr dafür, daß der Körper alle die Stoffe bekommt, die er für den gesunden Aufbau seiner Zähne benötigt.

Es ist erforderlich, mindestens einmal im Jahr vorsorglich die Zähne von einem Zahnarzt nachsehen zu lassen, um beginnende Schäden rechtzeitig auffinden und beseitigen zu lassen. Wir wissen heute, daß schadhafte Zähne Krankheitsherde bilden. Von ihnen aus werden ständig Krankheitsstoffe ausgeschüttet, die durch Verteilung über die Blutbahn die verschiedenartigsten Krankheiten begünstigen können. Man spricht hier von einer Herd- oder Fokalinfektion.

Die abendliche Reinigung des Mundes und der Zähne ist also besonders wichtig; denn nachts, wenn man schläft, ist genügend Zeit, daß im geschlossenen Mund Säuren entstehen und sich Krankheitskeime bilden können, während dieser Vorgang tagsüber durch die Zufuhr von Speisen und Getränken unterbrochen wird. Auch das Zahnfleisch sollte man mit der Bürste reinigen und in der Richtung vom Zahnfleisch gegen den Zahn massieren. Dadurch wird es besser durchblutet und auch abgehärtet.

Besonders keimtötende Mundwässer oder Zahnpasten sind nicht erforderlich, weil schon der Speichel dafür sorgt, daß schädliche Bakterien, die mit der Nahrung in die Mundhöhle gelangen, abgetötet werden.

Vor allem ist die regelmäßige Spülung der Mundhöhle wichtig, wenn ein künstliches Gebiß getragen wird. Es muß mindestens einmal am Tage herausgenommen und gründlich gereinigt werden.

Magen- und Darmpflege

In erster Linie gehört zu einer naturgemäßen Pflege des Magens das ordentliche Kauen und die gründliche Durchspeichelung der Nahrung. Sie soll als ein gut vorbereiteter Brei in den Magen gelangen und nicht in schlecht zerkleinerten, mehr oder weniger großen Stücken. Im Mund beginnt nicht nur die mechanische Verarbeitung der Nahrung, sondern auch die chemische Vorverdauung. Darum ist – außer dem gründlichen Kauen – sogar bei Brei- und Schleimkost eine genügende Vermengung der Nahrung mit Speichel erforderlich. Der Speichel schließt bereits bestimmte Nährstoffe auf und bringt sie auf diese Weise vorverdaut in den Magen. Deshalb soll auch eine feste Nahrung nicht mit Getränken hinuntergespült werden. Es ist am zweckmäßigsten, auf die gleichzeitige Zufuhr von Getränken zu verzichten und höchstens bei sehr großem Durst nach dem Essen zu trinken.

Weiterhin ist daran zu denken, daß diejenige Nahrung am bekömmlichsten ist, die etwa Körpertemperatur hat. Alle heißen oder zu kalten Getränke und Mahlzeiten haben eine besondere Reizwirkung auf die Magenschleimhaut bzw. auf die in ihr verlaufenden Blutgefäße. Der Magen arbeitet nur dann richtig und sondert die erforderlichen Verdauungssäfte ab, wenn krasse Temperaturunterschiede vermieden werden.

Die Verdauung ist sehr kompliziert durch das Ineinandergreifen der verschiedensten Vorgänge. Alle diese in den einzelnen Abschnitten des Verdauungsapparates geleisteten Arbeiten werden durch das Nervensystem gesteuert. Es wird daher die zugeführte Nahrung am besten verarbeitet, wenn der Körper seelisch entspannt ist. Jede Aufregung und Hetzjagd hat eine Störung im geregelten Ablauf der Verdauung zur Folge. Man sagt dann sehr treffend: „Mir liegt das Essen wie ein Stein im Magen." Deshalb sollten gerade die Menschen, die meist wenig Zeit zur Einnahme ihrer Mahlzeiten haben, vorher durch kurzes Ruhen ein Abklingen der nervösen Anspannung begünstigen. Man sagt zwar: „Man ißt so, wie man arbeitet", d. h. wer schnell arbeitet, ißt auch schnell. Wir dürfen aber nicht vergessen, daß das schnelle Essen der Anfang von späteren Verdauungsstörungen und Magenkrankheiten sein kann.

Ebenso wichtig für die Pflege des Magens ist auch das Einhalten regelmäßiger Essenszeiten. Wer beispielsweise regelmäßig um ein Uhr zu Mittag ißt, der weiß, daß sich schließlich nach einiger Zeit pünktlich um ein Uhr Hungergefühl einstellt. Der Magen hat sich also mit der

Bereitung der Verdauungssäfte auf diese Zeit eingestellt. Bei unregelmäßigen Essenszeiten fällt diese natürliche Vorbereitung auf den Verdauungsvorgang weg, und es werden an die Magenarbeit erhöhte Anforderungen gestellt.

Die Gesundheit des Darmes ist also unerläßlich für unser Wohlbefinden. Die beste Pflege, die wir ihm geben können, besteht in einer regelmäßigen Verdauung; denn chronische Verstopfung begünstigt die Entstehung von Giften. Ebenso kann der Mangel an Vitaminen zu Magen- und Darmstörungen, Entzündungen der Schleimhäute und Funktionsschwäche führen.

Voraussetzung für die Gesunderhaltung des Darms und für eine gute Verdauung ist eine richtig zusammengesetzte Nahrung. Für die Anregung der Darmtätigkeit sind die Ballaststoffe wichtig, die sich neben den ebenfalls so notwendigen Vitaminen besonders im rohen Obst und Gemüse und im Vollkornbrot finden. Der Eiweißbedarf des Körpers soll nicht überwiegend durch die Zufuhr von Fleisch, Fisch und Eiern gedeckt werden, auch die Milch, das Vollkornbrot, die Sojabohne und Nüsse sind Träger wertvoller Eiweißstoffe, die sich zudem im Darm nicht so leicht zu Giften zersetzen. Die Milchsäure, die sich in allen Sauermilcherzeugnissen wie Quark und Joghurt findet, ist von günstiger Wirkung auf die Darmbakterien und fördert die Verdauung.

Auch Fruchtmilch, z. B. mit Sanddornsaft oder Knoblauchmilch sind gute Darmpflegemittel. Ebenso ist die Hefe ein wichtiger Vitaminspender; sie fördert außerdem noch die Verdauung. Kamillen- und Pfefferminztee üben einen milden Reiz auf die Darmschleimhaut aus.

Natürliche Stuhlregelung

Zur natürlichen Stuhlregelung ist nicht nur eine gesunde, ballaststoffreiche Nahrung erforderlich. Auch körperliche Arbeit, Laufen, Springen und andere Sportarten kräftigen die Bauchmuskeln, die die sogenannte Bauchpresse betätigen und dadurch die Darmtätigkeit beeinflussen.

Eine stuhlfördernde Massage der Verdauungsorgane wird außerdem durch das Tiefertreten des Zwerchfells bei der Atmung erreicht. Je besser die Zwerchfellatmung, desto kräftiger ist auch die natürliche Anregung des Darmes.

Auch seelische und nervöse Einflüsse können die Darmtätigkeit und damit die Stuhlregelung behindern oder fördern.

Pflege der Nerven, seelische Gesundheitspflege

Das Leben führt in der heutigen Zeit zu einer besonderen Belastung des Nervensystems, so daß nervöse Störungen bei weitem im Vordergrund stehen. Die Hetzjagd, die Sorge um das tägliche Brot, die Schwierigkeiten, die sich für den einzelnen innerhalb der menschlichen Gesellschaft und bei der Arbeit einstellen, haben weitgehende Bedeutung. Die Sinnesorgane und Nerven werden auch in der Freizeit nicht ausreichend entspannt, sondern durch Einflüsse einer Freizeitgestaltung mit Radio, Fernsehen usw. in einem dauernden Reizzustand gehalten.

Wir können beobachten, daß die Menschen nach der erzwungenen Hetzjagd im Berufsleben auch in den Ferien gar nicht erst den Versuch machen, sich auszuruhen, sondern durch andere Reize wie schnelles Autofahren ihre strapazierten Nerven immer wieder aufs neue belasten.

Jedes Organ bedarf nach der Arbeit der unbedingten Ruhe, und das gilt in besonderem Maße für das empfindliche Nervensystem. Zu jeder Spannung gehört auch die Entspannung, d. h. die Ruhezeit.

Jede kurze Unterbrechung der Arbeit, jede Ruhepause mit einer Atemübung ist für die Nerven ein großer Gewinn. Aber auch nach der Tagesarbeit ist es nötig, sich auszuruhen, sich bewußt zu entspannen, sich auszustrecken, am besten im Freien oder am geöffneten Fenster, und sich ganz bewußt zu entspannen und zu erholen. Eine solche Pause ist keine verlorene Zeit und man wird finden, daß im Anschluß an eine solche Ruhezeit die Arbeit wieder schneller von der Hand geht und die Einfälle um so besser kommen. Mit Recht hat man daher auch von einer schöpferischen Pause gesprochen (s. Abb. Leistungskurve auf S. 75).

Der beste Nervenbalsam:
Reiten Sie ein Steckenpferd

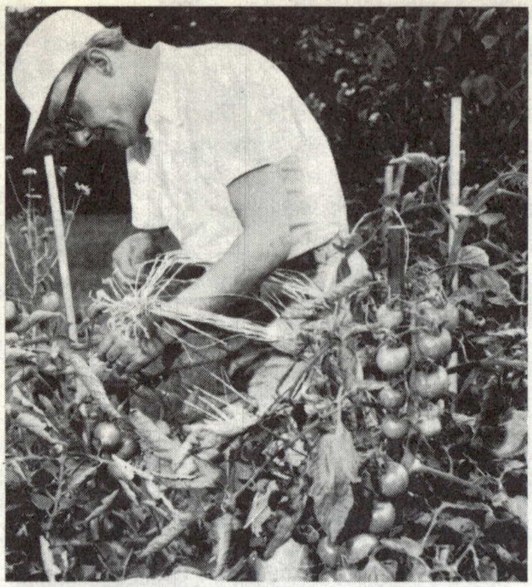

In der völligen Abkehr von der Tagesarbeit und der Versenkung in irgendeine Liebhaberei liegt eine große heilende Kraft.
Natürlich ist Bewegung im Freien das Ideale, so etwa Gartenarbeit oder sportliche Betätigung.

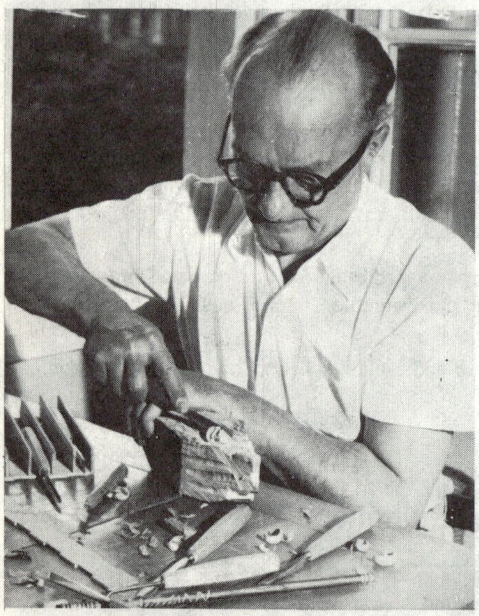

Wo aber Umstände und Wetter dies verbieten, ist die Erholung durch die Handhabung des Schnitzmessers . . .

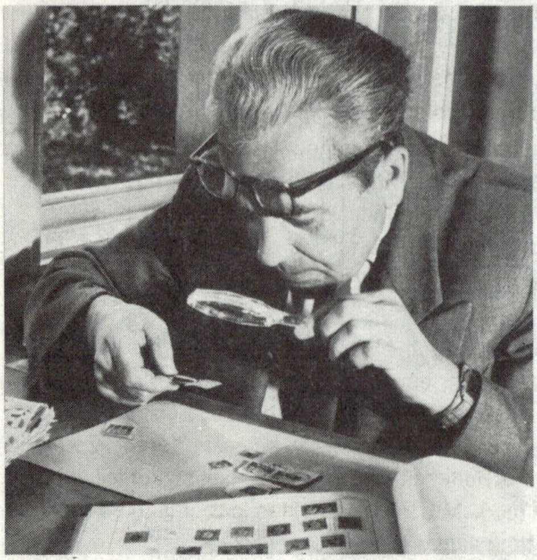

. . . oder aber die Beschäftigung mit der Briefmarken-Sammlung nicht minder wirksam.

Eine solche notwendige Entspannung der Nerven ist nicht nur im Liegen möglich, sondern noch viel besser bei einer ablenkenden körperlichen Betätigung in der frischen Luft, bei abendlichen Spaziergängen, Sport oder Gartenarbeit. Gerade bei der Bewegungsarmut, die durch unsere heutigen Berufe gegeben ist, erscheint es zweckmäßig, die Ruhe- und Erholungszeiten mit körperlicher Ausarbeitung und Bewegung im Freien auszufüllen.

Wer sich dazu zu müde oder zu schwach fühlt, soll sich auf andere Weise entspannen. Dafür ist es am zweckmäßigsten, irgendeiner Lieblingsbeschäftigung nachzugehen, die Gedanken auf etwas ganz anderes zu konzentrieren, als es den sonstigen täglichen Sorgen entspricht. Ob man nun Briefmarken sammelt oder bastelt ist gleichgültig, entscheidend ist vielmehr, daß die Beschäftigung mit Freude getan wird und einen aufbauenden seelischen Impuls auslöst. Die Freude an einer spielerischen Arbeit bildet den Ausgleich, um nicht zu sagen das Heilmittel.

Es ist zweckmäßig, diese ablenkende Beschäftigung durch einige Schritte in der frischen Luft zu unterbrechen oder bei schlechtem Wetter zumindest Atemübungen zu machen. Gerade die Konzentration auf die vollkommene Atmung begünstigt eine seelische Entspannung. Der Kreislauf wird angeregt, und auf diese Weise werden auch die Ernährungsbedingungen der Nerven durch den Saftzustrom innerhalb des Körpers verbessert.

Die allgemeine Ernährungsweise ist für den Zustand der Nerven ebenfalls von Bedeutung.

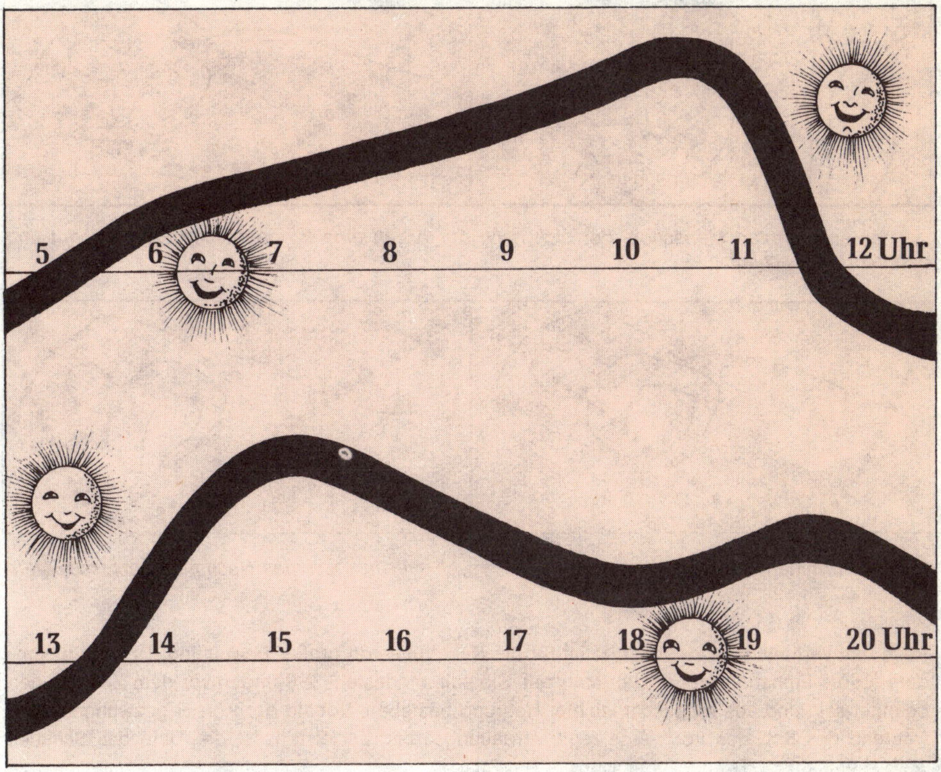

Tägliche Leistungskurve des Menschen

Natürliche Schlafregelung

Es gibt für das Gehirn nur eine Möglichkeit, sich zu entspannen: den Schlaf. Er ist für den Menschen wichtiger als die Nahrung. Der natürliche Schlaf ist das beste Mittel zur Sammlung der Kräfte und zur Regeneration (Wiederauffrischung) des Körpers. Für die Pflege des Nervensystems ist die Einhaltung einer natürlichen Schlafordnung von großer Bedeutung.

Vor allem dem Kind ist ausreichende Gelegenheit zu ruhigem Schlaf zu geben, dies ist von ausschlaggebender Bedeutung für die Erhaltung der Gesundheit. Man soll beim Kleinkind und auch beim Schulkind dafür sorgen, daß außer einem langen Nachtschlaf von womöglich 10 Stunden Dauer auch mittags noch geschlafen wird. Der erwachsene Mensch braucht durchschnittlich 8 Stunden Schlaf. Der Schlaf wirkt um so erholender, je tiefer er ist und je weniger er gestört wird. Deshalb ist es wichtig, den Lärm von außen weitgehend abzustellen. Weiterhin ist der Schlaf besonders erquickend, wenn für die Dauer der Nachtruhe frische Luft durch das Fenster strömt.

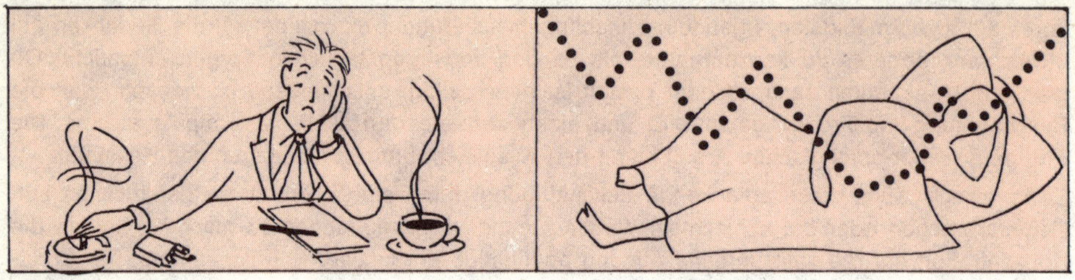

Die Schlafkurve des nervösen, überarbeiteten Menschen mit unruhigem Schlaf

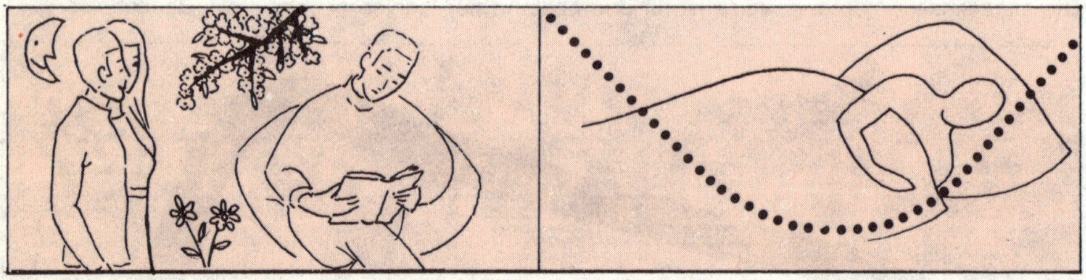

... des entspannten Menschen, der sich nach der Arbeit eine schöpferische Pause gönnt und dadurch ruhig schläft

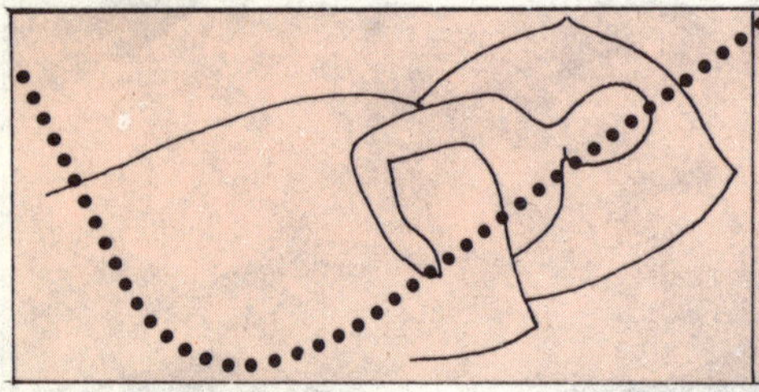

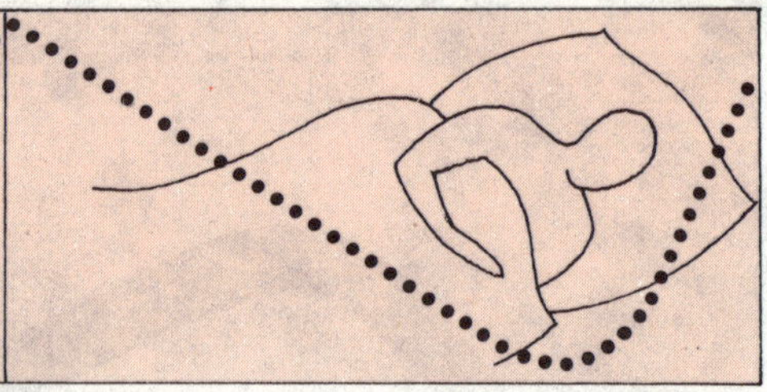

... des Vormitternachtsschläfers *... des Nachmitternachtsschläfers*

Auch das Verhalten vor dem Schlaf ist für die Nachtruhe von großer Bedeutung. Das gilt besonders für die Einnahme der letzten Mahlzeit. Sie soll mindestens 2 Stunden vor dem Zubettgehen beendet sein und aus möglichst leichter Nahrung bestehen. Sobald der Körper gezwungen wird, während des Schlafes noch eine rege Verdauungsarbeit zu leisten, ist die Tiefe des Schlafes weitgehend durch Träume oder Unruhe gestört.

Weiterhin ist es zweckmäßig, eine anstrengende geistige Tätigkeit nicht unmittelbar bis zum Beginn der Nachtruhe auszudehnen.

Seelische Heilkräfte

Die Selbstbeeinflussung oder Autosuggestion spielt in unserem Leben eine große Rolle. Der verstorbene französische Apotheker Coué in Nancy hat die Kraft der seelischen Selbstbeeinflussung für die Krankenbehandlung ausgenutzt. Um die Zusammenhänge zu veranschaulichen, hat Coué das folgende Beispiel genannt: Legt man ein langes, schmales Brett auf den Erdboden, so wird man mühelos darüber gehen können. Wenn dieses Brett jedoch 100 Meter hoch zwischen den Türmen einer Kirche liegt, wird es kaum von einem Menschen überschritten werden können.

Obwohl rein mechanisch-sachlich die Aufgabe dieselbe geblieben ist, nämlich über ein ausreichend breites Brett zu laufen, werden die Menschen in der Höhe schwindelig aus der Vorstellung heraus: Ich muß fallen, ich kann fallen, die Aufgabe kann ich nicht ausführen. Die Einbildungskraft, das Vorstellungsbild des Sturzes verhindert gewisse körperliche Leistungen oder führt, wie in diesem Fall, den Sturz herbei. Ähnlich würde es einem Sportler ergehen, der sich um Höchstleistungen bemüht, z. B. im Hochsprung. Würde er nicht konzentriert anlaufen in der Vorstellung, den Sprung zu schaffen, sondern statt dessen während des Anlaufes Zweifel hegen und sich sagen, er werde es nicht zuwege bringen, dann wird ihm auch der Sprung nicht gelingen.

Magenkranke etwa, die ein Gericht in der Furcht genießen, daß es ihnen nicht bekommt, die ängstlich in Gedanken jeden Bissen von der Mundhöhle durch die Speiseröhre in den Magen begleiten und nun den Magenschmerz erwarten, lösen ihn auch tatsächlich durch diese negative Autosuggestion aus.

Jeder Kranke befindet sich in der Gefahr einer solchen negativen Selbstbeeinflussung. Jeder gesunde Mensch muß sich bemühen, die seelische Selbstbeeinflussung unter Kontrolle zu bekommen, um sie positiv auszuwerten. Eine Handlung, die unternommen wird mit der festen Vorstellung, daß sie zum Erfolg führt, wird sehr viel besser und sicherer gelingen als ein ängstlich oder kritisch durchgeführtes Unternehmen.

Die moderne Psychotherapie hat aus der Yogalehre ein selbsthypnotisches Verfahren entwickelt, das sogenannte „autogene Training" (nach Prof. J. H. Schultz). Unter ärztlicher Anleitung wird eine „innerseelische Gymnastik" erlernt, die die Selbstbeherrschung verstärkt und die Beeinflussung von Organen ermöglicht. Der autogen Trainierte hat den anderen viel voraus: er kann sich jederzeit vollkommen und bewußt entspannen, er kennt auch keine Einschlafschwierigkeiten.

Eine für den Lebenskampf wichtige positive Einstellung gewinnt man schon durch Mut und Selbstvertrauen. Weiterhin ist die im dritten Absatz geschilderte seelische Selbstbeeinflussung von großer Bedeutung. Wie oft drängen sich in Zeiten der Schwäche und der Not negative Gedanken und Vorstellungen in unsere Überlegungen ein. Oftmals bemerkt man das Einschleichen einer abwegigen Idee gar nicht sofort. Auf einmal ertappt man sich bei pessimistischen Überlegungen: Ich fühle mich schwach und elend, ich habe kein Glück, mir gelingt gar nichts mehr. Solche Gedanken und Empfindungen schwächen und haben eine krankmachende Wirkung. Hier muß man bewußt positive Gedanken entgegensetzen: Ich bin gesund und kräftig, ich werde zum Ziel kommen, ich werde Glück haben, ich lasse mich nicht unterkriegen, es wird bald wieder besser gehen.

Die Neigung, trüben und negativen Gedanken nachzuhängen, muß überwunden werden. Veränderungen im Leben, vor allem auch Schicksalsschläge, muß man mit dem notwendigen Gleichmut hinnehmen. Auf diese Weise bleiben seelisches Wohlbefinden und Lebensfreude erhalten. Es fällt unter solchen Bedingungen dem einzelnen sehr viel leichter, seinen Schaden oder Verlust zu überwinden.

Die Freuden dieses Lebens, der Umgang mit vergnügten Menschen, Musik und Singen, Tanz und Spiel, Wandern und Sport und sonstige Liebhabereien – sie alle zusammen sind eine große Hilfe auf dem Weg der Lebensbejahung. Auch die Erkenntnis, daß die Beachtung einer naturgemäßen Lebensweise die beste Voraussetzung für das gesundheitliche Gleichgewicht bildet, kann innere Ruhe, Befriedigung und Ausgeglichenheit fördern.

Wir wissen aus eigener Beobachtung, daß es aber auch Menschen gibt, die sich mit Hilfe ihrer maßlosen und ungesunden Vergnügungen in ihrer Freizeit noch um den Rest ihrer seelischen und körperlichen Kräfte bringen. Liebhabereien und Vergnügen, die den Nachtschlaf auf die Dauer stören, sind keine Erholung. Es gehört zur Lebenskunst, auch hier den rechten Mittelweg zu finden, um aus ihnen einen entspannenden und aufbauenden Zeitvertreib zu machen.

NATÜRLICHE HYGIENE DES GESCHLECHTS- UND EHELEBENS

Die Pubertätszeit

Im Leben des Menschen wird das Ende der Kindheit durch die Zeit der Geschlechtsreife bestimmt – die Pubertät. Bei den Mädchen vollzieht sich in unseren geographischen Breiten diese Reifung etwa zwischen dem 12. und 14. Lebensjahr, beim Jüngling etwas später. Nach Abschluß dieser Entwicklungszeit ist der Jüngling mannbar geworden und das Mädchen zur Mutterschaft befähigt.

Ausgelöst wird diese Entwicklung durch die Tätigkeit der von den Keimdrüsen erzeugten Hormone. Bei den Mädchen stellt sich die regelmäßige Monatsblutung – *Menstruation* – ein, nachdem vorher bereits ein Wachstum der Brüste und Haarwuchs in der Schamgegend sowie unter den Achseln beobachtet werden konnte. Die körperlichen Veränderungen ziehen auch erhebliche Wandlungen im seelischen Verhalten nach sich.

Diese Zeit wird darum am sichersten und besten unter der liebevollen Obhut der Mutter überstanden. Es ist wichtig, das heranreifende Mädchen auf diese Vorgänge vorzubereiten. Eine Aufklärung durch die Mutter, notfalls durch eine Ärztin, vermag am sichersten seelische und körperliche Schäden zu verhüten. Über die Vorgänge bei der Menstruation wird an anderer Stelle berichtet.

Beim Jüngling zeigt sich die Vorbereitung der Geschlechtsreife ebenfalls im Auftreten von Haarwuchs in der Schamgegend und unter den Achseln sowie ferner durch Bartwuchs. Ein weiteres Zeichen ist der Stimmwechsel.

Mit der körperlichen Geschlechtsreife hält die seelische Entwicklung oft nicht Schritt. Viele Jugendliche sind zum Ende der Pubertät ihrem seelischen Verhalten nach durchaus Kinder geblieben. Während sich diese seelische Reifezeit beim Mädchen im allgemeinen bis zum 20. Lebensjahr erstreckt, ist sie beim Jüngling erst um das 25. Lebensjahr abgeschlossen. Das moderne Leben mit seinen starken Sinnesreizen, besonders in den Großstädten, begünstigt eine körperliche Frühreife.

Die Reifezeit wird sich in der Geborgenheit der Familie unter geordneten Lebensumständen zumeist komplikationslos vollziehen. Fehlen diese günstigen Voraussetzungen, so haben wir mit Schwierigkeiten zu rechnen. Auch abnorme seelische Anlagen können in dieser Zeit hervortreten. Vor allem das Sicheinfügen der jungen Menschen in die Familie oder in die gesellschaftliche Ordnung, z. B. auch in der Schule, kann oft Probleme aufgeben.

Elternhaus, Schule und Berufsschule, Arbeitgeber und überhaupt alle Erwachsenen, mit denen der Jugendliche in diesem Lebensabschnitt zusammenkommt, müssen mitwirken, um aus dem jungen Menschen eine vollwertige Persönlichkeit werden zu lassen. Verwahrlosung und kriminelle Handlungen der Jugendlichen sehen wir heute weitgehend als die Folge des Versagens der verantwortlichen Erwachsenen an.

Das Verhalten der Erwachsenen

Trotz der körperlichen und seelischen Unterschiede zwischen Mann und Frau haben sie von Natur aus viele gemeinsame Merkmale. Ein neues Lebewesen entsteht ja auch aus männlichem und weiblichem Keim, und so ist das Kennzeichen für den Mann mehr das Überwiegen der männlichen Faktoren als etwa nur ihr ausschließliches Vorhandensein, und entsprechend ist es bei der Frau. Im Blut des Mannes sind weibliche und im Blut der Frau sind männliche Hormone nachzuweisen. Auf dieser Tatsache beruht auch die Fähigkeit zu einer harmonischen Gemeinschaft von Mann und Frau.

Die Natur weist der Frau eine besondere Aufgabe zu. Sie ist die Mutter, die Bewahrerin des Lebens. In diesem naturgemäßen Ablauf des Lebens formt sich auch ihr seelisches Verhalten. Gefühlsbetont und oft viel instinktsicherer als der Mann, ist sie andererseits seelisch empfindlicher. Die regelmäßigen körperlichen und seelischen Belastungen der *Menstruation* bilden eine ganz besondere Aufgabe der Natur. Weiterhin bedeuten Schwangerschaft und Geburt, Stillzeit und Wochenbett eine körperliche und seelische Beanspruchung. Daher hat die Frau eine andere Einstellung zum Geschlechtsleben als der Mann. Bei ihr ist es viel stärker vom seelischen Erleben abhängig. Auch ihre seelische Bindung an den geliebten Mann ist im allgemeinen stärker. Für die Frau ist der Geschlechtsakt mit der Möglichkeit einer Empfängnis verbunden und deshalb ein viel tiefer gehendes Erlebnis als für den Mann. Zu ihrem Schutz ist das Schamgefühl im allgemeinen viel stärker entwickelt.

Wechseljahre bei Mann und Frau

Alle Organe sind mit zunehmendem Alter der Abnutzung und Funktionsabnahme unterworfen. Auch die Geschlechtsorgane bilden sich zurück. Um das 45. Lebensjahr erlischt bei der Frau die Keimdrüsentätigkeit. Die Gebärfähigkeit endet mit dem Aufhören der monatlichen Regel.

Beim Mann vollzieht sich diese Lebenswende keinesfalls so deutlich. Manche Männer bleiben bis in das höchste Lebensalter zeugungsfähig. Allerdings sinkt beim älteren Menschen nach den Wechseljahren das dringende Verlangen nach geschlechtlichem Verkehr. Doch wie der ältere Mann ist auch die ältere Frau ohne weiteres zum Geschlechtsverkehr fähig.

Mit Eintritt der Wechseljahre – *Klimakterium* – sind sehr oft körperliche oder seelische Beschwerden verbunden. Auch beim gesunden Menschen mit normalem Empfinden vollzieht sich dieser Übergang in das reifere Lebensalter mitunter nicht ohne Komplikationen.

Die biologischen Grundlagen der Ehe, Vererbungslehre, Gattenwahl

Die natürliche Voraussetzung einer Ehe ist das Geschlechtsleben, das aber nicht allein ausschlaggebend sein darf. Es besteht sonst die Gefahr, daß die menschlichen Beziehungen nur triebhaft sind und seelisch unerfüllt bleiben, so daß die Bindung nur vorübergehend erhalten werden kann und später zu tragischen Konflikten führt. Die Erfüllung der Ehe ist das Kind, ihre biologische Aufgabe die Fortpflanzung.

Die Vererbung

Die winzige Samenzelle vermag alle körperlichen und geistigen Eigenschaften der Eltern und Voreltern auf das Kind zu vererben.

Als Träger des Erbgutes hat man in den Kernen der Keimzellen Elemente gefunden, die als Kernschleifen oder *Chromosomen* bezeichnet werden. Bei der Keimzellenbildung wird die Zahl der Chromosomen auf die Hälfte reduziert, so daß bei der Befruchtung durch die Verschmelzung der Samenzelle mit der Eizelle wieder die volle Chromosomenzahl erreicht wird. Jedes Kind erhält somit von Vater und Mutter gleich viele Chromosomen. In den Chromosomen befinden sich bestimmte Entwicklungseinheiten – *Gene* –, die über das biologische Schicksal der Zellen entscheiden. Die endgültige Entwicklung hängt aber weitgehend von den Umweltbedingungen ab. Es können durch äußere Einflüsse, z. B. durch radioaktive Strahlung, Erbänderungen, die man *Mutationen* nennt, eintreten. Dabei kann es sich entweder um eine Änderung der einzelnen Erbanlage handeln oder um eine Veränderung innerhalb einzelner oder mehrerer *Chromosomen* oder schließlich auch um die Änderung der *Chromosomenzahl.* Meistens führt die Erbänderung zu Entwicklungsstörungen, zu verminderter Lebenskraft oder zum Tode der Keimzellen oder der Frucht.

Typische Erbmerkmale sind die für die Unterscheidung der einzelnen Menschenrassen bekannten Eigenschaften, wie Hautfarbe, Augenfarbe, Haarfarbe, Form von Nase, Lippen, Kopf usw. Auch die individuelle Struktur des Blutes, die Blutgruppe, ist ein ausgesprochenes Erbmerkmal.

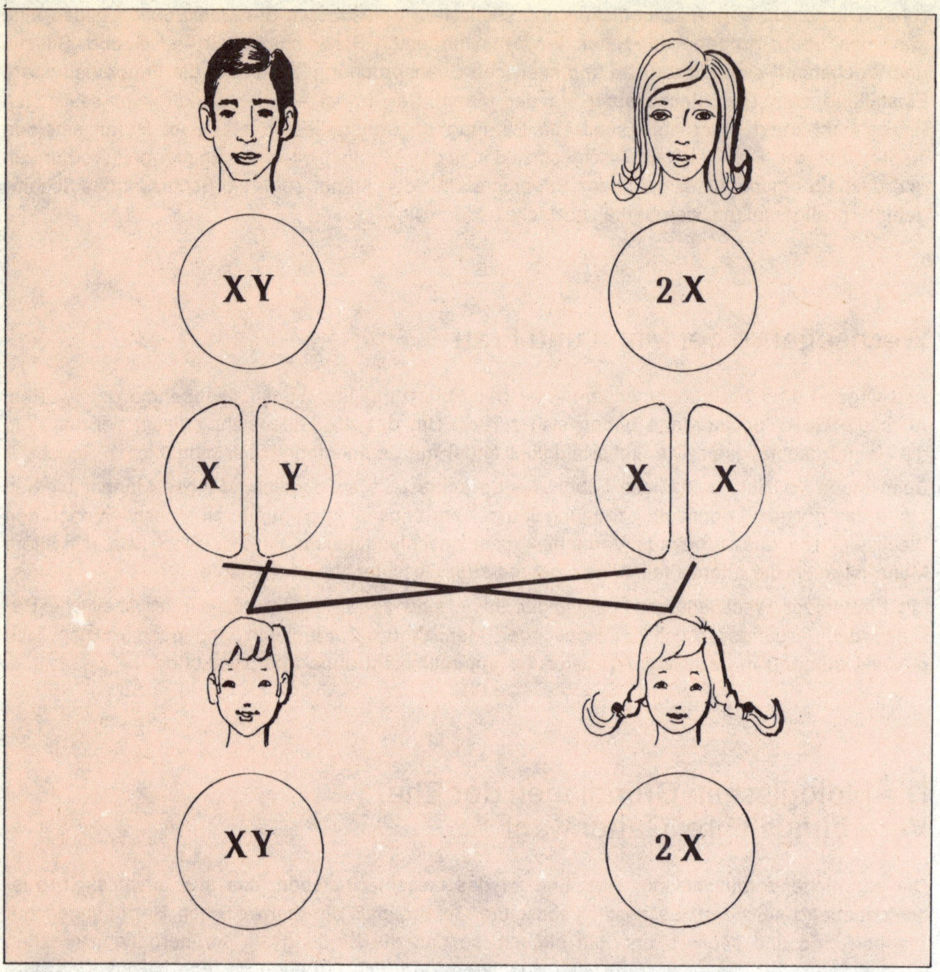

Die geschlechtsreife Zelle der Frau enthält 46 + 2 x Chromosomen, die des Mannes 46 + xy. Kurz vor der Befruchtung teilen sich die Chromosomen. Trifft bei der Zeugung ein x-Chromosom der Frau mit dem x-Chromosom des Mannes zusammen, wird das Kind ein Mädchen; trifft das y-Chromosom des Mannes mit dem x-Chromosom der Frau zusammen, wird das Kind ein Knabe

Die Vererbung bezieht sich aber nicht nur auf körperliche Eigenschaften. Wir finden z. B. bestimmte erbliche Sonderbegabungen in einzelnen Familien, etwa die Veranlagung zu musikalischem oder sonstigem künstlerischen Schaffen.

Die Erbgesundheitspflege, Eugenik, hat die praktische Aufgabe, der Entartung eines Volkes vorzubeugen und zu verhindern, daß durch eine unbeschränkte Fortpflanzung krankhafter Erblinien, wie etwa Schwachsinniger, Asozialer usw., für die Nachkommen neues Unglück heraufbeschworen wird.

Außer den erblichen Krankheiten oder einer vererbten Krankheitsanlage gibt es auch Krankheitsprozesse, die erst im Mutterleib oder durch eine Entwicklungsstörung entstanden sind. Diese Krankheiten sind nicht erblich bedingt, sondern werden als angeborene Krankheiten bezeichnet. Bei der Vererbung handelt es sich also um die Übertragung eines Merkmales von den Eltern auf die Nachkommen, die an die Keimzellen, und zwar im besonderen an die *Chromosomen*, gebunden sind. Mit der Befruchtung, der Vereinigung von Ei und Samenzelle, ist die erbliche Veranlagung unabänderlich festgelegt. Spätere Veränderungen, die etwa auch durch eine entzündliche Erkrankung des mütterlichen Organismus hervorgerufen werden können, gelten dann nicht als erblich erworben, sondern als angeboren.

Bei der Gattenwahl spielen die Fragen der Vererbung eine erhebliche Rolle. Es ist einleuchtend, daß negative Erbanlagen oder Erbkrankheiten, wie etwa Epilepsie (Fallsucht) oder Schwachsinn, durch Vererbung auf die Kinder nur Unglück in der Ehe bringen werden (s. Abbildung).

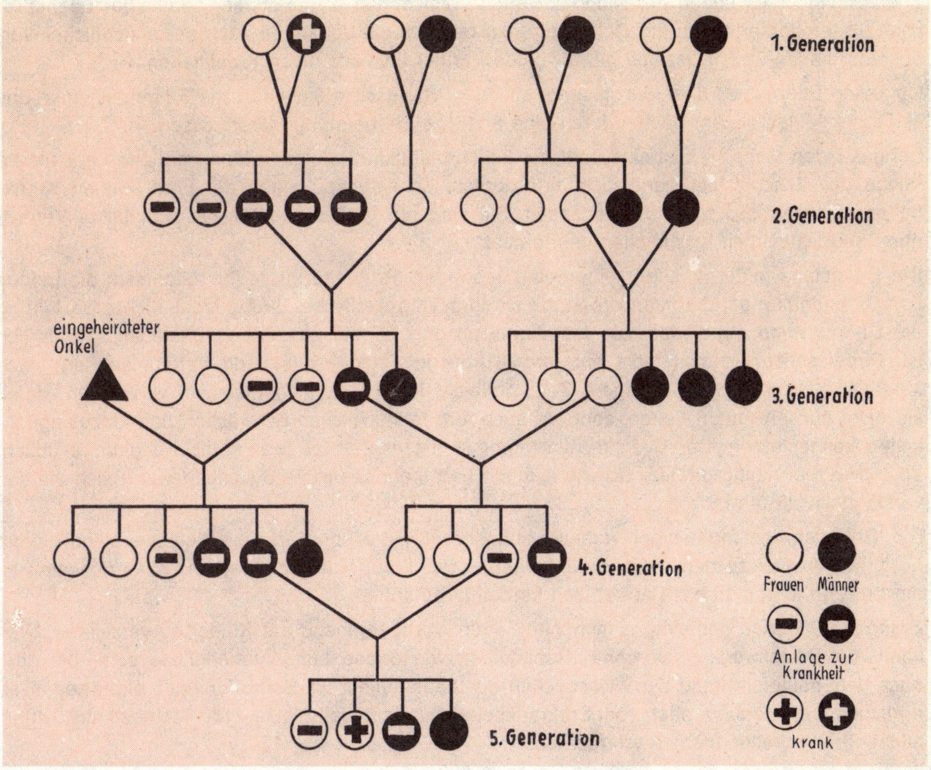

Schema einer Endformel, die eindringlich zeigt, wie sich eine Krankheit oder Veranlagung über Generationen vererbt

Selbstverständlich ist eine Vernunftehe, die nur aus Zweckmäßigkeitsgründen geschlossen wurde, ebenso gefährdet wie eine reine Liebesverbindung.

Oft wird behauptet, Gegensätze zögen sich an, und man erwartet aus einer ehelichen Verbindung gegensätzlicher Charaktere und Temperamente eine Ergänzung. Dies trifft bestimmt in vielen Fällen zu. Doch scheint es auf die Dauer dort am sichersten zu einer harmonischen Ehe zu kommen, wo die Interessen und Ansichten der Ehepartner weitgehend übereinstimmen und wo auch die sozialen Verhältnisse der Familien, aus denen sie stammen, ähnlich sind.
Die unvermeidbaren Schwierigkeiten des heutigen Lebens stellen wesentlich höhere Anforderungen. Je mehr Übereinstimmung in allen Fragen der praktischen Lebensgestaltung besteht, desto sicherer erscheint auf die Dauer auch die Harmonie der Ehe gesichert.

Sexualhygiene und Geburtenregelung

Nach den heutigen Moralgrundsätzen sind die seelischen und körperlichen Voraussetzungen für ein gesundes Geschlechtsleben nur in der Ehe gegeben. Das natürliche Empfinden seelisch und körperlich gesunder Menschen wird den Ehepartnern den Weg zu echter Gemeinsamkeit weisen und ihnen im Zusammenklang ihrer Sinnes- und Seelenkräfte höchstes Lebensglück schenken.

Bei besonderen körperlichen Belastungen der Frau, z. B. während der Menstruation und in den späteren Monaten der Schwangerschaft, im Wochenbett und in der ersten Zeit der Stillperiode, wird der Mann auf die Frau Rücksicht nehmen. Auch in den Wechseljahren werden viele Frauen als Folge der tiefgreifenden körperlichen und seelischen Umstellung Zeiten durchmachen, in denen sie weitgehender Schonung bedürfen.

Ebenso gibt es im Leben des Mannes Perioden, in denen er bei starker beruflicher Beanspruchung oder starker seelischer Belastung kein besonderes Verlangen nach geschlechtlicher Vereinigung haben wird. Dasselbe gilt für beide Partner im Verlauf von Krankheiten.

Ob beide Ehepartner über die gesundheitlichen Voraussetzungen für das Eingehen einer Ehe verfügen, sollten sie am besten durch eine ärztliche Eheberatung klären lassen.

Bei gesunden Menschen ist eine über die übliche tägliche Reinigung hinausgehende besondere Pflege der Geschlechtsorgane nicht erforderlich. Scheidenspülungen der Frau können Krankheiten auslösen und sind zu unterlassen. Sie sind nur vorübergehend, nach ärztlicher Verordnung bei bestimmten Krankheiten angebracht.

Der Brautstand bildet im allgemeinen eine besondere Prüfungszeit. In ihr sollen sich die beiden Partner endgültig darüber klarwerden, ob sie in geistig-seelischer und charakterlicher Beziehung die Übereinstimmung finden, die als Voraussetzung für ein glückliches Eheleben erforderlich ist. Dabei sollen sie sich nicht nur jeweils kurz in Feiertagsstimmung treffen, sondern nach Möglichkeit auch mal eine längere Zeit, vielleicht ihren Urlaub, gemeinsam verbringen, damit sie nicht nur ihre guten Seiten, sondern auch ihre menschlichen Schwächen und Unzulänglichkeiten kennenlernen. Der Geschlechtsverkehr in dieser Zeit ist zwar heute weitgehend üblich, doch bringt er häufig größere Schwierigkeiten und mehr seelische Belastungen mit sich als das verständnisvolle Abwarten.

Die Geburtenregelung ist bei verantwortungsbewußten Menschen eine Selbstverständlichkeit. Es gehört freilich zu den natürlichen Aufgaben der Frau, Mutter zu werden; Kinderlosigkeit ist ein Zustand, den man nicht absichtlich herbeiführen sollte.

Zwingende Gründe gebieten in manchen Fällen, vorübergehend auf Kinder zu verzichten. Dies können z. B. schwere zerstörende Krankheiten, wie offene Lungentuberkulose sein, die aber nach dem heutigen Stand der Wissenschaft durchaus heilbar ist. Beim Vorliegen einer negativen erblichen Veranlagung oder von Erbkrankheiten ist in jedem Falle eine fachärztliche Untersuchung und Stellungnahme erforderlich.

Auch das einzige Kind sollte nicht das Ziel einer Ehe sein. Wir wissen, wie schwer gerade heute die seelische Entwicklung solcher Kinder ist. In größeren Familien entfalten sich die Eigenschaften der Kinder sehr viel besser als in kleinen. Die wirtschaftlichen Verhältnisse und die mit ihnen verbundene Wohnungsfrage zwingen aber oft, zumindestens vorübergehend, zur Durchführung einer Geburtenregelung.

Eine natürliche, allerdings nicht sehr zuverlässige Methode der Empfängnisverhütung ist die Anwendung der Lehre von Prof. Knaus, dem bedeutenden Wiener Frauenarzt, und seinem Mitarbeiter Prof. Ogino. Allerdings setzt sie bei ihrer Anwendung eine gewisse Intelligenz voraus.

Mit dieser Methode beschäftigt sich eingehend auf Grund langjähriger ärztlicher Erfahrungen Dr. med. Gerhard Ockel in seinem Buch: „Bewußte Elternschaft durch zuverlässige Geburtenregelung, eine ärztliche Anweisung zur Handhabung natürlicher und künstlicher Methoden". Falken-Verlag Erich Sicker, Berlin-Dahlem, dem wir die folgenden Ausführungen entnehmen.

Naturgemäße und künstliche Verfahren

Bei der praktischen Durchführung der Geburtenregelung gibt es

1. Das naturgemäße Verfahren

Es besteht in einer genauen Beobachtung der biologischen Vorgänge bei der Reifung des Eies im Körper der Frau und der darauf fußenden Verlegung eines geschlechtlichen Beisammenseins in die Zeiten, in denen eine Befruchtung des Eies natürlicherweise nicht möglich ist.

2. Die künstlichen Verfahren

bei denen durch Anwendung mechanischer oder chemischer Mittel verhindert wird, daß lebendige zeugungsfähige Samenfäden in den Eileiter der Frau eindringen können.

Wenden wir uns zunächst dem naturgemäßen Verfahren zu. Hier ist eine sehr genaue Kenntnis der Funktion der inneren weiblichen Geschlechtsorgane, soweit sie mit der Empfängnis in

Zusammenhang stehen, notwendig. Obwohl darüber bereits an anderer Stelle berichtet wurde, gehen wir in diesem Zusammenhang nochmals besonders darauf ein.

Durchschnittlich alle 4 Wochen, je nach der individuellen Zyklusbreite jeder Frau, kommt in einem der beiden Eierstöcke der Frau ein Ei zur Reife. Dieser Vorgang wird gesteuert durch sehr komplizierte Vorgänge chemischer Art, bei denen die sogenannten „Drüsen mit innerer Absonderung" (Hirnanhangdrüse, Eierstock u. a.) eine ausschlaggebende Rolle spielen.

Ist das Ei voll ausgereift, so wird es im Vorgang des Eisprungs aus dem Eierstock ausgeschieden und vom Trichter des Eileiters aufgenommen, der es zur Gebärmutter weiterbefördert. Es ist so groß wie ein winziger Stecknadelkopf.

Bei der Frau reift – von den verhältnismäßig außerordentlich seltenen Vorkommnissen einer Zwillings- oder Mehrlingsgeburt abgesehen – in der Zeit zwischen zwei Monatsregeln immer nur ein Ei bis zur Befruchtungsfähigkeit aus.

Die Befruchtungsfähigkeit dieses Eies dauert nur wenige Stunden.

Sobald die feinen, weichen Zellen des Eibettes, in dem das Ei im Eierstock heranwuchs und die ihm nach dem Eisprung zunächst noch anhaften, auf seiner Wanderung zum Eileiter abgestoßen sind, gerinnen die äußeren Schichten der Eizelle, so daß kein Samenfaden mehr in sie einzudringen vermag.

Im leeren Eibett des Eierstockes bildet sich nach dem Eisprung ein lockeres, gelbliches Gewebe, der sogenannte Gelbkörper (Corpus luteum). Er sondert ein Hormon ab, das die Gebärmutter veranlaßt, ihre Schleimhaut stark aufzulockern und mit Blut anzureichern. Sie bereitet sich so auf die Aufnahme eines befruchteten Eies vor.

Gleichzeitig legt dieses Gelbkörperhormon die Reifungsvorgänge an anderen Eiern der Eierstöcke still.

Ist keine Befruchtung eingetreten, so stellt nach 12 bis 16 Tagen der Eierstock die Produktion weiteren Gelbkörperhormons ein. Sobald das geschieht, scheidet die Gebärmutter im Vorgang der Monatsblutung das unbefruchtete Ei mitsamt der vorbereiteten Schleimhaut aus. Die Dauer und Stärke dieser Blutung ist individuell außerordentlich verschieden. Sie schwankt zwischen 4 und 6 Tagen. Eine Menstruation ist also im Grunde eine Geburt. Geboren wird eine unbefruchtete Eizelle und seine vorbereitete, aber nicht benötigte Niststatt.

Gleichzeitig mit der Blutung beginnt der so lange stillgelegte Vorgang der Reifung weiterer Eier in den Eierstöcken wieder zu laufen. Die Gebärmutter kleidet sich innen mit einer neuen Schleimhaut aus, ein Vorgang, der bis zum nächsten Eisprung vollendet ist. Dann beginnt der gleiche Kreislauf von neuem.

Praktische Anwendung unseres Wissens um die Funktion der Geschlechtsorgane bei der Geburtenregelung

I. Theoretische Klarlegung

Aus den obigen Ausführungen ergibt sich ohne weiteres, daß die Empfänglichkeit einer Frau tatsächlich zwischen 2 Regelblutungen nur für einen Zeitraum von wenigen Stunden gegeben ist. Dieser Zeitraum kann aber nicht genau vorausberechnet werden.

Lebensvorgänge laufen niemals mit mechanischer Exaktheit ab wie ein Uhrwerk. Sie vollziehen sich nur mit einer gewissen Regelhaftigkeit, die in mehr oder weniger weiten Grenzen schwankt. Diese Grenzen gilt es durch genügend lange und sorgfältige Beobachtungen herauszufinden, wenn man die soeben geschilderten Zusammenhänge zur planmäßigen Herbeiführung oder Vermeidung einer Schwangerschaft benutzen will.

Es sind 3 Schwankungsbreiten, die bei der Berechnung der empfänglichen und unempfänglichen Tage einer Frau berücksichtigt werden müssen.

1. Die Schwankungsbreite des Zeitabschnittes vom 1. Tag der Monatsblutung bis zum letzten Tag vor der nächsten Monatsblutung einschließlich. Wir wollen diese Zeit im folgenden als „Zwischenregelzeit" oder „Zyklus" bezeichnen.

Wie wir sahen, fällt der Beginn einer Regelblutung mit dem Aufhören der Gelbkörpertätigkeit, die jeweils unmittelbar nach dem Eisprung einsetzt, zusammen. In dem Augenblick, wo die Gelbkörpertätigkeit aufhört, beginnt der Reifungsvorgang neuer Eier, der durch die Gelbkörpertätigkeit vorübergehend gehemmt war, im Eierstock der Frau wieder von neuem.

Die meisten Frauen sind der Überzeugung, daß der Abstand von einem ersten Regeltag zum nächsten ersten Regeltag normalerweise sehr gleichmäßig sei. Noch heute ist die Auffassung allgemein verbreitet, daß eine normale gesunde Frau genau alle 28 Tage unwohl werden müsse. Deswegen wird die Zwischenregelzeit oder der Zyklus meist von diesem Mittelwert aus berechnet. Die Frauen berichten z. B.: „Bei mir tritt die Periode immer 2 Tage vor der Zeit ein" oder: „Bei mir kommt das Unwohlsein immer auf die Minute pünktlich" oder: „Es kommt immer genau 2 Tage zu spät." Damit wollen sie ausdrücken, daß sie immer am 26. bzw. 28. oder 30. Tag unwohl werden, was also einer Zwischenregelzeit von 25 bzw. 27 oder 29 Tagen entsprechen würde; denn:

Die „Zwischenregelzeit" oder „der Zyklus" umfaßt – wie schon erwähnt – die Zeit vom 1. Menstruationstag bis zum letzten Tag vor der nächsten *Menstruation.* Der erste Menstruationstag ist also immer gleichzeitig der erste Tag der neuen Zwischenregelzeit oder des neuen Zyklus, der am Tage vor der neuen Menstruation endet.

Die Dauer der *Menstruation* ist ebenso wie die Stärke der Blutung individuell sehr verschieden. Sie schwankt im allgemeinen zwischen 4 und 6 Tagen. Sie ist für unsere Berechnung völlig belanglos. Die Zwischenzeit beginnt also nicht mit dem Aufhören der Menstruationsblutung, sondern am ersten Regeltag.

Die oben erwähnte weitverbreitete Ansicht von der „gleichmäßigen normalen" Länge der Zwischenregelzeit ist falsch. Entgegen auch den vielfach bestimmtesten Versicherungen der Frauen ergibt die Nachprüfung an Hand von Kalenderaufzeichnungen immer wieder, daß die Schwankungsbreite in der Länge der Zwischenregelzeit – von sehr seltenen Ausnahmen abgesehen – mindestens 3, durchschnittlich 4–5, mitunter auch 6–7 Tage beträgt.

Das heißt praktisch: Eine Frau, die glaubt, immer pünktlich am 28. Tage unwohl zu werden, menstruiert in Wirklichkeit oft schon am 26., mitunter auch erst am 30. Tage, d. h. die Länge ihrer Zwischenregelzeit beträgt öfter nur 25, mitunter aber auch 29 Tage. Anders ausgedrückt: Sie hat eine „Zyklusbreite" von 25–29 = 5 Tagen (nicht 4 Tagen, da der 25. und der 29. Tag mitgezählt werden).

Der erste Akt, der zur Berechnung der empfänglichen und unempfänglichen Tage geschehen muß, ist demnach die genaue individuelle Feststellung der Zyklusbreite.

2. Die zweite Schwankungsbreite, mit der wir es zu tun haben, ist die Schwankungsbreite des Eisprung-Termins.

Die regelmäßige Beziehung, die sich bei diesbezüglichen Beobachtungen ergeben hat, ist die Beziehung zwischen Eisprung und dem nachfolgenden Regelbeginn. Es hat sich gezeigt:

Der Eisprung erfolgt spätestens am 12. Tage
frühestens am 16. Tage
vor dem Beginn der nächsten Regel.

Er hat also eine Schwankungsbreite von 5 Tagen. Am häufigsten tritt der Eisprung am 14. oder 15. Tage vor Regelbeginn ein.

3. Die dritte schwankende Größe ist die Dauer der Lebensfähigkeit männlichen Samens im weiblichen Körper. Sie beträgt 12 bis 48 Stunden, also ½ bis 2 Tage.

Alle 3 Schwankungsbreiten müssen bei Berechnung der empfänglichen und unempfänglichen Tage genauestens berücksichtigt werden, wenn man eine Schwangerschaft zu einem bestimmten Termin herbeiführen oder verhindern will. Das geschieht praktisch in 2 Berechnungen:

1. Feststellung der individuellen Zyklusbreite

Dazu gehört die schriftliche Festlegung von mindestens 12 aufeinanderfolgenden ersten Menstruationstagen an Hand von genauen Kalendernotizen.

Solange nicht 12 Zyklen übersehen werden, kann die Methode zuverlässig nur mit Hilfe genauer morgendlicher Temperaturmessungen benutzt werden, die die Feststellung des Eisprungs ermöglichen.

2. Festlegung der jeweiligen Eisprungsperiode

Liegt die Zyklusbreite fest, so läßt sich an jedem ersten Menstruationstag ohne Schwierigkeit der spätestmögliche ebenso wie der frühestmögliche Eisprungtermin bestimmen. Das ist notwendig, denn:

Vom Tage nach dem spätestmöglichen Eisprungtermin an ist die Möglichkeit einer Befruchtung bis zur nächsten Regel nicht mehr gegeben, da wenige Stunden nach dem Sprung die Befruchtungsfähigkeit des Eies erlischt.

Von diesem Tage an kann also unbedenklich ungeschütztes Beisammensein bis zum Eintreten der nächsten Menstruation stattfinden.

Der spätestmögliche Eisprungtermin liegt am 12. Tage vor dem spätestmöglichen Menstruationsbeginn, den man auf Grund der bekannten Zyklusbreite genau festlegen kann. Hat man das getan, so braucht man von diesem Tage an gerechnet nur die letzten 11 Tage zurückzuzählen – wobei man mit dem letzten Zyklus-Tag, also dem Tag vor Beginn der Menstruation, zu zählen anfängt. – Dann hat man die sicher unfruchtbare Zeit unmittelbar vor Einsetzen der nächsten Regel errechnet. Der frühestmögliche Eisprungtermin liegt 16 Tage vor dem frühestmöglichen Menstruationsbeginn.

Da der männliche Samen bis zu 2 Tagen im Körper der Frau lebensfähig bleiben kann, muß man auch noch 2 Tage vor diesem Termin als u. U. fruchtbar ansehen. Es empfiehlt sich, außerdem noch einen „Sicherheitstag" vorzuschalten.

II. Praktische Durchführung

Das klingt alles beim ersten Lesen für den mit der Methode noch nicht Vertrauten etwas schwierig und umständlich. In der Praxis ist es äußerst leicht, einfach und sehr wenig zeitraubend. Aber man sollte die Mühe nicht scheuen, sich zunächst einmal sorgfältig in die theoretischen Voraussetzungen dessen hineinzudenken, was man praktisch nachher einfach mechanisch formelgemäß erledigt.

Mit Hilfe der untenstehenden Tabelle läßt sich alles am 1. Tage einer Menstruation unter Vermeidung aller Rechenoperationen in wenigen Muten durchführen.

In die vorderste Datumspalte werden die Daten von 12 aufeinanderfolgenden ersten Menstruationstagen eingetragen. In der 1. Spalte der folgenden senkrechten Kästchenreihe – die dem ersten Menstruationstag entspricht – ist der Buchstabe R (= Regelbeginn) eingedruckt. In die 2. – also die erste leere Kästchenreihe – trägt man jeweils das Datum der 2. Menstruationstage und anschließend etwa 30 folgende Kalenderdaten ein.

Datum des ersten Menstruat.-tages	Unfruchtbare Zeit									Fruchtbare Zeit													Unfruchtbare Zeit																		Datum des letzten Zwischenregeltages
	1	2	3	4	5	6	7	8	9	10	11	12	13	14	15	16	17	18	19	20	21	22	23	24	25	26	27	28	29	30	31	32	33	34	35	36	37	38	39	40	
	R																																								
	R																																								
	R																																								
	R																																								
	R																																								
	R																																								
	R																																								
	R																																								
	R																																								
	R																																								
	R																																								
	R																																								
	R																																								
	R																																								
	R																																								

Kürzeste Zwischenregelzeit:
. . . - 19 = ...

Längste Zwischenregelzeit:
. . . - 10 = ...

Die Zahlen dieser Tabelle sind keine Kalenderdaten, sondern bezeichnen nur die Länge der Zwischenregelzeit

R = 1. Regeltag

Bei Eintreten der nächsten Regel wird dann der letzte Tag der Zwischenregelzeit (des Zyklus), also der letzte Tag vor der Menstruation, mit einem dicken schwarzen Punkt bezeichnet und das Datum dieses Tages in der letzten Spalte noch einmal vermerkt. Der neue erste Menstruationstag wird dagegen – wie schon gesagt – jeweils vorn in der ersten Datumspalte eingetragen.

Hat man so 12 Zyklen genau festgelegt, zieht man vor dem frühesten und nach dem spätesten letzten Zwischenregeltag einen dicken punktierten Strich und kann nun ohne jede Rechenoperation an der vorgedruckten Zahlenreihe die Schwankungsbreite ablesen. Sie beträgt in dem hier gewählten Beispiel 24–28, also 5 Tage. Nunmehr berechnet man die zu dem einzelnen Zyklen gehörenden Eisprungtermine, indem man, mit dem letzten Tag des Zyklus beginnend, jeweils den 12.–16. Tag vor Regelbeginn auszählt und in der Tabelle durch einen dicken waagerechten Strich kennzeichnet.

Dann zieht man hinter dem Ende der spätestliegenden Eisprungperiode einen dicken senkrechten Strich.

Dieser Strich liegt natürlicherweise zwischen dem 11. und 12. Tag vor dem spätestmöglichen Regeltermin.

Am 12. Tag vor dem spätestmöglichen Regeltermin liegt ja der spätestmögliche Eisprung. Vom Tage danach – also dem 11. Tag vor dem spätestmöglichen Eisprungtermin – an, ist eine Befruchtung nicht mehr möglich.

Rein rechnerisch erfaßt man diese 11 Tage, indem man von der Zahl des letztmöglichen Zyklustages – hier 28 – die Zahl 10 abzieht. Das ergibt 11 Tage, weil Anfangs- und Endtag mitgezählt werden.

Dann sucht man sich den Anfang des frühestmöglichen Eisprungtermins auf. Das ist in unserem Beispiel der 23. 2. 51 (der 9. Tag des betreffenden Zyklus). Man rechnet 2 Tage für die längstmögliche Befruchtungsfähigkeit des männlichen Samens hinzu und schaltet noch einen Sicherheitstag – im ganzen also 3 Tage – vor. Dann zieht man 3 Tage vor dem Beginn des frühestmöglichen Eisprungtermins ebenfalls einen dicken senkrechten Strich.

Dieser Strich bedeutet: Am 19. Tage vor dem frühestmöglichen Eisprungtermin liegt der Beginn der Zeit, in der u. U. eine Befruchtung einmal bereits stattfinden könnte, wenn alle „glücklichen" bzw. „unglücklichen" Umstände zusammenträfen (also: frühestmöglicher Eisprung, längstmögliche Befruchtungsfähigkeit des Samens, Vergattung am späten Abend des 7. Zyklustages, Eintreten des Eisprungs schon in den ersten Nachtstunden des 10. Zyklustages).

Datum des ersten Menstruat.-tages	Unfruchtbare Zeit									Fruchtbare Zeit															Unfruchtbare Zeit																Datum des letzten Zwischen-regeltages
	1	2	3	4	5	6	7	8	9	10	11	12	13	14	15	16	17	18	19	20	21	22	23	24	25	26	27	28	29	30	31	32	33	34	35	36	37	38	39	40	
3. 11. 50	R	4	5	6	7	8	9	10	11	12	13	14	15	16	17	18	19	20	21	22	23	24	25	26	27	O	29	30	1												28. 11. 50
29. 11. 50	R	30	1	2	3	4	5	6	7	8	9	10	11	12	13	14	15	16	17	18	19	20	21	22	23	24	O	26	27												25. 12. 50
26. 12. 50	R	27	28	29	30	31	1	2	3	4	5	6	7	8	9	10	11	12	13	14	15	16	17	18	O	20	21	22	23												19. 1. 51
20. 1. 51	R	21	22	23	24	25	26	27	28	29	30	31	1	2	3	4	5	6	7	8	9	10	11	12	13	O	15	16	17												14. 2. 51
15. 2. 51	R	16	17	18	19	20	21	22	23	24	25	26	27	28	1	2	3	4	5	6	7	8	9	O	11	12	13	14	15												10. 3. 51
11. 3. 51	R	12	13	14	15	16	17	18	19	20	21	22	23	24	25	26	27	28	29	30	31	1	2	3	4	O	6	7	8												5. 4. 51
6. 4. 51	R	7	8	9	10	11	12	13	14	15	16	17	18	19	20	21	22	23	24	25	26	27	28	29	30	O	2	3	4												1. 5. 51
2. 5. 51	R	3	4	5	6	7	8	9	10	11	12	13	14	15	16	17	18	19	20	21	22	23	24	25	26	27	28	O	30												29. 5. 51
30. 5. 51	R	31	1	2	3	4	5	6	7	8	9	10	11	12	13	14	15	16	17	18	19	20	21	22	O	24	25	26	27												23. 6. 51
24. 6. 51	R	25	26	27	28	29	30	1	2	3	4	5	6	7	8	9	10	11	12	13	14	15	16	17	18	19	O	21	22												20. 7. 51
21. 7. 51	R	22	23	24	25	26	27	28	29	30	31	1	2	3	4	5	6	7	8	9	10	11	12	13	14	O	16	17	18												15. 8. 51
16. 8. 51	R	17	18	19	20	21	22	23	24	25	26	27	28	29	30	31	1	2	3	4	5	6	7	8	9	10	O	12	13												11. 9. 51
12. 9. 51	R	13	14	15	16	17	18	19	20	21	22	23	24	25	26	27	28	29	30	1	2	3	4	5	6	7	8	9	10												
	R																																								
	R																																								

Kürzeste Zwischenregelzeit: 24—19=5

Längste Zwischenregelzeit: 28—10=18

R = 1. Regeltag O = letzter Zwischenregeltag —— = nachträglich errechnete Eisprungzeit | = Schwankungsweite der Zwischenregelzeit

Rein rechnerisch findet man diesen Termin durch Abziehen der Zahl 19 von der Zahl, die den kürzestmöglichen Zyklus bezeichnet, hier also: 24–19 = 5. Beim Auszählen fällt der 19. Tag auf den 7. Zyklustag, also ist die Linie zwischen dem 5. und 6. Zyklustag zu ziehen.

Hat man diese vier Linien in der Tabelle gezogen, kann man ohne jede Rechenoperation an den eingedruckten Zahlen der Tabelle folgendes ablesen:

1. Die Schwankungsbreite beträgt 24 bis 28 Tage.
2. Die u. U. fruchtbare Periode liegt stets zwischen dem 6. und 17. Zyklustag.
3. Die unfruchtbaren Perioden liegen vom 1. bis 5. Zyklustag und vom 18. Tag des Zyklus an bis zum Beginn der nächsten Menstruation.
4. Die Kalenderdaten der fruchtbaren Zeiten waren:
   8.–19. XI.
   4.–15. XII.
   usw., usw.

An allen übrigen Kalendertagen konnte eine Befruchtung nicht stattfinden; daher wäre ungeschütztes Beisammensein möglich gewesen, ohne daß eine Empfängnis hätte eintreten können.

Nun zeichnet man in eine neue Leertabelle die so gefundenen Linien ein und hat in Zukunft nichts mehr zu tun, als am ersten Tag jeder Menstruation die neuen Kalenderdaten in oben beschriebener Weise in die Tabelle einzutragen, an den senkrechten Linien die fruchtbaren und unfruchtbaren Kalendertage abzulesen und die so festgestellten fruchtbaren und unfruchtbaren Tage in einem Abreiß- oder Taschenkalender, der einem täglich zu Gesicht kommt, mit einem unauffälligen Zeichen anzumerken.

Besondere Sachlagen

Sowohl die Zeitdauer der Eireife wie die Dauer der Gelbkörperwirkung werden durch komplizierte Vorgänge des Hormonstoffwechsels geregelt. Die medizinische Wissenschaft ist ständig bemüht, diese geheimnisvollen Vorgänge weiter zu erforschen. Für unsere Zwecke hier ist von all diesen Forschungsergebnissen lediglich die Erkenntnis wichtig, daß sowohl körperliche wie geistig-seelische Gleichgewichtsstörungen der verschiedensten Art imstande sind, den Hormonstoffwechsel und damit auch die Vorgänge der Eireifung und der Gelbkörpertätigkeit aus ihrer gewohnten Regelhaftigkeit zu werfen.

Um diese Möglichkeiten einer „Zyklus-Entgleisung" muß jedes Paar wissen, das die Methode bei der planmäßigen Empfängnisverhütung anwendet.

Wer laufend genaue Aufzeichnungen in Form der eingangs beschriebenen Tabellenführung macht, bemerkt automatisch sofort, wenn infolge einer derartigen Störung die normale Schwankungsbreite der Zwischenregelzeit nach vorn oder hinten überschritten wird.

Das kann geschehen

1. nach Geburten und Fehlgeburten,
2. infolge akuter und chronischer Erkrankungen aller Art,
3. infolge ungewohnter körperlicher Anstrengungen,
4. infolge seelischer Aufregungen, trauriger und schmerzvoller ebenso wie freudiger Art,
5. während der Wechseljahre.

Die künstlichen Verhütungsmethoden

Wie die Erfahrung lehrt, gibt es aber zahlreiche Paare, die die Beschränkung auf die unfruchtbare Zeit als eine schwer tragbare oder unangemessene Belastung empfinden.

Andere Methoden

Die älteste Verhütungsmaßnahme, die schon in der Bibel erwähnt wird, ist der unterbrochene Verkehr (Coitus interruptus). Dieses Zurückziehen des Gliedes vor dem Samenerguß stellt jedoch für beide Partner – besonders aber für die Frau – eine ernste nervliche und psychische Belastung dar.

Von den mechanischen Vorrichtungen, die das Eindringen des Samens verhindern sollen, ist der Gummischutz des Mannes (Präservativ, Kondom) die zuverlässigste. Sie versagt nur bei Undichtigkeit oder Zerreißen des Präservativs, das jedoch von vielen Menschen als störender Fremdkörper empfunden wird. Es hat den Nachteil, daß es nur über das bereits steife Glied gezogen werden kann, wobei es zu einer störenden Unterbrechung des Liebesspiels und Reizablaufs kommt.

Die Pessare der Frau sind ring-, scheiben- oder kappenförmige Vorrichtungen aus Gummi, Kunststoff oder Metall, die tief in die Scheide eingeführt werden, um den Samen daran zu hindern, in die Gebärmutter und die Eileiter zu gelangen. Ihre nur begrenzte Zuverlässigkeit läßt sich durch Hinzufügung eines chemischen Schutzmittels (siehe unten) erhöhen.

Das Pessar soll vom Arzt eingepaßt, kann aber dann von der Frau selbst – mit einiger Übung – nach Bedarf eingesetzt sowie entfernt und auch während längerer Zeiträume getragen werden. Kappenpessare müssen allerdings vom Arzt vor jeder Menstruation entfernt und danach wieder eingesetzt werden; sie sind zwar verhältnismäßig zuverlässig, aber wegen vorkommender Sekretstauungen gesundheitlich nicht ganz unbedenklich.

Stiftpessare, die in den Gebärmutterhals eingesetzt werden, können Infektionen und Entzündungen verursachen. Als weit weniger gesundheitsschädlich gelten die modernen „Intrauterin-Pessare", die – als Ringe, Schleifen oder Spiralen aus Stahl oder Kunststoff – vom Arzt in die Gebärmutter selbst eingelegt werden und dort jahrelang verbleiben können, wenn sich keine Unverträglichkeit einstellt. Sie bieten offenbar einen sehr sicheren, praktischen und billigen Empfängnisschutz, werden jedoch von mindestens einem Viertel aller Frauen nicht vertragen. Vor allem aber ist ihre Unschädlichkeit noch sehr umstritten.

Die chemischen Schutzmittel der Frau – Tabletten, Zäpfchen, Kugeln, Puder, Schaum, Salbe, Gelee usw. – gelangen allein oder in Verbindung mit Pessaren zur Anwendung. Sie werden vor dem Beischlaf tief in die Scheide eingebracht. Ihre Zuverlässigkeit ist nur sehr begrenzt. Da nicht alle derartigen Mittel unschädlich sind, empfiehlt sich bei ihrer Auswahl ärztliche Beratung.

Die Antibaby-Pille

Wachsende Verbreitung finden heute die neuen einzunehmenden Präparate, die man als „orale Ovulationshemmer" oder „Antibaby-Pillen" bezeichnet. Die in ihnen enthaltenen Eierstockhormone – synthetische Östrogene (Follikelhormon) und Gestagene (Gelbkörperhormon) – verhindern den Eisprung (Ovulation), ohne den ja keine Empfängnis stattfinden kann. Jedoch bleibt dabei die Menstruation aufrechterhalten. Nach Abbruch der Behandlung tritt wieder volle Fruchtbarkeit ein.

Bei streng regelmäßiger Einnahme – während drei Wochen des Zyklusmonats täglich eine Pille – bietet dieses Verfahren nahezu hundertprozentigen Empfängnisschutz. Nach den bisherigen Erfahrungen an mehreren Millionen Frauen der ganzen Welt scheint dieses Verfahren für den gesunden weiblichen Organismus unschädlich zu sein. Nebenerscheinungen sind verhältnismäßig selten und pflegen leichter und vorübergehender Natur zu sein. Aber bei einigen Erkrankungen – wie z. B. Durchblutungsstörungen, Leberleiden usw. – dürfen solche Pillen nicht – oder allenfalls nur unter strengster ärztlicher Kontrolle – eingenommen werden. Schon aus diesem Grunde sind sie rezeptpflichtig.

Die Gefahr einer krebsfördernden Wirkung wird heute von der Mehrheit der Ärzteschaft verneint. Dennoch dürfte die bisherige Erfahrungszeit von einigen Jahren noch zu kurz sein, um eine endgültige Beurteilung aller Langzeitwirkungen zu ermöglichen, die dieser ständige Eingriff in den Hormonhaushalt auf den weiblichen Organismus ausüben mag.

GESUNDHEITSPFLEGE DER FRAU

Die Menstruation

Mit Beginn des fortpflanzungsfähigen Alters setzen bei der Frau die monatlichen Blutungen ein. Zur besseren Übersicht sind nachstehend die Hauptpunkte des monatlichen Zyklus der Frau bei ausbleibender und bei eintretender Befruchtung gegenübergestellt:

Menstruationszyklus

1. Austreten des reifen Eies aus dem Eierstock (Eisprung).
2. Umbildung des Graafschen Follikels zum Gelbkörper.
3. Verlust des nicht befruchteten Eies.
4. Vierzehn Tage nach der Eireifung Eintritt der Menstruation.
5. Wiederaufbau der Gebärmutterschleimhaut. Rückbildung des Gelbkörpers.
6. Ungefähr vierzehn Tage nach Beginn der Menstruation tritt ein neuer Eisprung ein.

Befruchtung

1. Austreten des reifen Eies aus dem Eierstock.
2. Umbildung des Graafschen Follikels zum Gelbkörper.
3. Zusammentreffen des Eies mit der Samenzelle und Befruchtung.
4. Die Menstruation bleibt aus. Einnistung des Eies in die Gebärmutterschleimhaut.
5. Weitergehende Entwicklung des Gelbkörpers während der Schwangerschaft.
6. Während der Schwangerschaft bleibt eine neue Eireifung aus.

Die Menstruation ist also ein u. a. durch die Hormone des Gelbkörpers gesteuerter Vorgang, der seine natürliche Unterbrechung durch die Schwangerschaft und Stillzeit findet. Aber auch andere schwerwiegende Ereignisse im Leben der Frau, wie plötzlicher Schreck, Unfälle, Krankheiten usw. sowie die Wechseljahre, können die Menstruation zum zeitweiligen Versiegen bringen.

Daß die Frau sich während ihrer Periode schonen muß, sei nicht nur am Rande vermerkt. Der Organismus der Frau ist während dieser Zeit besonderen Belastungen unterworfen. Schon 1–2 Tage vor Beginn der Periode machen sich leichte krampfartige Schmerzen im Unterleib bemerkbar. Es wäre jedoch völlig unrichtig, wenn die Frau jetzt ihre alltägliche Arbeit im Haushalt

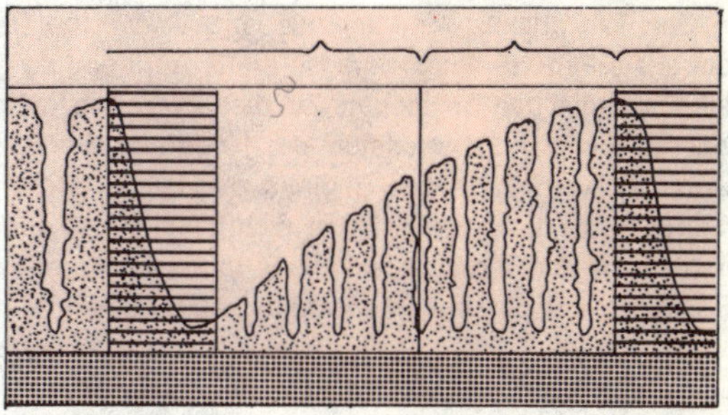

Menstruationszyklus in 28 Tagen. Die schraffierten Felder rechts und links entsprechen den Menstruationen, die Mittellinie bedeutet Eisprung, die Kurve zeigt die Schleimhautveränderungen der Gebärmutter an

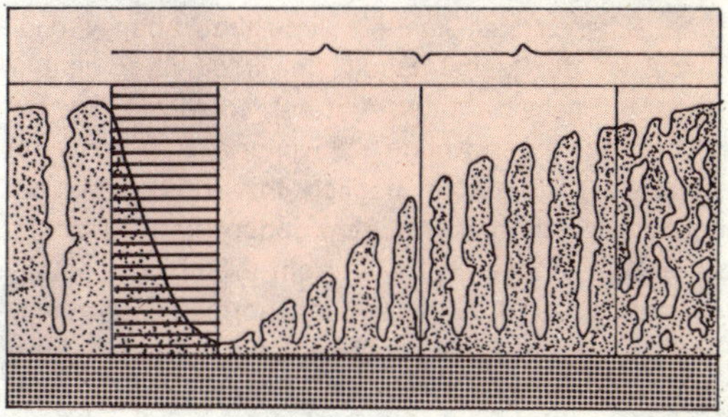

Menstruationszyklus durch eine Befruchtung, etwa zum Zeitpunkt des Eisprunges, unterbrochen. Die nächstfolgende Regelblutung bleibt aus, die Schleimhaut der Gebärmutter nimmt das befruchtete Ei auf

oder im Beruf unterbrechen würde, sie soll keine Wehleidigkeit an den Tag legen. Ob Monatsbinden oder Tampons verwendet werden, ist letzten Endes eine Frage persönlicher Hygiene. Vom ärztlichen Standpunkt aus ist gegen Tampons nichts einzuwenden, solange sie keine Reiz- oder Entzündungserscheinungen in der Scheide auslösen. Selbstverständlich müssen die benutzten Binden und Tampons peinlichst sauber vernichtet werden, wie überhaupt eine intensive körperliche Pflege der Frau während dieser Tage von ausschlaggebender Wichtigkeit ist.

Über die krankhaften Veränderungen der Menstruation, wie zu starke und zu häufige Blutung usw., s. Frauenkrankheiten (S. 383). Baden und Schwimmen ist während der Periode nicht ratsam. Dagegen kann geduscht werden.

Schwangerschaft

Die Schwangerschaft ist ein überaus eindrucksvoller Abschnitt im Leben der Frau, in dem sich Körper und Seele auf das große Erlebnis der Mutterschaft vorbereiten. Mit Eintritt der Schwangerschaft gehen im Organismus der Frau mannigfache Veränderungen vor sich. Der Körper stellt sich in seiner Gesamtheit auf die neue Aufgabe um. Sowohl in den Organen als auch im Aufbau der Gewebe paßt er sich den neuen, veränderten Verhältnissen an. Auch die Körpersäfte erfahren eine Umstimmung, vornehmlich auf hormonaler Grundlage. Einen besonders großen Anteil am Verlauf der Schwangerschaft hat das System der inneren Drüsen; sie spielen bei der jetzt zum Teil veränderten Organtätigkeit eine große Rolle.

Da die Schwangerschaft ein natürlicher, den organischen Lebensvorgängen entsprechender und auch anatomisch genau festgelegter Vorgang ist, verfügt der Organismus über alle die Fähigkeiten, die einen günstigen und normalen Verlauf gewährleisten. Eine besondere Hygiene sollte daher eigentlich nicht notwendig sein. Doch machen es die Verhältnisse, denen der Kulturmensch von heute unterworfen ist, erforderlich, selbst den natürlichsten Vorgängen im menschlichen Körper genaueste Beachtung zu schenken. Deswegen muß jeder Frau geraten werden, durch eine gesunde Lebensführung das ihre zu einem glücklichen Verlauf der Schwangerschaft beizutragen. Daraus entwickelt sich dann eine beruhigende seelische Ausgeglichenheit. Die Schwangere kann das Bewußtsein haben, daß sie alle Maßnahmen ergriffen, unter Umständen sogar kleine Opfer gebracht hat, um die gesunde und normale Entwicklung des neuen Erdenbürgers zu gewährleisten.

Für die normale Schwangerschaft nimmt man als Zeitdauer durchschnittlich 280 Tage, also vierzig Wochen an. Es gibt aber auch Tragzeiten, die bedeutend kürzer oder länger sind. Das erste sichtbare Anzeichen einer Schwangerschaft ist das Ausbleiben der monatlichen Blutung.

Wir rechnen vom Tage des Beginns der letzten Menstruation drei Monate zurück und zählen dann sieben Tage dazu, wenn wir das voraussichtliche Datum der Geburt berechnen wollen. Setzte die letzte Periode beispielsweise am 3. April ein, so gehen wir drei Monate zurück und erhalten als Ergebnis den 3. Januar. Zu diesem Termin zählen wir sieben Tage hinzu. Dann ist das wahrscheinliche Geburtsdatum der 10. Januar. Den Geburtszeitpunkt können wir auch errechnen, wenn wir vom Tage des Beginns der letzten Menstruation ausgehen und neun Monate plus sieben Tage dazuzählen. Es ist nicht selten, daß auch nach begonnener Schwangerschaft noch monatliche Blutungen – allerdings in schwächerer Form – auftreten. Daher muß bei einer Berechnung der Schwangerschaftsdauer stets von der letzten normalen Periode ausgegangen werden.

Das Ausbleiben der Menstruation ist jedoch kein untrüglicher Schwangerschaftsnachweis, weil auch verschiedene andere Vorgänge in den Geschlechtsorganen der Frau ein Ausbleiben der Periode hervorrufen können. Jede Frau aber wird den natürlichen Wunsch empfinden, sich bei Aussetzen der Menstruation Gewißheit über eine etwa eingetretene Schwangerschaft zu verschaffen. Sucht sie einen Arzt auf, so wird er bei eingehender Untersuchung aus gewissen Anzeichen auf eine etwaige Schwangerschaft schließen können. Früher war das erst von einem gewissen Zeitpunkt an möglich. Inzwischen aber hat man einen Weg gefunden, um mit größtmöglicher Sicherheit eine Schwangerschaft frühzeitig zu erkennen. Die Methode besteht in einer Untersuchung des Harns, in dem erfahrungsgemäß schon kurz nach der Befruchtung größere Mengen eines Schwangerschaftshormons auftreten. Dieses Hormon zeichnet sich durch die Eigenschaft aus, noch geschlechtsunreife junge Tiere in ganz kurzer Zeit geschlechtsreif werden zu lassen, wenn es ihnen eingespritzt wird. In den ersten drei Monaten der Schwangerschaft

Geburtskalender

zur Errechnung des wahrscheinlichen Geburtstermins nach Ausbleiben der Periode

Eintritt der letzten Menstruation	Ungefährer Zeitpunkt der 1. Bewegung des Kindes	Geburt
1. Januar	21. Mai	8. Oktober
10. Januar	30. Mai	17. Oktober
20. Januar	9. Juni	27. Oktober
30. Januar	19. Juni	6. November
1. Februar	21. Juni	8. November
10. Februar	30. Juni	17. November
20. Februar	10. Juli	27. November
28. Februar	18. Juli	5. Dezember
1. März	19. Juli	6. Dezember
10. März	28. Juli	15. Dezember
20. März	7. August	25. Dezember
30. März	17. August	4. Januar
1. April	19. August	6. Januar
10. April	28. August	15. Januar
20. April	7. September	25. Januar
30. April	17. September	4. Februar
1. Mai	18. September	5. Februar
10. Mai	27. September	14. Februar
20. Mai	7. Oktober	24. Februar
30. Mai	17. Oktober	6. März
1. Juni	19. Oktober	8. März
10. Juni	28. Oktober	17. März
20. Juni	7. November	27. März
30. Juni	17. November	6. April
1. Juli	18. November	7. April
10. Juli	27. November	16. April
20. Juli	7. Dezember	27. April
30. Juli	17. Dezember	7. Mai
1. August	19. Dezember	8. Mai
10. August	28. Dezember	17. Mai
20. August	7. Januar	27. Mai
30. August	17. Januar	7. Juni
1. September	19. Januar	8. Juni
10. September	28. Januar	17. Juni
20. September	7. Februar	27. Juni
30. September	17. Februar	7. Juli
1. Oktober	18. Februar	8. Juli
10. Oktober	27. Februar	17. Juli
20. Oktober	9. März	27. Juli
30. Oktober	19. März	7. August
1. November	21. März	8. August
10. November	30. März	17. August
20. November	9. April	27. August
30. November	19. April	6. September
1. Dezember	20. April	7. September
10. Dezember	29. April	16. September
20. Dezember	9. Mai	26. September
30. Dezember	19. Mai	6. Oktober

etwa können allgemeine, unbestimmte Beschwerden auftreten. Die Frau fühlt sich unwohl. Sie klagt über Schwindelgefühl und Übelkeit. Bisweilen neigt sie auch zu leichten Ohnmachten. Bekannt ist besonders der Brechreiz mit starker Speichelabsonderung, der bis zu regelmäßigem morgendlichem Erbrechen führen kann. Oft zeigen sich allgemeine Müdigkeit, Appetitlosigkeit, Schwere in den Beinen. Dann und wann machen sich auch kleine fleckige Hautverfärbungen bemerkbar.

In der zweiten Hälfte des dritten Monats beginnen sich die Brüste zu verändern. Drückt man sie leicht, so tritt aus der Brustwarze ein Tropfen gelblichweißer Flüssigkeit, die sogenannte Vormilch *(Kolostrum)*. Allmählich nimmt jetzt der Leib an Umfang zu.

Im fünften Monat kann man bei Auflegen des Ohres auf den mütterlichen Leib schon die kindlichen Herztöne hören. Die Frau empfindet die ersten Bewegungen des Kindes. Zu dieser Zeit lassen Übelkeit und Erbrechen und ähnliche Beschwerden nach, bis sie schließlich ganz aufhören. Dagegen können sich Erscheinungen anderer Art bemerkbar machen, verursacht vor allem durch das fortschreitende Wachstum des Kindes in der Gebärmutter. Es äußert sich als verstärktes Schweregefühl im Leibe, das von Tag zu Tag zunimmt.

Im 7. und 8. Monat zeigen sich auffallende Veränderungen der Brüste. Sie haben nun an Umfang zugenommen. Die Brustwarzen treten deutlicher hervor. Sie sind stärker pigmentiert und von einem dunkel gefärbten Rand umgeben, in dem kleine Erhebungen sichtbar werden. Bei Frauen, die schon geboren haben, sind diese Zeichen bereits vorhanden, prägen sich jetzt aber noch stärker aus. In der Mittellinie des Leibes zeigt sich ein dunkel gefärbter, durch verstärkte Pigmentbildung bedingter Streifen, der vom Brustbein bis in die Schamgegend reicht. Die dicht unter der Haut der Brüste liegenden Blutgefäße treten als dunkelblaue Streifen deutlich hervor. Bei Betasten spürt man das sich körnig anfühlende Gewebe der Milchdrüse. Gegen Ende der Schwangerschaft hat der Leib einen Umfang von etwa 100 Zentimeter erreicht.

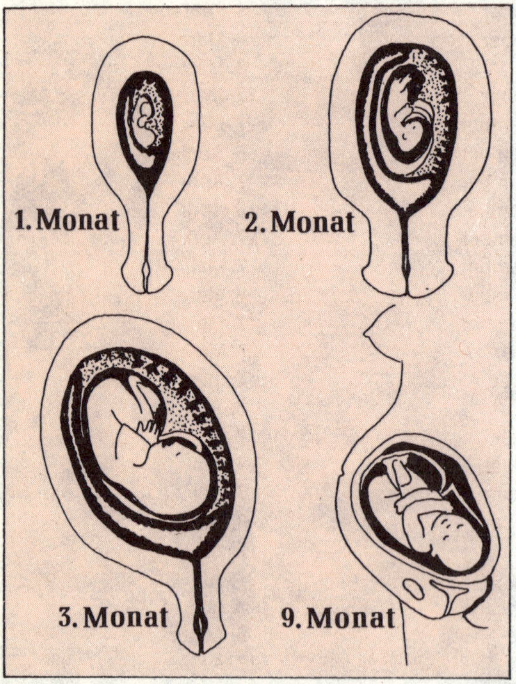

Lage und Ausdehnung der Gebärmutter während der Schwangerschaft und Entwicklungsstufen der Frucht

Es sei jeder Frau geraten, sich bald nach Eintritt der Schwangerschaft einer eingehenden regelmäßigen ärztlichen Untersuchung zu unterziehen. Werden hierbei irgendwelche Mängel an den inneren Organen festgestellt, so kann noch rechtzeitig etwas dagegen getan werden. Bei sachgemäßer Behandlung, wie sie im folgenden beschrieben ist, wird die größtmögliche Sicherheit für einen normalen Verlauf der Schwangerschaft gegeben sein.

Eine gute Herztätigkeit ist für einen störungsfreien Verlauf der Schwangerschaft von großer Bedeutung. Vor allem nimmt die Durchblutung der Unterleibsorgane zu; Frauen mit geschädigtem Herzen können dadurch überbelastet werden. Stauungen im Unterleib sind nicht selten. Bisweilen ist auch die Durchblutung der Nieren gestört. Dadurch wird die Nierentätigkeit beeinträchtigt und Eiweiß im Harn ausgeschieden.
Nicht selten treten auch in den Blutgefäßen anderer Körperteile Stauungen auf, besonders in den Beinen. Bleibt das Blut in den Gefäßen stehen, so können sich Krampfadern bilden. Genaueres hierüber findet man im Abschnitt Herz- und Kreislauferkrankungen (S. 226 ff.).

Die schädliche Wirkung überhöhten Alkoholgenusses und des Rauchens ist hinlänglich bekannt. Wir nennen hier nur seinen besonders nachteiligen Einfluß auf die Keimdrüsentätigkeit. Deutlich zeigt er sich während der Schwangerschaft. Zu dieser Zeit, in der der weibliche Körper einer stärkeren Belastung unterworfen ist, wirken derartige Genußgifte – im Übermaß genossen – störend auf die Entwicklung der Frucht. Geistige Minderwertigkeit, körperliche Mißbildung, unvollständige Entwicklung der inneren Organe sowie des Nervensystems beim Kind können die Folge sein. Eine Frau, die sich ihrer Mutterschaft bewußt ist, wird daher auch diese Genußmittel meiden.
Die Frage, ob und bis zu welcher Zeit während der Schwangerschaft der Geschlechtsverkehr ausgeübt werden darf, läßt sich nicht so ohne weiteres beantworten. Die Anschauungen hierüber gehen sehr stark auseinander. Gehen wir vom rein biologischen Standpunkt aus, so müssen wir sagen, daß der Geschlechtsverkehr nach der Befruchtung von der Natur nicht gewünscht wird; er dient ja nicht allein der sexuellen Befriedigung, sondern in erster Linie der Fortpflanzung und damit der Erhaltung der Art. Diese Anschauung finden wir in der Tierwelt bestätigt. Ein befruchtetes weibliches Tier lehnt jede weitere Begattung ab. Das Triebleben des Kulturmenschen hat unter dem Einfluß der Erziehung und infolge einer besonderen Entwicklung des Gefühlslebens tiefgehende Änderungen erfahren. Wir müssen versuchen, irgendwie einer Lösung dieses Problems näherzukommen. Ein bloßes Verbot für die Zeit der Schwangerschaft würde von den meisten Menschen nur schwer eingehalten werden. Daß aber ein Aussetzen jeder geschlechtlichen Betätigung für die Entwicklung der Frucht von großem Wert ist, braucht nicht besonders hervorgehoben zu werden. Namentlich viele Männer haben nicht die zur Enthaltsamkeit nötige Willenskraft, so daß eine Durchführung dieses natürlichen Gebotes oft nur die eheliche Untreue zur Folge hätte. Werden gewisse Vorsichtsmaßregeln beim Geschlechtsverkehr beachtet, ist nach Ansicht vieler Fachmediziner nichts dagegen einzuwenden. Der Akt darf jedoch nicht zu oft ausgeübt werden, da eine zu häufige nervöse Erregung sowohl die Frau als auch die Frucht schädigen kann. Bei Frauen, die besonders leicht erregbar sind und oft wiederholten Orgasmus empfinden, ist besondere Vorsicht geboten. Vor allem gegen Ende des dritten Monats ist eine Fehlgeburt möglich, weil zu diesem Zeitpunkt die innersekretorischen Drüsen ihre Tätigkeit ändern und dadurch die Körpersäfte hormonal umgestimmt werden. Diese Umstimmung kann sich in einer besonderen Empfindlichkeit der Gebärmutter ausdrücken und bei manchen Frauen unter ungünstigen Umständen zur Fehlgeburt führen.

Zur Anregung des Kreislaufes ist ein gewisses Maß von Körperbewegung unbedingt erforderlich. Am leichtesten durchführbar sind regelmäßige Spaziergänge während der ganzen Schwangerschaftsdauer. Leistungssport ist abzulehnen. Eine methodisch durchgeführte Gymnastik ist besonders zu empfehlen.

Doch sei man nicht nur auf eine harmonische Betätigung aller Muskelgruppen bedacht. Auch Entspannungsübungen, die die gesamte Muskulatur umfassen, sind zweckmäßig. Sie bestehen darin, daß der ganze Körper bei völliger Ruhelage bequem und locker ausruht. Vor allem ist darauf zu achten, daß nicht nur Arme und Beine, sondern auch Gesichts-, Hals- und Bauchmuskeln, ja selbst die Finger schlaff und unbeweglich liegen. Jegliches Nachdenken ist auszuschalten. Man erreicht dies am ehesten, wenn man unter Ablenkung aller Gedanken langsam zählt oder versucht, vor sich hinzuträumen. Unangenehme Erinnerungen, die das Gemüt belasten, müssen unterdrückt werden. Bald wird man die wohltuende Wirkung solcher Übungen empfinden. Sie beruhigen das Nervensystem und sind um so notwendiger, als viele Menschen unbewußt verkrampfen.
Die Bewegungsübungen sind regelmäßig durchzuführen, ruhig, langsam und mit Elastizität. Sie dürfen nicht anstrengen. Man vermeide Rückwärtsbeugungen des Rumpfes sowie unvorsichtiges Springen und Laufen. Niemals darf körperliche Übermüdung auftreten. Auch sind Übungen zu vermeiden, die eine starke Beanspruchung der Bauchmuskulatur erfordern; besondere Vor-

sicht ist hier an den Tagen geboten, die mit dem üblichen Menstruationsdatum übereinstimmen. Man übe nur kurze Zeit, dafür mehrmals täglich. Den größten Teil der Übungen führe man im Liegen aus. Die etwa zwei Monate vor der Geburt regelmäßig vor sich gehende Senkung und Lageveränderung der Frucht kann durch Spaziergänge und Bewegungsübungen begünstigt werden.

Eine andere Methode, den Körper der Frau für Schwangerschaft und Geburt leistungs- und widerstandsfähig zu machen, ist eine regelmäßig und richtig angewandte Bäderbehandlung. Sie regt die Blutzirkulation und die Tätigkeit der Ausscheidungsorgane an. Die üblichen Reinigungsbäder, die zur allgemeinen Hygiene erforderlich sind, kann man nicht zur Heilbehandlung rechnen.

Zu empfehlen sind kühle, zehn bis fünfzehn Minuten dauernde Sitzbäder, deren Anwendung im Kapitel „Die Heilweisen" (S. 489) beschrieben ist. Sie wirken anregend auf Blutkreislauf, Darmtätigkeit, Nierenausscheidung – überhaupt auf alle Funktionen, die während der Schwangerschaft besonders beansprucht werden. Auch die normale Rückbildung der erschlafften Bauchmuskulatur wird günstig beeinflußt. Das kühle Sitzbad kann während der ganzen Schwangerschaft genommen werden, das heiße Sitzbad in den meisten Fällen nicht, zumindest nicht in den ersten Monaten.

Auch Sonnenbäder sind nützlich. Man nehme sie nach Möglichkeit während der ganzen Schwangerschaft. Weil dies jedoch methodisch zu geschehen hat, unterrichte man sich in dem Kapitel über Sonnenbäder (S. 55).

Für erquickenden, ruhigen Schlaf – wenn möglich bei offenem Fenster – ist unbedingt Sorge zu tragen. Das kühle Sitzbad erhöht das Schlafbedürfnis. Es ist also kurz vor dem Schlafengehen besonders angebracht. Überhaupt muß das Nervensystem Gelegenheit haben, sich auszuruhen und zu erholen.

Es wurde bereits auf den großen Wert einer geregelten Darmtätigkeit hingewiesen. Der Gebrauch von Abführmitteln ist aber während der Schwangerschaft zu vermeiden. Die in diesem Buch vorgeschlagene Diät sowie die Bewegungs- und Bäderbehandlung sichern meist hinreichend eine normale Darmfunktion.

Bei den ersten Anzeichen der bevorstehenden Geburt schränke die Frau das Essen ein. Es ist jetzt besser, nur noch leichtverdauliche, aber nahrhafte Getränke zu sich zu nehmen (Milch, Obst, Haferschleim, Gemüsebrühe, Fruchtbrühe, Fruchtsäfte, Honigwasser).

Die Erfahrungen der Naturärzte haben bestätigt, daß sich eine rechtzeitige natürliche Schwangerschaftshygiene überraschend gut auswirkt. Folgende drei Wünsche der Mutter werden dabei gewiß in Erfüllung gehen: die Geburt eines gesunden kräftigen Kindes, ein störungsfreier Verlauf der Schwangerschaft, eine leichte und fast schmerzlose Geburt.

Dieses Ziel wird eine Frau um so leichter erreichen, je früher sie sich auf eine natürliche Lebensweise einstellt. Dann hat der Körper genügend Zeit, sich durch die nötigen Abwehrmaßnahmen jeglichen Störungen anzupassen. Es sei noch einmal wiederholt: Alle Schwangerschaftsstörungen sind vermeidbar. Wenn sie auftreten, dann nur als eine Folge von Unkenntnis und von Verfehlungen gegen biologische Grundgesetze. Bei vielen Frauen verliefen Geburten schmerzhaft und schwierig. Nach völliger Umstellung der Körpersäfte infolge einer naturgemäßen Behandlung blieben jedoch weitere Schwangerschaften und Geburten ohne Beschwerden. Wir ersehen daraus, daß kleine Hilfsmittel schon alles leichter machen.

Die Kleider dürfen auf den Leib keinen Druck ausüben. Besonders während der letzten Schwangerschaftsmonate ist hierauf zu achten.

Bei Frauen, die viel sitzen oder wenig körperliche Bewegung haben, ist meist die Bauchmuskulatur geschwächt. Weil gerade sie während Schwangerschaft und Geburt wichtige Funktionen hat, sollte man die Muskeln möglichst frühzeitig durch Gymnastik und Bäderbehandlung kräftigen. Bisweilen ist es angebracht, zur Stützung des Leibes eine Binde zu tragen. Solche Binden von besonderer Breite, Länge und Elastizität müssen porös sein, damit der Gasaustausch zwischen Haut und äußerer Luft nicht gestört wird. Mindestens einmal am Tage soll die Schwangere liegend ruhen. Während dieser Zeit ist die Binde abzulegen. Jetzt können auch bei entkleidetem Körper gymnastische Übungen gemacht werden.

Das Tragen zu hoher Absätze ist zu vermeiden, weil wegen ungünstiger Verteilung der Körperlast die Stellung der Wirbelsäule schädlich beeinflußt würde. Gleichzeitig kann sich die Lage innerer Organe verändern. Die Blutzirkulation und auch die Funktion der im Becken liegenden

Nervengeflechte mit ihren zahlreichen Verzweigungen könnten darunter leiden. Werden hohe Absätze nur gelegentlich getragen, dann muß längeres Stehen vermieden und zwischendurch – möglichst liegend – ausgeruht werden. Niedrige Absätze mit Gummi sind nicht nur bequem, sondern auch gesundheitsfördernd.

Die Kleidung ist so zu wählen, daß sich die Wärme möglichst gleichmäßig auf den ganzen Körper verteilt. Nicht nur der Körper selbst, sondern auch die Füße müssen warmgehalten werden, weil kalte Füße Blutstauungen im Unterleib hervorrufen. Dagegen begünstigt eine gute und leichte Durchblutung der unteren Gliedmaßen die Tätigkeit von Herz und Nieren, was – wie schon früher betont – sehr wichtig ist. Aus allen diesen Gründen lege man besonderen Wert auf eine vernünftige Bekleidung.

Geburt, Wochenbett und Stillzeit

Die Geburt

Gegen Ende der Schwangerschaft müßte die Frage, ob die Geburt im Hause oder in der Klinik stattfinden soll, entschieden sein. Die Entbindung in einer Anstalt bietet viele Vorteile. Sie gibt die beste Gewähr für einen günstigen Verlauf der Geburt. Frauen, die seit Beginn der Schwangerschaft unter ärztlicher Kontrolle stehen und eine richtige Schwangerschaftshygiene anwenden, könnten auch zu Hause entbinden. Bestehen jedoch ärztlicherseits irgendwelche Bedenken, dann kommt nur eine Klinikentbindung in Betracht. Da die Säuglings- und Muttersterblichkeit im Vergleich zu anderen Ländern heute in Deutschland immer noch relativ hoch ist, sollte jede Frau möglichst im Krankenhaus entbinden. Für die Frau, die aber trotzdem zu Hause entbinden will, gelten die folgenden Ausführungen:

Ist die Frucht im Mutterleib zur völligen Reife gelangt, so setzt die Geburt ein. Dieser Zeitpunkt ist im allgemeinen nach 280 Schwangerschaftstagen erreicht. Die Frucht hat nun alle Entwicklungsstufen durchlaufen. Aus dem einzelligen Ei ist der komplizierte menschliche Organismus entstanden.

Verschiedene Umstände leiten die Geburt ein. In den letzten Wochen der Schwangerschaft wird die Gebärmuttermuskulatur besonders empfindlich. Schon auf leichte Reize hin zeigt sie ihre Fähigkeit, sich zusammenzuziehen. Eine hormonale Umstellung der Körpersäfte und mechanische Einflüsse infolge des starken Wachstums des kindlichen Körpers sind Ursache dieser erhöhten Erregbarkeit der Gebärmutter. Bei der Geburt hat die Muskulatur der Gebärmutter das meiste zu leisten. Sie muß das Kind aus dem Mutterleib austreiben. Diese Aufgabe erfüllt sie durch gleichmäßige Zusammenziehungen, die im oberen Teil der Gebärmutter beginnen und langsam, wellenartig bis zum Muttermund auslaufen. Diese Muskeltätigkeit nennen wir „Wehen". Zu Beginn der Geburt sind sie noch von kurzer Dauer und geringer Kraft. Sie verstärken sich jedoch mehr und mehr. Wenn sie während der Geburt ihren Höhepunkt erreicht haben, dauert jede Wehe etwa eine Minute an. Sie setzen langsam ein und lassen allmählich wieder nach.

Die einzelnen Wehen werden von Ruhepausen unterbrochen, die zu Beginn der Geburt eine Viertelstunde und länger dauern können, dann immer kürzer werden, bis schließlich auf eine Wehe von etwa einer Minute Dauer nur noch eine ebenso lange Pause folgt. Diese Unterbrechungen geben dem Körper die Möglichkeit, Kräfte für eine neue Wehe zu sammeln.

Als erstes Anzeichen des Geburtsbeginns tritt ein leichtes krampfartiges Gefühl auf, das von der Kreuzgegend ausgeht und in das Becken ausstrahlt. Nun müssen die letzten Vorbereitungen für die Geburt getroffen werden. Vor allem ist die Hebamme zu rufen. Sie muß bei jeder Geburt anwesend sein, weil sie die Erfahrungen besitzt, die zur Geburtsüberwachung unbedingt notwendig sind. Eine ihrer Hauptaufgaben ist es, zu entscheiden, ob und zu welchem Zeitpunkt ein Arzt hinzuzuziehen ist.

Wie lange dauert nun eine Geburt? Diese Frage läßt sich nicht ohne weiteres beantworten, weil hier die verschiedensten Faktoren mitsprechen. So wird z. B. der Geburtsverlauf bei einer Erstgebärenden im allgemeinen länger dauern als bei einer Frau, die bereits geboren hat und deren Körper schon besser auf den Geburtsmechanismus eingespielt ist. Besonders die Unterleibsorgane sind dann so aufgelockert und nachgiebig, daß dem Kinde beim Austritt aus dem

Mutterleib bedeutend geringerer Widerstand entgegengesetzt wird. Außerdem hat die Frau, die schon einmal geboren hat, eine größere Erfahrung. Das erleichtert und beschleunigt den Geburtsvorgang.

Im Gegensatz zu älteren Frauen, die zum ersten Male gebären, ist der Geburtsverlauf bei jüngeren Frauen leichter und von kürzerer Dauer. Ihr Beckengewebe hat noch die erforderliche Elastizität und damit wird dem vorwärtsdrängenden kindlichen Kopf kein so großer Widerstand entgegengesetzt.

Die bei Beginn der Wehen herbeigerufene Hebamme sorgt für die folgerichtige Abwicklung der Geburtshilfemaßnahmen.

Sauberkeit und Reinlichkeit sind höchstes Gesetz für einen glücklichen Verlauf der Geburt. Jegliche Möglichkeit einer Infektion muß verhindert werden. Alle für den Geburtsvorgang nötigen Gegenstände sollen peinlichst sauber sein. Die Wäsche ist zu sterilisieren. Sie muß zumindest gut gewaschen und heiß gebügelt sein. Auf gründliches Bügeln ist vor allem Wert zu legen, weil die heißen Dämpfe eine beträchtliche keimtötende Wirkung haben. Die gründliche Reinigung der Hände, gegebenenfalls mit desinfizierender Lösung, ist unumgänglich.
Von Seiten der Hebamme ist für eine Entleerung des Darmes zu sorgen. Zur Reinigung des Körpers ist ein Brausebad am zweckmäßigsten. Vollbäder sind zu vermeiden, da möglicherweise mit dem Wasser Krankheitskeime in die Scheide gelangen und den weiteren Geburtsverlauf ungünstig beeinflussen können. Sind alle diese Maßnahmen getroffen, ist für ein helles, luftiges und sauberes Geburtszimmer gesorgt sowie das Bett frisch bezogen, dann nimmt die Hebamme eine eingehende Untersuchung der Gebärenden vor. Sie stellt fest, welche Lage das Kind im Mutterleib hat und wie weit die Geburt bereits vorgeschritten ist. Der Kinderkörper ist während des Geburtsvorganges bisweilen heftigen Einwirkungen unterworfen. Deshalb muß die Hebamme ab und zu den Zustand des Kindes überprüfen. Sie legt in den Wehenpausen das Ohr auf den Leib der Mutter, um die Herztöne des Kindes wahrzunehmen. Die Regelmäßigkeit des Herzschlages ist ein untrügliches Zeichen für sein Wohlbefinden. Regelmäßige Temperaturmessungen bei der Mutter geben ein Bild vom Zustand der Gebärenden.
Mittlerweile haben die Wehen etwas zugenommen. Sie folgen jetzt etwa alle zehn bis fünfzehn Minuten. Die Gebärende braucht aber noch nicht im Bett zu liegen. Vielmehr ist es ratsamer, sie längere Zeit im Zimmer umhergehen zu lassen. Dadurch wirkt der Druck des Kindes erweiternd auf die Gebärmutter, denn in der nun folgenden Phase muß sich der Ausgang der Gebärmutter vergrößern und schließlich so weit sein, daß der Kopf des Kindes in die Scheide eintreten kann. Gleichzeitig regt das ruhige Gehen die Wehentätigkeit an.
In den meisten Fällen liegt das Kind so in der Gebärmutter, daß der Kopf dem Becken zugekehrt, während das Gesäß mit den angelegten Beinchen nach oben gerichtet ist. In der Lage, in der sich das Kind im Mutterleib befindet, wird es meist auch geboren. Der Kopf wird fast stets zuerst erscheinen.
Einstweilen schwimmt das Kind noch in der mit dem Fruchtwasser gefüllten Fruchtblase. In dieser Umgebung hat es die ganze Schwangerschaft sicher und ohne Schädigung überstanden. Während der Gebärmuttermund in der letzten Schwangerschaftswoche nur für einen Finger durchgängig war, erweitert er sich jetzt zusehends unter dem Einfluß der Wehentätigkeit.
Langsam beginnt sich der nachgiebige untere Teil der Eihülle, die die ganze Gebärmutter auskleidet, vorzustülpen. Das Fruchtwasser drängt nach und hilft bei der Vergrößerung des Gebärmutterausganges. Schließlich ist der Muttermund so weit geöffnet, daß die Eiblase dem in der Gebärmutter herrschenden Druck nicht mehr standhalten kann. Bei der nächsten kräftigen Wehe platzt sie, verursacht jedoch dabei keinerlei Beschwerden. Gleichzeitig fließt ein Teil des Fruchtwassers durch die Scheide nach außen ab. Diesen Augenblick bezeichnet man als Blasensprung. Er zeigt an, daß die Einleitung der Geburt jetzt abgeschlossen und der Muttermund ganz geöffnet ist.
Die Wehentätigkeit nimmt weiter zu. Die Pausen zwischen den Wehen werden immer kürzer. Der Kopf wird stärker gegen den Gebärmutterausgang gepreßt, so daß dieser schließlich völlig geöffnet ist. Jetzt kann der Kopf in die Scheide eintreten. Dieser Geburtsabschnitt nimmt längere Zeit in Anspruch, weil der Kopf beim Durchtritt durch das knöcherne Becken häufig auf Widerstand stößt. Seine Form muß sich der nun gegebenen Weite des Geburtsweges anpassen. Diese Möglichkeit hat er zur Genüge, weil die Schädelknochen beim Kinde noch weich sind und sich sogar, wenn nötig, bis zu einem gewissen Grade übereinanderschieben, um den Kopfumfang zu verringern.

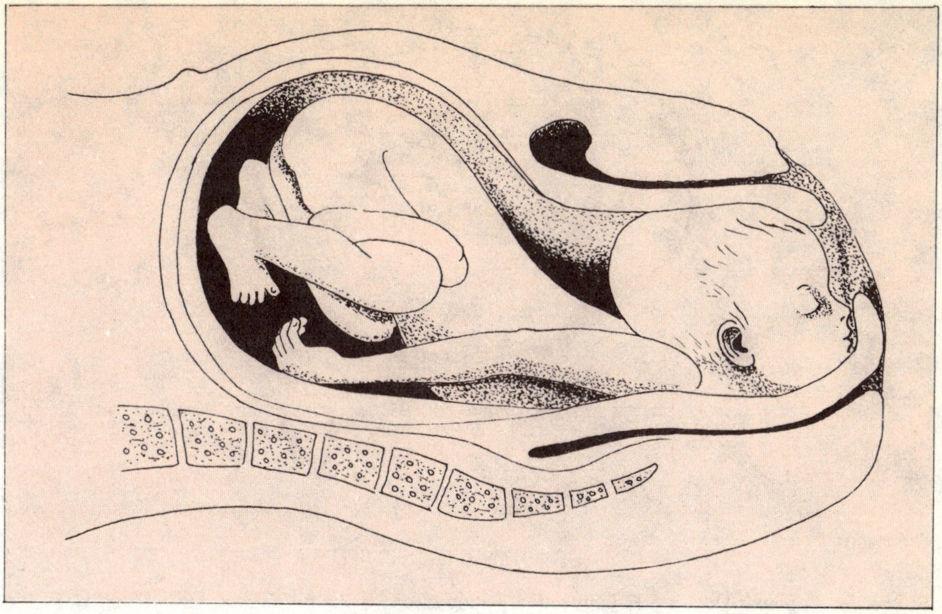

Gesichtslage

Von diesem Augenblick an wird von der Gebärmuttermuskulatur ein erhöhter Kraftaufwand verlangt. Jetzt beginnt der sogenannte Austreibungsvorgang. Er nimmt ungefähr eine Stunde in Anspruch. Der zuerst austretende Kopf des Kindes sucht sich den Durchgang durch die Scheide. Zur Unterstützung dieser Bemühung setzt jetzt die Wirkung der Bauch- und Beckenmuskeln ein. Sie wird ausgelöst durch Erregung eines im Becken liegenden Nervengeflechts, das durch den Druck des vordrängenden Kopfes gereizt wird. Diese Reizung zwingt die Gebärende, unter Anspannung aller Körpermuskeln mitzupressen. Sie erleichtert sich diese Arbeit, indem sie mit leicht angebeugten Beinen im Bett einen Halt sucht. Die Hände fassen ebenfalls nach einer

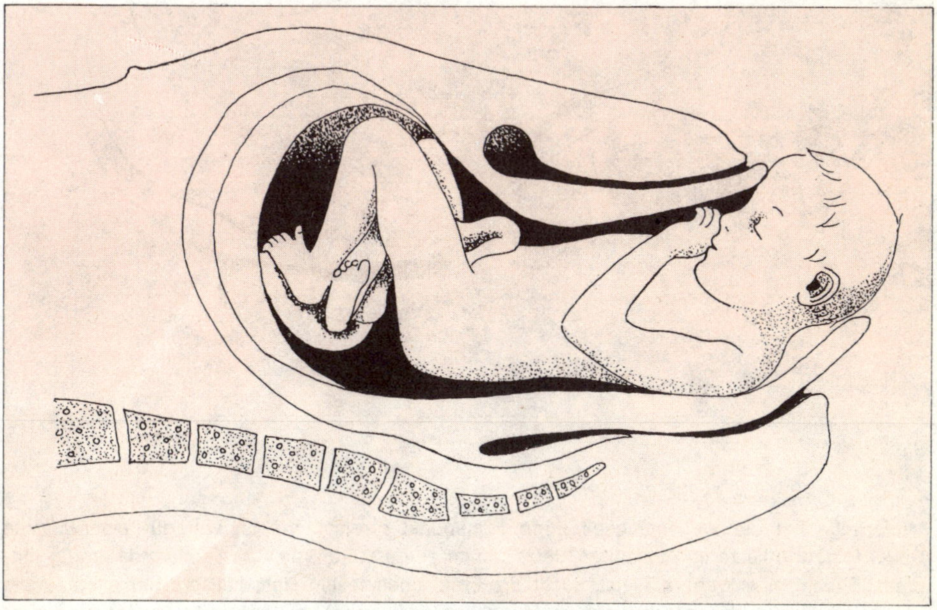

Hinterhauptslage

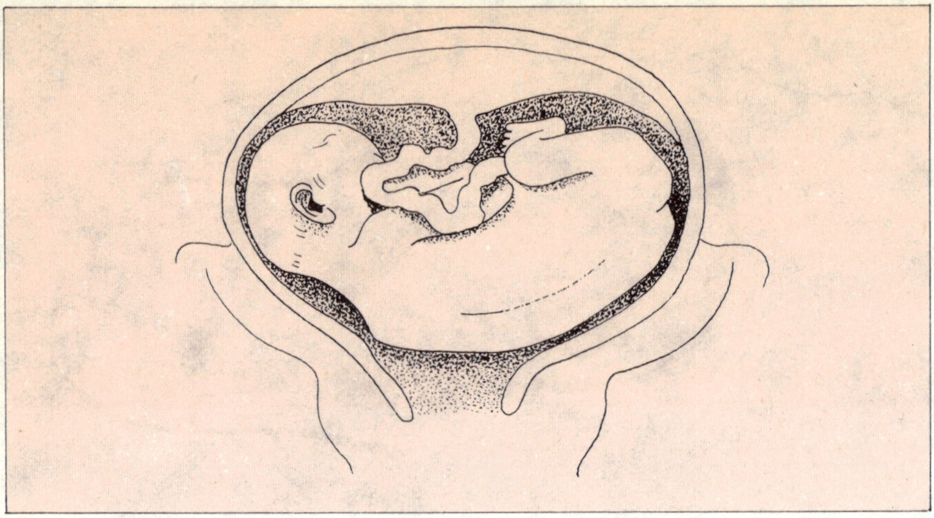

Querlage

Stütze. Es empfiehlt sich, am Fußende des Bettes zwei Stricke mit Griffen zu befestigen, in die die Frau mit beiden Händen hineingreifen kann. Durch Drehungen und Bewegungen des Kopfes hat sich nunmehr das Kind immer weiter vorgeschoben. Dank der starken Auflockerung des Becken- und Scheidengewebes ist es jetzt möglich, daß sich der große Kopf durch die verhältnismäßig enge Scheide hindurch vorwärtsbewegen kann.

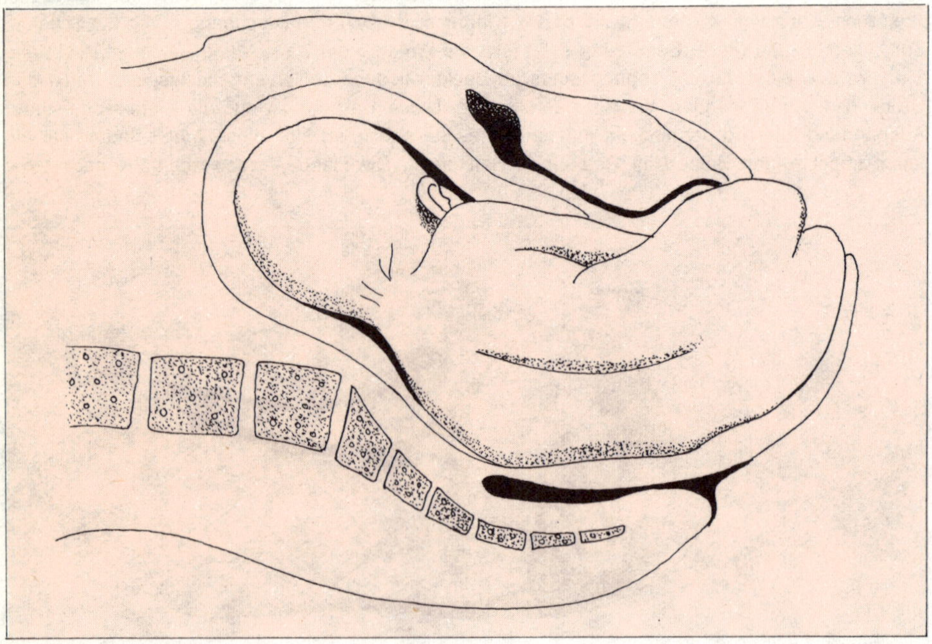

Steißlage

Mittlerweile hat die Wehentätigkeit ihren Höhepunkt erreicht. Wehen von gut einer Minute Dauer folgen in kürzeren Abständen. Jetzt kommt es darauf an, daß die Gebärende kräftig mitpreßt. Sobald eine Wehe einsetzt, sucht die Frau einen festen Halt, hält die tief eingeatmete Luft an und drückt bei geschlossenem Mund und vorgebeugtem Kopf unter Anspannung aller Körperkräfte mit, ähnlich wie beim Stuhlgang. Haben einige Wehen auf diese Weise den Kopf vorwärtsgeschoben, beginnt sich die äußere Scheidenöffnung zu erweitern, und die Kopfhaut des Schädels wird von außen sichtbar. Die folgenden Wehen lassen den Kopf des Kindes weiter heraustreten.

Der am wenigsten nachgiebige Teil des Geburtsweges ist der zwischen den Schamlippen liegende Scheideneingang. Deshalb ist dann, wenn der Schädel mit der Stelle seines größten Durchmessers den letzten Abschnitt des Geburtskanals passiert, darauf zu achten, daß kein Einriß der Scheide *(Dammriß)* erfolgt. Dieser Fall kann eintreten, wenn der Schädel zu schnell geboren wird. Die Scheide hat dann keine Zeit, sich genügend zu dehnen und zu weiten, so daß

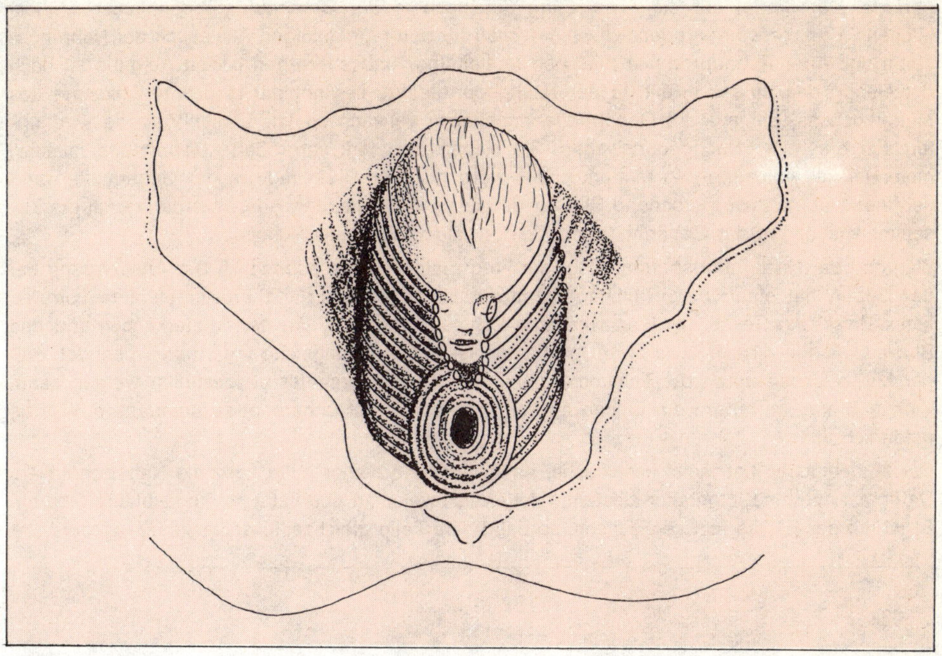

Schematische Darstellung eines Dammrisses. Deutlich ist das Zerreißen der Muskeln bei der Geburt des Kopfes zu erkennen

sich der Kopf mit Gewalt einen Durchgang zu schaffen versucht. Der Riß geht meist von der hinteren Wand der Scheide aus und verläuft in Richtung auf den After, im Gebiet des sogenannten Dammes. Je nach der Plötzlichkeit und Kraft des Kopfdurchtritts kann der Dammriß mehr oder weniger groß sein. Er läßt sich aber bei richtiger Leitung der Geburt oft vermeiden; im übrigen kann er durch einen kleinen Eingriff wieder ausgeheilt werden. Um ihn jedoch von vornherein auszuschließen, achtet die Hebamme darauf, daß der Kopf langsam durch den Scheidenausgang tritt. Sie wird gegebenenfalls den Kopf mehrere Wehen lang zurückdrücken, damit sich die Scheide langsam und gleichmäßig öffnet. Aus demselben Grund verbietet man der Schwangeren bei den letzten Wehen das Mitpressen. Man läßt sie statt dessen durch den geöffneten Mund tief ein- und ausatmen. Ist der Ausgang der Scheide genügend gedehnt, so kann man den Kopf mit einer Wehe heraustreten lassen. Nun ist der schwierigste Teil des Geburtsvorganges beendet, denn der Schädel hat einen größeren Umfang als der Körper des Kindes. Es folgen nun schnell die Schultern. Die Hebamme greift mit zwei Fingern in die Achselhöhlen des Kindes und hebt den Körper vorsichtig heraus. Zum Schluß folgt das restliche Fruchtwasser.

Jetzt ist das Kind nur noch durch die Nabelschnur mit dem mütterlichen Organismus verbunden. Völlig neue Umweltbedingungen wirken nun auf das Kind ein. Während es im Mutterleib bei einer Temperatur von etwa 37 Grad gedieh, findet es jetzt eine Umgebung vor, die nur wenig mehr als halb so warm ist. Dieser Temperatursturz und viele andere Umstände bewirken, daß der Organismus selbständig zu leben anfängt. Das Kind bewegt sich, atmet tief ein und stößt plötzlich seinen ersten Schrei aus. Dieses Lebenszeichen ist für die Mutter ein großes und unvergeßliches Erlebnis. Im gleichen Augenblick hat sie alle Beschwerden vergessen. Sie ist beglückt, da nun ihr natürlicher Wunsch seine Erfüllung gefunden hat.

Während die Mutter noch völlig unter dem Eindruck dieses Ereignisses steht, hat die Hebamme die weitere Sorge um das Neugeborene übernommen. Sie löst das Kind völlig von der Mutter, indem sie – etwa eine Handbreit von seinem Leib entfernt – die Nabelschnur mit einem sauberen Leinenband mehrmals knotet und dadurch fest abschnürt.

Das gleiche tut sie etwa fünf Zentimeter weiter in Richtung zur Mutter hin. Nun kann, ohne daß eine Blutung auftritt, die Nabelschnur zwischen den beiden Knoten durchtrennt werden. Das Kind ist jetzt vom mütterlichen Organismus unabhängig.

Die Geburt ist aber damit noch nicht beendet. Es beginnt nun die sogenannte Nachgeburtsperiode. Man wartet auf die Ausstoßung des noch in der Gebärmutter befindlichen Mutterkuchens. Er hatte während der Schwangerschaft für den regelmäßigen Austausch der Nahrungsstoffe und ihrer Abbauprodukte zwischen Mutter und Kind zu sorgen. Diese Aufgabe ist nach der Geburt des Kindes erfüllt. In der Nachgeburtperiode beginnt die langsame Ablösung des Mutterkuchens, der mit der Gebärmutterinnenfläche verwachsen ist. Dieser Vorgang wird unterstützt durch die Nachgeburtswehen. Sie ziehen die stark vergrößerte Gebärmutter zusammen. Bei der Ablösung des Mutterkuchens werden kleine Blutgefäße in der Gebärmutterwand geöffnet, wodurch vorübergehend Blut austritt. Doch die blutenden Adern werden durch die Zusammenziehungen der Gebärmuttermuskulatur bald wieder geschlossen.

Während der Nachgeburtsperiode liegt die Frau ruhig und gut zugedeckt. Die Anstrengung bei der Geburt hat einen beträchtlichen Wärmeverlust bewirkt, der ein Fröstelgefühl hervorrufen kann. Unter das Gesäß der Frau wird eine Schale geschoben, um den Mutterkuchen und das Blut aufzufangen. Nach etwa zwanzig Minuten ist der Ablösungsvorgang so weit beendet, daß der Mutterkuchen durch die Zusammenziehungen der Gebärmutter ausgestoßen werden kann. Hier muß man abwarten; ein Ziehen an der Nabelschnur ist unbedingt zu unterlassen, weil es gefährlich ist.

Der Mutterkuchen hat meist eine flache, runde Form. In seiner Mitte setzt die Nabelschnur an. Da er fast nur aus Blutgefäßen besteht, fühlt er sich weich an und hat eine dunkelblaurote Farbe. Er ist mit der Eihülle fest verwachsen, so daß beide Teile gleichzeitig ausgestoßen werden. Die

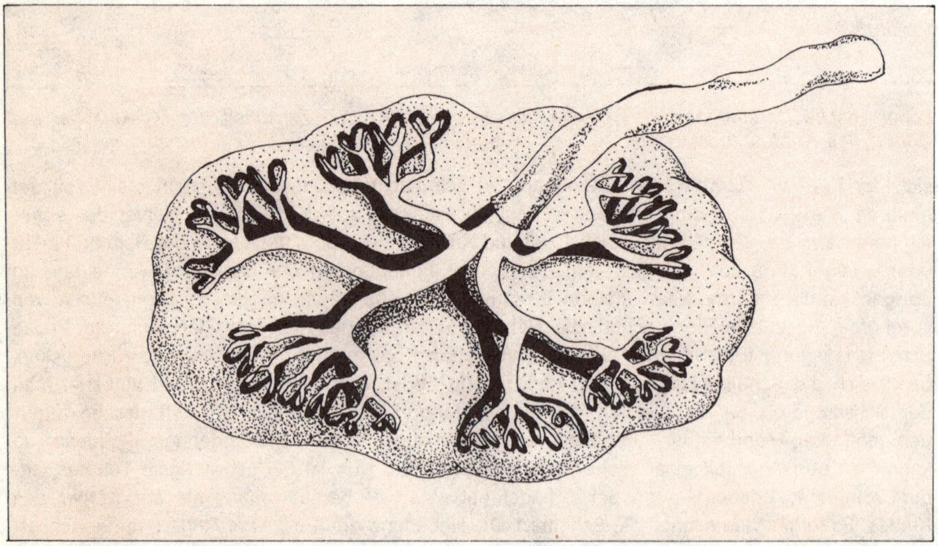

So sieht der vollständige und unverletzte Mutterkuchen aus! Zu achten ist besonders auf die Vollständigkeit der häutigen Hüllen. Zurückgebliebene Reste des Mutterkuchens in der Gebärmutter, die nicht beseitigt werden, können schwere Nachblutungen verursachen.

in der Schale aufgefangene sogenannte Nachgeburt wird von der Hebamme auf Vollständigkeit hin untersucht. Bleiben nämlich irgendwelche Teile in der Gebärmutter zurück, so vermag sich diese nicht richtig zusammenzuziehen, und es können sich unter Umständen Störungen einstellen. Die Hebamme hat durch Betastung des Mutterleibes die richtige Zusammenziehung der Gebärmutter zu überwachen. Kurz nach der Geburt fühlt sich diese weich an und reicht bis über den Bauchnabel hinaus nach oben. Von Minute zu Minute zieht sie sich fester zusammen, so daß sie sich bald auffallend hart anfühlt und immer mehr zusammenschrumpft.

Nach der Geburt darf die Hebamme natürlich auch das Kind nicht aus den Augen lassen. Sie säubert ihm zuerst Mund und Augen mit einem sauberen Tuch. Da sich in der Scheide selbst völlig gesunder Frauen Keime befinden, müssen besonders die empfindlichen Augen des Kindes von Schleimresten befreit werden. Dann träufelt sie unter die Augenlider eine desinfizierende Flüssigkeit. Diese Maßnahme ist heute gesetzliche Vorschrift und dient zur Verhütung des Augentrippers *(Blennorrhöe).*

Sie hat das Kind in warmem Wasser (38° Celsius) gebadet und den Nabel keimfrei verbunden; dann das Kind gewogen und gemessen. Dies alles ist zur genauen Verfolgung der weiteren Entwicklung des Kindes notwendig. Schließlich wird es noch vorschriftsmäßig gewickelt und in die Wiege gelegt. Weil es sich erst an die neue Temperatur gewöhnen muß, ist es vorteilhaft, sein Bettchen durch Wärmflaschen warmzuhalten.

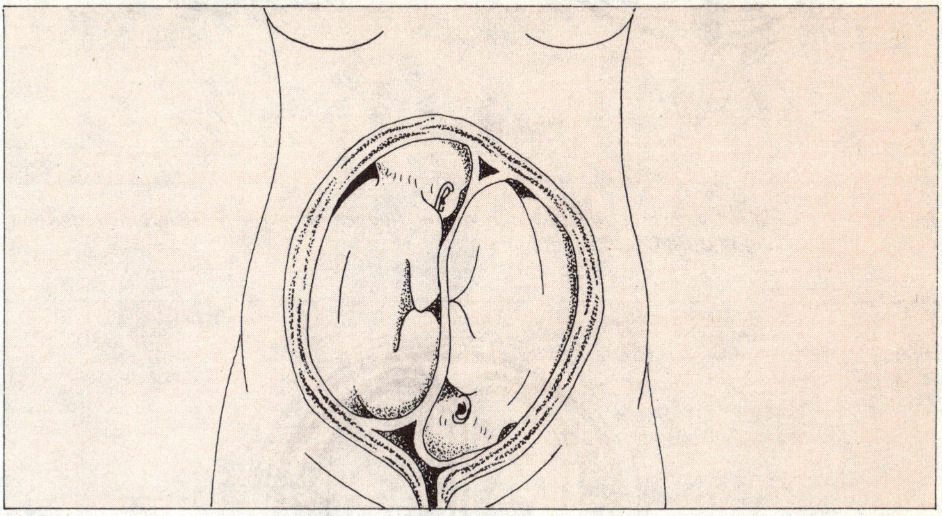

Zwillingsschwangerschaft
Nach den Angaben der Statistik beträgt der Anteil der Zwillingsgeburten etwa 1,25 %: unter 80 Geburten ist also im Durchschnitt eine Zwillingsgeburt. Etwa der vierte Teil der Zwillingsgeburten ist eineiig. Eineiige Zwillinge sind entweder zwei Knaben oder zwei Mädchen. Zwilinspärchen sind nie eineiig.

Es sei hier noch erwähnt, daß die Geburt von Zwillingen oder mehr Kindern nicht anders verläuft. Dem ersten folgt in kurzer Zeit das zweite Kind, das im allgemeinen schneller geboren wird, weil der Geburtsweg bereits ausgeweitet ist und sich kein nennenswerter Widerstand mehr findet. Doch ist es günstiger, wenn schon vor Einsetzen der Geburt festgestellt wurde, daß eine Mehrlingsschwangerschaft vorliegt. Bei eingehender Untersuchung ist das meistens möglich. In Zweifelsfällen macht man eine Röntgenaufnahme.

Erst wenn alle die oben beschriebenen Maßnahmen durchgeführt sind, dürfen die nächsten Angehörigen das Gebärzimmer betreten, um die Mutter zu beglückwünschen und das Kind zu sehen. Das darf aber nur kurze Zeit dauern, denn Mutter und Kind bedürfen nun eines wirklich ungestörten Schlafes. Es sei besonders darauf hingewiesen, daß sich während des gesamten Geburtsverlaufes nur die Personen im Gebärzimmer aufzuhalten haben, die unbedingt zur Überwachung der Entbindung gebraucht werden. Das sind vor allem die Hebamme und der Arzt.

Wenn bei dieser Schilderung einer normalen Geburt nichts von besonders heftigen Beschwerden und Schmerzen gesagt wurde, so deshalb, weil es nicht notwendig war. Die Natur hat auch für den Geburtsakt alles weise eingerichtet. Eine gesunde Frau braucht deshalb der Geburt nicht als einem schmerzhaften und beschwerdevollen Ereignis entgegenzusehen. Die womöglich auftretenden Schmerzen stehen für sie in keinem Verhältnis zu der Größe dieses Erlebnisses. Ihr von Erwartungen erfülltes Empfinden übertönt jegliches Schmerzgefühl. Dagegen können nervöse Frauen, die eine nur unklare Vorstellung von der Entbindung haben, ängstlich sein.

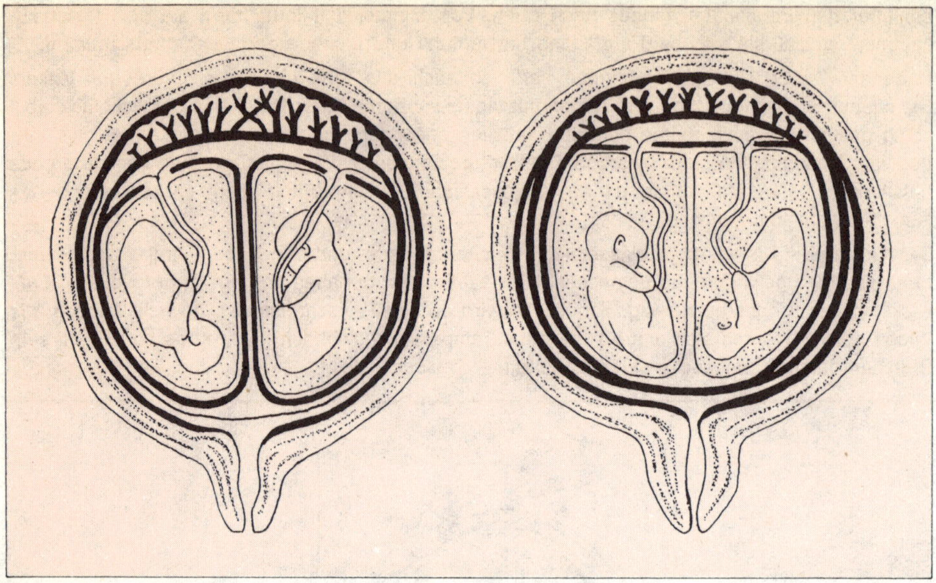

Zweieiige Zwillinge mit verschmolzenem Mutterkuchen, jedoch ohne Blutgefäßverbindungen mit einem Mutterkuchen und Blutgefäßverbindungen

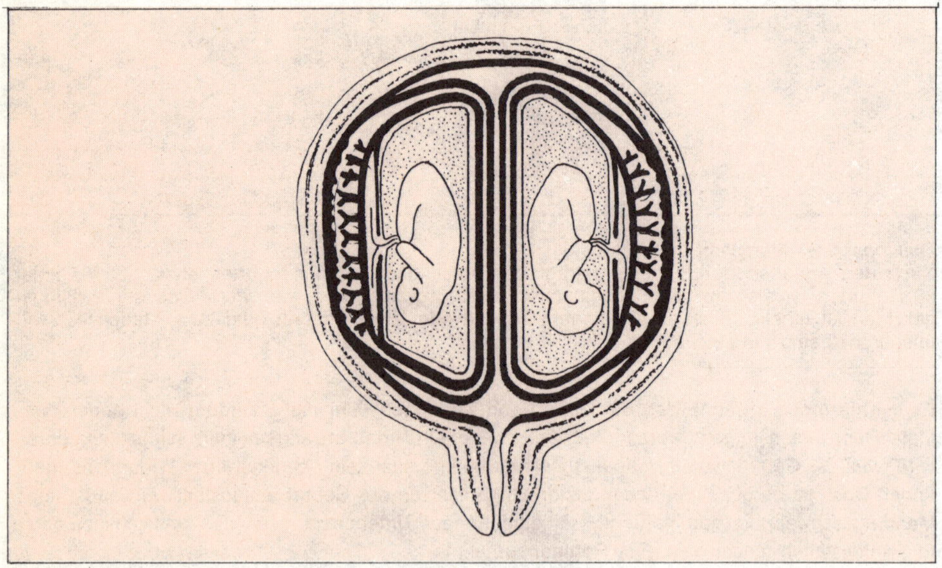

Zweieiige Zwillinge mit getrenntem Mutterkuchen

Daraus entwickelt sich möglicherweise eine Verkrampfung, die alle Schmerzen schwer erträglich machen wird. Selbst geringfügige Einwirkungen rufen bei diesen Frauen schon heftige Reaktionen hervor. Die Gebärende sollte also der Entbindung mit einer inneren Ausgeglichenheit entgegensehen, die sie sich schon während der Schwangerschaft durch eine gesunde körperliche und seelische Hygiene angeeignet hat.

Das Wochenbett

Ist die Nachgeburtsperiode abgeschlossen, so beginnt das Wochenbett. Während dieser Zeit vollzieht sich die Rückbildung der durch die Schwangerschaft bedingten Organveränderungen.

Die Gebärmutter, die schon kurz nach der Geburt stark geschrumpft war, verringert jetzt immer mehr ihren Umfang. Die starke Auflockerung des Beckengewebes, die Blutüberfüllung der Geschlechtsorgane sowie deren erhöhte Erregbarkeit lassen nach.

Wochenfluß

Die Rückbildungsvorgänge an der Gebärmutter zeigen sich äußerlich an dem mit Beginn des Wochenbettes auftretenden sogenannten Wochenfluß. Diese Absonderung stammt aus der Gebärmutter. Sie gelangt durch die Scheide nach außen. Während sie in den ersten Tagen rötlichblutig aussieht, wird sie später gelblich, dann weißlich-schleimig und versiegt schließlich ganz.

Der Wochenfluß besteht aus Abbauprodukten, die von der Innenfläche der Gebärmutter abgestoßen werden. Abgestorbene Gebärmutterschleimhautzellen, Blutkörperchen und Schleim, vermischt mit Keimen, bilden diese Sekrete. Der Wochenfluß hört erst dann auf, wenn die Schleimhaut der Gebärmutter völlig wiederhergestellt ist. Infolge der Ablösung des Mutterkuchens glich sie ja anfangs einer großen Wunde. Die Scheide, die während der Geburt stark erweitert wurde, strafft sich ebenfalls wieder und nimmt ihre alte Form an.

Zu Beginn des Wochenbettes wissen wir nicht, wieweit der Körper in der Lage ist, die Rückbildungsvorgänge zu vollenden. Wir wollen ihn bei dieser Aufgabe unterstützen. Auch hier ist Vorbeugen besser als Heilen. Unsere Behandlungsweise ist bestrebt, die Funktionen des mütterlichen Körpers durch regelmäßige Reizwirkungen immer wieder zu veranlassen, den Organismus so wiederherzustellen, wie er vor der Schwangerschaft war.

Dieses Ziel erreichen wir durch drei Maßnahmen: durch eine vernünftig zusammengestellte Kost, durch eine systematische Wochenbettgymnastik und schließlich durch eine regelmäßige Bäderbehandlung. Während die Nahrung die folgerichtige Fortsetzung der Schwangerschaftsdiät ist, angepaßt den besonderen Anforderungen der Wochenbettzeit, dienen Gymnastik und Bäderbehandlung zur Anregung der Körperfunktionen. Bisweilen können sich nämlich Ermüdungserscheinungen an den verschiedensten Organen bemerkbar machen.

Die Wirkung der Wochenbettgymnastik auf die Organfunktionen wird verstärkt durch eine sachgemäße Bäderbehandlung. Tagsüber lege man zwei- bis dreimal etwa fünf Minuten lang kalte Kompressen auf den Leib. Sie wirken zusammenziehend auf die erschlaffte Bauchmuskulatur und regen die Blutzirkulation an. Der Arzt wird bestimmen, wann die täglichen Sitzbäder wieder genommen werden dürfen. Die Badekur setze man mehrere Wochen lang fort, bis der Rückbildungsprozeß im Körper abgeschlossen ist. Man erreicht mit den Bädern zugleich eine Steigerung der Nieren- und Darmtätigkeit, die Ausscheidungsvorgänge werden beschleunigt, die Blutreinigung fördert die Bildung einer gehaltvollen Muttermilch. Auch das Lehmbad ist hier von Nutzen.

Die Bauchmuskulatur kann besonders durch eine elastische, etwa 20 Zentimeter breite Binde gestützt werden: Der ganze Bauch – Brustkorb bis einschließlich Gesäß – wird fest bandagiert, so daß jede Körperbewegung unter der Binde auf den Bauch und seine Muskulatur massierend einwirkt. Diese Behandlungsart erfolgt gleich vom zweiten Wochenbett-Tage an.

Da der Wochenfluß Eitererreger enthält, ist darauf zu achten, daß er sorgsam aufgefangen und sofort beseitigt wird. Man lege daher stets eine Mullvorlage gegen den Scheideneingang der Wöchnerin. Diese Vorlage ist regelmäßig zu wechseln. Man fasse sie niemals mit der Hand an, sondern stets mit einer Pinzette. Spülungen der Scheide sind unter allen Umständen zu unterlassen. Sie würden Krankheitskeime in die Gebärmutter tragen. Wenn der Arzt solche Spülungen vorschreibt, sollten sie womöglich von ihm selbst ausgeführt werden. Statt dessen wasche man aber täglich die äußeren Geschlechtsteile; am besten mit einer desinfizierenden Lösung, die von obenher daraufgegossen und durch ein untergeschobenes Becken wieder aufgefangen wird. Zum Schluß feuchtet man mit dieser Lösung einen Wattebausch an und wischt von vorn her in Richtung auf den After die äußeren Geschlechtsteile ab.

Trotz gefüllter Blase ist es oft unmöglich, Harn zu lassen. Um hier der Wöchnerin zu helfen, setzt man sie auf ein angewärmtes Becken. Das plätschernde Geräusch eines laufenden Wasserhahns begünstigt auf psychischem Wege gleichfalls die Entleerung der Blase. Ferner sei empfohlen, abwechselnd heiße und kalte Kompressen auf die Blasengegend zu legen. Helfen jedoch alle diese Mittel nicht, dann muß man die Blase durch Einführung eines Katheders leeren. Das ist zwar nicht schwierig, aber es darf nur von der Hebamme vorgenommen werden, weil Infektionsgefahr besteht.

Oft wird gefragt: Wann darf die Wöchnerin aufstehen? Die Antwort richtet sich ganz nach dem Geburtsverlauf, nach den Kräften, nach dem Wunsch der Frau und vielem anderen mehr. Diese Frage wird am besten durch den die Geburt leitenden Arzt entschieden.

Im allgemeinen sollte die Frau nach unkomplizierten Geburten möglichst schon 8–10 Stunden nach der Geburt zum ersten Mal aufstehen, um einer Thrombose vorzubeugen.

Die Wiederaufnahme des Geschlechtsverkehrs nach überstandener Geburt ist eine Frage, die sich gleichfalls nicht grundsätzlich entscheiden läßt. Die Hauptgefahr eines zu frühen Beginns ist in der Infektionsmöglichkeit zu sehen.

Bei nervösen Frauen hat eine zu zeitige Aufnahme des Verkehrs vielfach ein Nachlassen der Milchbildung oder der Güte der Milch zur Folge. Das wirkt auf das Kind natürlich schädigend. Die Entscheidung über den Zeitpunkt der Wiederaufnahme des ehelichen Verkehrs überläßt man zweckmäßig einem Arzt. Betrachten wir dieses Problem vom biologischen Standpunkt, so stellen wir fest, daß die Natur nur dann eine Befruchtung erwartet, wenn die Frau empfängnisbereit ist. Nach der Geburt aber, meist sogar während der ganzen Stillzeit, tritt keine Eireifung ein.

Diese zeitweilige Unfruchtbarkeit der Frau ist auch in anderer Hinsicht eine weise Einrichtung. Sie verhindert eine zu frühe neue Schwangerschaft, obschon es Frauen gibt, die während der Stillzeit wieder schwanger werden. Dennoch ist eine den organischen Lebensvorgängen angepaßte Stillzeit für die Frau gesünder. Eine zu häufige pausenlose Folge von Schwangerschaften muß selbst kräftige Frauen schädigen.

Wir wissen aber auch, daß Kinderlosigkeit für die Frau körperliche wie seelische Schäden nach sich ziehen kann. Jedes Umgehen oder Nichtbefolgen der Naturgesetze wirkt sich nachteilig aus. An Frauen, die niemals geboren haben, bemerkt man auch recht häufig nervöse und seelische Schädigungen. Der nicht in Erfüllung gegangene Wunsch nach Mutterschaft belastet ihr Gemüt stark. Solche Frauen haben das Empfinden, daß sie die ihnen von der Natur zugedachte Aufgabe nicht erfüllt haben. Derartige Gedanken und Empfindungen sind belastend und deprimierend. Der Drang nach dem Erlebnis der Mutterschaft ist oft so groß, daß manche Frauen sich weniger aus einem Geschlechtswunsch heraus als vielmehr aus dem Bedürfnis nach Befriedigung ihrer mütterlichen Gefühle zum Mann hingezogen fühlen.

Die Stillzeit

Während der Stillzeit ist für Sauberkeit der Brüste und besonders der Brustwarzen zu sorgen. Durch die Saugbewegungen des Kindes können leicht kleine, kaum sichtbare Einrisse oder geringe Abschürfungen an der Warze auftreten, die bei mangelnder Pflege unter Umständen zu Eintrittspforten für Krankheitserreger werden. Zur Abhärtung sind täglich einige Minuten lang die Brustwarzen und ihre Umgebung mit einem sauberen, kalt-feuchten Tuch abzureiben. Außerdem sind die Hände gründlich zu waschen, bzw. zu desinfizieren, niemals sollte man die Brustwarzen mit den bloßen Fingern berühren. Regelmäßige kühle Waschungen der Brüste festigen und kräftigen zugleich das Stützgewebe und verhindern bis zu einem gewissen Grade das nach der Stillzeit leicht möglich werdende Schlaffwerden der Brüste.

Sobald die Wöchnerin aufstehen kann, wird ein- bis zweimal täglich ein Bad genommen. Diese Badekur wird einige Wochen lang fortgesetzt.

Es sei hier nochmals kurz zusammengefaßt: Die Schwangerschaft ist ein organischer Lebensvorgang, das Wochenbett seine Folge. Daher haben die für die schwangere Frau empfohlenen hygienischen Maßnahmen – in entsprechender Weise den besonderen Umständen der Wochenbettzeit angepaßt – auch nach der Geburt ihre Bedeutung.

Ernährung während Schwangerschaft, Wochenbett und Stillzeit

Häufig findet man den Hinweis, es bedürfe keiner besonderen Ernährungsweise während dieses wichtigen Abschnittes im Leben der Frau, weil es sich um ganz natürliche Vorgänge und nicht um einen Krankheitszustand handelt. So ganz uneingeschränkt würde ich diese Ansicht nicht einmal dann gelten lassen, wenn sich eine Frau schon vor Eintritt der Schwangerschaft immer vernunftgemäß ernährt hätte. Es gibt aber doch viele, vorwiegend jüngere Frauen, die nicht ausreichend über die neuen Erkenntnisse auf dem Gebiete der gesunden Ernährung unterrichtet sind.

Es muß bei den Mangelerscheinungen, die leider ein beträchtliches Ausmaß angenommen haben, schon für den gesunden Menschen zur Erhaltung seiner Leistungsfähigkeit und Widerstandskraft eine im Sinne Bircher-Benners, Lahmanns und Kollaths vollwertige Kost gefordert werden. Lebensmittel, die ihre natürliche Beschaffenheit verloren haben oder unvollkommene Bestandteile enthalten, müssen durch naturreine und naturfrische Nahrung aufgewertet werden. Ein Übermaß von belastenden Nahrungsmitteln, insbesondere von Fleisch und Fisch, ist zu vermeiden. Während der Schwangerschaft und Stillzeit tritt ein besonders großer Vitaminbedarf ein, vor allem nach Vitamin B und C. Weil es aber heute oft so ist, daß der Körper schon vor der Schwangerschaft nicht genügend Vitamine bekommen hat, muß auch die Versorgung mit den übrigen Vitaminen bevorzugt berücksichtigt werden. Zur Regelung der Darmtätigkeit und Vorbeugung gegen Erbrechen ist der gesamte Vitamin-B-Komplex erforderlich, den man am einfachsten durch Vollkorn und Hefe zu sich nimmt. Aber nur die Randschichten der Körner enthalten diese für die Gesundheit wichtigen Stoffe. Nach Kollaths Vorschlag sollte auch Frischgetreidebrei regelmäßig genommen werden. Ebenso hat sich Bommer sehr für Vollkorngetreidebrei eingesetzt, weil das Vollkorn gewissermaßen die jahrtausendealte Nahrungsgrundlage der Menschheit ist. An Vitamin D – wichtig bei allen Vorgängen des Kalkumsatzes – hat besonders der werdende Organismus im Mutterleib Bedarf. Einer Entkalkung des mütterlichen Körpers ist deshalb nicht nur durch Zufuhr von Kalkspendern wie Milch und Quark, sondern auch von Vitamin D zuvorzukommen. Der Körper vermag selbst das Vitamin D aus dessen Vorstufe zu bilden, wenn der ultraviolette Anteil des Sonnenlichtes oder der Quarzlampe auf ihn einwirkt. Hier haben wir einen besonders deutlichen ursächlichen Zusammenhang zwischen Ernährung und sonstiger Körperpflege wie Licht-, Luft- und Sonnenbädern, Kneippschen Wasserkuren, Atemschulung, Bewegung, besonderer Gymnastik, Bürstmassagen und Freiluftaufenthalt. Das alles zusammen gehört zu der besonderen Körperkultur in diesem wichtigen Lebensabschnitt der Frau. Unter Aufsicht eines erfahrenen Hausarztes oder Geburtshelfers kann durch zweckmäßiges Verhalten ein wesentlicher Beitrag für die gute Regeneration der Bauchdecken und inneren Gewebe, sowie für die Schönheit und Gesundheit im weiteren Verlauf des Lebens geleistet werden.

Aber es genügt durchaus nicht, die Lebenshaltung und insbesondere die Ernährung der Frau während der Schwangerschaft und des Stillens nur im Hinblick auf den Organismus der Mutter erörtern zu wollen. In der Natur jedenfalls hat das werdende Kind den Vorrang. Sein Gedeihen soll in erster Linie gewährleistet sein. Enthält die Nahrung der Mutter zu wenig Kalk, so entnimmt der eben noch unentwickelte Organismus den für seinen Aufbau, insbesondere der Knochen und Zähne, erforderlichen Kalk dem Organismus der Mutter. Und deshalb kostet dann höchst überflüssigerweise – wie es im Volksmund heißt – jedes Kind der Mutter einen Zahn. Es kann auch zur Entkalkung und Erweichung der Knochen kommen. Darum ist auch an den Bedarf des werdenden Kindes zu denken. Das soll nicht etwa heißen, daß sich die gute Mutter nun für zwei ernähren, also doppelt so viel essen müsse. Die Hauptsache ist die qualitative Verbesserung der Nahrung. Sie muß reich an Kalk, Mineralsalzen und Vitaminen sein, und dies alles in natürlichster und frischester Form.

Wir sehen den Zahnzerfall fast schon als eine selbstverständliche Mangelerscheinung der Neuzeit an und bedauern diese weit verbreitete Krankheitsursache. Hier tut aber wirkliche Abhilfe dringend not. Wo sollen wir beginnen? Schon im vierten Monat vor der Geburt verkalken die ersten Zähne des Milchgebisses, und bei der Geburt beginnt schon die Verkalkung der ersten bleibenden Zähne. Wenn jetzt der Organismus der Mutter infolge kalk- und vitaminarmer Ernährung die erforderlichen Bausteine nicht ausreichend zur Verfügung stellen kann, ist der Anfang zum späteren Zahnschaden gemacht. Die Bekämpfung bzw. Verhütung des Zahnzerfalls beginnt also bei der Ernährung der werdenden Mutter.

Selbstverständlich gelten diese Grundsätze einer richtigen Ernährung auch für die Stillzeit, denn die Qualität der Muttermilch ist – wie beim Tier – von der Beschaffenheit der Nahrung abhängig. Ebenso können sich negative Einflüsse bemerkbar machen, z. B. der vom Koffein. Trinkt die Mutter Bohnenkaffee, so wird sie sich über die Unruhe des Babys nicht wundern dürfen. Der Mutter sind also für die ganze Stillzeit hinsichtlich ihrer eigenen Ernährung besondere Rücksichten auf das Neugeborene auferlegt, auch wenn sie nur teilweise stillt. Kein Zweifel, daß die Stillzeit nicht lange genug ausgedehnt werden kann, denn die Muttermilch ist die einzige natürliche Säuglingsnahrung!

Nicht selten neigen Schwangere zu wassersüchtigen Schwellungen. Bisweilen ist auch die

Nierentätigkeit gestört, weil ein bisher übersehener Nierenschaden vorliegt, der bei der Stoffwechselbeanspruchung durch die Schwangerschaft deutlicher hervortritt. Es kann sich aber auch nur um eine vorübergehende Erscheinung handeln. Deshalb ist es heute üblich, während der Schwangerschaft vorsorglich öfter den Harn zu untersuchen und den Blutdruck zu messen. Es gibt Frauenärzte, die auf dem Standpunkt stehen, daß 94 Prozent der werdenden Mütter wassersüchtige Schwellungen haben, wenn sie auch nicht immer gleich äußerlich sichtbar werden. Die Schwangerschaft ist eine Stoffwechselbelastung, und mit ihr steigen die Anforderungen an die Ausscheidungs- und Entgiftungsorgane. Das betrifft auch die Nieren. Sie zu entlasten gehört zur vorbeugenden Gesundheitspflege. Vergessen wir nicht, daß eine übermäßige Wasserspeicherung des Gewebes auch den Geburtsvorgang zu erschweren vermag. Die Durchtränkung der Gebärmutter setzt die Elastizität und die Fähigkeit zur Muskelspannung in der Gebärmutter herab. Gewebsentwässerung wird durch kochsalzarme Ernährung begünstigt.

Für eine Frau ohne Nierenschädigung ist es nicht erforderlich, während der ganzen Dauer der Schwangerschaft streng ohne jeden Kochsalzzusatz zu leben. In den letzten Wochen vor der Geburt empfiehlt es sich aber, mit wenig Kochsalz zu würzen und überhaupt möglichst Meersalz zu verwenden.

Jede salzarme Kost trägt dazu bei, die Gewebe zu entwässern und den Körper zu entlasten. Diese Wirkung haben die fleischlose Kost, vor allem die Rohkost und allgemein die vitaminreiche Milch-Pflanzen-Kost ohne Kochsalzzusatz.

Als Eiweißspender werden Milch in beliebiger Form und Quark oder milder Käse neben Soja, Nüssen, Mandeln und Körnern bevorzugt. Die Milcherzeugnisse liefern nicht nur den vollständigen Bedarf an Eiweiß, sondern auch Schutzstoffe und Kalk. Fleisch sollte man höchstens als gelegentlichen Leckerbissen dulden. Der Flüssigkeitsbedarf wird während der Schwangerschaft nicht größer sein als sonst, nach dem Blutverlust bei der Geburt und dem Flüssigkeitsverlust durch das Stillen aber entsprechend ansteigen. Man bevorzugt dann Fruchtsuppen, Kaltschalen, Milchgetränke, Frischsäfte und Süßmoste. Die Flüssigkeit soll nicht bloß Ballast sein, sondern Träger qualitativ hochwertiger Stoffe.

Gymnastik und Sport im Leben der Frau

Leibesübungen während der Schwangerschaft

Wenn eine Arbeit den Körper einseitig beansprucht und belastet, sollte sie während der Schwangerschaft eingeschränkt werden. Ausgewählte, der Frau und ihrem Zustand in der Schwangerschaft angepaßte Leibesübungen sind durchaus erlaubt und zu empfehlen. Voraussetzung ist nur, daß man in den ersten 3 bis 4 Monaten zur Vermeidung einer Störung der Schwangerschaft und in den letzten 6 bis 8 Wochen wegen der Beeinträchtigung der Herz- und Atemtätigkeit auf die ohnehin starke Belastung des Körpers Rücksicht nimmt und von anstrengenden und besonders lang andauernden Übungen absieht.

Im Vordergrund steht die Gymnastik. Man unterscheidet die allgemeine rhythmische Schwunggymnastik (Beispiele s. S. 515) und die Zweckgymnastik. Die Förderung des Blutkreislaufes, die Vertiefung der Atmung, die Erleichterung der Zellatmung und Unterstützung des Stoffwechsels sowie die Kräftigung, Dehnung und Straffung des Bewegungsapparates werden erreicht durch Arm-, Bein-, Rumpf- und Atemübungen im Stehen, Liegen, Knien und Gehen. Die Übungsbeispiele können je nach Verträglichkeit beliebig angewandt werden.

Die Zweckgymnastik soll rechtzeitig auf die mit der Schwangerschaft und Geburt zusammenhängenden statischen und dynamischen Aufgaben vorbereiten. Es sei nochmals betont, daß die Zweckgymnastik nur ein Teil innerhalb der allgemeinen Gymnastik sein soll, und daß einseitige Muskelübungen nur als zusätzliche Bewegungsformen neben den rhythmischen Schwungbewegungen aufzufassen sind.

Besonders große mechanische Aufgaben werden während Schwangerschaft und Geburt an den Rumpf, besonders an die den Bauchraum umfassende Muskulatur, gestellt. Der Tonus der Bauchdecke ist schon während der Schwangerschaft ernstlich gefährdet. Mit dem fortschreitenden Wachstum der Gebärmutter wird auch die Bauchdeckenmuskulatur erweitert. Das führt zwangsläufig zu ihrer Verlängerung. Bleibt die Muskulatur dabei funktionstüchtig, handelt es sich also lediglich um die physiologische Weiterstellung des Gewebes, so kann die Bauchdecke auch dem von innen her nach außen wirkenden Druck elastisch widerstehen. Erschlafft aber die Muskulatur, so kommt es zur Überdehnung und zur Verkümmerung der Bauchdeckenmuskeln, sie werden zu einer dünnen kraftlosen Platte. Die ersten Folgen zeigen sich bereits in dem mehr oder weniger stark ausgeprägten Hängebauch und in der verminderten Leistungsfähigkeit der Muskulatur beim Einsetzen der Rumpfpresse unter der Geburt. Um schon in der Schwangerschaft dem Druck der Eingeweide und besonders der Gebärmutter eine gleichwertige Spannung der Bauchdecke entgegensetzen zu können und dann den bei der Rumpfpresse erforderlichen Druck zu gewährleisten, müssen alle Bauch- und Rückenmuskeln, die Beckenbodenmuskulatur und das Zwerchfell gekräftigt werden.

Die Stärkung des Zwerchfells übernimmt die Atemgymnastik mit ihrer bewußten Tiefenatmung. Die Rumpfbeugungen, besonders im Liegen, kräftigen die Bauchdecke, die Hüften und den Rücken. Man bevorzuge Übungen wie die nachstehend aufgeführten Beispiele.

In Rückenlage auf einer Decke:

1. Heben und Senken der gestreckten, geschlossenen oder gespreizten Beine. Gleichzeitig Heben und Senken des Oberkörpers bei gestreckten oder im Nacken verschränkten Armen. Der Körper ruht dabei wie eine Waage auf der Kreuz- und der Steißbeingegend.

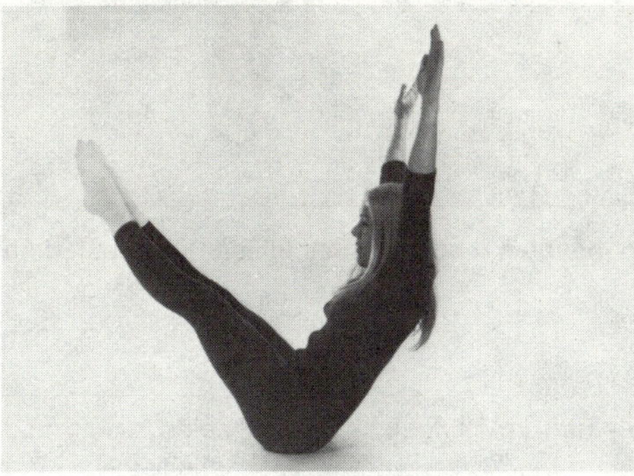

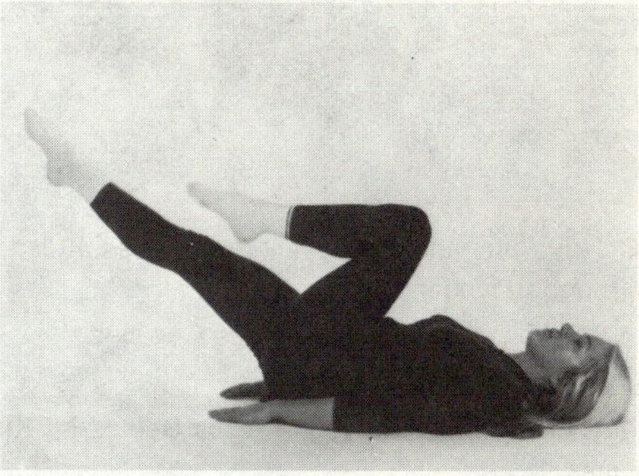

2. Abwechselndes scharfwinkliges Anziehen der Beine wie beim Radfahren.
3. Symmetrisches Kreisen der Beine, wobei die gestreckten Beine geschlossen bis zum rechten Winkel zum Rumpf angehoben und dann gespreizt weit seitwärts-abwärts geführt werden.

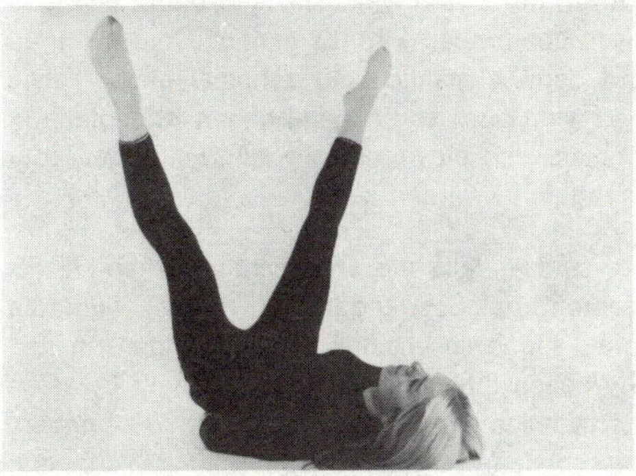

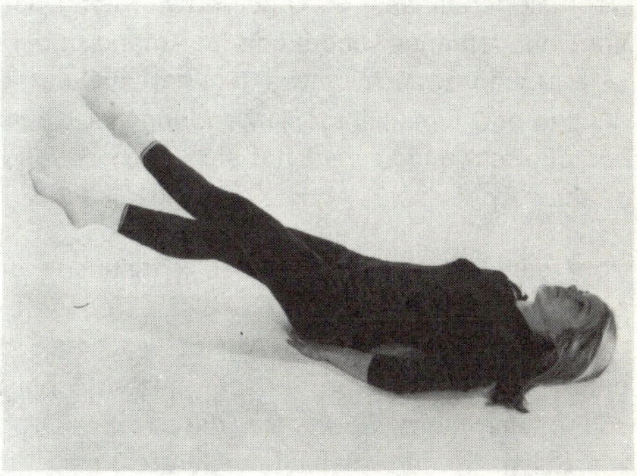

4. Kreisen der Beine in umgekehrter Richtung, wie bei der vorstehenden 3. Übung: gespreizt seitwärts-hoch und geschlossen zur Mitte hin abwärts.
5. Scherende Bewegungen der gestreckt angehobenen Beine.

Bei den Übungen 2 bis 5 liegen die Hände flach nebeneinander unter dem Gesäß, Handteller nach unten gerichtet.

6. Anheben und Senken des Rumpfes im Sinn der Rückwärtsbeugung, wobei die Körperlast auf den Füßen und der Nacken-Hals-Hinterkopfpartie ruht („Brücke").

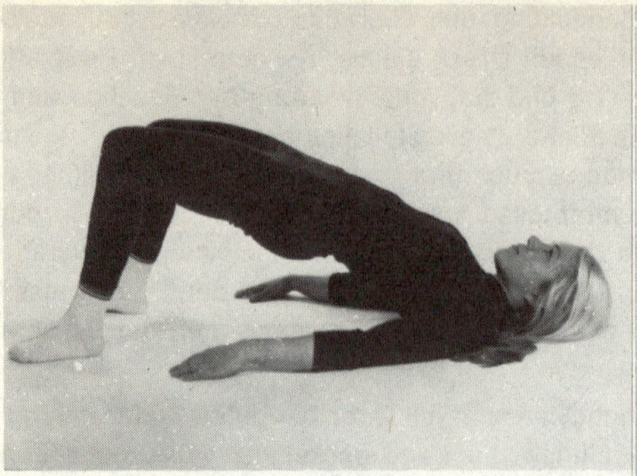
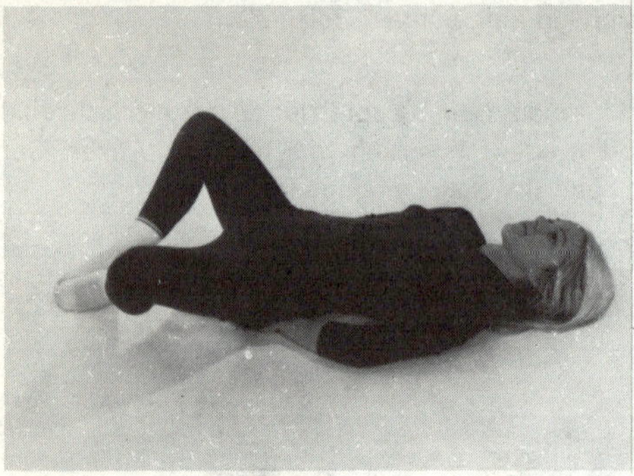
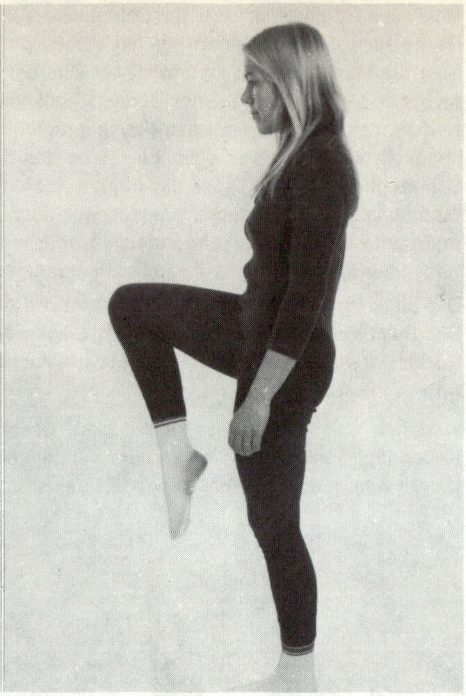

7. Spreizen und Schließen der in den Knien gebeugten und mit den Füßen flach auf dem Boden ruhenden Beine.

8. Anziehen und Loslassen des Gesäßes.

Im Stehen:

9. Scharfwinkliges Beugen eines Beines im Knie- und im Hüftgelenk, abwechselnd rechts und links.

Die Übungen 1 bis 7 sowie 9 können auch gegen Widerstand ausgeführt werden. Stets muß man darauf achten, daß bei der Beugung des Rumpfes ausgeatmet und bei der Streckung eingeatmet wird. Diese zweckgymnastischen Übungen einschließlich der Atemgymnastik mit ihrer tiefen Ein- und Ausatmung kräftigen die Bauch-, Rücken-, Beckenboden- und Zwerchfellmuskulatur, wenn sie regelmäßig durchgeführt werden. Das Wesen der Zweckgymnastik liegt darin, daß jede der Übungen angewendet und im Anfang dabei nicht übertrieben wird. Es genügt, wenn die Frau jede Übung zunächst etwa fünfmal ausführt und dann allmählich auf zehnmal steigert. Die richtige und regelmäßige Anwendung der Übungen wirkt auch vorbeugend gegen Krampfadern. Für die Schwangerschaft hat sich auch besonders die Hockergymnastik bewährt, die bei jeder erfahrenen Masseurin und Krankengymnastin durchgeführt werden kann.

Über den Rahmen der Gymnastik hinausgehend, sind – falls die Frau schon vorher Leichtathletik betrieben hat – auch solche Übungen während der Schwangerschaft erlaubt, wenn sie nicht zu anstrengend sind. Nur sei nochmals darauf hingewiesen, daß die Schwangere in den ersten 3 bis 4 Monaten und den letzten 6 bis 8 Wochen ihren Körper nicht allzusehr belasten soll. Anstrengende Sportarten, die stärkere Druckschwankungen im Bauchraum mit sich bringen, wie Reiten, Rudern, Skilaufen, Geräteturnen, Tennisspielen, Bergtouren usw., sind zu verbieten. Radfahren auf bequemen Wegen und für kurze Zeit kann erlaubt werden. Langsames und ruhiges Schwimmen in nicht zu kaltem Wasser und für kurze Strecken kann bis zum 7. Monat durchgeführt werden.

Bewegungsübungen im Wochenbett

Die Wöchnerin braucht nach der Schwangerschaft und den schweren Anstrengungen der Geburt Erholung. Sie soll nicht schon, wie dies gelegentlich geschieht, am nächsten Tag bei schwerer körperlicher Arbeit all das nachzuholen versuchen, was in den letzten Tagen liegenbleiben mußte, oder gar schon wieder in der Waschküche oder bei Feldarbeiten tätig sein. Das ist eine schädliche Übertreibung. Andererseits darf die Schonung auch nicht zur Verweichlichung führen. Es ist falsch, körperlich völlig untätig zu sein, zu lange und zu oft zu liegen.

Mit Recht haben sich O. Küstner und B. Krönig für das frühzeitige Aufstehen eingesetzt, ja, es wird sogar gefordert, die Frau schon am ersten Wochenbettstag aus dem Bett zu lassen. Die Erfahrung hat gezeigt, daß diese Auffassung den organischen Lebensvorgängen im weiblichen Körper entspricht, also richtig ist. Die Muskelarbeit darf nicht einschlafen, und das Aufstehen beugt dieser Gefahr vor. Man glaubte lange Zeit, daß das frühe Verlassen des Wochenbettlagers die Rückbildung der weiblichen Geschlechtsorgane, der Beckenbodenmuskulatur und der Bauchdecke hindere, und daß das Zustandekommen von Senkungen und Vorfällen der Gebärmutter, das Auseinanderweichen der Bauchdecke und die Ausbildung einer schlaffen, hängenden Bauchdecke hierdurch begünstigt würden. Diese Befürchtungen haben sich nicht bestätigt. Im Gegenteil, es wird durch die Bewegung und die damit zusammenhängende Muskelarbeit der Stoffwechsel angeregt und die Funktion aller Organe belebt. Rückbildung und Straffung erfolgen schneller und besser, die Gefahr der Verstopfung von Blutgefäßen (Thrombose und Embolie) ist durch die erhöhte Blutzirkulation vermindert.

Vor dem ersten Aufstehen soll sich die Wöchnerin zunächst an das Aufrechtsitzen im Bett gewöhnen. Sie setzt sich auf die Bettkante und bewegt etwa 10 Minuten lang tüchtig die herunterhängenden Beine; dabei muß der Rücken gestützt sein. Die aktive Bewegung ist stets besser als die passive Massage.

Diese Erfahrungen sind die Grundlagen einer zielstrebigen Wochenbettgymnastik.

Die Wochenbettgymnastik

Sie gliedert sich naturgemäß ebenso wie die Schwangerschaftsgymnastik in die auf allgemeine Beeinflussung des ganzen Körpers ausgerichtete und in die mehr zweckmäßige Gymnastik, die solche Muskelgruppen bei der Rückbildung unterstützen soll, die besonders stark geweitet und gedehnt wurden. Wenn beide Gesichtspunkte berücksichtigt werden, ist der Einfluß der Gymnastik außerordentlich groß. Atmung, Herz und Kreislauf, aber auch alle übrigen inneren Organe, der Stoffwechsel und nicht zuletzt der Bewegungsapparat selbst sollen durch die Gymnastik erfaßt werden. Darüber hinaus aber ist es ihre besondere Aufgabe, die Bauchdecken- und Beckenbodenmuskulatur zu kräftigen und zur besseren Rückbildung anzuregen. Es sei die Einhaltung des folgenden, auf die Leistungsfähigkeit der Wöchnerin abgestellten Übungsprogramms geraten, das jeweils morgens und abends in Rückenlage durchzuführen ist.

1. Tag: Heben der Arme aufwärts, dabei tief einatmen. Anschließend, ohne zu pressen, ausatmen und gleichzeitig Zurückführen der Arme. Rollen der Fußgelenke. Anziehen und Strecken der Beine, jedoch nur langsam und ohne Kraftaufwand. Dauer: 7–8 Minuten.

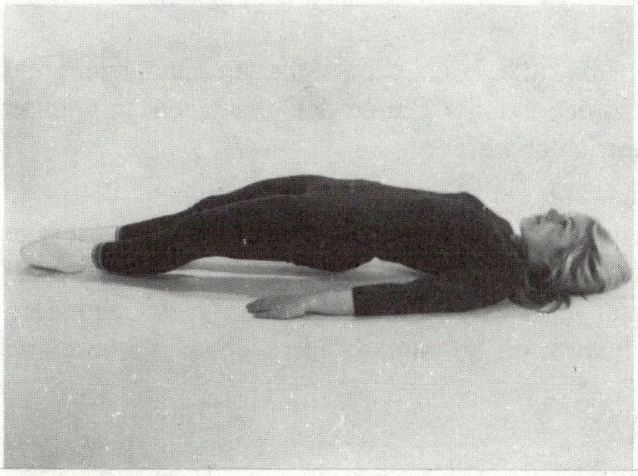

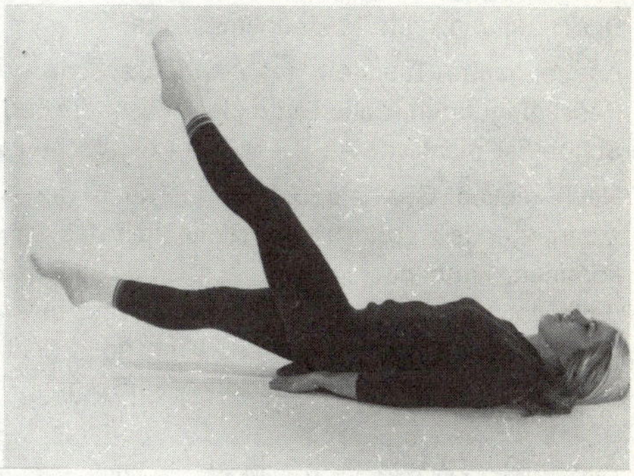

2. Tag: Tiefatmung mit Armbewegungen wie am 1. Tag. Dabei bewußte Bauchatmung mit leichter Massage der Bauchdecke. Anheben des Beckens. Hohlkreuzbildung. Einziehen des Afters und rückläufige Bewegung. Bein- und Fußbewegungen durch abwechselndes Beugen und Strecken in den Knie- und Fußgelenken. Dazu Massage der Beine. Dauer: 10 Minuten.

3. Tag: Übungen wie am 2. Tag. Dazu Rollbewegungen der Beine. Anziehen der Beine wie beim Radfahren, dabei möglichst weites Beugen und Strecken. Vertikales und horizontales

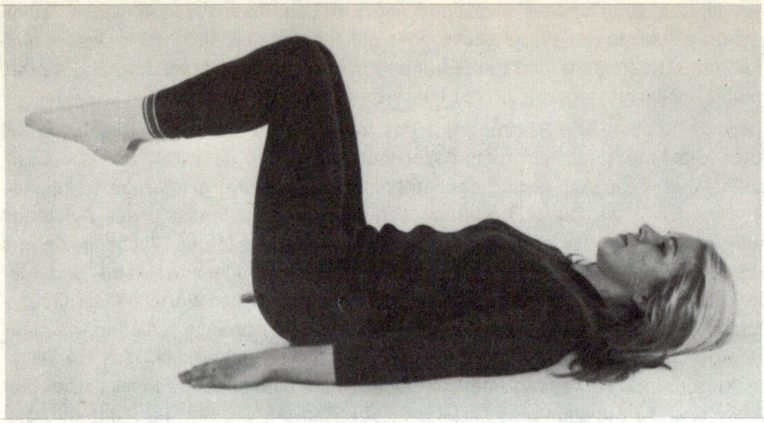

Scheren der gestreckten Beine. Schließen und Spreizen der Knie bei rechtwinklig gebeugten Beinen gegen Widerstand. Dauer: 10–15 Minuten je nach Verträglichkeit.

4. Tag: Übungen wie am 3. Tag, aber in gesteigerter Form. Dauer: 15 Minuten.

5.–10. Tag: Zunehmende Steigerung der Übungen, die immer bewußter, exakter und länger durchgeführt werden müssen. Dauer: 20 Minuten.

Diese Gymnastikbeispiele sollen nur ein Anhaltspunkt sein. Die Mutter braucht sich also nicht allzu streng nach ihnen zu richten. Kräftigere Frauen schreiten in der Reihenfolge der Übungen schneller voran. Man kann die Gymnastik um vieles wirksamer gestalten, wenn man Widerstandsübungen einschaltet. Hierbei werden die gleichen Übungen ausgeführt. Eine zweite Person, zum Beispiel die Hebamme, setzt jedoch den Bewegungen der Mutter dadurch einen Widerstand entgegen, daß sie die Glieder festhält. Die Wöchnerin muß nun bei der Gymnastik eine größere Kraft aufwenden, die Reizwirkung wird vergrößert, der Organismus noch günstiger beeinflußt.

Nach dem 10. Tag soll die Gymnastik allmählich wieder die gewohnten Formen annehmen, wie sie in den Übungsbeispielen über die praktische Durchführung der Gymnastik dargelegt sind (s. S. 515 ff.).

Die Massage des ganzen Körpers ist zwar nützlich und ermüdet auch weniger, darf aber dem Erfolg der Gymnastik nicht gleichgestellt werden.

Nach operativen Entbindungen sollen Bein- und Beckenbodenübungen erst im Anschluß an die Entfernung der Nähte oder Klammern durchgeführt werden. Die Wöchnerin beschränkt sich in solchen Fällen auf Arm- und Fußbewegungen, auf Atemübungen und besonders auf die Bauchatmung und die Bauchmassage.

Anstrengende Tätigkeit, insbesondere schwere, über die häuslichen Arbeiten hinausgehende Beschäftigungen, sollen von der Wöchnerin entsprechend der Dauer der gesetzlich geregelten Schonfrist nicht vor Ablauf von 6–12 Wochen verrichtet werden.

Nach diesen Gesichtspunkten ist auch die Auswahl der Sportarten vorzunehmen. Während anstrengende Sportarten einschließlich des Schwimmens in den ersten 6 Wochen nicht in Frage kommen, kann nach dieser Zeit eine langsame Steigerung einsetzen. Gewarnt sei aber auch dann vor plötzlichen Übertreibungen und in erster Linie vor Dauerleistungen. Ganz besondere Vorsicht ist geboten, wenn das Kind noch gestillt wird, da bei starker körperlicher Anstrengung die Gefahr besteht, daß die Milch zurückgeht.

Allgemeine Gymnastik der Frau

Die einzelnen Übungen und die von ihnen abgewandelten Bewegungsformen sind so außerordentlich reichhaltig und vielgestaltig, daß ein allgemeingültiger Übungsplan eigentlich gar nicht aufgestellt werden kann. Ein festes Programm käme einem gewissen Zwang gleich und wäre schon aus diesem Grunde abzulehnen. Zudem liegt gerade in der Abwechslung, in dem von Zeit zu Zeit vorzunehmenden Tausch einer Übung gegen eine andere, ein besonderer Reiz. Wenn ich dennoch einige Übungsprogramme zusammengestellt habe, so sollen sie ausschließlich dem Zweck dienen, die Frau in gewisse Übungsformen einzuführen, damit sie diese dann selbst nach Belieben erweitern kann. Die Übungsbeispiele sind im Kapitel „Die Heilweisen und die häusliche Behandlungstechnik“ (s. S. 515 ff.) zusammengefaßt.

Gymnastik, Leichtathletik, Schwimmen und das sportliche Spiel sind die Grundpfeiler der Leibesübungen. Jede dieser Sportarten ist in ihrer Art wichtig und trägt neben der Ernährung wesentlich zur Gesundheit bei.

Die Gymnastik, die ich als Vorschule aller Leibesübungen betrachte, soll durch Arm-, Rumpf- und Beinübungen im Stehen, Liegen, Gehen, Hüpfen und Laufen, in erster Linie aber durch rhythmische Schwunggymnastik gepflegt werden. Sie darf nicht etwa mit den alten, teilweise sehr verkrampften Freiübungen verwechselt werden, die reine Gelenkübungen sind, sondern bei jeder Übung wird der ganze Körper beteiligt. Zum Wesen der Gymnastik gehört die ständige Abwechsung zwischen Arm-, Rumpf- und Beintätigkeit, zwischen Stehen und Laufen, Anstrengung und Entspannung.

Das Einfühlen in das Wesen der Gymnastik gelingt im Anfang am besten mit Hilfe eines leichteren Balles und eines Medizinballes. Beim Hochwerfen wird nicht nur der Arm vorwärts und seitwärts gehoben, sondern der ganze Körper macht vom Fuß bis zum Scheitel diesen Schwung im Dehnen, Strecken und Recken mit. Alle nur denkbaren Übungen, die in den Gliedmaßen und im Rumpf nach allen Seiten schwungvoll pendelnd durchgeführt werden können, sind schwunggymnastische Übungen.

Die zweite Form der gymnastischen Bewegungen ist die sogenannte Kontraktionsform, bei der man aus lockerer Ausgangshaltung zu einer festen Zusammenziehung der Beugemuskeln und zu einer meist spitzwinkligen Stellung in den Gelenken kommt. Diese Art der Bewegungen erinnert wieder sehr an die Freiübungen. Ich zähle diese Kontraktionsform zur Zweckgymnastik, die eine besondere Gruppe der allgemeinen Gymnastik bildet und sich selbst wiederum in die Kraft- und in die Heilgymnastik gliedert.

Bei der Zweckgymnastik, die uns in diesem Rahmen noch interessiert, kommt es – über die allgemeine Durchbildung des Körpers hinausgehend – auf die Schulung bestimmter Muskelgruppen, auf die Dehnung einzelner Bänder und auf die Beeinflussung bestimmter Gelenke an. Die Zweckgymnastik spielt für den weiblichen Körper eine besondere Rolle, denn die Frau hat eine im Verhältnis zum Mann sehr viel weitere Bauchdecke und auch einen relativ größeren Beckenraum. Die Überdehnung der großen Weichteilflächen, die Sellheim als „Skelettfenster am Rumpf der Frau“ bezeichnete, kommt leichter zustande. Darum sollte den Rumpf- und Beinübungen größte Bedeutung beigemessen werden.

Im folgenden sind einige Übungsprogramme zusammengestellt, die als Vorlagen dienen können, aber im Sinne einer nach Abwechslung strebenden Gymnastik nur als Beispiele aufgefaßt und angeführt werden sollen.

Morgengymnastik

Im Stehen:

1. Hautmassage: Schnelles, gründliches Bürsten des ganzen Körpers mit weicher Bürste.
2. Atemübung I: Grätschstellung seitwärts, Arme seitwärts und etwa über Schulterhöhe, Rumpf strecken und dabei einatmen.
3. Atemübung II: Grätschstellung seitwärts, Arme seitwärts-aufwärts. Rumpf strecken und seitwärts beugen, dabei einatmen.
4. Atemübung III: Grundstellung, Arme vorwärts-aufwärts, Rumpf strecken mit Einatmen.

Im Sitzen:

Kombinierte Bein- und Rumpfübung: Sitzen mit gestreckten, geschlossenen Beinen, Arme vorwärts in Schulterhöhe. Anziehen der Knie

a) je eines Beines;
b) beider Beine gleichzeitig, anhocken;
c) anhocken zum Schneidersitz;
d) Versuch, im Anhocken aufzustehen, ohne mit den Händen den Boden zu berühren.

Kaltes Duschen und Abwaschen.

Dieses Übungsprogramm soll nur als Anhalt dienen, es kann ganz nach persönlicher Neigung beliebig variiert werden. Um die einzelnen Bewegungen abwechslungsreicher zu gestalten, können in das Programm auch Ballspiele, Schwungübungen mit Keulen, Hüpfen und Springen mit dem Seil eingeschaltet werden. Das Wesen einer die Gesundheit fördernden Gymnastik bleibt jedoch, daß die Übungen in ihrer Gesamtheit den ganzen Organismus erfassen und nicht nur auf bestimmte Körperpartien beschränkt bleiben. Um die Morgen- und Abendgymnastik nicht zu lange auszudehnen, andererseits aber jedem die Möglichkeit zu einer Erweiterung der Übungen zu geben, sind im Kapitel „Die Heilwesen und die häusliche Behandlungstechnik" Übungen jeder Art zu finden, die mit den hier aufgestellten zu einem größeren Übungsprogramm zusammengefaßt werden können (s. S. 515 ff.).

Die Zeit, die auf die gymnastischen Übungen verwendet werden soll, hängt wesentlich von äußeren Umständen ab. Die allmorgendlich und abends durchgeführte Zimmergymnastik braucht 10 Minuten nicht zu überschreiten.

Bei eigens zur körperlichen Schulung angesetzten Übungsstunden hängt die Dauer davon ab, ob nur Gymnastik oder auch noch andere Leibesübungen betrieben werden sollen. Werden nur gymnastische Übungen durchgeführt, so sollte man mindestens 30 Minuten üben, die länger und intensiver arbeitende Frau aber drei bis fünf Viertelstunden. Eine noch längere Übungsdauer ist nicht erforderlich und auch nicht zu empfehlen, weil auch die Gymnastik sehr erheblich und nachhaltig anstrengen kann. Wenn auch noch Sport und sportliche Spiele betrieben werden, wozu ich besonders rate, dann werden die Vor- und Nachgymnastik, die gewissermaßen alle Leibesübungen zeitlich einrahmen, auf je 5–10 Minuten abgekürzt.

Mit großem Nachdruck sei jeder Frau geraten, den Schwimmsport zu pflegen. Hier wird mit der Bewegung der Kältereiz durch das Wasser verbunden. Gerade in der Kombination dieser auf Kraft, Ausdauer und Abhärtung abgestellten beiden Formen der Gesundheitspflege liegt der besondere Wert des Schwimmsports. Die Dauer des Schwimmens hängt von den Witterungsverhältnissen, besonders von der Temperatur des Wassers und der Luft ab. Ausdauer und Verträglichkeit sind individuell sehr verschieden. Im allgemeinen soll das Schwimmen als Gesundheitsübung der Frau bei mittleren Wasser- und Lufttemperaturen eine Dauer von 30 Minuten nicht überschreiten.

Ein sehr guter Maßstab für die Beurteilung des Verhältnisses zwischen Leistung und Verträglichkeit ist das sportliche Spiel. Hier sollen sich Gymnastik, Lauf-, Sprung- und Wurfübungen in ihrer praktischen Nutzanwendung beweisen. Eine gymnastisch gut geschulte und leichtathletisch allgemein trainierte Frau verläßt frisch und erholt das Spielfeld. Nur wer sich ohne jegliche Körperschulung dann und wann an einem Spiel beteiligt, empfindet es als eine Anstrengung. Wie sich das Schulkind reckt und streckt, wie es springt und wirft – und zwar völlig unbewußt und ungezwungen –, wie es gründlich vorbereitet das Spiel mit Freuden sucht, so muß sich auch die Frau bemühen, ihrem Körper die jugendliche Spannkraft zu erhalten. Dabei sollen Sport und Spiel in der Regel die Zeit von 1½ bis 2 Stunden nicht überschreiten.

Es ist für alle Leibesübungen sehr wesentlich, daß mit dem Rumpfstrecken die Einatmung und mit dem Beugen und Kauern die Ausatmung einhergeht. Die Anfängerin, die bei all ihren Übungen viel zu sehr preßt oder die Atmung gegensätzlich, d. h. falsch anwendet, verstößt recht leicht und oft gegen diese sehr wichtigen Grundregeln. Es sei nochmals darauf hingewiesen, daß eine tiefe Einatmung und besonders eine bewußt gründliche Ausatmung zur vollkommenen Durchlüftung der Lunge nötig sind, um anstrengende und langdauernde Übungen durchzuhalten.

Wechseljahre

Im allgemeinen treten bei der Frau die Wechseljahre um das 45. Lebensjahr auf. Die Periode kann plötzlich aufhören. In vielen Fällen wird sie unregelmäßig und tritt in größeren Pausen auf, ehe sie ganz erlischt.

Die Fortpflanzungsfähigkeit ist zu dieser Zeit beendet, doch gibt es Ausnahmen. Das Aussetzen der Regelblutung bedeutet noch keinen sicheren Schutz gegen Empfängnis.

Bei der gesunden Frau vollzieht sich auch der natürliche Vorgang der Wechseljahre mitunter nicht ohne Beschwerden und macht deshalb ärztliche Hilfe notwendig. Eine gesunde Lebensführung, mit entsprechender Beachtung der modernen Ernährungsvorschriften, wird sicherlich die Umstellung des Organismus erleichtern.

Im besonderen sollte in dieser Übergangszeit vorbeugend auf eine besonders regelmäßige Pflege der Haut Wert gelegt werden. Dazu dient das Trockenbürsten der Haut (Seite 67), die regelmäßige Durchführung von Waschungen und Bädern (Seite 67) sowie ausreichender Freiluftaufenthalt in Form von Wanderungen und Spaziergängen.

Die Körperausscheidung soll angeregt werden, nach Möglichkeit in Form regelmäßiger Sauna-Bäder (Seite 69) oder durch andere Schwitzmaßnahmen.

Auf regelmäßige Darmentleerung ist zu achten. Dazu dient vor allem die pflanzliche Frischkost, richtig zubereitetes Gemüse, der Genuß von Vollkornbrot und Sauermilcherzeugnissen. Die Zufuhr von Fleisch und Kochsalz soll begrenzt sein. Reizstoffe wie Bohnenkaffee, Alkohol und Nikotin sind zu meiden. Die weiteren Gesichtspunkte einer vollwertigen Ernährung sind im Kapitel „Ernährung für Gesunde und Kranke“ (s. S. 608 ff.) geschildert.

Natürliche Schönheitspflege

Natürliche Schönheit ist gleichbedeutend mit einer ebenmäßigen Entwicklung des Körpers und der Gesundheit seiner Organe. Darum verstehen wir unter diesem Begriff in diesem Zusammenhang vorwiegend die Aufgabe der Gesunderhaltung des gesamten Organismus, wie sie durch systematische Übung aller Funktionen erreicht wird. Also nicht nur etwa die Pflege der Haut ist hier wichtig, sondern ebenso die Entwicklung der Muskulatur durch Sport, Bewegung, Gymnastik usw., wie auch eine geregelte Verdauung.

Deshalb ist die natürliche Schönheitspflege mit einer Gesundheitspflege des gesamten Körpers identisch. Es bedarf keiner besonderen Maßnahmen, es sei denn, es lägen bestimmte Krankheitsformen vor, wie Veränderungen der Haut, der Verdauungstätigkeit usw. Die Behandlung dieser gesundheitlichen Schäden wird in den entsprechenden Abschnitten dargestellt.

GESUNDHEITSPFLEGE DES SÄUGLINGS UND KINDES

Säuglingspflege

Auf den Tafeln 17–24 findet der Leser eine Anzahl von Lichtbildern, die sich ausschließlich mit der Pflege des Säuglings beschäftigen und in instruktiver Form viele wertvolle Anregungen geben.

Lagerstatt und Kleidung

Seit undenklichen Zeiten ist in unserem Kulturkreis das Windeln die allgemein übliche Methode, um die Ausscheidungen des Säuglings aufzufangen und zu beseitigen. Dieser Methode paßt sich die Bekleidung des Körpers an, die aus kurzem Hemdchen und Jäckchen für den Oberkörper besteht. Die Beinchen werden in den ersten Wochen in das Wickeltuch lose eingeschlagen, späterhin mit Strümpfchen und weichen Schuhchen als Wärmeschutz versehen.

Man braucht an Wäscheausstattung bei Benutzung der Windelmethode zumindest etwa folgendes:

24 Windeln
24 Flecke
3 Wickeltücher
14 Jäckchen
12 Hemdchen
12 Nabelbinden
6 Sabberlätzchen
1 große Gummiunterlage zum Schutz der Matratze
2 kleine Gummiflecke.

Je reichlicher die Wäscheausstattung ist, desto bequemer und im Grunde auch billiger ist das Arbeiten. Da täglich 8–10 Windeln gebraucht werden, ist bei nur 2 Dutzend Windeln bereits jeden 2. und 3. Tag eine umfangreiche Wäsche nötig.

Das Wechseln der Windeln

erfolgt mindestens einmal vor jeder Mahlzeit und außerdem sobald man bemerkt, daß eine Stuhlentleerung stattgefunden hat, was beim normalen Kinde 1–3mal täglich der Fall ist. Normaler Säuglingsstuhl gleicht in Farbe und Beschaffenheit etwa dem Rührei. Bei Kindern mit empfindlicher Haut ist zur Vermeidung von Wundsein häufigeres Trockenlegen nötig. Etwa 20–30 Minuten nach dem Trinken erfolgt gewöhnlich Entleerung einer größeren Urinmenge. Erforderlichenfalls wird man diesen Zeitpunkt also abpassen, zumal wenn das Kind noch nicht eingeschlafen ist. Zur Reinigung genügt, wenn keine Stuhlentleerung erfolgt ist, Trockentupfen und Einpudern der Haut. Andernfalls muß vorher selbstverständlich die Haut mit warmem Wasser sorgfältig gesäubert werden.

Als Ruhelager

kommt neben dem Kinderwagen ein Körbchen oder ein Bettchen in Frage. Notfalls genügt einer der üblichen Waschkörbe, zu dem dann ein etwas größerer Klappwagen zum Ausfahren tritt. Die Bettchen haben gegenüber den Körbchen den Vorzug, daß sie bis zum Ende des dritten Lebensjahres als Lagerstatt ausreichen. Körbchen werden oft schon gegen Ende des ersten Lebensjahres etwas klein. Auch die Gefahr des Herausfallens in der zweiten Hälfte des ersten Lebensjahres ist beim Bettchen sehr viel geringer.

Die Matratze muß fest und straff gepolstert sein, um der Wirbelsäule ein gutes Widerlager zu bieten. Es besteht sonst die Gefahr der Wirbelsäulenverbiegung bei Kindern mit Anlage zur englischen Krankheit. Aus diesem Grunde sind Federbetten, die man – besonders auf dem Lande – noch immer häufig als Unterlage antrifft, durchaus ungeeignet. Reicht das Geld nicht zu einer Matratze – meist wird dann der Kinderwagen als alleinige Lagerstatt gewählt –, so genügen 1 oder 2 zusammengelegte Wolldecken als Unterlage vollständig.

Beim normalen Wickelbund liegt der junge Säugling praktisch dauernd in einem feuchten Urinumschlag, denn die Harnentleerungen erfolgen beim Kinde in den ersten Monaten viel häufiger, als man sich das im allgemeinen vorstellt. Das Trockenbett sucht diesen Übelstand zu beseitigen.

Als Zudecke soll im Sommer ausschließlich eine Woll- oder Steppdecke benutzt werden, zu der nur in der kalten Jahreszeit, soweit nötig, ein leichtes Federbettchen hinzukommt. Das Vergraben des Säuglings in dicken Federbettchen, das man auf dem Lande immer noch in manchmal geradezu grotesken Formen findet, ist glücklicherweise in den Kreisen der städtischen Bevölkerung nur noch selten anzutreffen.

Licht, Luft und Sonne sind unabweisliche Grundforderungen bereits bei der Pflege des Säuglings und alles, was an Lagerstatt und Bekleidung diesen drei Elementen den Zutritt mehr als unbedingt nötig verwehrt, ist zu verwerfen. Das Kinderwagenverdeck ist lediglich ein Schutz gegen Regen, heftigen Wind und zu lange Einwirkung praller Sonnenbestrahlung im Hochsommer. Es ist nicht dazu bestimmt, unterstützt von einer Cellon-Vorsteckscheibe, jeden Sonnenstrahl und jedes wehende Lüftchen vom Säugling fernzuhalten, der dann mit schneeweißer Gesichtsfarbe wie ein Kellerpflänzchen aus solch einem „Gehäuse" auftaucht.

Vom Ende des zweiten Vierteljahres an empfiehlt es sich, in den kühleren Jahreszeiten für die Zeit der Nachtruhe und bei längerem Alleinstehen des Wagens lebhaften Kindern ein unten geschlossenes oder noch besser mit Knöpfen verschließbares Tragekleidchen, einen Strampelsack oder ein Strampelhöschen mit angewebten Füßlingen anzuziehen, um Unterkühlung und Erkältung durch Bloßstrampeln zu verhüten. Das Fehlen dieses einfachen Bekleidungsstückes hat schon manchen Schnupfen und Luftröhrenkatarrh verschuldet.

Nabelpflege

Durch eine sachgemäße Nabelpflege soll

1. die Eintrocknung des Nabelschnurrestes begünstigt,
2. das Eindringen von Krankheitskeimen in die Nabelwunde unbedingt verhütet werden.

Der Nabel ist daher mit einem trockenen, sterilen und luftdurchlässigen Verband zu versehen. Der Nabelrest ist stets gut einzupudern (z. B. mit Dermatolpuder).

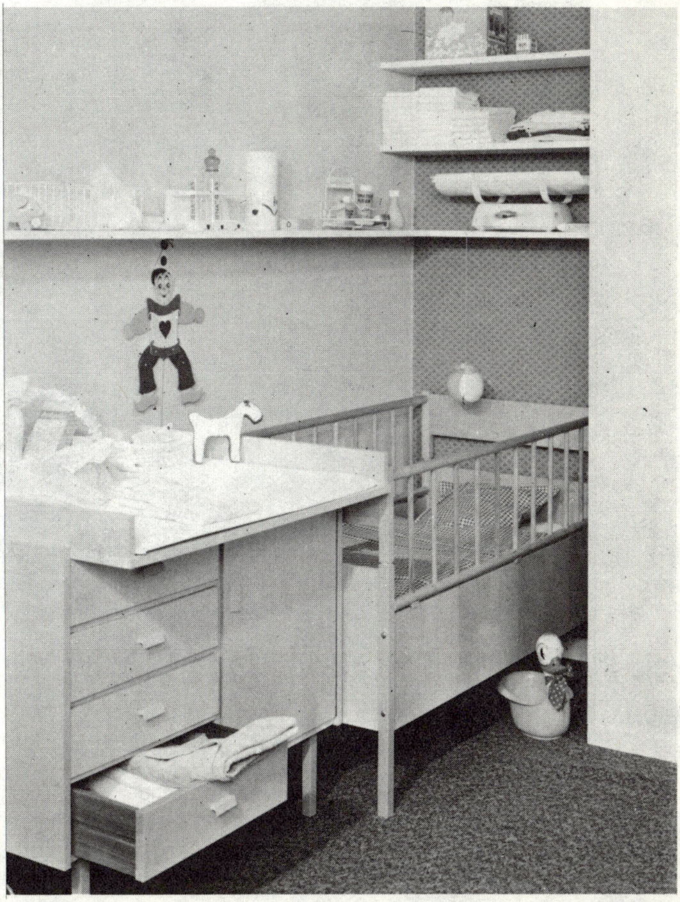

Einrichtung eines Kinderzimmers

Die Nabelbinden sollen 5–6 cm breit und etwa 1 m lang sein. Sie müssen ausgekocht und gebügelt werden. Ganz unzulässig ist es, eine Mullbinde zu benutzen, die z. B. während des Trocknens im Garten auf die Erde gefallen ist. Tetanus-(Wundstarrkrampf-)Gefahr!

Das Kind wird bis zum Verschluß der Nabelwunde nicht gebadet, die Nabelgegend bei der täglichen Körperreinigung nicht mitgewaschen; es darf kein Waschwasser in die Wunde gelangen! Der Nabelverband muß vor Urin geschützt werden. Bei der täglichen Körperreinigung wird der Verband gewechselt. Die Nabelbinde und der lose aufliegende Mulltupfer sind zu entfernen. Das den Strangrest der Nabelschnur einhüllende Mulläppchen bleibt jedoch unberührt, solange es trocken ist und nicht riecht. Andernfalls wird es ebenfalls erneuert, und zwar wird mit Hilfe einer Pinzette der Nabelschnurrest etwas angehoben und das Mulläppchen entfernt. Wenn es festhaftet, muß es durch Aufträufeln von Wasserstoffsuperoxyd abgeweicht werden. Man darf nicht an dem Nabelschnurrest ziehen. Ein neuer, auf einer Seite bis zur Mitte eingeschnittener Tupfer wird um den gepuderten Nabelschnurrest herumgeführt. Darüber wird ein zweiter Mulltupfer gebreitet und mit der Nabelbinde festgehalten.

Die Körperpflege des Säuglings

muß die natürlichen Lebensreize durch Licht, Luft, Wasser, Ruhe und Bewegung ausreichend und in zweckmäßiger Form zur Geltung kommen lassen.

Das tägliche Reinigungsbad sollte im Säuglingsalter bei uns auch in den einfachsten Verhältnissen allgemein üblich sein. Seine Temperatur soll 30° C betragen. Man messe anfangs mit dem Badethermometer. Eine erfahrene Mutter wird später auch ohne Thermometer die Wassertemperatur meist sicher mit der Haut des Ellenbogens abzuschätzen wissen. Die Reinigung erfolgt mit einer guten, milden, fetthaltigen Seife. Auch der behaarte Teil des Körpers wird im Bade mitgewaschen. Die Ohren reinigt man am besten mit einem fest gedrehten Wattebausch, unter keinen Umständen mit watteumwickelten harten Gegenständen. Als Badezeit kann sowohl

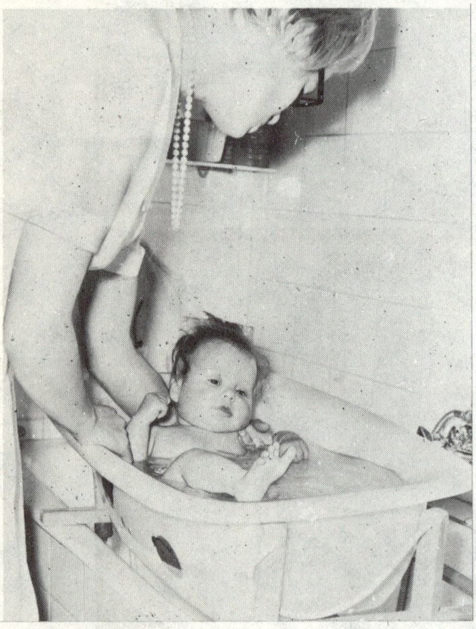

Beim Baden greift Ihre linke Hand unter die linke Achsel des Babys, Daumen oberhalb, die anderen Finger unterhalb des Arms. Der Kopf ruht auf Ihrem Unterarm.

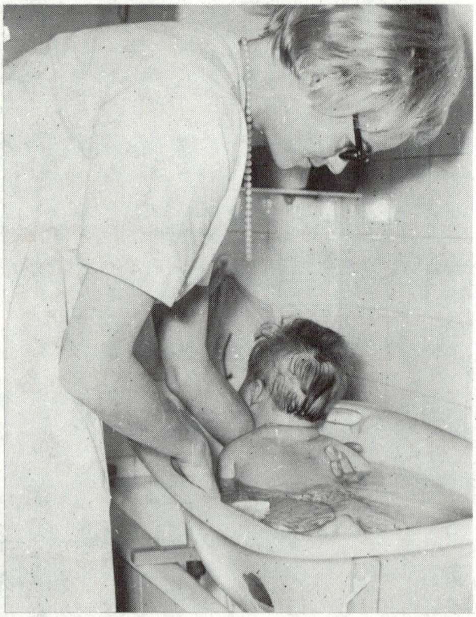

Wenn Sie das Kind im Badewasser umdrehen, muß wieder Ihre Hand unter die rechte Achsel fassen. Das Kinn ruht dann auf Ihrem Unterarm.

der Vormittag wie der Abend gewählt werden, je nachdem, wie es am besten in den Tageslauf der Mutter paßt. Bei unruhigen Kindern empfiehlt es sich mitunter, lieber am Abend zu baden, da die Kinder nach dem Bade meist besonders ruhig und fest schlafen und so die ungestörte Nachtruhe der Mutter gesichert wird. Gegen Ende des ersten Lebensjahres kann man das

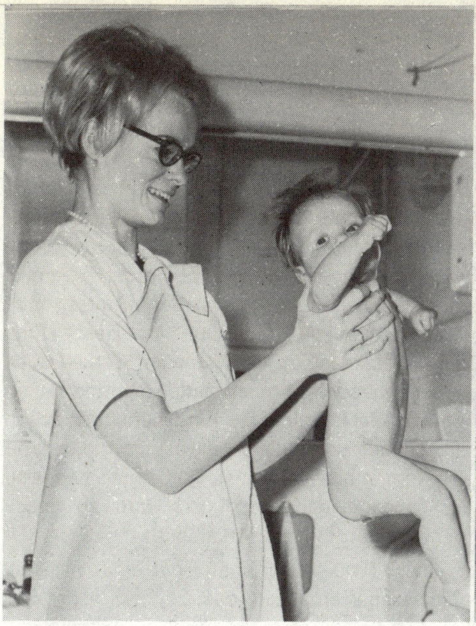

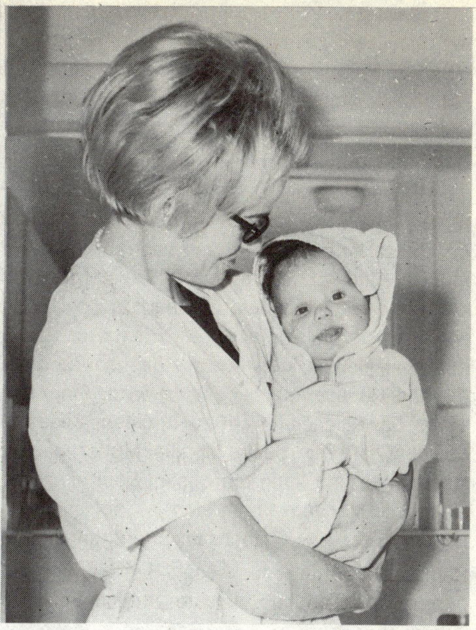

Das Badetuch klemmen Sie mit einem Zipfel unter Ihr Kinn und breiten das Tuch über Brust und Bauch. Das Kind ziehen Sie mit dem Rücken an Ihren Körper.

Schlagen Sie das Baby von allen Seiten in das Badetuch ein. So transportieren Sie es warm und sicher durch die Wohnung.

Kind bereits an eine kurze kühle Abgießung im Anschluß an das warme Bad gewöhnen. Es ist wichtig, das geschickt, am besten in der Form eines neckischen Spiels zu tun, damit man nicht ein unnötiges und lange nachwirkendes Schreckerlebnis hervorruft. Man kann mit lauem Wasser von der Temperatur des Badewassers selbst beginnen, das man aus einem großen Topf oder Krug in kurzem Schwung erst hinten von unten nach oben, dann vorn von oben über die Brust gießt. Allmählich wählt man dann von Tag zu Tag das Wasser etwas kälter, bis man zur Temperatur des Leitungswassers im Sommer (also etwa 12° C) gelangt ist. Anschließend folgt Trockenreiben mit dem Badetuch, das man in den ersten Lebenswochen in der kalten Jahreszeit etwas angewärmt hat.

Auch im Kleinkindalter empfiehlt sich das tägliche lauwarme Reinigungsbad oder zumindest die warme Ganzwaschung, der aber hier zum Schluß stets eine kalte Abgießung, Abbrausung oder – bei ganz besonders empfindlichen Kindern – Abreibung folgen muß, um einer Verweichlichung vorzubeugen.

Leider erschöpft sich mit dem täglichen Bade, der sonstigen Sauberhaltung und Kleidung für die weitaus meisten Mütter die Körperpflege ihres Kindes. Das ist sehr bedauerlich und für Gesundheit und Widerstandskraft ein großer Nachteil. Zu einer ausreichenden körperlichen Gesundheitspflege gehört unbedingt eine eingehende Hautpflege.

Die Haut ist nicht nur ein äußeres Schutzorgan, durch das die Einheit des menschlichen Zellenstaates nach außen abgegrenzt wird. Sie hat vielmehr noch andere wichtige Aufgaben zu erfüllen. Wir sind es als Kulturmenschen so gewöhnt, unsere Haut schlecht zu behandeln und zu vernachlässigen, daß es uns schon gar nicht mehr auffällt, in wie unerhörtem Umfange wir ihr die notwendigen natürlichen Lebensreize vorenthalten. Luft, Sonne, Wind und mechanische Beanspruchung kommen nur ausnahmsweise an sie heran, und dann wundern wir uns, wenn wir infolge Versagens der Hautfunktion bei fast allen Kindern heute noch die englische Krankheit in ihren leichten Formen entstehen sehen, wenn infolge der mangelhaften Temperaturregulation jede Zugluft einen Schnupfen bedingt, wenn im Erkrankungsfalle die Haut schlecht ausscheidet und mitarbeitet usw.

Wir wollen die eben gerügten Fehler unbedingt vermeiden und dem Wasserreiz des warmen Bades mit nachfolgender kühler Abgießung unbedingt das tägliche Luftbad, verbunden mit dem

Sonnenbad, soweit es nur irgend möglich ist, vorausschicken. Schon im zweiten Monat beginnen wir damit. Wir ziehen das Kind ganz nackt aus und lassen es sich nach Herzenslust ausstrampeln. Je nach Wetter und Temperatur findet das Luftbad im Freien oder im Zimmer bei geöffnetem, im Winter bei geschlossenem Fenster statt und dauert 15–20 Minuten bis zu mehreren Stunden (im heißen Hochsommer).

Das Sonnenbad beschränken wir anfangs auf 10 Minuten. Erst allmählich wird es auf etwa 45 Minuten gesteigert, wobei man zwischen Bauch- und Rückenlage häufig wechselt. Ist es nicht zu heiß, so wird das Köpfchen ruhig mitbestrahlt, andernfalls durch ein weißes Hütchen geschützt. Im heißen Sommer bestrahlt man in der frühen Morgensonne, in den kühleren Zeiten mittags. Ein Sonnenbad hinter Fensterglas ist wirkungslos. Auch in den Übergangszeiten ist die Temperatur auf dem Zimmerteppich bei offenem Fenster in der prallen Sonne meist noch warm genug. Im Winter ist als Ersatz für das Sonnenbad zweimalige wöchentliche Bestrahlung mit einer kleinen künstlichen Höhensonne anzuraten, die heute von den Hanauer Werken auch für den Hausgebrauch geliefert wird. Findet das Sonnenbad im Freien statt, so braucht man etwas bewegte Luft nicht zu fürchten, besonders dann nicht, wenn das Kind Luftbäder schon gewöhnt ist. Das beste ist, die Mutter badet mit, sie tut dann gleich etwas für die eigene Gesundheit und kann am besten beurteilen, ob die Temperatur richtig ist. Befürchtet man, daß eine Unterkühlung eingetreten ist, so ist das anschließende, dann besonders warm zu verabfolgende Bad das einfachste Vorbeugungsmittel gegen eine drohende Erkältung.

Reiben der Haut zunächst mit den Händen oder einem Frottiertuch, später mit einer nicht zu harten Borstenbürste, leichte Streich- und Klopfmassage ergänzen das Luftbad sehr wirkungsvoll.

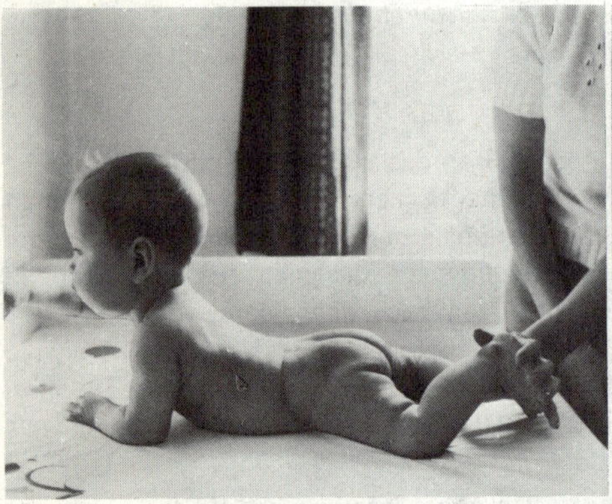

1. Übung. Kräftigung der Bein- und Rückenmuskeln.
Legen Sie das Kind auf den Bauch. Lassen Sie es mit den Fußsohlen gegen ihre Handfläche treten und sich so von Ihnen abstoßen.

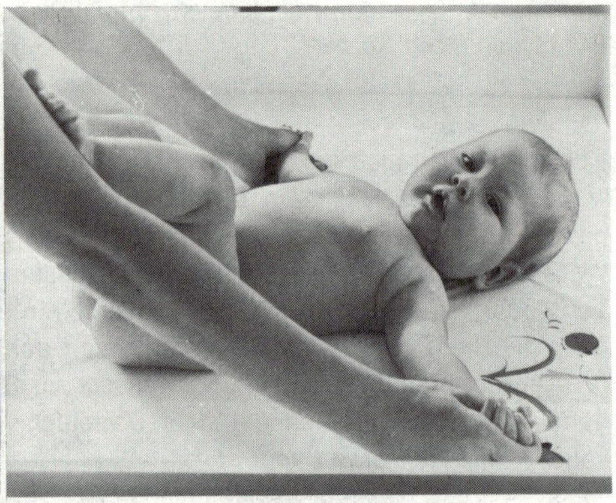

2. Übung. Anregung des Atems.
Drehen Sie Ihr Kind auf den Rücken. Das Baby umfaßt Ihre Daumen und Sie leicht sein Handgelenk. Führen Sie die Arme zu einem weiten Kreis über den Kopf und wieder an den Körper heran.

Vom 5. Monat an verbindet man mit dem Luft-Sonnen-Bad bereits die Gymnastik. Auch die Muskeln, Knochen und Gelenke des Säuglings bedürfen der Betätigung und Übung, wenn sie sich kräftig entwickeln und recht widerstandsfähig werden sollen. Wenn auch an sich schon jedes Spiel, jedes Strampeln und jedes Krabbeln „Säuglingsgymnastik" ist, kann man zusätzlich durch sinnvollen Aufbau und planmäßige Herbeiführung gewisser Bewegungen sehr förderlich auf das Wachstum und die Kräftigung des Säuglings einwirken. Insbesondere für schwächliche und zarte Kinder ist die Säuglingsgymnastik ein großer Gewinn.

Auch im Kleinkindesalter ist die Hautpflege in der eben beschriebenen Weise ein unbedingtes Erfordernis. Man läßt die Kinder soviel wie möglich in kleinen Sporthöschen (nicht in Badetrikots, die 3/4 der Haut zudecken) umherlaufen und macht täglich eine Trockenbürstung mit nachfolgender kühler Abreibung. Wenn irgend möglich, lasse man die Kinder an einem Kindergymnastikkurs zweimal wöchentlich teilnehmen, falls man nicht selbst die Energie hat, jeden Abend 10 Minuten mit ihnen zu „turnen". In einen gut geleiteten Kindergarten gehört solche Gymnastik ohne weiteres ins Tagesprogramm mit hinein.

Die Tatsache, daß unzureichende Besonnung der Haut auch beim besternährten Brustkinde zu leichten Formen der englischen Krankheit, also Erkrankung an einem ganz anderen Organ führt, zeigt uns besonders deutlich einen Tatbestand, den wir uns hier ein für allemal einprägen wollen.

Der Körper ist eine Lebenseinheit. Wenn ein Teil geschädigt wird, leidet nicht nur dieser Teil, sondern die Gesamtheit des Körpers.

Dieser Satz hat eine ganz besonders große und auch heute noch immer viel zu wenig erkannte Bedeutung für den nun folgenden Abschnitt.

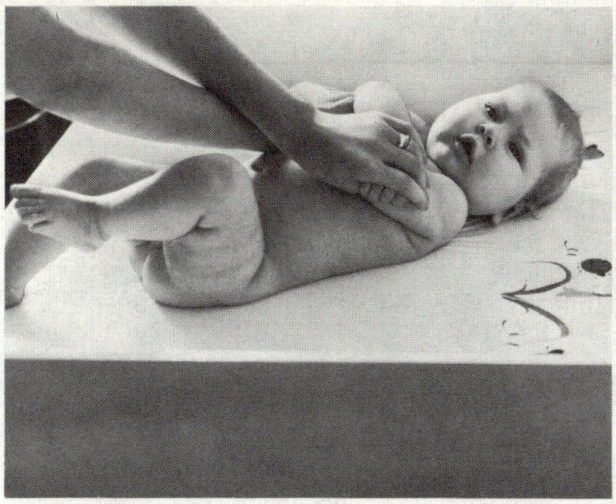

3. Übung.
Breiten Sie jetzt die Arme zu den Seiten hin aus und kreuzen Sie sie anschließend über der Brust. Einmal liegt beim Kreuzen der rechte Arm oben, das nächste Mal befindet sich der linke Arm oben auf.

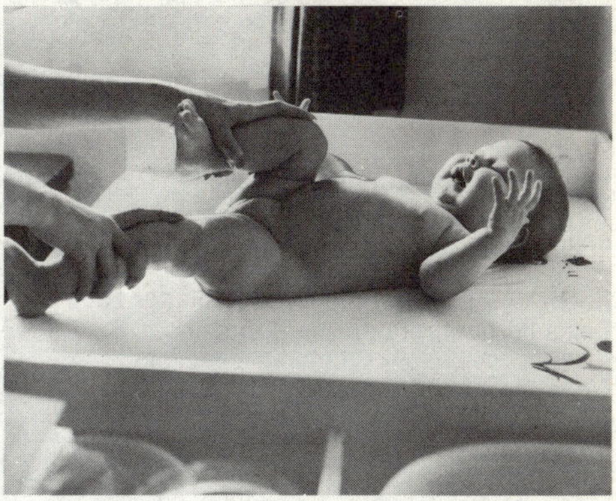

4. Übung. Kräftigung der Bauchmuskeln.
Umfassen Sie mit jeder Hand einen Unterschenkel, Ihr gestreckter Zeigefinger gibt den Beinchen Halt. Strecken und beugen Sie wechselseitig das rechte und das linke Bein.

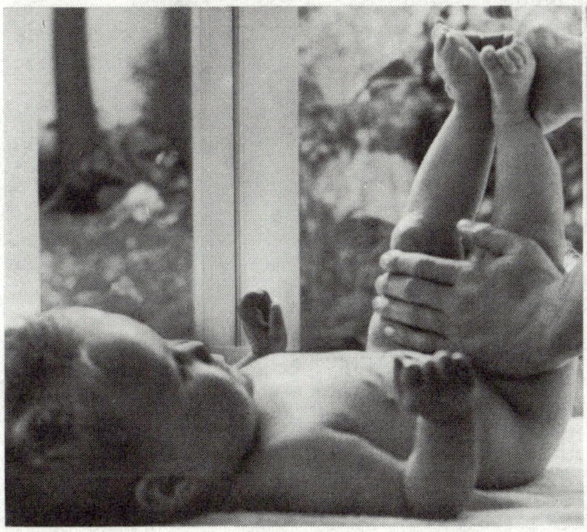

5. Übung. Kräftigung der Bauch- und Beckenmuskeln.
Sie ergreifen mit Ihrer linken Hand die gestreckten Beine unterhalb der Wade. Ihre rechte Hand liegt flach und leicht auf den Knien des Kindes. (Bitte nicht drücken, das könnte die Kniebänder überdehnen.) Jetzt heben Sie die Beine langsam, bis sie senkrecht stehen und noch ein kleines Stückchen mehr in Richtung Bauch; und dann führen Sie die Beine langsam wieder zurück auf die Unterlage. Wichtig ist, daß nur die Beine bewegt werden, der Po also fest liegen bleibt.

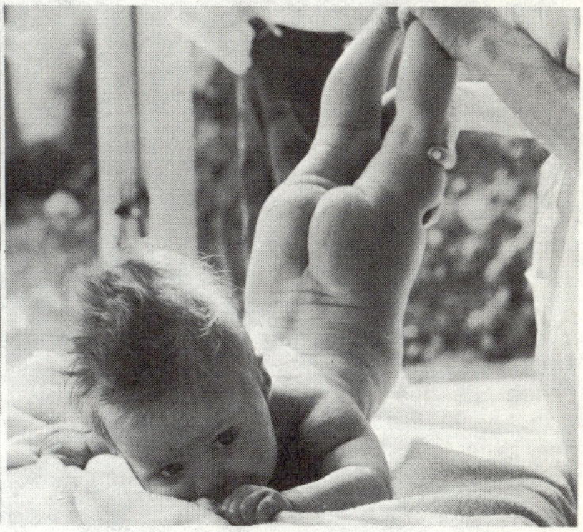

6. Übung. Kräftigung der Kreuz-, Lenden- und Gesäßmuskeln.
Drehen Sie das Kind auf den Bauch. Der Kopf liegt abwechselnd auf der rechten und der linken Seite. Mit beiden Händen umgreifen Sie die Knie und Unterschenkel des Babys. Heben Sie nun die gestreckten Beine und den Rumpf so weit ab, bis nur nur Schultergürtel und der obere Teil des Brustkorbes aufliegen bleiben. Langsam legt man den Körper dann wieder zurück in die Ausgangsstellung.

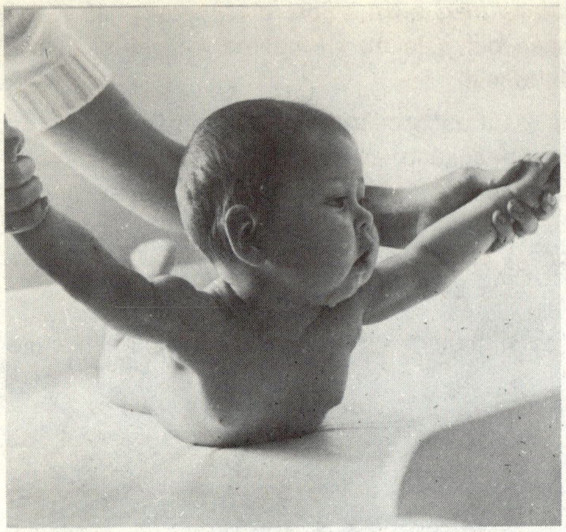

7. *Übung. Kräftigung der Rumpfmuskeln.*
Führen Sie die Arme in einer weiten Bewegung nach vorn und nach den Seiten, das Kind spannt dadurch den ganzen Oberkörper. Achten Sie darauf, daß es nicht die Schultern hochzieht, sondern die Schulterblätter zur Wirbelsäule heranbringt.

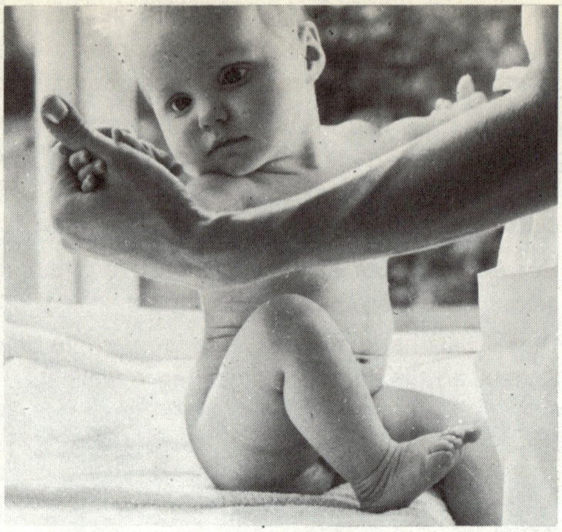

8. *Übung. Kräftigung der Rumpf- und Bauchmuskeln.*
Drehen Sie das Kind auf den Rücken. Lassen Sie es Ihre Daumen fest umfassen und sich langsam hochziehen zum Sitz. Dabei führen Sie die Arme zur Seite, so daß es gezwungen wird, sich aufrecht und gerade hinzusetzen.

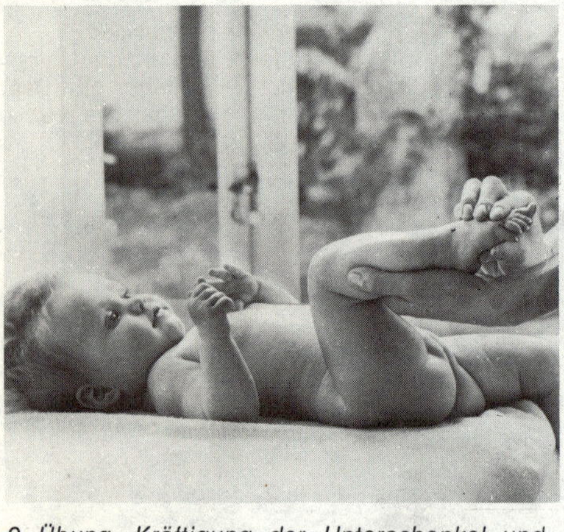

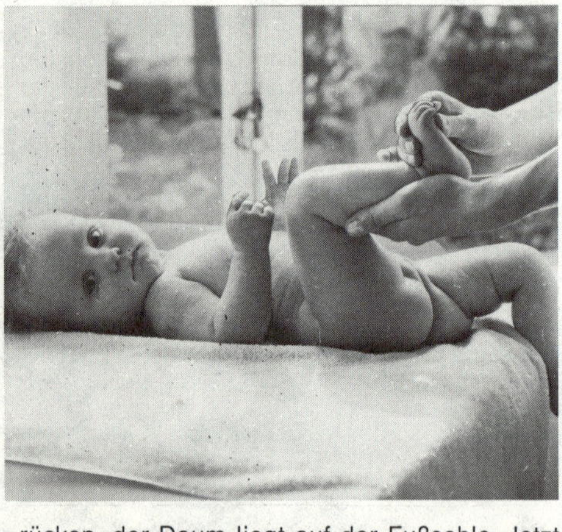

9. *Übung. Kräftigung der Unterschenkel und Fußmuskeln.*
Legen Sie das Baby hin, und bewegen Sie zum Abschluß noch seine Füße. Umfassen Sie den Unterschenkel von unten mit der linken Hand; die rechten Finger umgreifen den Fußrücken, der Daum liegt auf der Fußsohle. Jetzt ziehen Sie den Fuß nach oben und unten.
In der gleichen Haltung lassen Sie die Füße kreisen einmal rechtsherum und einmal linksherum, ein paarmal hintereinander.

Wenn Sie diese Übungen regelmäßig jeden Tag mit Ihrem Baby turnen, haben Sie eine ganze Menge dafür getan, ihm den Gebrauch seiner Muskeln beizubringen. Und das Vergnügen, das Sie beide an diesem Babysport haben werden, kann viel dazu beitragen, nicht nur ein kräftiges, sondern auch ein fröhliches Kind aus ihm zu machen.

Die Ernährung des Säuglings

Im Säuglingsalter liegt es noch ganz klar zutage, wie abhängig körperliches Gedeihen und Gesundheit von der richtigen Beschaffenheit der Nahrung sind. Im Zeitabschnitt dieses ungeheuer raschen Wachstums ist der Körper hinsichtlich des Gewichtsverlaufs ein so empfindliches Meßinstrument, daß er unter Umständen schon auf Zulage oder Entzug von 10 g Zucker pro Tag deutlich mit geringerer oder größerer Zunahme antwortet. Aber schon hier ist es falsch – wenn auch leider immer noch allgemein üblich –, den Ernährungszustand allein nach dem Gewicht zu beurteilen. Die Beschaffenheit der Säfte und Gewebe, ihre Spannkraft und Leistungsfähigkeit, ihre Widerstandsfähigkeit gegen Krankheitserreger und Schädigungen sind ebenso wichtige – jenseits der Säuglingspflege sogar viel wichtigere Gesichtspunkte, nach denen man den Erfolg einer Ernährung beurteilen muß.

Warum richten wir uns so einseitig nach dem Körpergewicht?

Weil wir leider für die anderen Dinge keine recht brauchbaren Maßstäbe haben, dagegen die Feststellung des Körpergewichts eine sehr einfache Sache ist. Dieser Umstand verführt uns immer wieder dazu, allein auf der Feststellung des Körpergewichtes unser Urteil über den Ernährungszustand eines Menschen aufzubauen.

Wir wollen das recht fest im Gedächtnis behalten und uns besonders merken:

Einzelne Gewichtsfeststellungen sagen gar nichts. Nur der Ablauf einer Gewichtszu- oder -abnahme kann wichtig für die Beurteilung sein. Von großer Bedeutung ist er aber nur im Säuglingsalter.

Bei der Ernährung mit Muttermilch haben wir die Nahrung fix und fertig zusammengesetzt zur Verfügung, und auch die zu verabreichende Menge wird durch den natürlichen Instinkt des Kindes bestimmt. Hier brauchen wir also nicht mehr zu tun, als das Kind an die Brust zu legen,

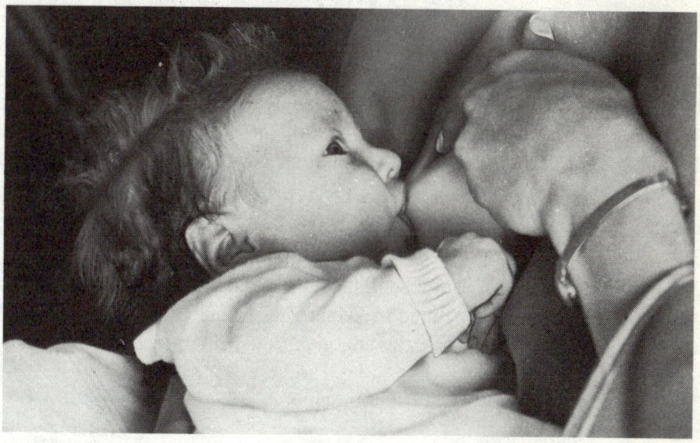

Mit der freien Hand drücken Sie die Brust leicht zur Seite, damit das Baby beim Trinken durch die Nase atmen kann.

und alles andere regelt sich sozusagen von selbst. Trotzdem wollen wir uns mit den Vorgängen bei der natürlichen Ernährung recht eingehend vertraut machen, nicht weil wir uns einbilden, wir könnten sie verbessern, sondern um Anhaltspunkte für unser Vorgehen zu gewinnen, wenn wir zur künstlichen Ernährung durch die äußeren Verhältnisse gezwungen werden. Zunächst wollen wir uns eine Reihe wichtiger „Faustzahlen" einprägen. In den ersten Tagen sondert die Brustdrüse nur sehr kleine Mengen der sog. „Vormilch" ab, die eine andere, höher konzentrierte Beschaffenheit zeigt als die eigentliche Muttermilch, die erst am 3. bis 4. Tage nach der Geburt in die Brust „einschießt", ein Vorgang, der oft mit etwas Spannungs- und Schmerzgefühlen für die Mütter verbunden ist.

Am Ende der ersten Lebenswoche trinkt ein Kind pro Tag etwa 400–500 g, am Ende des ersten Monats etwa 600 g, am Ende des zweiten Monats 800 g und weiterhin etwa 800–1000 g. Über 1000 g steigt die tägliche Trinkmenge beim gesunden Kind nie an.

Wir werden entweder alle 3 oder 4 Stunden, also 5- oder 6mal täglich anlegen. Womöglich vom ersten Tag an gewöhne man das Kind an eine Nachtpause von 8 Stunden (10–6 Uhr). Ist evtl. nächtliches Hungerschreien gar zu anhaltend oder aus äußeren Gründen nicht tragbar, so bemesse man die Nachtpause zunächst auf 6 Stunden (11–5 Uhr) und „mogele“ sich langsam auf 8 Stunden herauf. Im äußersten Notfall verabreicht man nachts ein wenig Fenchel- oder Kamillentee aus der Flasche, aber grundsätzlich keine Nahrung. Tagsüber lege man pünktlich nach der Uhr an, auch wenn das Kleinchen aus dem Schlaf genommen werden muß. Unregelmäßiges Stillen, „immer wenn es schreit“, hat oft Verdauungsstörungen im Gefolge und ist auch für die Mutterbrust ungünstig. Man gibt womöglich bei einer Mahlzeit nur eine Brust. Die Milchmenge ist in erster Linie abhängig von der Beanspruchung der Brust. Wird sie nicht bis zum letzten Tropfen entleert, so läßt ihre Ergiebigkeit sehr bald nach. Gibt man nun immer beide Seiten, so hört der kleine Racker auf zu trinken, wenn es zuletzt etwas „schwerer geht“, und nimmt lieber das bequemer fließende Brünnlein auf der anderen Seite. Die Folge ist dann rasches Versiegen der Nahrung.

Das Körpergewicht nimmt in den ersten Tagen nicht zu, sondern ab. Dieser normale Gewichtssturz schwankt zwischen 150 und 300 Gramm. Er kommt etwa am 4.–5. Tage zum Stillstand. Nach 8–20 Tagen ist das Geburtsgewicht wieder erreicht. Dann beginnt eine im ganzen sehr gleichmäßige Gewichtszunahme von 20–40 g pro Tag, also etwa 200 g pro Woche, die bis zum Ende des zweiten Monats in dieser Höhe anhält und dann langsam geringer wird. Im zweiten Lebensvierteljahr bewegt sie sich um 150 g, im 3. und 4. Vierteljahr um 100–70 g pro Woche. Das normale Geburtsgewicht beträgt 3000–3500 g. Je nach der Höhe dieses Gewichtes und der Schnelligkeit, mit der der anfängliche Gewichtsverlust ausgeglichen wird, beträgt das Körpergewicht eines Säuglings also Ende des ersten Vierteljahres etwa 5000–6000 g, nach ½ Jahr 6900–8000 g, nach ¾ Jahren 8200–9300 g, am Ende des ersten Lebensjahres 9000–10 200 g. Im allgemeinen sind Knaben etwas schwerer als Mädchen. Selbstverständlich ist das aber keine feste Regel. Man sieht schon an all diesen Zahlen, wie die Schöpferweisheit nie nach einem starren Schema, sondern immer in weit bemessenen Spielräumen mit großen Anpassungsbreiten arbeitet.

Die Länge eines Neugeborenen beträgt etwa 48–50 cm. Will man sie genau feststellen, legt man das Kind mit fest durchgedrückten Knien auf den Wickeltisch zwischen 2 Zigarrenkisten, deren Abstand dann gemessen wird, nachdem man das Kind wieder in sein Bettchen gelegt hat. Eine Hilfsperson muß die Kisten so lange festhalten. Das Wachstum beträgt im ersten Vierteljahr etwa 10 cm, im zweiten 6 cm, im dritten 5 cm und im vierten 4 cm, so daß der Säugling am Ende des ersten Lebensjahres etwa 75 cm lang ist.

Ich füge der Einfachheit halber gleich den Verlauf des weiteren Längen- und Gewichtswachstums im Kleinkindesalter an, der aus der beigefügten Tabelle hervorgeht. Zu ihrer Benutzung ist auf folgendes nachdrücklich hinzuweisen:

1. Es handelt sich um Durchschnittszahlen, die aus einer sehr großen Zahl von Messungen errechnet sind. Maße von einigen Zentimetern über und unter diesen Werten liegen also noch vollständig in der normalen Schwankungsbreite. Entsprechendes gilt von den Gewichten.

Knaben			Länge	Mädchen			Knaben			Länge	Mädchen		
Gewicht in kg	Alter Jahre	Alter Monate	in cm	Alter Jahre	Alter Monate	Gewicht in kg	Gewicht in kg	Alter Jahre	Alter Monate	in cm	Alter Jahre	Alter Monate	Gewicht in kg
			74	1	0	9,7	15,3	3	4	95	3	6	14,95
10,20	1	0	75		1	9,95	15,6		6	96		8	15,30
10,45		1	76		2	10,20	15,9		8	97	3	10	15,45
10,70		2	77		4	10,45	16,2	3	10	98	4	0	15,70
10,95		4	78		5	10,70	16,5	4	0	99		2	15,95
11,20		5	79		6	10,95	16,8		2	100		5	16,20
11,45		6	80		7	11,20	17,1		5	101		7	16,45
11,70		7	81		8	11,45	17,4		7	102	4	10	16,70
11,95		8	82		10	11,70	17,7	4	10	103	5	0	17,0
12,20		10	83	1	11	11,95	18,0	5	0	104		3	17,5
12,45	1	11	84	2	0	12,20	18,5		2	105		6	18,0
12,70	2	0	85		2	12,45	19,0		5	106	5	9	18,5
12,95		2	86		3	12,70	19,5		7	107	6	0	19,0

Knaben				Mädchen			Knaben				Mädchen		
	Alter		Länge	Alter				Alter		Länge	Alter		
Gewicht in kg	Jahre	Monate	in cm	Jahre	Monate	Gewicht in kg	Gewicht in kg	Jahre	Monate	in cm	Jahre	Monate	Gewicht in kg
13,20		3	87		5	12,95	20,0	5	10	108		2	19,3
13,45		5	88		6	13,20	20,5	6	0	109		4	19,7
13,70		6	89		8	13,45	21,0		2	110		6	20,0
13,95		8	90		9	13,70	21,4		4	111		8	20,3
14,20		9	91	2	11	13,95	21,8		6	112	6	10	20,7
14,45	2	11	92	3	0	14,20	22,2		8	113	7	0	21,0
14,70	3	0	93		2	14,45	22,6	6	10	114		2	21,4
15,0		2	94		4	14,70	23,0	7	0	115		5	21,8

2. Das Gewicht muß stets im Verhältnis zur Länge, nicht zum Alter betrachtet werden. Ein Beispiel: Helga Richter ist 3 Jahre 6 Monate alt. Sie mißt 99 cm. Ihr Maß liegt demnach 4 cm über dem Durchschnittswert, also etwa an der oberen Grenze des Normalen. Wir schreiben das auf: 99 (+ 4). Zu dieser Länge gehört nach der Tabelle ein Gewicht von 15,95 kg. Helga wiegt aber nur 14 kg. Wir schreiben also 14 (– 1,95). Im ganzen kann man die Gewichtsverhältnisse Helgas trotz Abweichung von den Tabellenmaßen als völlig normal ansehen. Helga ist etwas schneller gewachsen als der Durschnitt ihrer Altersgenossinnen und hat verständlicherweise im Gewichtsansatz nicht ganz das gleiche Tempo eingehalten. Man wird als Regel finden, daß hoch aufgeschossene Kinder im Gewicht hinter Kindern gleicher Größe, aber höheren Alters zurückbleiben. Dabei besteht nicht der geringste Anlaß, sich zu sorgen. Man muß überhaupt bedenken, daß Längen- und Gewichtswachstum sich oft abwechseln. Oft ist schon beim Übergang vom Kriechen zum Laufen eine gewisse Periode der Streckung mit deutlicher Abnahme des Fettpolsters wahrzunehmen. Im ganzen aber ist der Lebensabschnitt vom 1.–3. Jahr das Zeitalter der „ersten Fülle". Ihr folgt das Zeitalter der „ersten Streckung" vom 4.–7. Jahr. Beim normalen Sechsjährigen kann man oft deutlich „die Rippen zählen". In Unkenntnis dieser Tatsache kommen die Mütter dann häufig ängstlich in die Sprechstunde: „Herr Doktor, das Kind wird immer weniger." Hier gilt dann – wie schon oben angedeutet – der Satz:

Nicht Gewicht und Länge, nicht das Fettpolster und die Rundlichkeit, sondern Lebensfrische, Munterkeit, körperliche Leistungsfähigkeit, Widerstandsfähigkeit gegen Erkältungen und Infektionskrankheiten sind der ausschlaggebende Maßstab für die Gesundheit und den Ernährungszustand eines Kindes.

Übersicht über die Altersstufen

Jahr	Erstes Kindesalter (1. Wachstumsperiode)
1.	Säuglingsalter
2.	
3.	Erste Fülle
4.	
5.	
6.	Erste Streckung
7.	

Zweites Kindesalter (2. Wachstumsperiode)

Jahr	Knaben	Jahr	Mädchen
8.		8.	Zweite Fülle
9.	Zweite Fülle	9.	(Rundung der Hüften
10.		10.	und der Beine)
11.		11.	
12.		12.	
13.	Zweite Streckung	13.	(Starkes Wachstum)
			(Knospenbrust)
14.		14.	(Gewichtszunahme)
			(Menstruation)

Jahr	Knaben
15.	(Höhenantrieb) (Stimmwechsel)
16.	(Gewichtsantrieb)
17.	Dritte Fülle
18.	
19.	
20.	
21.	
22.	Zunehmende Reife
23.	
24.	
25.	Reife

Jahr	Mädchen
15.	Dritte Fülle Beginn der Reife
16.	Zunehmende Reife
17.	
18.	
19.	Reife
20.	

Damit sind wir im Besitz aller Zahlenwerte, die wir kennen müssen, um das Gedeihen eines Kindes beurteilen zu können. Wir kehren zunächst zurück zum neugeborenen Brustkind. Es ist ein Irrtum zu glauben, daß ruhiges Verhalten des Kindes innerhalb der ersten Lebenswochen gleichbedeutend mit vorschriftsmäßigem Gedeihen sei. Der menschliche Instinkt ist leider durch die lange Kulturentwicklung recht unzuverlässig geworden, und die Temperamente sind sehr verschieden. Es gibt geborene „Revolutionäre", die ihren Anspruch auf eine ausreichende Nahrungsmenge „vernehmlich" und „mit Nachdruck" so lange anmelden, bis man auf den „Mißstand" aufmerksam wird und ihn abstellt. Es gibt aber schon unter den Neugeborenen auch „gehorsame Untertanen", die sozusagen „schweigend verhungern". „Aber das ist ja gar nicht möglich, Herr Doktor, das Kind schreit doch nie, und meine Milch ist so reichlich, sie fließt fast von selbst weg, und wenn man nach dem Trinken drückt, kommt auch immer noch etwas!"

Das ist die gewöhnliche Antwort in der Sprechstunde, wenn man bei einem Brustkind die Diagnose „Unterernährung" stellen muß. Erst Leerpumpen der Brust und Vorweisung der geringfügigen Menge oder Wiegen einer Brustmahlzeit vermag dann die Mutter zu überzeugen.

Wie wiegt man eine Brustmahlzeit?

Man legt das fertig gebündelte Kind vor und nach dem Anlegen auf die Waage und stellt den Unterschied der beiden Gewichte fest, z. B. vor dem Trinken 4120, nach dem Trinken 4210, Milchmenge also 4210 – 4120 = 90 g.

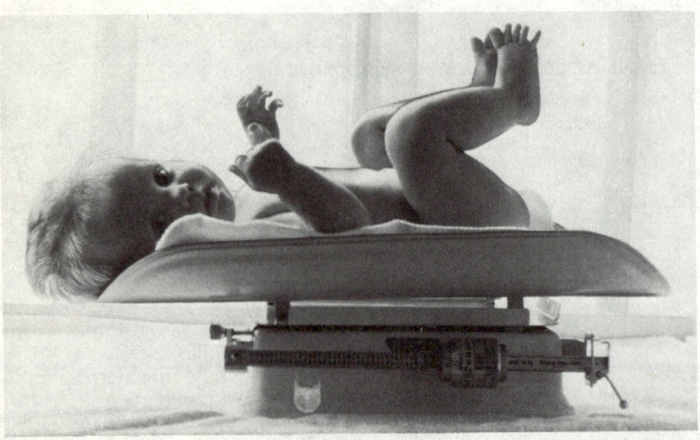

Die Gewichtskontrolle ist in den ersten Monaten wichtig.

Man sollte jedes Kind in den ersten Monaten mindestens wöchentlich einmal wiegen. Entspricht die Zunahme nicht den oben angegebenen Werten, so stellt man 2 Tage nacheinander bei sämtlichen Mahlzeiten die Trinkmenge fest, vergleicht die Tagesmenge mit den oben angegebenen Durchschnittswerten und weiß nun sofort, ob und wieviel Flasche man zufüttern muß. In Groß- und Mittelstädten gibt es überall Säuglingswaagen zu leihen. In Kleinstädten und auf dem Lande sollte man sich entweder eine gute Haushaltswaage durch Aufstellen eines Tabletts behelfsmäßig herrichten oder bei dieser Gelegenheit eine Haushaltswaage beschaffen, die gleich zum Auswechseln der Wiegschale gegen eine Säuglingsmulde eingerichtet ist.

Damit kommen wir nun zur Frage der künstlichen Ernährung, die zunächst am besten als „Zwiemilchernährung" durchgeführt wird, d. h. man gibt die Brust solange wie möglich weiter und ersetzt die fehlende Menge durch die Flasche. Dabei halte man von Anfang an fest: Es ist zweckmäßiger, bei einer Mahlzeit nur Brust oder nur Flasche zu geben. Die Flasche fließt bequemer. Merkt der Säugling, daß sie regelmäßig nach der Brust verabreicht wird, so stellt er meist seine Saugtätigkeit an der Brust ein, sobald er stärker „ziehen" muß, und verläßt sich auf das bequeme Fläschchen. Dadurch läßt die Milchabsonderung dann sehr schnell nach. Es brauchen nicht alle Mahlzeiten genau gleich groß zu sein. Ergeben die Brustmahlzeiten z. B. Ende des 1. Monats nur noch etwa 3mal 100 g, so kann man entweder 3mal 100 oder 2mal 150 g Flasche zugeben, um auf die erforderliche Trinkmenge von 600 g pro Tag zu kommen. Man versucht, wieviel das Kind ohne Schwierigkeit trinkt, und bemißt danach Trinkpausen und Trinkmengen. Im allgemeinen ergibt sich dann infolge Nachlassens der Milchabsonderung folgende Entwicklung im Lauf weniger Wochen und Monate: 4mal Brust und 1mal Flasche (mittags), 3mal Brust und 2mal Flasche (vor- und nachmittags), 2mal Brust (morgens und nachmittags) und 3mal Flasche, 1mal Brust (morgens) und 4mal Flasche, 5mal Flasche.

Man bemißt die Milchmenge in der Flasche nach den als „Faustzahlen" (s. S. 121) angegebenen Trinkmengen und steigert erforderlichenfalls je nach Gewichtszunahme von Tag zu Tag um 10 g pro Flasche, also bei reiner Flaschenkost im Laufe des 2. Monats z. B. von 5 mal 120 auf 5 mal 160–200 g. Solange das Gewicht normal fortschreitet, bleibt man bei der errechneten Menge, nur wenn es stehenbleibt, legt man zu.

Die Gefahr der Überfütterung muß genauso vermieden werden wie die der Unterernährung.

Bei der Wahl der Milchmischung müssen wir bedenken, daß die Kuhmilch in ihrer Zusammensetzung erheblich von der Muttermilch abweicht und auf das viel schnellere und andersartige Wachstum des Kälbchens eingestellt ist. Bei unserem Bestreben, die Kuhmilch der Muttermilch anzugleichen, richten wir unser Hauptaugenmerk auf den Eiweißgehalt.

Eiweiß ist ein unbedingt notwendiger Bestandteil unserer Nahrung, aber ein Zuviel an Eiweiß ist nicht nützlich, sondern überflüssig und oft schädlich für den Organismus.

Der geringe Eiweißgehalt der Muttermilch ist der beste Beweis für die Richtigkeit des Satzes, daß der Mensch sich am natürlichsten und besten nährt, der in seiner Nahrung nur die unbedingt nötige Menge an Eiweiß zu sich nimmt.

Kuhmilch hat doppelt soviel Eiweiß wie Muttermilch.

Wir verdünnen die Kuhmilch daher auf die Hälfte und gleichen den Verlust an Brennwerten, der dadurch natürlich auch auf die Hälfte sinkt, durch entsprechenden Zusatz an „Zuckerstoffen" (Mehl, Haferflocken, Zucker) wieder aus.

Verdünnung der Kuhmilch nur mit Wasser bei geringem Zusatz von Zucker oder Mischung von einem Drittel Milch und zwei Dritteln Schleimsuppe bedeutet sichere Unterernährung. Beides ist grundfalsch.

Zuckerstoffe und Fette können sich in der Nahrung weitgehend gegenseitig vertreten. Der Brennwert der künstlichen Muttermilch ist etwas höher als der der gewöhnlichen Halbmilch. Schreitet die Zunahme bei Halbmilchverabreichung nicht genügend fort, so kann man also auf „künstliche Muttermilch" übergehen.

Man verabreicht grundsätzlich niemals mehr als 1000 g Nahrung pro Tag. Sollte auch bei 5 mal 200 g „künstlicher Muttermilch" keine Zunahme erfolgen, dürfte es sich empfehlen, einen mit Säuglingsernährung gut vertrauten Arzt aufzusuchen. Es ist zu vermuten, daß dann irgendwelche Störungen vorliegen.

Bei der Herstellung von Milchmischungen verwenden wir, wenn irgend möglich, die sogenannte Vorzugsmilch oder die Markenmilch in geschlossenen Flaschen. Denn bei loser Handelsmilch besteht die Gefahr einer bakteriellen Verunreinigung. Wir bereiten uns die Nahrung jeweils für den ganzen Tag zu. Ich gebe im folgenden die Vorschriften für je 1 l Nahrung, die bei geringerem Bedarf leicht umgerechnet werden können.

Das Rezept für die Suppe zur gewöhnlichen Halbmilch lautet:

Man rühre 3–5 gehäufte Eßlöffel Haferflocken mit ein wenig Wasser zu einem gleichmäßigen Brei an, schütte etwa 1–1½ l Wasser zu und lasse auf kleiner Flamme etwa ½ Stunde kochen. Dann schütte man das Ganze durch ein feines Sieb und süße am besten mit 50 g „Naturzucker" („Naturzucker" ist ein bräunlicher Zucker, dem die natürlichen Nährsalze nicht durch den „Raffinierungsprozeß" entzogen sind. Er ist in jedem Reformgeschäft erhältlich).

Die Suppe wird kühl gestellt und bei Verabreichung in der Flasche jeweils halb und halb mit Milch vermischt.

Muß man die Milch kochen, so kann man natürlich die Milch auch mit der Suppe zusammen im ganzen aufkochen und die nunmehr genußfertige Nahrung kalt stellen.

„Künstliche Muttermilch" wird folgendermaßen bereitet:

In einem Kochtopf stellt man eine „blonde" Einbrenne aus 25 g Butter und 25 g Mehl her. Erst wenn der säuerliche Geruch, der beim Zerlassen der Butter zunächst entsteht, geschwunden ist, setzt man das Mehl zu. Ist die Einbrenne fertig, so füge man unter ständigem Rühren und Quirlen vorsichtig ½ l Wasser zu, in dem 35 g Naturzucker aufgelöst sind und lasse das Ganze kurz aufkochen.

Sind beim Zuschütten trotz der Vorsicht „Klunker" entstanden, so muß die sämige Flüssigkeit zum Schluß durch ein Sieb gegeben werden.

Beim Kühlstellen wird sie ziemlich dickflüssig, etwa wie Sirup. Hat man 5 Flaschen zur Verfügung, so empfiehlt es sich, die Suppe gleich in heißem Zustand in die einzelnen Flaschen abzufüllen.

Sonst wird die Suppe ebenso wie die Haferschleimsuppe unmittelbar vor der Verabreichung halb und halb mit abgekochter Vollmilch vermischt, im Wasserbad erwärmt und verabreicht. Man prüft die Temperatur der Flasche, indem man sie ans geschlossene Auge hält. Wird sie hier eben vertragen, so hat sie Körperwärme. Da wir über die Fütterung des Milchviehs nichts wissen, werden wir jeder Flasche unmittelbar vor der Verabreichung 1–3 Teelöffel (langsam steigend) rohen Fruchtsaft (Mohrrüben-, Apfelsinen-, Tomaten-, Zitronensaft) zusetzen, um einen evtl. vorhandenen „Vitaminmangel" auszugleichen.

Außerdem stehen heute die ausgezeichneten Trockenmilchpräparate zur Verfügung, die der Muttermilch sehr ähnlich und gleichwertig sind. Sie sind vor allem unbegrenzt haltbar, auch ohne Kühlschrank, und sehr leicht und schnell zuzubereiten. Eine genaue Gebrauchsanweisung liegt im allgemeinen den Packungen bei. Tritt Gewichtsabnahme oder Durchfall auf, so muß vom Arzt die genaue Trinkmenge festgelegt werden. Außerdem sollte man zu Anfang mehrere Präparate ausprobieren, da ein Kind dieses, das andere jenes Präparat besser verträgt. Auch bei dieser Ernährung empfiehlt es sich, möglichst frühzeitig (ab 3. Monat etwa) Obst- und Gemüsesäfte zuzugeben.

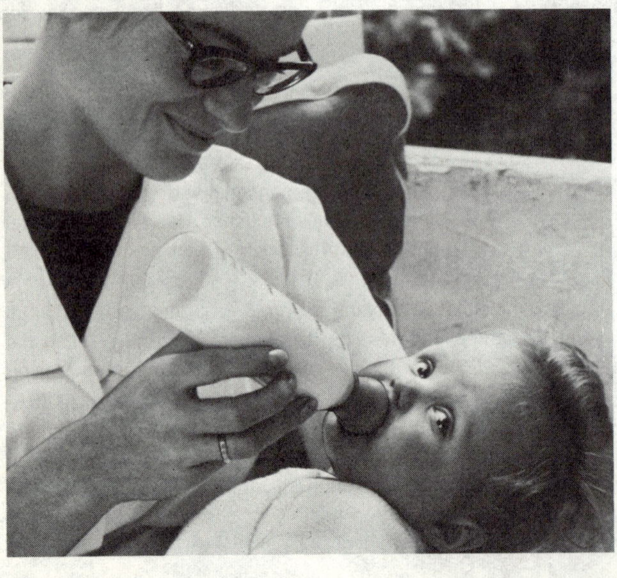

Ihr Unterarm stützt den Rücken des Babys. Die Flasche halten Sie wie einen Bleistift in der rechten Hand. Der Sauger muß immer mit Milch gefüllt sein.

Als Flaschen verwende man grundsätzlich nur solche aus Jenaer Glas, das nicht springt, mit Grammeinteilung. Der beste Gummisauger ist der, der die natürliche Form der Brustwarze nachahmt. Der Pfropfen ist nach Gebrauch gut auszuspülen, abzutrocknen und unter einem umgestürzten Glas aufzubewahren. Von Zeit zu Zeit kocht man ihn 1–2 Minuten aus.

Wir kommen nun zur Besprechung der Beikost. Bei reiner Brustnahrung und guter zweckmäßiger Ernährung der Mutter braucht sie erst im 2. Halbjahr verabreicht zu werden. Bei künstlicher Nahrung oder Nachlassen der Brust beginnt man bereits Ende des 5. Monats. Das „Essenlernen" ist oft eine rechte Geduldsprobe für die Mutter. Manche Kinder futtern zwar gleich los „wie die Alten", aber andere brauchen wochenlang, bis sie begriffen haben, daß man nach hinten und nicht nach vorne ißt. In schwierigen Fällen beginnt man mit einem Grießbrei aus 100 g Wasser, 100 g Milch, 2 Kaffeelöffeln Grieß und 2 Kaffeelöffeln Zucker, der dann aber möglichst bald durch Gemüse, z. B. Mohrrüben, die sorgfältig mit der Bürste gereinigt und geschabt und dann fein gerieben werden und etwas Kartoffelbrei ersetzt wird, den man am besten aus Pellkartoffeln herstellt, damit alle Nährsalze erhalten bleiben. Man treibt die abgepellten Kartoffeln durch den Wolf und verrührt sie mit etwas Milch und ein wenig Butter zu einem feinen Brei.

An Stelle der Mohrrüben können auch Blumenkohl und Spinat verwendet werden. Ist der Blumenkohl ohne Jauche und Stalldung, also biologisch gezogen, so kann man ihn auch – ganz fein gerieben – roh verwenden, sonst wird er ebenso wie der Spinat gedünstet – nicht abgebrüht – und zu einem feinen Brei verarbeitet. Unter den gekochten Spinat kann man ⅓ fein gewiegten rohen Spinat mischen.

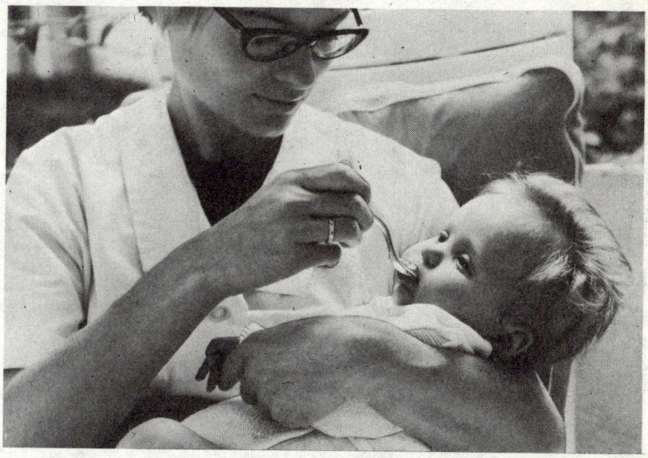

Wenn Ihr Baby mit dem Löffel gefüttert wird, halten Sie am besten seine Hand fest. Sonst wird sich der Gemüsebrei überall befinden, nur nicht im Mund Ihres Babys.

Eine normale Breiportion besteht aus etwa 4 leicht gehäuften Eßlöffeln (200 g), wobei die Hälfte oder ⅓ auf Kartoffelbrei kommt. Manche Kinder essen auch erheblich mehr. Solange wenig Brei genommen wird, gibt man noch ein halbes Fläschchen hinterher, sucht das aber recht bald abzugewöhnen. Sobald das Kind eine volle Portion verzehrt, geht man dazu über, zweimal täglich Brei zu verabreichen. Man kann dann entweder zweimal Gemüse-Kartoffel-Brei geben oder einmal Gemüse-Kartoffel-Brei und einmal Grießbrei aus ½ l Milch mit geriebenem rohem Apfel oder 2 Eßlöffeln rohen Fruchtsaftes. An die Stelle von Grieß kann auch eingeweichter Vollkornzwieback treten. Die vielen mit allen möglichen Zusätzen (Kalk usw.) versehenen, mit großer Reklame vertriebenen Spezialzwiebacksorten sind völlig überflüssig. Eine nach obigen Vorschriften zusammengesetzte Nahrung enthält alle nötigen Aufbausalze in mehr als ausreichender Menge.

Im letzten Vierteljahr gibt man dem Kinde öfter schon etwas Festes zu kauen, am besten Vollkornzwieback oder auch ein Stückchen trocknes Vollkornbrot mit Rinde, an dem es seine Zähnchen erproben kann. An die Stelle der bisherigen Milchmischungen tritt nun die Vollmilch, der man etwa 5 % Naturzucker zusetzt. Man kann ruhig von einem auf den anderen Tag auf die Vollmilch übergehen.

Bei natürlicher Ernährung erfolgt jetzt das Abstillen. Die Mutter läßt die Brust nur noch so weit abtrinken, daß kein Spannungsgefühl mehr vorhanden ist, und gibt an Stelle der Muttermilch Vollmilch mit 5 % Naturzucker. Die Brust versiegt bei dieser unvollkommenen Entleerung in kurzer Zeit.

Pflege des Kleinkindes

Sobald die ersten Zähne zwischen dem 7. und 9. Monat durchkommen, wird das Kind der Mutterbrust entwöhnt. Am Ende des 2. Jahres ist das Milchgebiß vollendet. Die Entwicklung des Milchgebisses vollzieht sich in dieser Reihenfolge:

6.– 9. Monat:	Mittlere, untere Schneidezähne
7.–10. Monat:	Obere Schneidezähne
12.–15. Monat:	1. Oberer Backenzahn, seitlicher unterer Schneidezahn
18.–24. Monat:	Oberer Eckzahn, unterer Eckzahn
30.–36. Monat:	Oberer Backenzahn, unterer Backenzahn, 1. unterer Backenzahn

Das Zahnen

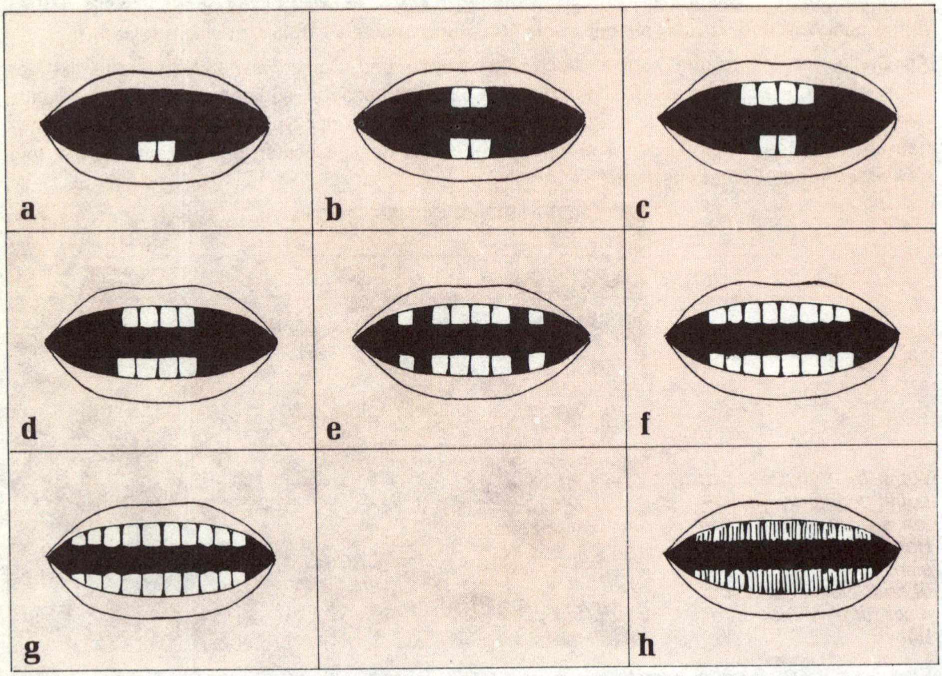

a) 6 Monate (innere 2 Schneidezähne unten), b) 8 Monate (innere 2 Schneidezähne oben), c) 10 Monate (äußere 2 Schneidezähne oben), d) 1 Jahr (Frontschneidezähne), e) 1¼ Jahr (obere vordere Backenzähne), f) 3 Jahre (vollständiges Milchgebiß), g) normales Milchgebiß (Schneide und Oberfläche glatt, h) rachitisches Milchgebiß (Schneide gezackt, Oberfläche geriffelt)

Die Entwicklung der Kinder ist je nach Veranlagung durchaus unterschiedlich. Das gilt für die geistige Entwicklung und für das Laufen. Manche Kinder laufen schon vor Ende des 1. Lebensjahres, andere wieder erheblich später, ohne daß Krankheitsprozesse vorliegen müßten. Es ist vollkommen falsch, den Zeitpunkt des Laufens durch vorzeitiges Aufstellen der Kinder zu beschleunigen. Die Kinder sollen so lange kriechen und krabbeln, bis sich die Wirbelsäule und die Rückenmuskeln ausreichend gekräftigt haben. Wenn das Kind ausreichend entwickelt ist, steht es von selbst auf und beginnt zu laufen.

Die Pflege des Kleinkindes unterscheidet sich grundsätzlich nicht von der Gesundheitspflege in späteren Lebensjahren. Lediglich die Schlafzeit soll noch erheblich länger sein.

Die Kinder sollen mittags regelmäßig zur Ruhe gelegt werden, und es muß im Hause dafür gesorgt werden, daß sie ihren Mittagsschlaf möglichst lange ausdehnen können. Abends werden die Kinder wieder zeitig, zwischen 6 und 7 Uhr, ins Bett gebracht.

Die Entwicklung wird sich am besten vollziehen, wenn die Kinder Gelegenheit haben, sich viel im Freien zu tummeln. In der warmen Jahreszeit soll dabei ausreichend Gelegenheit zu Licht-, Luft- und Sonnenbädern gegeben werden.

Vor der Nachtruhe sorgt man am besten mit einem warmen Bad für eine gründliche Reinigung des Körpers. Morgens genügt eine Waschung, die je nach der Jahreszeit kalt oder lauwarm sein kann, aber im allgemeinen ruhig kalt ausgeführt werden soll, weil die Kinder dadurch am leichtesten abgehärtet werden. Kinder, die besonders kälteempfindlich sind, sollen keinesfalls mit Gewalt zu einer kalten Waschung gezwungen werden, das festigt nur ihren Widerwillen gegen solche Maßnahmen. Hier begnügt man sich vorerst mit einer lauwarmen Waschung und versucht dann, die Temperatur mehr und mehr zu senken.

Die Ernährung soll sich im wesentlichen auf der Grundlage einer rohkostreichen Milch-Pflanzen-Kost aufbauen. Für die Entwicklung der Zähne und der Kiefer ist es wichtig, daß die Kinder ausreichend harte Nahrungsmittel zum Beißen bekommen. An Stelle von weichem Weißbrot und Kuchen soll es härteres Vollkornbrot oder Zwieback geben. Pflanzliche Rohkost, insbesondere Möhren, Kohlrabi usw., sollen für Kinder nicht besonders gerieben und zubereitet werden.

Kinder essen sie nach entsprechender Säuberung gerne so, wie sie geerntet werden. Fleisch soll nur in kleinerer Menge gegeben werden, wobei Schweinefleisch grundsätzlich ausgeschaltet wird.

Es gibt viele Kinder, die von sich aus den Fleischgenuß ablehnen, sie erhalten durch Milch, Quark, Nüsse und die übrige Kost genügend Eiweiß. Es besteht gar kein Grund, den Kindern Fleisch aufzuzwingen.

Kinder verlangen oft nach Süßigkeiten; dieses Bedürfnis soll auch befriedigt werden, aber auf eine gesundheitlich einwandfreie Weise. Weißer Zucker und Süßigkeiten auf dieser Grundlage, vor allem Bonbons, stören nicht nur die Zahnentwicklung, sondern verhindern auch den Appetit. Man gebe den Kindern Sirup oder Honig aufs Brot oder eine gute Marmelade, vor allem aber Trockenobst, getrocknete Bananen, Trauben, Rosinen usw. Feigen und Datteln werden von Kindern, die nicht erst verwöhnt wurden, mindestens so gern gegessen wie Schokolade und sonstige Süßigkeiten. Im übrigen gibt es für Geschenke und Festtage Nußfruchtpasten der verschiedensten Art, die der Gesundheit der Kinder besondes zuträglich sind.

Man sollte die Kleinkinder auch nicht daran gewöhnen, die Nahrung so stark gesalzen einzunehmen, wie es oft noch von den Erwachsenen gewünscht wird. Wenn das Kleinkind das gleiche Essen wie die Erwachsenen erhält, sollte man es ihm in milder gewürzter Form geben.

Nach dem Greifen und Laufen erwirbt das Kleinkind die dritte menschliche Fähigkeit: das Sprechen. Mit 2 Jahren sprechen die meisten Kinder, und nun beginnt das Spiel- und Fragealter.

Das 3.–6. Lebensjahr führt zur Entdeckung des Ichs und zum Aufdämmern des Selbstbewußtseins. Jetzt beginnt schon die eigene geistige Arbeit des Kindes. Es beobachtet und experimentiert, es spielt, es begreift und beschäftigt sich mit allem, was nur erreichbar ist.
Je mehr die Kinder Gelegenheit haben, unter Gleichaltrigen in der freien Natur aufzuwachsen, um so besser ist ihre körperliche und geistige Entwicklung.

Pflege des Schulkindes

Mit dem 6. und 7. Lebensjahr geht die reine Spielzeit zu Ende – aus dem Kleinkind wird das Schulkind. Das Milchgebiß fällt aus, der Zahnwechsel beginnt.

Das Stillsitzen in der Schule will auch erst gelernt sein, außerdem ist es gesundheitlich kein Gewinn. Auch das Lernen bedeutet eine neue Anforderung. Der Übergang wird sich um so leichter vollziehen, je mehr man bemüht ist, die neuen Belastungen auszugleichen. Darum ist der regelmäßige Mittagsschlaf oder zumindest die Ruhe während einer mittäglichen Liegepause recht lange beizubehalten.

Ebenso wichtig ist es, daß die Kinder abends rechtzeitig ins Bett kommen, zwischen 7–8 Uhr in den ersten Schuljahren.

Zu Beginn des Schuljahres machen sich häufig Haltungsfehler bemerkbar, denn das wachsende Kind wird erst jetzt gezwungen, stundenlang auf den meist unbequemen Schulbänken zu sitzen.

Je früher die Haltungsstörungen bemerkt werden, um so leichter lassen sie sich behandeln, und spätere Wirbelsäulenschäden werden vermieden.

Spielen und Turnen, vor allem also viel Freiluftaufenthalt und Bewegung, sind die beste Vorbeugung gegen Haltungsschäden. Es ist zweckmäßig, recht bald auch mit dem Schwimmunterricht zu beginnen, da gerade das Schwimmen für die körperliche Entwicklung besonders wichtig ist.

In Landerziehungsschulen und Schulheimen hat man den Versuch gemacht, die Gesundheit des Schulkindes weitgehend zu fördern. Auch der moderne Schulbau in den Städten berücksichtigt neuzeitliche Erkenntnisse. Aber leider gibt es noch in vielen Orten Schichtunterricht und beengte Raumverhältnisse in den Schulen.

Wenn in der Wohnung eine Badeeinrichtung vorhanden ist, sollte man die Kinder abends warm oder lauwarm baden, in der Wanne abbrausen oder abgießen. Sonst nimmt man abends vor dem Zubettgehen eine gründliche Ganzwaschung vor, damit der Körper von allem Schmutz und Staub befreit wird.

Dazu wird oft eine warme Waschung am zweckmäßigsten sein. Ihr muß aber unmittelbar eine kalte Abwaschung oder kaltes Abgießen folgen, damit die Kinder ausreichend abgehärtet werden. Morgens genügt dann eine kurze kühle Waschung des Oberkörpers und des Gesichts.

Tagsüber sind die Kinder öfter anzuhalten, ihre Hände zu waschen, vor allem nach Benutzung der Toilette und vor den Mahlzeiten; auch auf Reinigung der Nägel ist zu achten.

Im übrigen gelten hier dieselben Richtlinien für die Gesundheitspflege, wie sie für den Erwachsenen geschildert sind.

DIE KRANKHEITSERKENNUNG

Allgemeine Diagnostik, Kranken-Physiognomie

Die Zusammenfassung der am kranken Menschen sichtbaren Krankheitszeichen und der sonstigen Befunde nennt man Diagnose. Sie soll aber nicht nur den Krankheitszustand bestimmen, sondern auch feststellen, welche Bedeutung das Krankheitssymptom jeweils für den einzelnen Kranken hat. So ist z. B. ein anscheinend zu niedriger Blutdruck in einem bestimmten Fall ohne jede besondere Bedeutung für den Betreffenden, weil der schwache Blutdruck seiner besonderen Konstitution entspricht. Andererseits kann eine Blutdrucksteigerung in manchen Fällen Zeichen einer Krankheit sein, die behandelt werden muß. Hoher Blutdruck kann aber auch einen Ausgleichsversuch des Körpers bedeuten, bei einem geschwächten Herzmuskel die Kreislaufverhältnisse im Gleichgewicht zu halten.

Die Naturheilkunde hat schon frühzeitig darauf hingewiesen, daß viele Krankheitszeichen ihrer Bedeutung nach nicht in jedem Fall zu beseitigende Symptome sind, sondern häufig ein Ausdruck des bereits vom Körper zur Abwehr der Krankheit eingeleiteten natürlichen Heilstrebens. Das gilt für das Fieber, für bestimmte Ausscheidungsvorgänge, wie Durchfall, für Ergüsse, Entzündungsvorgänge usw. Darum hat man auch den Ausdruck Heilfieber, Heilentzündung geprägt. Erst die Entscheidung über die Bedeutung der am Kranken festgestellten besonderen Befunde führt den Arzt auf den Weg zu einer individuellen Behandlung.

Andererseits soll sich die Diagnostik nicht auf das Organ beschränken, das einscheinend erkrankt ist, sondern den Zustand des ganzen Körpers berücksichtigen. Die umfassende Diagnose ist besonders wichtig, da in der modernen Medizin nicht nur das erkrankte Organ, sondern der ganze Mensch behandelt wird.

In der allgemeinen Diagnostik prüft man daher unabhängig vom vermuteten Sitz der Krankheit alle entscheidenden Funktionen des Körpers, wie Herztätigkeit und Blutumlauf, Atemtätigkeit, den Zustand der Haut, die Ausscheidungsvorgänge u. a. m. Weiterhin wird der Gesamteindruck des Kranken beurteilt, seine Art zu sprechen, die Hand zu geben, seine Bewegungen, sein Gang und vieles andere, was auch sonst für den Menschen von Bedeutung erscheint. Wichtig ist die Bestimmung der Körpertemperatur. Man mißt sie in der Achselhöhle oder im After. Beim Gesunden soll sie 37° C nicht überschreiten.

Aus dem Gesamteindruck des Körperbaues ergeben sich häufig diagnostische Anhaltspunkte. Der Fettsüchtige neigt zu anderen Krankheiten als der magere Mensch. Vor allem gibt auch der Gesichtsausdruck bestimmte Hinweise.

Die Krankenphysiognomie erlaubt wertvolle diagnostische Schlüsse. Vielen Laien ist die Basedowsche Krankheit bekannt, für die hervorstehende Glanzaugen charakteristisch sind; sie wird daher auch als „Glotzaugen"-Krankheit bezeichnet. Außerdem ist die Haut feucht, die Schilddrüse vergrößert, der Augenlidschlag selten. Der Kranke ist sehr lebhaft.

Ein anderes Beispiel ist das „Masken"- oder „Salbengesicht" ohne jegliche Mimik; diese Erkrankung geht mit Hautüberfettung und Speichelfluß einher und wird als „Parkinson'sche Krankheit" bezeichnet. Sie ist häufig eine Folge der epidemischen Gehirnentzündung.
Der chronisch Magenkranke zeigt ein fahles, eingesunkenes Gesicht mit tiefliegenden matten Augen und einer stark ausgeprägten Falte zwischen Nase und Mundwinkel. Die breite eingedrückte Nase nach Naseneinbruch ist als „Boxernase" allgemein bekannt.

Die Hautfärbung läßt ebenfalls diagnostische Schlüsse zu. Die Gelbverfärbung durch Gallenfarbstoffe bei der Gelbsucht ist sehr deutlich. Angeborene Herzfehler bei Kindern zeigen sich oft in einer blausüchtigen Haut.

Bei Verengung der feinen Haargefäße wird die Haut sehr blaß; darum sagt der Volksmund: „Er wurde weiß wie eine Kalkwand."

Starke Raucher haben eine aschgraue Gesichtsfarbe.

Auch der Geruch von Atem, Schweiß, Erbrochenem, Stuhl und Urin kann diagnostische Anhaltspunkte geben. Bei Zuständen tiefster Bewußtlosigkeit infolge innerer Stoffwechselvergiftungen (Koma) sind diese „Geruchsdiagnosen" häufig sehr aufschlußreich.

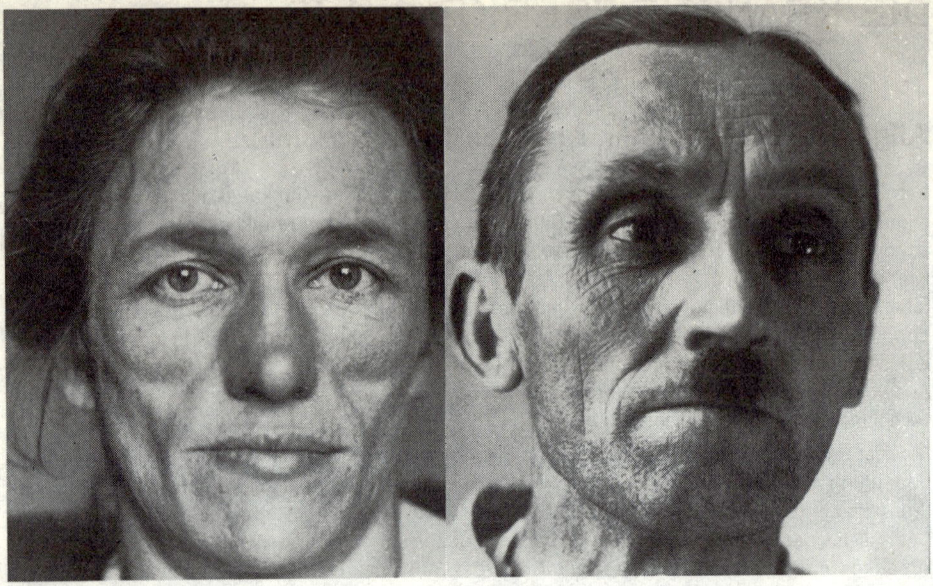

Krankheiten prägen sich im Gesichts aus, links: dicke Wülste unter den Augen und Polsterung der Wangen, typisch für Frauenleiden (Eierstockgesicht), rechts: Magenkranke sind durch tiefliegende matte Augen und nach innen gezogene Lippen gekennzeichnet

Die penetranten Ausdünstungen des Alkoholikers kennt jeder.

Beim Koma der Zuckerkrankheit tritt ein stechender, obstähnlicher Azetongeruch auf. Bei Harnvergiftungen riecht der Kranke nach Urin. Schwere Lebererkrankungen machen sich oft durch einen muffigen, leberähnlichen Geruch bemerkbar. Auch Magen-, Lungen- und Zahnkranke können „aus dem Mund riechen".

Der Schweiß des Rheumakranken riecht oft stechend säuerlich.
Ebenso lassen sich aus Lage und Haltung des Kranken Rückschlüsse ziehen. So sind Krämpfe und Lähmungen Anzeichen bedrohlicher Zustände. Lufthunger (Atemnot) kann bei Herzkrankheiten oder bei Verlegung der Luftwege eintreten. Alles dies nimmt der Arzt schon wahr, wenn er an das Krankenbett tritt.

Die eigentliche Untersuchung beginnt jetzt erst mit der Erhebung der Vorgeschichte (Anamnese), dann folgen Betastung (Palpation), Beklopfen (Perkussion) und Abhören (Auskultation).

Während das Betasten mit der Hand geschieht, benutzt man zum Abklopfen neben den Fingern oftmals noch einen Perkussionshammer. Abgehört wird mit dem Hörrohr (Stethoskop).

Der Arzt geht meist systematisch vor. Bei einer gründlichen Untersuchung beginnt er mit dem Kopf, z. B. prüft er die Pupillenreaktion und betrachtet Zunge, Rachen und Hals. Dann wird der Brustkorb beklopft und abgehört. Die Atemzüge in einer Minute werden gezählt, sie betragen beim Gesunden 16 bis 20. Die Palpation des Bauches schließt sich an, Leber, Milz und Darm werden abgetastet. Oftmals ist es nötig, vom After aus mit dem Finger den Mastdarm zu untersuchen. Bei Frauenleiden ist der Arzt gezwungen, mit der einen Hand von der Scheide aus, mit der anderen durch die Bauchdecke die inneren Geschlechtsorgane zu untersuchen *(bimanuelle Palpation).*

Zum Schluß kommt die Prüfung von Wirbelsäule, Gelenken und Reflexen; letztere werden mit einem Reflexhammer ausgelöst.

Bei der Auskultation der Herztöne wird der Arzt oft den Puls mituntersuchen. Mit Zeige-, Mittel- und Ringfinger tastet er an der Unterseite des Handgelenkes die Speichenschlagader ab. Hierdurch stellt er fest, ob der Puls hochschnellt oder leicht unterdrückbar ist, ob er schnell oder langsam, weich oder hart erscheint. Ferner werden die Regelmäßigkeit und die Anzahl der Pulsschläge geprüft. Der gesunde Mensch hat 60–80 Pulsschläge in der Minute. Kinder haben je nach dem Lebensalter eine höhere Pulsfrequenz.

Erfahrene Ärzte können aus der Pulsbeschaffenheit auch auf den Blutdruck schließen. Um aber diesen genau zu bestimmen, bedient man sich eines Blutdruckmessers. Es gibt zwei Arten von Meßapparaten, ein Quecksilber- und ein Federmanometer, die an eine aufblasbare Gummimanschette angeschlossen werden. Der Blutdruck wird meistens am Oberarm gemessen. Durch das Aufblasen der Manschette wird die Oberarmarterie zusammengepreßt. Der Blutdruck wird in dem Augenblick abgelesen, in dem der Pulsschlag aussetzt. Dieser Wert ist der systolische Druck, er schwankt zwischen 100 und 150 mm Quecksilberhöhe und ist abhängig von Alter, Konstitution, Beruf und Klima. Aber auch niedrigere und höhere Werte können unter besonderen Umständen noch durchaus normal sein. Es gibt kein festes Schema. Zudem ist der Blutdruck bei jedem einzelnen Menschen tageszeitlichen Schwankungen unterworfen, bei Erregung und anstrengender Arbeit ist er höher als im Liegen und bei Ermüdung. Der Arzt kennt auch noch den diastolischen Blutdruckwert, der noch größeren Schwankungen unterliegt. In seiner Beziehung zum systolischen Druck ist er bei Kreislauferkrankungen von Bedeutung.

Untersuchungsmethoden mit Apparaten

Röntgendiagnostik

Die medizinische Diagnostik konnte durch die Verwendung von Röntgenstrahlen erheblich ausgebaut werden. Man projiziert entweder das Schattenbild auf eine fotografische Platte und stellt ein Röntgenbild her, oder man betrachtet das Schattenbild des menschlichen Körpers auf

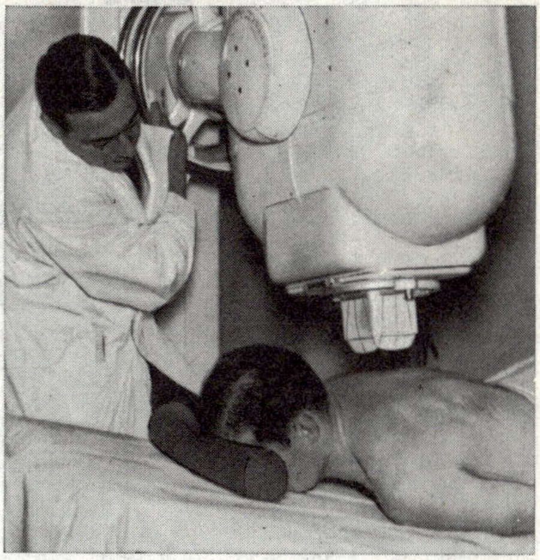

Siemens-Bombe
Ein neues Gerät zur Röntgentiefenbehandlung, das besonders bei Krebserkrankungen angewendet wird

einem Leuchtschirm, der sich vor dem Untersuchten befindet. Dieses Durchleuchtungsbild ist nicht so scharf wie das Röntgenbild auf der fotografischen Platte, erlaubt aber, die Organe des Körpers im Ablauf ihrer Funktion zu beobachten.

Organe, die keinen Schatten geben, wie Darm, Gallenblase, Nieren, müssen mit einem kontrastgebenden Mittel gefüllt werden, um sie im Röntgenbild darzustellen. So wird die Magen-Darm-Funktion durch einen Bariumbrei, den der Patient während der Durchleuchtung schlucken muß, sichtbar gemacht.

Bei Knochenbrüchen kann oft nur die Röntgenaufnahme die Stellung der Bruchenden erkennbar machen.

Um z. B. einen Bandscheibenvorfall mit Sicherheit feststellen zu können, spritzt man ein Kontrastmittel direkt in den Wirbelkanal *(Myelographie).* Zur Erkennung von Durchblutungsstörungen oder Herzfehlern kann man durch entsprechende Einspritzungen auch die Blutgefäße und Herzkammern strahlenundurchlässig machen. Die Röntgenuntersuchung des Gehirns oder des Kniegelenks kann Luftfüllungen erforderlich machen.

Jedenfalls ist die Röntgenuntersuchung aus der modernen medizinischen Diagnostik nicht mehr wegzudenken. Die einwandfreie Beurteilung von Röntgenbefunden setzt eine erhebliche Erfahrung voraus.

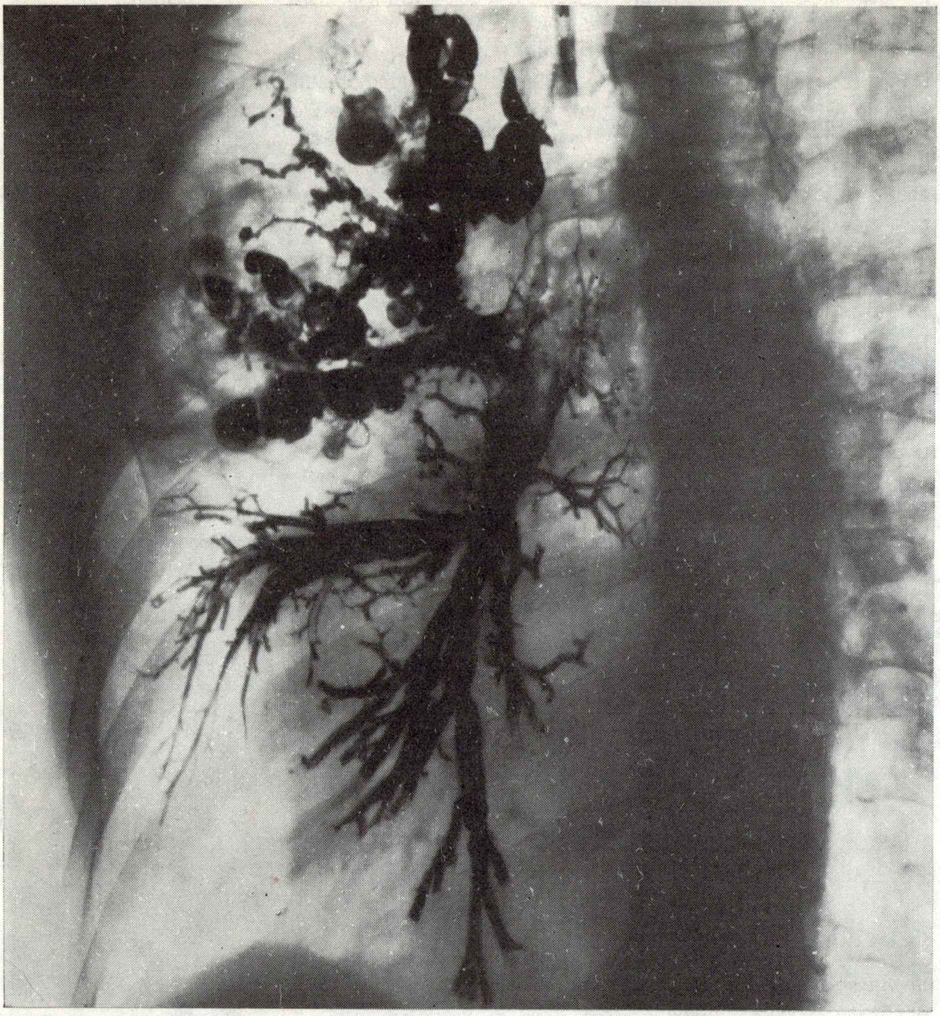

Röntgenbild der Bronchien, mit Hilfe eines Kontrastmittels sichtbar gemacht. Deutlich sind die knollenartigen, krankhaften Veränderungen der Luftwege zu erkennen

Untersuchungsmethoden durch Ableitung elektrischer Aktionspotentiale

Die Elektrokardiographie ist eine Untersuchungsmethode zur Beurteilung der Herzmuskelströme.

Hier werden die bei jeder Zusammenziehung des Herzmuskels auftretenden elektrischen Aktionsströme aufgezeichnet. Das Elektrokardiogramm, auch kurz EKG genannt, besitzt einen großen praktischen Wert. Jede anatomische und funktionelle Änderung des Herzens geht mit EKG-Veränderungen parallel und kann durch den Fachkundigen sofort erkannt werden. Die moderne Herzdiagnostik und Herzbehandlung ist absolut auf die EKG-Schreibung angewiesen.

Die Auswertung des EKG erfordert eine große Erfahrung. Dasselbe gilt von der Untersuchungsmethode zur Aufzeichnung der Hirnaktionsströme, der Elektroenzephalographie (EEG).

Aufzeichnung eines Elektrokardiogramms

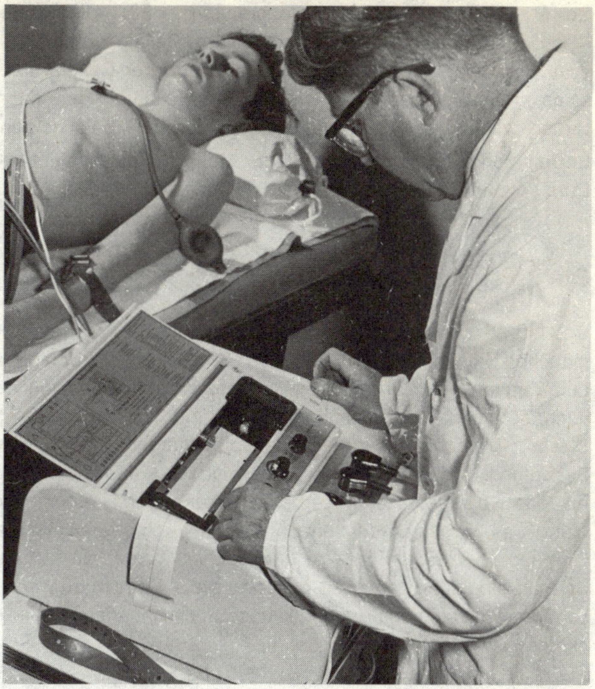

Hier handelt es sich um eine Aufzeichnung der vom Gehirn gelieferten elektrischen Ströme, die sich bei Gedankentätigkeit, Schlafzustand und z. B. Gehirnleiden voneinander unterscheiden. Die moderne Medizin erklärt einen Menschen erst dann für tot, wenn das EEG keine Aktionsströme mehr aufzeichnet. Hierdurch unterscheidet man den klinischen Tod (Herzstillstand) vom biologischen Tod.

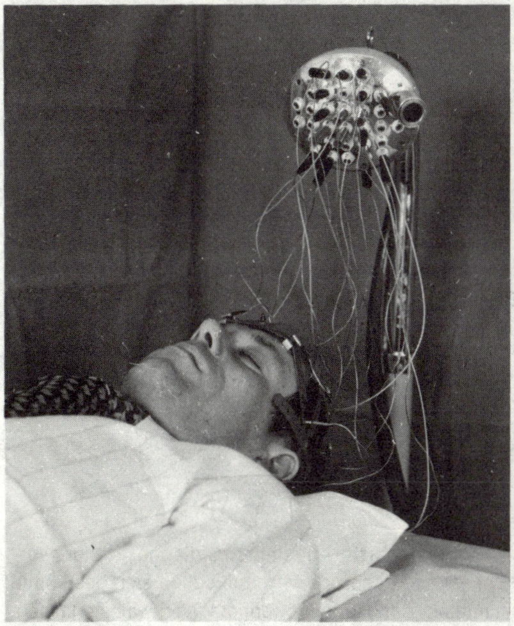

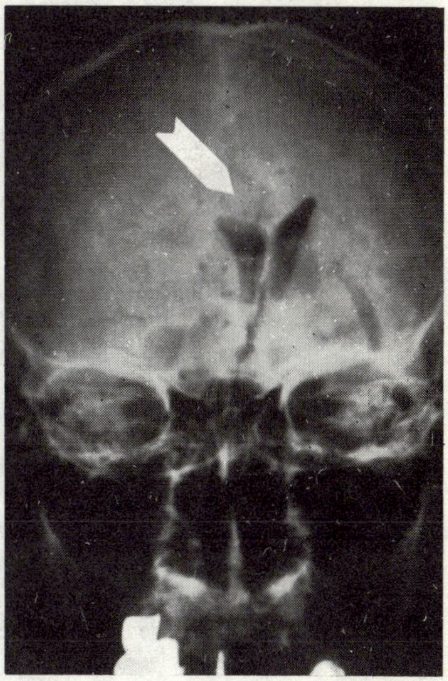

Links: Die am Schädel angebrachten Elektroden nehmen die Impulse des Gehirns elektrisch auf und führen sie dem Schreibsystem des Enzephalographen zu.
Rechts: Röntgenaufnahme des Schädels mit linksseitigem Hirntumor.

Bei Anfallsleiden, wie z. B. Epilepsie, ist das EEG allen anderen Untersuchungsmethoden überlegen, aber auch nicht vollständig sicher. Bei Verdacht auf eine Hirngeschwulst ergibt es wertvolle Hinweise, vor allem auch auf die Lage der Geschwulst. Bei Unfällen ohne starke Bewußtseinsstörung ist das EEG wichtig, um Schädigungen nachzuweisen. Wenn eine organische Hirnschädigung vermutet wird, vermag das EEG entscheidende Anhaltspunkte anzuzeigen.

Bei einigen Erkrankungen muß die Muskel- und Nervenfunktion elektrisch untersucht werden. Durch elektrischen Reiz wird die Erregungsleitung des Nervs und des Muskels überprüft.

Die Spiegelungsmethoden

Untersuchungen durch Spiegelung bestimmter Körperteile und -höhlen sind für die Erkennung mancher Krankheiten unentbehrlich. So gibt es die Spiegelung des Kehlkopfes, der Nase, der Luftröhre und der Ohren. Der Augenhintergrund wird mit dem Augenspiegel untersucht. Aber auch schwerer zugängliche Körperhöhlen können heute gespiegelt werden. Vor allem die Blasen-, Mastdarm- und Scheidenspiegelungen sind für eine frühzeitige Krebserkennung von Bedeutung. Die Scheidenspiegelung ist durch einen mikroskopähnlichen vergrößernden Apparat, das *Kolposkop*, sehr verbessert worden. Mit einem Spezialspiegel kann man durch den Mund das Mageninnere betrachten und fotografieren. Heute ist man in der Lage, auch ohne Operation die Bauchhöhle zu untersuchen. Durch ein kleines Loch in der Bauchwand wird ein Spiegel eingeführt; er dient besonders zur Betrachtung der Leber und Gallenblase. Man kann sogar mit diesem Instrument kleine Stückchen dem Lebergewebe entnehmen, um sie mikroskopisch untersuchen zu lassen.

Weitere Untersuchungsmethoden

Zu erwähnen ist noch die Untersuchung der feinen Haargefäße (Kapillaren) mit einem Vergrößerungsgerät, dem Kapillarmikroskop. Die Kapillaren werden im allgemeinen am Nagelfalz oder an der Unterlippe betrachtet.

Eine heute häufig angewandte Methode zur Erkennung von Durchblutungsstörungen an Armen und Beinen ist die doppelseitige Pulsschreibung, die Oszillographie. An den Gliedmaßen legt man symmetrisch in gleicher Höhe mehrere aufblasbare Manschetten an, die die Pulswellen auf ein Schreibgerät übertragen. Aus dem Verlauf der Kurven kann man auf die Durchblutungsverhältnisse schließen.

Zur Beurteilung der Schilddrüsenfunktion muß der Grundumsatz bestimmt werden. Das ist ein Wert, der aus dem Verhältnis von Sauerstoffverbrauch und Kohlensäureausscheidung einerseits, zu Körpergröße, -gewicht und -oberfläche andererseits errechnet wird. Die Grundumsatzbestimmung erfordert viele Apparate, daher hat man heute auch ein einfacheres Verfahren zur Bestimmung der Schilddrüsenfunktion entwickelt. Man verwendet hierzu radioaktives Jod, das man dem Patienten eingibt. In bestimmten Zeitabständen wird dann mit dem Geiger-Zähler die Schilddrüse abgemessen. Aus dem Umfang der Jodanreicherung kann man auf die Schilddrüsenfunktion schließen.
Dieses radioaktive Verfahren wird auch für andere Stoffwechseluntersuchungen in Zukunft von Bedeutung sein.

Außenseitermethoden

Zu den noch umstrittenen, im allgemeinen von der Medizin abgelehnten diagnostischen Verfahren gehört die Augen- oder Irisdiagnose. Bei Erkrankungen der Organe sollen sich bestimmte Veränderungen in den entsprechenden Abschnitten der Regenbogenhaut nachweisen lassen, die in bestimmte Reaktionsfelder aufgeteilt wird. Wenn die Augendiagnose mit Zurückhaltung bewertet wird und lediglich dazu dient, gewisse Hinweise bei Verdacht auf bestimmte Organerkrankungen zu geben, ist dagegen nichts einzuwenden. Die endgültige Diagnose muß durch die anerkannten klinischen Untersuchungsmethoden ermittelt werden. Nur diese können eine einwandfreie Diagnose sicherstellen.

Auch an den Nägeln lassen sich allerlei Beobachtungen machen. Man kann nach schweren Infektionskrankheiten bogenförmige Querfurchen oder punktförmige Vertiefungen an den Nägeln

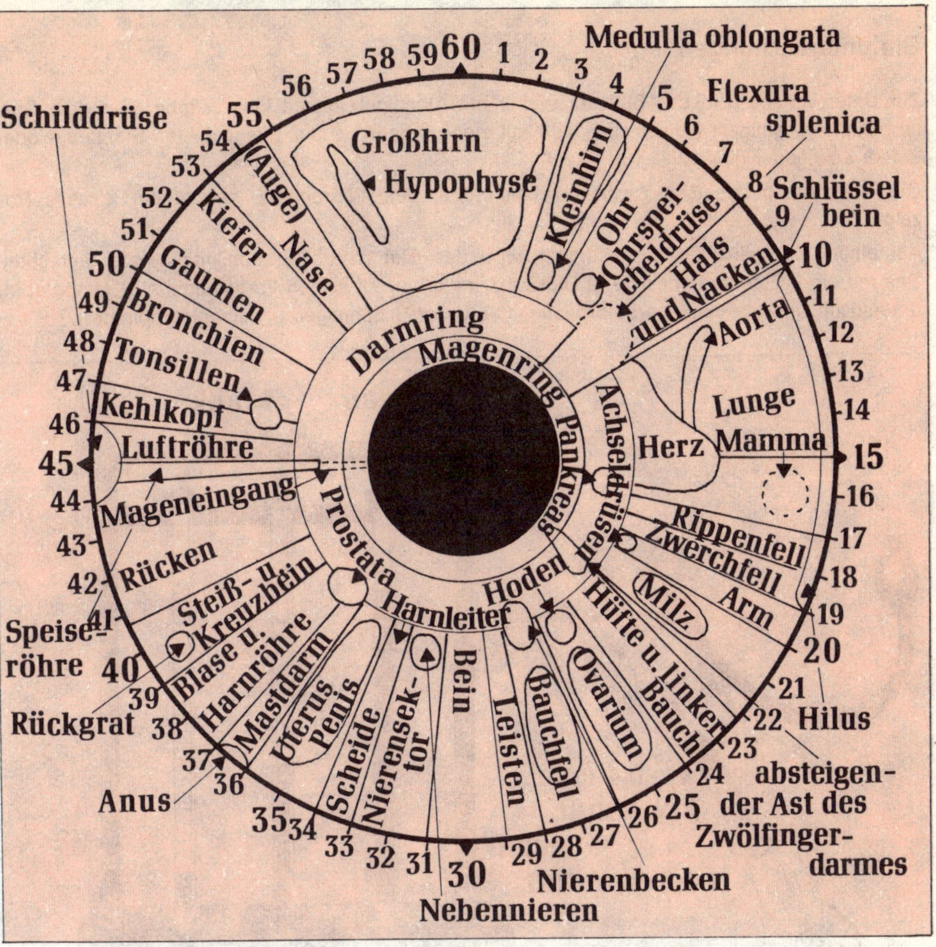

Gesamtübersicht der Irisfelder – Einteilung für die Augendiagnostik (linkes Auge)
Die Iris (Regenbogenhaut) wird in Felder eingeteilt, die einem bestimmten Organ oder Organkomplex im Körper entsprechen. Die Einteilung von 1–60 im Sinne des Uhrzeigerlaufs ermöglicht eine genaue und einfache Lagebezeichnung, z. B. Ohr und Ohrspeicheldrüse, Felder 5–8. Weitere Einteilungen der Iris beziehen sich auf die von innen nach außen verlaufenden Regionen: Magenring, Darmring, Blutring, Drüsenring und Hautring

beobachten. In etwa 4 Monaten wird durchschnittlich die ganze Nagellänge nachgewachsen sein, so daß länger zurückliegende Krankheiten nicht mehr erkennbar sind.

Darüber hinaus hat sich noch eine besondere Hand- und Nageldiagnostik entwickelt. Sie wird aber in der allgemeinen klinischen Diagnostik ebensowenig wie die Irisdiagnostik verwandt.

Manche Kurpfuscher bedienen sich auch der Haaruntersuchung, indem sie Kopfhaar mit der Lupe betrachten.

Auch diese Methode wird von den Ärzten abgelehnt. Lediglich bei der Erkennung von Haarkrankheiten macht man von der mikroskopischen Untersuchung der Haare Gebrauch.

Mikroskopische Untersuchungen des Körpergewebes (Histologie)

Durch Abstriche z. B. aus der Scheide gewinnt man Zellgewebe, das man nach Färbung unter dem Mikroskop untersuchen kann. Reicht diese Abstrich-Methode nicht aus, so muß man ein Stückchen aus dem betreffenden Gewebe, das untersucht werden soll, herausschneiden. Diese sogenannte *Probeexzision* ist oft von entscheidender diagnostischer Bedeutung. Allerdings kann der Probeschnitt häufig nur im Krankenhaus durchgeführt werden.

Untersuchungen der Flüssigkeiten und Ausscheidungen des Körpers

Blutuntersuchungen

Zur Untersuchung wird das Blut der vorher mit Äther gereinigten Fingerkuppe oder dem Ohrläppchen entnommen. Der Einstich wird mit einer ungebrauchten, ausgeglühten Stahlfeder oder einem Schnepper gemacht.

Die Betrachtung des Blutes gibt Aufschluß über seine Farbe, die normal ein frisches Rot zeigt.

Auf einem Deckgläschen ausgestrichen wird das Blut gefärbt und mikroskopisch betrachtet. Das mit einer Pipette aufgesogene Blut wird weiterhin auf seinen Farbstoffgehalt (Hämoglobin) untersucht. Dafür benutzt man ein bestimmtes Untersuchungsgerät (Hämoglobinometer).

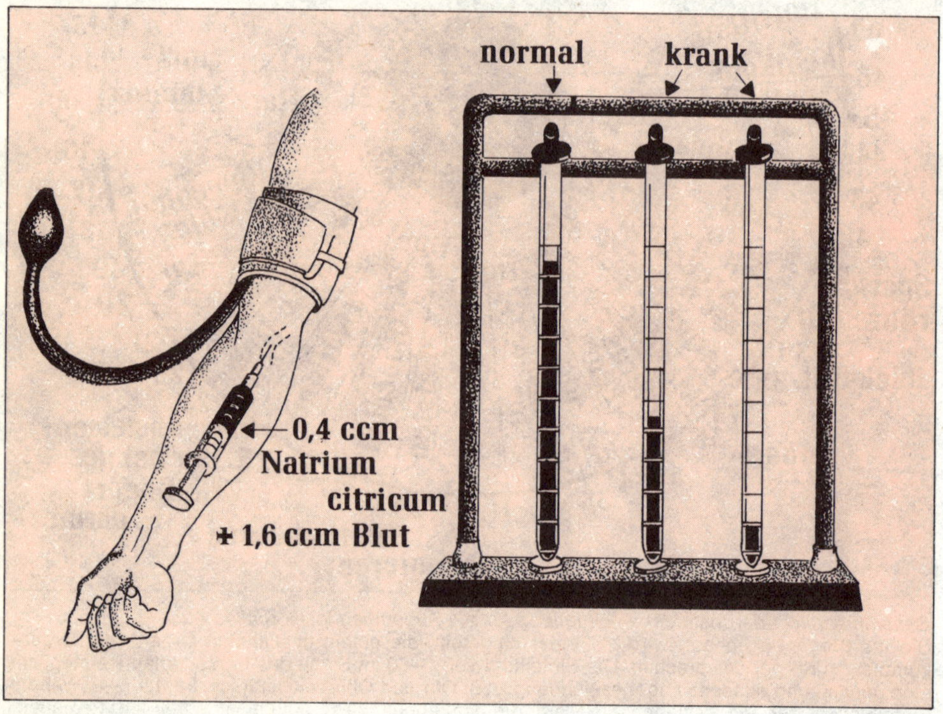

In eine Rekordspritze von 2 ccm werden 0,4 ccm Natriumzitrat und 1,6 ccm Blut aufgesogen. Die Senkungspipetten erlauben an ihrer Gradeinteilung ein genaues Ablesen der Blutsenkung, die bei allen fieberhaften und entzündlichen Erkrankungen beschleunigt ist

In Zählkammern werden die roten und weißen Blutkörperchen ausgezählt.

Durch bestimmte Färbemethoden werden die einzelnen Blutkörperchen deutlicher sichtbar gemacht. Bei der mikroskopischen Untersuchung des gefärbten Präparates ergeben sich wesentliche diagnostische Anhaltspunkte.

Abgerundet wird die Blutdiagnostik durch Bestimmung der Senkungsgeschwindigkeit der Blutkörperchen. Die Zusammenfassung all dieser Untersuchungsmaßnahmen nennt man auch den Blutstatus.

Außerdem kann man aus dem Blut durch chemische Analysen auf den inneren Stoffwechsel schließen, z. B. kann man die Menge des Zuckers, des Kalks, des Stickstoffes und anderer Stoffe im Blut genau bestimmen.

Ferner sind aus dem Blut auch einige Infektionskrankheiten, z. B. Syphilis und Typhus nachzuweisen.

Harnuntersuchungen

Es ist für den Arzt wichtig festzustellen, ob die Nieren normalen oder krankhaft veränderten Harn ausscheiden.

Sehr viele Krankheiten verändern den Urin in seiner Menge, Farbe, in seinem spezifischen Gewicht und in seinen Bestandteilen. Hieraus lassen sich wichtige diagnostische Schlüsse ziehen.

Die wesentlichen krankhaften Bestandteile, nach denen der Arzt bei jeder gründlichen Untersuchung forscht, sind Eiweiß und Zucker. Die Eiweißproben nach Esbach und die Kochprobe mit Essigsäure erlauben genaue Analysen.

Eiweiß findet sich vor allem bei Nierenerkrankungen im Harn.

Die Zuckerausscheidungen werden durch die Proben von Fehling und Nylander nachgewiesen. Zucker in Form der Glukose wird bei der Zuckerkrankheit *(Diabetes mellitus)* ausgeschieden.

Die Farbe des normalen Harns ist gelblich, bei krankhaften Prozessen sehen wir alle Farbschattierungen bis zum dunklen Braun.

Der Bodensatz (Sediment) des Harns ist eine Aussonderung der festen Bestandteile. Diese können zu diagnostischen Zwecken mikroskopisch untersucht werden. Wir unterscheiden zellige und kristallinische Teile. Rote Blutkörperchen (Erythrozyten) im Sediment kommen u. a. bei Nierensteinen und Verletzungen der Harnwege vor. Weiße Blutkörperchen (Leukozyten) sind vereinzelt noch normal, in größerer Zahl sind sie charakteristisch für akute Entzündungen des Nierenbeckens und der Harnblase.

Eine bedrohliche Erkrankung ist die Harnvergiftung *(Urämie)*. Normalerweise werden täglich etwa 30 g Harnstoff, der das wichtigste Endprodukt des Eiweißstoffwechsels ist, ausgeschieden.

Bei Nierenschädigungen, wie überhaupt bei allen fieberhaften Erkrankungen, steigt der Harnstoffgehalt rapide an und führt zu schweren Vergiftungserscheinungen.

Nach Prof. Volhard, einem berühmten Internisten in Frankfurt am Main, ist ein Wasser- und Konzentrationsversuch benannt. Diese wichtige diagnostische Untersuchung dient der Feststellung, ob und wieweit die Nieren die Fähigkeit besitzen, den wechselnden Wassergehalt des Blutes durch Verdünnung oder Konzentration auszugleichen.

Es gibt noch weitere Untersuchungsmethoden des Urins, die jedoch nur den Arzt für die Sicherstellung der Diagnose interessieren.

Untersuchungen des Auswurfs

Die Untersuchung des Auswurfs ist für die Diagnose der Lungenkrankheiten unerläßlich. Man unterscheidet im allgemeinen schleimig-eitriges, seröses, fibrinöses oder blutiges Sputum.

Schleimiges Sputum, zäh, glasig, am Boden des Speiglases haftend, ist ein Zeichen für eine beginnende Bronchitis.

Eitrigen Auswurf findet man fast nur beim Durchbruch von Eiterherden.

Schleimig-eitrigen Auswurf hat man sehr häufig, und er ist daher diagnostisch nicht besonders charakteristisch.

Seröses Sputum, ganz dünnflüssig und leicht rot gefärbt (pflaumenbrüheartig), ist ein Zeichen für Lungenödem und im allgemeinen von schlechter Vorbedeutung.

Blutigen Auswurf sehen wir beim Zerreißen eines Lungenblutgefäßes oder bei starker Stauung im kleinen Kreislauf.

Fibrinöses Sputum ist zäh, glasig und am Gefäß festhaftend. Fibrin kommt in größeren Mengen bei einer besonderen Form der Bronchitis und bei Lungenentzündung vor.

Weiterhin beachtet man Geruch und Farbe des Auswurfs.

Bei der mikroskopischen Untersuchung des Sputums gibt es weiterhin wertvolle diagnostische Anhaltspunkte.

Stuhluntersuchungen

Auch der Nachweis des Blutes im Stuhl, z. B. bei Magenblutungen, kann für die Diagnose von Belang sein.

Bei Kindern aller Altersklassen findet man häufig Madenwürmer (Oxyuris vermicularis). Da sie dem Stuhlgang aufgelagert sind, lassen sie sich meist mit bloßem Auge erkennen. Um Wurmeier nachzuweisen, ist eine mikroskopische Untersuchung notwendig.

Über Eingeweidewürmer siehe Seite 203.

Finden sich unverdaute Speisenreste im Stuhl, so kann man auf eine mangelhafte Bildung von Verdauungsfermenten schließen.

Untersuchungen anderer Körpersäfte und Ausscheidungen

Um zu erkennen, ob in der Tiefe der inneren Organe oder in Höhlen seröse Flüssigkeiten sind, und um ihre Eigenschaften zu bestimmen, bedient man sich der Probepunktion. Dazu verwendet man eine 10–20 ccm große Spritze mit einer etwa 6–10 cm langen und 2–3 mm lichten scharfen Hohlnadel. Die Spritze muß luftdicht schließen und natürlich vor dem Gebrauch zuverlässig sterilisiert sein.

Vor Ausführung der Probepunktion wird die betreffende Hautstelle desinfiziert und auch unempfindlich gemacht. Dann sticht man in senkrechter Richtung durch die Haut und Muskulatur, bis die gewünschte Tiefe erreicht ist.

Auch die Flüssigkeit des Wirbelkanals *(Liquor)* kann zu diagnostischen Zwecken untersucht werden. Man gewinnt die Flüssigkeit durch die Punktion entweder an der Lendenwirbelsäule oder am Hinterhaupt. Gleichzeitig wird auch der Flüssigkeitsdruck gemessen.

Die Untersuchung des erbrochenen Mageninhalts läßt ebenfalls wichtige Rückschlüsse zu. Man findet im Erbrochenen Nahrungsbestandteile, die durch Zersetzung und Gärung vielfach verändert sind. So entwickeln sich aus den Kohlehydraten Milchsäure, Buttersäure und Essigsäure, aus dem Fett freie Fettsäuren und aus den Eiweißkörpern Albumosen und Aminosäuren. Weiterhin kann man Speichel, Schleim aus der Speiseröhre und dem Magen sowie Gallensaft und Harnstoff finden.

Die mikroskopische Untersuchung des Erbrochenen zeigt Bestandteile, die oft ebenfalls diagnostische Rückschlüsse erlauben.

Bluterbrechen ist immer eine große Gefahr. Man muß klären, woher das erbrochene Blut kommt: Aus Mund, Hals, Speiseröhre, Magen oder tieferen Darmabschnitten. Der Arzt kann aus der Blutfarbe und der Veränderung des Blutes klären, aus welcher Gegend das Blut kommt.

Auch der ausgeheberte Magensaft wird zur Erkennung von Erkrankungen des Magens verwandt. Die Untersuchung des Mageninhalts erfolgt nach einem speziellen Verfahren, dem z. B. Coffein-Probe-Trunk (CPK), dem Betazol-Test (Histamin), dem Gastrin-Test oder mit der „Heidelberger-Kapsel“, die auf nüchternen Magen durchgeführt werden. Es besteht im allgemeinen aus einer Tasse Tee und einem Brötchen. Zur Gewinnung des Mageninhalts wird ein weicher Magenschlauch durch die Speiseröhre in den Magen geführt. Der gewonnene Mageninhalt wird nach Menge und Aussehen untersucht sowie auf Säure und auf eine Reihe von weiteren Bestandteilen je nach der vorliegenden Erkrankung.

DER KRANKE MENSCH UND SEINE BEHANDLUNG

Die Behandlung der Krankheitsbilder ist aufgeteilt in: Allopathie, Biochemie, Diät, Homöopathie, Kräuterheilkunde und Naturheilkunde.

Es muß unbedingt darauf hingewiesen werden, daß eine erfolgversprechende Behandlung auf die Dauer gesehen nur von der Allopathie zu erwarten ist. Die übrigen Behandlungsmethoden sollen die Allopathie unterstützen. Für sich allein haben sie nur einen unbedeutenden Wert.

Haben wir uns bisher mit Bau und Funktion des gesunden Körpers befaßt und mit Anregungen und Ratschlägen für eine gesunde und vernünftige Lebensweise, so wird nunmehr von den Erkrankungen zu sprechen sein und insbesondere von den verschiedenen Möglichkeiten ihrer Heilung.

Bei der Darstellung der Heilbehandlung ist es unausbleiblich, daß häufig Behandlungsvorschläge empfohlen werden, die in anderen Kapiteln dieses Buches in geschlossener Form dargestellt sind. Es wäre ermüdend für den Leser, wenn die gleichen Anwendungsformen immer wiederholt würden. Aus diesem Grunde wird im Text jeweils durch → auf die entsprechende Stelle verwiesen, die im Sachregister leicht aufzufinden ist.

KRANKHEITEN DER ATMUNGSORGANE, HALS- UND OHRENLEIDEN

Zu den Atmungsorganen zählt man die Nase, den Kehlkopf, die Luftröhre, die Bronchien und die Lungen.

Am Atmungsvorgang selbst sind aber auch noch andere Organe beteiligt, vor allem das Zwerchfell, durch dessen Tiefertreten bei der Einatmung der Brustkorb erweitert wird, so daß mehr Luft in ihn einströmen kann. Bei der Ausatmung hingegen schwingt das Zwerchfell nach oben, es übt damit einen Druck auf die Lungen aus und hilft auf diese Weise, die verbrauchte Luft aus ihnen zu entfernen. Weitgehend ist auch der Brustkorb am Vorgang des Ein- und Ausatmens beteiligt. Seine beweglich spielende Muskulatur hebt ihn empor, macht ihn groß und weit, wir „holen Luft", wie es in der Umgangssprache ganz klar und plastisch gesagt wird, d. h. der Sauerstoff strömt ein. Dann entspannt sich die Muskulatur, der Brustkorb sinkt ein und übt damit den nötigen Druck auf die Lungen aus, der die verbrauchte Luft als Kohlensäure entweichen läßt; wir haben ausgeatmet.

Der rhythmische Wechsel zwischen diesen zwei Bewegungen sorgt also für die Zufuhr des Sauerstoffes als unentbehrlichen Betriebsstoff einerseits und für den Abtransport der verbrauchten Luft andererseits. Die Atmung, dieser für den Organismus lebenswichtige Gasaustausch, reguliert sich auf diese Weise. Er findet aber außerdem auch in den einzelnen Zellen und in den Haargefäßen statt. Während man die Tätigkeit der Lungen als äußere Atmung bezeichnet, wird der Gasaustausch zwischen den Zellen und den haarfeinen kleinsten Gefäßen als innere Atmung, aber auch als Zell- oder Gewebeatmung bezeichnet. Normalerweise atmet der Mensch durch die Nase, und die eingesogene Luft wird auf diesem Wege angefeuchtet, angewärmt und vor allem gereinigt. Dazu dienen die durch die Nasenmuscheln gebildeten Nasengänge in Verbindung mit ihren zahlreichen Härchen. Durch diese sinnreiche Schutz- und Filteranlage werden die tiefer gelegenen Teile des Atmungsapparates vor dem Eindringen von Schmutz und Krankheitserregern geschützt.

Aus dem gleichen Grunde ist auch die Nasenschleimhaut teilweise mit Flimmerhaaren, die eingedrungene Staubteilchen wieder nach außen befördern, versehen. Unterstützt wird dieser Vorgang noch durch die ständige Schleimabsonderung in der Nasenhöhle.

Niesen und Husten bedeuten, in dieser Gesamtschau gesehen, also eine Schutzmaßnahme des Körpers, die durch Reizungen in der Nasen- und Rachenschleimhaut ausgelöst wird, mit dem Ziel, schädliche Stoffe wieder hinauszubefördern. Die medikamentöse Unterdrückung des Hustenreizes ist, so sehr sie auch im Augenblick als angenehm und lindernd empfunden werden mag, deshalb keinesfalls immer zweckmäßig.

Bei der Mundatmung entfallen diese Schutzeinrichtungen des Nasenraumes, wodurch Erkrankungen der inneren Atemwege begünstigt werden. Außerdem wird die Schleimhaut des Rachens durch den Luftstrom, der direkt in die Mundhöhle dringt, ausgetrocknet, womit auch an dieser Stelle eine erhöhte Anfälligkeit für Krankheitskeime entsteht.

Nachdem die Atemluft im Nasen-Rachen-Raum vorbereitet ist, gelangt sie nun durch den Kehlkopf in die Luftröhre, die sich dann in die zwei großen Hauptäste der Bronchien aufteilt, die sich ihrerseits immer mehr und immer feiner verzweigen. Die feinsten Ästchen dieses sogenannten Bronchialbaumes enden in den Lungenbläschen. Es kommt hierdurch zu einer ganz erheblichen Vergrößerung der inneren Oberfläche der Lunge.

In diesen Lungenbläschen findet der Gasaustausch statt:

Durch die Einatmung strömt die Atmungsluft mit dem Luftsauerstoff herein. Vom Körperinnern her legen sich feinste Blutgefäßgespinste um die Lungenbläschen. In stetem Wechsel wird der Sauerstoff aus der Atemluft gegen die Kohlensäure aus dem Blut ausgetauscht. Selbstverständlich ist dieser Vorgang von der Blutströmung abhängig. Je besser der Blutkreislauf funktioniert, desto besser vollzieht sich auch die Verteilung des Sauerstoffes über den gesamten Körper.

Eine systematische Schulung der Atmung kommt daher nicht nur den Atmungs-, sondern auch den Kreislauforganen zugute.

Die Allgemeinbehandlung

Bei den Erkrankungen der Atmungsorgane spielt selbstverständlich die Atemluft eine erhebliche Rolle. Je reiner die Luft ist, desto weniger werden die erkrankten Atmungsorgane gereizt.

Ausreichende Zufuhr von frischer Luft ist eine wesentliche Voraussetzung für die Behandlung. Je nach dem Grad der Erkrankung und den gegebenen Möglichkeiten muß man daher zumindest für eine regelmäßige und ausreichende Lüftung des Krankenzimmers sorgen, besser ist der Freiluftaufenthalt. Nach Zustand und Alter des Kranken kann er als Liegekur durchgeführt werden oder in Form von Spaziergängen, Wanderungen, Sport u. dgl.
Auch die Jahreszeit und das Klima spielen eine große Rolle.

Die Wirkung der Frischluftzufuhr ist zweifellos noch besser, wenn gleichzeitig eine Atemschulung durchgeführt wird.

Auch Luft- und Sonnenbäder bzw. Teilsonnenbäder wirken sich günstig aus. Dabei ist nicht nur an die örtliche Einwirkung auf das erkrankte Organ zu denken, sondern auch an die allgemeine Wirkung auf den gesamten Organismus. So kann etwa ein Schwitzbad, gleichgültig ob in Form einer Sauna oder eines ansteigend heißen Halbbades, oft schnell zum Erfolg führen.

Vor allem ist auch die Lösung von zähem Schleim, die Beeinflussung von Husten und Auswurf durchgreifender und daher schneller wirksam, wenn der gesamte Organismus in die Behandlung einbezogen wird.
Insbesondere vermag auch eine durchgreifende Hautreizbehandlung, wie Bürstenmassage, Solbäder, Moorbäder und dgl., die Schleimhaut schneller zu entlasten. Bei Neigung zu Erkältungskrankheiten spielt die Frage der Abhärtung eine besondere Rolle. Durch Wärmebehandlung tritt oft eine zunehmende Verweichlichung und damit eine erhöhte Anfälligkeit ein. Die Abhärtung wird am besten durch den Wechsel von Temperaturreizen erzielt. Darunter versteht man eine Wärmebehandlung von längerer Dauer, auf die unmittelbar eine kurze Abkühlung folgt.

Verlangen Alter oder Zustand des Kranken eine mildere Behandlungsform, so kann man durch ansteigend heiße Fuß- oder Armbäder mit einer nachfolgenden kalten Waschung oder einem kalten Guß eine ausreichende Wirkung erreichen.
Schon einfache Waschungen sind als Abhärtungsmittel geeignet.
Schließlich bietet die Kneipp-Kur eine ganze Reihe von Abhärtungsübungen.

In vielen Fällen hat sich ein starker klimatischer Reiz bewährt. Kinder mit Neigung zu katarrhalischen Erkrankungen der Atemwege werden mit großem Erfolg, vor allem im Sommer, an die Nordsee verschickt.

Für andere Erkrankungen, z. B. Asthma, hat sich ein Aufenthalt im Mittelgebirge, vor allem in waldreichen Gegenden bewährt.

Es ist selbstverständlich, daß Reizungen der Atemwege durch Einatmen von verräucherter oder verrußter Luft unzweckmäßig sind. Natürlich hat auch das Rauchen zu unterbleiben.

Es muß weiter darauf hingewiesen werden, daß auch die Zusammensetzung der Nahrung hier einen entscheidenden Einfluß haben kann. Die günstigste Wirkung hat eine Diät, die stark entwässert.

Es kommen vor allem Kostformen in Betracht, die auch für den Herzkranken als zweckmäßig empfohlen werden.

Der Verbrauch an Kochsalz soll eingeschränkt werden, da es Wasser bildet und dadurch katarrhalische Prozesse fördert. Rohkostgerichte haben eine entwässernde Wirkung. Je umfangreicher oder hartnäckiger eine katarrhalische Erkrankung auftritt, desto strenger sollte die Kost nach dieser Seite ausgerichtet werden. Pellkartoffeln haben eine entwässernde Wirkung, Salzkartoffeln nicht. Reis wirkt entwässernd, im Gegensatz zu Brot und Mehlspeisen. An den Kochsalzgehalt vieler Käsesorten ist zu denken.

Schließlich muß die Kost so zusammengesetzt sein, daß sie eine geregelte Darmtätigkeit bewirkt.

Es empfiehlt sich folgende Grundbehandlung:

Bettruhe nach Bedarf,
reichliche Lüftung oder geöffnete Fenster,
Freiluftliegekur,
Freiluftaufenthalt, Wanderungen, Luft- und Sonnenbäder,
Atemschulung,
mehrmals wöchentlich Schwitzmaßnahmen oder einmal wöchentlich Sauna.

An den schwitzfreien Tagen Wechselwaschungen, Trockenbürsten, wechselwarme Güsse, mehrmals täglich Andampfungen des Gesichts mit Einatmung der Dämpfe.

Zur besseren Lösung des Schleimes verdampft man einige Tropfen Eukalyptusöl oder Latschenkieferöl, die auf das Wasser gebracht werden.

Zum Lösen des Bronchialschleims nimmt man heute die allgemeinbekannten Sekretolytica: z. B. Bisolvon. Sehr gute Erfolge werden durch trockene Inhalationen mit einem Mucolyticum verzeichnet, die man in jedem Inhalatorium oder Badehaus nehmen kann.

Krankheiten der Atmungsorgane

Schnupfen

Der gewöhnliche Schnupfen ist eine Schleimhautentzündung der Nase, die durch Kranke auf Gesunde übertragen wird oder durch erneute Infektion der im Nasenraum schmarotzenden Keime entstehen kann. Hierbei kann eine Unterkühlung begünstigt wirken. In schweren Fällen kann die Entzündung auch auf die Nasennebenhöhlen oder auf tiefere Atemgänge übergreifen und sogar eitrig werden.

Allopathie: Schnupfsalben und -öle aller Art, z. B. Ephetonin-Salbe, Endrine, Adrianol usw., beheben die Verstopfungserscheinungen und bringen gleichzeitig die Schwellungen der Schleimhäute zum Abklingen. Inhalationen mit Inhalopen, Inspirol u. a. Auch Kopflichtbäder und Spülungen mit Kochsalzlösung (0,9 %) sind zweckmäßig. Gegen die Allgemeinbeschwerden nehme man Pyramidon-Tabletten 0,3, Gelonida antineuralgica 0,5 oder Saridon, Dosierung 3 mal täglich 1–2 Tabletten in Wasser.

Naturgemäße Allgemeinbehandlung: Sie entspricht der einleitend erwähnten Grundbehandlung, besonders → Kopfdampfbäder und ansteigend heiße Fußbäder.

Diät: Trockenkostformen und Flüssigkeitseinschränkung.

Kräuterheilkunde: Nasenspülung mit Zinnkrauttee und Arnika, Kopfdämpfe mit Kamille, Eukalyptusöl oder Latschenkieferöl.

Homöopathie: Aconitum D 3–4, Kalium jodatum D 2, Jodum D 4.

Biochemie: Silicea D 12, Magnesium phosphoricum D 6.

Chronischer Schnupfen, Stockschnupfen

Der chronische Schnupfen ist gekennzeichnet durch eine dauernde Absonderung eines schleimig-eitrigen Nasensekretes. Die Nasenschleimhaut ist gerötet und locker, insbesondere die Gegend der unteren Muschel. Am Boden der Nasenhöhle sammeln sich reichlich Eiter und Schleim. Bisweilen wird auch Borkenbildung beobachtet. Der Kranke klagt über das unangenehme Gefühl einer verstopften Nase, wobei das eine oder das andere Nasenloch freiwerden kann. Meist besteht eine Benommenheit des Kopfes. Die Nasenverstopfung ist oft vom Wechsel der äußeren Temperatur abhängig.

Als Ursache kommt enweder ein nicht genügend ausgeheilter akuter Schnupfen in Betracht oder aber es handelt sich – vor allem bei jungen Mädchen in der Entwicklungszeit – um nervöse Belastungen und Störungen der inneren Sekretion. Es besteht dann auch ein Zusammenhang mit der Menstruation.

Durch eine Röntgenuntersuchung ist festzustellen, ob die Nasennebenhöhlen bereits in Mitleidenschaft gezogen sind.

Allopathie: Beseitigung der starken Schleimhautschwellungen, die mit Borkenbildung einhergehen, durch Chromsäureätzung (20 %) oder Nasenspülung mit 3%iger Borsäurelösung. Einträufeln von Otriven-Lösung, zweistündlich 4 Tropfen. Grundbehandlung wie im Kapitel Schnupfen beschrieben. Primäre Behandlung des Grundleidens.

Naturgemäße Allgemeinbehandlung: entspricht der beim Schnupfen zur Anwendung kommenden.

Diät: Trockenkostformen und Flüssigkeitseinschränkung. In diesem Fall ist eine kochsalzfreie und vitaminreiche Ernährung von besonderer Bedeutung.

Kräuterheilkunde: → Kopfdampfbäder mit Kamille, Eukalyptusöl oder Latschenkieferöl. Nasenspülungen mit Zinnkrauttee und Arnika.

Homöopathie: Silicea D 3, Kalium bichromaticum D 4, Lemna minor D 2, Sulfur jodatum D 3–D 6. In hartnäckigen Fällen auch im Wechsel mit Pulsatilla D 3–D 4.

Biochemie: Silicea D 12 im Wechsel mit Natrium phosphoricum D 6, Magnesium phosphoricum D 6, Kalium phosphoricum und Sulfuricum D 6.

Allergischer Schnupfen

Die Erscheinungen sind dieselben wie beim akuten oder chronischen Schnupfen. Als Ursache für die Auslösung kommen im Bereich der Nase bestimmte Reizstoffe, Allergene, in Betracht. Das können, wie beim Asthma und Heuschnupfen, bestimmte Pollen der Blütenpflanzen oder auch Schwebstoffe in der Luft sein. Auch bestimmte Nahrungsmittel wie Krebse, Fische, Erdbeeren oder Wolle, Bettfedern, Pelzmäntel und Haare von Hund oder Katze u. a. können als Allergene wirken.

Die Behandlung ist ähnlich wie beim Schnupfen. Es handelt sich in diesem Fall im besonderen darum, die Ursache aufzudecken.

In der klinischen Medizin sind Kalzium-Spritzen, Eigenblutbehandlung und Antihistaminpräparate, z. B. Avil, Synpen usw. angezeigt. Bei hartnäckigen Beschwerden auch Ätzen der unteren Muscheln mit Trichloressigsäure → Heuschnupfen.

Nervöser Schnupfen (Rhinitis vasomotorica)

Es handelt sich hier um eine Sonderform des allergischen Schnupfens, die eine harmlose Erkrankung darstellt. Er tritt ebenso plötzlich auf, wie er verschwindet; die Nase sondert ein wäßriges Sekret ab. Eine besondere Behandlung erübrigt sich.

Heufieber (Heuschnupfen)

Hiermit bezeichnet man eine Erkrankung, die durch eine Überempfindlichkeit, Allergie, vor allem zur Zeit der Gräser-, Strauch- oder Baumblüte auftritt. Sie ist gekennzeichnet durch heftiges

Niesen und Entleerung von sehr reichlicher Nasenabsonderung. Die Augenbindehaut ist gleichzeitig entzündet.

Durch Schleimhautschwellungen im Nasen-Rachen-Raum kann Atemnot *(Dyspnoe)* auftreten. Eine weitere Komplikation ist die → Bronchitis, die sich in den tieferen Luftwegen abspielt und eine Voraussetzung für die Entwicklung des Heuasthmas ist. Das Heufieber kann mit hohen Temperaturen verlaufen; meist kommt es dann außer zu Milzschwellung zu einem Gesichtsödem (wäßrige Schwellung), weiterhin zur Nesselsucht und zu Hautausschlägen. Die Erkrankung bereitet den Patienten viele unangenehme Beschwerden.

Allopathie: Ein spezifisches Heilmittel gibt es nicht. Die in neuerer Zeit angewendeten Antihistaminpräparate (→ allergischer Schnupfen) versprechen noch am ehesten Erfolg.

Naturgemäße Allgemeinbehandlung: Ganzwaschung, Halbbäder, Schenkelguß, Barfußgehen.

Kräuterheilkunde: Spülungen der Nase mit Zinnkrauttee.

Diät: Vorwiegend vegetarische Kost, zusätzlich viel Obst, auch Trockenobst.

Homöopathie: Arsenicum D 6, Sabadilla D 4, Aralia racemosa D 3.

Biochemie: Ferrum phosphoricum D 6, Natrium muriaticum D 6, Magnesium phosphoricum D 6.

Nasenbluten (Epistaxis)

Blutungen aus der Nase treten entweder als Folge einer örtlichen Störung im Bereich der Nase selbst auf oder als Folgeerscheinung einer allgemeinen Erkrankung.

Die örtlich bedingte Blutung kommt aus einem kleinen Blutgefäß im vorderen Teil der Nasenscheidewand. Meist verlaufen diese Gefäße sehr oberflächlich und können z. B. durch einen kratzenden Fingernagel oder durch starkes Schneuzen sehr leicht verletzt werden. Im Pubertätsalter findet man bei jungen Mädchen häufig Nasenbluten an Stelle oder vor der Menstruation. Ferner ist die Blutung eine regelmäßige Begleiterscheinung bei Verletzungen und Brüchen an der Nase sowie bei Schädelbasisbrüchen. Eine weitere Ursache sind bösartige Geschwülste in der Nase oder in ihren Nebenhöhlen sowie Erkrankungen der Gefäßwand mit Blutdrucksteigerung bei Arterienverkalkung und anderen Blutkrankheiten.

Nasenbluten kann ferner als Folge von Infektionskrankheiten, Nierenleiden, Herzklappenfehlern u. a. auftreten. Auch Stauungen durch äußeren Druck, wie z. B. durch einen zu engen Hemdkragen, oder Verminderung des atmosphärischen Drucks im Hochgebirge und durch körperliche Anstrengungen führen oft zu Nasenbluten.

Behandlung: Beengende Halskragen müssen entfernt werden. Man läßt das Blut in eine Schüssel oder ein Waschbecken laufen, nicht schneuzen, nicht unnötig sprechen, ruhig verhalten. An der blutenden Seite preßt man mit dem Zeigefinger von außen her den Nasenflügel gegen die Scheidewand, um auf diese Weise das offene Gefäß zusammenzudrücken. In das Genick legt man ein nasses kaltes Tuch, um durch Reflexwirkung eine Zusammenziehung des blutenden Gefäßes zu erreichen. Bei längerer Dauer ist der Arzt zu rufen, der eine Tamponade des Nasenganges vornimmt: Sterile Watte oder Gazestreifen werden eingeführt- und durch Druck auf das Gefäß wird die Blutung zum Stillstand gebracht. Bei wiederholtem Auftreten Ätzungen mit Höllenstein oder Chromsäure.

Handelt es sich um eine allgemeine Erkrankung, so ist natürlich das Grundleiden, z. B. die Blutarmut, die Infektionskrankheit zu behandeln.

Nasenwucherungen (Polypen)

Sie bilden sich vor allem an den Schleimhäuten der Nase infolge chronischer Entzündungen und führen vielfach auch zu äußeren Verunstaltungen. Die Atmung wird beträchtlich erschwert, wenn nicht sogar unterbunden. Polypen sind sulzartige Schwellungen in Form gestielter Bindegewebegeschwülste. *Behandlung:* Operation.

Stinknase

Oft handelt es sich um eine Folgeerscheinung nach chronisch-eitrigen Schleimhauterkrankungen der Nase oder der Nebenhöhlen. Meist findet sich eine abnorme Weite der Nasengänge. Infolge der eitrigen Absonderung bilden sich dicke Borken, die sich an den Wänden der Nasengänge ablagern. Sie strömen einen pestilenzartigen Geruch aus. Oft geht die Borkenbildung auch auf den Nasen-Rachen-Raum und den Rachen, manchmal sogar bis auf den Kehlkopf über.

Behandlung: im allgemeinen wie beim chronischen Schnupfen. In der Allopathie zusätzlich Einträufelung einer Lösung von Cyren B forte. Auch eine operative Behandlung kommt bei hartnäckiger Erkrankung in Betracht.

Schleimhautentzündung des Nasen-Rachen-Raumes

Entzündliche Schleimhauterkrankungen des Nasen-Rachen-Raumes finden sich meist als Teilerscheinungen eines infektiösen Schnupfens oder einer infektiösen Halsentzündung, schließlich auch als eine Begleiterscheinung anderer Infektionskrankheiten. Oft wird die Erkrankung im Herbst und im Frühjahr durch eine starke Abkühlung des Körpers ausgelöst. Ein weiteres Krankheitszeichen sind kalte Füße. Ein akuter Schnupfen geht der Erkrankung meistens voraus. Dabei staut sich die Nasenflüssigkeit, wenn die hinteren Nasengänge verengt sind. Der Kranke klagt über unangenehmes Brennen und Trockenheitsgefühl in der oberen Nase. Die Atmung durch die Nase ist nicht mehr möglich. Bei Kindern kann auch Fieber bestehen. Die Untersuchung mit einem Rachenspiegel zeigt eine gerötete und geschwollene Schleimhaut mit geschwollenen Rachenmandeln. Nach einigen Tagen kommt es zu einer dünnflüssigen und später auch eitrigen Absonderung (Eiterstraße). Es kommen auch chronische Entzündungen vor, besonders infolge Staub, Rauch oder Verunreinigung der Luft. Vor allem bei beengten Nasengängen treten solche Reizerscheinungen auf; die Kranken müssen sich viel räuspern und schneuzen. Die Stimme wird unklar und ermüdet bei längerem Sprechen.

Allopathie: Emser Pastillen, Silargetten, Eukalyptusbonbons oder ähnliche Präparate im Munde zergehen lassen. Inhalationen mit Emser Wasser oder Kochsalzlösung (2 %). Bei Husten außerdem Codein- oder Dicodidtabletten, gegen Kopfschmerzen Eu-Med, Thomapyrin usw.

Diät: wie bei → Stockschnupfen.

Kräuterheilkunde: Gurgeln mit Wermut- und Salbeitee, 3 mal täglich eine Tasse Zinnkrauttee.

Homöopathie: Mercurius auratus D 4, Acidum nitricum D 3.

Biochemie: Kalium chloratum D 6, Natrium sulfuricum D 6, Magnesium phosphoricum D 6.

Kehlkopfkatarrh

Grundsätzlich ist bei jeder Heiserkeit von mehr als 4–5 Wochen Dauer ein Facharzt für Hals-, Nasen-, Ohrenkrankheiten aufzusuchen. Die Untersuchung muß zunächst einwandfrei klären, ob nicht etwa eine Tuberkulose oder eine Krebsgeschwulst des Kehlkopfes vorliegt.

Der akute Katarrh kann in ähnlicher Weise entstehen wie die akute entzündliche Erkrankung des Nasen-Rachen-Raums. Auch Alkoholmißbrauch und starkes Rauchen können das Leiden auslösen. Die Erkrankung beginnt mit Kitzeln in der Kehlkopfgegend und Hustenreiz. Die Stimme wird heiser und das Sprechen fällt schwer. Es stellen sich brennende Schmerzen ein, und nach einigen Tagen kann die Stimme völlig tonlos werden. Ein trockener Reizhusten wird oft beobachtet. Bei Kindern kann die Erkrankung ganz plötzlich bedrohliche Formen erreichen, weil sich eine starke Schwellung der Schleimhaut unter den Stimmbändern entwickelt. Heftige Atemnot tritt ein und zwar am häufigsten nachts. Die Kinder erwachen mit einem Anfall von Atemnot und starker Verängstigung.

Der Kranke hustet laut und bellend, die Luft wird hörbar eingesogen. Die Atemhilfsmuskulatur spannt sich am Hals stark an, und das Gesicht kann sich bläulich verfärben. Der Anfall ähnelt dem der Diphtherie, deshalb ist eine schnelle diagnostische Klärung durch den Arzt dringend erforderlich.

Eine akute Entzündung des Kehlkopfes kann schnell zur chronischen werden. Sie findet sich vor allem in Fällen anhaltender Schädigungen – so bei Tabakarbeitern, Sandsteinarbeitern und bei Arbeitern der chemischen Industrie oder in Sägewerken. Aber auch Überanstrengung durch Sprechen und Singen kann eine solche Reizerscheinung auslösen. Dauerndes Husten, Heiserkeit, Zwang zum Räuspern und Kitzeln im Kehlkopf sind mit der chronischen Erkrankung verbunden.

Allopathie: Emser Salz in heißer Milch zu trinken, gegen den Hustenreiz Codein-Tabletten, Inhalationen mit Emser Salz, in schweren Fällen bei Säuglingen und kleinen Kindern Tetramycin. Auswurffördernde Medikamente, örtlich auch Einblasen von zusammenziehenden Pulvern in den Kehlkopf oder Pinselungen mit Lösungen von Kochsalz, Tannin, Jod-Glyzerin und Höllenstein. Der Aufenthalt in staubiger und rauchiger Luft, das Rauchen und der Alkoholgenuß sind zu unterlassen. Sprechen und Singen sind weitgehend zu vermeiden.

Naturgemäße Allgemeinbehandlung: besonders → Kopfdampfbäder, Halswickel, Schwitzmaßnahmen, ansteigend heiße Fußbäder.

Diät: Frischobst, Frischgemüse, Sauermilch und Bienenhonig sorgen für eine zweckmäßige Ernährung.

Kräuterheilkunde: Tee von Huflattich, Eibisch, Königskerze, Süßholzwurzel. → Kopfdampfbäder durch tiefes Einziehen des aufsteigenden Dampfes mit Kamille, Eukalyptusöl oder Latschenkieferöl.

Homöopathie: Belladonna D 3, Aconitum D 3, Tartarus emeticus D 4. Bei starkem Husten und Heiserkeit Mercurius solubilis D 3 oder Ammonium bromatum D 3.

Biochemie: Ferrum phosphoricum D 6, im Wechsel mit Kalium chloratum D 6. Bei stark belegter Stimme und Heiserkeit Ferrum phosphoricum D 12.

Kehlkopftuberkulose

Sie tritt selten als selbständige Erkrankung auf, fast immer im Anschluß an eine Lungentuberkulose. Bei gesunden Lungen kann das Leiden durch Infektion einer Nasen- oder Schlundtuberkulose entstehen. Auch auf dem Blutwege ist eine Infektion von einem anderen tuberkulösen Herd des Körpers aus möglich.

Die Krankheit kann in jedem Lebensalter auftreten und macht sich frühzeitig durch Heiserkeit bemerkbar. Die tuberkulösen Knötchen neigen zum Zerfall und bilden dann flache Geschwüre, dadurch ist das Sprechen erschwert.

Durch Stauungserscheinungen wird die Atmung behindert, und es kann sogar zu Erstickungsanfällen kommen. Das Allgemeinbefinden wird zunehmend durch Fieber und Husten, Schluckbeschwerden und ausstrahlende Schmerzen zum Ohr beeinträchtigt. Je nach Ausbreitung und Ursache des Krankheitsprozesses kommen ausschließlich chirurgische Maßnahmen und eine energische Behandlung der Tuberkulose (s. S. 408) in Betracht.

Syphilitische Erkrankungen des Kehlkopfes

Der Kehlkopf kann im II., vor allem aber im III. Stadium der Syphilis (s. S. 400) befallen werden. Im II. Stadium klagen die Kranken bisweilen neben Schluckschmerzen über Heiserkeit; hierbei sind Kehlkopfschleimhaut und Stimmlippen gerötet. Es finden sich die Erscheinungen einer Angina, und im Kehlkopf ist oft ein grauer Belag.

Im III. Stadium kommt es zur Bildung von syphilitischen Geschwüren und zu fortschreitender Zerstörung des Gewebes.

Neben einer Behandlung des syphilitischen Grundleidens örtlich Einblasen von antibiotischen Pudern (Penicillin).

Stimmritzenkrampf (Laryngospasmus)

Der krampfhafte Verschluß der Stimmritze wird am häufigsten bei Säuglingen und Kindern bis zum zweiten Lebensjahr beobachtet, vor allem bei solchen, die an Rachitis oder an Verdauungsstörungen infolge unzweckmäßiger Ernährung leiden. Die Anfälle treten in wechselnder Häufigkeit, Stärke und Dauer auf, meistens bei Tage, ohne Husten oder sonstige Vorboten. Sie beginnen mit einigen tönenden Einatmungen, dann bleibt der Atem weg, der Kopf sinkt zurück, die Pupillen werden eng, die Haut wird blaß und um den Mund herum bläulich verfärbt. Die Daumen werden eingeschlagen, Hände und Füße zucken. Nach einigen Sekunden stellt sich dann die Atmung wieder ein.

Behandlung:

Sofort bei Beginn des Anfalls soll durch den in den Mund eingeführten Zeigefinger die Zunge vorgezogen werden. Zur Vermeidung von Wiederholungen sind die ursächlichen Erkrankungen (Kalkmangel u. a.) zu behandeln. Bei Säuglingen ist die Ernährung mit Muttermilch anzustreben. Bei Erwachsenen hilft meistens die Aufforderung, ruhig zu atmen und das Trinken einiger Schlucke Wasser. Bei anhaltendem Anfall hilft eine wechselwarme Waschung des Oberkörpers und des Halses.

Ödem des Kehlkopfes (Glottisödem)

Die ödematöse Schwellung kann durch eine allergische Reizung veranlaßt werden oder als Teilerscheinung einer allgemeinen Stauung im Kreislauf, etwa bei Nieren- oder Herzleiden auftreten. Weiterhin kann ein Ödem durch Fremdkörper oder Verletzungen hervorgerufen werden oder in Zusammenhang mit akuten entzündlichen Prozessen im Kehlkopf stehen.

Schluckschmerzen, Atemnot bis zur Erstickung sind bedrohliche Folgeerscheinungen.

Behandlung:

Bei schnell zunehmender Atemnot ist der sofortige Kehlkopfschnitt *(Tracheotomie)* notwendig. Sonst Schlucken von Eis, Eisumschläge um den Hals, heiße Fußbäder, starke Bürstungen der Haut, besonders am Rücken und auf der Brust. Einspritzung von Kalk- oder Antihistamin-Präparaten.

Bronchitis

Der Luftröhren- oder Bronchialkatarrh besteht in einer Entzündung der Schleimhäute. Er tritt sehr häufig in Begleitung von Erkältungen auf. Vielfach wirken mehrere Ursachen zusammen, beispielsweise Kälte, Durchnässung und Einwanderung von Bakterien. Auch chemische Reize, Rauch und Dämpfe spielen eine Rolle. Bronchitis tritt auch als Begleiterkrankung von Infektionskrankheiten wie Grippe, Keuchhusten, Masern und Typhus auf. Die Erkrankung führt zu Husten und Brustschmerzen, auch zu einer allgemeinen Mattigkeit und Müdigkeit. Die Temperatur kann erhöht sein. Der Auswurf ist gering, er ist glasig und schleimig und kann später eitrig-schleimig werden. Wenn die akute Bronchitis nicht nach einigen Wochen ausheilt, wird sie chronisch. Aber auch durch anhaltende äußere Schädigungen (z. B. bei Rauchern) kommt es oft zu einer chronischen Bronchitis. Ferner tritt eine Stauungs-Bronchitis im Verlaufe von Herzkrankheiten infolge Flüssigkeitsstauung im Brustraum auf. In allen Fällen ist die Grundursache, also z. B. das Herzleiden, zu behandeln. Dasselbe gilt für die Emphysem-Bronchitis infolge Lungenblähung *(Emphysem)* bei faßförmigem Brustkorb im Alter.

Allopathie: Unbedingte Bettruhe ist erforderlich. Bei festsitzendem Husten sind Mixtura solvens oder Ipecopan-Tabletten einzunehmen, weiterhin Ephetonin-Hustensaft, Siran, Sirolin o. ä. Zur Linderung des quälenden Hustenreizes während der Nacht verordnet der Arzt Dicodid oder Codein, vor dem Schlafengehen in reichlich warmem Wasser einzunehmen. Vitamin-Kombinationspräparate unterstützen die Abwehrkräfte des Körpers. Evtl. Kreislaufunterstützung.

Naturgemäße Allgemeinbehandlung: Unbedingt ist das Rauchen einzustellen. Die Luft im Krankenzimmer ist durch Aufhängen von nassen Tüchern oder durch Wasserverdampfung feucht zu halten. Bei hohem Fieber heiße Brustumschläge und kühle Waden- oder Oberschenkelpackungen.

Bei älteren Leuten besteht nach längerer Bettruhe die Gefahr einer Lungenentzündung. Deshalb empfiehlt sich der Aufenthalt in einem Sessel (natürlich warm eingepackt) oder häufigeres Aufsetzen im Bett. Kinder sollen viel schwitzen, in lauwarme Ganzpackungen oder 10 Minuten lang

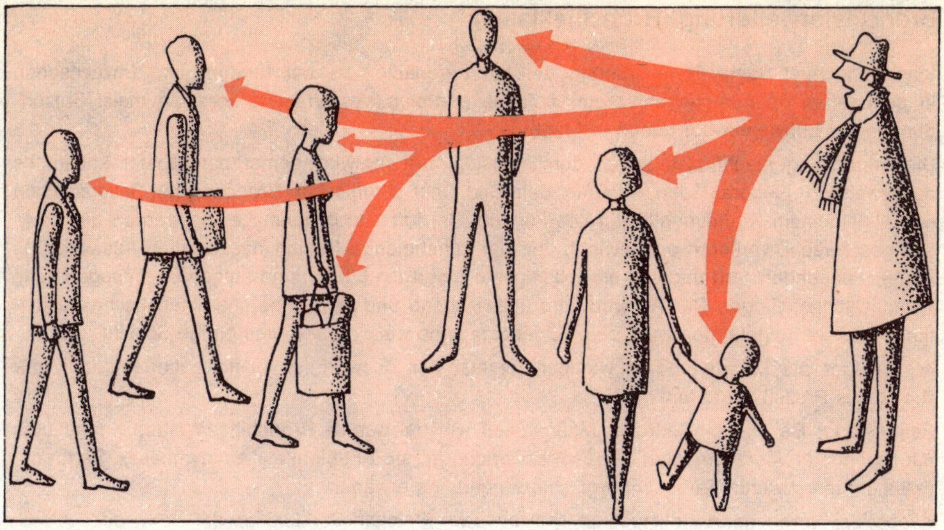

Gefahr der Tröpfcheninfektion bei Erkältung
Der erkältete, rechts stehende Mann steckt mit einem Hustenstoß nicht weniger als 6 Personen an. Eine weitere Infektion ist möglich: die Bakterien infizieren die Lebensmittel, welche die Frau (vorn im Bild) in ihrer Tasche hat. Nach dem Genuß können weitere Personen erkranken.

in körperwarmes Bad gelegt werden. Bei zunehmender Atemnot empfiehlt sich eine Senfeinwirkung. Zwei Handvoll Senfmehl werden so lange in einem Liter warmem Wasser eingeweicht, bis der charakteristische Geruch von Senföl auftritt. Nun wird ein Tuch eingetaucht, ausgewrungen und auf eine größere Wolldecke gelegt. Das Kind wird so in den Umschlag eingehüllt, daß Kopf und Arme frei bleiben. Nach etwa 20 Minuten wird es herausgenommen und gewaschen, daran schließt sich Bettruhe an.

Diät: entspricht der bei → Kehlkopfkatarrh angewandten.

Kräuterheilkunde: Tees aus Huflattich, Sonnentau, Klatschmohn, Lungenkraut, Spitzwegerich, Johanniskraut, auch Teemischungen als Brusttee und Hustentee zusammengestellt.

Homöopathie: Ammonium muriaticum D 3, Aconitum D 6, zum Lösen des Schleims bei Husten Ipecacuanha D 3 oder Tartarus stibiatus D 3. Bei Hustenkrampf Belladonna D 3, bei Hitzegefühl und Schweißneigung Bryonia alba D 3. Tritt stärkere Atemnot auf, Mercurius solubilis D 3.

Biochemie: Ferrum phosphoricum D 5, Calcium fluoratum D 6, Natrium chloratum D 6.

Sonderformen der chronischen Bronchitis

Im Vordergrund der Erscheinungen steht der chronische Husten, oft verbunden mit Auswurf und Atemnot.

Bei der *Bronchitis pituitosa* ist der Auswurf sehr reichlich, aber dünnflüssig und schaumig.

Bei der allergischen Form der Bronchitis finden sich im Auswurf reichlich weiße Blutkörperchen *(Eosinophile)* und kleine spitze Kristalle.

Bei der eitrigen Bronchitis *(Bronchitis foetida)* ist der Auswurf durch Fäulniserreger übelriechend und zersetzt.

Komplikationen der chronischen Bronchitis bilden Lungenentzündung, Lungenabszeß oder Lungenfäulnis *(Gangrän)* sowie Bronchiektasen.

Behandlung: erfolgt im wesentlichen nach den Grundsätzen, wie sie schon bei der → Bronchitis dargestellt wurden. Bei der allergischen Form auch Ephedrin-Präparate, z. B. Ephetonin-Sirup.

Bei eitriger Bronchitis müssen Antibiotika oder Sulfonamide zur Anwendung kommen.

Bronchialerweiterung (Bronchiektasie)

Man bezeichnet damit Erweiterungen der Luftröhrenäste, die bei Kindern und Erwachsenen in geringerem oder ausgedehnterem Umfange auftreten. Als Ursache kommen meist Entzündungen der Luftwege oder Lunge in Frage.

Die Erkrankung macht sich zuerst durch Husten und Auswurf bemerkbar. Später kommt es schubweise zu Fieberanfällen, die unter dem Bild einer chronischen Bronchitis mit Seitenstechen und allgemeinem Kräfteverfall auftreten können. Bei fortschreitendem Leiden werden die Kranken geschwächt, verlieren an Gewicht, und der zunehmende Husten hat reichlich Auswurf. Das Allgemeinbefinden wird dadurch erheblich gestört, und die Finger sind aufgetrieben, sogenannte Trommelschlägelfinger. Der Auswurf wird übelriechend und zeigt eine charakteristische Schichtung, wenn er aufgefangen wird: eine schleimige, eine wäßrige und eine eitrige Schicht.

Je geringer die Menge und je weniger zersetzt der Auswurf ist, desto gutartiger kann der Krankheits-Prozeß verlaufen.

Behandlung: Bei Fieber Bettruhe, Maßnahmen wie bei der → Bronchitis. Weiterhin Inhalation mit bestimmten Medikamenten (Aerosol-Behandlung), mit Antibiotika. Atemgymnastik, Bluttransfusionen; in schweren Fällen chirurgische Behandlung erwägen.

Allopathie: Vorbeugend Kalkspritzen (Kalzan oder Calcium-Sandoz) in die Vene oder Afenil. Zur Linderung der Beschwerden in die Nase Ephetonin-Salbe oder Adrianol-Emulsion geben. Man kann gegen die Überempfindlichkeit die Antihistamin-Präparate Avil, Atosil, Antistin u. a. nach Vorschrift des Arztes versuchen.

Die Behandlung mit → Eigenblut (Autoserumbehandlung), Coli-Antigenen und Pollenmischextrakten bleibt der Entscheidung des Arztes vorbehalten.

Naturgemäße Allgemeinbehandlung: → Stockschnupfen.

Diät: Vorzugsweise Trockenkost.

Kräuterheilkunde: → Kopfdampfbäder mit Eukalyptusöl oder Latschenkieferöl, Nasenspülungen mit Pfefferminztee, innerlich Tee aus Zinnkraut.

Homöopathie: Gelsemium D 4, Silicea D 6, Chininum arsenicosum D 3, Sinapis nigra D 3.

Biochemie: Ferrum phosphoricum D 6, im Wechsel mit Kalium phosphoricum D 6, Natrium muriaticum D 6, Magnesium phosphoricum D 6.

Bronchialasthma (Asthma bronchiale)

Durch katarrhalische Reizung und Verkrampfung der Luftröhrenverzweigungen kommt es zu Anfällen von Atemnot, die oft psychisch bedingt sind, aber auch eine Überempfindlichkeit (Allergie) als Ursache haben können. Einflüsse des Klimas und der Wetterlage, besondere Gerüche, Staub, Rauch, körperliche und seelische Belastung kommen ebenfalls in Frage. Als Reizstoffe

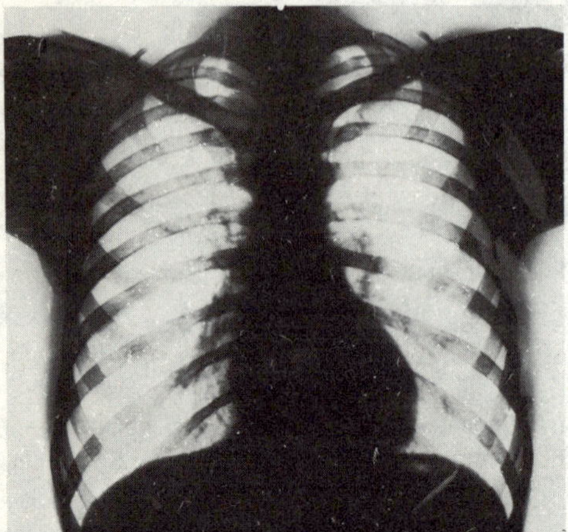

Röntgenbild einer gesunden Lunge

können u. a. Nahrungsmittel, Chemikalien, Federn, Haare, Textilien, Blüten- und Gräserpollen in Betracht kommen. Auch Stoffwechselstörungen, darmbedingte Selbstvergiftung, Fokalinfektion und bakterielle Infektionen der Atemwege können die Erkrankung auslösen. Beim typischen Asthmaanfall sitzt der Patient fast aufrecht im Bett, die Arme nach hinten aufgestützt, um die Atemhilfsmuskulatur auszunutzen. Die Einatmung ist kurz und schnappend, während die Ausatmung verlängert und gepreßt kommt. Man vernimmt ein eigenartiges Atemgeräusch, das sogenannte „Giemen". Manchmal besteht nur eine trockene Verkrampfung; häufig gibt es jedoch auch Auswurf.

Allopathie: Allergenfreie Klimakammer, Asthmolysin-Spritzen, Hydrocortison, Einspritzungen von Euphyllin, Inhalationen mit Glycerenan, Aludrin, Adrenalin, Einspritzungen in die Vene von Novocainlösung, oft auch in Verbindung mit Bienenhoniglösung, Asthmokranit-Tabletten, Felsol-Pulver, außerdem auswurffördernde Mittel. Zur Entlastung des Magens gibt man Darmzäpfchen. Ferner haben sich psychotherapeutische Maßnahmen bewährt.

Naturgemäße Allgemeinbehandlung: Im Anfall heiße Hand- und Fußbäder sowie heiße Aufschläge auf Brust und Leib. Die Behandlung richtet sich vor allem darauf, die chronische Entzündung der Atemwege zu beseitigen und den Körper abzuhärten. → Schlenzbäder, Brustwickel, Packungen und Kopfdämpfe werden dementsprechend mit anschließenden Waschungen und kalten Bädern zu einer zusammenhängenden Behandlung vereint.

Diät: Besonders bei Übergewicht → Fastenkuren, sonst Rohkostkuren. Später → kochsalzfreie Milch-Pflanzen-Diät.

Kräuterheilkunde: wie bei → Bronchitis, außerdem Anlegen von Hautquaddeln mit Mistelextrakt, Tee aus Thymian, Brennessel, Taubnessel, Lindenblüten, Veilchenblättern, Veilchenwurzeln, Isländischem Moos, Lungenkraut.

Homöopathie: Lobelia D 3, Atropinum sulfuricum D 3, Cuprum D 4, Arsenicum D 6.

Biochemie: Magnesium phosphoricum D 6, Kalium chloratum D 6, besonders bei zähem Schleim. Bei lockerem Schleim Natrium sulfuricum D 6 und Kalium sulfuricum D 6. Ferner Silicea D 2, Ferrum phosphoricum D 6.

Lungenentzündung (Pneumonie)

Man unterscheidet hauptsächlich zwei Formen, die Lappenpneumonie und die Herdpneumonie. Die erste entsteht durch eine Infektion mit Pneumokokken oder mit Viren. Der Kranke hat ziemlich plötzlich Kopfschmerzen, Schüttelfrost und Temperaturanstieg bis 39 oder 40 Grad, ist unruhig, hat ein rotes Gesicht mit etwas bläulich gefärbten Wangen und klagt häufig über Seitenstiche und über schmerzhaften Husten, der einen rostbraunen Auswurf zutage fördert. Pulszahl und Atemfrequenz sind erhöht, oftmals tritt zu Beginn der Lungenentzündung ein Bläschenausschlag an der Lippe auf. Über der Lunge kann man ein ganz charakteristisches Geräusch hören, das Knisterrasseln, welches später in ein Bronchialatmen übergeht. Es kommt zur Entzündung eines ganzen Lungenabschnittes, der dann für die Atmung ausfällt. Das hohe Fieber hält etwa eine Woche an und klingt entweder plötzlich unter Schweißausbruch oder allmählich in etwa 5–6 Tagen ab.

Als Komplikation kann es zu einem Lungenabszeß kommen, wenn das Lungengewebe in dem entzündeten Abschnitt zur Einschmelzung kommt. Tritt dazu noch eine Infektion mit Fäulnisbakterien, so besteht die Gefahr eines Lungengangräns (Brand). Auch wird der Kreislauf bei der Lungenentzündung sehr beansprucht, so daß man einer Herzschwäche vorbeugen muß.

Im Gegensatz zur Lappenpneumonie sind bei der Herdpneumonie nur ein einzelner oder mehrere kleine Lungenherde befallen, besonders am hinteren Unterlappen. Diese Form kann nach Infektionskrankheiten oder Bronchitis auftreten, aber auch sehr häufig nach anderen Krankheiten, bei denen die Patienten lange liegen müssen, z. B. nach Operationen oder Knochenbrüchen. Hier sind besonders die alten Menschen gefährdet.

Allopathie: Die Behandlung beider Formen der Lungenentzündung ist die gleiche. Sie haben heute durch die Sulfonamide und die Antibiotika ihre Schrecken verloren, während früher sehr viele, vor allem alte Menschen an diesen Krankheiten starben. Wichtig sind eine Kreislaufüberwachung und eine Unterstützung des Herzens durch entsprechende Mittel. Wesentlich ist die reichliche Zufuhr frischer Luft. Die Patienten sind gut zuzudecken, die Fenster des Krankenzimmers weit zu öffnen, damit viel Sauerstoff eingeatmet werden kann. Zusätzlich wird Traubenzucker und Vitamin C in hohen Dosen gegeben.

Diät: Als Diät sind Obst- und Gemüsesäfte, ferner leichte eiweißarme Kost mit viel Kohlehydraten zu empfehlen. Weiterhin Saftfasten, frischer Zitronen-, Orangen- und schwarzer Johannisbeersaft.

Naturgemäße Allgemeinbehandlung: Zur Ableitung Waden- und Unterarmwickel abwechselnd.

Kräuterheilkunde: Nur zusätzlich Teegemisch aus Chinarinde, Lungenkraut, Isländischem Moos, Wacholder, Salbei und Schachtelhalm.

Biochemie und Homöopathie: Aconitum napellus D 4, Leonida alba D 3, Veratrum album D 4, Tartarus emeticus D 4, China regia D 3, Eukalyptus D 3.

Bei Verdacht auf Lungenabszeß und Lungengangrän ist Krankenhauseinweisung anzuraten.

Stauungslunge

Diese Krankheit bildet sich vor allem bei Herzkrankheiten aus. Kommt es zu einer Herzschwäche, so wird häufig eine Lungenstauung ausgelöst, die derart stark werden kann, daß sich daraus ein Lungenödem (Lungenwassersucht) entwickelt, d. h. daß Blutwasser in das Lungengewebe austritt.

Charakteristisch für die Stauungslunge ist die Atemnot, verbunden mit Husten und einem schleimig-eitrigen Auswurf, der unter Umständen mit Blut untermischt ist. Beim Lungenödem wird die Atemnot sehr stark. Der Patient sieht blaßbläulich aus, sein eigenartig rasselndes Atemgeräusch ist weithin hörbar. Der Auswurf ist schaumig. Das akute Lungenödem kann in wenigen Minuten zum Tode führen.

Allopathie: Die Behandlung der Stauungslunge besteht zunächst in der Beseitigung der Kreislaufschwäche; dazu werden milde auswurflösende und -fördernde Medikamente gegeben.

Beim Lungenödem kann sofort ein Aderlaß gemacht und Morphium gegeben werden; anschließend die übliche Herzbehandlung.

Diät: Trockenkost.

Lungenblähung

kann plötzlich auftreten, z. B. bei Blasmusikern und im Asthmaanfall. Im allgemeinen ist sie jedoch eine Erkrankung des alternden Menschen. Im Alter wird der Brustkorb faßförmig und starr, die Atembewegungen sind dadurch eingeschränkt. Die Kranken können ein Licht nicht mehr ausblasen. Sie klagen über Atemnot bei körperlichen Anstrengungen. Die Brustwirbelsäule ist meist nach vorn gekrümmt und steif (Buckel).

Eine Bronchitis ist häufig die Begleiterscheinung dieser Krankheit. Da die Durchblutung der Lunge vermindert ist, kann es auch zu Kreislaufstörungen kommen.

Allopathie: Die Behandlung hat vor allem das Herz zu stützen und die Bronchitis auszuheilen. Musiker und Glasbläser müssen eventuell ihren Beruf wechseln.

Naturgemäße Allgemeinbehandlung: Regelmäßige Atemübungen sind sehr wichtig, ebenfalls → Bürstmassagen und regelmäßige stubenwarme Ganzabwaschungen.

Kräuterheilkunde: Wie bei → Bronchitis und → Lungenentzündung.

Homöopathie und Biochemie: Calcium fluoratum D 3, Abrotanum Teep D 2, Silicea D 3, Arsenicum album D 4, Thuja occidentalis D 3.

Lungeninfarkt

Er wird durch Thromben verursacht, die sich im Venensystem oder in der rechten Herzhälfte bilden. Bei der Embolie eines Hauptstammes der großen Lungenschlagader kommt es zu einer plötzlichen starken Atemnot; der Kranke wird blau oder blaß, verfällt im Gesicht und stirbt unter schwindendem Puls in wenigen Minuten. Die Embolie kleinerer Lungenschlagaderäste geht auch mit einem Schweißausbruch einher. Die Patienten sehen blaß und verfallen aus und haben vor allem heftige stechende Schmerzen in der Seite, die plötzlich einsetzen und die Atmung erschweren. Meist erholen sich die Kranken in einigen Stunden. Sie werfen einen blutigen Schleim aus, den sogenannten „Himbeergelee"-Auswurf.

Behandlung: → Embolie.

Lungensyphilis

Diese Erkrankung ist sehr selten, sie kommt nur im Spätstadium der → Syphilis vor.

Staublunge (Silikose)

So wird eine Berufskrankheit bezeichnet; sie tritt vor allem bei Bergleuten und Steinbrucharbeitern auf. Durch den Kieselsäuregehalt des Gesteins, dessen feiner Staub mit der Atemluft in die Lungen gelangt, kommt es zu dieser Schädigung. Die Befallenen klagen über Atembeschwerden, besonders bei Anstrengungen und über einen Druck auf der Brust. Husten und Auswurf kommen erst später im weiteren Verlauf hinzu. Vor allem macht sich auch Appetitlosigkeit bemerkbar. Die Staublunge kann zu einer Lungenblähung führen; oft tritt in schweren Fällen eine Tuberkulose hinzu, die sich in dem geschädigten Gewebe besonders leicht ausbreiten kann.

Eine Heilung der Silikose gibt es bisher noch nicht. Die Kranken mit beginnender Staublunge müssen ihren bisherigen Beruf aufgeben.

Behandlung: → Bronchitis, → Lungenblähung.

Naturgemäße Allgemeinbehandlung: Atemgymnastik.

Lungenkrebs

Er war in früheren Jahren eine verhältnismäßig seltene Erkrankung, während er heute nachweislich bedeutend häufiger auftritt. Auf die Entstehungsursachen wird in dem Kapitel über Krebs (s. S. 435) näher eingegangen. Bemerkt sei jedoch auch an dieser Stelle, daß man glaubt, diese Zunahme mit der erheblichen Steigerung des Zigarettenverbrauches erklären zu können.

Der sogenannte „Schneeberger Lungenkrebs", der als Berufskrankheit bei den Arbeitern in den radioaktiven Pechblenden-Bergwerken vorkommt, ist dagegen auf die Einwirkung der Radiumstrahlen zurückzuführen, die an den oft schon durch eine Silikose geschädigten Lungengeweben leicht bösartige Geschwülste hervorbringen können.

Der Lungenkrebs verursacht schon frühzeitig Auswurf und Hustenreiz; in einem späteren Stadium kann es auch zur Atemnot kommen, die mit Kreislaufstörungen einhergeht, so daß sich häufig die Fingerspitzen verdicken und bläulich verfärben. Bei länger dauerndem Husten mit und ohne Auswurf, bei auftretender Atemnot, bei bläulichen Fingerspitzen sollte man unbedingt einen Arzt aufsuchen, der dann durch geeignete Untersuchungen des Blutes und mit Hilfe von Röntgenaufnahmen feststellen kann, ob sich in der Lunge eine Krebsgeschwulst gebildet hat.

Behandlung: Die beste Behandlung, die den größten Erfolg verspricht, ist die vollständige Entfernung der Geschwulst, die heute auf Grund der modernen Operationsverfahren durchaus möglich ist.

Weitere unterstützende Allgemeinbehandlung siehe → Krebs und → Diät für Krebsgefährdete. – Das Rauchen sollte in jedem Falle aufgegeben werden.

Lungentuberkulose s. S. 405.

Brustfellentzündung

Diese Erkrankung tritt recht häufig auf als Begleiterscheinung einer Erkrankung der Lungen, besonders bei der Tuberkulose, aber auch bei Lungenentzündung und Lungenabszeß können sich Ergüsse im Brustfellraum bilden. So unterscheidet man die trockenen und feuchten Brustfellentzündungen. Bei der letzteren sammelt sich im Brustfellraum eine eitrige Flüssigkeit an.

Die Brustfellentzündung ist gekennzeichnet durch stechende Schmerzen auf der Brustseite, besonders beim Atmen. Ist der Erguß sehr groß, kommt es sogar zur Atemnot. Auswurf fehlt bei dieser Erkrankung, dagegen kann ein trockener, schmerzhafter Husten bestehen. Das Fieber ist meistens mäßig, bei eitrigen Ergüssen können jedoch auch Schüttelfröste vorkommen.

Bei der trockenen Form wird eine Flüssigkeit in den Brustfellraum nicht abgesondert; die Entzündungen beschränken sich vielmehr auf das eigentliche Brustfell. Hierbei ist besonders das Atmen sehr schmerzhaft. – Eine Brustfellentzündung kann auch bei Gelenkrheuma auftreten, ebenso nach Angina, Hals- und Nierenentzündung.

Allopathie: Die Behandlung besteht in der Beseitigung des Grundleidens. Ist ein Erguß vorhanden, so muß er abpunktiert werden. Man kann ihn untersuchen und so die eigentliche Ursache der Erkrankung feststellen. An Medikamenten vorwiegend Pyramidon. Bei einer Vereiterung muß evtl. ein Sulfonamid oder Antibiotikum eingespritzt werden.

Naturgemäße Allgemeinbehandlung: s. S. 480, besonders → Brustwickel, örtlich Hautreizmittel wie Senfpflaster, Einreibung mit ätherischen Ölen.

Diät: Die Kost soll trocken und kochsalzarm sein, um eine Flüssigkeitsansammlung zu verhindern. Einschaltung von Rohsafttagen.

Kräuterheilkunde: Tees aus Salbei, Kamille, Lindenblüte, Holunder, Spitzwegerich, Eibischwurzel.

Homöopathie: Asclepios tuberosa D 3, Bryonia alba D 4, Ranunculus bulbosus D 2, Kalium jodatum D 3.

Halskrankheiten

Entzündungen der Mandeln und des lymphatischen Rachenringes (Tonsillitis)

Die katarrhalische *Angina* ist die häufigste Form der Mandelentzündung. Sie wird oft von Mensch zu Mensch durch sogenannte Tröpfcheninfektion übertragen. Die Temperatur steigt an, bei kleinen Kindern tritt auch hohes Fieber mit Schluckschmerzen auf. Die Gaumenmandeln sind geschwollen und gerötet. In schwereren Krankheitsformen beobachtet man Kopfschmerzen und Mattigkeit. Oft tritt das Fieber so hoch und plötzlich auf, daß es mit Schüttelfrost einhergeht. Die Gaumenbögen sind gerötet und geschwollen; es finden sich gelblich-weiße Stippchen auf den Mandeln. In anderen Fällen zeigen sich zusammenhängende Beläge.

Dabei können die Schmerzen zu den Ohren ausstrahlen und die benachbarten Kieferwinkeldrüsen geschwollen sein. Als Komplikation kommt es manchmal zu einem meist einseitigen Abszeß in der Umgebung der Gaumenmandeln. Tiefer gehende Entzündungen des umliegenden Gewebes sind möglich. Die Krankheitskeime können auch von vereiterten Mandeln aus in die Blutbahn einbrechen und eine allgemeine Blutvergiftung mit hohem Fieber und Schüttelfrost hervorrufen. Bei der chronischen Form bestehen anhaltende entzündliche Veränderungen an den Mandeln und Gaumenbögen, meist auch Mandelpfröpfe.

Hinter jeder Mandelentzündung können sich schwere Erkrankungen, wie Diphtherie, Scharlach, Bluterkrankungen, Syphilis, verbergen. So harmlos die Mandelentzündung als Katarrh auftreten mag, so wesentlich ist in allen Fällen doch eine genaue Krankheitserkennung. Wichtig ist auch eine vollständige Ausheilung unter genauer Beobachtung des Urins, des Herzens und des Kreislaufs, denn die Gefahr schwerer Folgeerscheinungen, nämlich Gelenk-, Nieren-, Herz- und Nervenkrankheiten besteht in allen Fällen.

Während bisweilen nur eine Gaumenmandel befallen ist, breitet sich die Krankheit oft auf das ganze damit in Verbindung stehende Gewebe, den sogenannten lymphatischen Rachenring aus, der aus den beiden Gaumenmandeln, der Rachenmandel und den dazugehörigen Lymphdrüsen besteht.

Allopathie: Von den vielen Behandlungsmöglichkeiten haben sich folgende bewährt: Bei fieberhaften Anginen Bettruhe. Täglich mehrmals mit Mallebrinlösung gurgeln oder mit Wasserstoffsuperoxyd (1 Teelöffel auf ein Glas warmes Wasser). Gegen die Schluckbeschwerden lutsche man Panflavin-, Formaminttabletten o. ä. In eitrigen Fällen kommen Sulfonamide in Betracht, neuerdings auch Penicillin-Präparate.

Chronische Mandelentzündungen gehören in die Behandlung eines Facharztes, der entscheidet, ob eine Operation (Tonsillektomie) erforderlich ist.

Naturgemäße Allgemeinbehandlung: Vor allem Schwitzprozeduren, ständige Halswickel, auch als heiße Packung, etwa mit Kartoffeln oder Heilerde. Trinken von heißem Zitronensaft mit Bienenhonig. → Mandelsaugbehandlung nach Röder.

Viertelstündlich einen Teelöffel einer Heilerdeaufschwemmung trinken oder Kaffeekohle aufstreuen.

Diät: Bei Fieber fasten oder nur Fruchtsäfte; bestehen aber starke Schluckschmerzen, so gebe man nur flüssige Ernährung, heiße Milch mit Emser Salz, heiße Zitronenlimonade mit Honig oder angewärmte Süßmoste, besonders schwarzen Johannisbeersaft.

Kräuterheilkunde: Gurgeln mit Kamille, Salbei, Eichenrinde, Arnika-Tinktur oder Echinacin-Lösung.

Homöopathie: Mercuris solubilis D 6, Belladonna D 4, Silicea D 6, Echinacea-Urtinktur.

Biochemie: Kalium chloratum D 6 im Wechsel mit Ferrum phosphoricum D 6, Silicea D 6, Calcium sulfuricum D 6, Natrium phosphoricum D 6.

Drüsenfieber (Pfeiffersches Drüsenfieber)

Es handelt sich um eine schmerzhafte und mit Schluckbeschwerden einhergehende Erkrankung, die überwiegend bei Kindern auftritt. Als Ursache hierfür wird ein noch wenig erforschtes Virus angenommen.

Charakteristisch sind starke Lymphdrüsenschwellungen im Nacken und am Hals. Durch die Schwellungen der Rachendrüse wird der gesamte Nasen-Rachen-Raum eingeengt, so daß es zu einer Behinderung oder gar Verlegung der Absonderungen kommt. Gleichzeitig tritt hohes Fieber auf. Eine gefährliche Komplikation ist die Entzündung des Mittelohres.

Allopathie: Zur Linderung der allgemeinen Beschwerden gebe man 3mal täglich eine Tablette Aspirin, Pyramidon o. ä., eventuell auch als Kinderzäpfchen in den Darm einzuführen. Als sehr zweckmäßig haben sich Bestrahlungen mit ultraroten Wärmesonnen erwiesen. Panflavin, Tyrosolvetten u. ä.

Naturgemäße Allgemeinbehandlung: → Mandelentzündung. Besonders wichtig: warme Breiumschläge um Hals und Nacken.

Geschwürige Mandelentzündung (Angina Plaut-Vincent)

Die Erkrankung tritt in ihrer Erscheinungsform ähnlich der gewöhnlichen Angina auf, jedoch ist das Fieber niedrig oder fehlt ganz. Nach Wegwischen des gelblich-schmierigen Belages, meist auf einer Mandel, sieht man ein in die Tiefe gehendes Geschwür mit jauchigem Gewebszerfall. Bezeichnend für die geschwürige Mandelentzündung ist das Mißverhältnis zwischen den schweren örtlichen Erscheinungen im Rachenraum und der kaum vorhandenen Beeinträchtigung des Allgemeinbefindens.

Die Krankheit ist scharf gegen Diphtherie und Syphilis (Primäraffekt) abzugrenzen.

Allopathie: In hartnäckigen Fällen Antibiotica-Sprays aufstäuben, um das Geschwür zum Abheilen zu bringen. Täglich drei Tabletten Spirocid haben sich als wirksam erwiesen. Bei hartnäckigen Fällen den Arzt aufsuchen. Tritt keine Besserung ein, so sind Penicillin-Spritzen zu geben.

Naturgemäße Allgemeinbehandlung: → Mandelentzündung. Sehr zu empfehlen ist ein Heublumenbad mit Bürsten. Gurgeln mit Kamille und Salbei.

Erkrankungen der Hals- und Rachenschleimhaut

Rachenkatarrh

Die hintere Rachenwand ist gerötet, es bestehen Schmerzen, die bis in das Ohr ausstrahlen können. Die Temperatur ist erhöht, der Kranke klagt über Schluckbeschwerden und Kratzen im Hals.

Die Erkrankung tritt im Verlauf von Erkältungen auf oder als Teilerscheinung einer Entzündung der oberen Luftwege und kann auch durch Anhusten ausgelöst werden (Tröpfcheninfektion). Die chronische Krankheitsform entsteht durch Mundatmung, etwa bei Nasenerkrankungen und Nebenhöhleneiterungen, schließlich auch als Teilerscheinung eines absteigenden Katarrhs der oberen Luftwege. Oft ist die Anfälligkeit auch in einer vererbten Veranlagung der Rachenschleimhäute begründet. Gewerbliche Schädigungen durch Staub oder chronischer Alkohol- und Tabakmißbrauch kommen als Ursache ebenfalls in Betracht.

Charakteristisch für die Erkrankungen im Nasen-Rachen-Raum sind starke Schleimabsonderungen.

Allopathie: Inhalationen mit Bepanthen, Aerosole Tyrothricin; Vigantol-Kur (morgens und abends 5 Tropfen). Bei hartnäckigen Beschwerden auch Pinselungen der Schleimhaut mit 2%iger Höllensteinlösung. Beseitigung aller ursächlichen Faktoren, eventuell auf operativem Wege, die zu einer Behinderung der Nasenatmung, Erkrankung der Nasennebenhöhlen, zu chronischen Mandelentzündungen usw. führen.

Naturgemäße Allgemeinbehandlung: Besonders Halswickel, Schwitzkuren und → Kopfdampfbäder.

Diät: Überwiegend Rohkost, viel frisches Obst und Gemüse.

Kräuterheilkunde: Trinken von Salbeitee und von Leinsamenschleim, dem man einige Tropfen Zitronensaft zusetzt. Einatmen von Dämpfen mit Kamille, Eukalyptus- oder Latschenkieferöl. Als Getränk Spitzwegerichtee, heiße Milch mit Emser Salz und heiße Zitronenlimonade mit Honig.

Homöopathie: Belladonna D 4 – D 6, Mercurius solubilis D 4 – D 6, Apis D 3 – D 6, am besten in stündlichem Wechsel, bei starken Hals- und Schluckschmerzen Lycopodium D 6.

Biochemie: Natrium phosphoricum D 6, Silicea D 12, Kalium chloratum und Calcium sulfuricum D 6 im Wechsel.

Erkrankungen des Ohres

Das Gehörorgan ist ein überaus empfindlicher Apparat. Mit ihm nehmen wir die Schallwellen auf und leiten sie unserem Wahrnehmungsvermögen zu. Gleichzeitig ist das Gehörorgan auch Sitz der Gleichgewichtsempfindung. Dieses Gleichgewichtsorgan besteht aus drei kleinen, halbkreisförmig gebogenen Röhren, den sogenannten Bogengängen. Sie sind mit Flüssigkeit gefüllt und stehen untereinander in direkter Verbindung. Bewegt sich der Mensch, dann treten in den Bogengängen Flüssigkeitsschwankungen auf. Diese werden von feinen Nerven registriert und an bestimmte Hirnzentren weitergeleitet.

Bei Erkrankungen des inneren Ohres beobachtet man deshalb Gleichgewichtsstörungen. Auch Menschen mit durchlöchertem Trommelfell, denen beim Baden Wasser in das Mittelohr gelangt, leiden an Störungen des Gleichgewichtssinnes.

Dem Aufbau nach unterscheidet man äußeres, mittleres und inneres Ohr. Zum äußeren Ohr gehören die Ohrmuschel, der äußere Gehörgang und das Trommelfell. Das mittlere Ohr besteht aus der Paukenhöhle mit ihren drei Gehörknöchelchen, Hammer, Amboß und Steigbügel, sowie der Ohrtrompete, der Eustachischen Röhre. Durch sie wird die Paukenhöhle mit dem Nasen-Rachen-Raum verbunden. Das innere Ohr besteht aus dem sogenannten Labyrinth mit den Bogengängen und der Gehörschnecke.

Durch die Ohrtrompete gelangt vom Nasen-Rachen-Raum her Luft in das Mittelohr. Wird dieser Weg durch Schleim verschlossen, bleibt damit auch die Luftzufuhr abgeschnitten. Dadurch entsteht ein Unterdruck, der das Trommelfell zum Mittelohr einzieht. Es entsteht ein unangenehmes

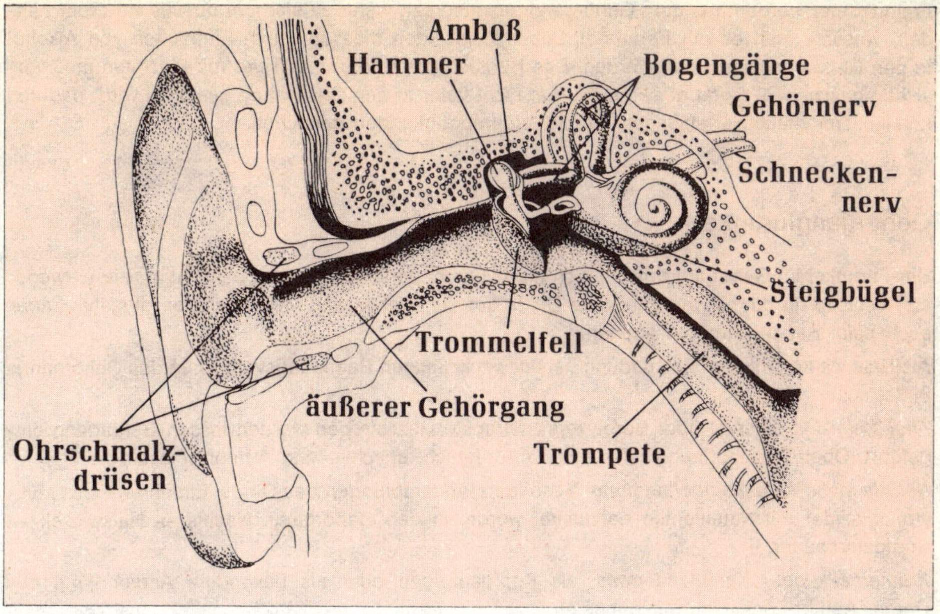

Gehörorgan

Druckgefühl im Ohr. Schließt man Nase und Mund unter gleichzeitigem Pressen der Luft in den Nasen-Rachen-Raum, so wird durch diesen Druck die Ohrtrompete wieder geöffnet; es tritt Luft in die Paukenhöhle. Man empfindet in diesem Augenblick ein Knacken im Ohr, anschließend ein entspannendes Gefühl, weil das Trommelfell wieder frei schwingt.

Das eigentliche Gehör besteht aus dem Cortischen Organ, das die Enden des Schneckennervs enthält. Die ankommenden Schallwellen werden normalerweise zunächst durch den äußeren Gehörgang, das Trommelfell, die Gehörknöchelchen und die Flüssigkeit des Innenohres fortgeleitet. Im Cortischen Organ wird die mechanische Energie in elektrische umgewandelt. Hierdurch entstehen Nervenerregungen, die durch den Hörnerv und bestimmte Nervenbahnen bis zum Hörzentrum in der Hirnrinde fortgeleitet werden. Dieser schallempfindliche Apparat läßt uns dann die Geräusche, Töne, Stimmen usw. bewußt werden.

Bei Verschluß des äußeren Gehörganges oder anderen Schalleitungsstörungen können akustische Reize auch vom Schädelknochen fortgeleitet werden. Dadurch wird die Labyrinthflüssigkeit ebenfalls in rhythmische Schwingungen versetzt. Es ist daher in solchen Fällen, wenn auch vermindert, eine gewisse Hörfähigkeit vorhanden.

Ohrenschmerzen

Ursächlich brauchen sie mit einer Erkrankung des Ohres nicht zusammenzuhängen. Sie können durch Ohrenschmalzpfröpfe oder Furunkel im Gehörgang ausgelöst werden. Bei Kiefergelenkentzündung und Schwellung der benachbarten Lymphdrüsen wird ebenfalls über Ohrenschmerzen geklagt. Auch Erkrankungen der Zunge, des Zahnfleisches und der Zähne, des Rachens und besonders des Kehlkopfes gehen häufig mit Ohrenschmerzen bzw. mit in das Ohr ausstrahlenden Schmerzen einher. Oft deckt eine Röntgenuntersuchung des Schädels die Ursache der Schmerzen auf.

Fremdkörper im Gehörgang

Bei Fremdkörpern im Gehörgang können Schwerhörigkeit oder Schmerzen bestehen, aber auch nur Druckgefühl ohne weitere Beschwerden.

Fremdkörper werden aus dem Gehörgang ausgespritzt; wenn es sich um quellbare Körper handelt, versucht man es mit Paraffinöl. Lebende Insekten müssen durch Einträufeln von Alkohol in den Gehörgang abgetötet werden. Das Herausholen der Fremdkörper mit Pinzetten muß vorsichtig geschehen, damit der Fremdkörper nicht tiefer in den Gehörgang gestoßen wird; dadurch können Trommelfellverletzungen und Mittelohrerkrankungen entstehen.

Gehörgangfurunkel

Der Furunkel im Gehörgang macht sich meist durch starke Schmerzen bemerkbar, die entweder erst bei Zug an der Ohrmuschel oder Druck auf den Gehörgang von unten her entstehen, aber auch beim Kauen auftreten können.

Als Ursache kommt eine Entzündung bei unzweckmäßigen Reinigungsversuchen des Gehörgangs in Betracht.

Allopathie: Mit Ichthyol oder Borglyzerin getränkte Gazestreifen werden in den Gehörgang eingeführt. Operative Eröffnung ist zumeist erforderlich, anschließend Aureomycinsalbe.

Naturgemäße Allgemeinbehandlung: Besonders Andampfungen des Ohres, Einführen eines Mullstreifens, der mit Kamillentee befeuchtet wurde, in den Gehörgang. Nachts → Halswickel, → Kopfdampfbäder.

Kräuterheilkunde: Kamillendämpfe, als Kopfdampfbad oder als besondere Andampfung des Ohres. Abführ- oder Blutreinigungstee.

Homöopathie: Sulfur D 4 im Wechsel mit Graphit D 6, Calcium carbonicum D 6, Echinacin Urtinktur, 20–30 Tropfen in etwas Wasser alle 2 Stunden einzunehmen, abwechselnd mit Mercurius solubilis D 6.

Biochemie: Ferrum phosphoricum D 6, Silicea D 6, Calcium fluoratum D 6.

Mittelohrentzündung (Otitis media)

Es handelt sich hier um eine heftige schmerzhafte Entzündung im Mittelohr mit hohem Fieber, starken Kopfschmerzen und allgemeinen Beschwerden wie Abgeschlagenheit, Mattigkeit usw. Die Entzündung kann auf ein Ohr beschränkt sein, zugleich aber auch beide befallen. Der Verlauf ist sehr unterschiedlich, es finden sich alle Übergänge vom leichten Katarrh bis zur schwersten Eiterung. Die akute Krankheitsform geht mit starken Absonderungen eines geblich-grünen Eiters aus dem Ohr einher. Fast immer kommt es zu Schwerhörigkeit und einem Durchbruch des Trommelfells. Wird die Mittelohreiterung nicht ausgeheilt, so besteht die Gefahr schwerwiegender Verschlimmerungen, z. B. Blutvergiftung (Sepsis), Abszeßbildung im Schädelraum und im Gehirn.

Aus Entzündungen des Nasen-Rachen-Raumes und der Nebenhöhlen können sich ebenfalls Mittelohreiterungen entwickeln. In diesen meist chronischen Fällen findet man stets ein durchlöchertes Trommelfell. Wir unterscheiden zwei Formen:

Befindet sich die Durchlöcherung in der Mitte, so wird nur ein gutartiger Schleimhauteiter abgesondert. Ist das Trommelfell jedoch ganz durchlöchert, so daß die Ränder in den Gehörgang einwachsen, kann sich eine sekundäre Geschwulst *(Cholesteatom)* bilden, die bis in den Knochen wächst und ihn schließlich zerstört. Hierbei tritt ein charakteristischer unangenehmer Geruch auf, der sofort auf die Diagnose hinweist.

Als Folge von Infektionskrankheiten (Grippe, Scharlach, Masern, Typhus usw.) bildet sich häufig eine Mittelohrentzündung, die das gesamte Krankheitsbild erheblich verschlechtert. In diesen Fällen werden die Bakterien über den Blutweg in das Mittelohr geschwemmt.

Allopathie: In schweren, mit Fieber einhergehenden Fällen zunächst Bettruhe. Nichts in das Ohr träufeln wegen möglicher Verschleierung des Krankheitsbildes! Der Arzt muß durch Beobachtung des Trommelfells entscheiden, ob ein Trommelfellschnitt erforderlich ist, um den Eiter abzulassen. Sulfonamide und Antibiotika innerlich sind in schweren Fällen angebracht.

Oft bricht der Eiter von selbst durch das Trommelfell, dann werden Gehörgangsspülungen notwendig.

Bei chronischen Formen mit Übergreifen auf den Schädelknochen ist eine Operation erforderlich. – Leichte Fälle können mit Ohrentropfen (z. B. Otalgan) behandelt werden.

Naturgemäße Allgemeinbehandlung: Besonders → Schwitzkuren, → Kopfdampfbäder, → Halswickel.

Diät: Bei akuten Erscheinungen am besten Saftfasten oder Obstkuren, überwiegend Rohkosternährung. In jedem Fall kochsalzfreie Ernährung.

Kräuterheilkunde: Innerlich Löwenzahn, Spitzwegerich, Brunnenkresse, Brennessel. Heiße Auflagen mit Leinsamen.

Homöopathie: Belladonna D 4, Pulsatilla D 6, Mercurius solubilis D 6, Capsicum D 3, Cinnabaris D 3.

Biochemie: Ferrum phosphoricum D 6, Kalium sulfuricum D 6, Natrium phosphoricum D 6, Silicea D 12.

Verschluß der Eustachischen Röhre (Tubenkatarrh)

Bei entzündlichen Prozessen im Nasen-Rachen-Raum, in der Nase, den Nasenhöhlen oder auch bei einem mechanischen Verschluß infolge Schwellung der Mandeln und schließlich bei plötzlichem Höhenwechsel etwa in Flugzeugen wird der normale Druckausgleich im Mittelohr verhindert. Dadurch kommt es zu einem eingezogenen Trommelfell, das nun nicht mehr frei schwingen kann.

Es entstehen Schwerhörigkeit, Schmerzen, knackende Geräusche beim Schlucken, Ohrenrauschen und ein Völlegefühl im Ohr.

Allopathie: → Mittelohrentzündung. Speziell: Lufteinblasung mittels Luftdusche nach Polizer. Bei akut-entzündlichen Prozessen im Mittelohr oder Nasen-Rachen-Raum ist diese Behandlung nicht erlaubt. Ausheilung geschwollener Mandeln oder anderer ursächlicher Erkrankungen.

Naturgemäße Allgemeinbehandlung: → Kopfdampfbäder mit warmen bis kalten Güssen hinter die Ohren, Ohrendampfbäder mit einer Handvoll Malvenblüten. Anschließend tropft man süßes Mandelöl in die Ohren und verschließt sie mit einem Wattebausch.

Diät: → Mittelohrentzündung.

Kräuterheilkunde: Kopfdampfbäder mit Eukalyptusöl oder Latschenkieferöl.

Homöopathie: Silicea D 6, Chamomilla D 4, Chininum sulfuricum D 3, Conium D 3 – D 6.

Biochemie: Silicea D 12, Calcium fluoratum D 12, Kalium chloratum D 6, Calcium phosphoricum D 6.

Menièresche Erkrankung (Oktaruskrise)

Die Menièresche Erkrankung hat ihre Ursache in periodisch auftretenden Drucksteigerungen im Labyrinthsystem des Ohres. Sie kann aber auch bei Syphilis, Arterienverkalkung und Hirngeschwülsten auftreten. Sie tritt bevorzugt beim männlichen Geschlecht im mittleren Lebensalter auf. Die Kranken klagen über Schwindel, Ohrensausen und Hörstörungen. Das Schwindelgefühl tritt anfallsweise auf. Weiterhin sind Übelkeit und Erbrechen, Blässe und Schweißausbruch zu beobachten. Oft geht dem Anfall eine Beeinträchtigung des Hörvermögens voraus, die sich nach einem einzelnen Anfall wieder zurückbilden kann. Bei häufiger Wiederkehr der Anfälle entsteht Schwerhörigkeit oder gar Taubheit. Die Kranken klagen über ein unangenehmes Dröhnen im Kopf oder auch über zischende Geräusche im Ohr. Am lästigsten ist für den Kranken der Schwindel, der fast immer als ein Drehschwindel mit einer Scheinbewegung der Umgebung auftritt. Der Anfall kann von wenigen Minuten bis zu Stunden dauern.

Allopathie: Ein bevorzugtes Präparat ist z. B. Monotrean. Tritt plötzlich ein Anfall auf, so lege man den Patienten sofort ins Bett und halte jede Unruhe von ihm fern. Beruhigungsmittel, evtl. Adrenalin und ähnliche Medikamente.

Diät: Rohkostreiche Milch-Pflanzen-Kost oder bei chronischen Erkrankungen auch länger durchgeführte Rohkostperioden.

Kräuterheilkunde: Kopfdampfbäder mit Eukalyptus- oder Latschenkieferöl. Innerlich Hagebuttentee.

Homöopathie: Cocculus D 6.

Biochemie: Kalium chloratum D 6, Calcium phosphoricum D 12.

Schwerhörigkeit

Schwerhörigkeit kann durch eine Verlegung des Gehörganges entstehen, u. a. durch Narben, Ohrschmalzpfröpfe oder Fremdkörper. Fremdkörper und Ohrschmalzpfröpfe lassen sich durch Ausspritzen mit warmem Wasser schnell entfernen, die Schwerhörigkeit wird damit beseitigt.

Die Schallübertragung kann auch im Mittelohr unterbrochen sein, z. B. durch Entzündungsvorgänge, Beschädigungen des Trommelfells oder durch Narben und Verwachsungen.

Außer durch diese Leitungsschwerhörigkeit kann die Hörfähigkeit durch Erkrankungen des Hörnervs bzw. des Cortischen Organes behindert oder ausgeschaltet sein. Auch Erkrankungen des Gehirns können zur Schwerhörigkeit führen.

Die Behandlung erstreckt sich, soweit möglich, auf die Beeinflussung der ursächlichen Erkrankung.

Erkrankungen der Nebenhöhlen (Sinusitis)

Bei chronischem schleimig-eitrigem Schnupfen kommt es zu entzündlichen Schwellungen der Schleimhäute in den Nasennebenhöhlen. Oft sind Verbiegungen der Nasenscheidewand Ursache für solche anhaltenden Krankheitsprozesse. Die Kranken klagen über Schnupfen, Kopfschmerz, Reizhusten und oft auch Benommenheit. Bei Infektionen kann es zu einer heftigen akuten Entzündungsform kommen. In diesem Fall bestehen neben der starken Absonderung von eitrigem Schleim aus der Nase vor allem heftiger Kopfschmerz und Fieber.

Die Erkrankungen werden oft erst durch eine Röntgenaufnahme des Schädels diagnostiziert.

Dabei wird auch Klarheit geschaffen, ob nur die Stirnhöhlen oder die Kieferhöhlen erkrankt sind oder auch eine akute Siebbeineiterung bzw. Keilbeinhöhleneiterung vorliegt.

Allopathie: Das Krankheitsbild wird heute durch die Sulfonamid- und Penicillin-Präparate eindeutig beherrscht. Zur Unterstützung werden abschwellende Nasentropfen gegeben. In hartnäckigen Fällen oder bei bedrohlichen Prozessen Eröffnung der Nebenhöhlen von der Nase aus und Spülungen zur Entfernung des Eiters. Unter Umständen wird auch eine völlige operative Ausräumung notwendig.

Naturgemäße Allgemeinbehandlung: Im besonderen Schwitzanwendungen, Kopflichtbäder, → Gesichtsdämpfe, → Halswickel und nasse Socken.

Diät: Anfangs Fastenkur, Obstkur oder strenge Rohkostkur, später frischkostreiche, kochsalzarme Milch-Frischkost-Diät.

Kräuterheilkunde: → Kopfdampfbäder mit Kamillen, Heublumen, Latschenkiefer- oder Eukalyptusöl. Heiße Auflagen mit Bockshornklee, warme Nasenspülungen mit Pfefferminztee oder Zinnkrauttee.

Homöopathie: Silicea D 12, Spigelia D 3 – D 6, Cinnabaris D 3, Hydrastis D 3, Hepar-Sulfuris D 6.

Biochemie: Natrium muriaticum D 6, viertelstündlich im Wechsel mit Ferrum phosphoricum D 6, Calcium phosphoricum D 12, Magnesium phosphoricum D 6, Calcium fluoratum D 12.

MUND-, ZAHN- UND KIEFERKRANKHEITEN

Der Mund hat u. a. die wichtige Aufgabe, die Verdauungsvorgänge einzuleiten. Er dient aber nicht nur der mechanischen Zerkleinerung der Nahrung und ihrer Weiterbeförderung in die Speiseröhre, sondern auch der chemischen Vorverdauung.

Die Verdauung vollzieht sich um so besser, je gründlicher die zerkleinerte Nahrung durch die Kaubewegungen mit Speichel vermengt wird. Die im Speichel enthaltenen Fermente, vor allem Ptyalin, bauen die Stärke der Nahrung zu Zucker ab und bereiten auf diese Weise den Speisebrei für die weitere Verdauung vor. Kaut man stärkehaltige Nahrung, wie etwa Brot, lange genug und gründlich, so empfindet man den süßen Geschmack des sich allmählich entwickelnden Zuckers. Die Nahrung muß ausreichend gekaut werden, sonst wird vor allem der Magen erheblich belastet, und Störungen im Magen-Darm-Kanal können die Folge sein. Die Speichelflüssigkeit hat eine gewisse bakterienhemmende Wirkung.

Für den einwandfreien Ablauf der Verdauungsarbeit ist weiterhin die Vollständigkeit des Gebisses von besonderer Bedeutung. Ein kaufähiges Gebiß ist deshalb eine wesentliche Voraussetzung für die Gesundung oder Gesunderhaltung der Verdauungsorgane.

Bei den Naturvölkern sind die Zähne widerstandsfähiger als bei den Kulturmenschen. Das ist überwiegend der allgemeinen Lebensweise und im besonderen der Art der Ernährung zuzuschreiben.

Der *Zahn* baut sich aus drei für die starke Beanspruchung geeigneten besonders harten Geweben auf. Der Zahnschmelz ist die härteste Substanz des menschlichen Körpers und bedeckt die Zahnkrone, die in die Mundhöhle hineinragt. In beschränktem Umfange können Bakterien und Fäulnisstoffe aus der Mundhöhle in den Zahnschmelz eindringen.

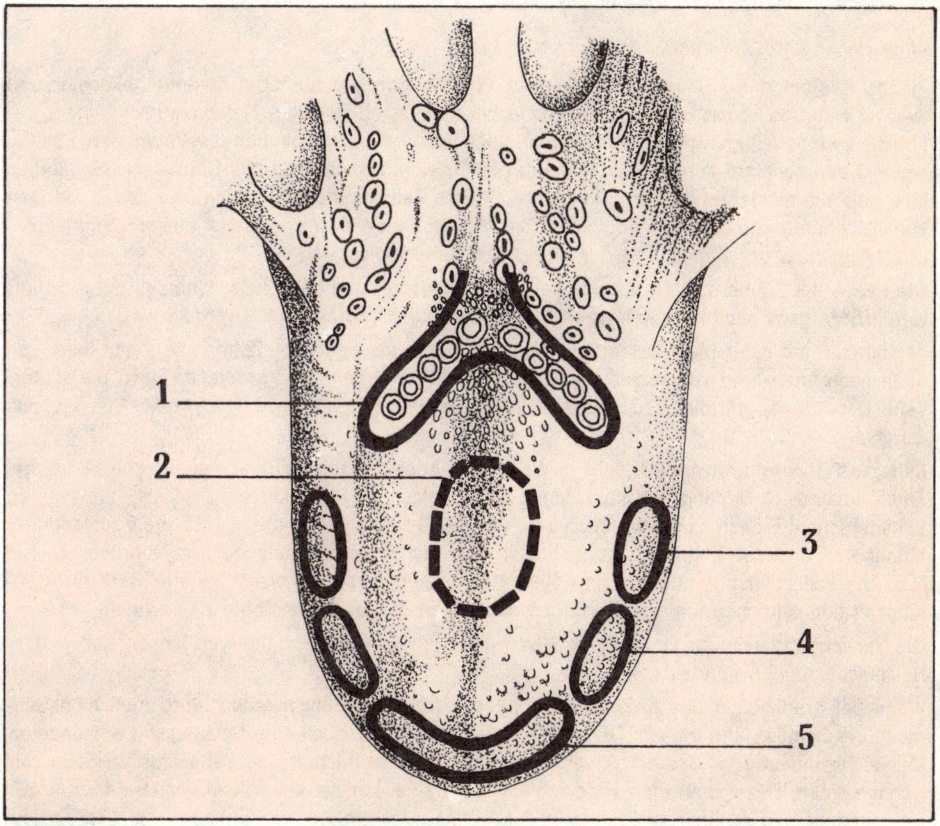

Die Geschmackszonen der Zunge
1 = bitter 2 = diese Zone trägt keine Geschmacksknospen 3 = sauer 4 = salzig 5 = süß

Das Zahnbein, Dentin, ist nicht so hart wie der Schmelz. Das Dentin umschließt den Zahnhohlraum, in dem das Zahnmark, die Pulpa liegt. Von ihr aus durchziehen die Dentinkanälchen mit zahlreichen Verästelungen das Zahnbein. Die Dentinkanälchen enthalten die Fortsätze der Zahnbeinbildner, Odontoplasten, und auch einzelne Nervenfasern. Sobald Dentin freiliegt, wie etwa am Zahnhals, können durch Berührung, vor allem aber durch Temperatur und Nahrungsmittelreize Schmerzen ausgelöst werden.

Das Zahnzement überzieht den Dentinkern der Wurzel in dünner Schicht. Von ihm gehen die Wurzelhautfasern aus, die eine elastische Verbindung des Zahnes mit dem Kieferknochen herstellen.

Die Wurzelhaut bildet den Zahnhalteapparat und sorgt für die feste Verbindung des Zahnes mit dem Knochen. Sie wird von zahlreichen Blut- und Lymphgefäßen durchzogen, die dem Wurzelzement die Nährstoffe zuführen.

Die Zahnpulpa, das Zahnmark, ist ein gallertartiges kleines Organ in der Zahnhöhle. Sie ist von Blutgefäßen und Nerven durchzogen und daher außerordentlich empfindlich.

Die *Zunge,* die als stark muskulöses Gebilde im Munde liegt, ist nicht nur für das Schlucken und das Kauen notwendig, sondern auch entscheidend für die Stimmbildung und Sprache. Bei hochgestreckter Zunge erkennt man das dünne Zungenbändchen, das sich von der Zunge nach dem weichen, gut beweglichen Mundboden hinzieht. Die Zungenoberfläche ist verhältnismäßig rauh und zeigt am rückwärtigen Teil warzenförmige Knospen, die das Geschmacksorgan enthalten.

Im vorderen Teil des Mundbodens erkennt man auf jeder Seite 2 kleine Ausführungsgänge von Speicheldrüsen, der Unterzungendrüse und der Unterkieferspeicheldrüse. Sie sondern in der Hauptsache den zähflüssigen Speichel ab.

Der Oberkiefer besteht aus dem mehr oder weniger stark gewölbten Gaumen, der größere vordere Teil wird harter Gaumen genannt. Ihm schließt sich der weiche Gaumen an, der nach hinten in den Gaumenbögen und dem Zäpfchen endigt, seitwärts liegen die Gaumenmandeln.

Allgemeines und Grundbehandlung

Infolge der bei den Kulturvölkern üblichen Ernährungsweise mit überwiegend gekochter und weicher Nahrung kommt es nicht mehr, wie bei den Tieren und den Naturvölkern, zu einer natürlichen Selbstreinigung der Mundhöhle. Nach jeder Mahlzeit bleiben zwischen den Zähnen kleine Nahrungsreste zurück. Sie lösen durch Einwirkung von Bakterien Fäulniserscheinungen aus. Dadurch entstehen Säuren und Stoffe, die den Zahnschmelz angreifen und das Eindringen von Bakterien in die Zähne ermöglichen. Zur Verhütung dieser Vorgänge ist deshalb eine künstliche Reinigung der Zähne und der Mundhöhle erforderlich.

Die Pflege der Zähne soll abends vor dem Schlafengehen und nach jeder Mahlzeit durchgeführt werden. Morgens nach dem Aufstehen sollte sie ebenfalls durchgeführt werden.

Wir bürsten mit einer nicht zu harten Zahnbürste, auf die eine gute Zahnpaste getan wird, von oben nach unten und von rechts nach links; dabei ist neben der Vorderseite auch die Hinterseite der Zähne gründlich zu säubern. Anschließend soll mit reichlich Wasser nachgespült werden.

Extreme Temperaturreize, z. B. sehr heiße Brühen oder eiskalte Getränke, schädigen Mund und Zähne in starkem Umfang und sind daher zu vermeiden. Bei Krankheiten sind sie, um weiteren Schädigungen Einhalt zu gebieten, verboten. Im übrigen hängt der Gesundheitszustand der Mundhöhle und der Zähne im wesentlichen von der Zusammensetzung der Nahrung ab. Die Nahrung soll nicht nur aus weichen Gerichten bestehen, sondern durch harte Kost die Kautätigkeit beanspruchen, um dadurch auch eine Massage der Schleimhaut zu bewirken.

Die Verwendung scharfer Gewürze usw. soll eingeschränkt werden, dadurch lassen sich weitere Reizerscheinungen vermeiden.

Wenn bei Krankheiten das Kauen von Rohkost zu starken Beschwerden führt, muß man Süßmost und Gemüsesäfte trinken. Oft wird auch in dieser Form noch eine Reizung der entzündeten Mundschleimhaut oder des entzündeten Zahnfleisches beobachtet; die Säfte müssen dann verdünnt werden. Dazu kann man Haferschleim oder auch Leinsamenschleim verwenden; um den Kaloriengehalt zu erhöhen, wird man etwas Sahne zugeben. Je empfindlicher die Schleimhaut ist, desto stärker ist zu verdünnen.

Zur Mundspülung verwendet man am besten körperwarme Kräutertees, wie Kamille, Salbei oder auch Pfefferminze. Steht im Augenblick keine Teeabkochung zur Verfugung, so kann man auch mit Wasser spülen, dem man zweckmäßigerweise eine Messerspitze Kochsalz auf ein Glas Wasser zusetzt. Gern werden auch wegen der zusammenziehenden Wirkung auf das Zahnfleisch und die Mundschleimhaut dem Spülwasser einige Tropfen Myrrhetinktur oder Arnikatinktur zugegeben.

Eine Reinigung der Mandeln, namentlich wenn eitrige Pfröpfe oder Beläge vorhanden sind, erreicht man durch Schlucken einer Aufschwemmung von Heilerde. Mit gutem Erfolg nimmt man auch dreimal täglich ein Glas Wasser mit Zusatz eines reichlichen Teelöffels „Neydhartinger Moortrinkkur".

Erkrankungen des Mundes

Mundentzündung (Stomatitis)

Erkrankungen der Mundhöhle können selbständig auftreten, sie kommen aber auch häufig als Begleiterscheinung anderer Krankheiten vor.

Schwellungen der Schleimhäute und ihre Beläge führen meist zu heftigen Schmerzen. Die Kaufähigkeit ist dadurch eingeschränkt und der Appetit läßt nach. Der Speichel ist vermehrt und das Geschmacksempfinden herabgesetzt. Die entzündeten Schleimhäute bluten leicht und verursachen Mundgeruch, auch sind die Speicheldrüsen geschwollen und druckempfindlich.

Die einfache katarrhalische Form klingt meist innerhalb einer Woche ab, die schwereren geschwürigen Veränderungen dauern länger. Diese Prozesse können örtlich begrenzt auftreten, sich aber auch über die ganze Mundschleimhaut ausbreiten. Nur Zungenrücken und Gaumen bleiben meist von Geschwürbildungen verschont. Es kann auch zur Lockerung der Zähne und zu ihrem Ausfall kommen. Bei den schweren Fällen tritt meist hohes Fieber auf.

Naturgemäße Allgemeinbehandlung: Im besonderen häufige Mundspülungen mit Kamille, Salbei, Arnika, zwischendurch auch Neydhartinger Moortrinkkur. Weiterhin → Halswickel, heiße → Fußbäder, nasse Socken, Schwitzmaßnahmen, Sonnenbäder oder Höhensonnenbestrahlungen.

Diät: Infolge der Schleimhautreizung und der dadurch ausgelösten Beschwerden ist oft nur flüssige Kost möglich. Schleim und Brei sind mit Frischsäften von Obst oder Gemüse anzureichern, weil der Körper zur Überwindung der Krankheit einen erhöhten Vitaminbedarf hat. Daher trinke man reichlich Süßmost und Zitronenlimonade mit Honig gesüßt.

Kräuterheilkunde: Mundspülungen mit Zinnkraut oder Pfefferminze, innerlich Hagebuttentee, Zinnkrauttee, Zitronensaft.

Homöopathie: Belladonna D 4, Natrium muriaticum D 6, Kalium bichromaticum D 6, Apis D 3.
Biochemie: Kalium phosphoricum D 6, Kalium chloratum D 6, Ferrum phosphoricum D 6.

Weitere Mundhöhlenentzündungen

Eine Reihe weiterer Erkrankungen der Mundhöhle werden als Nebenerscheinungen der Tuberkulose oder der Syphilis beobachtet.

Es kommt weiterhin zu Veränderungen an der Mundschleimhaut bei einer Reihe von Vergiftungen durch Quecksilber-, Phosphor- und Bleiverbindungen.

Die Behandlung erfolgt durch die Beeinflussung des Grundleidens und örtlich, wie bei → Mundfäule.

Soor der Mundhöhle

Mit diesem Wort bezeichnet man die Infektion der Mundschleimhaut mit dem Soorpilz, den man vor allem als weißen Pilzrasen der Mund- und Rachenschleimhaut bei Säuglingen beobachtet, deren Pflege zu wünschen übrig läßt. Er tritt aber auch bei älteren und schwächlichen Kindern sowie bei Erwachsenen auf, wenn sie sich in sehr schlechter körperlicher Verfassung befinden.

Es kommt zur Erkrankung der Schleimhaut durch eine örtlich herabgesetzte Widerstandskraft, die oft nur Teilerscheinung einer allgemeinen körperlichen Schwäche ist. Der Soor beginnt meist mit versprengten kleinen weißen Flecken an der Wangenschleimhaut der Zunge, dem harten und weichen Gaumen. Er kann aber auch flächenhafte Membranen bilden, die ziemlich fest an der Schleimhaut haften.

Allopathie: Auftupfen mit einem weichen, in Bor-Glyzerin getauchten Pinsel. Mundspülung mit Borwasser, Jodeinspritzung in die Vene mi: 3 ccm Jodisan. Kinder erhalten einen Schnuller, der in eine mit Sacharin gesüßte Borsäurelösung getaucht wird. Alle süßen Speisen sind während der Krankheit zu meiden.

Naturgemäße Allgemeinbehandlung: Sie ist besonders wichtig, da die Erkrankung meist mit einem allgemeinen Schwächezustand verbunden ist. Im besonderen kommen in Frage: Laue oder kalte →Teilwaschungen, etwa morgens den Ober- und abends den Unterkörper. Ferner Licht-, Luft- und Sonnenbäder, gegebenenfalls Rotlicht-Bestrahlungen und künstliche Höhensonne, 1–2 mal wöchentlich Solbäder.

Diät: Hier gelten dieselben Anweisungen wie bei → Mundfäule.

Kräuterheilkunde: Mundbäder oder Betupfen mit Zinnkraut.

Homöopathie: Mercurius corrosivus D 6, Kalium chloratum D 4, Acidum sulfuricum D 3.

Biochemie: Natrium muriaticum D 6 im Wechsel mit Kalium phosphoricum D 6.

Entzündung des Mundbodens (Mundbodenphlegmone)

Die akut fortschreitende, zur Eiterung führende Zellgewebsentzündung des Mundbodens, auch *Angina Ludovici* genannt, kommt ziemlich selten vor. Sie befällt schließlich den ganzen Mundboden und die Vorderfläche des Halses. Die Beschwerden sind sehr beträchtlich; Sprechen, Kauen und Schlucken sind nahezu unmöglich. Infolge Drucks auf den Kehlkopf kann starke Atemnot entstehen. Der Allgemeinzustand ist schwer beeinträchtigt, es tritt hohes Fieber auf. In allen Fällen besteht die Gefahr einer Blutvergiftung (Sepsis).

Behandlung: Im Anfang dieselben Maßnahmen wie bei → Mundentzündung. In schweren Fällen ist eine Operation erforderlich, bei Erstickungsgefahr muß ein Luftröhrenschnitt (Tracheotomie) gemacht werden.

Strahlenpilz der Mundhöhle (Aktinomykose)

Der Strahlenpilz findet sich auf Getreidegrannen. Er wird gefährlich, wenn er in den Mund gelangt. Es bilden sich harte Gewebseinlagerungen, die schließlich zerfallen und Eiter absondern. Der Pilz kann auch durch kariöse Zähne in die Kieferknochen wandern, es kommt dann zu einer Knochenhautentzündung mit Auftreibung des Knochens und zur Vereiterung. Ebenso können sich an den Wangen und an der Zunge eitrige Abszesse bilden.

Die *Behandlung* erfolgt operativ oder durch Röntgenbestrahlung. Zusätzlich werden Jodpräparate in die Vene eingespritzt oder innerlich verabreicht.

Erkrankungen der Zunge

Die Zunge spielt von jeher mit ihren Belägen bei der Beurteilung vieler krankhafter Zustände eine wichtige Rolle, aber auch sie selbst unterliegt krankhaften Veränderungen.

Zungenbelag findet sich bei Rauchern und Trinkern, man beobachtet ihn aber auch vor allem bei Fieberkranken und bei Leiden des Magen-Darm-Kanals.

Am häufigsten finden wir eine gelblich-weiß belegte Zunge, sie kann aber auch durch Nahrungsmittel wie Heidelbeeren, Rotwein, Milch usw. verfärbt sein.

Durch Trockenheit des Mundes, etwa bei Fieber, breitet sich der Belag aus, er nimmt auch an Ausdehnung bei Aufnahme breiiger und flüssiger Nahrung zu. Andererseits wird die Zunge durch Kauen harter Speisen, wie etwa Rohkost oder altbackenes Brot gereinigt.

Bei Stoffwechselstörungen und bei schweren Formen der Blutarmut finden sich Veränderungen und Entzündungen der Zunge.

Die Behandlung erfolgt örtlich wie bei *Mundfäule*, vor allem mit Mundbädern und → Mundspülungen. Weiterhin ist natürlich das Grundleiden zu behandeln.

Zahnkrankheiten

Paradentose, Zahnbettschwund

Als Zivilisationskrankheit sehen wir in der Paradentose eine Allgemeinerkrankung, die aus Veranlagung im Zusammentreffen mit Belastungen aus der heutigen Lebensweise, insbesondere Fehlernährung auftreten kann.

Als besondere örtliche Bedingungen für das Auftreten einer Paradentose stehen im Vordergrund: Zahndurchbruch, Mangel an natürlicher Abnutzung der Kauflächen, Zahnstein, schlechte Mundpflege, chronische Zahnfleischkatarrhe mit Entzündungen, Ansammlung von Stoffwechselschlakken und Blutstauungen im Gewebe, weiterhin akute geschwürige Erkrankungen des Zahnfleisches (Mundentzündung). Ferner spielen Gebißlücken und -schäden sowie Reizungen durch schlecht sitzende Prothesen eine Rolle.

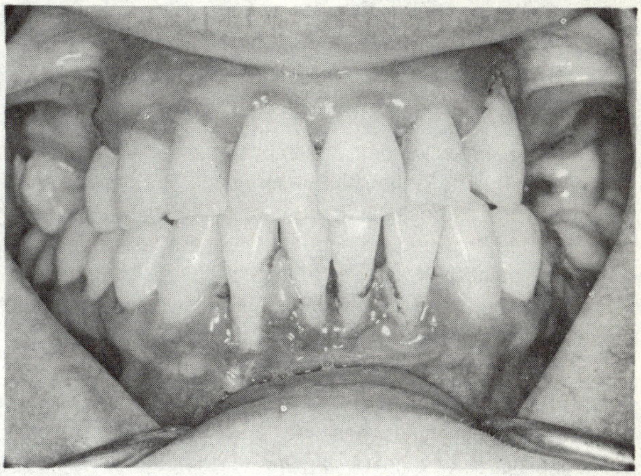

Paradentose und Entzündung des Zahnfleisches und freigelegte Zahnwurzel.

Zu Beginn der Paradentose beobachtet man häufig Blutstauungen und schließlich Entzündungen am Zahnfleischrand. Daraus entwickelt sich eine Zahntaschenbildung mit Zahnlockerung.

Es gibt auch eine nicht-entzündliche Form der Paradentose, deren klinisches Kennzeichen ein gleichzeitiger Schwund von Zahnfleischsaum und Knochen ist. Bei dieser Schwundform werden die Wurzeln der Zähne langsam aber stetig bloßgelegt.

Erst bei einer Infektion oder Verletzungen kann aus einer nicht-entzündlichen eine entzündliche Form entstehen. Der Kranke hat das Gefühl, seine Zähne würden immer länger, später – nach dem Hinzutreten der Entzündung – blutet das Zahnfleisch und die Zähne lockern sich.

Kommt dazu noch eine Leistungsminderwertigkeit des Bindegewebes, dann sind genügend Voraussetzungen zur Erkrankung des Zahnbettes gegeben.

Naturgemäße Allgemeinbehandlung: Es kommt darauf an, die Entgiftung und Ausscheidung, den Stoffwechsel und den Blutumlauf zu verbessern.
Dazu dienen in erster Linie:
→ Sauna oder andere Schwitzkuren,
→ Bürstmassagen, am besten morgens, mit nachfolgender Ganzwaschung,
Vollbäder, zweimal wöchentlich, als → Bürstbäder oder Solbäder, → Armbäder, im Sommer kalt, in der kalten Jahreszeit ansteigend heiß, desgleichen ansteigend heiße Fußbäder, etwa

dreimal wöchentlich, → Wassertreten, wechselwarme oder kalte → Fußbäder,
→ Halswickel, am einfachsten während der Nachtruhe,
Mundspülungen mit lauwarmem Wasser, evtl. unter Kräuterzusatz,
Bestreuen der Zahntaschen mit Kaffeekohle,
Luft- und Sonnenbäder, in ungünstiger Jahreszeit als Höhensonne-Ganzbestrahlungen, → Atemschulung.

Diät: Die Kost hat in möglichst hochwertiger Form alle wesentlichen Aufbaustoffe zu liefern, Kalk, Mineralsalze, Vitamine und alle sonstigen lebensnotwendigen Stoffe. Die Grundlage der Diät soll Rohkost sein. Bei der Paradentose ist zu bedenken, daß der Zustand des Zahnfleisches oft eine Frischkost wegen Kauschwierigkeiten weitgehend ausschließt, deshalb nehme man flüssige Rohkost zu sich.

In schweren Fällen sind die Kurmaßnahmen strenger durchzuführen, etwa als Saftfasten mit Süßmost, bevorzugt rotem Traubensaft und frischer Zitronenlimonade mit Honig gesüßt. Der Honig hat eine örtliche Heilwirkung am Zahnbett, erleichtert darüberhinaus das Fasten, weil der Blutzuckergehalt nicht so stark absinkt, und bedeutet eine Stärkung für den Herzmuskel und eine Anregung für den Darm.

Kräuterheilkunde: Zu den Mundbädern kann man die verschiedensten Heilkräutermischungen verordnen, z. B. Berberitze, Immergrün, Bruchkraut, Odermennig, Löffelkraut, Zinnkraut, Kamille. Man kann diese Kräuter auch zu gleichen Teilen (z. B. je 15 Gramm) mischen und einen gehäuften Teelöffel davon in ¼ l kochendem Wasser aufbrühen. Zur inneren Anwendung ist Hagebutten-Tee zu empfehlen.

Homöopathie: Calcium carbonicum D 6 im Wechsel mit Sulfur D 6, Jodum D 6, Natrium phosphoricum D 1, Silicea D 6.

Biochemie: Ferrum phosphoricum D 6, Kalium phosphoricum D 6, Kalium chloratum D 6, Natrium muriaticum D 6.

Allopathie (Zahnheilkunde): Die örtliche zahnärztliche Behandlung soll möglichst früh beginnen. Falsch konstruierte abnehmbare und feste Prothesen, ebenso wie überstehende Kronenringe, Füllungen und Zahnsteinbildung müssen beseitigt werden. Schienungen können das Weiterschreiten des Schwundvorganges nicht immer, aber doch sehr häufig abbremsen, insbesondere wenn eine peinliche Mundpflege beachtet wird. Mitunter schadet der Übereifer im prothetischen Handeln mehr als er nützt; denn bisweilen wird erst durch das Tragen einer Zahnprothese eine Paradentose verursacht.

Die vorbeugende Entfernung nicht mehr erhaltbarer, stark gelockerter oder Paradentalabszesse hervorrufender Zähne ist erforderlich. Daß eine vorbildliche Mundpflege getrieben werden muß, ist klar, ganz besonders nach der Beseitigung der Taschen durch Tiefenätzung, Taschenausschabung oder sonstige chirurgische Behandlung. Besprühen der Mundhöhle mit verdünntem Inspirol aus dem Atomiseurgerät bringt eine gute Anregung des örtlichen Stoffwechsels. Statt Inspirol kann natürlich auch jede Heilkräutermischung verdünnt angewandt werden. Sauerstoffeinführung mit dem Cytozonapparat soll auf die Zellvorgänge günstig einwirken. Pinseln mit Myrrhentinktur.

Karies, Zahnfäule

Durch Zersetzung von Speiseresten im Munde kommt es zur Bildung von Säuren, die den Zahnschmelz entkalken und damit den Bakterien Eintritt in das Zahnbein ermöglichen. Hier schreitet dann die Zerstörung rasch fort, schließlich geht sie aufs Zahnmark über und kann auch den Kiefer befallen. Neben dieser Entstehungsursache spielt auch die Zahnanlage bereits eine entscheidende Rolle. Diese Anlage entsteht nicht erst nach der Geburt, sondern bereits im Zuge der vorgeburtlichen Entwicklung.

Schon im vierten vorgeburtlichen Monat setzt die Verkalkung der bleibenden Zähne ein. Maßgeblich ist also bereits die → Ernährung der werdenden Mutter. Die Zahnfäule hat – durch die Zivilisation bedingt – erheblich zugenommen. Der Zahnzerfall setzte ein, als die bis zum vorigen Jahrhundert übliche bodenständige bäuerliche Ernährungsweise durch die verfeinerte städtische Kost abgelöst wurde.

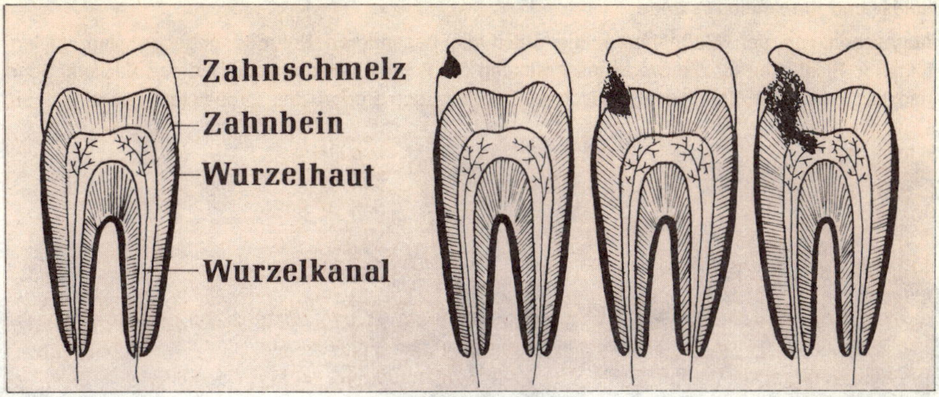

Gesunder Zahn im Längsschnitt — Kleines Loch im Zahnschmelz — Das Zahnbein wird ergriffen — Die Zerstörung umfaßt das Zahnmark

Rechtzeitige Behandlung durch den Zahnarzt verhütet die Zahnfäule

Die Frage der Ernährung und der allgemeinen Lebensweise spielt daher vor allem für die Verhütung eine wesentliche Rolle. Es kommt auf die zweckmäßige Ernährungs- und Lebensweise der werdenden Mutter ebenso an wie auf die des Säuglings, des Kleinkindes und des Schulkindes. Aber auch in den späteren Lebensaltern begünstigen viele Fehler in der Lebenshaltung die Entwicklung der Zahnfäule.

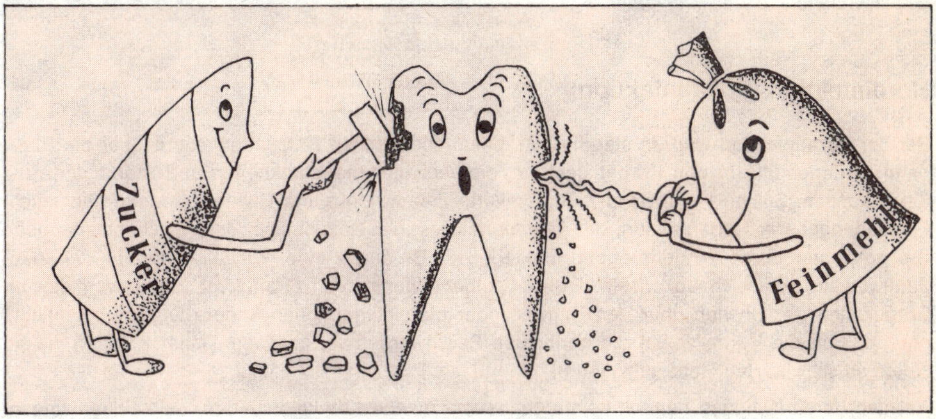

Einwirkung von Zucker und Feinmehl auf die Zähne.

Eine regelmäßige tägliche Pflege der Zähne ist daher von ausschlaggebender Bedeutung.

Die Behandlungsmaßnahmen entsprechen, abgesehen von der speziellen zahnärztlichen Behandlung, den Richtlinien, wie sie für die Behandlung der → Paradentose gegeben wurden.

Allopathisch werden Kalkpräparate mit Vitamin D, A und C verordnet, auch schon der werdenden Mutter.

Eine Kariesprophylaxe wird heute durch Anreicherung des Trinkwassers mit Fluor durchgeführt. Fluor soll die Widerstandskräfte des Zahnbeins gegen Karies fördern.

Schnellentstehende, galoppierende Karies

Diese Erkrankungsform finden wir bisweilen nach Arzneikuren, bei Schwangeren, Stillenden, bei Kleinkindern und bei Kindern im Zeitraum der Pubertät, weiterhin bei tiefgreifenden Störungen im Mineral- und Vitaminstoffwechsel infolge Fehlernährung und bei schwereren Erschöpfungs- und Krankheitszuständen.

Abgesehen von den Maßnahmen, die durch die besonderen Befunde gegeben sind, gelten folgende Richtlinien für die *Diät:* Einschränkung der Feinmehlerzeugnisse und des Zuckers. Sehr reichlich Obst und Gemüse als Frischnahrung, um den Bedarf des Organismus an Vitaminen

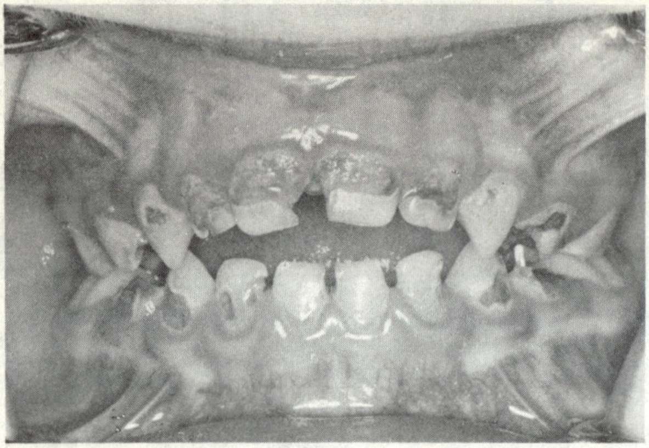

Kariöse Milchzähne verursacht durch Honigschnuller.

und Mineralsalzen zu genügen; in schweren Fällen auch zusätzlich Vitamin- und Kalkpräparate. Werdende und stillende Mütter sind außerdem rechtzeitig in einer zweckmäßigen Ernährung zu unterweisen. Auf gutes Kauen und aufmerksame Mundpflege ist besonders zu achten.

Ist stark saurer Speichel vorhanden, so empfehlen sich Mundbäder mit einer Lösung von doppeltkohlensaurem Natron; zahnärztliche Behandlung schon bei den ersten Anzeichen ist selbstverständlich.

Herdinfektion (Fokalinfektion)

Bei der Fokalinfektion werden ständig von einem chronischen Entzündungsherd über die Blutbahn Bakteriengifte in den Körper gestreut, die verschiedene Krankheiten und Störungen auslösen können. Solche Herde sind z. B. vereiterte Zahnwurzeln und Rachenmandeln, aber auch Entzündungen der Nebenhöhlen, des Wurmfortsatzes, der Gallenblase, des Knochenmarks u. ä. Sie entstehen durch eingedrungene Bakterien (z. B. durch eine Wurzelbehandlung an den Zahnwurzeln), die sich abkapseln. Diesen Vorgang nennt man Granulombildung. Von diesen Granulomen werden nun über den Blutweg oder die Nervenbahnen andere Organe beeinflußt, ohne daß oft die Herde selbst die geringsten Beschwerden verursachen. Daher ist es in vielen Fällen so schwer, den Herd aufzufinden.

Bei den Herdinfektionen handelt es sich um schleichende Krankheitsbilder. Viele Erkrankungen werden dadurch hervorgerufen und verschlimmert. Bei rheumatischen Krankheiten ist es oft von entscheidender Bedeutung, ob ein vorhandener Herd gefunden und beseitigt wird.

Darum ist es üblich geworden, bei rheumatischen Erkrankungen der Gelenke, Muskeln oder Nerven systematisch nach solchen Herden zu suchen. Die Krankenversicherungen machen ein Heilverfahren von einer vorherigen Beseitigung (Sanierung) vorhandener Herde abhängig. Wird die Bereinigung allerdings zu spät vorgenommen und hat sich die Folgekrankheit schon eingestellt, so läßt sich nicht mehr viel erreichen. Darum soll die Frage der möglichen Herdinfektion gleich zu Beginn der ersten rheumatischen Krankheitserscheinungen geklärt werden.

Auch bei Erkrankungen des Herzens und der Nieren ist die Ausschaltung einer Fokalinfektion von wesentlicher Bedeutung für den weiteren Krankheitsverlauf und die Ausheilungsmöglichkeiten. Bei Nierenentzündungen wird oft ein Herd in den Gaumenmandeln gefunden, der sich im Anschluß an eine akute Entzündung, Angina, gebildet hat. Da die Aussichten einer Nierenentzündung wesentlich schlechter werden, wenn die Krankheit länger als 6 Wochen besteht, ist in solchen Fällen die Beseitigung des Herdes von besonderer Wichtigkeit.

Auch viele allergische Krankheiten, insbesondere Asthma, sowie Migräne und Gefäßerkrankungen können durch eine Herdsanierung günstig beeinflußt werden. Bei unklaren Fieberzuständen ist ebenfalls an eine Herdinfektion zu denken.

Eine Klärung erfolgt durch Röntgenaufnahme der Zähne und des Kiefers sowie der Nasennebenhöhlen und ärztliche Untersuchung der Mandeln.

Auch wenn das Röntgenbild keine absolute Klarheit bringt, gilt jeder wurzelbehandelte Zahn mit getötetem Nerv als verdächtig und ist zu entfernen.

Nicht immer kommt es von den Herden aus zu einer auffälligen infektiösen Reizung. Man spricht auch von Veränderungen, die als „Störungsfeld" bezeichnet werden. In solchen Fällen werden auf nervösem Wege in anderen Körperteilen Schmerzreaktionen oder Funktionsstörungen ausgelöst.

Die klinische Behandlung besteht in solchen Fällen in einer örtlichen Einspritzung von Novocain oder Impletol an einem solchen Störungsfeld. Ist der Zusammenhang tatsächlich gegeben, so erreicht man ein sofortiges Verschwinden der Fernstörungen. Darüber hinaus fördert die naturgemäße Allgemeinbehandlung die allgemeine Heiltendenz des Körpers.

KRANKHEITEN DER VERDAUUNGSORGANE

Erkrankungen der Speiseröhre

Die Speiseröhre beginnt in der Höhe des 6. Halswirbels als eine schlauchförmig verengte Fortsetzung des Rachens, sie mündet etwa 3 cm unterhalb des Zwerchfells in den Magenmund und ist etwa 25 cm lang. Sie ist nicht in ihrer ganzen Ausdehnung gleich weit, sondern hat drei verengte Stellen, an denen verschluckte Fremdkörper leicht steckenbleiben können. Die Speiseröhre besteht aus Muskelsträngen, die innen mit Schleimhaut ausgekleidet sind, und mit Hilfe dieser Muskulatur wird die beim Schlucken in den Rachen beförderte Nahrung in den Magen weitergeleitet.

Divertikel der Speiseröhre

Die häufigsten Krankheitserscheinungen an der Speiseröhre sind die narbigen Verengungen, die durch Verletzungen entstehen, wenn versehentlich oder in selbstmörderischer Absicht Säu-

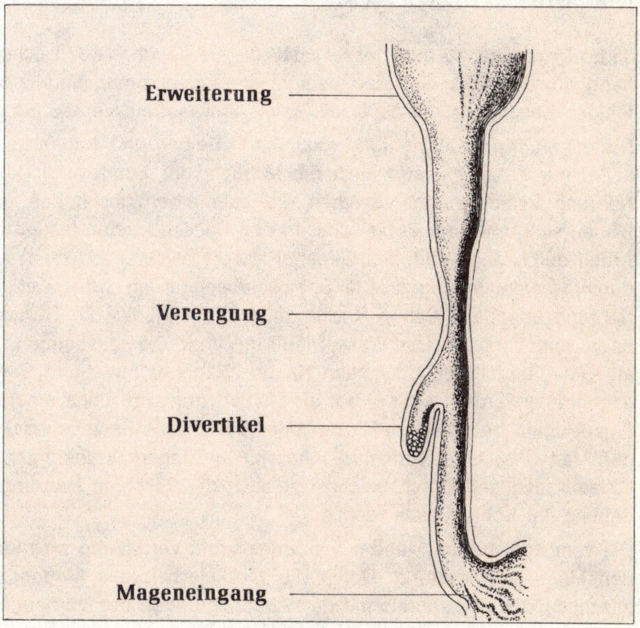

Längsschnitt durch eine verengte Speiseröhre
In der Mitte ist deutlich eine Verengung zu erkennen, die die Passage des Speisebreis nahezu unmöglich macht. Der obere Abschnitt der Speiseröhre dagegen ist infolge von Stauungserscheinungen erweitert.

ren (z. B. Essigessenz) oder Laugen (z. B. Salmiakgeist) getrunken werden. Weiterhin können Polypen der Schleimhautwand oder von außen gegendrückende Lymphdrüsengeschwülste die Speiseröhre einengen, ebenso auch große Herzgefäße, wenn sie sich gelegentlich krankhaft ausbuchten. Eine sackartige Ausstülpung, Divertikel genannt, die sich mit Speiseresten anfüllt, kann ebenfalls in Betracht kommen. Bei allen Einengungen verspüren die Kranken ein Druckgefühl während des Schluckens. Die Bissen bleiben ihnen „im Halse stecken". Sehr bald kann die verengte Stelle nicht mehr vom Speisebrei passiert werden, der Kranke beginnt zu würgen, und damit wird die Speise wieder zurück in die Mundhöhle gedrückt. Durch ungenügende Nahrungsaufnahme magern die Kranken zusehends ab und gehen schließlich an Entkräftung zugrunde.

Behandlung: Sofort nach der Verätzung ist Milch oder Eiweiß zu trinken. Handelt es sich um eine Säureverätzung, so gibt man eine Aufschwemmung von gebrannter Magnesia oder von geschabter Kreide. Bei Alkaliverätzungen (Laugen) trinkt man verdünnte Speiseessiglösung (2 Eßlöffel auf ½ l Wasser) oder mit gleichen Teilen Wasser verdünnten Zitronensaft. Die Ernährung besteht in flüssiger oder Breikost. Frühzeitig soll eine Dehnungsbehandlung mit Sonden durchgeführt werden. Ist bereits ein Verschluß der Speiseröhre eingetreten, muß unter Umständen vom Magen aus sondiert werden.

Speiseröhrenkrebs

Der Speiseröhrenkrebs ist die bösartigste Form der Verengung. Besonders gefährdet sind Männer vom 40. Lebensjahr an. Da vorbeugende Maßnahmen unbekannt sind, muß die Diagnose so früh wie nur möglich gestellt werden. Nur dann haben Operation und Röntgenbestrahlung Aussicht auf Erfolg.

Wichtige Anzeichen, die auf einen Speiseröhrenkrebs hinweisen, sind anhaltende Schluckbeschwerden, Schmerzen hinter dem Brustbein, Erbrechen und ein unangenehmer Geruch aus dem Mund *(Foetor ex ore)*. Die Krebse der Speiseröhre haben keine Tochtergeschwülste (Metastasen). Wohl kann aber ein Magenkrebs bösartige Zellen in der Speiseröhre ansiedeln und damit eine neue Krebsgeschwulst bilden. Im Verlauf der Krankheit kommt es plötzlich zu einer Schmerzbildung, da die Krebsmassen zerfallen und die Speiseröhre wieder durchgängig wird. Diese scheinbare Linderung ist bereits ein Stadium, in dem eine Rettung nicht mehr möglich ist.

Magenerkrankungen

Jeder Magenkranke muß wissen, daß die Verdauungsarbeit schon im Munde beginnt. Die Behandlung des Magenkranken beginnt strenggenommen bereits beim Zahnarzt. Ohne ein kaufähiges Gebiß kann auf die Dauer keine einwandfreie Verdauung erwartet werden.

Die zugeführte feste Nahrung muß durch Beißen und Kauen zerkleinert werden. Dabei helfen außer der Kaumuskulatur auch die Muskeln der Zunge und der Wangen. Durch sie wird die Nahrung immer wieder zwischen die Zahnreihen geschoben und damit verhindert, daß die Bissen sich unter der Zunge oder in den Backentaschen festsetzen. Bei Zahnlücken wird diese Arbeit durch den fehlenden Gegendruck erschwert, noch mehr allerdings infolge Behinderung durch Nervenlähmungen. Die Speichelabsonderung wird weitgehend durch Nervenreize der Nahrung angepaßt. Schon Küchendüfte können über die Geruchsnerven Speichelfluß hervorrufen; man sagt ja: „Das Wasser läuft mir im Munde zusammen." Er dient als Spülmittel, sowie als Gleit- und Klebemittel beim Kauen. Während Fette und Eiweißkörper vom Speichel nicht angegriffen werden, wirkt er auf die Kohlehydrate im Sinne einer Vorverdauung. Ungenügendes Einspeicheln bei hastigem Essen oder beim Herunterspülen der Bissen mit Getränken zwingt den Magen zu einer vermehrten Arbeit. Bei Magenerkrankungen ist darum langsames, gründliches Kauen und Durchspeicheln – auch der flüssigen Nahrung – für die chemische Vorverdauung der Kohlehydrate wichtig.

Die vom Speichel im Mund schon eingeleitete Verdauung wird im Magen fortgesetzt und durch den Magensaft verstärkt. Durch die Muskelarbeit des Magens wird eine gleichmäßige Vermischung des Speisebreis mit den Absonderungen der Verdauungsdrüsen erreicht. Chemische und nervöse Reize regulieren die Tätigkeit dieser Drüsen. Ihre Entleerung, die sich außer Schleim insbesondere aus Salzsäure und einem Ferment (Pepsin) zusammensetzt, wird durch Nervenreflexe vom Mund her ausgelöst. Appetitlichkeit und Wohlgeschmack der Speisen sind daher eine sehr wirksame Anregung und Unterstützung der Magenverdauung. Auch seelische Entspannung und Ruhe sind beim Essen genauso vorteilhaft und erforderlich wie Aufmachung, anregende Würzung und Zubereitung der Gerichte. Die Nahrung, die zunächst nur zerkaut eingespeichert ist, wird durch die Knetarbeit des Magens allmählich in eine breiige Masse umgewandelt. Unter der Einwirkung der Pepsin-Salzsäure-Mischung werden die Eiweißkörper vorverdaut und in einfachere Bausteine zerlegt. Das Fett wird aus seinen bindegewebigen Hüllen befreit, und bestimmte Bestandteile der Milch (Kasein) werden durch das Lab ausgefällt. Der Magensaft hat aber nicht nur verdauungsfördernde Aufgaben, sondern zerstört auch Bakterien, dient also der Desinfektion des Magens bzw. des Mageninhalts. Die Nahrungsmittel bleiben verschieden lange im Magen, je nach ihrer Zusammensetzung und Zubereitung.

Magenentleerungszeit bei verschiedenen Nahrungsmitteln

	Entleerungszeit	
100-g-Portionen	Stunden	Minuten
Brot und Getreideerzeugnisse	3	00
Keks	3	00
Eier und Eierspeisen	2	40
Eiscreme	3	15
Fisch	2	50
Huhn	3	15
Truthahn	3	30
Kalbfleisch	2	50
Rindfleisch	3	00
Hammelfleisch	3	00
Schweinefleisch	3	15
Gelatine (Früchte-)	2	00
Gemüse	2	15
Glaces (Speiseeis)	2	35
Joghurt	2	25
Torten	2	30
Kuhmilch		
400 ml	2	30
75 ml	1	15
Nüsse (25–50 g)	3	30
Pudding	2	20
Zucker und Bonbons	2	05

Wie bei jeder Arbeit des Organismus bestehen auch zwischen Verdauung und Blutumlauf enge Beziehungen. Nach der Nahrungsaufnahme strömt eine erhebliche Blutmenge in die Verdauungsorgane, während andere Organe, z. B. das Gehirn, entsprechend weniger durchblutet werden. Hier liegt die Ursache der Ermüdung nach dem Essen, die um so größer ist, je intensiver die Verdauung abläuft. Daher ist nach einer Fleischmahlzeit das Schlafbedürfnis erheblich größer als nach einem Milch- oder Pflanzengericht. Andererseits zieht Muskelarbeit Blut aus den Verdauungsorganen ab, dadurch wird ihre Arbeit verlangsamt. Deshalb empfiehlt sich in Fällen, wo eine geringere Ausnutzung der zugeführten Nahrung wegen Fettleibigkeit erwünscht ist, ein Verdauungsspaziergang. Der Magenkranke aber soll nach dem Essen ruhen und den Abfluß des Blutes in die Verdauungsorgane nicht stören oder durch enge Kleidung behindern. Durch Heizkissen oder Wärmebeutel wird die Durchblutung der Verdauungsorgane unterstützt und die Nahrung besser ausgewertet.

Magenschleimhautentzündungen (Gastritis)

Eine Entzündung der Magenschleimhaut, auch Gastritis genannt, läßt sich praktisch bei jedem Magenkranken feststellen. Chronische Veränderungen der Magenschleimhaut sind die Ursachen für verschiedene Sekretionsstörungen, also Über- oder Unterproduktion von Magensäure, sowie auch für Magen- und Zwölffingerdarmgeschwüre. Eine akute Gastritis, auch Magenkatarrh genannt, entsteht durch einen Diätfehler, z. B. starke Überladung des Magens, zu heiße Getränke, zu scharf gewürzte Speisen usw. Der Kranke klagt über Völlegefühl, Leibschmerzen, Appetit-

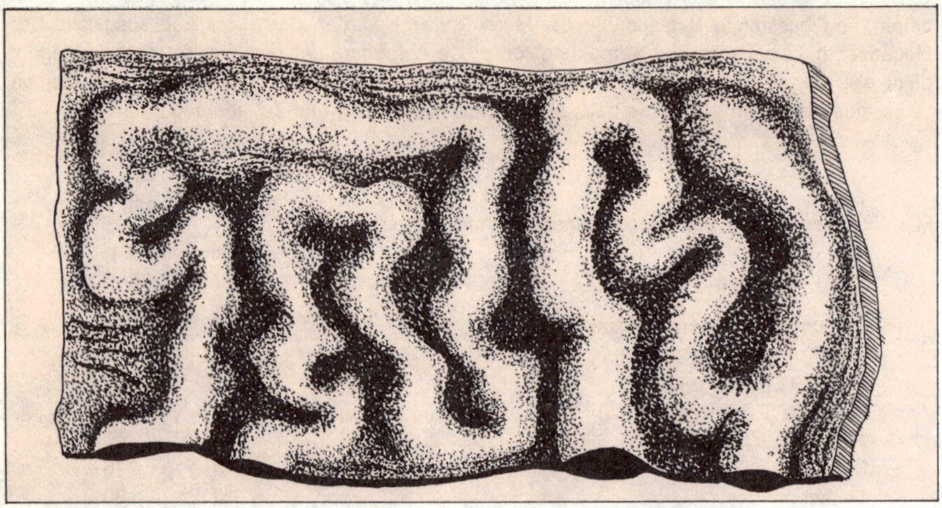

Hochgradige Entzündung der Magenschleimhaut. Die Falten sind stark gewulstet und verdickt.

losigkeit und schließlich Erbrechen. Die Zunge ist belegt, schlechter Mundgeruch ist meist vorhanden, jedoch kein Fieber. Nach dem Erbrechen tritt eine Linderung der Beschwerden ein. Ist die Entzündung der Magenschleimhaut ausgebreiteter, so wiederholt sich das Erbrechen mehrfach bis zum reinsauren Magensaft. Wird in das Krankheitsgeschehen der Darm mit einbezogen, so kommt es zum Durchfall. Eine andere Form der akuten Gastritis mit gleichen Erscheinungen beobachtet man bei einigen Infektionskrankheiten, insbesondere Typhus, Scharlach usw.

Bei der *chronischen Magenschleimhautentzündung* (chronische Gastritis) entwickeln sich die Beschwerden langsam, aber in zunehmendem Maße. Sie können aber auch plötzlich nach dem Trinken von heißem Kaffee, kaltem Wein oder nach einer hastig eingenommenen fettreichen Mahlzeit auftreten. In diesen Fällen bestanden bereits Entzündungen, aber nur so geringfügig, daß der Kranke noch keine Beschwerden hatte. Die Schmerzen können nach einigen Tagen wieder verschwinden, sie können aber auch – besonders nach dem Essen – wieder auftreten, bis der Kranke wegen nahezu anhaltender Magenschmerzen den Arzt aufsucht. Viele Magenkranke verspüren die Schmerzen nicht sofort nach dem Essen, sondern ein bis zwei, manchmal sogar erst drei bis vier Stunden später. Auch in der Nacht können bei leerem Magen Hungerschmerzen auftreten und so heftig werden, daß die Kranken davon aufwachen. Ist die Schleimhaut besonders empfindlich, so entsteht beim Essen der sogenannte Dehnungsschmerz, der durch Magenfülle und Dehnung der Magenwand ausgelöst wird.

Schmerzen, die ein bis zwei Stunden nach der Nahrungsaufnahme auftreten, stehen in Zusammenhang mit der Salzsäureproduktion. Die Beschwerden sind nachmittags stärker als vormittags, selbst wenn keine Mittagsmahlzeit eingenommen wurde. Die entzündete Magenschleimhaut produziert auch weiter Salzsäure, wenn der Magen nach der Mahlzeit, also etwa nach drei bis vier Stunden, leer geworden ist. Aus diesem Grunde treten dann im leeren Magen wieder neue Reizschmerzen auf. Auch nachts bleibt die Säureproduktion des entzündlich veränderten Magens bestehen und verursacht Schmerzen. Zu den typischen Beschwerden, die durch eine solche Übersäuerung entstehen, gehört das Sodbrennen, eine brennende oder kratzende Empfindung in der Speiseröhre. Sodbrennen kann je nach Art der zugeführten Speisen verschieden auftreten. Im allgemeinen wird es vom Fett hervorgerufen, das in die Poren des gebratenen Fleisches eingedrungen ist; auch von gezuckerten oder sehr sauren Speisen.

Außer den örtlichen Erscheinungen der chronischen Gastritis beobachtet man auch allgemeine, wie Schwächegefühl, Nachlassen der geistigen Spannkraft und Merkfähigkeit, Kopfschmerzen, Depressionen, kalte Füße und Stuhlverstopfung. Blähungen können ebenfalls auftreten und sehr schmerzhaft werden, vor allem durch Ausstrahlungen nach dem Herzen oder entlang des Rükkens zu den beiden Schulterblättern. Das Nervensystem zeigt Reizerscheinungen, und die Kranken sind oft mißgestimmt oder streitsüchtig.

Die Medizin unterscheidet je nach Zusammensetzung des Magensaftes eine hyperacide Gastritis (mit Übersäuerung) und eine anacide Gastritis (ohne Säurebildung). Die erste Form geht zumeist mit einer Stuhlverstopfung, die zweite mit Durchfallerscheinungen einher. Bei der anaciden Gastritis gelangen ungenügend vorverdaute Speisen mit darmfremden Bakterien in den Dünndarm und lösen dort entzündliche Vorgänge *(Enteritis)* aus. Außerdem können bei dieser Erkrankung bestimmte Bakterien *(Bacterium coli)* im Darm aufwärts wandern und Reizerscheinungen hervorrufen.

Es gibt auch eine sogenannte allergische Gastritis, das heißt eine Überempfindlichkeit des Magens gegen ganz bestimmte Nahrungsmittel, z. B. Abbauprodukte bestimmter Eiweißarten. Um festzustellen, welches Nahrungsmittel zur Entzündung führt, wird mit einer Rohkosternährung begonnen; dann folgt bei Zulage von Milch die vegetabile Ernährung, die dann allmählich durch neue eiweißhaltige Nahrungsmittel erweitert wird.

Endlich ist noch an die sogenannte Stumpf-Gastritis zu denken, eine Erkrankung der Restabschnitte des Magens nach Operation von Magengeschwüren. Auch bei Magenstümpfen kann es durch entzündliche Vorgänge zu einer übermäßigen Salzsäureproduktion kommen. Da in dem Restmagen auch die Vorverdauung der Nahrung leidet, werden die folgenden Darmabschnitte in kurzer Zeit ebenfalls in Mitleidenschaft gezogen.

Bei der Untersuchung bzw. bei der Diagnosestellung muß geklärt werden, ob eine Magenschleimhautentzündung vorliegt, ein Geschwür oder auch ein rein nervöses Magenleiden. Schließlich ist neben sonstigen Magenkrankheiten auch an Krebsgeschwülste zu denken.

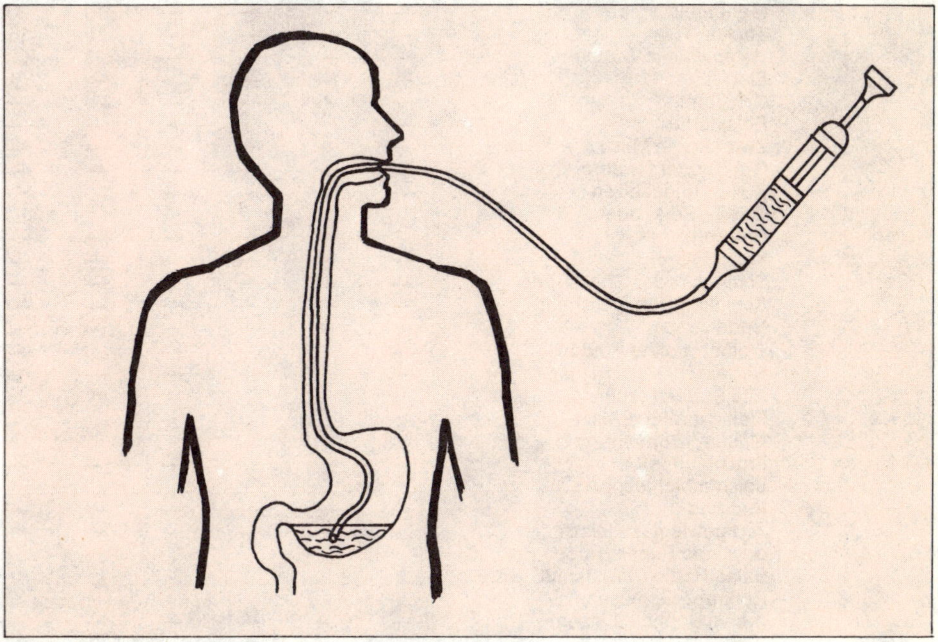

Fraktionierte Magenausheberung

Bei allen Magenerkrankungen ist es zwecks genauer diagnostischer Klärung erforderlich, die Säurewerte des Magensaftes zu ermitteln. Nach einem Probetrunk (300 ccm Wasser mit 0,2 ccm Kofferin oder 5 % Alkohol) wird eine Verweilsonde in den Magen eingeführt, die es ermöglicht, das Sekret in mehreren kleinen Portionen abzusaugen und sofort zu untersuchen. Der Sekretionsablauf kann danach in einer graphischen Darstellung festgehalten werden.

Bei einem völligen Magensaftmangel, also Fehlen von Salzsäure und von Pepsin, spricht man von *Achylia gastrica.* Es bilden sich durch das Fehlen von Magensaft Darmerkrankungen, weil Bakterien, die mit der Nahrung eindringen oder die vom Darm aus heraufwandern, nicht abgetötet werden können. Diese Krankheitsbilder treten nicht nur selbständig auf, sondern sind oft Begleiterscheinungen der perniziösen Anämie, des Magenkrebses, von Lebererkrankungen u. a.

Allopathie: Akuter Magenkatarrh: Bei schweren Zuständen und wenn man damit rechnen muß, daß sich die schädlichen Stoffe noch im Magen befinden, ist eine Magenspülung mit lauwarmem Wasser zu empfehlen. Dann folgen ein bis zwei Tage Fasten. Erlaubt ist nur das schluckweise Trinken von ungesüßtem dünnem schwarzem Tee oder Kamillentee. Später Schleimsuppen und allmählicher Übergang zu normaler Kost. Die Schmerzen werden durch feuchtheiße Kompressen auf den Leib gelindert. Evtl. kommen krampflösende Schmerzzäpfchen in Betracht.

Chronischer Magenkatarrh: Hierbei muß zunächst durch eine Magenausheberung festgestellt werden, ob es sich um eine mit Salzsäuremangel oder -überfluß einhergehende Form handelt. Die hyperacide Gastritis ist oft durch Sodbrennen gekennzeichnet, das man durch Magnesiapräparate oder Bullrich-Salz lindern kann. Bei Säuremangel muß stark verdünnte künstliche Salzsäure tropfenweise zugeführt werden. Die Grundlage der Behandlung ist die Magenschon-

Diätschema für Magenkranke (nach Kalk)

		1.Tag	2.Tag	3.Tag	4.Tag	5.Tag	6.Tag
Als Einspritzung in die Vene	25–40 % Traubenzuckerlösung ccm	3×20	3×20	3×20	2×20	1×30	—
Als Einlauf in den Darm	Tropfeinlauf 5,4 % Invertzuckerlösung	1000	1000	1000	1000	1000	1000
Essen und Trinken	5 % Rohrzuckerlösung	—	200	400	400	300	200
	Milch	—	—	—	100	200	300
	Mondamin	—	—	—	—	10	20
	Zucker	—	—	—	—	10	15
	Haferschleim-Suppe	—	—	—	—	200	400
	Eier	—	—	—	—	—	1
	Grießbrei	—	—	—	—	—	—
	Reisstärke	—	—	—	—	—	—
	Zwieback in Milch	—	—	—	—	—	—
	Grieß- oder Reisbrei	—	—	—	—	—	—
	Butter, ungesalzen	—	—	—	—	—	—
	Grieß-, Reis- oder Haferbrei	—	—	—	—	—	—
	Kartoffelbrei	—	—	—	—	—	—
	Schleim- oder Grießsuppe	—	—	—	—	—	—
	Schinken (roh, geschabt)	—	—	—	—	—	—
	Nudelsuppe	—	—	—	—	—	—
	Weißbrot ohne Rinde	—	—	—	—	—	—
	Nudeln	—	—	—	—	—	—
	Alle Suppen (außer Fleischbrühe, Erbsen-, Linsen-, Bohnen-, Fruchtsuppe)	—	—	—	—	—	—
	Leichte Mehlsuppen, Pudding	—	—	—	—	—	—
	zart gewiegtes Fleisch	—	—	—	—	—	—
	oder rote Rüben, Rüben, Salat, Rettich, Weißkraut, Rotkraut, Gemüse (keine Bohnen, Linsen)	—	—	—	—	—	—
	Kalorien etwa	250 bis 300	300 bis 350	350 bis 400	400 430	550	820

kost. Rauchen und der Genuß von alkoholhaltigen Getränken und von Bohnenkaffee sind zu verbieten. Regelmäßiger Stuhlgang ist wichtig. Wenn nötig muß man die Verdauung anregen, am besten mit salinischen Abführmitteln (Karlsbader Salz, Mergentheimer Brunnen usw.).

Eine Targesin- oder Azuten-Rollkur beeinflußt die entzündlichen Erscheinungen recht günstig. Der Kranke legt sich, nachdem er das Targesin – in Wasser aufgelöst – eingenommen hat, auf eine Liegestatt und wechselt alle zwei Minuten Bauch-, Seiten- und Rückenlage. Die Kur muß vier Wochen lang täglich morgens nüchtern durchgeführt werden.

Naturgemäße Allgemeinbehandlung: Je nach dem Grad der Erkrankung muß für eine geregelte Lebensweise gesorgt werden, in schweren Fällen ist Bettruhe erforderlich. Zeitiges Zubettgehen und das Einhalten einer Mittagsruhe sind sehr erwünscht.

Reizgifte wie Alkohol, Bohnenkaffee und Nikotin sind für die Schleimhaut schädlich und je nach der Schwere der vorliegenden Erkrankung völlig auszuschalten oder stark einzuschränken.

Viel Aufenthalt in frischer Luft, nicht nur in Form von Liege- und Ruhekur, sondern vor allem auch mit Bewegung (Spaziergang) verbunden, erscheint sehr zweckmäßig.

Weiterhin gelten alle für eine naturgemäße Lebensweise gültigen Richtlinien.

Magen-Darm-Diät: Die Verträglichkeit der Gerichte hängt nicht nur von der Auswahl, Zube-

7.Tag —	8.Tag —	9.Tag —	10.Tag —	11.Tag —	12.Tag —	13.Tag —	14.Tag 15.Tag	16.Tag 17.Tag	18.Tag —	19.— 22.Tag	23.— 27.Tag
—	—	—	—	—	—	—	—	—	—	—	—
100	—	—	—	—	—	—	—	—	—	—	—
300	400	500	500	500	500	500	500	500	500	500	500
20	—	—	—	—	—	—	—	—	—	—	—
15	20	20	20	20	20	20	20	20	20	20	20
500	500	500	500	500	—	—	—	—	—	—	—
2	2	2	2	2	3	3	3	3	3	3	3
200	200	—	—	—	—	—	—	—	—	—	—
—	20	20	20	20	20	20	—	—	—	—	—
—	2	2	4	6	6	6	6	6	2	—	—
—	—	400	—	—	—	—	—	—	—	—	—
—	—	20	30	40	50	50	50	60	60	60	60
—	—	—	400	400	500	500	500	300	300	300	300
—	—	—	—	100	200	200	200	200	200	200	200
—	—	—	—	—	500	500	—	—	—	—	—
—	—	—	—	—	—	40	40	40	—	—	—
—	—	—	—	—	—	—	500	500	—	—	—
—	—	—	—	—	—	—	100	100	150	150	150
—	—	—	—	—	—	—	—	200	200	200	200
—	—	—	—	—	—	—	—	—	500	500	500
—	—	—	—	—	—	—	—	—	200	200	200
—	—	—	—	—	—	—	—	—	50	100	100
—	—	—	—	—	—	—	—	—	—	—	—
1040	1190	1650	1810	2090	2490	2570	2760	2860	3100	3100	3200

reitung und Zusammenstellung der Nahrungsmittel ab, sondern auch von der Art und Weise des Essens, daher: Langsam, in Ruhe essen, gut kauen und einspeicheln, täglich zur selben Stunde kleine Mahlzeiten, dafür häufiger etwas zu sich nehmen. Nichts sehr heiß, nichts eiskalt essen oder trinken. Reine Schonkost aus Feinmehl usw. ist Mangelkost und bedarf der Aufwertung durch Frischsäfte, fein zerriebenes Obst, Brei, Schleim, Grütze, Flocken usw. Zusatz von Weizenkeimen, Vollreis mit Obst und Gemüse, Pellkartoffeln, auch als Brei. Graham-Brot, Kneipp-Brot, Knäckebrot, Waffelbrot usw. Gemüse, gedünstet in Vitaminöl, Pflanzenfett oder Butter. Als Eiweißspender bevorzugt Milch in jeder Form, Quark, milder Käse z. B. Gervais, Soja-Mehl und -Würze. Zur Vermeidung von Fäulnisschäden und zur Stoffwechselentlastung vor allem bei hartnäckigen oder schwereren Krankheitsfällen Fleisch ausschalten.
Frischkost wird verträglich in Saftform unter Zusatz von Leinsamenschleim, Haferschleim oder Weizenkeimen. Später roh geriebener Apfel, geschlagene Banane oder anderes frisches Fruchtmus, vermengt mit Quark, schließlich auch fein zerriebenes Gemüse in Quark, Weizenkeimen oder Flocken.

Ernährungsmuster:

Frühmorgens:	Warme Vollmilch oder Joghurt mit Weizenkeimen.
Morgens:	„Birchermüsli" mit zerriebenem frischem Obst oder mit Süßmost.
Vormittags:	Haferschleim mit frischem Möhrensaft, Knäckebrot mit Butter, Hefeaufstrich und Quark.
Vor dem Mittagessen:	Fein geriebene Frischkost mit Weizenkeimen.
Mittags:	Milchreis mit rohem Obstbrei oder Pellkartoffeln (auch als Brei) mit Quark und Pflanzenfett oder Vollreis mit Gemüse, gedünstet in Olivenöl.
Nachmittags:	Grahambrot mit Honig, Butter oder Pflanzenfett, Kräutertee oder Joghurt mit Weizenkeimen und Knäckebrot.
Abends:	Feingeriebene Rohkost mit Hirsebrei, Frischkorn-Getreidebrei oder Knäckebrot, Joghurt, Quark, Gervais oder anderer milder Käse.
Nach dem Abendessen:	Reform-Biskuit, Obstgerichte.

Strengere Diätformen (vor allem bei akuten Beschwerden): Fasttage mit ungesüßtem Kräutertee, z. B. Fenchel, Kamille, Leinsamen oder Pfefferminze.
Schleimdiät-Tag, z. B. Haferschleim, mit der gleichen Menge Möhrensaft vermengt, oder Leinsamenschleim, mit Frischsaft verrührt.
Vollreis-Tage oder Milchreis als Mittagsmahlzeit mit roh geriebenen Äpfeln. Weitere Ausweitung als Übergangsdiät durch „Birchermüsli" mit roh geriebenen Äpfeln oder eingeweichten Feigen, geschlagener Banane, frischem Orangen- oder Traubensaft, Quarkgerichte, Grahambrot.

Fleisch
Erlaubt: Gekocht, schwach gebraten, durchgedreht von Kalb, Huhn, Taube, Hirn und Bries. Durchgedrehter gekochter Schinken ohne Fleischtunke oder Fleischbrühe.
Verboten: Scharf gesalzen, scharf gebraten, Räucher- und Pökelwaren, Hammel- und Schweinefleisch, Gans, Fasan, Ente, innere Organe (außer Hirn und Bries), Dauerwurst.

Fisch Erlaubt: Schleie, Zander, Hecht, Weißfisch.
Verboten: Lachs, Aal, Hering, Karpfen, gebratene Fische, Räucherfische, Ölsardinen.

Gemüse
Erlaubt: Weichgekocht und püriert: Blumenkohl, Spargelspitzen, junge grüne Bohnen, junge grüne Erbsen, Kohlrabi, Karotten, Schwarzwurzeln, Wachsbohnen.
Verboten: Hülsenfrüchte (Erbsen, Bohnen, Linsen), Rettich, Kohlsorten (außer Blumenkohl), Salat, Pilze, Radieschen, Spinat, ganze Tomaten.

Kartoffeln
Erlaubt: Nur in Breiform.
Verboten: Gebratene und in Fett gebackene Kartoffeln, Kartoffelbällchen, -klöße.

Backwaren
Erlaubt: Weißbrot, Brötchen, Kekse, Sandtorte, Biskuit.
Verboten: Grobes Brot (Vollkorn- und Roggenbrot, Simon-, Schlüter- und Kommißbrot), Konditorgebäck und Torten.

Mehlspeisen
Erlaubt: In flüssig-breiiger Form: Breie, Puddings, Flammeris, Suppen.
Verboten: Aufläufe mit geschmackgebenden Zutaten (Rosinen, Nüssen, Zitronenschale).

Obst Erlaubt: Kompott von geschältem Obst, z. B. von Birnen, Äpfeln, Pfirsichen.
Verboten: Rohes Obst

Milchwaren

Erlaubt: In mäßigen Mengen als Zusatz zu Tee, Kakao, Suppen, Breien; Sahne in jeder Form.

Verboten: Sauermilch: Joghurt, Kefir, Buttermilch.

Käse

Erlaubt: Milde und nicht gewürzte Fettkäse (Rahm- oder Weißkäse), Emmentaler, Edamer und Tilsiter, Gervais.

Verboten: Alle übrigen Käsesorten wie Harzer, Limburger, Roquefort.

Eier Erlaubt: Weichgekocht, Rührei und Setzei, auf dem Wasserbad bereitet, Eierspeisen, Eierschnee.

Verboten: Hartgekocht, gebacken, gebraten.

Butter und Fette

Erlaubt: Salzarme Butter und Rahm.

Verboten: Gebräunte Butter, Schmalz, Talg, Margarine.

Getränke

Erlaubt: Kakao, Tee, Milch, Fruchtsäfte, Malzkaffee mit Milch, natürliche Mineralwässer.

Verboten: Bohnenkaffee, Fleischbrühe.

Gewürze

Erlaubt: Muskat, Lorbeerblatt, wenig Salz, Zimt, Zitronensaft, Vanille, Tomatensaft.

Verboten: Senf, Pfeffer, Paprika, Sellerie, Essig, Meerrettich, Suppen- und Soßenkräuter.

Kräuterheilkunde: Tees aus Kamille, Pfefferminze, Fenchel und Kümmel sind sowohl für sich als auch in Mischungen recht gut geeignet, die entzündete Schleimhaut des Magens zu beruhigen und auszuheilen. Erfahrungsgemäß ist es oft zweckmäßig, einem solchen Tee auch eine Prise Wermut zuzusetzen, weil dessen Bitterstoffe eine günstige Wirkung auf die Magendrüsen und Magennerven haben. Sehr beruhigend, namentlich im akuten Reizzustand, ist ferner Tee oder Schleim aus Leinsamen.

Homöopathie: Nux vomica D 3, China D 2, Arsa fötida D 3, Argentum nitricum D 6, Lycopodium D 6.

Biochemie: Natrium muriaticum D 6, Natrium sulfuricum D 6, Magnesium phosphoricum D 6, Silicea D 12.

Mundgeruch *(Foetor ex ore)*

Man findet den sehr lästigen Mundgeruch nicht nur bei Erkrankungen der Mundhöhle, hier vor allem bei Entzündungen der Mundschleimhaut, Vereiterung der Mandeln oder bei Erkrankungen der Nase und der Nebenhöhlen, sondern auch bei Magenleiden. Selbstverständlich ist die Grundkrankheit zu behandeln. Doch kann durch verstärkte Mundpflege und durch Kuren mit Neydhartinger Trinkmoor und durch Einnehmen von Chlorophyllpräparaten eine Minderung des üblen Geruches erreicht werden.

Nervöse Magenbeschwerden (Magenneurose)

Bei Gastritis und Geschwüren sind organische Veränderungen und nervöse Erscheinungen miteinander verquickt. Man kann sogar sagen, und sicherlich in den meisten Fällen zu Recht, daß die Verbindung von organischen und funktionellen Erscheinungen das Wesen der Gastritis und der Geschwürskrankheit ausmacht.

Namentlich bei ungünstigen Umwelteinflüssen, Konflikten in der Ehe, beruflichen Belastungen, schlechten Arbeitsbedingungen usw. wird zu prüfen sein, wieweit bei den Magenbeschwerden nervöse Erscheinungen maßgeblich sind. Häufiges Aufstoßen, Brechreiz und Erbrechen sind oft als Ausdruck einer neurotischen Erkrankung zu deuten, außerdem kommen → vegetative Dystonien als Ursache in Betracht. Häufige nervöse Magensymptome sind auch die Appetitlosigkeit und die Eßunlust.

Oft finden sich auch andere Zeichen einer vegetativen Übererregung, z. B. feuchte Hände, empfindliche Haut usw. Vor allem ist auch ein Mißverhältnis zwischen dem objektiven Befund und den angegebenen Beschwerden ein Zeichen für das Bestehen einer Magenneurose.

Behandlung: Da hier die Erscheinungen seitens der Psyche oder des Nervensystems im Vordergrund stehen, erfolgt die Behandlung nach den Richtlinien, wie sie im Kapitel vegetative Dystonie angegeben werden.

Darmbrand (Enteritis necroticans)

Es handelt sich um meist schwere Verlaufsformen, die mit heftigen Koliken einhergehen, unter gleichzeitiger Übelkeit, Brechreiz oder Erbrechen und starken Schmerzen im linken Oberbauch. Anfangs besteht oft Stuhlverstopfung, manchmal zeigen sich aber heftige, oft blutige Durchfälle. Bei Komplikationen steigt das Fieber hoch an.

Das Krankheitsbild kann sich im Anschluß an chirurgische Eingriffe und sonstige Magen-Darm-Erkrankungen entwickeln oder wird durch Nahrungsmittelvergiftungen verursacht.

Behandlung: Darmbrandserum oder Sulfonamide, Herz und Kreislauf müssen sorgfältig überwacht werden, Kreislaufmedikamente sind daher in jedem Falle erforderlich. Die unterstützende naturgemäße Behandlung entspricht den bei → Darmkatarrh gemachten Angaben.

Übersäuerung des Magens (Hyperacidität)

Erscheinungen und Ursachen: Saures Aufstoßen oder Brennen, Sodbrennen, Druckgefühl im Leib, allgemeine Übelkeit und Appetitlosigkeit sind die häufigsten Erscheinungen; weiterhin beobachtet man gleichzeitig eine chronische Stuhlverstopfung. Im allgemeinen tritt dieses Krankheitsgeschehen der Übersäuerung als Symptom anderer Magenerkrankungen auf, insbesondere bei chronischer Gastritis und bei Geschwüren des Magens oder des Zwölffingerdarms.

Allopathie: Präparate zur Bindung der überschüssigen Säure des Magens. Magnesia usta, Bullrich-Salz, Syntrogel, Neutralon usw.

Naturgemäße Allgemeinbehandlung: Es gelten hier die allgemeinen Richtlinien, die im Abschnitt → Gastritis aufgezählt wurden.

Diät: In neuerer Zeit hat sich in solchen Fällen zur Bindung der Säure die Verabreichung von rohem Kartoffelsaft bewährt. Man kann statt dessen auch das Präparat Solanolyt verwenden. Roh geriebener Apfel, evtl. mit Weizenkeimen vermengt, ist sehr zweckmäßig.
Als Mineralwasser hat sich insbesondere das Fachinger Wasser bewährt.

Kräuterheilkunde: Wermuttee, Pfefferminztee, Wacholderbeeren.

Homöopathie: Nux vomica D 6, Natrium phosphoricum D 2, Robinia Pseudacacia D 2, Atropinum sulfurium D 3, Arsenicum D 4 – D 6, Belladonna D 3 – D 4, Graphites D 6 – D 12, Ipecacuanha D 4 – D 6.

Biochemie: Natrium muriaticum D 6, Magnesium phosphoricum D 6, Natrium sulfuricum D 6.

Zu geringe oder fehlende Magensäure (Hypo- und Anacidität)

Erscheinung und Ursachen: Magenbeschwerden wie bei Gastritis, Auftreten oft in Begleitung von Gallenerkrankungen, perniziöser Anämie und Magenkrebs.

Allopathie: Azidol-Pepsin, Citro-Pepsin, Enzynorm, Pepsin-Salzsäuretabletten, Pepsinwein, Tinctura acida.

Bei Appetitlosigkeit gibt man, um die Magensaftproduktion anzuregen, Tinctura amara, Tinct. stomachica, Tinct. aromatica u. ä.

Naturgemäße Allgemeinbehandlung: Wie bei → Gastritis.

Diät: → Gastritis. Es ist Zitronensaft auf die Nahrung zu träufeln oder als ungesüßte Limonade vor der Mahlzeit und beim Essen zu genießen.

Kräuterheilkunde: Wermut- oder Brennesseltee oder -saft.

Homöopathie: China D 2, Lycopodium D 6, Ferrum carbonicum D 2.

Biochemie: Natrium muriaticum D 6.

Verengung des Magenausganges (Pylorus-Stenose)

Durch Magenschrumpfung im Anschluß an Magen- oder Zwölffingerdarmgeschwüre oder durch Verziehungen und Verlagerung der Schleimhaut infolge von Geschwülsten und entzündlichen

Veränderungen kann es zu Verengungen kommen. Meistens jedoch handelt es sich um ein vernarbtes Magengeschwür in der Pförtnergegend. Es ist aber auch stets an Krebs zu denken, der sich gerne am Magenausgang ansiedelt. Auch nervöse Verkrampfungen können zur Verengung des Magenausganges führen. Syphilitische und tuberkulöse Prozesse dagegen sind seltener. Je nach dem Umfang der Entleerungsbehinderung entwickeln sich die weiteren Beschwerden schneller oder langsamer, infolge des langen Verbleibens des Speisebreis erweitert sich der Magen. Neben ständigem Völlegefühl vermindert sich auch der Appetit. Der Kranke verspürt die vermehrte Magenarbeit durch schmerzhafte Steifungen des Magens. Dieser Zustand kann wochenlang anhalten und führt zu einer Schleimhautentzündung.

Das Erbrechen tritt keineswegs täglich auf, oft erst alle zwei bis drei Tage, und bringt dann immer große Erleichterung. Allmählich leidet das Allgemeinbefinden unter der Ernährungsstörung erheblich. Die Kranken haben, bedingt durch den erhöhten Flüssigkeitsbedarf, starken Durst. Bei Abklopfen der Magengegend hört man Plätschergeräusche.

Behandlung: Bei einer nervösen Verkrampfung des Magenausganges sind heiße Heusäcke und Lendenwickel angebracht, ferner beruhigende Medikamente, z. B. Bellergal, Bellasanol, Emidian, Esanin und krampflösende Mittel wie Atropin. Bei frischen Magengeschwüren muß das Grundleiden behandelt werden. In schweren Fällen nach diagnostischer Klärung durch Röntgenuntersuchung und Magenausheberung gegebenenfalls Operation.

Krampf des Magenausganges (Pylorospasmus)

Die Schließung und Öffnung des Pförtners vollzieht sich durch den Pylorusreflex, der sowohl von der Schleimhaut des Magens als auch vom Zwölffingerdarm ausgelöst wird. Bei jeder Öffnung des Pförtners tritt saurer Speisebrei in den Zwölffingerdarm, danach schließt sich der Pförtner reflektorisch wieder, um erneut zu erschlaffen und durchgängig zu werden, wenn der saure Mageninhalt im Zwölffingerdarm inzwischen neutralisiert wurde. Beim Pylorospasmus handelt es sich um eine Verkrampfung der Pförtnermuskulatur, wodurch die Passage gesperrt wird. – Bei Säuglingen treten solche Verkrampfungen oft schon in der dritten Lebenswoche auf und werden am Erbrechen im Anschluß an jede Mahlzeit erkannt. Außerdem sieht man durch die Bauchdecke die kräftige Peristaltik des Magens. Der Pylorospasmus tritt häufiger bei Jungen als bei Mädchen auf.

Behandlung: Magenschondiät ist für längere Zeit einzuhalten. Gegen die krampfartigen Schmerzen helfen Atropin-Präparate. Bei Säuglingen gehe man auf achtmaliges Stillen von je fünf Minuten Dauer über. In schweren Fällen gibt man dem Kinde stündlich 10 ccm abgepumpte und gekühlte Frauenmilch. Allmählich gibt man weniger Mahlzeiten, erhöht aber dafür ihre Mengen.

In den allerschwersten Fällen wird Operation notwendig, um den verdickten Pförtnermuskel zu durchtrennen.

Magen- und Zwölffingerdarmgeschwür (Ulcus ventriculi et duodeni)

Das Geschwür an der Schleimhaut des Magens oder des Zwölffingerdarms wird heute nicht mehr als rein örtliche Schädigung aufgefaßt, sondern als Allgemeinerkrankung, so daß in der Medizin der Ausdruck Ulcus-Krankheit gebräuchlich geworden ist. In zivilisierten Ländern sind die Krankheitsfälle in den letzten Jahrzehnten angestiegen, so daß man die veränderte und ausschweifende Lebensweise verantwortlich gemacht hat. Durch stärkere Belastungen von der Umwelt aus kommt es offenbar zu einer Überreizung des Nerven-Systems und damit unter gewissen Voraussetzungen zu den typischen Magenveränderungen. Weiterhin ist auffällig, daß die Beschwerden im Frühjahr und im Herbst besonders häufig auftreten.

Ein Geschwür kann sich in jedem Lebensalter bilden, allerdings tritt es im Kindesalter nur selten auf. Bei älteren Menschen beobachten wir in zunehmendem Maße Magengeschwüre, so daß man hier von Altersgeschwüren spricht. Zu den auslösenden Ursachen kann auch die → Fokalinfektion gehören. Die bei diesem Krankheitsbild auftretenden Magenschmerzen lassen vielfache diagnostische Rückschlüsse zu. Für das Zwölffingerdarmgeschwür ist typisch, daß die Schmerzen sich immer wieder bei nüchternem Magen zur bestimmten Morgenstunde bemerkbar

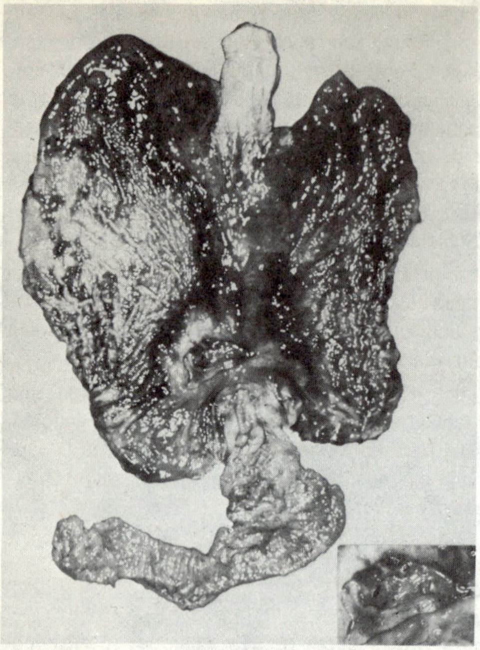

Magengeschwür

machen, und daß sie nach dem Frühstück oder nach Genuß einiger Zwiebäcke verschwinden. Der Schmerz beim Magengeschwür tritt häufig 1 bis 2 Stunden nach dem Essen auf.

Weiterhin verspürt der Kranke in der Mittellinie des Leibes einen Druckschmerz, der mit Appetitlosigkeit und Sodbrennen einhergeht. Blutet ein Geschwür, so verfärbt sich der Stuhlgang teerartig schwarz.

Eine diagnostische Unterscheidung gegenüber der Gastritis ist schwierig und kann erst bei klinischer Beobachtung oder durch Röntgenkontrolle mit Sicherheit getroffen werden.

Wenn ein Geschwür ausheilt, können trotzdem wieder neue Geschwüre auftreten. Auch durch Vernarbung kann es zu Beschwerden kommen. Durch Einziehung infolge Schrumpfung von Narben unterteilt sich der Magen sanduhrförmig, so daß ein ernsthaftes Hindernis für den Durchgang des Speisebreis vorhanden ist: *Sanduhrmagen.*

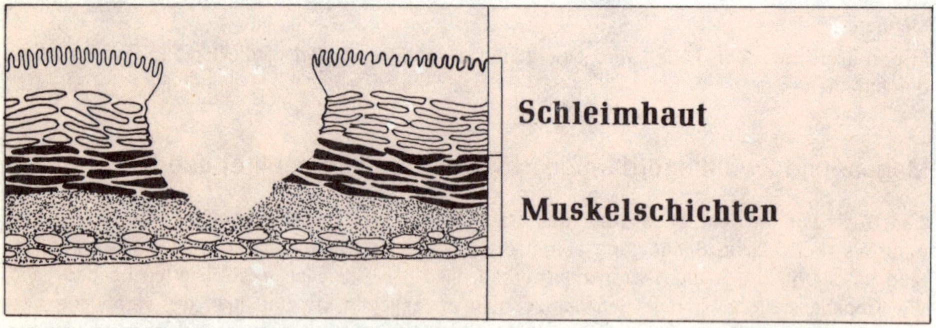

Schematische Darstellung eines älteren Magengeschwürs mit typischer Nischenbildung

Durchbruch eines Magengeschwürs (Perforation)

Hierbei gelangt der Mageninhalt in die freie Bauchhöhle, es kommt zu einer starken Entzündung des Bauchfells, die eine akute Lebensgefahr bedeutet, so daß eine sofortige Operation dringend erforderlich wird. Neben der akuten Perforation eines Geschwürs kennt man auch einen langsam fortschreitenden Durchbruch. In diesem Falle schließt sich für einige Zeit die Durchtrittsstelle durch Verklebungen, es entstehen ebenfalls infolge der Bauchfellentzündung sehr heftige Schmerzen mit starker Bauchdeckenspannung.

Sitzt das Geschwür am Magenausgang, so kann es auch dort zu einer Behinderung der Passage kommen. Der Mageninhalt staut sich, so daß schließlich eine Magenerweiterung die Folge ist, meist auch verbunden mit einer besonders starken Absonderung von Magensaft, die als Reizung wie bei einer Gastritis häufiges Erbrechen auslöst.

Diagnose der Magenkrankheiten

Für die Diagnosen der Magenkrankheiten sind die Angaben der Kranken über die Art ihrer Beschwerden von großer Bedeutung. Magenschmerzen treten im allgemeinen ziemlich regelmäßig zu bestimmten Tageszeiten auf. Je nach der eingenommenen Nahrung können sie an Heftigkeit zunehmen. Sie kommen bei Gastritis und Übersäuerung ebenso vor wie besonders bei Pylorus-Krämpfen und als Zeichen geschwüriger Prozesse, das heißt von Magen- und Zwölffingerdarmgeschwüren und verschiedenen Krebsarten. Die Schmerzen treten entweder sofort nach dem Essen oder später auf. Besondere Beschwerden verursachen Bohnenkaffee, saure Speisen und Schwarzbrot.

Bei Geschwüren zeigen sich die Schmerzen erst einige Zeit nach den Mahlzeiten, sobald nämlich die Salzsäuresekretion ihren höchsten Stand erreicht hat. Es ist typisch für den Schmerz, daß er durch Zufuhr von Alkalien beseitigt werden kann. In anderen Fällen wieder treten die Magenschmerzen nicht während der Verdauungsarbeit, sondern erst nach der Entleerung des Magens auf. Man spricht von dem sogenannten „Nüchternschmerz", der sich vor Tisch, in den späten Abendstunden, besonders aber in der Nacht und am frühen Morgen geltend macht und meist sofort nach Nahrungsaufnahme verschwindet. Er kommt hauptsächlich bei solchen Geschwüren vor, die nahe dem Mageneingang oder dem Magenausgang sitzen.

Im allgemeinen hat jeder Ulcusschmerz kolikartigen Charakter, im Gegensatz zu den Erscheinungen in der Magengegend bei Carcinomen und Gastritis, welche als gleichmäßig dumpfer Druck oder als Völlegefühl im Bauch empfunden werden. Bei Magengeschwüren findet sich meist eine abgegrenzte Stelle, die sehr druckempfindlich ist. Diese Art von Beschwerden müssen aber erst durch Röntgenaufnahme als Beweis für Geschwüre im Bereich des Magens bestätigt werden. Denn sie können auch durch Geschwüre verursacht sein, die außerhalb des Magens liegen. Beispielsweise sind heftige krampfartige Schmerzen, die in unregelmäßigen Intervallen und unabhängig von der Nahrungsaufnahme auftreten, vielfach die Zeichen von Gallenstein- oder Nierensteinkoliken.

Häufig werden auch schmerzhafte Dickdarmzusammenziehungen als Magenkrämpfe bezeichnet; sie treten bisweilen in den frühen Morgenstunden auf und enden gewöhnlich mit der Stuhlentleerung.

Bisweilen werden auch die schmerzhaften Empfindungen bei Angina pectoris als Magenschmerzen angegeben; sie treten vorwiegend nach reichlicher Füllung des Magens auf, besonders wenn der Patient bald nach der Mittagsmahlzeit spazierengeht. Bei der Rückenmarkschwindsucht gehen Anfälle heftigster Magenschmerzen meist mit hartnäckigem Erbrechen einher. Diese „gastrischen Krisen" werden durch Perioden völlig normalen Magenbefindens abgelöst und oft mit organischen Magenleiden verwechselt.

Von den eigentlichen Magenschmerzen zu trennen ist das Gefühl der Völle und des Drucks in der Magengegend, das bei Katarrh, bei Erweiterung des Magens und besonders auch bei nervösen Magenleiden nach der Nahrungsaufnahme vorkommt.

Unter Sodbrennen (Pyrosis) versteht man ein im Halse aufsteigendes Gefühl von Brennen, das sich nicht selten beim Vorhandensein abnormer Säuremengen im Magen einstellt.

Aufstoßen (Ructus) kommt bei Luftansammlung im Magen vor, z. B. bei Luftschlucken, ferner bei Gärungen des Mageninhaltes. Außer bei Magengärung tritt geräuschvolles Aufstoßen von verschluckter Luft auch bei hysterischen und nervösen Personen auf.

Übler Geruch aus dem Munde kann zwar von Zersetzungsvorgängen im Magen herrühren, hat aber meist seine Ursache in Erkrankungen der Mund-Rachen-Höhle (Zahnkaries, Entzündungen in der Mundhöhle, Wurzeleiterungen, Angina usw.) oder der Nase (Ozaena).

Erbrechen ist bei vielen Magenkrankheiten anzutreffen, fehlt aber in manchen Fällen, so beim Ulcus ventriculi vollständig. Erbrechen kurz nach der Nahrungsaufnahme ist meist ein Zeichen großer Reizbarkeit des Magens. Erbrechen von in Gärung und Zersetzung begriffenen Mageninhalt in großer Menge, das alle paar Tage, seltener auch täglich auftritt, ist ein Zeichen von Magenerweiterung.

Wenn der Patient über häufiges Erbrechen klagt, so sind neben den Erkrankungen im Bauchraum immer Vergiftungen, Urämie, Schwangerschaft, Reizungen der Hirnhäute und Reizzustände des Labyrinths als ursächliche Momente in Betracht zu ziehen.

Das Erbrochene kann enthalten:

Schleim, der sich in größeren Mengen bei Magenkatarrh vorfindet,

verschluckten Speichel, der infolge des Anteils an Rhodankalium (Blutrotfärbung wegen des Gehalts an verdünnter Eisenchloridlösung) erkennbar wird.

Blut findet sich im Erbrochenen bei Magengeschwüren und Krebs sowie als Folge des Berstens jener Venenerweiterungen, die sich bei Leberzirrhose oder Lebersyphilis oder anderen Pfortaderstauungen an der Cardia, also am Übergang des Pfortaderkreislaufs in den Kreislauf der Lungenblutadern entwickeln. Das Blut kann entweder unverändert sein oder bei längerem Verweilen im Magen zu einem kaffeesatzartigen braunen Brei verdaut worden sein.

Galle findet sich bei länger dauerndem Erbrechen, namentlich wenn der Magen leer ist, sehr häufig, weil der Inhalt des Dünndarms in den Magen zurückgeflossen ist. Auch Pankreassaft kann in den Magen zurücktreten, und zwar dann, wenn dem nüchternen Magen Öl in größeren Mengen zugeführt wurde.

Die Nahrungsbestandteile, welche sich im Erbrochenen vorfinden, sind meist durch den Verdauungsprozeß oder durch die Wirkung von Bakterien in verschiedenem Grade verändert.

Allopathie: Bei blutenden Geschwüren ist jede unnötige Bewegung zu vermeiden. Keine Nahrungszufuhr, nur Eisstückchen lutschen. Wenn sich der Leib zu einer brettharten Bauchdecke spannt, sofort ins Krankenhaus, Perforation! Zustände schwerer Ausblutung erfordern sofortige Bluttransfusion. Unbedingt kochsalzfreie Magenkost und sofortige Einstellung des Rauchens; Alkohol und Bohnenkaffee sind streng zu meiden.

Lakritzen- und Kamillen-Extrakte (z. B. Lacrucillan, Succan-Azulen) stehen heute in der Ulcusbehandlung mit an erster Stelle. Ebenso sind Herdbeseitigung und Vitaminzufuhr wichtig. Auch allgemeine Beruhigungsmittel, die gleichzeitig die Magensäure binden, sind angezeigt (Nervogastrol, Ulcoterran, Belladonna-Neutralon u. ä.).

Die Behandlung der Geschwüre mit Geschlechtshormonen (Progynon und Testoviron usw.) hat gute Erfolge erzielt.

Bei sehr heftigen Schmerzen heiße Kompressen. Schmerzstillende Medikamente mit Vorsicht gebrauchen. Für regelmäßige Stuhlentleerung sorgen (→ Einläufe!).

Naturgemäße Allgemeinbehandlung: → Magenschleimhautentzündung. Bei sehr starken Schmerzen werden heiße Kompressen auf den Leib gelegt. Die Wärme wird von der Haut, dem Unterhautzellgewebe und den in der Haut verlaufenden Gefäßen fortgeleitet. Sie wirkt entspannend, entkrampfend und fördert die Durchblutung der Schleimhäute. Die Ausheilung wird begünstigt, und gleichzeitig lassen die Beschwerden nach. Der Stoffwechsel braucht nicht durch Medikamente zusätzlich belastet zu werden.

Der Nachteil schmerzlindernder Medikamente besteht darin, daß gleichzeitig eine gewisse lähmende Wirkung auf weitere Darmabschnitte, nämlich Stuhlverstopfung ausgelöst wird.

Diät: Anfangs nur Leinsamenschleim oder strenges Teefasten mit ungesüßtem Kräutertee, etwa Kamille, Zinnkraut und Pfefferminze im Wechsel. Weiterhin → Magenschonkost, → Ulcus-Diätschema nach Kalk (s. S. 174/175).

Hält man strenges Teefasten nicht für nötig oder für nicht durchführbar, so hält man sich an Schleimtage. Diese können auch zur Verlängerung einer Fastenkur verwandt werden. Man sieht, es gibt sehr viele Möglichkeiten, und man kann sich mühelos jeder Notwendigkeit anpassen. Am reizlosesten ist Leinsamenschleim, der durch Zusatz von etwas Zitronensaft schmackhafter gemacht werden kann, wobei die Vitaminzufuhr einen weiteren Vorteil bedeutet. Man verabreicht beliebige Mengen von Schleim, kann aber auch das stärkere Flüssigkeitsbedürfnis durch Tee, meist mit den oben für die Fasttage vorgeschlagenen Sorten befriedigen.

Von altersher beliebt ist der H a f e r s c h l e i m. Der Hafer hat früher in Mitteleuropa auch als Nahrungsmittel eine nicht unbedeutende Rolle gespielt. Er zeigt im Vergleich mit anderen Nahrungsmitteln eine durchaus günstige Zusammensetzung.

100 Gewichtsteile enthalten bei	Eiweißartige Stoffe (Stickstoffsubstanz)	Kohlehydrate	Fett
Weizenmehl	10,3	74,7	1,0
Roggenmehl	11,6	69,6	2,0
Hafermehl	etwa 13,0	etwa 67,0	etwa 6,0
Haferflocken	etwa 13,0	66–68	bis 9,5
Kartoffeln	2,0	21,0	0,2
Reis	6,7	78,5	0,9

Der Hafer enthält demnach die meisten Eiweißstoffe und ist vor allem viel reicher an Fetten, so daß er von keinem anderen Getreide an Nährwert erreicht wird. Aber auch der Mineralsalzgehalt ist beachtlich. Hafer enthält besonders viel Phosphorsäure, Kalk, Kali und Eisen. Vergleichsweise ist Weizenmehl recht eisenarm, der Eisengehalt des Hafers beträgt ein Mehrfaches, und sein Kalkgehalt ist ungefähr fünfmal so hoch wie der des Roggen- und Weizenmehls. Bei der bisherigen Herstellung von Haferschleim aus Haferflocken gab es infolge langen Kochens und anschließenden Passierens durch ein Sieb erhebliche Verluste an wertvollen Stoffen. War das Ausgangsmaterial schon vom Keimling mit seinen wertvollen Stoffen befreit, so traten durch die küchenmäßige Aufbereitung weitere bedauerliche Verluste ein. Andererseits enthalten handelsübliche Haferflocken im allgemeinen noch Zellulosesubstanzen der Spelzen, des Haarpolsters und der Kornschale. Wenn nun der Schleim nach alter Weise durchpassiert wird, können auch gröbere Zelluloseteilchen hineingelangen und beim empfindlichen Darmkranken Anlaß zu Störungen und Beschwerden geben.

Gerade bei einer Schleimdiät für die Magen-Darm-Kranken erscheint das Vollkornproblem besonders bedeutungsvoll. Und zwar bestehen dafür verschiedene Gründe. Gerade bei diesen Krankheitszuständen ist ein Ausgleich durch andere, vollwertigere Nahrungsmittel nur in begrenztem Umfang möglich. Das Vollkornerzeugnis ist uns in diesen Fällen besonders wichtig als der Lieferant von Vitamin B_1, dessen ausreichende Zufuhr gerade für die Funktion des Magen-Darm-Kanals unerläßlich ist. Ein Mangel an diesem Vitamin schafft auch beim Gesunden eine Veranlagung zu Geschwüren und Entzündungen des Verdauungskanals. Durch künstliche Zufuhr kann man aber den Mangel an natürlichen Stoffen auf die Dauer nicht ausgleichen. Schon von unserem klassischen Ernährungsforscher Max Rubner wurde betont: „Je unveränderter die Stoffe in den Körper gelangen, um so wahrscheinlicher erfüllen sie ihre physiologische Aufgabe." Aber erst recht entspricht diese Forderung unseren modernen Erkenntnissen und wird auch von unseren führenden Ernährungswissenschaftlern als unerläßlich vertreten, nachdem Bircher-Benner eine Erhaltung der natürlichen Zusammensetzung als die Voraussetzung für den gesundheitlichen Wert der Nahrung gefordert hatte.

Unter den Vitaminen, die im Vollkornerzeugnis erhalten bleiben, ist vor allem das Vitamin B_1 zu nennen. Die Getreidekeime enthalten ebenfalls Vitamin B_1 und zugleich auch Vitamin B_2. Ferner enthält der Keim reichlich Vitamin E. An anderen Stoffen finden wir relativ hochwertiges pflanzliches Eiweiß, Fett und Mineralstoffe sowie Spurenelemente. Ohne alle sonstigen Stoffe hier noch aufzählen zu wollen, ergibt sich grundsätzlich die Feststellung, daß die Verwendung von Feinmehl im Gegensatz zu Vollkornprodukten den Verzicht auf eine ganze Reihe von gesundheitlich wichtigen Stoffen bedeutet und zugleich das natürliche Zusammenwirken der von der Natur im Getreidekorn gelieferten Stoffe erheblich stört. Feinmehlerzeugnisse sind eben denaturiert, und wir können von solchen entwerteten Nahrungsmitteln keine besonderen Heilerfolge erwarten. Nach Prof. Heupke beträgt der Verlust an Vitamin B_1 bei 70prozentigem Weißmehl im Vergleich zum Vollmehl 84 Prozent. Nun werden manche noch das Vorurteil haben, daß Vollkornerzeugnisse viel höhere Anforderungen an die Verdauungsleistungen stellen und daß der erkrankte Darm dieser Aufgabe nicht gewachsen sei. Da haben uns schon längst die Kinderärzte in aller Welt eines besseren belehrt. Sogar der empfindliche Säuglingsdarm wird mit Vollkornerzeugnissen fertig, und auch hier zeigt sich der besondere gesundheitliche Gewinn im Vergleich zur denaturierten Feinmehlnahrung. Gerade also die Notwendigkeit zur Einschränkung der Nahrungszufuhr beim Magen-Darm-Kranken zwingt uns dazu, die Nahrung so vollwertig wie nur irgend möglich zu verabreichen. Gerade die besonderen Kohlehydrate der Randschichten und der Kleiebestandteile des vollen Korns, die in Form von Gummistoffen und Schleimen in die Abkochungen übergehen, haben durch ihr Wasserbindungs- und Quellungsvermögen einen guten Einfluß auf die Darmschleimhaut und die Darmtätigkeit. Sie wirken reizmildernd und entgiftend durch Aufsaugung von Reizstoffen. Vor allem sind sie selbst nicht bakteriell angreifbar und wirken daher auch gärungswidrig. Die Schleimhaut des Magen-Darm-Kanals wird gewissermaßen imt einem Schutzbelag überzogen. Die Herstellung von Haferschleim aus Hafergold bringt neben der technischen Vereinfachung die Gewähr größten gesundheitlichen Wertes. Aber auch Leinsamenschleim wirkt reizmildernd und sollte von Magen-Darm-Kranken bevorzugt verwendet werden.

Das Beispiel der Behandlung des erkrankten Säuglingsdarms hat auch auf einem anderen Gebiet revolutionierend auf unsere althergebrachten Vorstellungen einer Schonkost eingewirkt, nämlich auf die Verwendung bestimmter Obstsorten. Roh geriebener Apfel und geschlagene rohe Banane haben eine ähnliche Schutzwirkung für den Darm wie der Haferschleim. Daß getrocknete Blaubeeren durch ihren Gerbsäuregehalt eine günstige Wirkung auf Durchfälle haben, ist ja seit langem bekannt. Natürlich ist Zusatz von Zucker nicht erlaubt, nach seinem Genuß wären durch Gärungsvorgänge gleich wieder die Reizerscheinungen an der Schleimhaut da. Am Rohapfeltag läßt man beliebige Mengen Äpfel in geriebenem Zustand genießen, verabreicht aber keine andere Nahrung.

Reis ist im weiteren ein geeignetes Nahrungsmittel, das zur ausgedehnteren Kostform überzuleiten vermag. Aber zuerst darf man weder Obst noch Milch oder Zucker zusetzen. Einfacher Butterreis muß es sein, vorher kann man auch Reisschleim geben, der ja auch bei Säuglingsdurchfällen sehr gern als Trockenreisschleim gegeben wird. Stets soll man aber mit kleinsten Mengen, die gut durchgespeichelt werden sollen, beginnen.

Über die Dauer der einzelnen Kostperioden kann man nichts Allgemeingültiges sagen. Man schreitet fort, wenn man das Gefühl einer gewissen Stabilität gewonnen und der Appetit sich entwickelt hat. Nachfastensuppen wie kochsalzlose Kartoffellsuppe können dann zwischengeschaltet werden. Hat man den Eindruck, daß Kartoffeln jetzt vertragen werden, wird dicke Kartoffelsuppe, dann auch Kartoffelbrei verabreicht. Müsli und Flockenspeisen werden weiterhin in kleiner Menge zuerst als Zwischenmahlzeit gegeben und bei Verträglichkeit in erweiterter Form dargeboten, immer das Ziel vor Augen, Frischkost mittels guten Kauens und Einspeichelns auf diese Weise zum Aufwerten der Nahrung endlich wieder dem Körper zur Verfügung zu stellen. Meistens werden Rückschläge nur dadurch beobachtet, daß zu vielerlei durcheinander gegessen wird. Man soll warten, bis eine Mahlzeit richtig verarbeitet wurde, ehe die nächste kommt.

Bei Verlangen kann man dann auch mal Rührei oder Omelett versuchen, natürlich in kleinster Menge.

Milch wird als Joghurt und Quark im allgemeinen am besten vertragen. Es ist schon ein großer Gewinn, wenn dieses wertvolle Nahrungsmittel wenigstens in diesen Formen verwandt werden kann, und man sollte sich eine Zeitlang damit begnügen.

Der Übergang zum Brot gelingt am besten über Weizenschrotbrot (Grahambrot) und Knäckebrot, nachdem man vorher mit Vollkornschrotgerichten sich vorgetastet hat.

Gemüse endlich kann versucht werden, wenn man grüne Erbsen, Spargel, Möhren versuchsweise mit Erfolg gereicht hat. Die Bekömmlichkeit ist individuell sehr verschieden. Es ist leichter, durch Frischsäfte, die mit Leinsamen- oder Haferschleim verdünnt sind, dem Körper die Stoffe zu liefern, um deretwillen man Gemüse geben möchte. Die Frischsäfte, namentlich in der erwähnten Verdünnung, werden meist viel besser vertragen.

Fleisch begünstigt bei den Magen-Darm-Erkrankungen die schädlichen Fäulnisprozesse, die ohnehin durch die Schleimabsonderungen der entzündeten Magen-Darm-Wand einen guten Boden finden. Aus der eigentlichen Krankendiät möchte ich daher das Fleisch ausgeschaltet sehen. Quark und Joghurt sind die bekömmlichen Eiweißspender, die dann durch weichgekochte Eier, verlorene Eier oder auch rohes Ei gelegentlich abgelöst werden dürfen.

Allmählich kann dann bei eintretender Erholung und Kräftigung des Darms die Kost im Sinne der → Milch-Pflanzen-Kost ausgeweitet werden.

Kräuterheilkunde: Tee aus Kamille, Zinnkraut, Leinsamen, Pfefferminze, Tausendgüldenkraut.

Homöopathie: Argentum nitricum D 6, Ignatia D 4, Geranium D 1, Atropinum sulfuricum D 3.

Biochemie: Calcium fluoratum D 12, Calcium phosphoricum M 6, Magnesium phosphoricum D 6.

Magenkrebs (Carcinoma ventriculi)

Die Krebserkrankung beginnt mit völlig uncharakteristischen Erscheinungen, sie unterscheiden sich in keiner Weise von denen der Gastritis. Man muß an die Möglichkeit eines beginnenden Magenkrebses denken, wenn Leistungsfähigkeit und Spannkraft nachlassen, Schwäche und Müdigkeit sowie Appetitlosigkeit auftreten und Gewichtabnahme im fortgeschrittenen Lebensalter zu verzeichnen ist. Typisch ist z. B. der Widerwillen gegen bestimmte Nahrungsmittel, wie Fleisch u. a. Stärkere Schmerzen und Erbrechen stellen sich erst in fortgeschrittenen Krankheitsfällen ein.

Die Bauchwassersucht ist ein sichtbares Zeichen des Magenkrebses. Bei älteren Menschen verläuft die Krebserkrankung weniger heftig als bei jüngeren, die Geschwulst vergrößert sich sehr langsam und macht verhältnismäßig wenig Beschwerden. Sitzt dagegen der Krebs am Mageneingang oder -ausgang, so kommt es infolge der mechanischen Verlegung des Verdauungsweges zu erheblichen Komplikationen. Eine möglichst frühzeitige Diagnose ist von außerordentlicher Wichtigkeit. Jenseits des 50. Lebensjahres sollte man bei anhaltenden Magenbeschwerden grundsätzlich an Krebs denken. Die Röntgenuntersuchung ist geeignet, Krebserkrankungen einwandfrei zu erkennen.

Allopathie: Die beste Behandlung ist die frühzeitige Operation. Röntgen- und Radiumbestrahlungen kommen nur in besonders gelagerten Fällen zur Anwendung. Zusätzlich werden Plenosol und Butazolidin gespritzt. Weiterhin ist die Zuführung von Vitamin-Präparaten und die Bekämpfung der Blutarmut notwendig.

Naturgemäße Allgemeinbehandlung: Es ist wichtig, durch milde Behandlungsmaßnahmen die allgemeine Widerstandskraft des Körpers zu erhalten und zu steigern. Dazu gehören → Freiluftaufenthalt, → Atemschulung und → Bürstmassage, wechselwarme oder kalte → Abwaschungen des Körpers, → Kneippsche Güsse.

Eine besondere Behandlungsform, die sich gerade bei Krebskranken bewährt hat, ist das Überwärmungsbad.

Diät: Bei Schwierigkeiten in der Nahrungszufuhr oder in der Magenentleerung (ungünstiger Sitz der Geschwulst) muß man weitgehend zu einer flüssigen oder breiigen Ernährungsform übergehen.

Es kommt darauf an, den Nahrungsbedarf in möglichst konzentrierter Form zu verabreichen und in kleinen Portionen über den ganzen Tag zu verteilen. Joghurt und Quark sind dabei die verträglichsten Eiweißträger, in gleicher Weise auch Mandelmilch und Keimnußmus.

Kräuterheilkunde: → Magengeschwür und → Gastritis.

Homöopathie: Vor allem homöopathische Arsenpräparate, weiterhin Atropinum sulfuricum D 4, Hydrastis canadensis D 2–3.

Biochemie: Kalium phosphoricum D 6, Calcium fluoratum D 12, Magnesium phosphoricum D 6.

Darmerkrankungen

Wenn der in Mund und Magen angedaute Nahrungsbrei in den Zwölffingerdarm gelangt, wird er hier mit den Verdauungssäften der Bauchspeicheldrüse (Pankreas), der Darmdrüsen und der Leber (Galle) vermengt. Jetzt vollzieht sich der wichtigste Abschnitt der Gesamtverdauung. Alle Nahrungsstoffe wie Kohlehydrate, Eiweißkörper und Fette werden in lösungs- und aufnahmefähige Substanzen zerlegt. Durch die Bewegung des Darmes wird für eine ständige Durchmischung mit den Absonderungen der Verdauungsdrüsen gesorgt. Gleichzeitig wird der Darminhalt durch die wellenförmigen Bewegungen des Darmrohres, Peristaltik genannt, langsam dem Darmausgang zugeschoben. 4–5 Stunden nach der Nahrungszufuhr verlassen die ersten Mengen des Verdauungsbreis im allgemeinen den Dünndarm und gelangen durch die Verschlußklappe des Blinddarms in den Dickdarm.

Die im Dünndarm nicht genügend verdauten Stoffe werden durch Fäulnis oder Gärung zerstört. Die Hauptaufgabe des Dickdarms liegt darin, durch Aufsaugen des Wassers die Ausscheidungsprodukte einzudicken, während im Dünndarm die Nahrungsstoffe in die Blutbahn aufgenommen werden.

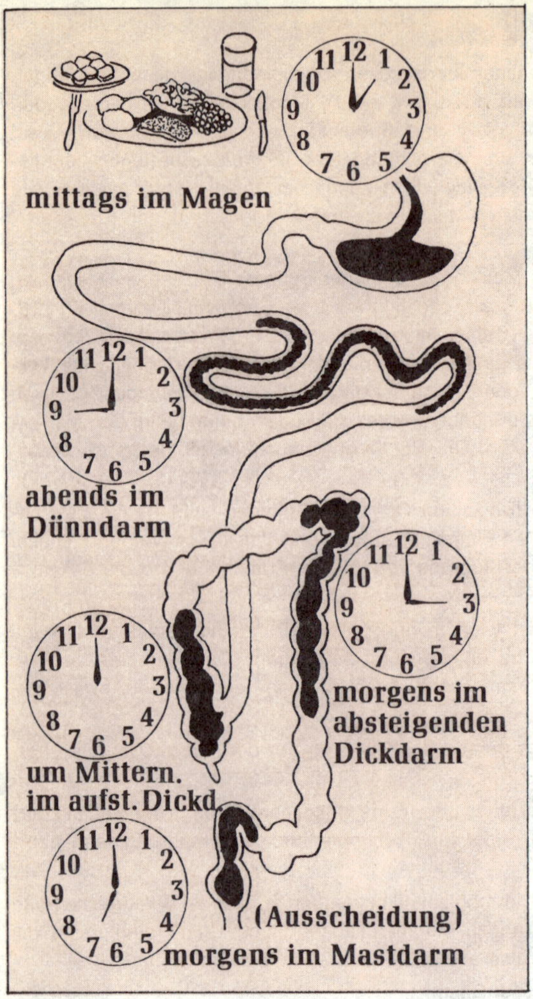

Verweildauer einer Mittagsmahlzeit von der Einnahme bis zur Ausscheidung

Die Darstellung zeigt, daß eine normale Mahlzeit bis zur Ausscheidung der Rückstände (des Kotes) 20 Stunden im Körper verweilt. Damit wird klar, daß es nicht gleichgültig ist, wann wir essen. Unser Organismus stellt sich wie ein Uhrwerk auf die Verdauungsarbeit ein und darf – sollen gesundheitliche Störungen vermieden werden – dabei nicht gestört werden. Wie ein Räderwerk greifen die verschiedensten Funktionen ineinander, um eine weitgehende Ausnutzung der Nahrungsstoffe zu gewährleisten.

Selbstvergiftung vom Darm aus (Intestinale Autointoxikation)

Die Selbstvergiftung vom Darm aus ist ein umfassendes Krankheitsgeschehen, das durch das Eindringen von Darmfäulnisstoffen in die Blutbahn und damit in den gesamten Organismus die verschiedensten Krankheitsformen hervorrufen oder begünstigen kann. Das Krankheitsbild ist durch besondere Proben auf Anhäufung von Darmfäulnisprodukten im Blut nachzuweisen. Die Gifte stammen zumeist aus der Nahrung und zwar in der Hauptsache aus den Eiweißbestandteilen. Aber durch Einwirkung von Bakterien ist es auch möglich, daß sich aus Kohlehydraten und Fetten giftig wirkende Substanzen entwickeln. Beim gesunden Menschen werden diese Stoffe sämtlich im Körper entgiftet, teils schon in der Darmwand, ehe sie in das Blut gelangen, teils erst in den Entgiftungsorganen unseres Körpers: Leber und Niere. In geringerem Umfang kann der Körper Darmgifte auch im Blut zerstören.

Die Giftigkeit des Darminhalts ist von der Nahrung abhängig, bei Fleisch ist sie am stärksten. Aus diesem Grunde erscheint es berechtigt, in Diätformen bei Magen-Darm-Erkrankungen bis zur Erreichung normaler Verhältnisse Fleisch und Fisch auszuschalten und Eier als Eiweißspender stark einzuschränken oder zu verbieten.

Die darmbedingte Selbstvergiftung kann Allgemeinerscheinungen hervorrufen, wie z. B. nervöse Erschöpfungszustände, vorzeitige Ermüdung; ebenso sind Kopfschmerzen, Migräne und Nervenschmerzen oft darauf zurückzuführen. Auch kann das Bild der sogenannten „vegetativen Dystonie" mit Reizbarkeit und Verstimmungen dadurch bedingt sein. Ferner ist eine allergische

Reaktion auf Grund der Selbstvergiftung möglich. Nieren- und Lebererkrankungen und auch die rheumatischen Krankheiten werden durch das Auftreten einer darmbedingten Selbstvergiftung verschlimmert.

Die Selbstvergiftung aus dem Darm ist keine für sich bestehende Erkrankung, sondern tritt als Begleiterscheinung bei folgenden Krankheiten auf:

1. Nierenerkrankungen; dabei ist die Ausscheidung der Darmgifte gestört.
2. Leberkrankheiten, weil die Entgiftungsfunktion der Leber herabgesetzt ist.
3. Darmerkrankungen. Der natürliche Schutz der Darmschleimhaut wird zerstört, und die Darmgifte können ungehindert in das Blut dringen.
4. Dysbakterie. Damit bezeichnet man die falsche Zusammensetzung der Darmflora; sie ist eine der häufigsten Ursachen der Selbstvergiftung aus dem Darm.

   Die Dysbakterie entsteht bei:
   a) infektiösen Darmerkrankungen
   b) Mangel an Verdauungsfermenten und Vitaminen
   c) falscher Ernährung
   d) Fokalinfektionen, besonders in Verbindung mit chronischer Verstopfung
   e) Zerstörung der normalen Darmbakterien durch Medikamente.

Die Behandlung muß daher darauf abzielen, die Grundkrankheit zu beseitigen.

Allopathie: Untersuchung des Darms, der Leber und der Nieren auf Funktionsstörungen. Fokalsanierung, Diät. Stuhlregelung durch salinische Abführmittel (Bittersalz, Karlsbader Salz).

Zur Beseitigung der Dysbakterie werden die normalen Darmbakterien zugeführt (Milchsäure- und Kolibakterien), die es in Form haltbarer Präparate gibt. Verordnung von Verdauungsfermenten (wie z. B. Combizym und Enzynorm) und Vitaminpräparaten.

In einigen Fällen sind Kohlepräparate zur Aufsaugung der Giftstoffe notwendig. Sehr gut hilft manchmal auch ein Darmbad.

Naturgemäße Allgemeinbehandlung richtet sich nach den Richtlinien, wie sie für die Magen- und Darm-Erkrankungen gegeben sind.

Diät: Aus den wissenschaftlichen Untersuchungen geht klar hervor, daß in erster Linie die Giftbildung im Darm so gering wie möglich gehalten werden muß, um eine negative Wirkung der Darmgifte im Körper auszuschalten. Auch Professor Becher hat mit allem Nachdruck darauf hingewiesen, daß die Milch-Pflanzen-Kost dieser Forderung am ehesten gerecht wird. Das Milcheiweiß fault weniger leicht als das von Fleisch und Eiern. Das Eiweiß des Fleisches kann ja sehr leicht durch Milch und Milcheiweißprodukte ersetzt werden. Desgleichen enthalten Nüsse und Mandeln wichtige Eiweißbausteine (Aminosäuren). Ein weiterer pflanzlicher Eiweißspender ist neben Kartoffeln und Körnern auch Soja. Nüsse und Mandeln werden bei Darmempfindlichen am leichtesten in Form von Nußmus und Mandelmus vertragen. Die Anregung der Darmtätigkeit zur Vermeidung von Stauungen und krankhaften Zersetzungsvorgängen erreicht man durch reichlich Frischkost, die aber mit genügendem Fettgehalt angerichtet werden muß; man bewirkt das durch Verwendung von Mayonnaise, Sahne, Nußmus und Öl. Dadurch erhöhen sich auch der Sättigungswert und die Kalorienzahl der Rohkost. Die Diät kann dadurch um so länger ohne Gewichtsverlust durchgeführt werden. Manche Nahrungsmittel werden auf diese Weise auch für viele Menschen bekömmlicher, bzw. es fällt ihnen leichter, sie zu essen. Das gilt beispielsweise für rohen Sauerkohl, der wegen seiner mechanischen Wirkung (Organismusbesen) auf die Darmperistaltik genauso geschätzt wird wie wegen seines Gehalts an Milchsäure, die auf den Darm entgiftend wirkt. Manchen Patienten ist, namentlich im Winter, der Genuß von rohem kaltem Sauerkohl unangenehm. Wenn man ihn aber serviert, nachdem heißes Öl darübergegossen wurde, schmeckt er nicht nur besser, sondern er ist angewärmt, ohne gekocht zu sein. Das Öl verteilt sich so gut darin, daß es gar nicht vorschmeckt und auch sehr gut bekommt.

Die Milchsäure mit ihrer günstigen Wirkung auf die Darmbakterien wird natürlich auch in den Sauermilchgetränken bzw. -nahrungsmitteln verwandt und soll einen nicht unwesentlichen Bestandteil der Entgiftungsdiät bilden. Sauermilch in Satten oder gequirlt als Getränk, Buttermilch, vor allem aber Joghurt, und zwar nach der Forderung von Prof. Becher mindestens ½ Liter täglich, das sind die Möglichkeiten, unter denen wir dem individuellen Geschmack gemäß wählen können. Wenn eine geschmackliche Variation erwünscht ist, so läßt sich das z. B. sehr leicht dadurch erreichen, daß man Sanddornbeerensaft, Weizenkeime oder geriebenen Pumpernickel darübergibt. Zucker darf nur nach der individuellen Verträglichkeit verwandt werden, meistens verzichtet man besser darauf.

Weiterhin sei in diesem Zusammenhang auch an die aufsaugende Wirkung der Kaffeekohle, der Heilerde-Aufschwemmung in Wasser oder der Neydhartinger Moor-Trinkkur erinnert.

Wegen der Bedeutung der Vitamine für eine geregelte Darmfunktion empfiehlt Prof. Becher reichlich Bierhefe und Zitronen. Die oben empfohlene Sanddornbeere ist ebenfalls ein sehr guter Vitaminspender. Zur Hefekur wird von Prof. Becher täglich dreimal ein walnußgroßes Stück Bierhefe angeraten. Der Saft mehrerer Zitronen wird mit wenig Wasser verdünnt, die Hefe darin aufgelöst und reichlich Zucker zugefügt, dann hat man einen für die meisten Patienten schmackhaften Hefetrank. Es gibt aber jetzt in den Reformhäusern eine ganze Reihe wertvoller Hefekurmittel.

Schließlich sei noch an ein altes Darmdesinfektionsmittel der Volksmedizin erinnert, den Knoblauch, der kurweise als Knoblauchmilch genossen werden kann, wenn man nicht die weniger riechenden Präparate bevorzugt. Man kann ihn auch als Würze bei der Zubereitung von Gemüse verwenden.

Bei einem kurgemäßen Vorgehen wird man systematisch erst einmal den Darm durch Fastentage gründlich reinigen und dann allmählich eine den Darm reinigende und seine Funktion anregende Kost aufbauen.

Am schnellsten und sichersten erreicht man die Ruhigstellung und Reinigung des Darmes als Auftakt für die weitere diätetische Einwirkung durch die Fastenkur. Ihre Durchführung über eine längere Zeit, etwa 10–25 Tage, wird man im allgemeinen entsprechenden Diät- und Fastenkurheimen überlassen. Kürzere Wiederholungskuren von 7–10 Tagen kann man aber zu Hause recht gut durchführen. Man beginnt zur Umschaltung des Stoffwechsels mit zwei Obsttagen, an denen man meistens dem Patienten die Entscheidung über Art und Menge des Obstes überläßt. Der Morgen des dritten Tages ist dann der eigentliche Beginn der Fastenkur: 40 g Glaubersalz werden in dreiviertel Liter heißem Wasser aufgelöst und so schnell wie möglich ausgetrunken. Wegen des bitteren Geschmacks hält man ein Glas Fruchtsaft bereit, um bei jedem Absetzen einen Schluck nachtrinken zu können.*)

Die Sauermilch- oder Joghurt-Kur eignet sich für die hier besprochenen Krankheitsbilder ganz besonders; entweder als Ersatz, wenn die Fastenkur als zu streng abgelehnt wird, oder vor allem auch als Ausleitung der Fastenkur. Am besten soll viermal täglich ¼ Liter Joghurt genossen werden, dem man zur Geschmackswandlung Sanddornbeerensaft und schließlich auch Weizenkeime zusetzen darf. Als erstes und letztes darf eine Tasse heißer Tee oder Fruchtsaft getrunken werden.

Bei all diesen Kuren ist eine besonders gründliche Mundreinigung mit Abbürsten oder Abreiben der Zunge ebenso wichtig wie eine regelmäßige Darmreinigung durch Einläufe oder Darmbäder. Obstkuren stellen dann die nächste Stufe des Aufbaus dar. Sie stehen zwischen Fasten- und Rohkostkuren. Sie können kurweise durchgeführt werden, z. B. in einer Dauer von 7 bis 21 Tagen oder in einer Dauer von 1–3 Tagen. Einmal oder auch Woche für Woche kann man sie zwischen eine andere Diät einschalten. Man verabreicht im Durchschnitt täglich 1500 g Obst in drei Portionen, nach Belieben und Jahreszeit unter frischem und trockenem Obst ausgewählt.

Die strenge Rohkostkur gestattet außer ungekochtem Obst auch Salat und Rohgemüse, auch in Saftform, ebenso Milch, Sahne, Quark; ferner Nüsse und Mandeln, auch gerieben oder als Mus, Öl und unter Umständen rohes Ei zur Herstellung von Mayonnaise. Bei ausreichender Verwendung von so hochgradigen Kalorienträgern wie Sahne, Nüssen und Mandeln fällt es nicht schwer, über sehr lange Zeit eine sättigende, das normale Körpergewicht erhaltende Rohkosternährung durchzuführen.

Noch leichter ist dies selbstverständlich bei der milden Rohkost. Sie wird aus der strengen Form entwickelt, indem mittags Pellkartoffeln zugelegt werden oder auch Kartoffelgerichte, die durch Weiterverarbeitung von Pellkartoffeln entstanden, wie Bratkartoffeln, Bircher-Benner-Kartoffeln, Kartoffelsalat oder -brei. Das Obst kann man unter Verwendung von Flocken zu

------

*) Genaue Anweisungen über Fastenkuren mit Diätvorschriften bringt das Kapitel „Ernährung für Gesunde und Kranke“ auf S. 626 ff.

Müsli anrichten, oder man kann Flockenspeisen oder Vollkornbrei verwenden und schließlich in begrenztem Umfang auch Vollkornbrot oder anderes Vollkorngebäck, Honigkuchen, Früchtebrot u. ä. – Butter oder Pflanzenbutter, Hefe- und Sojabrotaufstriche sind in Grenzen erlaubt. Mit dieser Kostform kann man, wenn man will, jahrzehntelang sehr gut auskommen. Bei schwer beeinflußbaren chronischen Krankheitsformen kann nur dazu geraten werden, unter Kontrolle die Einstellung auf eine solche Kostform zur Beseitigung von Darmvergiftungsvorgängen vorzunehmen. Milch soll bevorzugt als Joghurt oder wenigstens Dickmilch genossen, und zur besseren Darmentgiftung soll womöglich auch täglich rohgeriebener Apfel gegessen werden. Ich lasse vor dem Zubettgehen als letzte Mahlzeit zur nächtlichen Darmreinigung als „Lumpensammler" entweder Joghurt oder roh geriebenen Apfel verzehren und morgens als erstes 1 Teelöffel Neydhartinger Moor-Trinkkur in ½ Glas Wasser oder Kamillentee und anschließend eine Tasse Hagebuttentee oder Pfefferminztee im Wechsel. Tagsüber kommen außer Milch und Buttermilch als Getränke Kräutertee und Süßmost in Frage.

Die Milch-Pflanzen-Kost bedeutet eine weitere Milderung im Ernährungsregime durch Zulage von gedünstetem Gemüse, Backwerk, Käse und meist auch von Eiern in beschränktem Umfang. Es gibt sehr viele Patienten, die bei einer solchen Kostform ihre Gesundheit auch in sehr schweren Fällen zurückgewonnen und sie sich dann erhalten haben.

Oft erscheint es nach Wiedererlangung der Gesundheit auch möglich, auf Wunsch die letzte Kostform durch gelegentliche Beilagen von Fleisch und Fisch zu einer allgemeinen Dauerernährung zu erweitern.

Stuhlverstopfung (Obstipation)

Nicht immer sind deutliche Krankheitserscheinungen vorhanden. Manche Patienten klagen ganz allgemein über Störungen des Allgemeinbefindens, über Mattigkeit, Arbeitsunlust, Schwindel, Leibschmerzen, vor allem auch über Kopfschmerzen u. a. Man unterscheidet eine für sich bestehende Form der Stuhlverstopfung neben einer symptomatischen Obstipation. Diese kann durch Änderungen der Lebensweise hervorgerufen werden, z. B. bei Reisen, bei längerer Bettruhe und nicht zuletzt, wenn der natürliche Stuhldrang öfter zwangsweise unterdrückt wird. Bei Erkrankungen des Magens kann es ebenfalls – auf Grund der funktionellen Einheit von Magen und Darm – zu einer Stuhlverstopfung kommen. Es ist natürlich auch daran zu denken, daß gewisse Geschwülste eine Obstipation hervorrufen können. Bei Darmgeschwülsten treten nicht nur Stuhlverstopfung sondern auch Durchfälle auf. Bestimmte Medikamente wie Morphium, Opium und Atropin haben eine darmlähmende Wirkung und können eine Stuhlverstopfung verursachen.

Weiterhin gibt es bei Frauen eine mechanisch bedingte typische Form der Stuhlverstopfung, die durch Rückwärtsknickung, Rückwärtsverlagerung oder Druck der Gebärmutter auf den Darm hervorgerufen wird. Die Gebärmutter kann sogar mit dem Darm verwachsen. Die selbständig bestehende Stuhlverstopfung ist meist die Folge einer unzweckmäßigen Lebensweise, d. h. durch die Ernährung wird ein zu geringer Reiz auf den Darm ausgeübt, die Nahrung enthält zu wenig Abfallstoffe (Zellulose und dergl.). Auch durch fehlende körperliche Bewegung, dauerndes Sitzen, einengende Kleidungsstücke usw. wird eine normale Darmfunktion auf die Dauer behindert.

Weiterhin unterscheidet man in der Medizin eine durch Erschlaffung des Darmes hervorgerufene Stuhlverstopfung, die sogenannte atonische Obstipation und eine sogenannte spastische Obstipation infolge einer nervösen Verkrampfung des Darmrohres.

Wenn man die Dauer des Verweilens von Darminhalt im Körper feststellen will, gibt man eine einmalige Dosis Tierkohle und beobachtet die Zeit bis zum Auftreten eines schwarzgefärbten Stuhlgangs. Die normale Ausscheidungszeit liegt zwischen 12 und 48 Stunden.

Allopathie. Neben den geschilderten Maßnahmen der Allgemeinbehandlung und Diätetik verwendet man Gleitmittel wie Paraffinöl, Agarol, Obstinal u. ä. oder salinische Abführmittel, ½ bis 1 Eßlöffel täglich, 5–25 g Glaubersalz, in heißem Wasser morgens nüchtern oder Bittersalz. Bei krampfartiger Obstipation Belladonna-Präparate. Ist eine drastische Abführung notwendig, so gibt man Rizinusöl oder ein Laxans (z. B. Daluwal, Istizin u. ä.). Um sicherzugehen, daß Geschwülste nicht vorhanden sind, ist eine Röntgenuntersuchung oder eine Rektoskopie vorzunehmen.

Naturgemäße Allgemeinbehandlung: Körperliche Bewegung und Ausarbeitung, auch Seilspringen geben natürliche Anregungen bei chronischer Stuhlverstopfung. Weiterhin ist durch Atemschulung für eine geregelte Zwerchfelltätigkeit zu sorgen, weil das ausreichende Tieferschwingen des Zwerchfells eine Massage der Bauchhöhle bzw. der in ihr liegenden Organe des Verdauungssystems bedeutet. Darmbäder und regelmäßige Einläufe werden nicht mehr für besonders zweckmäßig gehalten, sie sollen höchstens zu Beginn der Behandlung alte Kotmassen ausräumen. Auf die Dauer haben sie aber keine regelnde Wirkung auf den Darm. Wir dürfen überdies nicht vergessen, daß die zarte Darmschleimhaut nicht dafür geeignet ist, von außen her dauernd mit Spülflüssigkeit gereinigt zu werden. Diätetische Maßnahmen erscheinen naturgemäßer.

Diät: Für durchschnittliche Krankheitsfälle und Kranke mit durchschnittlichem Gewicht kann eine solche Kostform etwa wie folgt aussehen:

Morgens nüchtern: 1 Glas kaltes klares Wasser, am besten Quellwasser oder eingeweichte Feigen mit dem Feigensaft.

1. Frühstück: Müsli, insbesondere Leinsamen-Müsli oder Vollkornschrotgerichte o. ä., Vollkornbrot, Butter, Honig oder Marmelade, Milch-Kathreiner oder Kräutertee.

2. Frühstück: Buttermilch, Dickmilch mit Zucker oder Joghurt mit Sanddornbeerensaft oder rohes Obst nach der Jahreszeit oder Trockenobst.

Mittagessen: Rohkost-Vorgericht, Kartoffeln und Gemüse oder Reis, Hirse oder Grütze mit Obst, Kompott.

Vesper: wie 2. Frühstück oder Honigkuchen oder Früchtebrot mit Butter.

Abendessen: Frischkost, Vollkornbrot, Dickmilch, Butter, Pflanzenfett oder Nußmus, Obst oder Obstspeisen, Milch oder Kräutertee.

Die Wirkung wird verstärkt, wenn die Dickmilch mit Weizenkeimen, Kleie oder Leinsaat vermischt wird. Zucker fördert den Stuhlgang, ist daher neben Honig und Obst erlaubt. Langsam essen, gut kauen und einspeicheln! Erst entspannen, dann essen!

Handelt es sich um magere Menschen, die meist auf Grund ihrer besonderen Konstitution mehr zu der Krampfform der Stuhlverstopfung neigen, so ist es zweckmäßig, in diesen Diätplan besondere Fettspender wie Schlagsahne, Öl oder Salate mit Mayonnaise einzubauen. Dabei muß man sich natürlich nach dem persönlichen Geschmack richten. Bei manchen besteht nicht die geringste Abneigung gegen Öl, andere wieder schütteln sich schon bei dem bloßen Gedanken daran. Eine solche Diätform könnte folgendermaßen aussehen:

Morgens nüchtern: 1 Eßlöffel Sonnenblumenöl oder eine Scheibe Vollkornbrot, mit dem Öl durchzogen, evtl. zur geschmacklichen Differenzierung mit gehacktem Schnittlauch, Zwiebeln oder Kräutern bestreut.

1. Frühstück: Leinsamen-Müsli und Diätspeisen mit Sahne, Vollkornbrot, insbesondere Weizenschrotbrot, bzw. Grahambrot mit reichlich Butter, dazu Honig oder Marmelade, Milch-Kathreiner oder Kräutertee.

2. Frühstück: Dicke Milch mit Kleie oder Keimdiät und Sanddornbeerensaft, nach Wunsch gezuckert.

Mittagessen: Rohkostvorgericht mit reichlich Mayonnaise. In reichlich Pflanzenfett oder Butter gedünstete Gemüse mit Bratkartoffeln oder Butterreis. Nachtisch mit Sahne.

Vesper: Obstkuchen mit Schlagsahne oder Obst-Sahne-Speise.

Abendessen: Rohkostvorgericht mit reichlich Mayonnaise. Kartoffelsalat mit Mayonnaise, evtl. als Beilage Vollkornbrot, reichlich Butter, Pflanzenfett oder Nußmus, fetter Käse. – Rohes Obst oder Kompott. Süßmost.

Bei Neigung zu Blähungen sind allerdings bei der Zusammenstellung der Gerichte Einschränkungen erforderlich, die auch sonst bei empfindlichen Menschen oder solchen, die lange entwöhnt waren und Weißbrot und Breidiät gegessen haben, beachtet werden müssen. Rohkost soll immer vor der Kochkost verzehrt werden, Obst und Gemüse dürfen nicht zu einer Mahlzeit, noch weniger zu einem Gericht zusammengestellt werden. So wichtig diese Regel auf Grund der Erfahrung für viele Menschen ist, so wenig bedeutet sie für einen großen Kreis unempfindlicher Personen, so daß ich es dem Einzelfall überlasse, wie die endgültige Zusammenstellung aussieht. Jedenfalls bringen wir im Rezeptteil ohne Bedenken Gerichte, in denen Obst und Gemüse zusammentreffen, für diejenigen, denen es bekommt. Man soll nicht allzusehr verallgemeinern, namentlich nicht im Hinblick auf Funktionsschwächen einzelner Kranker allgemein verbindliche Ernährungssysteme aufstellen. Großzügigkeit und Entspannung sind hier dienlicher als Verängstigung und krampfhafte Einengung der Ernährungsgrundlage. Fleisch und Fisch erscheinen mir allerdings nicht angebracht für Ernährungsformen, die für Kranke mit ungenügender Darmentleerung bestimmt sind. Gerade diese Nahrungsmittel führen unter derartigen Verhältnissen zu Fäulnisvorgängen, die sich für das Allgemeinbefinden ungünstig auswirken können. Eier sind im allgemeinen nur insoweit erlaubt, als sie küchentechnisch erforderlich sind, also zum Anrichten, Backen usw., nicht als selbständiges Eiergericht. Aber man kann sicherlich ohne Gefahr bei besonderem Verlangen einmal ein Eiergericht einschieben.

Blähungswidrige Kräutertees dürfen nicht gesüßt werden, weil durch den Zucker Gärungsvorgänge begünstigt werden. Am beliebtesten sind Fenchel, Kümmel, Anis für sich oder in Mischung mit Pfefferminze. Die Beigabe von Heilerde für den inneren Gebrauch bzw. das Einnehmen vor dem Teetrinken vertieft den Erfolg durch die Bindung von Darmgasen. Man kann statt dessen auch eine Neydhartinger Moor-Trinkkur durchführen. Endlich ist daran zu denken, durch eine Fastenkur zunächst einmal eine Generalreinigung des Darmes und des Körpers herbeizuführen und erst dann den Darm allmählich im Übergang über Obst-Rohkost-Sauermilch-Kuren auf eine für seine Funktion zugeschnittene Dauerdiät zu bringen. Darmbäder bei der Fastenkur erscheinen oft besonders zweckmäßig. Schon der Bismarck-Arzt Schweninger hat in solchen Fällen Fastenkuren durchgeführt, und zu seiner Zeit war in Berlin das „Schweningern" die große Mode.

Kräuterheilkunde: Zu gelegentlichem Gebrauch Faulbaumrinde, Sennesblätter, Sennesschoten, Rhabarberwurzel, auf die Dauer am besten Leinsamen, frisch geschrotet, morgens nüchtern und abends als letztes zu nehmen, weiterhin Backpflaumen oder Feigen.

Homöopathie: Graphites D 3, Magnesium muriaticum D 4, Natrium sulfuricum D 6.

Biochemie: Kalium chloratum D 6, Natrium sulfuricum D 6, Kalium phosphoricum D 6, Silicea D 12.

Was ist zu den Abführmitteln zu sagen?

Im wesentlichen haben Abführmittel die Aufgabe, den Körper von schädlichen Ansammlungen innerhalb des Verdauungskanals zu befreien und die fehlende oder ungenügende Peristaltik des Darmes anzuregen. Es besteht kein Zweifel, daß bei Vergiftungen, Überladungen des Magens oder sonstigen einmaligen oder plötzlichen „Unfällen" das Einnehmen eines Abführmittels zur schnellen Entleerung des Darms notwendig und vorteilhaft ist. Rizinusöl gehört daher in jede Hausapotheke.

Anders steht es mit ihrer Verwendung zur regelmäßigen Unterstützung der Darmentleerung. Hier beobachten wir zunächst den nachteiligen Einfluß der Gewöhnung, d. h. ein Abführmittel hat nur eine zeitlich begrenzte Wirkung, weil der Darm auf den ständig wiederholten Reiz nicht mehr anspricht. Es besteht in solchen Fällen die Neigung, immer stärkere Abführmittel zu verwenden. Wir müssen uns darüber klar sein, daß die Behandlung mit Abführmitteln nur die Bekämpfung eines Krankheitszeichens ist und keine Heilung bringen kann.

Bei der Wirkung der Abführmittel beobachten wir dieselben individuell bedingten starken Schwankungen, die uns auch hinsichtlich der Verträglichkeit und Wirksamkeit der Nahrungsmittel geläufig sind. Was bei einem Menschen eine abführende Wirkung hat, bringt bei einem anderen möglicherweise eine Verstopfung zuwege. Zahlreiche Abführmittel sind aber darauf abgestellt – um ihres Erfolges auf möglichst viele Menschen sicher zu sein –, nicht nur im Sinne einer direkten Anregung der Darmperistaltik zu wirken, sondern eine besondere Reizwirkung auf die Schleimhaut auszuüben. Sie erzeugen gewissermaßen einen Darmkatarrh, um die Entleerung des Darmes zu beschleunigen. Bei den großen individuellen Unterschieden ist es aber nicht möglich, in der Praxis die Reaktionsweise des Patienten vorauszusehen, so daß sehr leicht aus der gewollten geringfügigen Reizung der Darmschleimhaut eine ungewollte Darmentzündung wird. In diesem Fall werden dann nur die Krankheiten vertauscht: an Stelle der Stuhlverstopfung haben wir die Darmentzündung *(Colitis).* Diese ist sogar viel schwieriger zu behandeln, zumindest bei Menschen, die eine Veranlagung dafür haben.

Zur Darmentleerung bei Beginn von Fastenkuren verwenden wir eine Lösung von Glaubersalz; ihre schnelle Wirkung beruht darauf, daß die normale Eindickung des Darminhalts verhindert wird, eine Eigenschaft, die den sogenannten salinischen Abführmitteln eigentümlich ist. – Ähnlich, wenn auch milder, wirken andere Mineralsalzlösungen, z. B. die verschiedenen Mineralwässer der Kurorte und Heilbäder. – Frucht- und Pflanzensäuren haben ebenfalls keine ein-

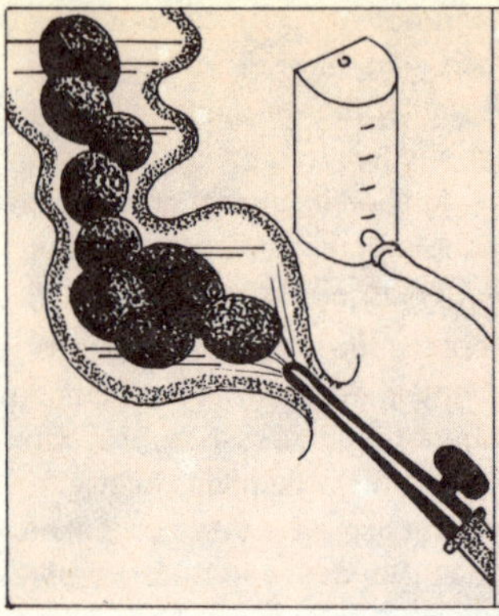

Ein Einlauf erweicht den erhärteten Inhalt des Mastdarms.

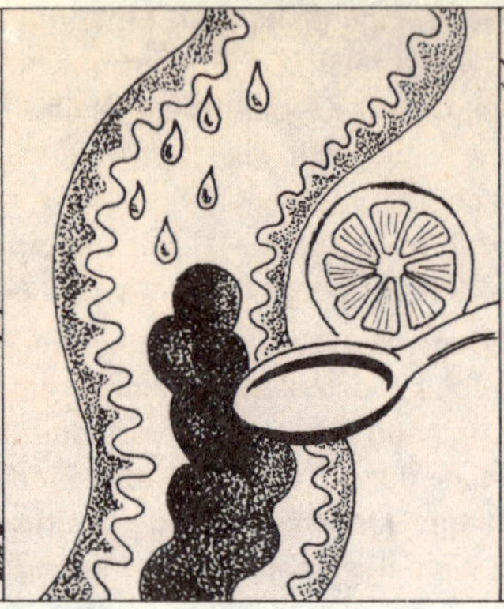

Rizinusöl reizt die Schleimhaut des Dünndarms zur Abgabe von Flüssigkeit, welche den Darminhalt erweicht.

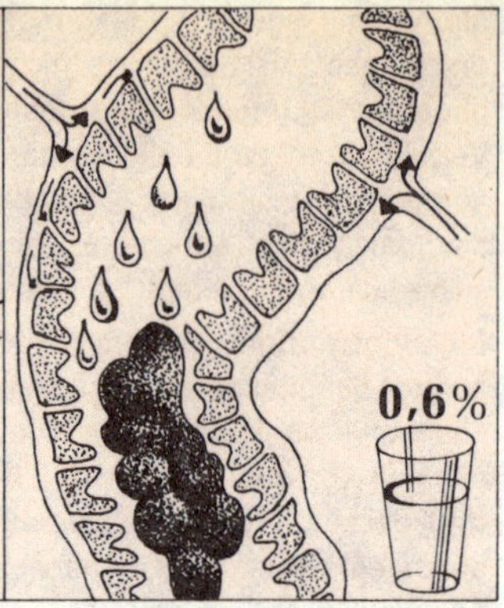

Karlsbader Salz regt das Adernetz der Dünndarmwand zur Abgabe von Blutwasser an. Wirkt wie ein Einlauf.

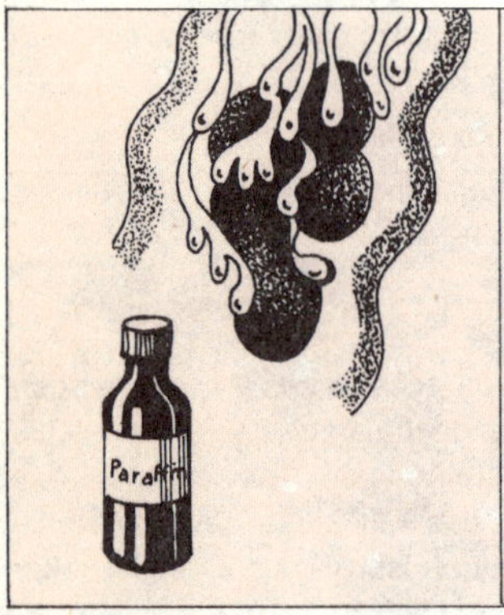

Paraffin-Öl fettet und glättet die Darmwand, umgibt den erhärteten Inhalt und läßt ihn leichter durch das Darmrohr gleiten.

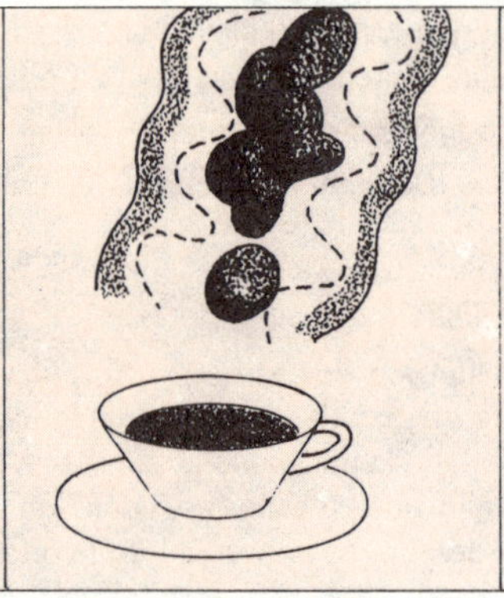

Sennesblätter, Rhabarber bewirken Zusammenziehungen des Dickdarms, wodurch der erhärtete Inhalt in Bewegung gerät.

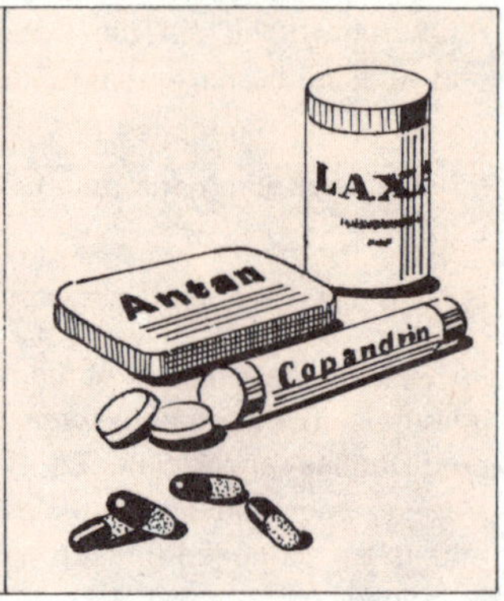

Abführ-Pillen und Tabletten haben eine vorwiegend die Darmringmuskulatur anregende Wirkung.

heitliche, jedoch eine abführende Wirkung ohne sonderliche Beschwerden. Durch die Anregung des Dickdarms wirken u. a. die Sennesblätter oder Sennesschoten. Man nimmt ½ bis 1 Eßlöffel Blätter auf eine Tasse Tee oder auf ein Glas laues bis kaltes Wasser, weiterhin 10–12 Schoten, die man 12 Stunden ausziehen läßt und dann – ohne zu kochen! – durch ein Haarsieb gießt und abends trinkt. Die Rhabarberwurzel wird in pulverisierter Form als Pille verwandt. Faulbaumrinde wird als Tee getrunken, 1 Eßl. mit 3 Tassen Wasser so lange gekocht, bis nur noch 2 Tassen Flüssigkeit übrigbleiben.

Von den chemischen Substanzen sind die Quecksilberpräparate sehr schädlich, weil die Nieren dadurch gefährdet werden. Im übrigen kann man sie als gelegentliche Anregungen im Laufe einer Behandlung durch natürliche Mittel ersetzen. Paraffinpräparate erweichen die Kotmassen und erhöhen die Gleitfähigkeit der Darmwanderung, allerdings sind sie häufig mit chemischen Stoffen versetzt. Reines flüssiges Paraffinöl kann jedoch als reizloses Mittel verwendet werden, das vor allem bei der krampfartigen Stuhlverstopfung, bei der Entleerung kleiner Kotkügelchen in Betracht kommt. Eine stärkere Dehnung des Darmes und ein stärkerer Anreiz werden erreicht, wenn man Pflanzenschleim, wie Agar-Agar oder gemahlenen Leinsamen einnimmt; der Stuhl wird dadurch aufgelockert und auch in seinem Volumen vermehrt. Bei der Leinsaat wirkt außerdem noch der Gehalt an Leinöl anregend auf den Darm. Man kann sie in Obstgerichten, Frischkost, Dickmilch, Joghurt oder Buttermilch gequirlt morgens und abends verwenden. Sie ist als erlaubtes diätetisches Mittel zu längerem Gebrauch anzusehen.

Darmkatarrh (Enteritis), Durchfall (Diarrhöe)

Darmkatarrhe entstehen durch spezielle Reize, die der Darminhalt auf die Schleimhaut ausübt, so daß es zu einer Entzündung kommt. Es kann sich sowohl um mechanische als auch um chemische Schädigungen handeln, die von der Art und Menge der zugeführten Nahrung abhängen. Diese auslösenden Reize wirken schon auf den Magen ein, so daß es häufig zu einem Magen-Darm-Katarrh kommt (Gastro-Enteritis). Oft gelangen die schädlichen Stoffe auch durch nicht mehr einwandfreie Nahrungsmittel, die schon in Fäulnis übergegangen sind, in den Darm. Namentlich in der Hitze des Sommers stehen diese Krankheitsformen im Vordergrund. Weiterhin können durch Medikamente, vor allem durch stark wirkende Abführmittel, entzündliche Reizungen des Darms hervorgerufen werden. Auch durch Erkältung und Durchnässung bei Schwächung der Abwehrkräfte oder durch Bakterien, z. B. Typhus-, Paratyphuserreger, die mit der Nahrung eindringen, entstehen entzündliche Vorgänge. – Das Hauptsymptom einer entzündlichen Darmkrankheit ist der Durchfall. Darunter verstehen wir eine ungewöhnlich häufige Darmentleerung in dünner, d. h. wasserreicher Form. Allerdings muß darauf hingewiesen werden, daß nicht für jeden Durchfall eine entzündliche Veränderung der Darmschleimhaut unbedingte Voraussetzung ist. Kälteeinwirkung und seelische Momente, wie z. B. Schreck führen auch zu einer gesteigerten und beschleunigten Darmbewegung. Außerdem beobachten wir auch häufig Leibschmerzen, die entweder anhaltend sind oder anfallsweise auftreten und sich bis zu Kolikanfällen steigern können. Die unruhigen peristaltischen Bewegungen können oft durch Kollern und Gurgeln im Leib, der bisweilen stark aufgetrieben ist, wahrgenommen werden.

Bei einfachem Durchfall braucht das Allgemeinbefinden nicht gestört zu sein, in infektiösen Fällen hingegen fühlen sich die Kranken matt und elend und werden bettlägerig, besonders wenn auch noch Fieber hinzukommt. Katarrhe des Dünndarms ziehen meistens auch den Dickdarm, zumindest seine oberen Abschnitte, in Mitleidenschaft. Ein Katarrh kann auch die Folgeerscheinung einer außerhalb des Darmkanals liegenden Schädigung oder das Begleitsymptom einer anderen Krankheit sein. Es ist möglich, daß Durchfälle im Zusammenhang mit Basedow, Tuberkulose und einer Reihe von Vergiftungen, z. B. durch Arsen, Quecksilber oder durch Medikamente wie etwa Digitalis u. a. und durch Mißbrauch von Abführmitteln auftreten können.

Sind diese Möglichkeiten ausgeschlossen, so kommt in erster Linie eine ungenügende Verdauung der Nahrung in Betracht, die durch Störungen der Verdauungsdrüsen zu regelwidrigen Zersetzungsvorgängen und Reizungen im Magen-Darm-Kanal führt. Weiterhin muß man an nervöse Einflüsse auf die Darmfunktion denken, wodurch ebenfalls fäulnis- und gärungsfähige Nahrungsbestandteile sich zersetzen und die Schleimhaut des Dünndarms reizen.

Auch die Stuhluntersuchung gibt Hinweise auf die Ursache und Art der vorliegenden Erkrankung. Bei der Verdauungsstörung durch Gärung (Gärungsdyspepsie) ist der Stuhl sehr hell gefärbt, riecht sauer und enthält oft Gasblasen; bei der Verdauungsstörung durch Fäulnis (Fäulnisdyspepsie) ist er dunkel und stinkend mit Beimengung von vielen fettigen Bestandteilen, die aber auch auf ein Leiden der Bauchspeicheldrüse hindeuten können. Ebenfalls bei ungenügender Säureproduktion des Magens finden wir die Fäulnisdyspepsie und beobachten im Stuhlgang reichlich Fleischreste, weil die Verdauung des Bindegewebes durch den Säuremangel ungenügend ist.

Nach dem Genuß verdorbener Nahrungsmittel oder bei Diätfehlern kommt es zu einem akuten Magen- und Darmkatarrh. Hier bedeutet der Durchfall zumeist den Ausdruck eines natürlichen Heilbestrebens, das darauf abzielt, die schädlichen Stoffe so schnell wie möglich aus dem Darm zu entfernen. Es ist darum in solchen Fällen durchaus angebracht, trotz eines bestehenden Durchfalls Abführmittel, insbesondere Rizinusöl einzunehmen. Sind die Fäulnisprodukte entfernt und damit die akuten Reizzustände beendet, so ist der Durchfall gewissermaßen überflüssig geworden und hört auf.

Allopathie: Die Behandlung richtet sich nach den Ursachen der Erkrankung. Durchfälle werden am besten mit 2mal täglich 5 Tropfen Opium-Tinktur *(Tinctura opii simplex)*, die eine gewisse darmlähmende Wirkung hat, behandelt. Kohle-Präparate *(Carbo medicinalis)* haben einen weniger stopfenden Erfolg. Sie saugen die Darmgase auf. Gerbsäure-Präparate sind sehr zuverlässig, in Frage kommen Tannigen oder Tannalbin. Auf Grund jahrzehntelanger Erfahrung haben sich für eine Apfelkur die Aplona-Präparate eingeführt, die es neuerdings auch mit den bakterienzerstörenden Sulfonamid-Zusätzen (Resulfon, Supronal o. ä.) gibt.

Die zum Teil sehr heftigen krampfartigen Schmerzzustände lösen sich prompt nach Atropin, Papaverin und Eupaverin-Tropfen oder -Zäpfchen, nur im zwingenden Bedarfsfall ist Polamidon, Pantopon o. ä. zu injizieren. Fieberkranke müssen unbedingt das Bett hüten. Bei chronischen Durchfällen mit Schmerzen soll die Diagnose sehr exakt gestellt werden, weil Gallenblasenentzündungen, Blinddarmreizungen, unter Umständen auch Ruhr durchaus im Bereich des Möglichen liegen.

Naturgemäße Allgemeinbehandlung: Empfehlenswert sind allgemeine, den Heilungsablauf unterstützende Maßnahmen, wie Wechselfußbäder, Kniegüsse, Armbäder, Waschungen usw.

Um die örtlichen Beschwerden zu lindern, ist Wärmebehandlung des Leibes am zweckmäßigsten, heißer Heusack auf den Leib oder ansteigend heißes Sitz- und Halbbad. Im Anschluß daran, vor dem Zubettgehen, wird ein Lendenwickel angelegt.

Die Aufsaugung der Darmgifte wird durch eine Aufschwemmung von Heilerde, Bolus alba, Tierkohle oder noch besser durch Verabreichung von Neydhartinger Moor-Trinkkur beschleunigt.

Diät: Am besten ist die Ruhigstellung des Magen-Darm-Kanals durch Verabreichung von Tee, insbesondere Kamillentee, Leinsamentee oder Pfefferminztee. Zucker darf in keinem Fall verwandt werden, am besten wird überhaupt nicht gesüßt, auch nicht mit Honig.

Bei akuter Darmentzündung mit Durchfällen wird die erforderliche Entlastung auch mit einer Apfelkur erreicht: 1–3 Tage lang so viele rohe geriebene Äpfel, wie der Kranke essen mag, bis täglich 1500 g in 5 Mahlzeiten. Die Äpfel werden vom Kernhaus befreit und auf einer Glasreibe fein gerieben. Schlechte harte Schale wird entfernt. Während der Kur nichts anderes essen oder trinken. Es gibt Rohapfelpräparate für die Zeiten, in denen Äpfel nicht erhältlich sind. In schweren Fällen, namentlich bei starkem Durst, kann auch ein Teetag zweckmäßig sein. Zuckerzusatz ist verboten, eine Aufschwemmung von Heilerde oder Zusatz von Neydhartinger Moor-Trinkkur im Tee erhöht die entgiftende Wirkung.

Aber auch bei chronischen Darmkatarrhen wird am besten so wie oben beschrieben begonnen, um vor Beginn einer Heildiät erst einmal alte Fäulnisstoffe zu entfernen. Abführung mit Rizinus: 1–2 Teelöffel Rizinus, heißen Tee nachtrinken oder auch Glaubersalz, in Wasser verrührt einnehmen, dann ein Teetag, anschließend 1–3 Apfeltage. Besteht weiterhin Durchfall, so empfiehlt sich eine Fastenkur. Im Anschluß an die anfänglichen strengeren Diättage verabreicht man die Übergangsdiät bei Darmkrankheiten.

1. und 2. Tag:

- 8 Uhr: 1 Glas heißer Pfefferminztee oder Kamillentee
- 10 Uhr: ¼ l Joghurt oder Dickmilch
- 12 Uhr: 1 Tasse Schleim aus Leinsamentee mit etwas Zitronensaft, Haferschleim oder Reisschleim
- 14 Uhr: wie um 8 Uhr
- 16 Uhr: 50 g Quark
- 18 Uhr: wie um 12 Uhr
- 20 Uhr: 300 g roh geriebener Apfel

3. Tag:

- 8 Uhr: 2 Vollkorn-Zwiebäcke oder 1 Scheibe geröstetes Weißbrot, Pfefferminz- oder Kamillentee
- 10 Uhr: ¼ l Joghurt oder Dickmilch
- 12 Uhr: Haferschleim-Nährspeise
- 14 Uhr: 1 Glas heißer Pfefferminz- oder Kamillentee
- 16 Uhr: 50 g Quark, Vollkorn-Zwieback oder 1 Scheibe geröstetes Weißbrot
- 18 Uhr: 1 Tasse Schleim aus Leinsamentee mit Zitronensaft oder Haferschleim
- 20 Uhr: 300 g roh geriebener Apfel

4. Tag:

- 8 Uhr: 50 g Grahambrot, 5 g Butter, Tee
- 10 Uhr: ¼ l Joghurt oder Dickmilch, 1 Scheibe Knäckebrot
- 12 Uhr: Kartoffelsuppe
- 14 Uhr: Pfefferminztee
- 16 Uhr: Quark, Grahambrot, Butter
- 18 Uhr: Haferschleim-Nährspeise
- 20 Uhr: roh geriebener Apfel

5. Tag:

8 Uhr:	50 g Grahambrot, 100 g Butter, Tee
10 Uhr:	¼ l Joghurt oder Dickmilch, 1 Scheibe Knäckebrot
12 Uhr:	Haferschleim-Nährspeise
14 Uhr:	Tee
16 Uhr:	Quark, 2 Scheiben Knäckebrot, 10 g Butter
18 Uhr:	roh geriebener Apfel
20 Uhr:	wie 12 Uhr

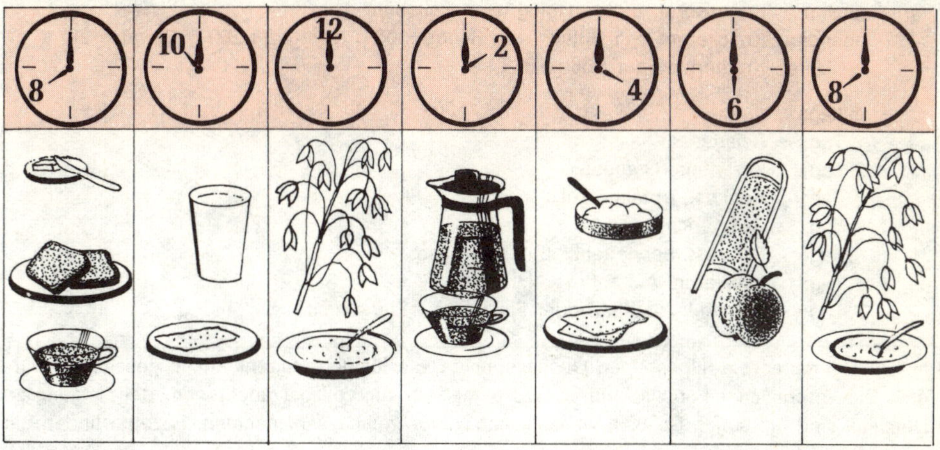

So verläuft der 5. Diät-Tag

6. Tag:

8 Uhr:	2 Scheiben Knäckebrot, 10 g Butter, Tee
10 Uhr:	¼ l Joghurt oder Dickmilch, 1 Scheibe Knäckebrot
12 Uhr:	Kartoffelbrei, 100 g Quark oder Reisbrei
14 Uhr:	roh geriebener Apfel
16 Uhr:	2 Scheiben Knäckebrot, 10 g Butter, Pfefferminztee
18 Uhr:	Möhrensaft, evtl. verdünnt mit Leinsamentee
20 Uhr:	Haferschleim-Nährspeise

7. Tag:

8 Uhr:	Birchermüsli
10 Uhr:	2 Scheiben Knäckebrot, 10 g Butter, ¼ l Joghurt oder Dickmilch
12 Uhr:	Milchreis mit roh geriebenem Apfel oder Apfelmus
16 Uhr:	2 Scheiben Knäckebrot, 10 g Butter, Pfefferminztee
18 Uhr:	Möhrensaft, evtl. verdünnt mit Leinsamentee
20 Uhr:	Haferschleim-Nährspeise

Bei defektem Gebiß gibt man statt Knäckebrot eine Nährspeise mit Zusatz von Möhrensaft oder roh geriebenem Apfel, bei Übergewicht fällt diese Mahlzeit aus.

Diätschema bei chronischen Darmerkrankungen

Gleichbleibende Mahlzeiten:

morgens:	Birchermüsli oder Kollath-Frühstück oder eine Nährspeise mit Zusatz von Obst
vorm.:	3 Scheiben Knäckebrot, 15 g Butter, ¼ l Joghurt oder Dickmilch
nachm.:	100 g Quark, 3 Scheiben Knäckebrot, 15 g Butter, bei Bedarf anschließend 1 Tasse Tee nach Belieben
abends:	300 g Obst oder 200 g Gemüsesaft, 2–3 Scheiben Knäckebrot, 10–15 g Butter
mittags:	
1. Tag:	Kartoffeln, Gemüse o. ä.
2. Tag:	Reis mit gedünstetem Obst oder Backobst
3. Tag:	Kartoffel-Klöße mit Meerrettichsoße

4. Tag: Nudeln mit Tomatensoße
5. Tag: Kartoffelbrei mit Gemüse wie am 1. Tag
6. Tag: Reisgericht
7. Tag: Kümmelsuppe, Kartoffelbrei mit Äpfeln

Kostzettel für die folgende Woche:

morgens: Birchermüsli, Kollath-Frühstück oder Nährspeise
vorm.: Knäckebrot und Butter nach Belieben, ¼ bis ½ l Joghurt oder Dickmilch oder beliebig Quark oder Sahneschichtkäse
nachm.: Knäckebrot, Butter, Honig nach Belieben
abends: Knäckebrot und Butter nach Bedarf, 300 g Obst oder 200 g Gemüsesaft
bei Durst: Kräutertee oder Süßmost

mittags:
1. Tag: Reisgericht
2. Tag: Kartoffeln, Gemüse
3. Tag: Rohkost, Apfelauflauf
4. Tag: Reisgericht
5. Tag: Rohkost, Serviettenkloß mit Gemüse
6. Tag: Makkaroni-Auflauf
7. Tag: Blumenkohlauflauf oder Fisch- oder Eiergericht

Im übrigen gelten die allgemeinen Gesichtspunkte, die für den Magenkranken geschildert wurden. Diät in ähnlicher Form fortführen und allmählich zur Vollkost übergehen. Bei Neigung zu Durchfall sind die süßen Speisen wegzulassen; dafür mehr Quark nehmen. Rezepte finden Sie im → Rezeptteil.

Kräuterheilkunde: Abkochen von Tormetillwurzeln, Heidelbeersaft, Knoblauchsaft, Pfefferminz- und Kamillentee.

Homöopathie: Chamomilla D 2, Pulsatilla D 3, Bryonia D 6, Aloe D 3.

Biochemie: Kalium phosphoricum D 6, Natrium sulfuricum D 6, Silicea D 12, Calium sulfuricum D 6, Magnesium phosphoricum D 6.

Dyspepsie

Sie ist ein Verdauungsleiden, das durch verschiedene Einflüsse hervorgerufen wird, kann anlagemäßig oder nervös bedingt sein oder durch Nahrungsmittel, Bakterienansiedlung, Giftwirkung und eine Reihe von Störungen infolge anderer Erkrankungen der Verdauungsorgane ausgelöst werden. Eine mangelhafte Magensäureproduktion ist eine häufige Ursache, weil in solchen Fällen die Nahrung nicht vollkommen verdaut wird und sich Fäulnisreste bilden, die innerhalb des Dünndarms unerwünschte Reizwirkungen auslösen. Die fehlende Salzsäure im Magen zerstört außerdem die eingedrungenen Bakterien nicht in dem Maße, wie es notwendig wäre, um eine bakterielle Infektion des Dünndarminhalts zu verhüten. Aus den unteren Darmabschnitten können ebenfalls Krankheitskeime hochwandern und die Krankheit verursachen. Der Prozeß kann sich über den gesamten Magen-Darm-Kanal, also den Magen, den Dünndarm und den Dickdarm umfassen, so daß wir das Krankheitsbild der *Gastroenterokolitis* haben. Hier kann entweder eine Gärungs- oder Fäulnisdyspepsie vorliegen. Die *Behandlung* richtet sich nach den Vorschriften, die für den → Darmkatarrh gegeben wurden.

Die nervöse Dyspepsie *(Neurasthenia gastrica)* wird durch Gemütsbewegungen wie Angst, Schreck oder Freude ausgelöst. Infolgedessen kann sie nur zu einer vorübergehenden Beschleunigung der Darmbewegungen mit Durchfallserscheinungen führen. Die Patienten klagen über Schmerzen im Magen nach den Mahlzeiten. Es besteht weiterhin Aufstoßen mit krampfartigen Würgereflexen. Das Krankheitsbild weist deutlich schwerwiegende Erscheinungen auf, weil die Kranken durch mangelnden Appetit und ungenügende Nahrungszufuhr zusehends abmagern. Die Röntgenaufnahme bestätigt, daß es sich zumeist um eine Gastritis handelt, die sonstigen Untersuchungen ergeben keinen krankhaften organischen Befund. Es kommt vor allem darauf an, dem Kranken klarzumachen, daß sein Leiden nervöser Natur ist. In dieser rein seelischen Beeinflussung liegt die wesentlichste Behandlungsmöglichkeit. Neben einer Magenschonkost mit Vitaminen und Mineralien, hier besonders die Vitamine der Gruppe B, sind auch allgemeine Maßnahmen angezeigt, die den gesamten Organismus und das Nervensystem kräftigen.

Dickdarmkatarrh (Colitis)

Wir unterscheiden zwei Formen, die Colitis mucosa und die Colitis ulcerosa. Bei der einfachen Form der *Colitis mucosa* handelt es sich um eine nervöse Fehlsteuerung der Dickdarmtätigkeit mit Reizerscheinungen an der Schleimhaut. Sie tritt besonders bei psychisch labilen Personen auf, vor allem häufig nach Anstrengungen und starken Aufregungen. – Offenbar ist die Krankheitserscheinung ein Ausdruck der Überempfindlichkeit gegenüber bestimmten Reizen. Damit gehört sie im eigentlichen Sinne zu den allergischen Leiden. Der Darm entleert sich zumeist unter starken Schmerzen mit reichlich Schleim, manchmal sogar mit großen röhrenförmigen Schleimfetzen. Sehr häufig werden nur große Mengen glasigen Dickdarmschleims entleert, ohne daß sonstiger Stuhlgang ausgeschieden wird. Nach solchen Entleerungen sind die Kranken oft beschwerdefrei, es können aber auch erhebliche Kreislaufstörungen mit Schwindelanfällen auftreten.

Dagegen ist die *Colitis ulcerosa,* die geschwürige Form der Dickdarmentzündung, ein sehr schweres Krankheitsbild. Natürlich gibt es fließende Übergänge zwischen beiden Formen und auch leichtere Krankheitsfälle. Die Schleimhaut des Dickdarms ist mit Blut-, Eiter- und Schleimfetzen bedeckt, die sich dann dem Stuhlgang auflagern. Es kann ein plötzliches akutes Auftreten der Erkrankung mit hohem Fieber beobachtet werden oder auch ein fieberfreies langsames Entstehen.

Die Kranken klagen über Leibschmerzen, Koliken und eine häufige Entleerung von flüssigem Stuhlgang, der anfangs mit Schleim, später mit Blut und Eiter vermengt ist; ebenfalls erscheinen aber auch reine Blutstühle. Die Untersuchung des Leibes ist meist schmerzhaft und deutet auf eine Mitbeteiligung des Bauchfells hin. Durch den schweren Krankheitszustand kommt es zu einer sehr schnellen Abmagerung. Meistens erkranken Menschen im Alter zwischen 15 und 50 Jahren, besonders im dritten Lebensjahrzehnt.

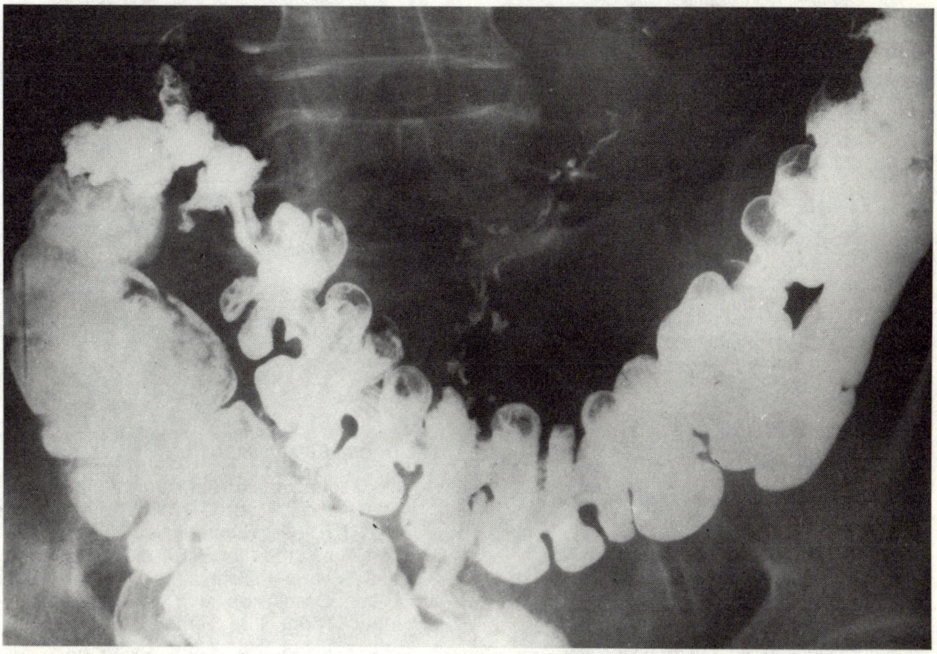

Röntgenaufnahme: Dickdarm mit Kontrastmittel

Allopathie: In letzter Zeit sind mit gutem Erfolg die Nebennierenrindenhormone und die Sulfonamide (z. B. Resulfon und Ruocid) zur Behandlung herangezogen worden. Zum Abend werden, um eine ruhige Nacht zu gewährleisten, Einläufe mit warmem Wasser und ½ Eßlöffel Kamillosan gemacht. Vitamin B_2, kombiniert mit Vitamin C, hat als Spritze eine intensivere Wirkung als in Tablettenform. Ein gutes Kräftigungsmittel, das von allen Darmkranken gerne genommen wird, ist rohes Eigelb (täglich 2–3) mit Traubenzucker, Zitronensaft und Rotwein. Schwere immer wiederkehrende Blutungen, vor allem auch Durchbrüche von Geschwüren in die Bauchhöhle, machen eine sofortige Operation erforderlich.

Naturgemäße Allgemeinbehandlung: Hier stehen die Maßnahmen im Vordergrund, die zu einer allgemeinen Kräftigung der Nerven und zu einer Beruhigung führen. Vor allem müssen extreme Behandlungsreize vermieden werden; oft ist Bettruhe erforderlich, wobei die Zufuhr frischer Luft nicht vergessen werden darf. Eine Freiluft-Liegekur bei genügender Warmhaltung der Füße und des Leibes ist ebenfalls zweckmäßig. Heiße Leibauflagen, Leibwickel, Sitzbäder, warme Halbbäder, auch ansteigend heiße Halbbäder sind in solchen Fällen bewährte Mittel neben den üblichen allgemeinen Behandlungsmitteln der Kneippkur.

Diät: Die Kost soll schlackenarm sein und reichlich Vitamine enthalten. Milcheiweiß ist zu bevorzugen, vor allem auch in Sauermilch-Produkten wie Joghurt usw. Bei einer überwiegenden Brei-, Schleim- und Reisdiät ist für die Vitaminzufuhr durch Verwendung reichlicher pflanzlicher Frischsäfte zu sorgen oder Obst in zerkleinerter Form als Müsli. Im übrigen gelten alle Vorschriften der → Magenschonkost.

Kräuterheilkunde: Leinsamen, Zinnkraut, Eichenrinde, Pfefferminze, Kamille, Schafgarbe, Wermut als Tee.

Homöopathie: Podophyllin D 4, 3mal tägl. 5 Tropfen ¼ Stunde vor dem Essen. Sonst wie bei → Darmkatarrh.

Biochemie: Magnesium phosphoricum D 6, Calcium phosphoricum D 6, Kalium sulfuricum D 6, Kalium chloratum D 6, Calcium sulfuricum D 6, Ferrum phosphoricum D 6.

Darmtuberkulose

Die Krankheit wird durch den Erreger der Tuberkulose hervorgerufen. Sie entwickelt sich häufig, von einer Lungentuberkulose ausgehend, durch Verschlucken von Bazillen. Aber es ist auch eine

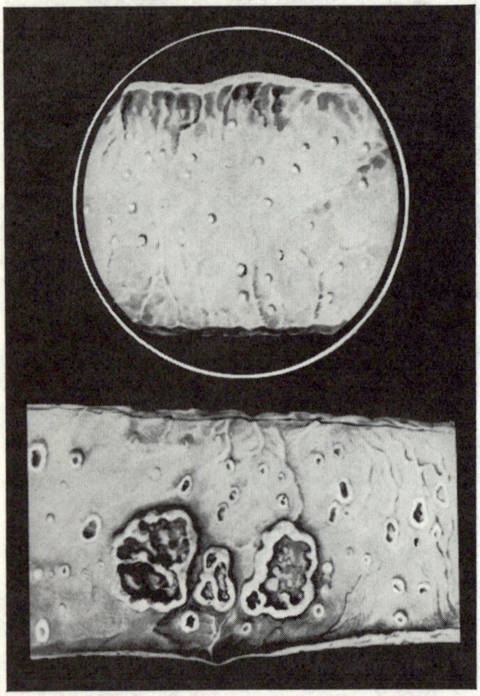

Darmtuberkulose

Im Gegensatz zur normalen Schleimhaut des Darmes (oben im Bild) entwickeln sich bei der Tuberkulose typische Geschwüre (unten im Bild), die vielfach mit den Lymphknötchen verbunden sind. Diese Geschwüre sind von unregelmäßiger Form, ihre Ränder gezackt und verdickt. Auf Grund ihrer Besonderheiten sind sie einwandfrei von typhösen und syphilitischen Geschwüren sowie Carcinomen zu unterscheiden.

sogenannte Fütterungstuberkulose möglich, die häufig bei Kindern beobachtet wird: Durch Trinken von Milch tuberkulöser Kühe kommt es zu einer Erkrankung des Darmes. – Die tuberkulösen Darmgeschwüre brauchen nicht unbedingt Beschwerden hervorzurufen. Es treten jedoch eine Reihe von Erscheinungen auf wie Abmagerung, Temperaturerhöhung, Blutarmut, Durchfälle abwechselnd mit Stuhlverstopfung, mehr oder weniger große Schmerzen und aufgetriebener Leib. Als Zeichen der Infektion sehen wir eine Lymphdrüsenschwellung, Vergrößerung der Leber, und je nach der Schwere des Krankheitsbildes ist der Verlauf sehr langsam oder sehr stürmisch. Bei Übergreifen der Erkrankung auf das Bauchfell kommt es zu einer Bauchwassersucht. Die *Behandlung* erfolgt vor allem nach den Grundsätzen der Tuberkulosebekämpfung (s. S. 408).

Darmverschluß (Ileus)

Die Ursache ist eine hochgradige Darmverengung, Verwindung oder auch Einklemmung von Eingeweide-Brüchen. Die Darmpassage ist unterbrochen, es kommt dabei zu einer verstärkten Darmtätigkeit, weil der Organismus bestrebt ist, das Hindernis zu überwinden. Es entsteht das Krankheitsbild einer Darmlähmung. Stuhlgang und Winde gehen nicht ab, es treten heftige Schmerzen im Leib auf, der aufgetrieben ist und starke Beschwerden macht. Die Patienten haben Durst, leiden unter Aufstoßen und verfallen infolge der Reizung des Bauchfells und der Kreislaufstörungen rasch, so daß zur Abwendung dieser lebensbedrohenden Störung eine sofortige Operation dringend notwendig ist.

Man kann bei eingeklemmten Brüchen versuchen, ohne Operation auszukommen, vorausgesetzt, daß man den Leib genügend entspannt, z. B. mit Hilfe eines warmen Halbbades oder heißer Kompressen. Auch durch Einführung eines Darmrohres und durch krampflösende Medikamente kann man versuchen, den Abgang von Winden und die starke Leibauftreibung zu beeinflussen.

Bei hochsitzendem Darmverschluß erreicht man bisweilen durch eine Magenspülung Erleichterung. Handelt es sich um tiefsitzende Kotballen, so muß das Hindernis durch Einläufe beseitigt werden. Es ist aber zweckmäßig, beim *mechanischen Ileus* vorsorglich durch Klinikeinweisung die Möglichkeit einer schnellen Operation zu geben. Der *paralytische Ileus* kommt durch eine Darmlähmung zustande, die gelegentlich nach starken Gallenstein- und Nierensteinkoliken, auch nach heftigem Stoß gegen die Bauchwand oder bisweilen nach Schlaganfall auftritt. In solchen Fällen hilft neben der geschilderten Hitzebehandlung das Präparat Doryl, das mehrfach mit jeweils ¼ Milligramm injiziert wird. Eine Sondenbehandlung des Darmes ist ebenfalls angebracht. Auf jeden Fall aber muß immer sofort der Arzt gerufen werden, der entscheidet, ob eine Klinikeinweisung zur Operation nötig ist. Ein Ileus ist immer ein akuter lebensbedrohender Zustand, bei dem keine Zeit verschwendet werden darf. Jede Minute ist kostbar.

Senkung der Eingeweide (Enteroptose)

Sie kann konstitutionell bedingt sein durch Engbrüstigkeit mit einem tiefstehenden flachen Zwerchfell und einem engen niederen Beckenraum, wobei auch die Bauchdecken muskelschwach sind und den Eingeweiden, die sich einzeln oder zusammen senken können, wenig Halt geben. Auch bei zehrenden Krankheiten und starker Abmagerung kann es zu solchen Erschlaffungs- und Senkungserscheinungen kommen. Eine andere Ursache ist die Weitung des Bauchraums infolge häufiger Geburten und schwacher Bauchdecken, hierbei kann der Magen bis ins Becken absinken.

Neben Verdauungsstörungen macht sich meist der Kreuzschmerz, der bei Bewegungen besonders heftig wird, als wichtigstes diagnostisches Zeichen bemerkbar. Außerdem finden wir Kopfschmerzen, Mattigkeit, Abgeschlagenheit und eine oft erhebliche Einschränkung der körperlichen Leistungsfähigkeit. Meistens besteht eine hartnäckige Stuhlverstopfung mit aufgetriebenem Leib und lästigen Blähungen. Die Kranken klagen über schmerzhaften Magendruck, Völlegefühl, Aufstoßen. Vielfach bestehen auch Sodbrennen und Appetitlosigkeit, seltener Erbrechen. Bei Schütteln des Leibes hört man Plätschergeräusche.

Allopathie: Bettruhe soweit erforderlich, innerlich Arsen, bei Bedarf Abführmittel, appetitanregende Mittel, z. B. Traubenzucker, Chinin-Tropfen u. a., in schweren Fällen Operation. Bei älteren Patienten, die zumeist nicht mehr in dem Kräftezustand sind, einen operativen Eingriff zu überwinden, hat sich eine festsitzende Leibbinde sehr bewährt. Anlegen der Binde im Liegen und stramm zuwickeln.

Naturgemäße Allgemeinbehandlung: Im besonderen Bürstmassage, Krankengymnastik und Sport. Zur Kräftigung der allgemeinen Muskulatur und vor allem zur Stärkung der Bauchdecken Atemübungen.

Liegekuren abwechselnd mit Spaziergängen und Schwimmen. Luft- und Sonnenbäder, Lendenwickel.

Diät: Häufige aber kleine Mahlzeiten mit vollem Nährwert, daher reichlich Nuß- und Mandelmus. Quark, Sahne, Reis, Milch, Butter. Die weitere Kost richtet sich nach den etwaigen Verdauungsstörungen und den entsprechenden bei den einzelnen Erkrankungen angegebenen Richtlinien.

Kräuterheilkunde: Pfefferminz- und Kamillentee mit einer Prise Wermuttee.

Homöopathie: Wie bei → Gastritis.

Biochemie: Wie bei → Gastritis.

Blinddarmentzündung (Appendicitis)

Typisch für die akute Erkrankung ist das plötzliche Auftreten starker Schmerzen im rechten Unterbauch, meist verbunden mit Übelkeit, Erbrechen, Appetitlosigkeit, Fieber und Pulsbeschleunigung, Druckschmerz und Bauchdeckenspannung im rechten Unterbauch. Beim chronischen Verlauf treten meist nur unbestimmte Magen- und Darmbeschwerden auf, die sich anfallsweise verstärken und zumeist Schmerzen in der rechten Unterbauchseite oder um den Nabel herum auslösen. Wegen der möglichen Gefahr eines Durchbruchs in die freie Bauchhöhle, die eine eitrige Bauchfellentzündung zur Folge hat, ist es im allgemeinen üblich, schon beim geringsten Verdacht, der immer durch das Blutbild bestätigt werden kann, vorsorglich zu operieren. In solchen Fällen ist es verboten, Abführmittel oder auch stark schmerzlindernde Medikamente (Morphium!) zu geben.

Allopathie: Nach allgemeiner Auffassung stellt heute die Frühoperation innerhalb der ersten 24 Stunden nach Beginn der Beschwerden die sicherste und gefahrloseste Behandlung dar.

Naturgemäße Allgemeinbehandlung: Ruhigstellung des Darms durch Bettruhe und Nahrungsenthaltung bis zum Eintreffen des Arztes.

Homöopathie: Belladonna D 3, Ferrum phosphoricum D 6.

Bauchfellentzündung (Peritonitis)

Sie entsteht fast immer als Folgeerscheinung einer entzündlichen Reizung der in der Bauchhöhle gelegenen Organe und bedeutet eine schwerwiegende Komplikation. Häufig tritt sie nach Durchbruch von Magen- und Zwölffingerdarmgeschwüren auf. In solchen Fällen setzen schlagartig heftigste Schmerzen im Leib ein, die ununterbrochen bestehen bleiben bzw. schlimmer werden, so daß der Kranke jede Bewegung zu vermeiden trachtet und mit angezogenen Beinen im Bett liegt. Gleichzeitig besteht dabei starkes Erbrechen oder Aufstoßen. Die Zunge ist trocken und belegt, die Haut von kaltem Schweiß überzogen, und die Atmung wird schließlich angestrengt. Es droht ein Kreislaufkollaps mit Ohnmacht infolge des beschleunigten – ja sogar fliegenden – Pulses. Die Temperatur ist bei der Darmmessung im allgemeinen um 1 bis 2 Grad höher als in der Achselhöhle. Der Leib hat eine bretharte Spannung, er ist zuerst abgeflacht, später trommelförmig aufgetrieben. Es bildet sich weiterhin eine Bauchwassersucht aus, die häufig mit einem Darmverschluß einhergeht. Außer Stuhl- und Windverhaltung finden wir auch Schmerzen beim Wasserlassen.

Frühzeitige Operation ist dringend anzuraten, gleichzeitig muß die bestehende Infektion mit Sulfonamiden (Supronal u. a.) und Antibiotika (Penicillin u. a.) behandelt werden. Außerdem sind Herz und Kreislauf sorgfältig zu beobachten und mit Sympatol, Cardiazol, Kampfer o. ä. zu stützen.

Mastdarmentzündung (Proktitis)

Bei der Mastdarmentzündung steht im Vordergrund des Krankheitsbildes der schmerzhaft quälende Stuhldrang. In leichten Fällen macht sich nur ein Druckgefühl oberhalb des Afters bemerkbar. Die Stuhlentleerung ist teils fester, teils durchfallartiger Form. Dabei kann dem Kot Schleim oder Blut aufgelagert sein. Die starken Absonderungen der Schleimhäute führen zu einer vermehrten Feuchtigkeit in den Gewebespalten und dadurch zur Hautreizung, aus der sich Ekzeme mit starkem Juckreiz bilden können.

Die Erkrankung kann für sich auftreten, doch ist bei längerer Dauer der Verdacht auf ein anderes Grundleiden zu klären. Es kann sich um Krebs, innere Hämorrhoiden, Ruhr, Tuberkulose oder Entzündungen höher gelegener Darmabschnitte, z. B. Querdarm handeln.

Eine Abszeßbildung ist möglich (periproktitischer Abszeß), dadurch kommt es bei Durchbruch des Eiters zur Fistelbildung in der Umgebung des Afters.

Behandlung: Leichte Abführmittel, um den Stuhlgang flüssig zu halten. Gegen den Stuhlzwang krampflösende Medikamente (Atropin, Papaverin u. a.). Gegebenenfalls chirurgische Behandlung der Abszesse.

Hämorrhoiden

Wird der Dickdarm nicht genügend entleert, namentlich bei der chronischen Stuhlverstopfung, so kommt es auf die Dauer zu mechanischen Stauungserscheinungen in Form einer Krampfaderbildung an den Blutgefäßen, die sich als Hämorrhoiden bemerkbar machen. Sie können im Inneren des Mastdarms, aber auch im Darmausgang und außerhalb des Schließmuskels am After liegen. Auch andere Gründe als die Stuhlverstopfung gibt es für die Bildung von Hämorrhoiden, z. B. die Stauungen, die während der Schwangerschaft oder als Folge dauernden Sitzens bei vielen Berufen entstehen. Man beobachtet sie aber auch im Verlaufe eines Geschwulstleidens. Eine eingehende Untersuchung ist daher immer erforderlich, um Klarheit über die Natur des Leidens zu schaffen und schwerere Krankheitsprozesse rechtzeitig zu erkennen bzw. auszuschalten. Je nach dem Sitz der Hämorrhoiden sind die Beschwerden sehr unterschiedlich. Treten Entzündungen auf, so können die Schmerzen äußerst heftig werden, da der Blutader-Knoten sehr hart und druckempfindlich wird. Gehen und Sitzen können erhebliche Schmerzen verursachen. Platzt ein solcher Knoten, so läßt der Schmerz nach, danach Hamamelis-Salbe auflegen; Hamamelis-Salbe sollte in keiner Hausapotheke fehlen. Blutung stillt sich unter Hamamelis-Salbenanwendung, wenn nicht vorhanden, kalte Kompressen. Die Blutung ist die häufigste Komplikation der inneren Hämorrhoiden. Entweder beobachtet man kleine Blutmengen dem Stuhlgang aufgelagert oder Blutspuren an der Wäsche oder am Klosettpapier. Es gibt aber auch Fälle, wo sich beim Stuhlgang viel hellrotes Blut entleert. Eine weitere mögliche Folge der inneren Hämorrhoiden ist der Vorfall der Schleimhaut, die sich bei der Stuhlentleerung immer mehr vorschiebt und sich ringförmig um den After legt. Durch eine Verkrampfung des Schließmuskels kann es zu Einklemmungen kommen, so daß man vor dem After einen blauschwarzen Schleimhautwulst beobachtet, der allerheftigste Schmerzen bereitet. Ist eine Rückschiebung (Reposition) nicht möglich, so kommt es zu einer fortschreitenden Entzündung mit Gewebezerfall, Narbenbildung.

Allopathie: Injektionsbehandlung der Hämorrhoiden zur Verödung, in hartnäckigen Fällen wird auch eine Operation durchgeführt. Zur Schmerzlinderung dienen eine Reihe von Salben und Zäpfchen. Innerlich gibt man Roßkastanienextrakte. Da der Stuhlgang oft heftige Schmerzen macht, ist es zu empfehlen, vor der Darmentleerung mit einem Gummifingerling, der stark mit Vaseline oder Borsalbe eingefettet wird, in den Mastdarm einzugehen und nach leichter Dehnung des Schließmuskels den Finger wieder herauszuziehen. Dadurch gleitet der Darminhalt leichter über die Hämorrhoiden hinweg und macht erheblich weniger Beschwerden. Leichte Abführmittel z. B. Potsilo oder salinische Mittel, z. B. Glaubersalz: 1 Eßlöffel gehäuft auf 1 Glas warmen Wassers.

Naturgemäße Behandlung: Wichtig ist, ganz allgemein die Durchblutungsverhältnisse durch körperliche Bewegung zu verbessern, um Stauungen des Blutes in der Bauchhöhle zu vermeiden. Dazu dienen auch ableitende Behandlungsmaßnahmen an den Armen und Beinen. Ein solcher Behandlungsplan sieht folgendermaßen aus:

Morgens: Kräftige Bürstmassage mit nachfolgender kalter Waschung oder nachfolgendem Vollguß. Im Laufe des Tages viel Bewegung. Nach jedem Stuhlgang möglichst eine kalte Waschung und ein kaltes → Bleibe-Klistier.

Abends: Ein wechselwarmes Sitzbad oder ein warmes Eichenrinde-Sitzbad mit nachfolgendem kaltem Unterguß.

Nachts: T-Binde mit Eichenrinde oder Kamille oder Quark.

Kalte Sitzbäder, je nach Verträglichkeit 15 Sek. bis 2 Min. sind zweckmäßig, wenn es vor allem in der warmen Jahreszeit die körperliche Verfassung des Kranken erlaubt. Bei entzündlichen Hämorrhoiden bringt die Auflage von kaltem Quark oft eine sehr große Hilfe. Es gibt kaum eine Möglichkeit der Behandlung und des Verbandes, die so angenehm empfunden wird wie der weiche kühlbleibende Quark. Die austretende Milchsäure und Molke sind zudem entzündungshemmend. Auch Sitzdämpfe mit Kamille und nachfolgender kalter Waschung oder Abgießung sind oft von guter Wirkung.

Diät: Wie bei → Stuhlverstopfung.

Kräuterheilkunde: Zinnkraut, Spitzwegerich, Huflattich, Angelikawurzel.

Homöopathie: Aloe D 3, Millefolium D 2, Hamamelis D 2, Arsenicum D 4–D 6, Lycopodium D 6, Aesculus Hippocastanum D 2.

Biochemie: Silicea D 12, Natrium sulfuricum D 6, Calcium phosphoricum D 6.

Auf dem Boden von Hämorrhoiden oder eines Schließmuskelkrampfes können auch Risse in der Afterschleimhaut entstehen (Analfissuren). Diese machen bei der Stuhlentleerung außerordentliche Schmerzen.

Behandlung wie bei Hämorrhoiden.

Es muß für weichen Stuhlgang gesorgt werden.

Die Verkrampfung des Schließmuskels wird durch Umspritzung mit Novocain gelöst.
Auch die Dehnung des Afters in Narkose ist ein vielgeübtes Verfahren.

Bruchbehandlung

Unter einem Bruch verstehen wir das Vortreten von Eingeweideteilen durch die Bauchwand. Der häufigste Bruch ist der Leistenbruch; außerdem gibt es Nabelbrüche, Bauchnarbenbrüche und Zwerchfellbrüche. Die gefährlichste Folgeerscheinung des Leidens ist die Einklemmung von Darmschlingen.

Behandlung: Bei eingeklemmten Brüchen wird zunächst versucht, im Sitzbad unter Wirkung einer Morphiumspritze den Bruch zurückzudrängen. Gelingt dies nicht oder ist die Brucheinklemmung schon einige Tage alt, so muß bald operiert werden. Die Heilungsaussichten sind bei der Operationsbehandlung – auch bei nicht eingeklemmtem Bruch – am sichersten, doch muß auch hier mit Rückfällen gerechnet werden, da die Ursache des Bruchleidens in vielen Fällen eine angeborene Bindegewebeschwäche ist. Wird die Operation abgelehnt oder kann sie aus zwingenden Gründen nicht durchgeführt werden, ist eine operationslose Behandlung mit dem Bruchband möglich. Eine Heilung kann jedoch mit dem Bruchband auch bei längerem Tragen kaum erzielt werden, es wird lediglich der Bruchsack zurückgedrängt.

Die Bruchoperation wird heute auch in örtlicher Betäubung ausgeführt und ist damit fast risikolos geworden.

Bei der Anpassung eines Bruchbandes muß man einen erfahrenen Bandagisten zu Rate ziehen, der zusammen mit dem Arzt eine genau dem Körper angepaßte Pelotte anlegen muß.

Durch sorgfältige naturgerechte Nachbehandlung können zweifellos die Ergebnisse von Operationen verbessert und Rückfälle vermieden werden. Ebenso vermag entsprechende Vorbehandlung günstigere Voraussetzungen mit besseren Erfolgsaussichten für die Operation zu schaffen.

Die Injektionsbehandlung zur Verödung der Bruchpforte wird heute allgemein abgelehnt, denn das dabei entstehende Narbengewebe ist selten in der Lage, den Bruchsack auf die Dauer zurückzuhalten; so bleibt also immer die Gefahr der Einklemmung bestehen. Außerdem ist die Injektionsbehandlung nicht ungefährlich, da bei dem Einspritzen leicht Darmteile verletzt werden können und eine Bauchfellentzündung entstehen kann.

Es gibt ein weiteres Verfahren, nämlich den Heftpflasterverband. Er wird beim Nabelbruch des kleinen Kindes angewendet. Bei der großen natürlichen Heilneigung der Leibbrüche in diesem Alter reicht er in der Regel völlig aus, vorausgesetzt, daß der Verband richtig angelegt wird: Haut mit Benzin reinigen, Heftpflasterstreifen, 10 cm breit, um den Leib legen, die Enden müssen hinten übereinandergreifen. Beim Anlegen mit dem einen Zeigefinger den Bruch zurückdrücken, mit den anderen Fingern eine Hautfalte über dem Nabel bilden. Eine zweite Person muß das Heftpflaster fest darüber anziehen. Der so aufgeklebte Streifen bleibt 3–4 Wochen liegen, wird dann erneuert, falls dies nicht wegen Hautreizung unmöglich ist; nur wirksam bei Kindern bis zu einem Jahr, dann besser Operation.

Ein wichtiger Umstand, der häufig nicht beachtet wird, ist die Pflege der Bauchmuskulatur. Daß die Bauchmuskelgymnastik auch großen vorbeugenden Wert hat, ist selbstverständlich. Wenn der Bauchinhalt im Liegen nicht von selbst zurücktritt, besonders bei größeren Brüchen, ist Massage notwendig, der sich Zurückschieben des Bruches und Gymnastik anschließen. Die Gymnastik darf nur unter festem Verschluß der Bruchpforte bzw. des Kanals vorgenommen werden, ebenso darf der Patient nur mit angedrückter Hand bzw. Pelotte aufstehen, besonders früh am Morgen. Wasseranwendungen, vor allem → Prießnitz-Umschläge um den Leib, Dauerduschen u. a. m., bilden eine wertvolle Ergänzung der Behandlung mit dem Bruchband.

Eingeweidewürmer

Die bei den Menschen in Mitteleuropa am häufigsten auftretenden Eingeweidewürmer sind der Bandwurm, der Spulwurm und die Madenwürmer.

Bandwurm (Taenia)

Der Kranke erkennt sein Vorhandensein an den abgehenden Wurmgliedern, die nudelartig und bruchstückweise dem Stuhlgang beigemengt sind. Bei sonstigem Verdacht auf Würmer wird eine Untersuchung des Stuhles auf Wurmeier vorgenommen. Beim Bandwurm handelt es sich um einen Darmschmarotzer, der aus einem Kopf und zahlreichen plattenförmigen Körpergliedern besteht. Der Kopf enthält den Haftapparat (Saugnäpfe oder Haken). Er ist sehr klein; man kann ihn nur durch eine Lupe erkennen. Die Glieder werden immer größer, je länger der Bandwurm ist, seine gesamte Länge kann mehrere Meter betragen. Die letzten Glieder reißen zumeist ab und werden mit dem Stuhlgang entleert. Bandwürmer werden durch Fleisch übertragen, das Finnen enthält. Die Kranken klagen über Hunger trotz reichlicher Ernährung, auch Allgemeinstörungen liegen vor, Müdigkeit, Kopfschmerzen, und schließlich kann sich auch eine Blutarmut entwickeln.

Die Behandlung der Wurmkrankheiten erfordert eine Reihe von Maßnahmen, die für den Erfolg ausschlaggebend sind. Die gesundheitspolizeilichen Vorschriften, Fleischbeschau u. a., wollen

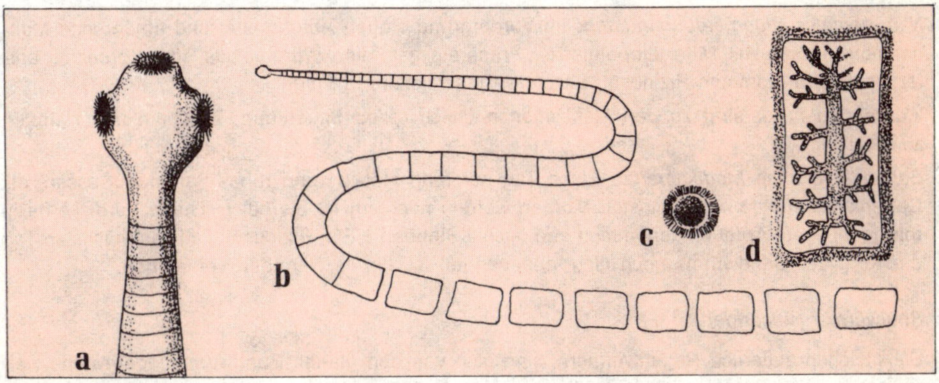

Schweinebandwurm
a) Kopf mit Saugnäpfchen, b) Gliederkette, c) Ei, d) reifes Glied der Kette, das in den Geschlechtsorganen Eier enthält.

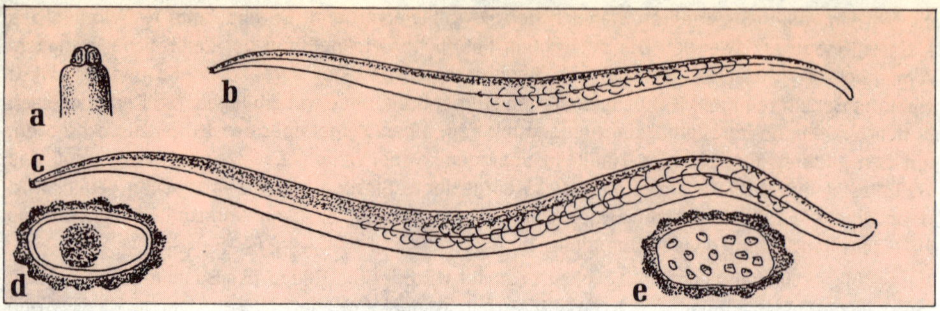

Spulwürmer: a) Kopf, b) Männchen, c) Weibchen, d) befruchtetes Ei, e) unbefruchtetes Ei

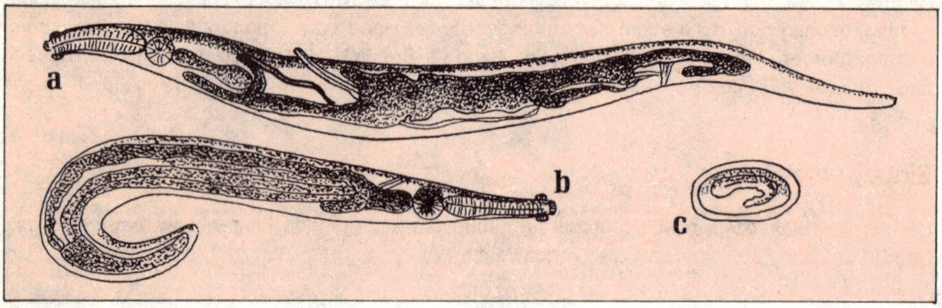

Madenwürmer: a) Weibchen, b) Männchen), c) Ei

wir außer acht lassen, weil wir heute im allgemeinen voraussetzen können, einwandfreies Fleisch aus der Schlächterei zu bekommen. Trotzdem ist aber eine gewisse Vorsicht geboten, vor allem auch bei gedüngtem Obst und Gemüse, das vor dem Essen kräftig mit Wasser abgespült werden soll.

Jede Wurmkur ist eine den Organismus stark belastende Behandlung. Vorerst muß die Diagnose sichergestellt sein, d. h. der Arzt muß sich überzeugen, daß bereits Wurmglieder abgegangen sind, u. U. ist der Stuhl auf Wurmeier zu untersuchen.

Für schwächliche und hinfällige Personen, auch für frisch operierte, ist eine Wurmkur nicht unbedenklich.

Allopathie: Die Medikamente sind nicht ungefährlich, da sie aus Farnextrakten zusammengesetzt sind. Aber in neuerer Zeit hat man Präparate entwickelt, die durch Andauen die Lebensfähigkeit der Würmer schwächen und sie dadurch zum Absterben bringen. Diese Präparate sind zu bevorzugen (z. B. Yomesan, Cestodin).

Naturgemäße Allgemeinbehandlung: Im Vordergrund stehen Abführmittel und abführende Maßnahmen, um die mit Hilfe allopathischer Präparate getöteten Würmer aus dem Körper zu entfernen. Hierfür kommen Rizinusöl, Sitzbäder und Klistiere in Frage.

Während der Kur sind zu den Mahlzeiten reichlich rohes Sauerkraut, Zwiebeln und Karotten zu essen.

Behandlung ohne Medikamente: Einen Tag nur rohe Möhren und rohes Sauerkraut essen, als Getränk Wermuttee. Am nächsten Morgen werden nüchtern 40 bis 60 geschälte Kürbiskerne in roh geriebenem Apfel eingenommen und nach 2 Stunden 2 Eßl. Rizinusöl. Falls am nächsten Tag der Kopf des Bandwurms noch nicht abgegangen ist, ein → Darmbad vornehmen.

Spulwürmer (Ascariden)

Sie gleichen äußerlich Regenwürmern, sind also von den glatten Bandwurmgliedern ohne weiteres zu unterscheiden. Gedüngter Kopfsalat z. B. läßt sich von anhaftenden Ascariden-Eiern schwer befreien, da die Spulwurmeier eine große Widerstandskraft gegen Witterungseinflüsse und Chemikalien besitzen. Das Einlegen in Salzwasser auf die Dauer von 20–30 Minuten und

nachfolgendes Abspülen im scharfen Wasserstrahl erscheinen praktisch noch am günstigsten. Den verschluckten Eiern entschlüpfen im Dünndarm die Larven, die in die Darmwand eindringen und von dort mit dem Blutstrom zur Leber und weiter zur Lunge gelangen, wo sie aus den Gefäßen auswandern und einige Tage in den Lungenbläschen verweilen. Über die Luftwege kommen sie zum Kehlkopf und Schlund und von dort aus wieder in den Dünndarm zurück. Hier reifen sie dann langsam aus. Die ausgewachsenen Spulwürmer können sich auch in die Gallengänge zwängen und dabei auch Bakterien verschleppen, so daß es dann zu Abszessen und Entzündungsprozessen kommen kann. Die Spulwürmer führen oft zu Koliken im Bauch und rufen auch Durchfälle, Übelkeit und Erbrechen hervor. Namentlich bei Kindern sind die Allgemeinerscheinungen nicht unbeträchtlich: Gewichtsabnahme, blasses Gesicht, Appetitmangel, Mattigkeit, gesteigerte Erregbarkeit. Durch knäuelartiges Zusammenballen der Spulwürmer ist sogar ein Darmverschluß möglich.
Allopathie: Hexylresorcin in verschiedenen Präparaten.

Madenwürmer (Oxyuren)

Diese kleinen fadenförmigen Würmer befallen zumeist Kinder. Nachts kriechen die Schmarotzer aus dem Darm heraus und legen in der Umgebung des Afters ihre Eier ab. Hierbei verursachen sie einen Juckreiz, die Kinder kratzen sich dort unwillkürlich und infizieren sich mit den Eiern; beim Fingerlutschen usw. gelangen die Eier wieder in den Darm, womit der Kreislauf geschlossen ist.
Allopathie: Am besten helfen hier die Präparate: Uvilon, Vermicompren und Molevac.
Behandlung ohne Medikamente: Peinlichste Sauberkeit der Hände und der Nägel, Seifensitzbäder oder gründliche Säuberung der Aftergegend mit Seife. Die Kinder nachts in einem dicht abgeschlossenen Höschen schlafen lassen.

Oft hat die Behandlung eines Kindes allein keinen Zweck, weil sich die übrigen Familienmitglieder ebenfalls schon infiziert haben, so daß sich zumeist die ganze Familie einer Kur unterziehen muß.

Trichinen (Trichina spiralis)

Sie sind Fadenwürmer, die eingekapselt und verkalkt im Muskelfleisch von Schweinen vorkommen. Der Mensch nimmt sie beim Essen in Magen und Darm auf. Hier werden die Kalkkapseln vom sauren Magensaft zerstört, und die Kalk-Trichinen entwickeln sich in 2–3 Tagen zu geschlechtsreifen Darm-Trichinen. Sie begatten sich und vermehren sich sehr. Die kleinen Würmer wandern aus der Darmwand in die Muskeln, kapseln sich dort ein und verkalken.

Dieser Entwicklungsvorgang löst eine nicht unerhebliche Erkrankung aus, die Trichinenkrankheit *(Trichinosis).* Sie hat viel Ähnlichkeit mit dem Typhus und beginnt meist mit Erbrechen, Übelsein, Leibschmerzen und schleimig-blutigen Durchfällen. Nach Tagen schwellen die Augenlider, später auch Hand- und Fußrücken an, und das Fieber steigt auf 40–41 Grad.

Infolge des Einwanderns der Trichinen in das Muskelfleisch treten heftigste Schmerzen in der gesamten Muskulatur auf. Werden die Zwerchfell- und Zwischenrippenmuskeln angegriffen, so besteht die Gefahr eines tödlichen Ausganges der Krankheit (Atemlähmung).

Allopathie: Eine ausgedehnte Magen- und Darmreinigung durch Spülung und Abführmittel steht im Vordergrund. Wenn auch das Krankheitsgeschehen nur schwer zu beeinflussen ist, bringen Einspritzungen mit dem Dithiazanin-Präparat Delvex gute Erfolge. Die schmerzenden Muskeln werden mit Chloroformspiritus eingerieben. – Warme bis heiße Bäder sind in jedem Falle sehr zu empfehlen.

Erkrankungen von Leber und Galle

Im rechten Oberbauch, in der Regel nicht über den Rippenbogen herausragend, liegt die Leber. Sie füllt den Bauchraum von vorn bis hinten in der rechten Seite aus und schmiegt sich von unten an das Zwerchfell an. Sobald die Leber krankhaft anschwillt, erstreckt sie sich über den rechten Rippenbogen nach unten und ist dann auch deutlich zu tasten. – Die Gallenblase liegt an der Unterseite der Leber und überragt im allgemeinen ein wenig den unteren Leberrand. Bei

Schwellungen und Stauungen wird sie deutlich fühlbar und zumeist auch druckempfindlich. Doch sind Schmerzen im rechten Oberbauch keinesfalls immer ein sicheres Zeichen für eine Leber- und Gallenerkrankung. Oft werden die Schmerzen auf Nervenbahnen fortgeleitet und machen sich an anderen Stellen bemerkbar. Die Gallenschmerzen strahlen bisweilen bis in das rechte Schulterblatt aus, deshalb ist bei eigener Krankheitsbeurteilung größte Zurückhaltung geboten.

Welche Aufgaben haben nun diese Organe zu bewältigen? – Die Nahrung, die in der Mundhöhle und im Magen bereits vorverdaut wurde, gelangt im weiteren Verlauf in den nächsten Abschnitt, den Dünndarm. Der unmittelbar an den Magen anschließende Teil wird Zwölffingerdarm genannt. In diesen münden die Ausführungsgänge zweier wichtiger Verdauungsdrüsen, der Leber bzw. der Gallenblase und der Bauchspeicheldrüse.

Die Leber ist die größte und schwerste Drüse unseres Körpers. Sie wird von feinen Blutgefäßen durchzogen, die den Stoffaustausch ermöglichen und ist neben den Lungen das blutreichste Organ. Die verflüssigten Nahrungsstoffe werden von der Darmwand aufgesogen und durch die feinen Haargefäße (Kapillaren) der großen Pfortader zugeführt, die sich nun ihrerseits wieder innerhalb der Leber in viele kleinste Gefäßbahnen verteilt. Die Leber gleicht gewissermaßen einem blutgefüllten Schwamm, der die verdaute Nahrung aus dem Darm aufsaugt. Sie sorgt für den Umbau der in den Darm aufgenommenen Nahrungsmittel in körpereigene Substanzen und bindet die zugeführten Kohlehydrate als Leberstärke (Glykogen). Sie liefert aber nicht nur die für die Verdauungsarbeit notwendigen Säfte, sondern scheidet gleichzeitig aus dem Nahrungsbrei und dem Blut die für den Körper schädlichen Stoffe aus. Sie ist also nicht nur eine Verdauungsdrüse, sondern auch ein Schutzfilter und bewahrt den Körper vor einer Selbstvergiftung. Auch Fremd- und Giftstoffe, die der Mensch als Medikament oder Genußmittel aufnimmt, wie z. B. Koffein, Verbrennungsrückstände des Tabaks, Alkohol, Morphium usw., werden in der Leber entgiftet. Man kann daher die Leber auch als die chemische Fabrik des Körpers bezeichnen, die mit ihrer Arbeit das Leben in Gang hält. Denn auch die Nahrung muß entgiftet und umgewandelt werden, damit sie der Körper verwerten kann.

In den Leberzellen, die aus dem Blut die wertvollen Stoffe aufnehmen, wird auch der Verdauungssaft, die Galle bereitet, die sich durch einen bitteren Geschmack auszeichnet. Die in der Leber gelegenen Hohlräume sind die Gallengänge, in denen die Galle sich zuerst sammelt. Der Gallenfarbstoff und die Gallensäure sind für das typische Aussehen und die Wirksamkeit der Galle verantwortlich. Die Fettverdauung ist nur durch den Gallensaft möglich. Damit er auch bei einer sehr fettreichen Mahlzeit in genügender Menge zur Verfügung steht, fließt er nicht direkt aus den Leberzellen in den Darm, sondern wird in der Gallenblase gespeichert. Von hier aus wird er bedarfsweise durch den Ausführungsgang in den Darm abgegeben.

Schließlich ist die Leber noch ein Depot für Eiweiß, das bei Bedarf wieder an den Organismus abgegeben wird. Wenn diese Verdauungsorgane erkranken, können sie nicht mehr ihre vielfältigen Aufgaben erfüllen. Erkrankungen der Leber und Störungen ihrer Funktionen beschränken sich daher nicht auf dieses Organ allein, sondern wirken sich auf den Stoffwechsel und damit auf den gesamten Organismus aus.

Stauungsleber

Bei Behinderung des Blutkreislaufes, insbesondere bei Erkrankungen des Herzens, beobachten wir u. a. auch Stauungserscheinungen innerhalb der Leber, sie vergrößert sich durch Blutfülle wie ein Schwamm, der Flüssigkeit aufsaugt. Infolge Dehnung der Leberkapsel können erhebliche Schmerzen entstehen, während anfangs nur über ein Völlegefühl oder Druckbeschwerden im rechten Oberbauch geklagt wird.

Die Blutstauung greift auch auf andere Organe über, sodaß sich Beschwerden im ganzen Verdauungsapparat einstellen, vor allem auch Appetitlosigkeit und Blähsucht. Die Stauungsleber drückt das Zwerchfell hoch, dadurch werden die Atmung und die Herztätigkeit behindert. Der Leberrand ist mehr oder minder weit unterhalb des rechten Rippenbogens zu tasten und ist druckschmerzhaft. Der zunehmende Druck infolge ungenügender Blutströmung innerhalb der Leber führt auch zu direkten Funktionsstörungen in den einzelnen Zellen. Es kommt zur Stauung von Gallenflüssigkeit in den Gallengängen, und schließlich tritt der Gallenfarbstoff in die Blutbahn über, führt also zu einer schwachen Gelbsucht, die manchem chronisch Herzkranken eine typische Hautverfärbung gibt.

Schließlich führen die Stauungserscheinungen auch zu Bauchwassersucht und Milzvergrößerung. Die *Behandlung* muß das Grundleiden umfassen, zumeist also die Erkrankungen des Herzens und des Kreislaufes. Heiße Auflagen – etwa in Form von heißen Heusäcken und Leibwickeln – sind die üblichen und bewährten örtlichen Behandlungsmaßnahmen.

Gelbsucht (Ikterus)

Die Gelbsucht ist die Begleiterscheinung einer Reihe von Krankheitsvorgängen, die durch Eindringen von Gallenfarbstoff in das Blut hervorgerufen werden. Die beginnende Gelbsucht ist bei Tageslicht im Augenweiß leicht zu erkennen. Die Gelbfärbung zieht sich nicht nur über die Haut, sondern auch über die Schleimhäute, und nach einigen Tagen hat sie sich über den ganzen Körper ausgebreitet. Das Allgemeinbefinden ist mehr oder weniger stark beeinträchtigt, oft besteht Temperaturerhöhung. Die Erkrankung setzt mit Beschwerden ein, die noch kein typisches Krankheitsbild ergeben: Mattigkeit und Kopfschmerz. Bisweilen deutet Erbrechen auf Störungen in den Verdauungsorganen hin, besonders wenn der Oberbauch druckempfindlich ist oder sich ein Druck- und Völlegefühl in der Magengegend einstellt. Die Zunge ist weißlich-gelb belegt, und häufig läßt sich eine Vergrößerung der Leber feststellen. In jedem Falle ist sofort Bettruhe einzuhalten, weil die Krankheit sonst einen ungünstigen Verlauf nimmt.

Bei einem Steinverschlußleiden treten die Schmerzen plötzlich aus vollem Wohlbefinden auf. Der Harn färbt sich bierbraun und der Stuhl wird weißlich-kalkig. Der Charakter des Schmerzes ist wellenförmig zu- und abnehmend.

Die *katarrhalische Gelbsucht (Icterus catarrhalis)* verläuft gutartig und stellt an die Behandlung geringe Anforderungen. Bettruhe muß aber auch in solchen Fällen unbedingt eingehalten werden, um Komplikationen zu vermeiden, selbst wenn keine wesentlichen Temperaturerhöhungen bestehen sollten. Oft werden diese Krankheitsformen durch eine starke Erkältung oder eiskalte Getränke hervorgerufen. Aber auch sonstige Störungen des Magen-Darm-Kanals kommen als auslösende Ursache in Betracht. Durch die entzündlich veränderte Schleimhaut des Zwölffingerdarms wird der Ausführungsgang der Gallenblase zugedrückt, daher kommt es zu einer Abflußbehinderung und Rückstauung der Galle und schließlich zur Gelbsucht. Die Aufgabe der Behandlung liegt darin, die Entzündung der Schleimhaut im Zwölffingerdarm *(Duodenitis)* zu beseitigen. Das gelingt durch eine Allgemeinbehandlung mit dem Ziel, die Kreislaufverhältnisse innerhalb des Körpers zu bessern, und durch eine besondere Magen-Darm-Behandlung, durch die die entzündliche Reizung zum Abklingen kommt.

Da in jedem Fall Bettruhe durchgeführt werden soll, ist es möglich, häufiger am Tage heiße Auflagen auf die Leber in Form von Heusäcken oder ähnlichen Leibkompressen vorzunehmen und zwischen den einzelnen Anwendungen jeweils 1 Stunde Leibwickel anzulegen. Man erreicht auf diese Weise oft eine besonders intensive Durchblutung der Organe der Bauchhöhle und damit eine günstige Beeinflussung des Gesamtzustandes. Die übrige Behandlung verläuft im wesentlichen wie bei einem akuten → Darmkatarrh; das gilt auch vor allem für die Ernährung: Teefasten im Beginn, schließlich Übergang zu Schleimdiät, und dann allmählicher Aufbau der Kost gelten für die Gelbsucht genau wie für andere Erkrankungen des Verdauungssystems.

Der *hämolytische Ikterus* ist ein weit ernsteres Krankheitsbild der Gelbsucht. Durch eine krankhafte Steigerung des Zerfalls von roten Blutkörperchen wird sehr viel Gallenfarbstoff frei, der sich dann in der Haut ablagert und die für den Ikterus typische Verfärbung erzeugt. So kann man auch beispielsweise nach großen Blutergüssen das Auftreten einer leichten Gelbfärbung der Haut und der Bindehäute des Auges feststellen. Diese Erscheinungen können ohne jede Störung des Befindens verlaufen. Hierher gehört auch die Gelbsucht der Neugeborenen *(Icterus neonatorum)*. Sie tritt in den ersten zwei bis drei Tagen nach der Geburt auf, hat ihren Höhepunkt meist am vierten Tag erreicht und klingt in der Regel schon am Ende der ersten Woche ab. Das Befinden des Säuglings ist meist dadurch nicht gestört, eine besondere Behandlung erübrigt sich. – Eine weitere Form ist erblich und wird durch einen gesteigerten Blutabbau in der Milz hervorgerufen. Meist zeigen sich bei den Patienten auch andere erbliche Defekte, wie Turmschädel usw. Das Leiden zeigt im Laufe des Lebens abwechselnd Verschlimmerung und Besserung. Die Milz ist vergrößert, und es besteht eine Blutarmut. Die Erkrankung kann schon in der ersten Kindheit beginnen, aber auch erst später auftreten. Auch bei der → Schrumpfleber kann der hämolytische Ikterus als Begleiterscheinung auftreten. Den besten Erfolg verspricht die operative Entfernung der Milz. Vitamin C, Arsen, Bluttransfusionen.

Infektiöse Entzündungen der Leber (Hepatitis epidemica)

Die ansteckende Form der Gelbsucht ist eine Viruserkrankung. Man ist sich noch nicht darüber im klaren, ob hier nur ein ganz spezifisches Virus oder mehrere unbestimmte Viren in Frage kommen. Der Infektionsweg ist verschieden, einmal kann das Virus durch die Nahrung über das Blut in die Leber gelangen, zum anderen auch durch die sogenannte Tröpfcheninfektion über die Atmungsorgane.

Die Erkrankung beginnt mit leichten Magen- und Darmbeschwerden, Hautjucken, Eßunlust und Abgeschlagenheit. Die Leber ist vergrößert und druckempfindlich. Auch die Milz ist oft tastbar.

Der Verlauf ist individuell unterschiedlich, doch in der Mehrzahl der Fälle dauert es 7–12 Tage, ehe sich das Krankheitsbild voll entwickelt hat. Im Vorstadium klagen die Kranken über Kopfschmerz, Reizung der Augenbindehaut, Katarrh der oberen Luftwege, Magen-Darm-Störungen mit Schmerzen im rechten Oberbauch, Blähsucht, Stuhlverstopfung oder auch Durchfälle; ferner kann ein trockener Husten bestehen. Die Temperatur ist zumeist erhöht, wenn nicht gar Fieber besteht, der Harn ist dunkelbraun verfärbt, und der Stuhl wird durch das Fehlen der Farbstoffe hellgelb. Im Anschluß an diese Vorsymptome kommt es dann zur typischen Gelbverfärbung des Augenweiß und schließlich der ganzen Haut.

Das Allgemeinbefinden ist bisweilen aber so wenig beeinträchtigt, daß es schwerfällt, den Patienten zur Bettruhe und Durchführung bestimmter Diätmaßnahmen zu bewegen. Es kann in diesem mittleren Stadium auch zur Bauchwassersucht kommen, wenn der Patient es an der nötigen Vorsicht hat fehlen lassen.

Als drittes Stadium schließt sich dann die Rekonvaleszenz an. Mit dem Nachlassen der gelben Verfärbung klingen auch die übrigen Erscheinungen allmählich ab. Die Gefahr besteht darin, daß bei einer ungenügenden Widerstandskraft des Körpers oder bei unzweckmäßigem Verhalten diese harmlose Erkrankung in die Leberatrophie (Schwund der Leberzellen) übergeht. Es können aber auch nach der Heilung Rückfälle auftreten, vor allem, wenn die Diätvorschriften nicht beachtet werden und es dadurch zu groben Ernährungsfehlern kommt. In solchen Fällen kann sich auch eine *chronische Leberentzündung (Hepatitis)* entwickeln. Man spricht in der modernen Medizin auch von einer Hepatopathie, die noch als ein aktiver Prozeß aufgefaßt wird.

Auch die Hepatopathie macht eine bestimmte Allgemeinbehandlung mit vorsichtiger Diätführung erforderlich, um einer späteren gefährlich werdenden Leberentartung vorzubeugen.
Allopathie: → Leberschutzbehandlung.

Naturgemäße Allgemeinbehandlung: Neben den Naturheilverfahren steht im Vordergrund eine besonders intensive Behandlung mit heißen Leberauflagen und Leibwickeln. Strenge Bettruhe ist unbedingt erforderlich, auch wenn die subjektiven Krankheitserscheinungen das anscheinend nicht rechtfertigen.
Diät: Ein wesentlicher Behandlungspunkt ist das Einhalten einer ganz strengen → Leber-Galle-Diät.

Leberatrophie (Ikterus gravis)

Diese schwere Form der Gelbsucht ist das Endstadium einer Leber-Gallen-Erkrankung. Sie wird also nach einer infektiösen Leberentzündung beobachtet, bei einer Leberzirrhose, bei einer Krebsaussaat in der Leber, bei Gelbsuchtformen, die durch Verschluß des Ausführungsganges hervorgerufen werden, und schließlich auch bei chronischen Veränderungen der Gallenblase. Auch schwere Infektionskrankheiten und Vergiftungen führen infolge der damit verbundenen Stoffwechselveränderungen unter gewissen Umständen zu diesem Krankheitsbild. Die Größe der Leber ist dabei verschieden, es kann aber zu einer schnellen Schrumpfung dieses Organs kommen.

Sichtbarstes Zeichen, das die Schwere des Krankheitszustandes anzeigt, ist die intensive dunkelgelbe Verfärbung der Haut. Während bei einer einfachen Gelbsucht meist eine Verlangsamung des Blutumlaufs und des Pulses beobachtet wird, sind in der schweren Krankheitsform Herz und Pulsschlag beschleunigt. Es finden sich Verdauungsstörungen, oft auch Brechreiz und ein typischer süßlicher Mundgeruch, der an rohe Leber erinnert. Im Urin lassen sich Eiweißbestandteile nachweisen. Die Körpertemperatur liegt meist unter der Norm, doch kann sie auch ansteigen. Im weiteren Verlauf wird der Kranke unruhig, klagt über Kopfschmerzen, Appetitlosigkeit, allgemeine Körperschwäche und Müdigkeit. Dabei entwickeln sich zuweilen auch psychische Veränderungen, Erregungszustände. Das Endstadium ist das Leberkoma. Die akute Form führt meist innerhalb weniger Tage zum Tode, während sich die subakute über Wochen hinziehen kann. Je langsamer der Verlauf ist, desto günstiger ist natürlich die Heilaussicht. Doch ist auch in solchen Fällen eine vollkommene Ausheilung meistens nicht möglich, sondern es kommt dann zum Krankheitsbild der Leberzirrhose.

Die Behandlung ist nur im Krankenhaus durchführbar (→ Leberschutzbehandlung).

Schrumpfleber (Leberzirrhose)

Sie bildet das Endstadium verschiedener Erkrankungen der Leber. Alkoholmißbrauch und chronische Unterernährung können dieses Krankheitsbild auslösen; ebenso kann die Leberbelastung bei einer Reihe von Infektionskrankheiten eine Zirrhose zur Folge haben. Im Gegensatz zur Leberatrophie ist die Haut graubräunlich verfärbt. Der Kranke hat bei einer allgemeinen Abmagerung einen stark vorgewölbten Oberbauch. Die Leber ist von unterschiedlicher Größe, je nach dem Grad der Erkrankung und dem vorliegenden Krankheitsstadium. Ist der untere Leberrand fühlbar, so kann er meist als hart getastet werden. Die Milz ist in den meisten Fällen vergrößert.

In fortgeschrittenen Stadien tritt Bauchwassersucht auf, außerdem finden wir Störungen des Magen-Darm-Kanals. Der Urin ist braunrot, bei der Bauchwassersucht ist die Harnmenge gering. Die Erkrankung befällt vor allem Männer im mittleren oder höheren Lebensalter. Sie zeigt einen ausgesprochenen langwierigen Verlauf, aber bei entsprechender Behandlung, Pflege und Diät läßt sich eine Besserung erzielen. Erst bei Auftreten von Bauchwassersucht und starker Abmagerung werden die Verhältnisse schwieriger und zwingen zu einer intensiven Behandlung.

Allopathie: → Leberschutzbehandlung.

Naturgemäße Allgemeinbehandlung: Auch bei dieser Lebererkrankung sind, namentlich bei Bettruhe, heiße Leberauflagen und Lendenwickel notwendig. Zweckmäßig sind auch Sitzbäder und Bürstenhalbbäder. Es kommt darauf an, durch die Allgemeinbehandlung die allgemeine Durchblutung der Bauchhöhle erheblich zu bessern. Auch Überwärmungsbäder können empfohlen werden.

Diät: Sie entspricht in den allgemeinen Grundzügen der Leber-Galle-Diät auf Seite 215. Sehr wichtig ist ein großer Rohkostanteil in der Nahrung. Selbstverständlich ist in den Fällen, wo die durchschnittliche Rohkost schlecht vertragen wird, diese in flüssiger Form als Obst- oder Gemüsesäfte zu reichen. Von Obstsäften ist der Traubensaft besonders zu bevorzugen, weil er die Entgiftung der Leber begünstigt.

Diätkurplan: Anfangs 3–7 Tage (bei Bauchwassersucht – *Ascites* – bis 20 Tage oder länger) Fastenkur in der Sonderform, die ich für Leberkranke empfehle: Täglich 2 Liter Hagebuttentee und Pfefferminztee oder eine Kräutermischung als Lebertee im Wechsel und nach Geschmack des Kranken gewandelt, mit so reichlich Bienenhonig gesüßt, wie es der Kranke verträgt, und abgeschmeckt mit Zitronensaft oder Sanddornbeerensaft, der teilweise auch durch Süßmost oder frischen Fruchtsaft, am besten aus Weintrauben ersetzt werden kann. Wie bei Fastenkuren üblich, kann man zwei Obsttage mit wahlfreier Gestaltung durch den Kranken vorausschicken und die Darmentleerung und -entgiftung mit der Glaubersalztrinkkur als Einleitung der Fastenzeit begünstigen: 40 g Glaubersalz werden in ¾ l heißem Wasser aufgelöst und hintereinander ausgetrunken. Gegen den bitteren Geschmack darf man bei jedem Absetzen Fruchtsaft oder mit Honig gesüßten Hagebutten- oder Pfefferminztee trinken. Zur Darmpflege wird täglich morgens ein hoher Einlauf vorgenommen, in der Klinik mehrmals wöchentlich ein Darmbad.

Hydrotherapie, besonders auch heiße Heusäcke nach Kneipp, sowie Teilbäder und Wickel begünstigen die allgemeine Zirkulation und die Durchblutung der Leber.

Bettruhe ist für die meisten Krankheitsfälle notwendig, doch kann man in leichten Fällen diese Vorschrift lockern.

Nach Schluß der Fastenkur ißt man als Übergang einen geriebenen rohen Apfel, bei Verträglichkeit nach 2–3 Stunden eine Nachfastensuppe.

Zweckmäßig wird eine Obstkur angeschlossen. Hierbei werden eingeweichte Feigen bevorzugt und möglichst regelmäßig verwandt, sonst Obst nach Belieben und Verträglichkeit, zuerst Banane, geriebener Apfel, Süßmost. Man kann die Obstsäfte mit Hafer- oder Leinsamenschleim verdünnen, um im Anfang die Verträglichkeit zu erleichtern. Wenn man eine strenge Fastenkur scheut, beginnt man gern mit dieser Obstkur, weil sie leichter durchführbar ist. Das Obst kann man zerdrücken und mit Getreideflocken vermengen, wodurch es bekömmlicher wird. Man kann dann überhaupt dazu übergehen, aus der reinen Obstkur die Diät zur Rohkost zu erweitern und Flockenspeisen zu verwenden. Doch ist bei dieser Krankheitsgruppe die Verwendung von Obst wegen des Zuckergehaltes zu bevorzugen. Von Gemüsen sind Möhren gut zu verwenden. Auch auf den Rettichsaft soll verwiesen werden, der schon seit Jahrtausenden zu den Heilmitteln bei Leber- und Gallenleiden gehört.

Im weiteren Verlauf einer solchen Aufbau-Diät werden dann Milchprodukte und Milch in jeglicher Form zugelegt, am besten zuerst Buttermilch, dann Sauermilch und Joghurt. Zucker und Honig sollen nicht zu knapp verwandt werden. Quark kann in jeder Form und Geschmacksrichtung verabfolgt werden. Nußmus und Mandelmus dienen nach Möglichkeit als weitere Eiweißspender. Auch Soja wird als wertvoller Eiweißlieferant hinzugenommen. Über Reis und Kartoffeln wird dann zuletzt die Ernährung auf die Dauerform der rohkostreichen, kochsalzarmen → Milch-Pflanzen-Kost ausgeweitet.

Von Mehl und Mehlprodukten werden die leichter bekömmlichen Erzeugnisse aus vollem Korn bevorzugt, also Weizenschrotbrot, Knäckebrot, Vollkornzwieback usw. Das gilt auch für Keimdiät-Safran-Nudeln. Weizenkeime sind zur Aufwertung der Kost nützlich, ebenso auch Hefe. Sie ist gleichsam eine wichtige Medizin. Hefewürzen verwendet man auch als Brotaufstrich, um z. B. den Quarkbelag abwechslungsreicher zu gestalten, desgleichen Tomatenmark u. a. Gemüse werden gedämpft oder gedünstet, je nach Verträglichkeit. – Eier sind nur gelegentlich anzuraten, Fleisch und Fisch höchstens in leichten Fällen als seltene Ausnahme erlaubt. Man soll die sonstigen obengenannten Eiweißträger reichlich verwenden, vor allem auch, wenn – was bei Neigung zu Bauchwassersucht dringend anzuraten ist – die Rohkost einen wesentlichen Anteil der täglichen Nahrung ausmacht.

Kräuterheilkunde: Mariendistelsamen.

Homöopathie: Carduus marianus in Urtinktur, Plumbum D 6, Aurum D 6.

Biochemie: Natrium sulfuricum D 6, in stündlichem Wechsel mit Kalium sulfuricum D 6, Natrium muriaticum D 6, Silicea D 12.

Coma hepaticum

(Zustand tiefster Bewußtlosigkeit bei plötzlichem Versagen der Leberfunktion)

Bei verschiedenen Leberkrankheiten kann es zu schweren nervösen Störungen kommen. Vor allem bei chronischen Gallenstauungen entwickelt sich ein ernstes Krankheitsbild. Beispielsweise bei einem langdauernden Verschluß des Ausführungsganges der Gallenblase oder des Gallengangs durch einen Gallenstein, oder bei einer anhaltenden Verengung der Gallengänge durch eine Krebsgeschwulst kann plötzlich ein Zustand entstehen, der dem schweren Stadium der akuten gelben Leberatrophie entspricht. Dabei kommt es zu einer tiefen Bewußtlosigkeit (Koma). Der Ausatmungsluft des Kranken haftet ein unangenehmer Lebergeruch an. Meist besteht auch hohes Fieber. Diese bedrohlichen Erscheinungen können auch ohne Ikterus auftreten. Sie beruhen auf einer Selbstvergiftung des Körpers durch ein plötzliches Versagen der Leberfunktion, z. B. im Endstadium der Schrumpfleber. Meistens ist der Ausgang tödlich. Nur in vereinzelten Fällen hat man unter Eintritt einer reichlichen Harnflut oder starker Darmausscheidungen ein Verschwinden der schweren Symptome beobachtet. Wenn möglich, sofortige Einweisung in das Krankenhaus. Vorsicht bei Transport; Patienten dürfen nicht sich selbst überlassen werden.

Leberschutzbehandlung

Bettruhe; Schonkost mit gut bekömmlichen Kohlehydraten; zusätzlich wird Traubenzucker gegeben, z. B. Dextropur. Die Eiweißnahrung besteht aus Buttermilch, Quark oder Eiklar. Fett,

Kochsalz und Flüssigkeit sind stark einzuschränken. Alkohol ist verboten. Sehr wichtig ist die Stuhlregelung durch Karlsbader Salz, Bittersalz oder Kissinger Pillen. Beim einfachen *Icterus catarrhalis* gibt man galletreibende Mittel, z. B. auch durch eine Dauersonde im Zwölffingerdarm, durch die Karlsbader Salz in Verdünnung zugeführt wird. Örtliche Wärmeanwendungen mit heißen Wickeln, z. B. Leinsamen- oder Moorpackungen oder Thermophor, sind zu empfehlen. Die Zuführung von Vitamin C und von Vitaminen der gesamten B-Gruppe ist notwendig. Auch Vitamin A und K müssen oft gegeben werden. In schweren Fällen spritzt man Leberextrakte, evtl. in die Vene. Auch Nebennierenrinden-Hormone sind angezeigt. Durchgesetzt hat sich Behandlung mit sogenannten lipotropen Faktoren, das sind z. B. schwefelhaltige Aminosäuren (Methionin, Cystein), Vitamin F, Orotsäure und Cholin. Bei der Schrumpfleber muß man unter Umständen Aminosäuregemische (Grundbausteine der Eiweiße) zuführen. Um die Bauchwassersucht zu beseitigen, gibt man heute sogenannte Kationen-Austauscher. Diese binden das Natrium in der Nahrung und im Körper und führen dafür Kalium und Aminosäuren zu. Eine Bauchpunktion wird nur dann vorgenommen, wenn sehr starke Verdrängungserscheinungen auftreten. Die Entscheidung, welches der zahlreichen Medikamente anzuwenden ist, hat immer der behandelnde Arzt zu treffen.

Erkrankungen der Gallenblase

In der modernen Medizin wird ein Gallenleiden nicht mehr als isolierte Erkrankung aufgefaßt, sondern als Schädigung des gesamten Organismus. Reizungen über die inneren Drüsen, das unwillkürliche Nervensystem oder den Saftstrom des Körpers können die Leber schädigen und sie in ihrer Funktion beeinflussen. Daraus entwickeln sich oft Erkrankungen der Gallenblase bzw. der Gallengänge.

Gallenblasenentzündung (Cholecystitis)

Die Gallenblasenentzündung entsteht häufig zusammen mit einem Steinleiden. Allerdings ist die chronische Entzündungsform im allgemeinen häufiger als die akute. Dabei kann es auch zu Reizerscheinungen des Bauchfells kommen, die manchmal von dem Kranken gar nicht bemerkt werden, aber es entstehen dadurch unter Umständen Verwachsungen, die dann späterhin Schmerzen auslösen können. Die akute Gallenblasenentzündung kann in leichter und schwerer Form auftreten. Durch Eindringen von Krankheitserregern aus den Blutbahnen kommt es häufig zu einer länger dauernden Entzündung; die Krankheit verläuft in gewissen Stadien. Die Beschwerden der einzelnen Kranken sind vielfältig und unterschiedlich, sie beschränken sich nicht nur auf die Leber-Gallen-Gegend, sondern beziehen sich ganz allgemein auf den Leib und die Verdauungsarbeit. Am meisten wird über Brechreiz, Sodbrennen, Aufstoßen, starke Auftreibung des Leibes, Stuhlveränderung und krampfartiges Zusammenziehen in der Bauchhöhle geklagt. Der Verlauf des Gallenleidens hängt weitgehend von der allgemeinen Lebensführung ab.

Allopathie: Schmerzlindernde und krampflösende Medikamente, Wärmeanwendung örtlich, Fokalsanierung. Bei starker Entzündung sind Sulfonamide oder Antibiotika angebracht.

Naturgemäße Allgemeinbehandlung: Bei der akuten Entzündung ist selbstverständlich Bettruhe erforderlich. Die Behandlung besteht dann vor allem in folgendem:

Morgens:
: Kalte Teil- oder Ganzwaschung, bei empfindlichen Personen besser wechselwarm.

Vormittags:
: Ansteigend heißes Sitzbad oder Halbbad im Wechsel mit heißen Heusäcken auf den Leib, jeweils je 3 Tage, am 7. Tag Lendenwickel.

Mittags:
: Lendenwickel oder heißer Heusack.

Nachmittags:
: Wadenwickel.

Bei chronischer Gallenblasenentzündung ohne Bettruhe kann man sich etwa nach folgendem Behandlungsplan richten:

Morgens:

Bürstmassage mit nachfolgender Teil- oder Ganzwaschung.

Mittags:

Nach Möglichkeit 3 mal wöchentlich heißer Heusack auf die Lebergegend, notfalls gegen Abend.

Abends:

Wechselfußbad.

Vor allem die Einschränkung von Genußmitteln, besonders von Alkohol, ist sehr wichtig.

Diät:

1. Tag:

8 Uhr: ½ Tasse heißen Pfefferminztee, dann 20 ccm Sonnenblumen- oder Olivenöl mit rohem Eidotter und nach Belieben mit Zitronensaft verquirlt, anschließend wieder ½ Tasse heißen Pfefferminztee und dann langsam 15 g Karlsbader Salz in 150 ccm warmem Wasser; danach 45 Min. rechte Seitenlage mit heißer Leberkompresse. Bei Durst tagsüber heißen Pfefferminztee nach Belieben.

9, 12, 15, 18 Uhr: je 1 Tasse Haferschleim

2. Tag:

8 Uhr: 1 Tasse Haferschleim
12 Uhr: Reisschleim
16 Uhr: ½ Tasse Rettichsaft, 1 Scheibe Knäckebrot, gut kauen
20 Uhr: 1 Tasse Haferschleim

3. Tag:

8 Uhr: Milupa-Paulys Nährspeise
12 Uhr: Grießbrei mit geschlagener Banane oder roh geriebenem Apfel, oder anderes Obst im Brei „verstecken", gründlich durchspeicheln
16 Uhr: ½ Tasse Rettichsaft, 1 Scheibe Knäckebrot, gut kauen
19 Uhr: Paulys Nährspeise

4. Tag:

8 Uhr: 1 Scheibe Knäckebrot, 5 g Butter
12 Uhr: Kartoffelbrei
16 Uhr: ½ Tasse Rettichsaft, 1 Scheibe Knäckebrot oder Vollkornzwieback, gut kauen
19 Uhr: Paulys Nährspeise, ½ Tasse Möhrensaft, evtl. mit Leinsamentee verdünnt

5. Tag:

8 Uhr: 1 Scheibe Knäckebrot, 5 g Butter
12 Uhr: Milchreis
16 Uhr: ½ Tasse Rettichsaft, 1 Scheibe Knäckebrot, 5 g Butter
19 Uhr: Wie am 4. Tag

6. Tag:

8 Uhr: 2 Scheiben Knäckebrot, 10 g Butter
12 Uhr: Haferflocken
16 Uhr: Wie am 5. Tag
19 Uhr: Wie am 4. Tag

7. Tag:

8 Uhr: 2 Scheiben Knäckebrot, 10 g Butter
12 Uhr: Paulys Nährspeise
16 Uhr: Wie am 5. Tag:
19 Uhr: 2 Scheiben Knäckebrot, 10 g Butter, 50 g Quark

8. Tag:

8 Uhr: 3 Scheiben Knäckebrot, 15 g Butter
12 Uhr: Kartoffelbrei, Möhrengemüse, fettarm
16 Uhr: ½ Tasse Rettichsaft, 2 Scheiben Knäckebrot, 10 g Butter
19 Uhr: 2 Scheiben Knäckebrot, 10 g Butter, 50 g Quark

9. Tag:

8 Uhr: Birchermüsli
12 Uhr: Nudeln
16 Uhr: Wie am 8. Tag
19 Uhr: Paulys Nährspeise

10. Tag:
- 8 Uhr: 3 Scheiben Knäckebrot, 15 g Butter
- 12 Uhr: Milchreis
- 16 Uhr: Wie am 8. Tag
- 19 Uhr: Haferflocken mit Banane oder eingeweichten Feigen oder Möhrensaft

11. Tag:
- 8 Uhr: Birchermüsli
- 12 Uhr: Kartoffeln, Gemüse ohne Fett, womöglich als feingeriebene Frischkost, sehr gut mit Kartoffeln zerkaut und eingespeichelt
- 16 Uhr: Wie am 8. Tag
- 19 Uhr: Paulys Nährspeise

12. Tag:
- 8 Uhr: 3 Scheiben Knäckebrot, 15 g Butter
- 12 Uhr: Haferflocken
- 16 Uhr: Wie am 8. Tag
- 19 Uhr: Wie am 10. Tag

13. Tag:
- 8 Uhr: Birchermüsli
- 12 Uhr: Reis mit 10 g Butter
- 16 Uhr: Wie am 8. Tag
- 19 Uhr: Paulys Nährspeise

14. Tag:
- 8 Uhr: 3 Scheiben Knäckebrot, 15 g Butter
- 12 Uhr: Kartoffeln, Gemüse, wie am 11. Tag
- 16 Uhr: Wie am 8. Tag
- 19 Uhr: 2 Scheiben Knäckebrot, 10 g Butter, 50 g Quark.

Von Anfang an gibt man 1–2 mal täglich zusätzlich 2 Löffel Malzextrakt oder 1 Tasse Pfefferminztee mit 1 Eßlöffel Traubenzucker oder Bienenhonig. Von der 3. Woche an kann man bei fortschreitender Besserung langsam die Kost erweitern. Aber vorerst noch Butter frisch zum Essen, nicht ins Essen hineinkochen, täglich bei Verträglichkeit bis zu 70 g, nichts Gebratenes, keine Mayonnaise. Die Verträglichkeit wird durch die Neydhartinger Moorkur wesentlich erhöht. Bis sich der Stuhlgang reguliert hat, sind im Bedarfsfall Einläufe vorzunehmen. Zur Anregung der Darmtätigkeit Früchtewürfel oder Leinsamen-Müsli. Bei anhaltenden chronischen Krankheitszuständen und Anfälligkeit bevorzuge man die fleischlosen Kostformen ohne gebratene Speisen. Es empfiehlt sich, in solchen Fällen in jedem Monat jeweils eine Woche lang die Gallenkur morgens nüchtern mit Öl und Karlsbader Salz (S. 214) vor dem Aufstehen durchzuführen.

Kräuterheilkunde: Pfefferminze, Tausendgüldenkraut, Schöllkraut, Berberitze.

Homöopathie: Bryonia D 3, Chelidonium D 2, Natrium sulfuricum D 6, Atropinum sulfuricum D 3.
Biochemie: Ferrum phosphoricum D 6, stündlich zu wechseln mit Natrium sulfuricum D 6, Magnesium phosphoricum D 6, besonders bei Kolik, anschließend Ferrum phosphoricum D 6.

Gallensteinleiden (Cholelithiasis)

Die Beschwerden entwickeln sich in ähnlicher Form wie bei der Gallenblasenentzündung. Typisch für das Vorhandensein von Gallensteinen sind vor allem die Koliken. Ein stechender Schmerz im rechten Oberbauch kann aber auch andere Ursachen haben, z. B. Ausstrahlungen von anderen Organen und Entzündungen der Gallenblase.

Die Schmerzen treten plötzlich auf, gewissermaßen wie ein Blitz aus heiterem Himmel, aber auch nach starker körperlicher Bewegung mit Schweißausbrüchen, Schockwirkung oder Aufregungen, Diätfehlern mit Überfüllung des Magens, Zeiten der Menstruation und Schwangerschaft sowie sonstigen außergewöhnlich starken Belastungen. Folgt einer Kolik eine Gelbsucht, so spricht dies fast immer dafür, daß Steine vorhanden sind, die den Gallenabfluß behindern. Die körperliche Verfassung ist während der Kolik sehr schlecht, doch gibt es auch Fälle, wo der Patient durch die Schmerzen nicht so sehr in Mitleidenschaft gezogen ist. Die Temperatur ist erhöht, wenn gleichzeitig ein Entzündungsvorgang besteht. Die Dauer einer Kolik ist sehr unterschiedlich, sie kann in einigen Minuten beendet sein oder auch einige Stunden anhalten. Es gibt Schmerzattacken, die durch ein ansteigend heißes Sitz- oder Halbbad oder durch heiße Leibkompressen beendet werden können, und andere, wo eine Injektion von Morphium-Atropin nicht imstande ist, über eine Linderung hinaus die Schmerzempfindung absolut auszuschalten.

Der Nachweis von Gallensteinen erfolgt durch eine Röntgenaufnahme mit Hilfe eines Kontrastmittels, das in der Lage ist, die Gallenblase auf der Platte darzustellen. Werden auf dem Röntgenbild Steine gesehen, so ist der Befund eindeutig. Es lassen sich aber nicht alle Steine röntgenologisch darstellen.

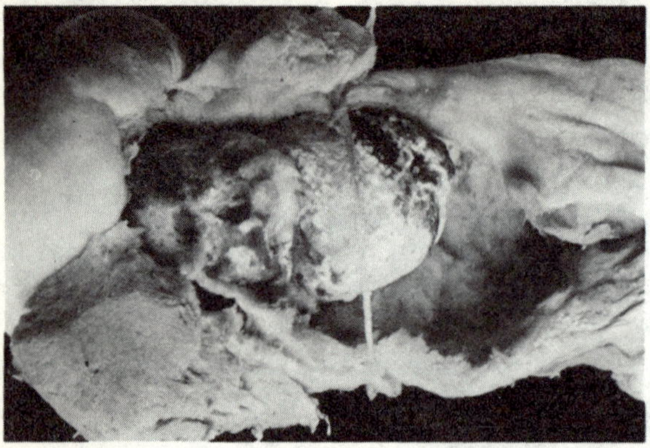

Steingallenblase

Durch Einklemmung von Steinen mit Rückstauung der Galle kommt es zu einer Gelbsucht (Stauungsikterus).

Steine können aber auch über Jahre hinaus in der Gallenblase liegen, ohne Beschwerden zu verursachen. Man hat häufig als Zufallsbefund bei gründlichen Durchuntersuchungen Gallensteine festgestellt, ohne daß die Patienten auch nur die geringsten Schmerzen gehabt hätten.

Allopathie: Bei Kolikanfällen intravenöse Injektion eines Spasmoanalgeticums und bei hartnäckigen Fällen Morphium-Atropin usw., operative Entfernung der Gallenblase, bei Stauungsikterus muß operiert werden. Die Frage, ob es möglich ist, Gallensteine innerhalb des Körpers zur Auflösung zu bringen, muß im allgemeinen verneint werden. Auch das Abgehen großer Gallensteine, das bisweilen in Laienzeitschriften angegeben wird, beruht auf einem Irrtum. Bei Ölkuren kann es zur Verklumpung des reichlich zugeführten Öls im Stuhlgang kommen. Diese Klumpen werden fälschlich für Gallensteine gehalten, sie sind aber im Gegensatz zu Gallensteinen in Benzin leicht löslich. Zur Ölkur verwendet man gern das Haarlemer Öl, weiterhin erfreut sich einer gewissen Beliebtheit die Ölkur von Chiray: Morgens nüchtern wird der Mund mit Pfefferminztee, dem man noch einige Tropfen Pfefferminzöl beifügen kann, ausgespült, dann trinkt man einen Eßlöffel voll Olivenöl mit Zusatz von Zitronensaft und anschließend heißen Pfefferminztee oder einen Gallentee. Im Anschluß daran ruht der Patient etwa eine halbe Stunde mit einer heißen Leberauflage in rechter Seitenlage. Bei Verdacht auf Gallensteine oder Grieß in der Gallenblase oder den Gallengängen gibt man jeden Tag 1 Eßlöffel mehr, bis zu 6 Eßlöffeln am 6. Tag. Bei chronischen Leiden wird solche sechstägige Ölkur mehrmals im Jahr wiederholt. Einen Erfolg kann man sich letztlich nicht davon versprechen.

Badekuren in Mergentheim oder Kissingen.

Naturgemäße Allgemeinbehandlung: Sie ist die gleiche wie bei → Gallenblasenentzündung. Wir müssen von der Vorstellung ausgehen, daß Gallensteine, die sich bemerkbar gemacht haben, Beschwerden durch die entzündlichen Begleiterscheinungen hervorrufen, so daß für die Behandlung tatsächlich die gleichen Voraussetzungen gelten. Bei Kolikanfällen sind Entlastungen des Darmes sehr zweckmäßig, hohe heiße Einläufe können krampflösend wirken und dadurch die Attacke beenden. Weiterhin gehören zu den Maßnahmen, die oft Erfolg haben, ansteigend heiße Sitzbäder, ansteigend heiße Halbbäder und feuchtheiße Leibkompressen.

Diät: Wie bei → Gallenblasenentzündung.

Entzündung der Gallengänge (Cholangitis)

Sie kann isoliert mit einer Cholecystitis auftreten. Im allgemeinen macht sie sich erst als Folgeerkrankung in dem späteren Stadium eines Gallenleidens bemerkbar. Meistens ist sie als Komplikation eines fortgeschrittenen Steinleidens aufzufassen. Die körperliche Verfassung mag wenig beeinträchtigt sein; andererseits aber können auch hohe Temperatursteigerungen bestehen, so daß das Allgemeinbefinden schlecht ist. Die Druckempfindlichkeit in der Leber-Gallen-Gegend ist deutlich ausgeprägt, oft sind schon Gallenkoliken mit Schüttelfrost vorausgegangen.

Allopathie: Darmspülungen mit Magnesiumsulfat, Medikamente wie bei → Gallenblasenentzündung, Operation.

Naturgemäße Allgemeinbehandlung: Die Richtlinien für die Allgemeinbehandlung entsprechen denen bei einer → Gallenblasenentzündung: Bettruhe, Lendenwickel, abwechselnd mit heißen Auflagen in der Lebergegend sind die wesentlichsten Behandlungsmaßnahmen.

Diät: → Leber-Galle-Diät.

Kräuterheilkunde: Pfefferminztee oder Rettichsaft sind zur Anregung des Gallenflusses zweckmäßig.

Leber-Galle-Diät

Bei Erkrankungen von Leber und Galle sind hinsichtlich der einzelnen Nahrungsmittel besondere Gesichtspunkte entscheidend und im Rahmen der Diät zu berücksichtigen.
Fette: Die regelwidrige Gallenabsonderung bedingt eine Störung der Fettverdauung. Fette sind nicht nur wegen ihres Heizwertes als Kalorienspender bedeutungsvoll, sondern haben darüber hinaus einen erheblichen biologischen Wert. Außer den Vitaminen A, D und E enthalten sie die essentiellen Fettsäuren, insbesondere Linolsäuren. Letztere finden sich in besonders hohen Anteilen im Leinöl, Sonnenblumenöl, Mohnöl, Sojaöl, Walnußöl u. a. In den Getreidekeimölen haben wir andererseits den höchsten Gehalt an Vitamin E. Außerdem finden sich darin andere wertvolle Begleitstoffe, sofern die Öle nicht durch Bleichung oder Raffinierung denaturiert wurden. Dieser Umstand entscheidet auch über die Fettverträglichkeit beim Leber-Galle-Kranken. – Ich empfehle daher neben dem Milchfett natürliche Getreidekeimöle. Bei großer Empfindlichkeit, namentlich bei akuten Reizzuständen, müssen die Gemüse durch Dämpfen (Wasserdampf im Dämpftopf mit Einsatz) gargemacht und die Fette beim Anrichten erst auf dem Teller zugegeben werden, weil die Erhitzung sich nachteilig auf die Bekömmlichkeit auswirkt.

Kohlehydrate, Stärke- und Zuckerstoffe: Die Zufuhr von Kohlehydraten bedeutet einen „Leberschutz" durch Anreicherung des Stapelzuckers Glykogen und erzielt gleichzeitig eine Verzögerung der Fettzufuhr zur Leber. Lävulose (Fruktose) wird schneller zum Glykogen aufgebaut als die Glukose. Fruktose vermag Glukose und Galaktose besser nutzbar zu machen. Honig und süße Früchte (Feigen) sind daher reichlich zu verwenden. Vermehrte Zuckerzufuhr erhöht aber andererseits den Bedarf des Körpers an Vitamin B. Deshalb sind Vollkornerzeugnisse, Weizenkeime und Keimdiät-Erzeugnisse und entsprechende Produkte besonders wichtig. Zusätzlich ist Hefe kurgemäß oder als Würze und Brotaufstrich zu empfehlen. Keimdiät-Nudeln mit Safran und Reform-Biskuit vervollständigen neben Vollreis die Diät.

Eiweiß: Überangebot von Eiweiß bedeutet eine Belastung der Leber. Eiweißmangel begünstigt andererseits Leberschäden. Die Widerstandsfähigkeit der Leber steigt innerhalb bestimmter Grenzen mit ihrem Eiweißreichtum. 1 Gramm Eiweiß pro Kilo Körpergewicht sollen nicht überschritten werden, aber die Leber soll so wenig wie möglich stoffwechselmäßig dadurch belastet werden. Deshalb ist Quark zu bevorzugen, weiterhin sind besonders Milch, Soja, Nußmus, Weizenkeime zu verwenden.

Schutzstoffe: Für die Leber als das vitaminreichste Organ des Körpers ist auch die Zufuhr von Vitaminen besonders wichtig. Über die Verabreichung von Frischkost gelten die Ratschläge, die auf Seite 209/210 hinsichtlich der Schonkost zusammengestellt wurden. Dadurch wird auch die erforderliche Mineralsalzzufuhr gewährleistet.

Bei Kochkost wird der Fermentmangel durch Aufstreuen von Fermentdiät „Amylatin" ausgeglichen.

Ernährungsmuster:

Morgens:	Keimdiät „Birchermüsli" mit frischem Obst oder Obstsaft, Pfefferminztee mit Honig
Vormittags:	Grahambrot, Honig, „Fruchtschmelz", Butter
Mittags:	Frischkost mit Keimdiät, Vollreis mit Obst oder Keimdiät-Nudeln mit Tomatensoße oder gedämpftem Gemüse oder Brei aus Pellkartoffeln mit verlorenen Eiern oder Gemüse. Kochkost mit Fermentdiät bestreuen
Nachmittags:	Joghurt mit Sanddorn-Vollfrucht oder Graham- oder Knäckebrot mit Butter und Honig oder Hefeaufstrich
Abends:	Frischkost mit Weizenkeimen, Vollkornbrot, Butter, Pflanzenfett, Quark oder Milch, Fruchtspeisen, Obst.

Strengere Diätformen (vor allem bei akutem Anfall): Tee-Zwieback-Tag; Pfefferminztee und etwas Vollkorn-Zwieback oder Ingwer- oder Kleiekeks, evtl. Honigzulage. – Später Schleimdiät-Tage und allmähliche Kosterweiterung, ähnlich – unter Berücksichtigung der Fettfrage – wie auf S. 212 beschrieben.

Erkrankungen der Bauchspeicheldrüse

Akute Entzündung (Pankreatitis acuta)

Diese Erkrankung tritt selten allein auf, sondern meist im Verlauf von krankhaften Veränderungen der Leber, der Gallenblase und des Magen-Darm-Kanals.

Bei der funktionellen Einheit aller Verdauungsorgane kann es nicht ausbleiben, daß Erkrankungen des einen auch die anderen in Mitleidenschaft zieht. Auch Störungen der Blutzirkulation und Verkrampfungen durch nervöse Reizzustände können Bauchspeicheldrüsenentzündungen auslösen. Letztlich sind auch oft Diätfehler, hier besonders fettreiche Mahlzeiten verantwortlich zu machen.

Die schwere Entzündungsform beginnt meist mit einem heftigen Schmerz in der Mitte des Oberbauches, mit Ausstrahlungen nach links dem Rippenbogen folgend oder auch fächerförmig über die ganze linke Bauchseite. Der Schmerz kann aber auch bis in die linke Schulter ausstrahlen. Das Allgemeinbefinden ist meist erheblich gestört. Übelkeit, Erbrechen und Durchfälle können auftreten. Manchmal besteht auch Stuhlverstopfung mit starken Blähungserscheinungen. Erhöhte Temperatur findet sich häufig, jedoch nicht immer. Die Krankheitserscheinungen bilden sich bisweilen kurzfristig zurück oder gehen in die chronische Verlaufsform über.

Die leichte Form der Entzündung führt zu geringfügigen Erscheinungen, die oft nur als Magenverstimmung gedeutet werden. Trotzdem besteht die Gefahr, daß diese Form nicht so schnell ausheilt.

Pankreasnekrose

Die mit einem völligen Zerfall des Gewebes einhergehende und fast immer tödlich verlaufende Krankheit ist selten. Bevorzugt tritt sie bei starken Essern auf, die sich vorwiegend mit Fett und Fleisch ernähren. Der Bauch ist gespannt und stark druckempfindlich. Die Kranken klagen über einen sehr starken Schmerz in der Bauchmitte, der in den Oberbauch nach links und in den Rücken ausstrahlt. Das Allgemeinbefinden ist schwer beeinträchtigt und auch der Kreislauf ist hochgradig geschädigt. Fieber, meist mit hohen Temperaturen.

Behandlung: Stark wirkende, schmerzlindernde Medikamente, wie etwa Polamidon C oder Dolantin. Später Belladonna oder Atropin, Herz- und Kreislaufmittel. Bei Komplikationen medikamentöse Behandlung mit Penicillin. Operative Behandlung ist anzustreben, verlangt aber sehr genaue diagnostische Erwägungen, vor allem muß der Gesamtzustand berücksichtigt werden.

Diät: Teefasten, Schleimsuppen in den ersten Tagen, sehr vorsichtige reizlose Diät, entsprechend den Anweisungen für Magen-Darm-Kranke.

Chronische Erkrankung der Bauchspeicheldrüse (Pankreatitis chronica)

Das vielgestaltige Krankheitsbild richtet sich nach den verschiedenen Krankheitsursachen. Vor allem werden die Erscheinungen der Ersterkrankungen im Vordergrund stehen, sei es nun eine Erkrankung des Magens, des Zwölffingerdarms oder der Gallenblase. Meist bestehen Schmerzen im Oberbauch mit Ausstrahlungen nach links. Oft vergleichen die Kranken den Schmerz mit einem Gefühl, wie es empfunden wird, wenn ein unzerkautes Bonbon geschluckt wird.

Gebratene Speisen und fette Nahrungsmittel werden besonders schlecht vertragen, vielfach auch Vollmilch, Obstsaft und rohes Obst, bisweilen auch Süßspeisen, vor allem Kuchen, Honig, Marmelade und Schokolade.

Der Stuhlgang kann sehr dünn sein, und die Kranken klagen über hochgradige Blähsucht. Es sind auch starke Schwankungen des Körpergewichts zu beobachten. Wenn die Erkrankung im besonderen den Kopf der Bauchspeicheldrüse befällt, kommt es zu Druckerscheinungen auf den Ausführungsgang der Gallenblase und damit zur Gallenstauung und zur → Gelbsucht. In solchen Fällen wird der Schmerz mehr in der rechten Oberbauchseite empfunden. Wenn die Stärke der Gelbsucht schwankt, handelt es sich meist um eine entzündliche Erkrankung, bei gleichbleibender Gelbfärbung besteht der Verdacht auf Krebs.

Je nach dem Grad und der Dauer sind die Verdauungsvorgänge gestört, und es treten entsprechende Veränderungen im Stuhlgang auf.

Allopathie: Schmerzlindernde Medikamente wie bei der akuten Form. Insulin und Röntgentiefenbestrahlung können versucht werden. Um die gestörte Fettverdauung zu regulieren, sind Fermenttabletten (Festal, Pankreon, Panpeptel u. a.) nach Anweisung des Arztes einzunehmen.

Naturgemäße Allgemeinbehandlung: Es gelten die Empfehlungen, die bei den Magen-Darm-Krankheiten gegeben wurden. Vor allem auch Sitz- und Halbbäder, heiße Heusäcke oder Leibkompressen, Leibwickel und Lendenwickel.

Diät: Anfangs Teefasten und Schleimtage, Haferbrei, Vollreis und Vollkornerzeugnisse. Weiterhin geschlagene Banane, rohgeriebene Äpfel, evtl. mit Flocken vermengt (→ Birchermüsli), mit Honig gesüßte Kräutertees, mit Honig gedünstetes Obst, süße Aufläufe, Kartoffelbrei aus Pellkartoffeln, Knäckebrot, Grahambrot, Quark und Sauermilch.

Verdauungsfermente sind der zubereiteten Nahrung zuzufügen, z. B. Amylatin.

Homöopathie: Barium muriaticum D 4, 3 mal täglich 5 Tropfen; Pulsatilla D 6, 3 mal täglich 1 Tablette; Chininum arsenicosum D 4, 3- bis 4 mal täglich 1 Tablette; Jodum D 4, 3 mal täglich 5 Tropfen; Secale D 4 – D 6, 3 mal täglich 5 Tropfen; Iris D 4 – D 6, 3 mal täglich 5 Tropfen.

Biochemie: Calcium phosphoricum D 6, Calcium muriaticum D 12, Natrium phosphoricum D 6, Magnesium phosphoricum D 6, Natrium sulfuricum D 6, Silicea D 12.

ERKRANKUNGEN VON BLUT- UND KREISLAUFORGANEN

Gesamtschau und Grundbehandlung

Das Blut ermöglicht durch Gewebsatmung und Stoffwechsel die Umwandlung der Nahrungsstoffe in Energie. Die Lungen nehmen den Sauerstoff aus der eingeatmeten Luft in unser Blut auf und führen ihn durch den Blutkreislauf zu den Körperzellen. Hier wird er verbraucht (Oxydation). Das verbrauchte Blut läuft mit den Abfallprodukten durch die Venen zum Herzen zurück und schließlich wieder in die Lungen. Die gasförmigen Abfallprodukte verlassen mit der Ausatmungsluft den Körper, während die löslichen Stoffe über die Nieren ausgeschieden werden. Das Blut setzt sich aus der farblosen Blutflüssigkeit und verschiedenen festen Bestandteilen, den Blutkörperchen und Blutplättchen zusammen. Die roten Blutkörperchen sind winzige Scheibchen, von denen wir in 1 cmm Blut etwa 4,5–5 Millionen haben. Trotz ihrer Kleinheit sind sie für den Stoffwechsel von größter Bedeutung. Ihre Farbe verdanken sie einem eisenhaltigen roten Farbstoff, dem Hämoglobin. Dieses bindet den Luftsauerstoff locker an sich, und die mit Sauerstoff beladenen roten Blutkörperchen führen nun den Sauerstoff durch den Körper. Außer den roten finden wir im Blut die weißen Blutkörperchen. Sie werden nicht allein vom Blutstrom in den Blutbahnen durch den Körper getragen, sondern können sich durch Eigenbewegung auch außerhalb des Gefäßsystems im Gewebe fortbewegen. Auf diese Weise suchen die weißen Blutkörperchen, die man auch die Polizei des Körpers nennen kann, eingedrungene Krankheitskeime auf und vernichten sie. Die Zahl der weißen Blutkörperchen ist erheblich geringer als die der roten. In 1 cmm Blut befinden sich 5000 bis 8000. Im Falle der Gefahr aber, das heißt, wenn Krankheitskeime eindringen, kann der Körper zu seiner Abwehr die Zahl der weißen Blutkörperchen in kurzer Zeit erheblich vermehren. Die Zahl der Blutplättchen beträgt etwa 250 000 in 1 cmm Blut. Sie spielen bei der Blutgerinnung eine entscheidende Rolle und werden vom Körper für die Blutstillung benötigt. Obwohl das Blut bei einem normalen Menschen einen gleichmäßigen Farbstoffgehalt aufweist, unterliegt es doch dauernd dem Zerfall und der Neubildung. Man hat die Lebensdauer eines roten Blutkörperchens auf 30 Tage berechnet. Jeder Blutverlust führt zu einem Blutbildungsreiz. Die Hauptbereitungsstätte der roten Blutkörperchen ist das rote Mark der Röhrenknochen. Der Kreislauf des Blutes wird vom Herzen gesteuert.

Das Herz hat die Größe einer Männerfaust und liegt hinter dem Brustbein zwischen dem rechten und linken Lungenflügel, stark nach links verlagert. Die Herzspitze, den Herzschlag, spüren wir etwa unter der linken Brustwarze. Es wird von einem häutigen Sack, dem Herzbeutel, eingehüllt. Bei einigen Infektionskrankheiten, insbesondere auch bei Gelenkrheumatismus, kann es zu einer sehr schmerzhaften Herzbeutelentzündung und zu Herzbeutelwassersucht kommen. Kräftige Muskellagen umschließen die 4 Herzhohlräume. Auf jeder Seite unterscheidet man eine Vorkammer und eine eigentliche Herzkammer, die durch Herzklappen miteinander verbunden sind. Das kohlensäurebeladene Blut, das durch die großen Hohlvenen aus dem Körper in die rechte Vorkammer gelangt, wird durch eine Klappe in die rechte Herzkammer geleitet und von hier durch die große Lungenschlagader den Lungen zugeführt. Die Herzklappen wirken wie Ventile, so daß das Blut nur in einer Richtung fließen kann. Das Blut gelangt nach dem Gasaustausch durch die Lungenblutadern in die linke Vorkammer. Dieser Durchgang des Blutes durch die Lunge vollzieht sich über den sogenannten kleinen Kreislauf und wiederholt sich, entsprechend den Atemzügen, 60–80 mal in der Minute. Ist die linke Vorkammer völlig gefüllt, so erweitert sich die linke Herzkammer, und unmittelbar darauf beginnt die Zusammenziehung der linken Vorkammer. Das Blut fließt nun in die linke Herzkammer, die sich daraufhin zusammenzieht, und – nach Schluß der Klappe zwischen Vorkammer und Kammer – das Blut mit einem kräftigen Stoß in die große Körperschlagader, Aorta, schleudert. Bei der nächsten Erweiterung des Herzens kann beim Gesunden kein Tropfen zurück, da sich auch an der Ursprungsstelle dieses Gefäßes eine Herzklappe befindet. Das Blut muß darum in einer Richtung durch den ganzen Körper den großen Kreislauf vollziehen. Es verteilt sich über das Gefäßsystem, zuletzt in dünnen Äderchen, den sogenannten Haargefäßen oder Kapillaren, in die Gewebe und dient durch Abgabe des Sauerstoffs dem Stoffumsatz innerhalb des Körpers. Mit Kohlensäure beladen kehrt dieses verbrauchte Blut durch die Venen zum Herzen zurück. Da das linke Herz für den großen Kreislauf zu sorgen hat und damit eine größere Arbeitsleistung vollbringen muß als das rechte, ist auch seine Muskelsubstanz entsprechend stärker ausgebildet. Jedes wichtige Organ wird durch ein besonderes Gefäß ernährt. Die Blutbewegung ist hauptsächlich die Folge der Tätigkeit des Herzens und der Elastizität der Arterienwandung sowie einiger anderer Faktoren, die gerade bei Erkrankungen des Herzens bedeutungsvoll werden können.

Durch eine ausgiebige Zwerchfellatmung wird der Blutumlauf wesentlich unterstützt. Bei der Einatmung wird das Blut aus dem Körper angesogen, und bei der Ausatmung wird es dem Herzen zugeführt. Auch Muskelarbeit regt den Blutkreislauf an. Atmung und Bewegung können daher auch übungsmäßig für eine Verstärkung des Blutkreislaufs ausgenutzt werden.

Die Ernährung des Herzens selbst erfolgt von Blutgefäßen aus, die das Herz kranzförmig umziehen und deswegen als Herzkranzgefäße bezeichnet werden. Die Herzbewegung wird durch Nervenknötchen bewirkt, die in seinen Wänden liegen und durch feinste Fasern miteinander verbunden sind. Außerdem laufen vom Zentralnervensystem aus Nervenbahnen zum Herzen. Auf diese Weise kann sich das Herz sofort allen Ereignissen anpassen. Es unterliegt aber damit auch der Einwirkung seelischer Erregungen. Ebenso wie das Herz sind auch die Adern nervösen und seelischen Einflüssen ausgesetzt, unter denen sie sich erweitern und verengen. Zu diesem Zweck enthalten die Gefäßwände Muskelfasern, die das Gefäßrohr bald weiter, bald enger werden lassen. Im Alter nutzen sich die Gefäßwände ab; infolge der eintretenden Arterienverhärtung, Arteriosklerose, vermindert sich die Elastizität der Gefäße.

Die Venen der Baucheingeweide sammeln sich zu einem gemeinsamen Strang, der Pfortader. Diese mündet nicht direkt in die untere Hohlvene, die einen großen Teil der Körpervenen zusammenfaßt, sondern läuft direkt in die Leber. Dort erfolgt eine feinste Verästelung, die die Leberläppchen umspinnt. Auf diese Weise kann die Leber als wichtige Entgiftungsdrüse die für den Körper ungeeigneten Stoffe entfernen oder entgiften und andererseits einige für den Aufbau des Körpers erwünschte Stoffe speichern. Nun erst kann das Blut weiterfließen und in die untere Hohlvene einmünden.

Wenn man auch bei allen Erkrankungen grundsätzlich den ganzen Menschen behandeln und rein örtliche Maßnahmen nur in beschränktem Umfang durchführen soll, so erreicht man aber gerade bei allen Kreislaufstörungen durch eine Allgemeinbehandlung besonders gute Ergebnisse. Das Verständnis für die zu ergreifenden Maßnahmen und ihre Wirkung wird wesentlich gefördert, wenn man darauf verzichtet, den entscheidenden Antrieb für den Blutumlauf lediglich in der Kraft des Herzmuskels zu sehen. Es genügt nicht, daß man Herz- und Gefäßsystem als funktionelle Einheit betrachtet und von einem zentralen und peripheren Herzen spricht; der Zusammenhang mit der Atemtätigkeit, die Abhängigkeit vom Zwerchfellstand und dem Füllungszustand der Bauchhöhle und vom Wasserhaushalt müssen neben manchen anderen Faktoren noch viel mehr als allgemein üblich für die Behandlung ausgewertet werden. Während die medikamentösen Eingriffe in der Hauptsache am zentralen Herzmotor einsetzen, bleibt es im wesentlichen die Aufgabe der nichtmedikamentösen Behandlungsmaßnahmen, vom peripheren Kreislauf her den Blutumlauf zu beeinflussen und damit auch über den Umweg der Einwirkung auf andere Organsysteme wie Haut, Verdauungsapparat und Atemmechanismus dem Herzen einen Teil seiner Arbeit abzunehmen. Die Wechselbeziehungen zwischen den Kreislauf- und Atmungsorganen erlauben eine gute Einwirkung auf den Kreislauf über die Atmung. In Anlehnung an die Ausführungen von Römheld, der sich als erster besonders für die Atmungsbehandlung bei Herzkranken eingesetzt hat, sollen die Verhältnisse kurz skizziert werden. Alle Organe in der Brusthöhle befinden sich unter negativem Druck. Durch die weitere Druckminderung während der Einatmung wird das venöse Blut in die Brusthöhle, d. h. in das Herz sowie in den oberhalb des Zwerchfells gelegenen Abschnitt der unteren Hohlvene und in die Lungen eingesaugt. Der Lungenzug wirkt also auf die Herzkammern, speziell auf die dünnwandigen Vorhöfe, und trägt zur Füllung des Herzens mit Blut bei. Genauso werden auch die großen Venenstämme geweitet. Umgekehrt begünstigt die Ausatmung die Auspressung des arteriellen Blutes in die Aorta und unterstützt damit die Entleerung des Herzens bei der Zusammenziehung, der Systole. Wir haben gewissermaßen einen zweiten Mechanismus, der mit dem Herzen gleichsinnig arbeitet. Es besteht kein Zweifel, daß wir mit der Atmung unterstützend auf die Herzarbeit einwirken und namentlich auch den Rückfluß des venösen Blutes zum Herzen erheblich verbessern können. Während das Herz unabhängig von unserem Willen arbeitet, vollzieht sich die Atemtätigkeit nur teilweise unwillkürlich und kann in erheblichem Umfang von unserem Willen beeinflußt werden. Zur Verbesserung der Atemtätigkeit gehört vor allem auch die Entwicklung der Zwerchfellatmung. Bei jeder Senkung des Zwerchfells während einer natürlichen Einatmung kommt es zu einer Streckung und Ausziehung der Aorta, so daß Römheld die Bezeichnung "passive Aortengymnastik" geprägt hat. Es ist durchaus glaubhaft, daß durch solche Maßnahmen die Gesundheit der Aorta vorsorglich erheblich gebessert werden kann. Im großen Umfang verwendet der moderne Arzt die längst bekannte aktive Gefäßgymnastik, unter der man die aktive Beeinflussung der Gefäßmuskulatur versteht, die zu einer Verengerung und Erweiterung des Gefäßrohres führt und für die Regulierung des gesamten Kreislaufes von größter Bedeutung ist. Auch die Wirkung der Wasserkuren beruht ja im wesentlichen auf dieser aktiven Gefäßgymnastik.

Man war sich aber kaum der Tatsache recht bewußt, daß die Muskulatur des Körpers mit den Arterien passive Gefäßgymnastik betreibt. Römheld warf zuerst die Frage auf, ob wir hier nicht überhaupt ein allgemeingültiges Prinzip hätten, wonach die Gefäße, die im Leben reichlich passiv bewegt oder massiert würden, eine längere Lebensdauer hätten und seltener an Arteriosklerose erkrankten. Römhelds gute Erfahrungen mit der regelmäßigen Verordnung der Zwerchfellatmung sprechen durchaus dafür, daß man auf diese Weise Aortenerkrankungen wirksam vorbeugen kann und daß man ebenso bei der Behandlung an diese Zusammenhänge denken soll. Nach Römheld kann durchaus bei bestehenden Erkrankungen der Aorta oder der Kranzgefäße eine vorsichtige Zwerchfellatmung niemals schaden, sondern nur günstig wirken, da sie ja ein natürlicher Vorgang ist. Selbst bei akuten Überanstrengungen des Herzens werden nach seiner Erfahrung die unangenehmen Erscheinungen am Herzen und im Brustkorb durch die Zwerchfellgymnastik beseitigt. Das entspricht auch den modernen Erkenntnissen, daß man früher offenbar bei Behandlung von Herzkranken hinsichtlich der zumutbaren körperlichen Anforderungen zu ängstlich gewesen ist. Allerdings ist das absolute Schonungsprinzip schon seit der zweiten Hälfte des vorigen Jahrhunderts wesentlich durchbrochen worden, indem man die sogenannten Oertelschen Terrainkuren für die Behandlung von Herzkranken einführte. Seitdem haben wir in allen Herzbädern bestimmte Klassen von Spazierwegen, die unterschiedliche Anforderungen an die Leistungsfähigkeit der Kranken stellen. So darf der Patient bei Beginn der Behandlung vielleicht nur erst ebene Wege laufen, und auch hier anfangs nur kurze Strecken, gewissermaßen von Bank zu Bank, während ihm im Laufe der Behandlung nach dem Grad der eingetretenen Kräftigung schließlich immer größere Steigungen und ausgedehntere Spazierwege zugemutet werden.

Aber man ist heute noch einen erheblichen Schritt weitergegangen und hat die Übungsbehandlung ausgebaut. Mit Hilfe von Krankengymnastik und anderen Maßnahmen wird dafür gesorgt, daß nicht nur die muskulären Elemente des Herzens sich kräftigen, sondern daß auch das Zutrauen des einzelnen Kranken zu seiner Leistungsfähigkeit wieder hergestellt wird und im Laufe der Behandlung wächst. So ist es üblich geworden, bei der sogenannten Ohlstädter Kur, durch einen gemeinsamen Spaziergang von Ärzten und Patienten auf die Berge hinaut die Kur abzuschließen. Das hätte sich niemals einer dieser Kranken vorher träumen lassen, daß er imstande sein würde, selbst auf die Berge zu klettern. Das Prinzip der Schonung soll vielmehr bei den überflüssigen Belastungen des Kreislaufapparates bedacht werden, also bei der Flüssigkeitszufuhr, der Ernährung, bei den Genußgiften, der Kleidung, dem Zimmerklima usw. Muskelarbeit als Mittel zur Verbesserung der Durchblutung und Atmung und zur Förderung der Ausscheidungen ist ein unerläßliches Behandlungsmittel, gerade auch im Hinblick auf den besonders beim Herzkranken notwendigen seelischen Einfluß zur Beseitigung seiner Angst und Wiedergewinnung des Zutrauens zur eigenen Leistungsfähigkeit. Bei vorsichtigem Beginn mit den einfachsten und schonendsten Übungen sind alle Möglichkeiten der Anpassung an den jeweiligen Zustand und des steten Fortschreitens der Kräftigung gegeben. Am häufigsten beruht der Hochstand der linken Zwerchfellhälfte auf Luftansammlung im Magen oder in der linken Colonecke. Sie kann entstehen durch das Schlucken von Luft bei hastigem Essen oder bei mangelhafter Aufsaugung von Magen- und Darmgasen, also bei abnormen Zersetzungs- und Gärungsprozessen, die durch eine unzweckmäßige Ernährung hervorgerufen werden.

Hier hat die diätetische Behandlung einzusetzen; und vor allem sind natürlich auch die Flüssigkeitszufuhren und eine Reihe von anderen Fragen von Bedeutung, die im Zusammenhang bei der Ernährungsbehandlung besprochen werden sollen. Neben der sehr bewährten Allgemeinbehandlung nach Kneipp kommen für den Herzkranken noch bestimmte Teilbäder in Betracht, die zuerst vom Bismarck-Arzt Schweninger in größerem Umfange eingeführt wurden. Es handelt sich um langsam ansteigende heiße Teilbäder, am beliebtesten in der Form der Armbäder, die sich vor allem auch in den Krankenhäusern eingebürgert haben. Wir wissen aus Erfahrung, daß Herz- und Gefäßkranke aller Art mit und ohne Kompensationsstörungen sehr gut auf die Behandlung mit den heißen Teilbädern ansprechen, ebenso wie auch Kreislaufgestörte bei aktuten Infektionskrankheiten.

Das Entscheidende an diesen Maßnahmen ist der Verzicht auf jede schroffe Einwirkung der Behandlungs- bzw. Temperaturreize. Sie bewirken bei der langsamen Zuführung eine Erweiterung der äußeren und eine Engerstellung der inneren Gefäßbahnen einschließlich der Herzwandungen. Sie stellen so die Herzleistung und damit Blutdruck, Puls, Blutförderungsmenge und Herzfüllung dem Gesamtbetrieb des Kreislaufs organgemäß ein. Wer diese Anwendungsform rechtzeitig in den Behandlungsplan aufnimmt, wird überrascht sein, wieviel seltener eine medikamentöse Beeinflussung notwendig wird. Je mehr die allgemeinen Hautfunktionen in der Behandlung berücksichtigt werden, desto wirkungsvoller lassen sich die langsam ansteigenden Teilbäder verwenden.

Zusammenfassend darf noch einmal betont werden, daß eine vor allem auf die Gesamtfunktion gerichtete Betrachtungs- und Behandlungsweise für die günstige Beeinflussung von Herz- und Gefäßerkrankungen von Nutzen ist. Es ist daher für die Behandlung des einzelnen Kranken nicht nur die exakte klinische Diagnose von Wert, sondern darüber hinauf bedarf es einer funktionellen Diagnostik, die sich auf alle Elementarfunktionen des Körpers erstreckt. Mag es sich um eine Erkrankung des Klappenapparates, der Herzmuskulatur oder des nervösen Systems handeln, immer zeigen sich die Bilder einer verminderten Leistungsfähigkeit des Herzens, und wir sind daher durchaus berechtigt, die Behandlung unabhängig von einer solchen diagnostischen Aufteilung weitgehend in der Form der Allgemeinbehandlung als einer besonders gestalteten Lebensweise des Herz- und Gefäßkranken durchzuführen.

Wenn wir diese allgemeinen Maßnahmen noch einmal kurz zusammenstellen, ergibt sich im wesentlichen das folgende Schema einer Grundbehandlung:

Freiluftaufenthalt

Der häufige Aufenthalt im Freien ist erforderlich zur Deckung des Sauerstoffbedarfs, zur Anregung der Atemtätigkeit. Darüber hinaus können Luftbäder und auch Teilsonnenbäder, wobei die Besonnung des Oberkörpers ausgenommen ist, die Hautfunktion anregen und durch eine bessere Blutversorgung der Haut den Kreislauf entlasten. Durch vermehrte Hautatmung und Lungenatmung tritt auch eine Entlastung des Flüssigkeitsstoffwechsels ein.

Anregung der Atemtätigkeit

Verbesserung des Blutumlaufs durch Atemschulung, besondere Pflege der Zwerchfellatmung aus den auf S. 219 dargestellten Gründen.

Körperliche Betätigung

Zur Förderung des Blutumlaufs und Kräftigung der Gesamtmuskulatur einschließlich des Herzmuskels Massage, aktive und passive Gymnastik, Spaziergänge, Arbeitstherapie, Sport.

Beseitigung des Zwerchfellhochstandes

Durch zweckentsprechende Ernährung Vermeidung von Luft- und Gasansammlung im Magen und Darm, insbesondere auch Zwerchfellübungen zur Entlastung des Herzens.

Diät

Die Ernährung ist so abzustimmen, daß nicht nur eine übertriebene Gasbildung vermieden, sondern auch sonst jede mögliche Belastung ausgeschaltet wird. Vor allem ist der Füllungszustand des Magens zu berücksichtigen. Empfehlenswert ist es daher, zu jeder Mahlzeit nur sehr wenig, dafür aber häufiger zu essen. Essen und Trinken sind zu trennen, auch ein Durcheinander vieler Nahrungsmittel ist zu vermeiden. Kochsalzarmut und Flüssigkeitsbeschränkung sind zur Entwässerung angezeigt, daher gilt als Grundform die kochsalzarme, rohkostreiche Milch-Pflanzen-Kost. Je nach Bedarf werden zur Zwischenbehandlung Sonderformen wie Rohkost-, Milch-Obst-Tage, Safttage und Fastenkuren verordnet. Als Diät-Präparat ist besonders Granoton zusätzlich zu empfehlen.

Anregung der Ausscheidung

Neben ergiebiger Atemtätigkeit ist die Anregung der Hautausscheidung durch Luftbäder, Waschungen, Bäder, besonders Teilbäder, Bürstmassage und dergleichen notwendig. Regelmäßige Darmausscheidung muß erzielt werden, ebenso vor allem diätetisch eine Anregung der Nierentätigkeit.

Hydrotherapeutische Maßnahmen

An erster Stelle stehen die langsam ansteigenden heißen Teilbäder und Wickel, die kleine Hydrotherapie nach Kneipp. Aber dann in zunehmendem Maße – auch als Arbeitstherapie – nach Möglichkeit Bürstenbäder, wobei schließlich der Kranke selbst die Bürstung ausführen soll. Weiterhin sind heiße Kompressen auf den Leib, auch in Form von Heusäcken und dergl., angebracht, evtl. mit nachfolgender Massage, ferner Sauerstoff- und andere Vollbäder. Schließlich sind bei genügendem Fortschritt in der Behandlung kalte Herzkompressen oder Herzkühler, kurze kalte Teilbäder, wie das Kneippsche Armbad, sehr schonende und wirksame Behandlungsmaßnahmen.

Seelische Beeinflussung

Die starke seelische Auswirkung, besonders die den Herzkranken eigentümliche Neigung zu Depressionen, verschwindet bald, wenn man sich die Zeit nimmt, dem Kranken die umfassendere Wirkungsweise einer Allgemeinbehandlung gegenüber einer örtlichen Beeinflussung klarzumachen. Die Beschäftigung mit dem Kranken, die merkliche Leistungssteigerung durch die Übung aller körperlichen Funktionen geben ihm bald das Zutrauen zu sich und seiner Leistungsfähigkeit zurück. Die aktive Teilnahme des Kranken an den geschilderten Behandlungsmaßnahmen bietet daher auch von dieser Seite aus gesehen große Vorteile gegenüber einer bloßen passiven Einverleibung von Medikamenten.

Grundbehandlung

zur Förderung des Blutumlaufs und zur Entlastung des Herzens.

Morgens: Wechselwarme, schließlich kalte Teilwaschungen. – Vormittags: Wechselwarme Teilgüsse, mit kleinen Güssen beginnend, allmählich zu größeren Anwendungen fortschreitend, z. B. Armguß, verlängerter Armguß, Brustguß mit Gesichtsguß, vielleicht gegen Schluß der Kur Oberguß, je nach Jahreszeit, Konstitution, Alter, Reaktionsfähigkeit und Krankheitsgrad kalte Teilgüsse einbauen und schließlich ganz dazu übergehen. – Einmal wöchentlich, später auch öfter, Halbbäder, zuerst mild, körperwarm, von kurzer Dauer, z. B. auch mit Fichtennadel oder Rosmarin, dann auch Bürstenhalbbäder. Als Abschluß zuerst evtl. nur wieder im ganzen abkühlen (absteigendes Halbbad), später kalter Nachguß, zuletzt – wenn möglich – einfacher Vollguß.

Mittags: Bettruhe, 2mal wöchentlich Heusack (Leber), 2mal wöchentlich Lendenwickel.

Nachmittags: Kaltes Armbad.

Abends: Wechsel-Fußbad.

Nachts: Bei Bedarf Wadenwickel.

Zusätzlich Bürstmassage, Spaziergänge, Atemübungen, kochsalzarme Milch-Pflanzen-Kost.

Erkrankungen des Blutes

Die Perniziöse Anämie (Anaemia perniciosa)

Ursache ist ein Mangel oder das Fehlen von Vitamin B 12. Typisch ist das Zungenbrennen, das den Blutveränderungen manchmal schon auf längere Zeit vorausgeht. Auch gewisse Störungen in der Geschmacksempfindung können damit verbunden sein. Im übrigen finden wir eine allgemeine Schwäche bei zunehmender Müdigkeit, Ohrensausen, Schwindelanfälle, Atemnot, Herzbeschwerden und eine eigenartige gelblich-wächserne Blässe der Haut. Oft ist eine Leberschwellung nachweisbar und eine Milzvergrößerung vom untersuchenden Arzt zu tasten. In fortgeschrittenen Fällen werden als Ausdruck einer Reizung des Nervensystems Reflexveränderungen mit Empfindungsstörungen und sogar Lähmungen beobachtet. Das Blutbild zeigt typische Merkmale, insbesondere ist die kreisende Blutmenge erheblich vermindert, dagegen der Wassergehalt des Blutes vermehrt.

Die Diagnose wird im wesentlichen aus dem Blutausstrich gestellt, und man findet u. a. krankhaft veränderte rote Blutkörperchen.

Spitze und Seiten der Zunge sind meist deutlich gerötet, später können sich auch kleine Bläschen und Geschwüre bilden. Bisweilen werden auch Schluckbeschwerden und Krämpfe der Speiseröhre bemerkt. Die Magenschleimhaut kann entzündet sein, in jedem Falle besteht ein Salzsäuremangel. Im Magensaft sind außer der Salzsäure und dem Pepsin auch entscheidende, beim Gesunden von den Magendrüsen abgesonderte Fermente *(Intrinsic Factor)* nicht vorhanden.

Allopathie: Leberpräparate (Campolon, Pernämyl, Hepatrat u. a.), die sich in stark konzentrierter Form nur zur Einspritzung eignen, wirken lebensrettend. Diese Behandlung wird durch kleinere Bluttransfusionen ergänzt. Die krankhaften Blutveränderungen lassen sich mit Vitamin B_{12} (B_{12}-Vicotrat, Docigram usw.) sowie mit Folinsäure (z. B. Folsan und Folinor) günstig beeinflussen. Bei Nervenreizerscheinungen muß die ganze Vitamin-B-Gruppe zugeführt werden. Wegen des Magensaftmangels empfiehlt es sich, entsprechende Präparate zu den Mahlzeiten einzunehmen (Encynorm, Acidol-Pepsin u. ä.).

Naturgemäße Allgemeinbehandlung: Sie muß dem klinischen Befund angepaßt werden; beim Schwerkranken, der bettlägerig ist, soll zuerst mit einer sehr milden Anwendung der Luft- und Sonnenbäder, Trockenbürsten der Haut, Waschungen mit Essigwasser usw. begonnen werden, die sich dann bei zunehmender Besserung in ihrer Reizwirkung langsam steigert.

Diät: Zuerst wurde eine Kost mit vorwiegend roher Leber, täglich etwa 250 bis 500 Gramm, als besonders wirksam empfohlen, aber es ist im allgemeinen doch zu schwierig, genügend Abwechslung im Geschmack bei der Zubereitung dieser Frischleber-Kost zu bringen. Statt dessen werden nun die schnellwirksamen Leber-Präparate eingespritzt. Zur Unterstützung der Blutbildung ist der Rohkostanteil der Nahrung sehr auszuweiten, insbesondere soll man an die eisenhaltigen Nahrungsmittel denken. Das sind neben allen Grünpflanzen auch Äpfel und Aprikosen. Da frische Aprikosen nur während einer kurzen Zeit erhältlich sind, wird man im wesentlichen getrocknete Aprikosen verwenden. Neben der Rohkostbehandlung, die gleichzeitig eine Vitaminzufuhr bedeutet, kann man durch Hefe noch eine zusätzliche Wirkung erreichen.

Kräuterheilkunde: Hier kommen vor allem Knoblauch und Brennessel in Betracht, auch Bockshornklee hat sich bewährt. Sehr wirksam sind Wildkräuter und Wildgemüse, die man möglichst im Frühjahr frisch ernten und essen sollte.

Homöopathie: Arsenicum D 6, Calcium arsenicosum D 6, Cuprum arsenicosum D 6, Kalium arsenicosum D 4 – D 6.

Biochemie: Kalium phosphoricum D 6, Ferrum phosphoricum D 6, Natrium muriaticum D 6.

Die sekundären Anämien

Man versteht darunter Blutleiden, die beiläufig im Gefolge anderer Krankheitszustände auftreten können. Sie machen sich durch Blässe und Blutleere der Schleimhäute bemerkbar, vor allem auch am Zahnfleisch und an der Bindehaut des Auges. Die Kranken klagen über Appetitlosigkeit und Magendruck, nervöse Störungen, Kopfschmerz, Herzklopfen, Ohrensausen und Schwindel, Ohnmachtsanfälle und Kreuzschmerzen. Bei Frauen kann auch die Periode ausbleiben. Für die Diagnose ist vor allem das Blutbild entscheidend. Die Ursachen können mannigfaltig sein, z. B. Blutungen, die infolge von Geschwulstbildung am Magen-Darm-Kanal auftreten, selbst stark blutende Hämorrhoiden können in Betracht kommen. Auch im Verlauf bestimmter Infektionskrankheiten entstehen solche Formen von Blutarmut, vor allem auch bei Wurmbefall. Weiterhin finden wir sie bisweilen während der Schwangerschaft, ebenso als Folge einer einseitigen Kost, die zu wenig Eisen enthält. Diese Gefahr ist z. B. bei einer Kleinkinderernährung gegeben, die aus zu viel Milch und zu wenig Obst und Gemüse besteht.

Allopathie: Bei starken Blutungen Bluttransfusion als Ersatz, Behandlung mit Eisenpräparaten. Ihre Wirkung wird verbessert bei einer gleichzeitigen Salzsäurezufuhr zu den Hauptmahlzeiten. Auch die Kombinationspräparate mit Kobalt, Arsen und Kupfer haben sich sehr bewährt.

Naturgemäße Allgemeinbehandlung: Hauptsächlich sind die Schäden einer unzweckmäßigen Lebensführung und falschen Ernährung zu beseitigen. Eine kräftige Hautreizbehandlung ist

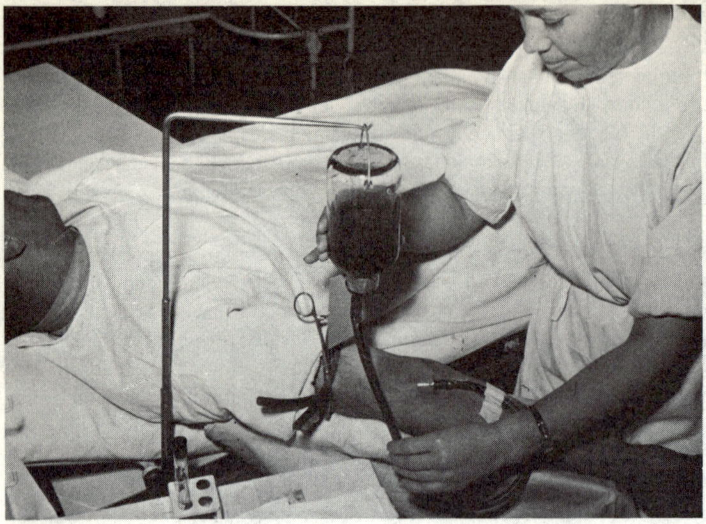

Bluttransfusion

zweckmäßig, also etwa wechselwarme Waschungen, Trockenbürsten der Haut, kalte Teilabreibungen usw.

Diät: Viel frisches Obst- und Gemüse, am besten auch frische Wildgemüse und Wildkräuter, vor allem Spinat, Sauerampfer und Salat.

Kräuterheilkunde: Brennessel und Knoblauch, als Tee eine Mischung von Tausendgüldenkraut, Schafgarbe, Pfefferminze und Brennessel.

Homöopathie: Kalium arsenicosum D 3, Cuprum arsenicosum D 4, Arsenicum D 4, Calcium arsenicosum D 4.

Biochemie: Kalium phosphoricum D 6.

Die Chlorose

Diese Krankheitsform ist heute ziemlich selten anzutreffen; sie kommt fast nur bei Mädchen in den Entwicklungsjahren, also etwa zwischen dem 12. und 20. Jahr vor. Neben Allgemeinbeschwerden, wie bei den anderen Formen der Blutarmut, beobachtet man häufig gewisse Störungen der Monatsblutungen, die auf einer Unterentwicklung der Eierstöcke beruhen.

Die *Behandlung* gleicht den bei der sekundären Anämie geschilderten Maßnahmen.

Blutzerfall (Toxische Anämie)

Ihr Merkmal ist ein durch Giftstoffe verursachter Zerfall der Blutkörperchen. Die toxische Anämie tritt als Begleiterscheinung der Harnvergiftung (Urämie) und der Blutvergiftung (Sepsis) auf, kann aber auch durch sogenannte exogene Blutgifte (z. B. Blei, Anilin, Hydrochinon) ausgelöst werden, die versehentlich oder bei Arbeitern der chemischen Industrie ständig in den Körper gelangen. Die Behandlung erfolgt mit Eisen- und Leberpräparaten, selbstverständlich muß die ursächliche Schädigung beseitigt werden.

Die Leukämie

Die weißen Blutkörperchen und Lymphzellen sind so stark vermehrt, daß dadurch das Gleichgewicht der Blutzellenbildung erheblich gestört ist. Bei einer Form der Leukämie steht die große Milzschwellung mit entsprechenden Beschwerden im Vordergrund, das heißt: Druck, Völle im linken Oberbauch, stechende Schmerzen, Erbrechen, Stuhlverstopfung oder Durchfall; weiter können Atemnot und Schwellungen an den Waden auftreten. Die Kranken klagen auch über

Kopfschmerzen, Schlafstörungen, Schwindelgefühl und Hautjucken. Bisweilen ist die Temperatur erhöht.

Die Diagnose wird aus dem Blutbild (Blutausstrich) gestellt; die Zahl der weißen Blutkörperchen (Leukozyten) kann bis zu 500 000 (normal etwa 8000) ansteigen. Eine andere Form äußert sich mehr in Schwellungen der Lymphknoten, die oft zu Druckerscheinungen und Nervenreizungen führen. Hier werden Hautjucken, chronische Ekzeme, Hauteiterungen oder andere Hautveränderungen beobachtet. Die Lymphknotenschwellungen finden sich am häufigsten am Hals, in den Achselhöhlen oder in der Leistenbeuge.

Allopathie: Das Krankheitsbild der akuten Leukämie *(Myelose* und *Lymphadenose)* ist keiner Behandlung zugänglich und verläuft stets tödlich, die Krankheitsdauer schwankt zwischen Tagen und wenigen Wochen. Die chronischen Erkrankungen lassen sich vorübergehend bessern, durch regelmäßige Röntgenbestrahlungen kann eine gewisse Lebensdauer erwartet werden. Arsenpräparate und Blutübertragungen (3mal 400 ccm wöchentlich) haben nur lindernde Wirkung. In letzter Zeit werden bei den chronischen Leukämien Stoffe angewandt, die das Zellenwachstum hemmen, sogenannte Zytostatika. Diese können bei sorgfältiger und regelmäßiger Anwendung – meistens im Krankenhaus – Besserungen über Jahre bewirken.

Naturgemäße Allgemeinbehandlung: Die Behandlung dieser chronischen Krankheitsbilder ist in beiden Formen die gleiche, soweit es sich um eine Umstimmung des gesamten Körpers handelt. Allgemein sind Bäder und Sonnenbestrahlungen sowie eine vitaminreiche Ernährung zweckmäßig, da auf diese Weise die Wiederherstellungskraft des Körpers gefördert wird.

Diät: Reichlich Rohkost, vor allem auch Frischsäfte, rein pflanzliche Ernährung unter Einschluß von Milch und Käse.

Kräuterheilkunde: Brennessel, Hagebutten, Knoblauch und Zwiebel.

Homöopathie: Chinium arsenicosum D 3, Calcium arsenicosum D 3.

Biochemie: Natrium sulfuricum D 5, Kalium phosphoricum D 6.

Blutfleckenkrankheit (Purpura)

Bei dieser Erkrankung sind die Blutplättchen vermindert. Sie werden entweder im Knochenmark ungenügend produziert, oder sie gehen in der Milz so schnell zugrunde, daß die Neubildung damit nicht Schritt halten kann. Dadurch kommt es zu flächenhaften Blutungen in der Haut und in den inneren Organen. Meist sind auch Schleimhautblutungen vorhanden, vor allem an der Nase, im Mund, am weichen Gaumen und im Magen-Darm-Kanal. Das Allgemeinbefinden kann wesentlich beeinträchtigt sein, aber Fieber fehlt meistens. Die Milz ist oft etwas vergrößert.

Eine besondere Form, die erbliche Bluterkrankheit, die ausschließlich bei den männlichen Familienmitgliedern auftritt, ist durch eine hochgradige Verlängerung der Blutgerinnungszeit gekennzeichnet. Bei dieser Form können vor allen Dingen große Blutungen in die Gelenke eintreten. Zahnziehungen und Verletzungen können bei den Blutern lebensgefährlich werden, da es oftmals nicht gelingt, die Blutung zu stillen.

Außerdem gibt es noch Blutungsübel, die auf Schäden der Kapillarwand beruhen, sowie eine rheumatische Purpura.

Die *Behandlung* besteht in bedrohlichen Fällen in Bluttransfusionen in größerer Menge oder in kleineren Blutübertragungen zur Umstimmung. Vor allen Dingen müssen die Vitamine C, K und P gegeben werden. Auch Einspritzungen von Kalzium in die Venen können manchmal eine Besserung bringen.

Bei der Purpuraform, die durch Blutplättchenmangel hervorgerufen wird, ist eine sehr wirksame Behandlung durch operative Entfernung der Milz oder durch Röntgenbestrahlung dieses Organs möglich. Auch bei den Blutungsübeln spielt die Einhaltung einer bestimmten *Diät* eine große Rolle. Frucht- und Gemüsesäfte, Obst- und Rohkostkuren sind zweckmäßig.

Lymphdrüsenentartung
(Lymphogranulomatose oder Hodgkinsche Krankheit)

Die Krankheit beginnt mit langsam sich vergrößernden schmerzlosen Schwellungen der Lymphknoten in den seitlichen Halsabschnitten und im Nacken. Seltener findet man solche Schwellungen in der Leistengegend, in den Achselhöhlen oder anderwärts. Die Kranken klagen über rasche Ermüdbarkeit, Abmagerung, Temperatursteigerungen, Nachtschweiße und gelegentlich auch über starken Juckreiz und hartnäckige Hautausschläge. Bisweilen gehen auch heftige Durchfälle dem Krankheitsgeschehen voraus. Bei der zunehmenden Vergrößerung der Lymphknoten kommt es durch Druck auf die umliegenden Gefäße zu wäßrigen Schwellungen und

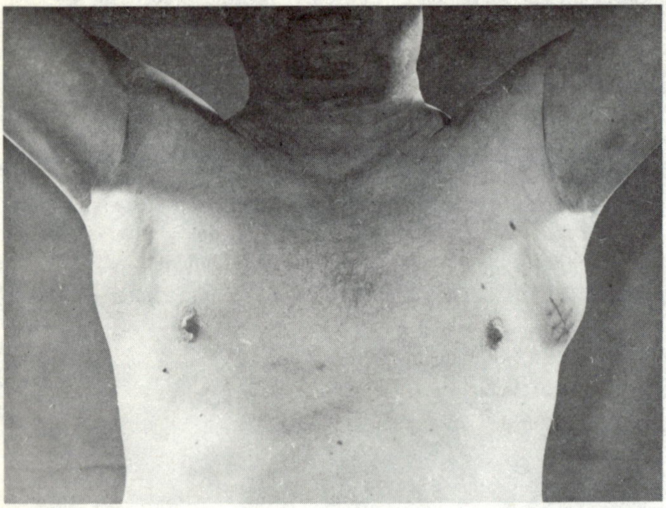

Starke doppelseitige Lymphknotenvergrößerungen

Ergüssen, bei Druck auf die Luftwege zu Anfällen von Atemnot. Wird der Galleneingang eingeklemmt, so bildet sich eine schwere Gelbsucht aus, und es kann sogar eine Bauchwassersucht auftreten. Der Druck auf die Nervenstränge kann zu Lähmungen und sehr schmerzhaften Nervenentzündungen führen. Schließlich sind auch Zerstörungen der Wirbelkörper und krankhafte Veränderungen am Rückenmark mit den typischen Ausfallserscheinungen möglich. In den schweren Fällen besteht anhaltendes unregelmäßiges Fieber. Die Haut hat die verschiedenartigsten Ausschläge, oft auch eine graubräunliche Pigmentierung.

Die Zahl der weißen Blutkörperchen ist auf 20 000 bis 50 000 im cmm erhöht.

Der Verlauf der Krankheit ist zumeist ungünstig.

Behandlungsmaßnahmen: Vitaminreiche Obst- und Gemüsesäfte, kräftige Kost, am besten im Sinne einer Krebsdiät (S. 442). Freiluftliegekuren mit Sonnenbädern können manchmal Besserung bringen. An Medikamenten gibt man Arsenpräparate und bekämpft die meist auftretende Blutarmut mit eisenhaltigen Mitteln. Einen gewissen Erfolg verspricht auch die Röntgenbestrahlung, die oftmals zur Verlängerung des Lebens über viele Jahre führt. Auch bei diesen Erkrankungen können die Zytostatika (Zellwachstumshemmer) angewendet werden; besonders das aus dem Gelbkreuzgas gewonnene Lost-Präparat ist bei dieser Form der Lymphdrüsenentartung sehr wirksam.

Herz- und Kreislauferkrankungen

Versagen des Kreislaufes

Eine akute Kreislaufschwäche oder ein Kreislaufzusammenbruch kann zu einem lebensbedrohlichen Ereignis werden. Man trifft solche Zustände vor allem bei Infektionskrankheiten, weiterhin bei Vergiftungen, Verbrennungen, Verletzungen und schließlich auch nach operativen Eingriffen.

Anzeichen des Krankheitsgeschehens sind Herzbeschwerden, Atemnot, kalte Gliedmaßen, Schwindelanfälle, Ohnmachten, bläuliche Verfärbung im Gesicht, beschleunigte Pulstätigkeit und Schweißausbruch.

Das mehr oder minder plötzliche Versagen des Kreislaufs gegenüber den Anforderungen des Körpers kann als Ursache ein Herzversagen haben, man spricht dann von einer akuten Herzschwäche, es können aber auch die zentrale Blutdruckregulation und die Gefäßfunktion versagen.

Allopathie: Das akute Herzversagen muß zunächst einmal durch Bettruhe und Beruhigungsmittel behandelt werden. Ein weiterer wichtiger Faktor ist die richtige Ernährung; zunächst sind Saft-, Obst- oder Milchtage einzulegen. In der Regel wird ein Digitalispräparat oder Strophantin in die Vene gespritzt. Bei einer Kreislaufschwäche durch Versagen der Gefäßfunktion gibt man Mittel, die den Blutdruck steigern bzw. das Gefäßsystem anregen (Sympathomimetica).

Naturgemäße Allgemeinbehandlung: Bettruhe ist in allen Fällen erforderlich, Bürstmassage und heiße Abreibungen der Arme und Beine, weitgeöffnete Fenster, dadurch Zufuhr frischer Luft und Atemgymnastik. An die Füße kommen Wärmkruken, weiterhin ansteigendes → Armbad, das auch bei Bettruhe durchzuführen ist.

Diät: Zuerst Saftfasten, heiße Zitronenlimonade, mit Honig gesüßt, und ganz allmählicher Aufbau einer leichten Diät aus → Milch-Pflanzen-Kost.

Kräuterheilkunde: Weißdornsaft, Fingerhut (Digitalis), Meerzwiebel, Maiglöckchen, Adonisröschen, Besenginster.

Homöopathie: Veratrum album D 3, Lachesis D 10, Kalium carbonicum D 3.

Biochemie: Natrium muriaticum D 6, Calcium phosphoricum D 6, Kalium phosphoricum D 6.

Organische Herzstörungen, Managerkrankheit

Der Begriff der Managerkrankheit, ein in den Zeitungen und Illustrierten viel gebrauchtes Schlagwort, kommt aus Amerika. Dort bezeichnet man als Manager alle Männer, die in einer verantwortlichen und leitenden Stellung stehen. Dazu gehören also Geschäftsleute, Direktoren von Betrieben, Versicherungsgesellschaften und Banken, Abteilungsleiter großer Büros, Politiker, Rechtsanwälte, Ärzte u. a., kurzum eine Vielzahl von sehr beschäftigten und angespannten Menschen.

Unter diesen Männern, die sich fast alle auf dem Höhepunkt ihres beruflichen Erfolges befinden, sucht sich die Managerkrankheit bevorzugt ihre Opfer. Sie stehen meist in ihren „besten Jahren", zwischen 45 und 55 und kennen kaum etwas anderes als ihre Arbeit. Von einer Besprechung zur anderen eilend, in der Hetze eines ausgedehnten Arbeitstages, ohne die notwendige Zeit zur Muße und Entspannung, verbrauchen sie ihre Körper- und Nervenkräfte, bis sie eines Tages nach plötzlichen Aufregungen, nach erregten Debatten oder nach geschäftlichen Mißerfolgen tot zusammenbrechen. Was ist geschehen? Es ist zu einem plötzlichen Herzversagen, meist durch einen → Herzinfarkt, gekommen.

Heute hat man diesen ursprünglichen Begriff der Managerkrankheit erheblich erweitert, er ist eine Sammelbezeichnung für zahlreiche Erkrankungen und Störungen, die das Bild einer allgemeinen Erschöpfung zeigen; z. B. auch Neurasthenie (Nervenschwäche), vegetative Dystonie, Organneurosen können als Managerkrankheit bezeichnet werden. Daher ist es besser, wenn man diesen Begriff streicht, denn man hat festgestellt, daß nicht nur „Manager" von diesen Störungen befallen werden, sie sind vielmehr typisch für unsere Zeit und eine Folge des modernen Lebens. Keine Berufsgruppe bleibt von ihnen verschont, man findet sie sogar auch bei Hausfrauen und Schulkindern.

Jeder Arzt wird den sogenannten Managerkranken sehr gründlich untersuchen, um eine möglichst genaue Diagnose zu stellen. Oftmals lassen sich aber keine krankhaften Veränderungen an Organen feststellen, so daß man also sagen kann, daß der Betreffende einfach seelisch und körperlich „abgewirtschaftet" hat. Diese nervösen Erschöpfungszustände ohne greifbare Krankheitsanzeichen können aber, wenn ihnen nicht entgegengewirkt wird, am Ende doch zu ernsthaften Organschädigungen führen, vor allem auch zu Herz- und Gefäßerkrankungen. Um dies zu verhüten, ist eine gründliche Umstellung der Lebensführung notwendig, vor allem muß ein gesunder Rhythmus zwischen Arbeit und Entspannung wiedergefunden werden. Allen von der so vielschichtigen „Managerkrankheit" Bedrohten ist daher das Kapitel über die → gesunde Lebensweise besonders ans Herz zu legen.

Myocardschaden

Man versteht darunter eine Reihe von Erkrankungen des Herzmuskels. Der Patient klagt über Druckgefühl unter dem Brustbein, Herzklopfen, Herzstiche, Unruhe von seiten des Herzens oder auch Herzstolpern, bisweilen verbunden mit Angstgefühlen. Er kann schwer atmen und empfindet eine allgemeine Körperschwäche.

Die Diagnose erfolgt auf Grund bestimmter Veränderungen im Elektrokardiogramm (EKG), wir finden auch bei der Röntgenuntersuchung eine Erweiterung des Herzens, außerdem beobachten wir Rhythmusstörungen usw. Wenn nicht starke Überanstrengungen oder Infektionskrankheiten die Beschwerden ausgelöst haben, können ganz allgemein hormonale Störungen oder ein Vitaminmangel, Stoffwechselleiden oder Fehler in der Lebenshaltung als Ursache in Betracht kommen.

Allopathie: Alle Herderkrankungen (entzündete Mandeln, schlechte Zähne usw.) müssen beseitigt werden. Der Alkohol- und Nikotinverbrauch ist soweit wie möglich einzuschränken, weiterhin sind alle seelischen und körperlichen Anstrengungen zu vermeiden. Von ausgezeichneter Wirkung sind Kohlensäure- oder Sauerstoffbäder. Die nervöse Unruhe kann mit Baldrian- und Brommedikamenten gedämpft werden, z. B. Hovaletten, Baldrian-Dispert, Calcibromat und Sedobrol. Häufig müssen digitalishaltige Mittel gegeben werden, um die Herzkraft zu stärken. Auch durchblutungsfördernde Mittel, die insbesondere die Herzkranzgefäße erweitern, sind angezeigt.

Kochsalzarme Diät, Apfel-Reis-Tage.

Naturgemäße Allgemeinbehandlung: Sie erfolgt nach den Richtlinien einer allgemeinen Herzbehandlung, in schweren Fällen wird man mit Bettruhe beginnen müssen, in den übrigen wird man mit einer milderen Form der Übungsbehandlungen einsetzen. Dabei kann das gegebene Schema einer → Kneippkur (S. 455) zugrunde gelegt werden.

Diät: Auch hier gelten die Vorschriften einer allgemeinen Herzbehandlung.

Kräuterheilkunde: Weißdorn, Maiglöckchen, Meerzwiebel, Fingerhut, Birkenblätter und Oleander.

Homöopathie: Aconitum D 6, Arsenum jodatum D 4, Arnica D 6.

Biochemie: Kalium phosphoricum D 6, Calcium phosphoricum D 12.

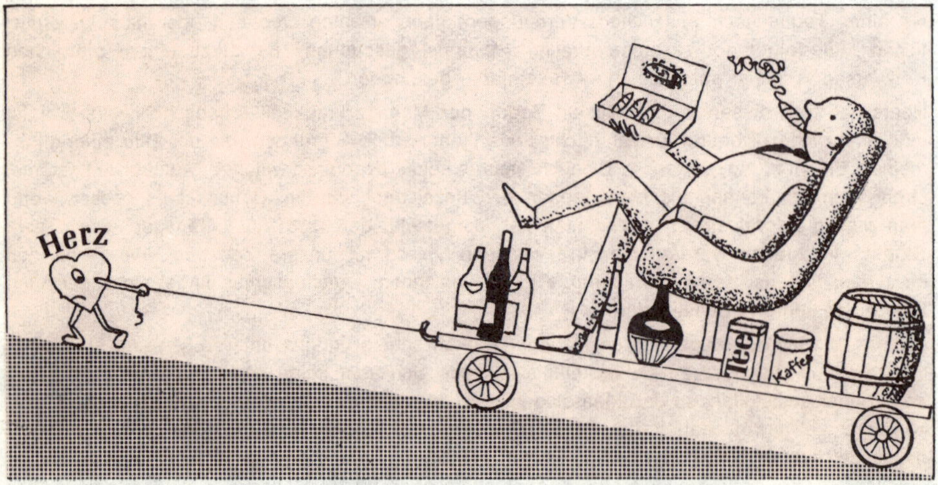

Überlastung des Herzens

Angina pectoris

Charakteristisch ist ein anfallsweise auftretender Schmerz in der Herzgegend, der dort vor allem als Beengungsgefühl empfunden wird und zumeist nach links in die Schulter und in den linken Arm ausstrahlt. Meist ist damit ein starkes Angstgefühl verbunden, das sich bei schweren Anfällen bis zur Todesangst steigern kann; die Stirn ist mit kaltem Schweiß bedeckt. Diese beiden Hauptkennzeichen, Schmerz und Angst, können Sekunden, manchmal auch Minuten anhalten. Hat sich der Anfall gelöst, so ist der Kranke wieder beschwerdefrei. Es gibt natürlich alle Übergänge von leichten bis zu schwersten Krampfzuständen, bei denen sich die bedrohlichen Erscheinungen auch über Stunden erstrecken können (→ Herzinfarkt). Man unterscheidet im allgemeinen die *Angina pectoris vera,* also die echte Form, die durch organische Veränderungen an den Herzkranzgefäßen hervorgerufen und leicht chronisch wird, sowie die weitaus harmlosere Form, die *Angina pectoris vasomotorica,* die durch Verkrampfung der Herzkranzgefäße ausgelöst wird. Diagnostisch lassen sich beide Formen am ehesten durch das EKG unterscheiden. Als Ursachen beobachtet man vorwiegend Veränderungen an den Herzkranzgefäßen durch Arterienverkalkung, entzündliche Veränderungen oder nervöse Regulationsstörungen.

Allopathie: Die den Anfall beherrschenden Medikamente sind die Nitroglycerin-Präparate, z. B. Nitrolingual, Nitro-Tabletten „Schering", Nitro-Riletten u. a. Neuerdings haben sich auch Vitamin E (Ephynal, Evion usw.) und die sogenannten „Herzhormone" (Corhormon, Embran, Padutin o. ä.) für die Behandlung als zweckmäßig erwiesen.

Naturgemäße Allgemeinbehandlung: Frischluftzufuhr und Atemschulung. Alle beengenden Kleidungsstücke vermeiden. Langsam ansteigendes heißes Armbad nach Schweninger kann am ehesten den Krampfzustand an den Herzkranzgefäßen lösen und dadurch den Anfall beenden.

Diät: Die Kost soll reizlos sein im Sinne einer Milch-Pflanzen-Diät, kochsalzarm, vor allem in häufigen kleinen Mahlzeiten, um den Hochstand des Zwerchfells zu vermeiden.

Kräuterheilkunde: Weißdorn, Hopfen und Baldrian.

Homöopathie: Arnica D 10, Lachesis D 10, Urtinktur von Crataegus und Cactus.

Biochemie: Kalium phosphoricum D 6, Calcium phosphoricum D 6, Kalium sulfuricum D 6.

Herzinfarkt

Durch den Verschluß der Herzkranzgefäße, meist im Zusammenhang mit einer Thrombose, kommt es zu einer besonders starken Durchblutungsstörung des Herzens. Wenn sie nicht rechtzeitig zurückgeht, stirbt ein äußerer Herzmuskelbezirk ab, und wir haben das bedrohliche Krankheitsbild des Herzmuskelinfarktes. Dieser Vorgang löst einen sehr schweren Anfall von Angina pectoris aus, der stundenlang anhalten kann. Der Kranke klagt über heftigste Schmerzen in der Herzgegend mit starken Ausstrahlungen in die linke Schulter, in den linken Arm und in den Hals. Er hält sich angstvoll ruhig in dem Gefühl, sich in einer lebensbedrohlichen Situation zu befinden.

Der Puls ist beschleunigt, klein und weich. Der Blutdruck ist abgesunken.

Bei kleineren Infarkten klingt der Zusammenbruch, Kollaps, bald ab, so daß am nächsten Tag kaum noch Beschwerden bestehen. Der Patient fühlt sich nur schwach und müde und hat vielleicht geringfügigeBeschwerden in der Herzgegend. Je größer aber der Infarkt ist, desto mehr macht sich eine Herzschwäche bemerkbar. Das EKG zeigt typische Veränderungen.

Die Gefahr des Herzinfarkts besteht in einer schweren Schädigung des Herzmuskels mit entsprechender Abnahme der Herzleistung und akutem Herztod.

Allopathie: Im Anfall ohne Verzug Morphium als Einspritzung unter die Haut, weiterhin Luminal. Bei Herzversagen Strophantin als Einspritzung in die Vene. Im Krankenhaus auch Behandlung mit gerinnungsverzögernden Mitteln, deren Anwendung aber von einer dauernden klinischen Kontrolle abhängig ist. Um weitere Anfälle zu vermeiden, ist die Lebensweise von Grund auf zu ändern und in einen geregelten Rhythmus von Arbeit und Erholung zu lenken. Nach Wiederherstellung des Kranken ist eine Badekur zu empfehlen.

Naturgemäße Allgemeinbehandlung: Strenge Bettruhe, möglichst keinerlei Transport, auf Zufuhr frischer Luft achten, Fenster offenhalten. Heiße Herzauflagen, für warme Füße sorgen durch Anlegen von Wärmflaschen an die Füße, heiße Teilwaschungen der Gliedmaßen, ohne viel zu bewegen.

Diät: 4 bis 5 Tage Saftfasten, am besten mit Traubensaft, weiterhin Zulage von Milch und Milchprodukten und allmählicher Übergang zu einer knappen kochsalzlosen Milch-Pflanzen-Kost.

Herzklappenfehler

Viele Herzklappenfehler, die angeboren oder erworben sein können, machen anfangs keinerlei Beschwerden; aber im Laufe der Jahre wird die Leistung des Herzens abnehmen, so daß sich dann bestimmte Herzbeschwerden einstellen. Je nach der Art der befallenen Herzklappe sind auch die Erscheinungen verschiedenartig. Durch Abhören des Herzens, bei der Röntgenuntersuchung oder durch das EKG läßt sich eine genaue Feststellung treffen. Es gibt Herzklappenfehler, die vollständig ausgeglichen (kompensiert) sind und gar keine oder geringfügige Beschwerden hervorrufen.

Meist handelt es sich um Veränderungen an den Herzklappen, die durch Entzündungsvorgänge an der Herzinnenhaut hervorgerufen wurden. Man unterscheidet bei Herzklappenfehlern zwischen einer ungenügenden Schlußfähigkeit der Klappen und der Unfähigkeit einer vollständigen Öffnung, wobei es zu einer Verengerung des Durchgangs kommt.

Allopathie: → Myocardschaden; die Behandlung erfolgt erst bei Eintritt einer Herzschwäche. An die operative Beseitigung der Herzfehler sollte besonders in jüngeren Jahren gedacht werden.

Naturgemäße Allgemeinbehandlung: Die Behandlung richtet sich weitgehend nach dem Grad der Kreislaufstörung. Infolgedessen gelten für die Behandlung der Herzklappenfehler an sich keine besonderen Gesetze. Man befolgt vielmehr die Richtlinien, die bereits in den früheren Abschnitten aufgestellt wurden. Entscheidend ist auch hier, daß man versucht, den Schaden am Herzen durch eine Verbesserung der allgemeinen funktionellen Leistung auszugleichen, wie es durch die Atemschulung möglich ist. Also gerade hier vermag eine systematische → Atmungsbehandlung das funktionelle Gleichgewicht wiederherzustellen, wenn auch der eigentliche Schaden als solcher natürlich nicht zu beheben ist. Wir haben aber auch unter Sportlern Kranke mit Herzklappenfehlern.

Diät: Der Stoffwechsel muß durch Fasten und Obstsaftkuren entlastet werden, eine salzarme Kost mit viel Gemüse ist hier – wie bei allen Herzleiden – besonders zu empfehlen.

Kräuterheilkunde: Weißdorn, Maiglöckchen, Frühlingsteufelsauge und Fingerhut. Die Wasserausscheidung ist durch harntreibende Pflanzen (Hagebutten, Hauhechelwurzel, Meerzwiebel, Wacholderbeeren) zu fördern.

Homöopathie: Arnica D 6, Aconitum D 6, Rhus toxicodendron D 4.

Biochemie: Calcium fluoratum D 12, Kalium phosphoricum D 6, Calcium phosphoricum D 6, Silicea D 12.

Entzündung der Herzinnenhaut (Endocarditis)

Man unterscheidet in der Hauptsache eine rheumatische und eine bakterielle Erkrankung. Die rheumatische Form *(Endocarditis rheumatica)* ist eine der häufigsten Herzklappenentzündungen, die meistens während des zweiten oder am Ende des ersten Lebensjahrzehntes auftritt. Sie entsteht infolge einer rheumatischen Infektion, wobei wiederholte Anginen oder eine chronische Mandelentzündung, ferner auch Zahnherde und Nebenhöhlenerkrankungen der Nase als auslösende Ursache in Betracht kommen können. Oft besteht schon frühzeitig nach einer Angina ein dumpfes Druckgefühl oder Schmerzgefühl in der Herzgegend. Der Herzschlag kann schon in der Ruhe beschleunigt sein, auch Herzstolpern wird beobachtet. Meist findet sich eine allgemeine Mattigkeit und Leistungsschwäche und eine Neigung zu Schwindelanfällen beim Aufsitzen.

Allopathie: Bettruhe und Behandlung wie bei Rheuma. Beseitigung der Herdinfektion. Kalte Herzauflagen. Maßnahmen einer *naturgemäßen Allgemeinbehandlung* bei Herzerkrankungen.

Herzmedikamente: Nur bei auftretender Herzschwäche.

Die bakterielle Form *(bakterielle Endocarditis)* tritt meist im Zusammenhang mit einer schweren Blutvergiftung auf.

Allopathie: Antibiotika (Penicillin u. a.), je nach dem nachgewiesenen Erreger.

Eine besondere Abgrenzung erfährt die *Endocarditis lenta,* d. h. die schleichend beginnende und verlaufende Herzinnenhautentzündung. Hierbei sind die starke Hinfälligkeit und das blaßfahle Aussehen des Kranken auffällig. Er klagt über Appetitlosigkeit, Schweißneigung und hat ein ausgesprochenes Bedürfnis nach Bettruhe. Fast immer ist die Milz vergrößert, und es besteht eine mehr oder weniger stark ausgeprägte Blutarmut. Alle unklaren fieberhaften Zustände sind verdächtig, oft finden sich auch Krankheitsprozesse in den Nieren.

Behandlung: Möglichst frühzeitige Verabreichung von Antibiotika, z. B. Penicillin, evtl. kombiniert mit Streptomycin. Selbstverständlich strengste Bettruhe und schonende Allgemeinbehandlung. Insbesondere Frischluftzufuhr, milde Teilwaschungen, Armwickel, kalte Herzauflagen, Wadenwickel und entlastende Herzdiät.

Herzbeutelentzündung (Pericarditis)

Diese Entzündung entsteht selten allein, sondern zumeist als Folgeerscheinung, besonders häufig nach der rheumatischen Endocarditis. Leichte Fälle können nahezu beschwerdelos verlaufen, während sich andere zu einem schweren Krankheitsbild entwickeln. Die Kranken klagen vor allem über Schmerzen, Herzangst und Atemnot, es besteht Fieber, und der Puls ist beschleunigt. Im weiteren Verlauf nehmen Herzklopfen und die peinigenden Schmerzen von Tag zu Tag zu. Beim Versuch, den Patienten aufzurichten, macht er ein ängstliches und schmerzvolles Gesicht. Eine tiefere Atmung, die Berührung der Brust, ja selbst der Magengegend wird als äußerst schmerzhaft empfunden. Die Nase und die Lippen sind bläulich verfärbt, die Hände und die Füße sind kühl und blaß-bläulich. Der Schlaf ist schlecht und meist nur in stark erhöhter Rückenlage möglich, gleichzeitig besteht Aufstoßen und Schluckschmerz.

Es kommt zu Ergüssen in den Herzbeutel, hervorgerufen durch die entzündlichen Absonderungen. Der Verlauf ist meist günstig.

Allopathie: Strengste Bettruhe mit erhöhter Rückenlage, Herzkühlung durch kalte Auflagen und Eisblasen. Gegen starke Schmerzen Morphium, Herzbehandlung mit Digitalis-Medikamenten. Bei Ergüssen Punktion, in schweren Fällen auch operatives Vorgehen.

Funktionelle Herzstörungen

Die Krankheitszeichen sind bei den einzelnen Kranken sehr unterschiedlich. Doch finden wir sehr oft seelische Verstimmungen mit depressiver Neigung, weiterhin auch eine allgemeine Verängstigung, die bisweilen nur gelegentlich auftritt und nur einige Stunden anhält, sich aber auch über mehrere Tage erstrecken kann. Offenbar steht sie in Zusammenhang mit einer gewissen Wetterfühligkeit und wechselt je nach den verschiedenen Witterungseinflüssen. Die Beschwerden werden durch Erregungen verschlimmert, während körperliche Anstrengungen sich oft recht gut auswirken; aber auch Ablenkung oder die Konzentration auf eine bestimmte Tätigkeit können eine Linderung bringen. Die übrigen Erscheinungen sind sehr wechselvoll, manche Kranke klagen über Kopfschmerzen, bei manchen stehen wieder die Herzempfindungen an erster Stelle, oder auch Atemnot und Beklemmung machen sich unangenehm bemerkbar. Bei anderen wieder ist eine Unruhe in den Därmen mit Magendruck und Blähsucht in den Vordergrund gerückt. Schlafstörungen, gesteigerte Erregbarkeit, evtl. auch Neigung zum Schwitzen, besonders nachts, und leichtere Ermüdbarkeit werden fast immer angegeben. Die Herzfunktionsprüfung läßt bei körperlicher Belastung meist eine schnelle Zunahme des Herzschlags und oft auch eine zu langsame Rückkehr in die Normallage erkennen.

Die Hauptursache liegt in einer zu starken Beanspruchung des Betreffenden und häufig auch in einer fehlerhaften Lebensführung, vor allem werden nicht genügend Ruhepausen eingeschaltet oder Reizgifte in zu reichem Umfange verwandt.

Allopathie: Eine medikamentöse Behandlung steht hier nicht im Vordergrund, es soll lediglich versucht werden, durch Beruhigungsmittel die nervöse Unruhe zu dämpfen; hierzu eignen sich Bellergal, Theobromin, Bellafolin u. a.

Naturgemäße Allgemeinbehandlung: Hier kommt es vor allem darauf an, daß der Patient wieder in ein geregeltes Leben zurückgeführt wird, das heißt, daß er das rechte Maß zwischen Arbeit und Erholung findet, und daß er sich vor allem weitgehend der Forderung unterwirft, Kaffee, Tabak und Alkohol zu meiden. Je naturgemäßer die Lebensführung ist, um so eher wird eine allgemeine Beruhigung und Erholung eintreten. Auch leichte körperliche Ausarbeitung in Form von gymnastischen Übungen, Wanderungen u. dgl. ist besonders zweckmäßig.

Diät: Als Grundlage → Herzinfarkt.

Kräuterheilkunde: Weißdorn, Hopfen, Besenginster, Baldrian.

Homöopathie: Magnesium phosphoricum D 6, Kalium sulfuricum D 6, Natrium muriaticum D 6.
Biochemie: Ferrum phosphoricum D 6, Kalium chloratum D 6.

Beschleunigung und Verlangsamung der Schlagfolge des Herzens (Tachykardie und Bradykardie)

Es handelt sich hier um kein Krankheitsbild, sondern um Erscheinungen, die in engstem Zusammenhang mit den Herz- und Kreislaufstörungen stehen. Tachykardie, eine Beschleunigung der Pulsfrequenz, findet sich vor allem im Fieber. Dabei erhöht sich durchschnittlich die Pulsfrequenz bei Temperatursteigerungen auf 37° (Achselhöhlenmessung) um etwa 10 Schläge und mehr. Bei Temperaturen über 37° wächst die Pulsfrequenz durchschnittlich um je 7 Schläge für ein Grad Temperatursteigerung. Ausgenommen davon sind Fieberzustände bei Typhus, Scharlach und Diphtherie. Bei Typhus ist die Zahl der Pulsschläge meist niedriger, bei Scharlach und Diphtherie höher. Steigerungen der Pulsfrequenz sind fernerhin häufig bei einer Überproduktion der Schilddrüse. Ebenso ist die Pulsfrequenz beschleunigt bei nervösem Herzklopfen, im Verlauf von Herzfehlern und bei Versagen des Herzens (Herzinsuffizienz).
Anfallsweise auftretendes Herzjagen wird als paroxysmale Tachykardie bezeichnet.

Eine Verlangsamung der Schlagfolge, Bradykardie, finden wir bei Drucksteigerungen innerhalb des Schädels, etwa bei Hirngeschwülsten und Hirnblutung, im Verlauf einiger Herzerkrankungen und bei bestimmten Vergiftungen, z. B. auch bei zu reichlicher Verordnung von Digitalis-Präparaten. Auch trainierte Sportler zeigen oft eine Bradykardie.

Veränderungen der Pulskurven bei Herzerkrankungen

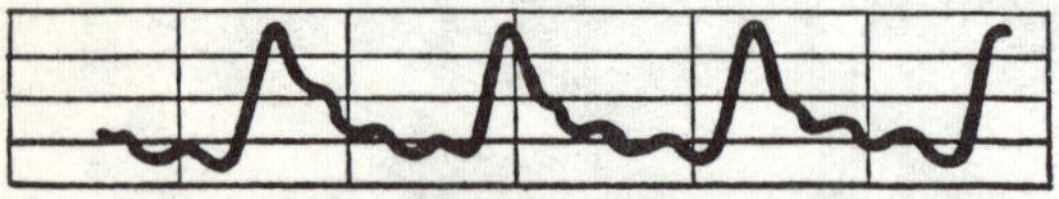

Normaler, regelmäßiger Puls

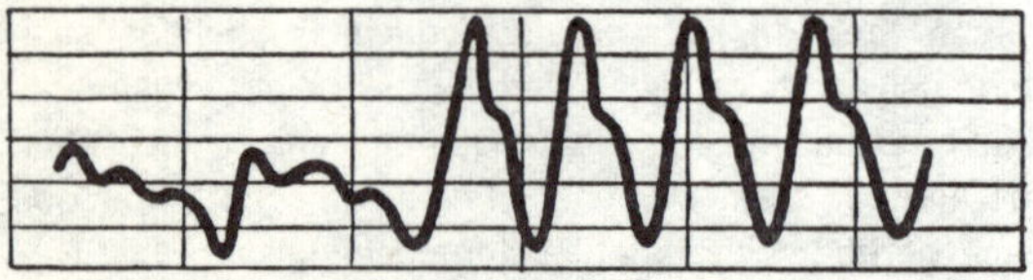

Puls bei Verschlußunfähigkeit der Aortenklappen

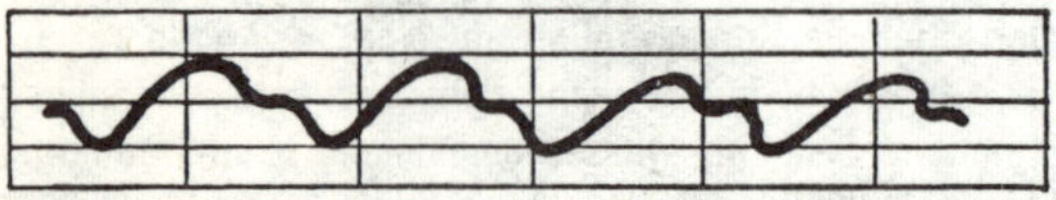

Kleiner Puls

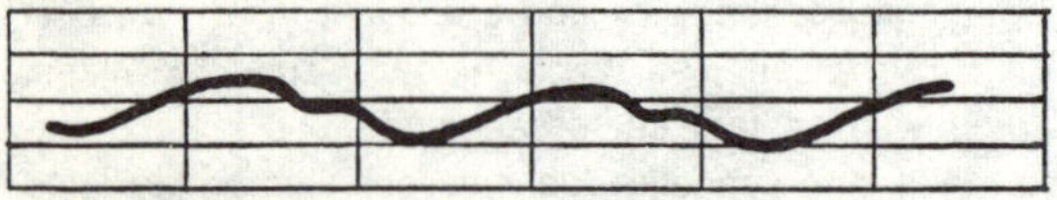

Schleichender Puls

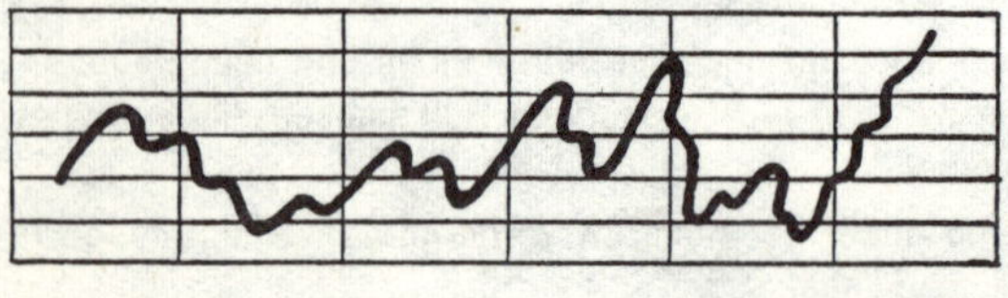

Unregelmäßiger Puls bei schwerem Herzleiden

Je älter der Mensch wird, desto mehr steigt der Blutdruck an, und zwar geschieht das – wenigstens bis zu einem gewissen Grade – als Anpassung, um die blutbewegende Kraft, die mit dem Rückgang der Elastizität der Gefäßwandungen nachläßt, wieder auszugleichen und die Zirkulationsbedingungen im Gleichgewicht zu halten. Wir dürfen grundsätzlich in der Blutdruckerhöhung nicht von vornherein eine Schädigung des Gefäßsystems sehen. Es ist Sache des beurteilenden Arztes, festzustellen, ob der betreffende Mensch einen über der Norm liegenden Blutdruck aus Veranlagung oder anderen Gründen braucht oder ob ein krankhafter Vorgang zugrunde liegt.

Es gibt Blutdrucksteigerungen, die nicht nur durch die Kreislaufverhältnisse bedingt sind, sondern im Anschluß an Nierenerkrankungen auftreten. Während man die eine Form des Hochdrucks auch als den sogenannten roten Blutdruck bezeichnet, spricht man bei der anderen vom blassen Hochdruck, weil gleichzeitig eine Blässe des Gesichtes und der Haut beobachtet wird.

Auch ein niederer Blutdruck braucht nicht in jedem Fall als ein Krankheitsprozeß aufgefaßt zu werden, sondern kann durchaus eine körperliche Eigenart bedeuten. Entscheidend ist immer, ob tatsächlich eine Störung in der Leistungsfähigkeit und im gesamten Befinden vorliegt. Man soll sich niemals durch bestimmte Meßzahlen und Untersuchungsergebnisse verwirren lassen.

Bluthochdruck (Hypertonie)

Dieser kann völlig unbemerkt bleiben und nur zufällig bei einer Blutdruckmessung entdeckt werden. Treten Beschwerden auf, so wird zumeist über Kopfdruck, Schwindel, Schwächegefühl geklagt. Die Kranken empfinden auch bisweilen einen Druck im Kopf, haben Ohrensausen, Sehstörungen; sie schlafen unruhig und können nur schlecht einschlafen. Der rote Hochdruck (s. o.) entwickelt sich häufig als eine Regulationsstörung infolge erhöhten Stoffwechsels, auch durch zu starke seelische Beanspruchung oder ganz allgemein als Folgeerscheinung der Belastungen unseres modernen Lebens. Diese Krankheit ist gerade bei den zivilisierten Völkern im allgemeinen stark verbreitet.

Allopathie: Beseitigung des Grundleidens, von Niere oder Herz ausgehend. Kochsalz- und eiweißarme Diät, Einschränkung der Flüssigkeitsmenge; Kreislaufunterstützung.

Der Hochdruck kann mit verschiedenen Mitteln gesenkt werden. Neuerdings haben sich die Rauwolfia-Präparate eingebürgert, ferner Hydergin, Padutin, Pacyl, Euphyllin u. ä. Auch Beruhigungsmittel, wie Brom- und Barbitursäurepräparate sind angebracht. Vitamin E und P werden empfohlen.

Naturgemäße Allgemeinbehandlung: Wichtig und auch in der Auswirkung besonders günstig ist eine systematisch durchgeführte Atemschulung. Hierdurch gelingt es in Zusammenklang mit der Regulierung der Lebensweise und entsprechenden naturgemäßen Behandlungsmaßnahmen im allgemeinen recht gut, ein Abklingen der Blutdruckerhöhung zu erreichen. Bisweilen ist es erforderlich, statt der ambulanten eine Behandlung in einer Kuranstalt durchzuführen, weil durch die Luftveränderung und den ganzen Milieuwechsel erfahrungsgemäß die Umstellung des Körpers wesentlich erleichtert und beschleunigt wird. Viel Aufenthalt in frischer Luft bei mäßiger Bewegung ist ebenso anzuraten wie Maßnahmen zur Förderung des Blutumlaufs, die gleichzeitig eine gewisse körperliche Schulung mit sich bringen, wie z. B. Trockenbürsten, leichte Spiele im Freien usw.

Diät: Es ist besonders wichtig, eine Entlastung des Kreislaufs durch Saftfastenkuren zu beschleunigen. Oft genügen Obsttage, Buttermilch-Obst-Tage oder Rohkostentziehungstage. Auf die Dauer ist es vor allem notwendig, Kochsalz und anfangs auch Fleisch wesentlich einzuschränken, so daß wir solche Kranken am besten mit einer rohkostreichen Diät ernähren. Erst nach Abklingen der Beschwerden und nach Senkung des Blutdrucks auf normale Werte kann man das Fleisch in geringem Umfang wieder zulegen, ohne einen Rückfall befürchten zu müssen. Apfel-Reis-Tage haben sich auch sehr bewährt.

Kräuterheilkunde: Knoblauch und Mistel.

Homöopathie: Urtinktur von Viscum album, Crataegus und Cactus, Arnica D 6, Secale cornutum D 2.

Biochemie: Calcium phosphoricum D 12, Natrium muriaticum D 6, Kalium phosphoricum D 6.

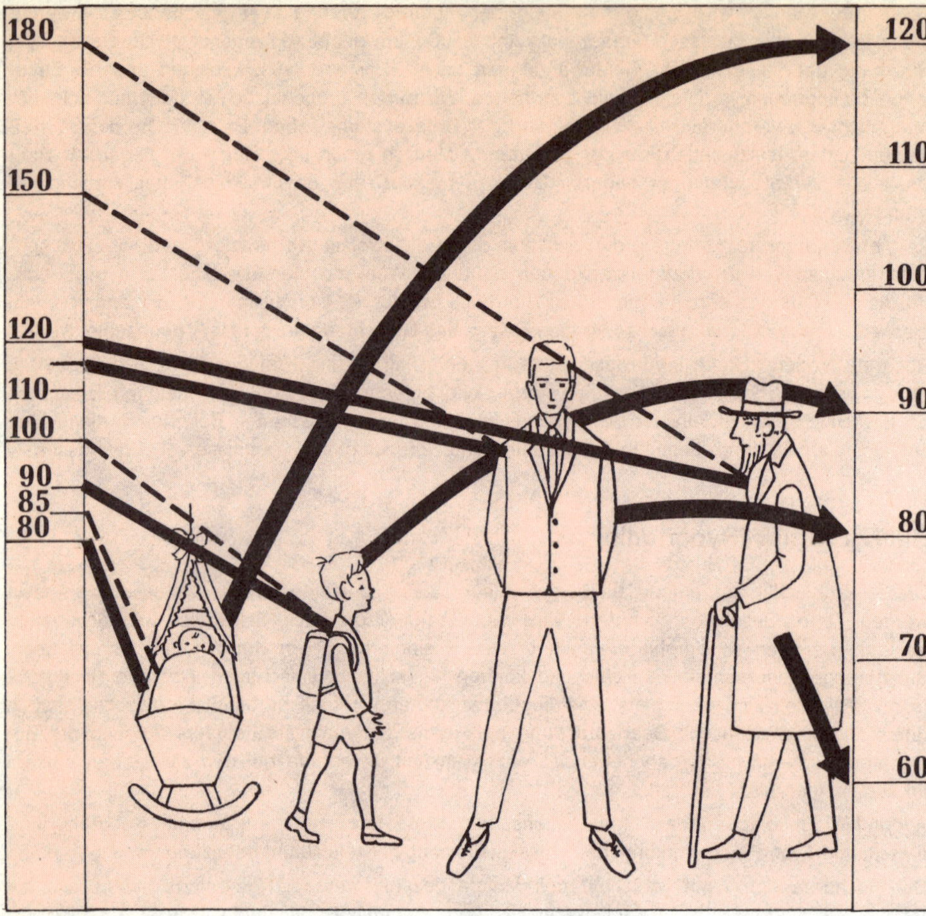

Die normalen Blutdruck- und Pulskurven im Verlauf eines Lebens

Blutunterdruck (Hypotonie)

Die Patienten klagen vor allem über eine ungenügende Leistungsfähigkeit, leichte Ermüdbarkeit, körperliche Mattigkeit, Überempfindlichkeit gegenüber bestimmten Reizstoffen, wie Alkohol und Tabak, während sie sich nach Genuß von Bohnenkaffee oft besser fühlen. Weiter klagen sie über Kopfdruck, besonders im Hinterkopf, Schwindel, Schwarzwerden vor den Augen bei raschem Bücken oder bei einem Wechsel der Körperlage. Auch Beschwerden in der Herzgegend, wie Herzklopfen und Herzstiche werden oft angegeben.

Allopathie: Blutdrucksteigernde Mittel aus der Adrenalinreihe, Fokalsanierung, evtl. Dysbakterie beseitigen, Wechseldusche, Gymnastik.

Naturgemäße Allgemeinbehandlung: Besonders günstig ist eine Kaltwasserbehandlung nach Kneipp. Vor allem kalte Teilgüsse, wie Kniegüsse, Armgüsse, kalte Armbäder, Wassertreten und dgl., aber auch Bürstmassage und überhaupt ein gewisses regelmäßiges körperliches Training in frischer Luft.

Diät: rohkostreich, vor allem Milch-Pflanzen-Diät.

Kräuterheilkunde: Besenginster, Weißdorn, Maiglöckchen, Zinnkraut.

Homöopathie: Urtinktur von Cactus oder Crataegus, Convallaria D 6.

Biochemie: Kalium phosphoricum D 6, Natrium muriaticum D 6, Calcium phosphoricum D 6.

Schlaganfall (Apoplexie)

Man versteht hierunter eine durch Hirnblutung plötzlich eintretende Bewußtlosigkeit. Die Ursache ist in den meisten Fällen eine Arterienverkalkung. Starke Erregungen oder Überanstrengungen, Blutdruckerhöhung, starker Hustenanfall und starkes Pressen, z. B. bei schwerem Stuhlgang, können weiterhin in Betracht kommen. Bisweilen zeigen sich als Vorboten des drohenden Anfalls heftiger Kopfschmerz, Schwindel oder Blutandrang zum Kopf und Sehstörungen, manchmal auch Erbrechen. Bei dem Anfall kann es zu unwillkürlichem Abgang von Harn und Stuhl kommen.

Die sonstigen Erscheinungen sind vom Grad der Blutung oder sonstigen Störung und von ihrem Sitz abhängig. Die Bewußtlosigkeit kann stundenlang, aber auch tagelang dauern. Eine sehr starke und ausgedehnte Blutung führt zum Tode, ohne daß der Kranke das Bewußtsein wiedererlangt hat. Die Körpertemperatur sinkt meist etwas ab, und der Puls schlägt langsam. Bisweilen treten in der Bewußtlosigkeit Muskelbewegungen auf, die eventuell eingetretene einseitige Lähmungen bereits erkennen lassen.

Häufig besteht eine Lähmung des Gesichts- und des Zungennerven, dadurch wird der Mund schief verzogen und kann nur auf einer Seite bewegt werden.

Durch Lähmung des Gaumensegels kommt es leicht zum Verschlucken; deshalb dürfen vorerst keine Getränke gereicht werden. Oft sind auch die Muskeln von Arm und Bein gelähmt, besonders an den Streckern von Hand und Fingern, sowie an den Kniebeugern und den Fuß- und Zehenstreckern. Bei einer rechtsseitigen Lähmung kommt es auch meist zur Sprachstörung durch Schädigung des Sprachzentrums.

Die Lähmungen können „schlagartig" auftreten oder sich auch langsam über Stunden und Tage fortschreitend entwickeln. Auch die Empfindung für Schmerz, Berührung oder Kälte und Wärme kann ausfallen.

Im Anschluß an den Schlaganfall stellen sich u. a. auch Störungen des Gemütes und der intellektuellen Fähigkeiten ein.

Allopathie: Langsame Einspritzung in die Vene von 1 Ampulle Euphyllin, evtl. Wiederholung nach 10 Minuten. Sie soll möglichst noch innerhalb der ersten Stunden nach dem Schlaganfall erfolgen, da sonst die Erfolgsaussichten wesentlich geringer werden. Später auch Darmzäpfchen mit Euphyllin. Manchmal, namentlich bei Bluthochdruck und Neigung zu Lungenödem, ist ein Aderlaß angebracht, der in anderen Fällen unzweckmäßig sein kann.

Bei Lähmungen soll nach 10–14 Tagen mit krankengymnastischer Behandlung begonnen werden.

Naturgemäße Allgemeinbehandlung: Bettruhe im gut durchlüfteten Zimmer. Wärmeflasche an die Füße, Wadenwickel.

Weitere Maßnahmen sind von der Entwicklung des Krankheitsprozesses abhängig. Sie werden sich im allgemeinen zuerst auf Teilwaschungen zu beschränken haben.

Diät: Anfangs vollkommener Nahrungsentzug, später nach ärztlicher Verordnung Saftfasten, dann langsamer Aufbau einer milden Krankenkost.

Kräuterheilkunde: Tee von Blasentang, Schachtelhalm, Misteltropfen, Weißdorntropfen.

Homöopathie: Arnica D 4–6, Belladonna D 6, Gelsemium D 4–6, Plumbum aceticum D 4–6, bei Lähmungen Ferrum phosphoricum D 6 und Kalium phosphoricum D 6 im Wechsel.

Aderverhärtung (Arteriosklerose)

Die Kranken leiden an Schwindelgefühl, Kopfschmerzen, Vergeßlichkeit, Arbeitsunlust und Schlafstörungen. Weiterhin können Herzbeschwerden, Atemnot und große Müdigkeit auftreten.

Schon rein äußerlich, aber auch durch Röntgendarstellung mit Hilfe eines Kontrastmittels lassen sich die Veränderungen der Gefäßwände nachweisen. In der Wandung der Blutgefäße kommt es zur Ablagerung von Cholesterin und Fettstoffen sowie später auch von Kochsalzen. Man macht heute vor allem Stoffwechselstörungen als Ursache verantwortlich, vor allem eine zu reichliche Zufuhr stoffwechselbelastender Fette und Cholesterinträger. Es handelt sich also einmal um gewisse Abnutzungsvorgänge, bei denen Veranlagung eine nicht unerhebliche

Rolle spielt. Dazu kommen Störungen in der Eiweißverdauung; man beobachtet daher auch, daß bestimmte Stoffwechselerkrankungen (Gicht, Zuckerkrankheit, Gelbsucht) die Entstehung der Arterienverkalkung begünstigen.

Allopathie: Kalium jodatum und andere Jodkörper, Vitamin A und E in höheren Dosen, durchblutungsfördernde Medikamente, z. B. Euphyllin, Padutin.

Naturgemäße Allgemeinbehandlung: Im allgemeinen sind besonders zweckmäßig die Behandlungsmaßnahmen, die an den unteren Gliedmaßen ansetzen, also Wechselfußbäder, Wadenwickel, wechselwarme und später kalte Kniegüsse, Wassertreten und dgl. Im übrigen gelten vor allem die Behandlungsvorschriften, wie sie bei Bluthochdruck gegeben wurden.

Diät: Wie bei Bluthochdruck sind diätetische Entziehungstage zu empfehlen, und auf die Dauer soll die Kost möglichst kochsalzarm sein. Fleisch und Fett sind erheblich einzuschränken.

Kräuterheilkunde: Knoblauch, Weißdorn, Mistel.

Homöopathie: Arnica D 3, Viscum album-Urtinktur, Barium jodatum D 6.

Biochemie: Silicea D 12, Calcium phosphoricum D 6, Magnesium phosphoricum D 6.

Periphere Durchblutungsstörungen

Durchblutungsstörungen an der Peripherie, also vor allem an Händen und Füßen bzw. Fingern und Zehen, können in unkomplizierter Form bei einer starken Unterkühlung auftreten, also z. B. beim Baden in kaltem Wasser, namentlich bei längerem Aufenthalt, im Winter bei langem Laufen im Schnee oder beim Formen von Schneebällen. Die Durchblutungsstörung äußert sich in solchen Fällen durch eine starke blasse Hautverfärbung. Sie beginnt im Kuppenbereich der Finger oder Zehen und breitet sich von da aus weiter aus. Der Daumen bleibt als einziger Finger fast immer frei. Solche sog. „toten Finger" können auch Vorboten von Herzanfällen (Angina pectoris) sein. – In diesen leichteren Fällen sind im allgemeinen besondere Maßnahmen für die Behandlung nicht notwendig.

Schwerwiegend ist die Raynaudsche Erkrankung. Sie tritt vor allem beim weiblichen Geschlecht auf. Durch Kältereizung und psychische Erregung kann es zum Kältegefühl und zu Taubheit an den Fingerspitzen oder Fußzehen kommen, wobei sich eine graublaue Verfärbung infolge der Durchblutungsstörung einstellt. Die Beschwerden treten anfallsweise auf und sind schmerzhaft. Sie dauern Minuten bis Stunden. Anfangs ist das Allgemeinbefinden kaum gestört. Später beobachtet man oft Kopfschmerzen und Herzbeschwerden. In schweren Fällen kann es zum Gewebezerfall an der Fingerbeere kommen.

Auch teigige Schwellungen der Finger, Verhärtung der Haut, Störungen im Nagelwachstum werden beobachtet.

In diesen Fällen sind die Arterien, wenn auch verengt, so doch meist noch für Blut durchgängig. Es kann aber auch zu Gefäßverschlüssen kommen, bei denen ein Pulsausfall an den Arm- und Beinarterien beobachtet wird. In solchen Fällen spricht man von einer *Thrombangiitis obliterans.* Diese Erkrankung kommt hauptsächlich bei Männern vor. Sie befällt Arterien und Venen und verläuft chronisch fortschreitend in Schüben. Die Ursache sind zumeist Gefäßerkrankungen der unteren Gliedmaßen, die zu einer Thrombose führen. Wir beobachten zuerst ein Schwere- und später ein Kältegefühl, am häufigsten am Fuß, dazu treten Empfindungsstörungen, wie Pelzigsein und Kribbeln der Zehen oder des Fußrückens. Bei Abkühlung ist die Haut sehr blaß, später kommen Schmerzen dazu, vor allem nach Bewegung beim Gehen, mit einer vorzeitigen Muskelermüdung oder auch Krampferscheinungen, so daß der Kranke beim Gehen hinken muß (intermittierendes – unterbrochenes – Hinken). Bei fortschreitender Erkrankung stellen sich diese Schmerzen auch in der Ruhe ein. Bei einer Verletzung zerfällt die Haut infolge der Ernährungsstörung. Das Gewebe fängt an zu faulen, wir haben entweder den trockenen oder den feuchten Brand (Gangrän).

Es können aber auch größere Gefäße auf diese Weise zum Verschluß kommen.

Allopathie: Bindegewebsmassagen, Rumpflichtbäder, Bäder mit Zusatz von Rubriment. Vitamin E in hohen Dosen. Reichlich durchblutungsfördernde Medikamente. Grenzstrangblockaden (Ausschaltung der Gefäßnervenzentren an der Wirbelsäule durch Novocain-Einspritzung) sollen die peripheren Gefäße erweitern.

Keine Anwendung von örtlicher Wärme, da dadurch ein Sauerstoffmangel des Gewebes entsteht! Auch örtliche Plenosol-Quaddeln werden empfohlen. In schweren Fällen muß in die Arterien Sauerstoff, Ronicol oder ein ähnliches Präparat eingespritzt werden. Nikotinverbot.

Als operative Methode kommt zunächst die Skarifikation (Hautritzung) in Frage. Auch die Entfernung der Gefäßnervenstränge wird manchmal durchgeführt. Besteht ein völliger Verschluß einer großen Gliedmaßenschlagader mit Gangrän, so muß in den meisten Fällen amputiert werden.

Naturgemäße Allgemeinbehandlung: In diesen Fällen kommt es darauf an, die Durchblutung regelmäßig von der Oberfläche her anzuregen. Dazu dienen im besonderen ansteigend heiße Arm- oder Fußbäder.

Während diese Anwendungen mehrmals täglich vorgenommen werden können, führt man 2–3mal wöchentlich Bürstenhalbbäder oder -vollbäder aus.

Morgens gründliche Bürstenmassage des ganzen Körpers, vor allem aber der erkrankten Glieder mit einer nachfolgenden kalten Teilwaschung oder Ganzwaschung. Im Winter sind statt dessen auch wechselwarme Waschungen zweckmäßig.

Atemschulung zur Anregung des Kreislaufes ist besonders wichtig.

Ferner dienen Bewegungsübungen, Sport, Massage, Krankengymnastik usw. zur Förderung der Durchblutung.

Im Sommer Licht-, Luft- und Sonnenbäder, im Winter Bestrahlungen mit künstlicher Höhensonne.

Wenn es der Zustand des Herzens erlaubt, sind alle 8–14 Tage Behandlungen in der Sauna angebracht.

Diät: Die Ernährung richtet sich nach den allgemeinen Richtlinien, wie sie bei der Behandlung von Herzleiden gegeben wurden.

Kräuterheilkunde: Rosmarinbäder, Heublumenbäder, innerlich Tropfen von Weißdorn, Besenginster, Maiglöckchen, Oleander.

Homöopathie: Secale D 4–6, Kreosotum D 4.

Biochemie: Silicea D 12, Natrium muriaticum D 6, Natrium phosphoricum D 6, Ferrum phosphoricum D 6, Kalium chloratum D 6.

Venenentzündung (Phlebitis)

Es handelt sich hier um umschriebene Entzündungsvorgänge mit Verschluß der Venen. Am häufigsten erkranken die unteren Gliedmaßen, besonders im Anschluß an das Wochenbett oder im Verlauf von Infektionskrankheiten. In der Umgebung ist die Haut entzündlich gerötet und geschwollen. Die befallene Vene ist als harter Strang durchzutasten, oft kann auch Fieber vorhanden sein.

Allopathie: Alkoholumschläge, möglichst nach 8 Tagen elastische Zinkleimverbände, die auch das Aufstehen nach Abklingen der akuten Erscheinungen ermöglichen. Roßkastanienextrakte.

Naturgemäße Allgemeinbehandlung: Bettruhe, feuchter Wickel – zwischendurch mit Quark – um das erkrankte Bein, Ansetzen von Blutegeln.

Hochlagern der Gliedmaßen, mehrmals am Tag wechselwarme oder kalte Teilwaschungen.

Diät: Drei Tage Saftfasten, dann strenge oder milde Rohkost, schließlich nach Abklingen des Fiebers kochsalzfreie Milch-Pflanzen-Diät mit reichlich Frischkost.

Kräuterheilkunde: Innerlich Roßkastanien, z. B. Venostasin, 3mal täglich 10 Tropfen, auch als Einspritzung, Blutreinigungstees.

Homöopathie: Arnica D 3, Hamamelis D 2, Lachesis D 6, Apis D 4.

Biochemie: Kalium phosphoricum D 6, Ferrum phosphoricum D 6 im Wechsel.

Thrombose und Embolie

Durch eine Stromverlangsamung in den Gefäßen und eine Veränderung der Gefäßwandung und des Blutes, namentlich nach Infektionskrankheiten, kann es durch Ablagerung von kleinsten Blutgerinnseln, die sich aufeinander ablagern und somit einen großen Thrombus bilden, zu einem Gefäßverschluß kommen (Thrombose). Thrombose ist also ein an Ort und Stelle entstandener allmählicher Gefäßverschleiß. Weiter kennt man die Embolie, die sich meist im arteriellen Schenkel, aber auch im venösen abspielt. Die klinischen Zeichen einer Thrombose und Embolie sind sich ähnlich. Nach Operationen kann es durch Loslösung eines Blutgerinnsels, das sich durch zu langes Liegen gebildet hat, zu einem Verschluß einer Arterie kommen (Embolie). Häufig sind plötzliche Lungenembolien nach Operationen und Unfallverletzungen.

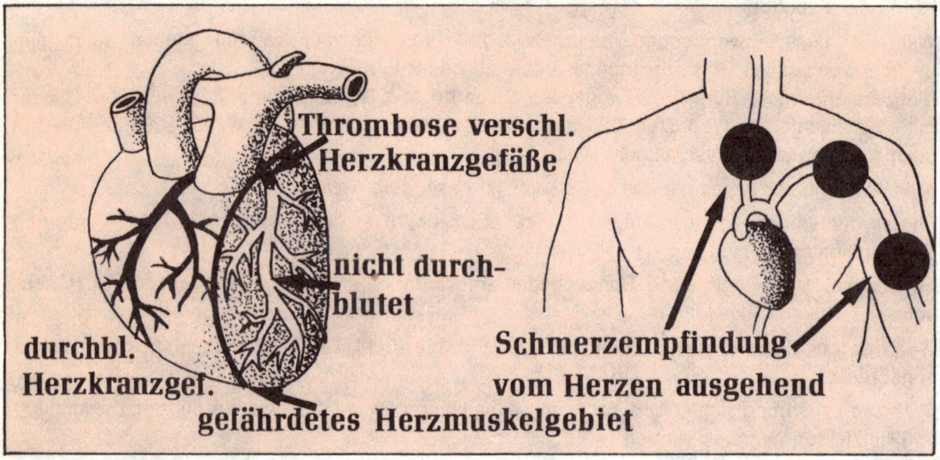

Darstellung einer Herzthrombose

Außer zur Lungen-Embolie kann es auch noch zum Verschluß der Herzschlagadern und der Gehirnschlagader bzw. der Arterien in irgendeinem anderen Körperteil durch einen Embolus kommen. Wenn die Diagnose sicher ist und der Arzt bald zu dem Kranken gerufen wird, kann er durch die sofortige Einspritzung von gefäßerweiternden Mitteln, wie z. B. Eupaverin schlagartig helfen. Außerdem stehen heute eine Reihe von gerinnungshemmenden und gerinnungslösenden Substanzen zur Verfügung, z. B. heparin-ähnliche Verbindungen. Kleinere Embolien lassen sich damit sogar auflösen.

Krampfadern (Varicen)

Mehr oder weniger ausgedehnte Erweiterungen der unter der Haut liegenden Beinvenen werden als Krampfadern bezeichnet. Die Hauptursache besteht in einer allgemeinen Bindegewebsschwäche. Durch Erschlaffung der Gefäßwände kommt es namentlich bei Berufen, die im Stehen ausgeübt werden, nach Schwangerschaften und bei Abflußbehinderung zu Gefäßerweiterungen.

Manchmal klagen die erkrankten Personen über eine bleierne Müdigkeit in den Beinen oder über Wadenkrämpfe und Gehbeschwerden.

Allopathie: Verödung der Krampfadern durch Einspritzung entsprechender Präparate, z. B. Varicocid. In ausgedehnten Fällen werden Operationen bessere Erfolge bringen. In jedem Falle anschließend Druckverband. Zinkleimverbände, Roßkastanienpräparate.

Naturgemäße Allgemeinbehandlung: Besonders Lehmwickel, kalte Knie- oder Schenkelgüsse nach Kneipp, Wassertreten, Atemschulung.

Diät: → Venenentzündung.

Kräuterheilkunde: Beinwickel mit Abkochungen von Zinnkraut oder Osterluzei, innerlich Roßkastanie, z. B. als Präparat Venostasin.

Homöopathie: Arnica D 6, Hamamelis D 2, Carduus marianus D 1, Lycopodium D 4–6.

Biochemie: Ferrum phosphoricum D 6 im Wechsel mit Kalium phosphoricum D 6, Silicea D 12 im Wechsel mit Calcium fluoratum D 12, Natrium sulfuricum D 6.

Beingeschwüre (Ulcus cruris varicosum)

Ausgehend von Krampfadern entwickeln sich infolge der anhaltenden Ernährungsstörung der Haut Geschwüre am Unterschenkel. Ihre Größe und Heiltendenz ist sehr unterschiedlich. Je nach dem Sitz können sie geringe Beschwerden verursachen oder überaus schmerzhaft sein.

Allopathie: Bettruhe, Hochlagerung der Beine, Umschläge mit Borwasser, Verbände mit Wundpuder, Druckverband. Später Zinkleimverband.

Naturgemäße Allgemeinbehandlung: Wickel mit Abkochung von Zinnkraut oder Osterluzei oder Kamille. Bei starken Schmerzen sind Verbände mit Quark besonders angenehm, da der Quark kühlend wirkt und nicht durch Trocknung einen Druck ausübt, wie es bei Wickeln nachts der Fall sein kann.

Diät: → Venenentzündung.

Kräuterheilkunde: → Krampfadern.

Homöopathie: Arnica D 6, Sulfor jodatum D 4–6, Lachesis D 10, Arsenicum D 4–6.

Biochemie: Calcium fluoratum D 12, Silicea D 12, Natrium sulfuricum D 6, Kalium phosphoricum D 6.

ERKRANKUNGEN DER HARNORGANE

Allgemeines und Grundbehandlung

Während die bei den Verbrennungsprozessen innerhalb des Körpers freiwerdende Kohlensäure durch die Atmung ausgeschieden wird, werden die zahlreichen nicht gasförmigen Stoffwechselprodukte, die fast sämtlich dem Eiweißumsatz entstammen, durch die Nieren ausgeschwemmt. Die gesamten stickstoffhaltigen Harnbestandteile werden als sogenannter Reststickstoffgehalt dem Blut entnommen. Dieser steigt daher bei einem teilweisen oder völligen Ausfall der Nieren in zunehmendem Maße an und kann zum Tode durch Selbstvergiftung führen (Urämie). Gleichzeitig ist die Niere aber auch ein sehr wichtiger Regulator des Wasserhaushaltes und des normalen Salzgehaltes des Blutes. Außerdem sondert sie in das Blut gelangende körperfremde Stoffe aus.

Die Nieren sind zwei große Drüsen von bogenförmiger Gestalt, die auf der Rückseite der Bauchhöhle, zu beiden Seiten der Wirbelsäule in der Höhe des 1. bis 3. Lendenwirbels liegen. Der ausgeschnittene Rand der Nieren sieht nach einwärts. Hier in die Nierenpforte münden die großen Schlagadern der Niere, und aus ihr treten die Nierenvenen sowie die Harnleiter aus. Stark fetthaltiges Bindegewebe bettet die Nieren ein. Kappenartig sitzen ihnen in ihrem oberen Teil zwei Organe der inneren Sekretion auf, die Nebennieren.

Das Nierengewebe besteht aus einer großen Menge dünner Kanälchen, den sogenannten Harnkanälchen. Diese verlaufen teils geschlängelt, teils in langen gestreckten Schleifen. Das Anfangsstück dieser Kanälchen im Rindenabschnitt umfaßt kapselartig einen Knäuel von Haargefäßen der Schlagader. Durch diese Gefäßknollen, die auch Malpighische Körperchen genannt werden, wird aus dem Blut das Wasser mit einem Teil der Salze des Harns filtriert, während die anderen Harnbestandteile, namentlich der Harnstoff, von den Wänden der Harnkanälchen abgesondert werden. Sämtliche Harnkanälchen münden an der Nierenpforte in einen häutigen Behälter, das Nierenbecken, das sich trichterförmig zu dem Harnleiter verengt. Die beiden Harnleiter sind dünne häutige Röhren, die beiderseits der Wirbelsäule zum kleinen Becken verlaufen. Sie münden in den untersten Abschnitt der Blase, den Blasengrund. Die Harnblase ist ein eiförmiger, häutig-muskulöser Behälter, der hinter der Schamfuge liegt. Die Wand der Harnblase wird von Muskelschichten gebildet, die sich in verschiedenen Richtungen kreuzen und bei ihrer Zusammenziehung den Inhalt der Harnblase unter Druck durch die Harnröhre hinauspressen.

Ein Schließmuskel verhindert das dauernde Abfließen und Abträufeln des Harns aus der Blase. Die Harnröhre ist beim Mann etwa 15–18 cm lang. An ihrer Ausmündung aus der Blase wird sie von der Vorsteherdrüse (Prostata), die etwa Kastaniengröße hat, umgeben.

Bei der Frau ist die Harnröhre erheblich kürzer, ihre Länge beträgt 1,5–2 cm. Dadurch ist bei den Frauen viel eher die Gefahr gegeben, daß Krankheitskeime von außen her in die Blase eindringen und Entzündungsvorgänge hervorrufen.

Der Harn enthält in wechselnder Menge gelöste organische und anorganische Stoffe. Die ausgeschiedene Harnmenge beträgt durchschnittlich etwa 1½ Liter in 24 Stunden. Sie wird geringer bei Flüssigkeitsverlusten des Körpers, also etwa bei starker Schweißbildung, bei Durchfall oder Erbrechen. Bestimmte seelische Einwirkungen können die Harnausscheidung steigern. Von den organischen Bestandteilen ist der stickstoffhaltige Harnstoff wichtig; er ist das Endprodukt des Stoffwechsels der Eiweißkörper. Die Menge des ausgeschiedenen Harnstoffes beträgt beim Erwachsenen etwa 30–40 g in 24 Stunden und nimmt bei besonders eiweißreicher Nahrung zu. Harnsäure ist im Harn meist nur in geringen Mengen vorhanden, etwa 0,5–0,9 g in 24 Stunden. Außerdem finden wir einige andere stickstoffhaltige Säuren wie Ammoniak.

Die Harnsäure ist bei einem unvollkommenen Abbau der Eiweißstoffe und besonders bei der Gicht vermehrt. An anorganischen Stoffen finden wir im Harn vor allem Kochsalz, Phosphorsäure und schwefelsaure Salze. Entzündete Nieren scheiden Eiweiß aus, doch findet man eine Eiweißbeimengung im Harn auch bisweilen nach körperlichen Anstrengungen.

Bei Nierenerkrankungen ist es wichtig, nicht nur die Nierenfunktion, sondern auch die mit ihr besonders zusammenwirkenden Organe zu überprüfen. Die Ärzte widmen vor allem dem Kreislauf besondere Aufmerksamkeit. Darüber hinaus muß sich das Augenmerk aber noch auf andere wichtige Beziehungen richten.

Die Niere ist ein Organ mit besonders hohem Sauerstoffbedarf. Bei Erkrankungen muß er durch vermehrte Frischluftzufuhr gedeckt werden, damit eine Besserung des Blutumlaufs bewirkt wird. Atemschulung und Freiluftkur können demnach den Behandlungserfolg beschleunigen.

Ein weiterer Vorteil dieser Maßnahmen ist die gleichzeitige Anregung der Ausscheidungsarbeit des Körpers. Ihr haben wir erfahrungsgemäß viel Beachtung zu schenken, und die Regulierung der Darmtätigkeit gehört auf diesem Gebiet zu der selbstverständlichen ärztlichen Behandlung.

Haut- und Nierentätigkeit stehen in engem Zusammenhang. Durch Einwirkung auf die Haut lassen sich also die Nieren wirksam entlasten und die Gefahren beseitigen, die mit ungenügender Harnausscheidung verbunden sind. Ich habe viele Nierenkranke, die monatelang arbeitsunfähig waren, durch Anregung der Hautfunktion in auffallend kurzer Zeit wiederhergestellt. Rückfälle, auch nach operativer Entfernung einer Niere, können vermieden werden, wenn die Kranken entsprechende Maßnahmen in die regelmäßige Körperpflege aufnehmen, selbstverständlich unter gleichzeitiger Einhaltung einer Diät. Durch eine verbesserte Durchblutung der Haut wird auch der Kreislauf angeregt und damit eine bessere Blutversorgung der Nieren erzielt. Auffallenderweise habe ich bei Nierenkranken einen besonders hohen Prozentsatz von Menschen gefunden, die angeben, nicht schwitzen zu können. In solchen Fällen bemühe ich mich, die Haut zum Schwitzen anzuregen, und sobald das gelungen ist, zeigt sich im objektiven und subjektiven Befinden eine Besserung.

Viele Ärzte verzichten aus Angst vor einer Belastung des Herzens auf Schwitzprozeduren; ihre Befürchtungen sind bei entsprechenden Vorsichtsmaßnahmen unberechtigt. Bei Kranken mit geringer oder fehlender Neigung zum Schwitzen muß mehrmals täglich als Vorbereitung mit heißen Teilwaschungen, Besonnungen, Bürstungen, mit Frottieren usw. die Haut angeregt werden. Als schonendste Form des Schwitzbades sind dann die langsam ansteigenden heißen Teilbäder zu empfehlen, bei Nierenkranken am zweckmäßigsten als ansteigende Sitzbäder, weil dadurch gleichzeitig die Nierentätigkeit angeregt wird. Ich lasse dabei gleichzeitig die Füße in eine Schüssel mit heißem Wasser stellen. Der Schweißausbruch wird erleichtert, wenn während des Bades heiße Getränke verabreicht werden. Es erscheint fraglich, ob dazu schweißtreibende Mittel wie Fliederblütentee und Fliederbeerensaft von Bedeutung sind oder ob der Reiz des heißen Getränkes das entscheidende ist. Ich beschränke mich jedenfalls auf die im Haushalt vorrätigen Fruchtsäfte, deutschen Tees usw. Wichtiger erscheint die Verabreichung bei ganz leerem Magen, weil dadurch die Resoption gefördert wird. Derartige Maßnahmen lassen sich auch bei Bettlägerigen in jedem Haushalt durchführen, um so eher, als Sitzbadewannen auch von den Krankenkassen leihweise abgegeben werden. Wo keine Sitzbadewanne mit einer Frotteetuchbespannung als Rückenstütze zur Verfügung steht, hängt man ein Handtuch über die Rückenlehne, um das lästige Kältegefühl zu vermeiden und dem Kranken durch Anlehnen des Rückens die beste Ruhelage zu geben. Anschließend läßt man möglichst eine Dreiviertelpackung folgen, um weiteres Schwitzen oder wenigstens Ausdünsten der Haut zu erzielen. Man kann übrigens noch einfacher zu Werke gehen, wie die Erfahrungen von Arneth in einem Feldlazarett gezeigt haben: Wollene Decken werden in einem Backofen möglichst stark aufgewärmt. Der Kranke erhält $1/2$–$3/4$ l heißen Teeaufguß, den er in kleinen Schlucken so rasch wie möglich austrinken muß. Dann wird er völlig unbekleidet bis zum Hals (Ganzpackung) in zwei dieser Decken eingehüllt und mit weiteren gewärmten Decken zugedeckt. Auf die Stirn kommt ein kaltes nasses Tuch. Nach $1/4$–$1/2$ Stunde wird dem Patienten noch einmal $1/4$–$1/2$ l heißer Tee gereicht. Arneth nennt die Wassermengen, die durch diese Schwitzprozedur ausgeschwemmt werden, „ganz gewaltig". Er beendet diese Prozedur nach etwa 2 Stunden. Der Kranke wird dann gut abgerieben, mit trockener Wäsche versehen und möglichst zum Nachschwitzen in ein zweites Bett gebracht. Das Schwitzen muß 8 Tage lang täglich, dann jeden 2. Tag wiederholt werden. Ist der Urin früher als in einer Woche eiweißfrei, so wird das tägliche Schwitzen eher abgesetzt. Nicht nur die Haut kann einen Teil der Nierenfunktionen übernehmen, sondern auch der Darm. Es ist bekannt, vor allem durch die Untersuchungen von Becher, daß viele Stoffe, die normalerweise über die Niere ausgeschieden werden, auch durch den Darm, besonders den Dickdarm, aus dem Körper befördert werden können. Daher ist der Stuhlregelung bei Nierenkrankheiten eine besonders große Aufmerksamkeit zu widmen (→ darmbedingte Selbstvergiftung). Schonende Einläufe und pflanzliche Abführmittel können die Ableitung über den Darm begünstigen. In diesem Fall soll man mit salinischen Abführmitteln (Bittersalz usw.) vorsichtig sein, da sie meist viel Natrium enthalten. Für chronisch Nierenkranke sind Darmbäder besonders zu empfehlen.

Wie gesagt, wer die Technik des Wasserheilverfahrens beherrscht, hat alle Möglichkeiten in der Hand, dem jeweiligen Zustand des Kranken angepaßte Maßnahmen durchzuführen. In den schwitzfreien Pausen verordnet man am zweckmäßigsten Umschläge und Wickel, abwechselnd Rumpf- und Leibumschläge. Hierdurch wird nicht nur eine bessere Durchblutung der Nieren erzielt und der Kreislauf angeregt, sondern auch die Ausscheidungsarbeit der Haut gefördert. Schon am Geruch der abgenommenen Umschläge macht sich diese vermehrte Hautarbeit unter den Tüchern bemerkbar. Ich lasse die Umschläge nur tagsüber geben. Sie bleiben jeweils bis zum Trockenwerden liegen, also etwa 2–3 Stunden und werden dann abgenommen. Die Haut wird lauwarm abfrottiert, unter Umständen geölt, und nach einstündiger Pause wird der nächste Umschlag angelegt. Es sei noch besonders betont, daß die Verwendung schweißtreibender Medikamente fehl am Platz ist. – Im übrigen gelten die üblichen Vorschriften über Bettruhe, Krankenpflege usw.

Von weiterer Bedeutung ist die Ernährung. Sie soll durstlöschend sein und nicht Durst machen. Auch von dieser Seite her kommt man demnach zur Forderung einer kochsalzlosen oder kochsalzarmen Kost. Sie läßt sich erfahrungsgemäß küchentechnisch auf die Dauer befriedigend nur in der Form der pflanzlichen Rohkost herstellen, wenigstens lassen sich so auch die Kochsalzersatzmittel am ehesten vermeiden. Die Rohkost verwendet unschädliche Würzstoffe, wie Tomaten, Zitronensaft, Zwiebeln, saure Gurken, Sauermilch, Petersilie, Dill, Schnittlauch, Kümmel und all die anderen Küchenkräuter, so daß durchaus, wie die Erfahrung lehrt, eine kochsalzarme Kost abwechslungsreich und schmackhaft zubereitet werden kann. An Stelle von Kochsalz kann man dem fertiggekochten Gemüse Maggiwürze zusetzen, deren geringfügiger Kochsalzgehalt beim üblichen tropfenweisen Gebrauch nicht ins Gewicht fällt. In klinischer Beobachtung hat sie sich als unschädlich erwiesen, und ihr herzhafter Wohlgeschmack gleicht das Fehlen von Salz aus.

Weiterhin wird im allgemeinen die Beschränkung der Eiweißzufuhr zu fordern sein, um die Nieren nur mit einem Mindestmaß von Arbeit zu belasten. Daher hat sich die Milch-Pflanzen-Kost in der Praxis schon eingebürgert. Es muß aber betont werden, daß die reichliche Verwendung von Frischkost immer zweckmäßig ist, teils weil sie am ehesten bei Flüssigkeitsarmut durstlöschend ist, teils weil ihr Nährwert höher ist und man dadurch mit geringen Mengen auskommen wird, abgesehen von den sonstigen Werten. Im übrigen gibt es viele Vorschläge für die bevorzugte Verwendung einzelner Nahrungsmittel, je nachdem ein alkalisierender oder säuernder Einfluß gewünscht wird. Für die allgemeine Praxis genügt als Grundstock Milch-Pflanzen-Kost mit reichlicher Frischkost oder ausschließlicher Rohkost.

Der Wert der Abhärtung muß besonders für den Nierenkranken betont werden. Es ist der gerade für seine fernere Lebensführung so bedeutungsvolle Vorteil der Allgemeinbehandlung, durch die Ertüchtigung der Haut und Verbesserung des Blutumlaufs die Gefahr von Abkühlungen und Erkältungen zu bannen.

Grundbehandlung für den Nierenkranken: Morgens und abends: Trockenbürsten mit nachfolgender Ganzwaschung, entweder wechselwarm oder kalt.

Nachts, bei Bettlägerigen auch tagsüber, Lendenwickel.

Mehrmals wöchentlich Schwitzprozeduren, am besten Lichtbügel oder ansteigendes Halbbad oder ansteigend heißes Sitzbad mit möglichst lang dauernder Nachschwitzmaßnahme, am einfachsten Dreiviertel-Packung.

Sonnenbäder, Licht- und Luftbäder, notfalls künstliche Höhensonne.

Weitere Maßnahmen: täglich ansteigend heißes Fußbad.

Bei Fieber mehrmals täglich kalte Teilwaschungen oder Serienwaschung.

Ernährung: entsprechende Diätformen.

Nierenkrankheiten

Nierenentzündung (Nephritis)

Die akuten Entzündungsprozesse an den Nieren haben verschiedene Ursachen. Starke Auskühlung kann sie auslösen. Auch eine Fokalinfektion ist oft die Ursache einer Nierenerkrankung. Die chronisch verlaufenen Krankheitsformen entwickeln sich, wenn die Entzündung während des akuten Stadiums (etwa sechs Wochen) nicht ausheilt. Die Nierenfunktion wird durch den Volhardschen Verdünnungs- und Konzentrationsversuch geprüft. Weiterhin dienen die chemische Harnuntersuchung und die Untersuchung des Harnsediments zur Sicherung der Diagnose. Der Nachweis von Eiweiß im Harn ist von besonderer Bedeutung. Im Sediment

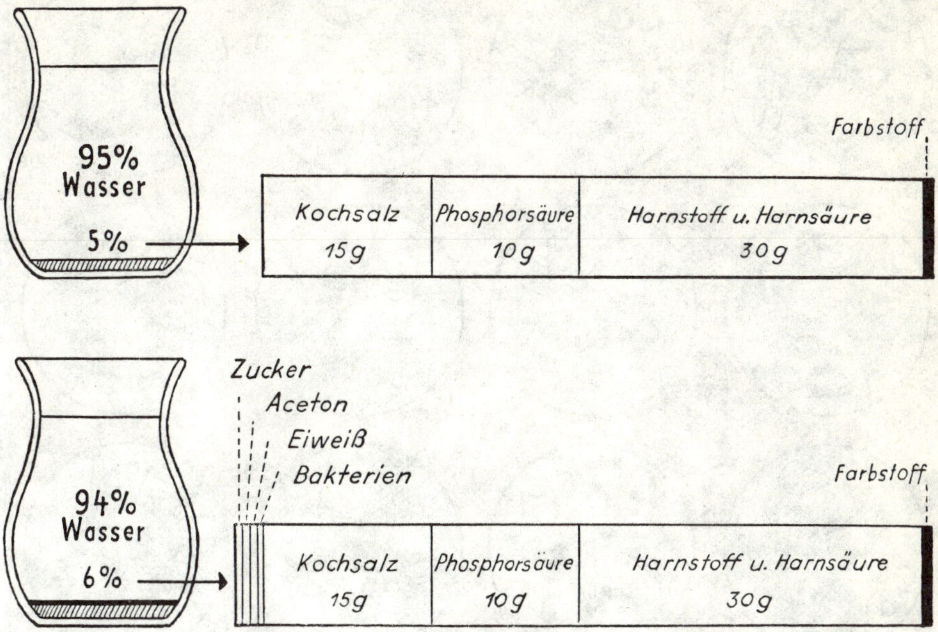

Zusammensetzung von normalem (oben) und krankhaftem Urin (unten)

findet man rote und weiße Blutkörperchen, Gewebszellen und sogenannte Zylinder, das sind Zusammenballungen von Zerfallsprodukten des Gewebes. Wassersüstige Schwellungen (Ödeme) finden sich meist schon zu Beginn der Erkrankung, vor allem im Gesicht unter den Augen. Blutbeimengung im Urin führt zu einer bräunlich-roten bis braun-grauen Verfärbung und Trübung des Harns.

Eine krankhafte Blutdrucksteigerung gehört zu den üblichen Krankheitszeichen. Allgemeinbeschwerden wie Müdigkeit, Leistungsunfähigkeit, Appetitlosigkeit, Kopfschmerzen usw. werden von den Kranken angegeben. Die Harnmenge ist vermindert. Durch Zurückhaltung von harnpflichtigen Stoffen im Blut kommt es in schweren Fällen zu einer Harnvergiftung (Urämie), die zum Tode führen kann. Als Endzustand kann sich die → Schrumpfniere entwickeln. Durch Hirnödem und Krampfzustände an den Hirngefäßen kann es zu Krämpfen mit plötzlichem Bewußtseinsverlust kommen. Diesen Zustand nennt man Eklampsie.

Allopathie: Aderlaß, Herzstützung bei Gefahr der Harnvergiftung (Urämie), Periston-N. Volhardscher Wasserstoß mit 1–1½ Liter Tee unter Zusatz von Diuretin. Behandlung etwaiger Fokalinfektionen.

Naturgemäße Allgemeinbehandlung: Im besonderen Schwitzmaßnahmen und intensive Behandlung der Haut durch Bürstenmassage, Teilwaschungen und Bürstenbäder (vgl. Grundbehandlung S. 240).

Kräuterheilkunde: Tee von Zinnkraut, Bohnenschalen, Goldrute, Birkenblättern, Schafgarbe, Johanniskraut; äußerlich heiße Heusäcke in die Nierengegend.

Homöopathie: Terebinthina D 3, Cantharis D 6, Arsenicum D 6, Aconitum D 3, Dulcamara D 2.
Biochemie: Ferrum phosphoricum D 6, Natrium muriaticum D 6, Kalium phosphoricum D 6, Magnesium phosphoricum D 6, Calcium sulfuricum D 6.

Diät: Bei dieser Krankheit ist eigentlich zuerst die Bedeutung der Diät für die Förderung der Heilmöglichkeiten des Körpers anerkannt worden. Während man in früherer Zeit allzusehr geneigt war, in einer üppigen Ernährung die Kräfte zu liefern, die dem Kranken beschleunigt die Gesundung ermöglichen sollten, erkannte Prof. Volhard, daß das Schicksal dieser Kranken nur dann mit einiger Sicherheit zum Guten zu wenden ist, wenn man das erkrankte Organ in Ruhe läßt.

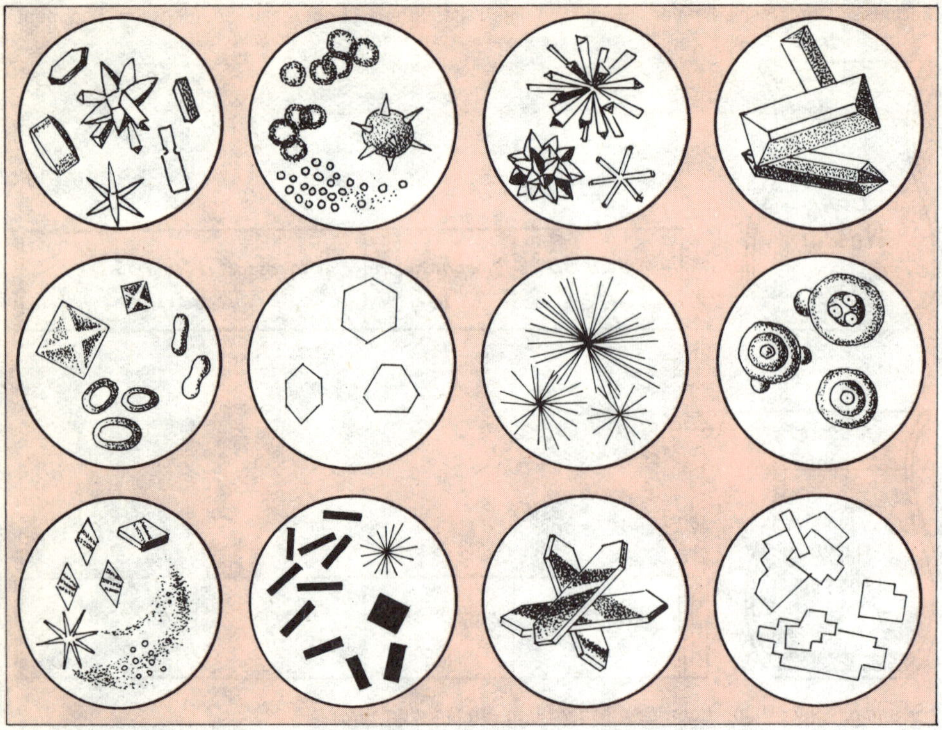

Normale und kranke Bestandteile im Harnsediment
Von links nach rechts laufend: Kristallformen der Harnsäure, Harnsaure Salze, Sternförmige Kalziumphosphat-Kristalle, Ammonium-Magnesium-Phosphat-Kristalle, Kalziumoxalat-Kristalle, Zystin-Kristalle, Tyrosin, Leuzin, Bilirubin, Indigoblau, Hippursäure, Cholesterin-Plättchen.

Am Beginn der Ernährungsbehandlung steht demnach eine Hunger- und Durstkur von drei- bis fünftägiger Dauer. Das zweite Stadium bringt eine Flüssigkeitszufuhr von ³/₄ bis zu einem Liter in Form einiger Safttage, durchschnittlich für die Dauer von ebenfalls 3–5 Tagen. Das dritte Stadium fördert die Harnausscheidung durch eine stark kaliüberschüssige Nahrung in Form von eiweißarmer pflanzlicher Frischkost ohne Zusatz von Kochsalz mit Flüssigkeitsbeschränkung auf etwa einen Liter. Diese Diätform soll nach Möglichkeit bis zur nachhaltigen Senkung des Blutdrucks durchgehalten werden. Am Schluß der Kur wird gekochte bzw. gedämpfte oder gedünstete pflanzliche Nahrung zugelegt, so daß eine kochsalzfreie, eiweißarme Milch-Pflanzen-Kost mit Flüssigkeitsbegrenzung bis zur Ausheilung verabfolgt wird. Diese letztere Kostform muß bei der chronischen Nierenentzündung mit ihren wassersüchtigen Anschwellungen, der Blutdrucksteigerung und den weiteren Zeichen ungenügender Nierenleistung – Erscheinungen, die bald einzeln, bald im Zusammenhang festzustellen sind – auf lange Sicht beibehalten werden.

Die Eiweißbegrenzung richtete sich nach der Höhe des Blutdrucks. Bei einer mäßigen Erhöhung darf reichlich Eiweiß gegeben werden. Auf den Wasserhaushalt üben Eiweiß und Fett keinen wesentlichen Einfluß aus, dagegen wirken Feinmehlerzeugnisse wie Weißbrot, Kuchen, Nudeln, Spätzle, Makkaroni wasserbindend und sind deshalb durch Vollkornerzeugnisse, Vollreis und Kartoffeln zu ersetzen. Fleisch, Geflügel und Fisch sind verboten. Oft ist es notwendig, bei Beginn der Behandlung einen stärkeren Anstoß für das Stoffwechselgeschehen zu geben. Dann beginnt man mit einigen Fasttagen und geht dann, wie bei der akuten Nierenentzündung geschildert, über das zweite und dritte Stadium zur Dauerform des vierten Stadiums über.

Im weiteren Verlauf wird man durch Zwischenschaltung von Saft- und Obsttagen dem Körper immer wieder neue Impulse zu geben versuchen. Auch an eine längere Obstkur über 10–14 Tage ist zu denken. Diese diätische Entlastung kann vom Kranken nicht ernst genug genommen werden. Es besteht kein Zweifel, daß auf diese Weise am sichersten ein Fortschreiten des Krankheitsprozesses verhindert werden kann.

Degenerative Nierenerkrankungen (Nephrose)

Es handelt sich um eine Degeneration des Nierengewebes, meist im Zusammenhang mit chronischen Infekten, schweren Eiterungen usw.

Die Harnmengen sind klein, es findet sich eine sehr starke Eiweißausscheidung; im Harnsediment sind reichlich Zylinder vorhanden.

Der Blutdruck ist nicht gesteigert, es findet sich kein Blut im Urin.

Wassersüchtige Schwellungen können auftreten.

Allopathie: Infusionen mit Aminosäurelösung, z. B. Aminosol. Harntreibende Medikamente im Bedarfsfall. Beseitigung von Herdinfekten. Heilung durch ACTH und Cortison möglich.

Diät: Wegen der starken Eiweißverluste bemüht man sich in der klinischen Medizin, vollwertiges Eiweiß reichlich zuzuführen, also in erster Linie Fleisch, Eier und Käse. In der Naturheilkunde beschränkt man sich lieber auf Milch und Milchprodukte, Sojaerzeugnisse, Nüsse und Mandeln, Keimnußmus und führt Eier in begrenzter Menge zu.

Kräuterheilkunde: Tee von Leinsamen, Birkenblättern, Zinnkraut, Brennessel, Schafgarbe, Johanniskraut, Gundelrebe, Lindenblüten.

Homöopathie: Mercurius corosivus D 6, Arsenicum D 6 – D 10, Dulcamara D 2, Colchicum D 3 – D 4, Aridum nitricum D 3.

Biochemie: Calcium sulfuricum D 6, Magnesium phosphoricum D 6, Kalium phosphoricum D 6, Kalium chloratum D 6.

Schrumpfniere

Bei dieser Erkrankung kommt es zu entscheidenden Veränderungen an den kleinen und kleinsten Nierengefäßen mit einer erheblichen Durchblutungsstörung der Niere. Das auffallendste Symptom ist die Blutdrucksteigerung.

Wegen der Blässe des Gesichtes spricht man auch vom blassen Hochdruck, im Gegensatz zum → roten Hochdruck als Gefäßerkrankung. Bei längerem Bestehen der Erkrankung treten schwere Störungen auf, vor allem auch an den Augen.

Im übrigen klagen die Kranken über Kopfschmerzen, Schlafstörungen und allgemeine Schwächezustände, oft verbunden auch mit Herzbeschwerden.

Die harnpflichtigen Stickstoffsubstanzen und die Fäulnisprodukte werden nur noch ungenügend ausgeschieden. Im Endzustand zeigt sich eine Harnvergiftung, die zum Tode führen kann.

Allopathie: Vor allem Kreislaufüberwachung und Herzstützung. Regelmäßige Schwitzkuren und Armbäder sind angebracht. Bei Urämiegefahr Aderlässe und Lumbalpunktionen (Ablassen von Rückenmarksflüssigkeit); Einspritzungen von Traubenzucker und Natriumbicarbonat. Um den hohen Blutdruck zu senken, sind Operationen vorgenommen worden, besonders Spaltung der Nierenkapsel.

Naturgemäße Allgemeinbehandlung: Im besonderen ansteigend heiße Beinbäder, ansteigend heiße Sitzbäder oder ansteigend heiße Halbbäder, zur besseren Durchblutung der Nieren auch heiße Heusäcke in die Nierengegend. Zwischendurch starke Anregung der Hauttätigkeit durch Bürstenmassage, wechselwarme oder kalte Teilwaschungen.

Diät: Durch die Zerstörung der Nierenfilter machen sich die Anzeichen der gestörten Nierenfunktion immer mehr bemerkbar. Im Blut häufen sich die harn- und ausscheidungspflichtigen Stoffwechselschlacken immer mehr an. Darum ist die Entlastung der Stoffwechselarbeit und der Ausscheidungsleistung unbedingt erforderlich. – Die kochsalzlose eiweißarme Milch-Pflanzen-Kost mit reichlich Obst und Frischkost ist hier am Platze. Um die Ausscheidungsleistung durch einen gewissen Flüssigkeitsdruck zu steigern, ist eine tägliche Flüssigkeitszufuhr von etwa 1½ l Flüssigkeit erwünscht. Dabei sind harntreibende Teesorten zu bevorzugen, etwa Hagebutten, Bohnenschalen, Birkenblätter, Schafgarbe.

Auch an harntreibende Gemüse und Früchte ist zu denken, wie Sellerie, Petersilienwurzel, Kürbis. Im ganzen soll die Kost knapp sein, um die Nieren nicht unnötig mit Arbeit zu belasten, die sie nicht mehr leisten können.

Kräuterheilkunde: Tee von Hagebutten, Lindenblüten, Johanniskraut, Schafgarbe, Wermut.

Homöopathie: Arsenicum D 6–D 10, Kalium arsenicosum D 3–D 4, Phosphorus D 6, Plumbum jodatum D 4, Solidago virga aurea D 2, Apis D 3.

Biochemie: Calcium sulfuricum D 6, Natrium muriaticum D 6, Magnesium phosphoricum D 6, Kalium chloratum D 6.

Nierenbeckenentzündung (Pyelitis)

Sie wird hauptsächlich durch Coli-Bakterien ausgelöst, welche vielfach über Harnröhre und Blase in die Niere einwandern oder auf den Blut- und Lymphwegen das Nierenbecken erreichen. Starke Auskühlung, Harnstauungen durch Steinverschluß oder Druck der schwangeren Gebärmutter auf den Harnleiter, auch Abknickung des Harnleiters, z. B. durch Wanderniere oder Vergrößerung der Vorsteherdrüse, können das Entstehen der Erkrankung begünstigen.

Die Beschwerden setzen meist akut mit einem starken Krankheitsgefühl ein. Es kommt zu Schüttelfrost, Fieber und Kopfschmerzen. Starke Rückenschmerzen können anfallsweise oft kolikartig auftreten. Bisweilen geht eine Blasenentzündung voraus.

Im Harn finden sich reichlich weiße Blutkörperchen, oft auch rote, später viel abgeschilfertes Nierengewebe.

Im weiteren Verlauf kann sich die chronische Krankheitsform mit mehr oder weniger heftigen Beschwerden entwickeln. Der Krankheitsprozeß kann aber auch auf die Niere übergreifen und zu einer Zerstörung des Nierengewebes führen.

Allopathie: Innerlich Hexamethylentetramin-Tabletten, Ammonium-Mandelat, Sulfonamide, z. B. Euvernil; je nach dem Erreger auch Penicillin, Streptomycin oder Terramycin u. a. Nierenbeckenspülung mit 1%iger Silbernitratlösung unter Zusatz von ½ % Procain zur Schmerzlinderung. Auch Spülungen mit 5%iger Sulfonamidlösung, z. B. Prontosil oder Aristamid.

Naturgemäße Allgemeinbehandlung: Vor allem Bettruhe, heiße Heusäcke in die Nierengegend, Lendenwickel. Im übrigen wie bei chronischer → Nierenentzündung.

Diät: Vor allem auch reichlich Sojagerichte.

Kräuterheilkunde: Tee von Geißbart, Holunder, Kamille, Lindenblüten, Leinsamen, Birkenblättern, Bärentraubenblättern.

Homöopathie: Lycopodium D 6, Acidum nitricum D 3, Acidum benzoicum D 2, Cantharis D 6, Hepar sulfuris D 4–D 6, Mercurius solubilis D 4–D 6, Lithium carbonicum D 2.

Biochemie: Silicea D 12, Calcium phosphoricum D 6, Kalium phosphoricum D 6.

Nierenbeckenerweiterung

Wenn der Abfluß in den Harnwegen behindert wird, dann kann es zu Rückstauungen von Harn und damit zur Erweiterung des Nierenbeckens kommen. Diese sogenannten Hydronephrosen können bei Hinzutreten einer Infektion auch zur Vereiterung, Pyonephrose, führen. Die Diagnose wird vor allem durch Röntgenuntersuchung gestellt. Die Behandlung besteht zumeist in einer Operation bzw. in operativer Entfernung einer Niere.

Nierengeschwülste werden operativ mit nachfolgender Röntgenbestrahlung behandelt. Nierentuberkulose bedarf im allgemeinen ebenfalls der Operation. In leichteren Fällen kann medikamentöse Behandlung durchgeführt werden, z. B. mit Conteben oder PAS, die auch zur Vorbereitung für eine Operation dienen kann.

Wanderniere, Nierensenkung

Es handelt sich um eine Erkrankung, die besonders häufig bei Frauen zu beobachten ist und eigentlich regelmäßig in der rechten Körperhälfte auftritt. Die Niere senkt sich so weit, daß der untere Nierenpol in Höhe des letzten Lendenwirbels steht. Meist besteht außerdem eine allgemeine → Eingeweidesenkung (Enteroptose). Bei anhaltenden unbestimmten Beschwerden im Leib, die einseitig auftreten, sollte man u. a. auch an die Nierensenkung denken. Es handelt sich um einen harmlosen Zustand, der nur gelegentlich Schmerzen durch Zerrung des Gewebes oder der Nerven bereitet. Stärkere Beschwerden treten erst dann auf, wenn der Harnleiter abgeknickt wird und der Urin nicht mehr glatt abfließen kann. Dadurch kommt es zu Harndrang oder in schweren Fällen zu Koliken mit Erbrechen.

Behandlung: Nicht der Grad der Senkung ist entscheidend, sondern das Maß der Abflußstörung des Urins. In leichten Fällen reicht die Kräftigung der Bauchmuskulatur durch Massage und das Anlegen einer Leibbinde. In schwereren Fällen ist ein operativer Eingriff erforderlich.

Nierenfunktionsprüfung

Zur Prüfung der Nierenfunktion und ihrer krankhaften Störungen sind verschiedene Methoden gebräuchlich. Einige beschränken sich darauf, das Ausscheidungsvermögen der Niere für einen einzigen körperfremden Stoff zu bestimmen.

Verdünnungsprobe: Man läßt den Patienten nüchtern 1 Liter Brunnenwasser trinken und bestimmt die in den darauffolgenden Stunden auftretenden Harnmengen. Normalerweise wird die getrunkene Wassermenge in 3–6 Stunden vollständig ausgeschieden, wobei der Harn ein sehr niedriges spezifisches Gewicht (1005) zeigt. Bei vielen Nierenkrankheiten ist die Wasserausscheidung gestört, über den ganzen Tag hin verzögert, oder es tritt überhaupt keine Mehrausscheidung auf.

Konzentrationsprobe: Im unmittelbaren Anschluß an die Wasserprobe reicht man dem Patienten keine Getränke und keine flüssige Kost, sondern nur trockene Speisen. Es soll dann ein spärlicher Harnfluß von hohem spezifischem Gewicht (mindestens 1025) auftreten. Mangelhaftes Konzentrationsvermögen deutet vielfach auf schwere Nierenkrankheiten.

Erfahrungsgemäß pflegt bei den verschiedenen Nierenleiden die Ausscheidung der einzelnen harnfähigen Stoffe sehr ungleich zu sein. So ist bei den mit wäßrigen Schwellungen einhergehenden Nierenerkrankungen die Wasser- wie auch die Kochsalzausscheidung schwer gestört, die Stickstoff-Ausscheidung jedoch oft normal. Bei den entzündlichen Nierenerkrankungen und Schrumpfnieren ist dagegen bei normaler Wasser- und Kochsalzausscheidung die Stickstoffausscheidung schwer gestört. Das führt zu Stickstoffverhaltung im Körper und zur Erhöhung des Reststickstoffs im Blut.

Bei vielen Nierenkrankheiten und bei der Gicht ist eine Störung der Ausscheidung von Harnsäure festzustellen. Für die Prüfung dieser Funktionsstörungen hat sich ein Verfahren bewährt, bei dem der Kranke während einer Reihe von Tagen eine gleichmäßige, aus abgewogenen Mengen von Milch, Eiern, Käse und Mehlspeisen zusammengesetzte Kost und abwechslungsweise eine Zulage von 20 g Harnstoff oder 10 g Kochsalz erhält. Die tägliche quantitative Untersuchung des Harns ergibt, ob diese einzelnen Zulagen vollständig und in entsprechend kurzer Zeit ausgeschieden werden.

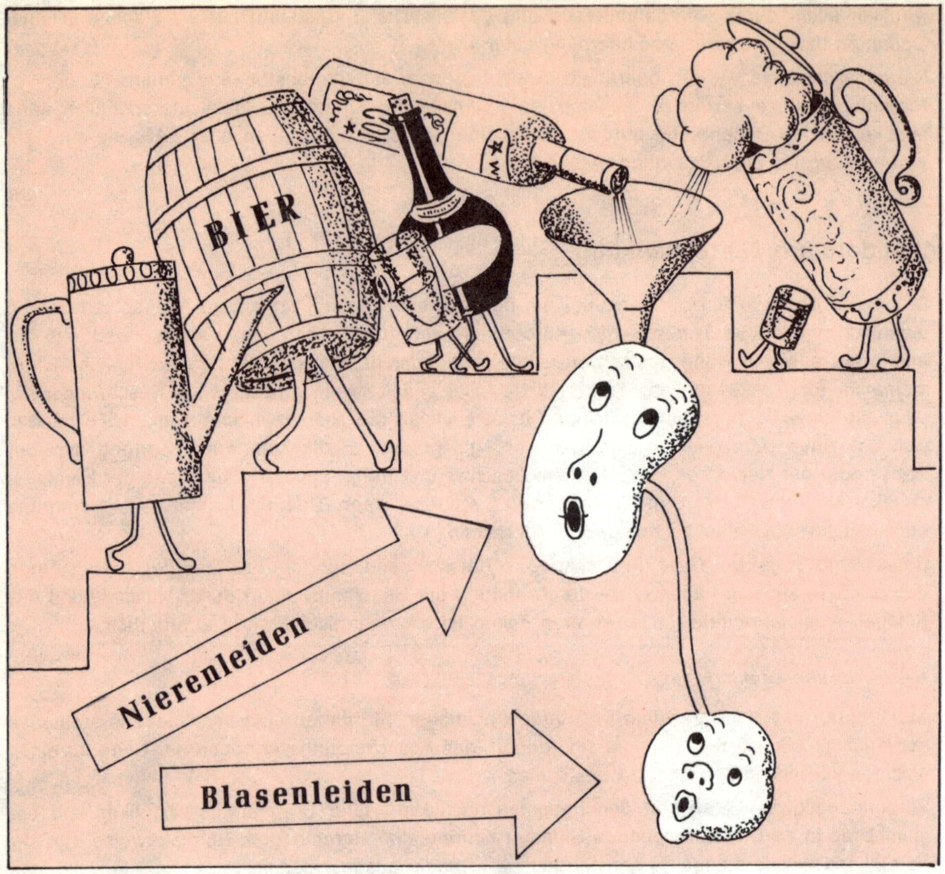

Zur Gesunderhaltung der Harnorgane ist übermäßiges Trinken, besonders von Alkohol und Kaffee, zu vermeiden. Da scharf gesalzene und gewürzte Speisen in hohem Maße durstanregend sind, sollte auch ihr Genuß eingeschränkt werden.

Blasenerkrankungen

Blasenentzündung (Zystitis)

Die Erkrankung wird durch verschiedene Bakterien, vor allem auch nach örtlicher Auskühlung, Durchnässung usw. hervorgerufen.

Auch Harnstauungen durch Vergrößerung der Vorsteherdrüse oder Verengungen der Harnröhre begünstigen den Ausbruch der Erkrankung. Beim Einführen von Kathetern durch die Harnröhre in die Blase können Schleimhautverletzungen entstehen oder Keime verschleppt werden, wodurch bisweilen die Erkrankung ausgelöst wird. Auch über die Blut- und Lymphwege ist das Eindringen von Krankheitserregern möglich.

Die Kranken klagen über Brennen beim Wasserlassen, häufigen Harndrang und manchmal über Temperaturerhöhung.

Die Diagnose wird durch die Harnuntersuchung gestellt. Der Urin ist meist trüb. Bei alkalischer Reaktion im Sediment finden sich reichlich weiße Blutkörperchen, Bakterien und Gewebezellen. Jede Zystitis hat die Gefahr einer aufsteigenden Infektion in die Nieren in sich. Deshalb immer nur die Antibiotica und Sulfonamide nehmen. Es empfiehlt sich immer, einen Erregernachweis im Urin durchzuführen.

Naturgemäße Allgemeinbehandlung: wie Grundbehandlung für den Nierenkranken.

Diät: Besonders auch Sojagerichte.

Kräuterheilkunde: Tee von Bärentraubenblättern, Hagebutten, Brennesseln, Stiefmütterchen, Ginster, Zinnkraut.

Homöopathie: Im akuten Stadium Aconitum D 3, Belladonna D 3, Dulcamara D 2, Eupatorium purpurium D 4 im Wechsel mit Cantharis D 6, Pulsatilla D 3 – D 4, bei chronischem Verlauf Lycopodium D 10, Acidum nitricum D 3, Acidum benzoicum D 2.

Biochemie: Bei der akuten Form Ferrum phosphoricum D 6, Natrium phosphoricum D 6, Kalium chloratum D 6, Natrium muriaticum D 6. Bei chronischem Verlauf Silicea D 12, Natrium sulfuricum D 6, Calcium phosphoricum D 6, Magnesium phosphoricum D 6.

Harnröhrenentzündung (Urethritis)

Sie kann durch verschiedene Krankheitserreger oder im Verlauf einer Blasenentzündung, unter Umständen auch nach reichlichem Genuß kalten Bieres hervorgerufen werden. Immer ist eine Urinuntersuchung mit Bakteriendiagnostik notwendig.

Es zeigt sich ein schleimiger Ausfluß aus der Harnröhre, der im Zweifelsfall auf Erreger untersucht werden muß, um eine → Gonorrhöe auszuschließen.

Die biologische Behandlung erfolgt wie bei → Blasenentzündung.

Allopathie: Sie richtet sich nach dem Erregernachweis und sollte nur durch einen Facharzt (Hautarzt oder Nierenarzt) durchgeführt werden.

Steinleiden (Nephrolithiasis)

Die verschiedenen Steinarten

Nach Abschilferungen von Schleimhautpartikelchen in den Harnbereitungsstellen der Nieren kann es durch Anlagerung von Harnbestandteilen zur Bildung von Nierensteinen kommen. Offenbar begünstigt ein Mangel an Vitamin A diesen Vorgang, während andererseits durch Zu-

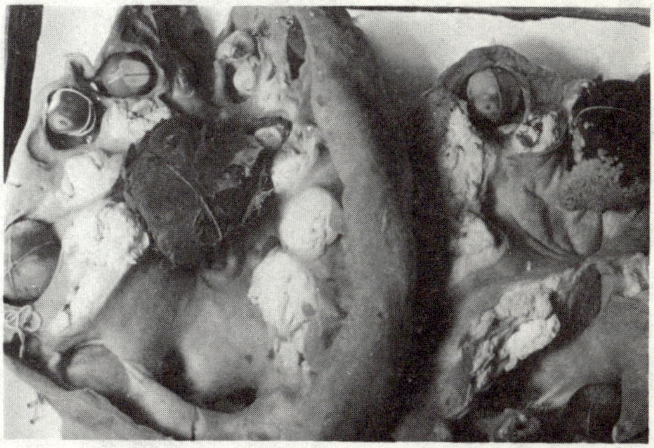

Nierensteine

fuhr von Vitamin A eine weitere Steinbildung verhindert werden kann. Je besser im übrigen die Durchspülung der Nieren ist, um so weniger besteht die Gefahr, daß sich weitere Senkstoffe an einen vorgebildeten Kern anlagern und zur Vergrößerung der Steine führen. Werden Steine aus der Niere ausgeschwemmt, so gelangen sie in den Harnleiter. Hier besteht die Gefahr, daß sie an einer Verengung dieser häutigen Röhre hängenbleiben. Dann kann es genauso zu Koliken kommen wie beim Festklemmen in den Harnkanälchen der Niere. Rutscht der Stein durch den Harnleiter, so gelangt er in die Blase und wird dann als Blasenstein bezeichnet. Nicht jeder Blasenstein stammt jedoch aus der Niere. Auch in der Blase kann es zur Steinbildung kommen. Steine bis zur Dattelkerngröße können auf natürlichem Weg durch die Harnröhre abgehen. Auch Harnleitersteine, die sich festgeklemmt haben, können oft durch subaquale Darmbäder weiterbefördert werden. Blasensteine lassen sich instrumentell zertrümmern, um die natürliche Ausstoßung mit dem Urin zu ermöglichen. Es hängt sehr vom Einzelfall ab, welche Maßnahmen bei vorhandenen Steinen zu ergreifen sind. Kolikanfälle und Störungen beim Wasserlassen weisen auf die Steinbildung hin.

Allopathie: Im Kolikanfall Einspritzungen von pasmolytischen Analgetica in die Vene. Bei schweren Koliken Betäubungsmittel.

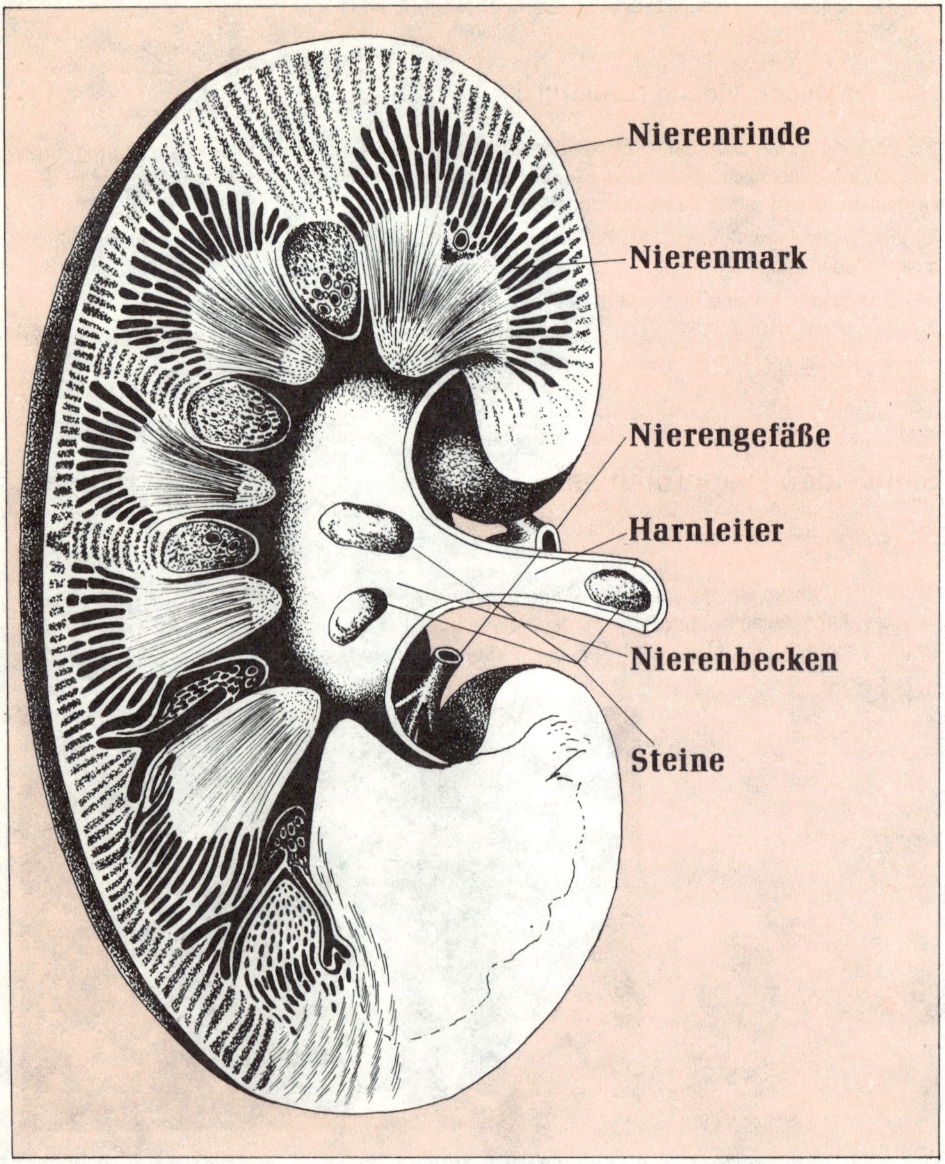

Schnitt durch die Niere (Originalgröße)

Nach Abklingen der Kolik wenn möglich Operation oder Zertrümmerung der Blasensteine. Trinkkuren mit Wildunger Brunnen.

Naturgemäße Allgemeinbehandlung: Allgemeines und Grundbehandlung (S. 240).

Kräuterheilkunde: Tee von Attichwurzel, Eberwurz, Wacholderbeeren, auch zu gleichen Teilen gemischt. Auch Krappwurzel, z. B. in Form von Rubia Teep Madaus.

Homöopathie: Berberis D 2 – D 4, Lycopodium D 6, Coccos cacti D 2, Rubia tinctorum Urtinktur, Atropinum sulfuricum D 3 bei Kolikanfällen, ebenso wie Tabacum D 6, Acidum nitricum D 3, Natrium phosphoricum D 1.

Biochemie: Silicea D 12, Natrium sulfuricum D 12, Magnesium phosphoricum D 6, Natrium phosphoricum D 6.

Diät: Selbst nach einer Operation besteht für den Patienten die Notwendigkeit, eine neue Steinbildung zu verhüten. Schließlich kann man sich nicht alle paar Jahre deswegen einer Operation unterziehen. Nachdem die Neigung des Körpers zur Steinbildung einmal festgestellt wurde, muß ihr auch entsprechend begegnet werden. Die Durchspülung mit reichlicher Flüssigkeitszufuhr braucht sich nicht auf Mineralwässer zu beschränken. Auch Limonaden, Fruchtsuppen, Süßmost, harntreibende Tees, Kartoffel- und Gemüsesuppen – vor allem in kochsalzfreier Form, um die harntreibende Wirkung nicht zu verringern – kommen ebenso wie Gemüsesäfte in Betracht.

Vitamin A findet sich im Lebertran, in Butter und Eidotter, in Milch und Käse, in grünen Pflanzenteilen wie Spinat, Kohl, Salat, Brunnenkresse, grünen Bohnen, Grünkohl usw., in den gefärbten Wurzeln, wie z. B. in Karotten und Möhren, in Tomaten und in Brombeeren, Heidelbeeren und schwarzen Kirschen.

Nun hat man die verschiedenen Zusammensetzungen der Steine zum Anlaß genommen, für die Hauptgruppen jeweils eine besondere Diät zusammenzustellen. Mit diesen Fragen müssen wir uns unbedingt auseinandersetzen. Darum wollen wir zuerst einmal sehen, woraus sich die Harnsteine zusammensetzen können. Wir unterscheiden in der Hauptsache:

1. Oxalatsteine aus oxalsaurem Kalk,
2. Phosphatsteine aus Phosphatniederschlägen,
3. Uratsteine aus harnsauren Salzen,
4. Mischsteine aus diesen Substanzen.

Wenn ein Stein abgegangen ist, durch eine Operation gewonnen oder zertrümmert wurde, wird er auf seine chemische Zusammensetzung untersucht. Je nachdem um was für einen Stein es sich handelt, muß man Nahrungsmittel meiden, die diesen Stein bilden. Da fast immer nur eine Steinart vorkommt (Mischformen sind seltener), gilt die folgende Aufzählung der Punkte 1–3 selbstverständlich jeweils nur für eine Steinart. Wer z. B. Oxalatsteine hat, braucht keine Diät nach Punkt 2 oder 3 zu halten und umgekehrt.

Welche Nahrungsmittel können Steine bilden?

1. Oxalsäure findet sich in Nahrungsmitteln und Genußgiften in folgenden Prozenten:

Kakaopulver	0,45	Bohnen	0,03
Tee (trocken)	0,37	Pflaumen	0,013
Sauerampfer	0,36	Stachelbeeren	0,012
Spinatblätter	0,32	Kaffee	0,01
Rhabarber	0,24	Mehl	0,01
Feigen	0,10	Erdbeeren	0,006
Schokolade	0,09	Brot	0,005
Kartoffeln	0,04	Tomaten	0,005

Die übrigen Gemüsearten enthalten noch weniger. Man sieht aus dieser Tabelle, daß die so oft beschuldigte Tomate viel besser als ihr Ruf ist. Die Nahrungsmittel von der Schokolade an aufwärts müssen bei Veranlagung zur Harnsteinbildung beschränkt oder sogar vollständig ausgelassen werden. Auch die Leimsubstanz der tierischen Nahrungsmittel kann die Oxalsäuremenge im Harn steigern. Ebenso ist das durch Nervenreize möglich. Mit dem Weglassen der stärksten Oxalsäurespender aus der Nahrung ist darum noch nicht umfassend genug die Veranlagung bekämpft.

2. Die Phosphate, die für die Steinbildung in Betracht kommen, sind vor allem phosphorsaurer Kalk, phosphorsaures Magnesium und Tripelphosphat. Die Entstehung dieser Steine ist nur in alkalischem Harn möglich, sie ist nicht nur abhängig von der zugeführten Nahrung, sondern kann auch bei Übersäuerung des Magens, Zufuhr alkalischer Medikamente und nicht zuletzt bei nervösen Reizzuständen eintreten. Besonders leicht werden günstige Bedingungen für eine Steinbildung bei Zersetzungsvorgängen und bakteriellen Einwirkungen im Gefolge einer Blasenentzündung oder Nierenbeckenerkrankung geschaffen.

3. Die Urate, also die harnsauren Salze, werden mit den Harnsäurespendern der Nahrung zugeführt. Das sind in der Hauptsache Fleisch, Geflügel und Fisch. In diesem Fall würde man mit einer fleischlosen Kost die Steinbildung am ehesten verhindern.

Nach den obigen Überlegungen erscheint es zunächst schwierig, die verschiedenen Gesichtspunkte zu vereinen und eine allgemeingültige Kostvorschrift zu finden. In der Tat ist es von früher her auch heute noch gebräuchlich, für jede Steinart eine andere Ernährungsweise zu fordern. Diese Betrachtungsweise erscheint mir aber zu organgebunden und vernachlässigt die Gesamtbedürfnisse des Körpers. Schließlich hat es keinen Wert, einem Kranken mit einer Neigung zu Harnsteinbildung, wenn beim ersten Mal etwa Phosphatsteine gefunden wurden, nunmehr durch eine reine Fett-Fleisch-Kost ohne Gemüse und Obst für die Zukunft zu harnsauren Steinen zu verhelfen. Die Ausheilung des harnbereitenden Systems und gleichzeitig die vollwertige Versorgung des Körpers mit allen Lebens- und Schutzstoffen für die Bedürfnisse der Nervenzentrale, der Regulations- und Regenerationsfähigkeit stehen im Vordergrund. Darum ist auch in den Fällen der verschiedenartig zusammengesetzten Nierensteine nach dem Vorbild, das uns Bircher-Benner gegeben hat, eine den Hauptbedürfnissen des gesamten Körpers entsprechende vollwertige, kochsalzarme, rohkostreiche Milch-Pflanzen-Kost mit Einschluß von Eiern am zweckmäßigsten. Vitamin-A-Spender und reichliche Flüssigkeitszufuhr wurden oben schon empfohlen. Als Vertreter der Hochschulmedizin teilt übrigens Prof. Brugsch diesen Standpunkt. Er schreibt wörtlich: „Da alle Harnsteine Harnsäure enthalten, andererseits die Harnsäure leicht im sauren Harn zum Ausfallen kommt, so ist diätetisch die Forderung der fleischlosen Kost nicht nur bei der Uratsteindiathese, sondern bei jeder Steindiathese begründet." Diathese bedeutet Krankheitsbereitschaft, gesteigerte Anfälligkeit. Wir finden demnach unseren Standpunkt hier auch autoritär begründet.

STOFFWECHSELKRANKHEITEN

Gesamtschau und Grundbehandlung

Unter Stoffwechsel versteht man die Veränderung, der die Zellen des Körpers während des Lebens dauernd ausgesetzt sind, ferner die Ausscheidung der für den Körper überflüssig gewordenen Schlacken, weiterhin die Nahrungsaufnahme mit der Speicherung von Nährstoffen und Energie und schließlich den Umbau und Aufbau der Nahrungsstoffe, die als Ersatz für das Verbrauchte dienen.

Die organischen Nährstoffe bestehen aus Eiweiß, Fetten und Kohlehydraten sowie einer Gruppe von lebensnotwendigen Substanzen, wie Mineralsalzen, Vitaminen, Fermenten usw., die als Vital-Stoffe, d. h. Lebensstoffe bezeichnet werden. Die Nährstoffe dienen dazu, die im Stoffwechsel zugrunde gegangenen und ausgeschiedenen Substanzen zu ersetzen. Außerdem liefern sie die vom Körper benötigten Energien, die bei ihrer Verbrennung mit Hilfe des eingeatmeten Sauerstoffs in den Zellen frei werden.

Daher wird der Nahrungsbedarf des Menschen nach Wärmeeinheiten (den sog. Kalorien) berechnet. Die Stoffwechselkrankheiten werden durch Störungen des Stoffwechsels hervorgerufen. Bei solchen Störungen ist es Aufgabe der Grundbehandlung, vor allem die Ausscheidungsvorgänge zu verstärken und den Stoffumsatz zu vertiefen. Dadurch wird eine Entschlackung begünstigt, die die Normalisierung des Stoffwechsels fördert. Die Ausscheidung in ihrer Gesamtheit kann besonders durch Schwitzmaßnahmen angeregt werden. Wenn keine Gegengründe von seiten des Herzens vorliegen, ist die regelmäßige Anwendung der → Sauna, etwa einmal wöchentlich, am durchgreifendsten. Schonender für das Herz sind ansteigend heiße Teilbäder, entweder als ansteigendes Halbbad oder als ansteigendes heißes Bein- oder Armbad. Weiterhin kommen Lichtbäder, Schwitzpackungen u. a. in Betracht. Der allgemeine Stoffumsatz wird durch körperliche Arbeit im Freien begünstigt. Der Arbeitsschweiß stellt neben den oben genannten Schwitzmaßnahmen die natürlichste Form der Stoffwechselsteigerung und Verstärkung der Ausscheidung und Entgiftung dar. Dazu dienen neben körperlicher Arbeit im Freien, insbesondere Gartenarbeit, vor allem Sport und Gymnastik usw. Auch Massage, Krankengymnastik und Trockenbürsten können in Frage kommen.

Eine ausreichende Sauerstoffzufuhr bildet die Voraussetzung für den glatten Ablauf der Verbrennungsvorgänge. Infolgedessen ist eine → Atemschulung bei diesen Erkrankungen bedeutungsvoll. Gleichzeitig wird dadurch der Umlauf des Blutes gefördert.

Der Anregung der Hauttätigkeit und gleichzeitig auch der Verbesserung des Säftekreislaufes dienen die Maßnahmen der Wasserheilkunde. Sie sind z. B. durch die → Kneippkur in vielfältiger Form anwendbar. Im Durchschnitt hat es sich als zweckmäßig erwiesen, 1–2mal in der Woche Vollbäder in Form von Kräuterbädern oder Bürstenbädern durchzuführen, wenn nicht statt dessen Schwitzmaßnahmen gewählt werden. An den übrigen Tagen werden Teilanwendungen durchgeführt, wie etwa → Kneippsche Güsse als wechselwarme oder kalte Güsse. Dazu kommen die allgemeinen Anwendungen der Kneippkur, wie Tautreten, Wassertreten, Wanderungen, Bewegungsübungen im Freien usw.

Unterstützt werden diese Maßnahmen durch eine allgemeine Heildiät, die möglichst vollwertig sein, d. h. alle lebenswichtigen Aufbau- und Nährstoffe enthalten soll. Darüber hinaus soll sie frei sein von Nahrungsmitteln, deren Stoffwechselzwischenprodukte erhöhte Anforderungen an die Ausscheidungsarbeit des Körpers stellen. Aus diesem Grunde wird eine kochsalzarme, rohkostreiche Diät mit Milch, Gemüse, Obst, Nüssen u. ä. bevorzugt.

Als Grundlage kann die folgende Entschlackungsdiät dienen: Begrenzung oder vorübergehende Ausschaltung belastender Nahrungs- und Genußmittel, vor allem sind Fleisch, Fisch, Fleischbrühe, Wurst usw., Hülsenfrüchte und Erdnüsse durch Milch, Milchprodukte, Soja, Nüsse, Mandeln zu ersetzen; an Stelle von reinem Kochsalz besser Hefewürze, Meersalz, verschiedene Sorten Bi-Salz, Gewürzkräuter, Zwiebeln; an Stelle von Bohnenkaffee, schwarzem Tee und Alkohol besser Kräutertee, Süßmost, Milchgetränke. – Reichliche Zufuhr von vollwertigen Lebensmitteln, vorwiegend naturrein und naturfrisch: Obst, Salat und Frischsaft, Gemüse-Frischkost, Wildgemüse und frische Kräuter wie Brunnenkresse, Löwenzahn, Petersilie, Schnittlauch usw., Gemüse, gedünstet in Vitaminöl. Ferner: „Birchermüsli", Weizenkeime, Pellkartoffeln, Vollreis, Vollkornbrot und -erzeugnisse, Reform-Biskuit, Honig, Sirup, Nußmus, Trockenobst.

In bestimmten Fällen, vor allem bei Nierenleiden, bisweilen bei Hautleiden und allergischen Krankheiten, außerdem strenge Ausschaltung von Kochsalz; dafür frische oder getrocknete Gewürzkräuter, kochsalzfreie Hefewürze und Kalkzufuhr. Bei Neigung zu Stuhlverstopfung stabilisierte Heilkleie, frisch geschrotenen Leinsamen, Früchtewürfel.

Ernährungsmuster:

morgens: „Birchermüsli" mit frischem Obst oder Vollkornbrot, Honig, Pflanzenbutter;
vormittags: Joghurt mit Früchten und Weizenkeimen;
mittags: Vorgericht: Obst oder Gemüse-Frischkost oder Gemüse-Sahne-Mixgetränke, Hauptgericht: Gedünstetes Gemüse mit Pellkartoffeln oder Vollreis usw.;
nachmittags: Vollkornbrot, Honig, Pflanzenfett, Joghurt mit Weizenkeimen;
abends: Frisches Obst, Milch oder Joghurt, Süßmost oder Hagebuttentee, Vollkornbrot, Pflanzenfett, Quark, Hefeaufstrich o. ä.

Strengere Diätformen, entweder als einzelne Kurtage oder über längere Kurzeit:

Rohkost-Kur
morgens: Obst, Honig, Hagebuttentee oder Joghurt;
mittags: Salat, Gemüse-Frischkost, Quark;
abends: wie morgens.

Milde Rohkost mit Zulagen zur Rohkost-Kur
mittags: Pellkartoffeln, morgens und abends „Birchermüsli".

Obsttag: 1000 bis 1500 Gramm frisches Obst über den Tag beliebig verteilt.

Buttermilch-Obsttag: bis 1 Liter Buttermilch und 1000 Gramm Obst über den Tag beliebig verteilt.

Safttag: 750 bis 1000 ccm frischer Gemüse- oder Obstsaft oder Süßmost in 4–5 Portionen tagsüber verteilt mit je 1 Eßlöffel Weizenkeimen; auf Wunsch auch eine Tasse heißen Hagebuttentee mit Honig.

Gicht (Podagra)

Die Hauptursache der Gicht ist die Anhäufung von Harnsäure in Blut und Geweben. Dadurch entstehen typische, anfallsweise auftretende Entzündungen, vorwiegend an den kleineren Gelenken und in ihrer Umgebung; weiterhin kommt es häufig zur Ablagerung von Harnsäuresalzen in den Geweben.

Der akute Gichtanfall tritt plötzlich auf, meistens während der Nacht. Der stark stechende heftige Schmerz befällt sehr oft die linke große Zehe zuerst. Die Gegend des Grundgelenks ist stark geschwollen und gegen Berührung überaus empfindlich. Das schmerzende, geschwollene Gelenk ist stark gerötet und fühlt sich heiß an. Die Schwellung kann abklingen, kann sich aber auch auf andere Gelenke erstrecken. Das Allgemeinbefinden ist mehr oder weniger stark gestört, oft ist auch die Temperatur erhöht. Im allgemeinen werden Menschen im mittleren Lebensalter befallen. Ablagerungen in den Geweben werden als Gichtknoten bezeichnet. Man findet sie in der Ohrmuschel oder in der Umgebung der Gelenke, vor allem an Füßen und Händen. Dadurch werden die Gelenke stark entstellt. Auch an Sehnen, Sehnenscheiden und Schleimhäuten finden sich solche Ablagerungen mit chronisch entzündlichen Verdickungen. Die Ablagerung von Harnsäure im Gelenkknorpel führt allmählich zu Zerstörungen. Die Harnsäureausscheidung aus dem Körper ist vermindert, während der Harnsäuregehalt des Blutes ansteigt.

Allopathie: Colchicum-Dispert, Irgapyrin, Benemid; Beseitigung von Entzündungsherden.

Naturgemäße Allgemeinbehandlung: Im besonderen Moorbäder, z. B. mit Neydhartinger-Moorschwebstoff, heiße Moorpackungen der Gelenke oder heiße Heusäcke. Ansteigend heiße Fußbäder mit Zusatz von Neydhartinger-Moorschwebstoff; im übrigen die auf Seite 253 geschilderte Grundbehandlung.

Kräuterheilkunde: Innerlich Hagebuttentee oder Birkenblättertee, Blutreinigungstee, Walnußschalentee, Tinktur von Herbstzeitlose, Bäder mit Heublumen oder Haferstroh.

Homöopathie: Aconitum D 3, Belladonna D 3 – D 4, Colchicum D 2 – D 4, Bryonia D 4 – D 6, Mercurius solubilis D 4, Abrotanum D 1 – D 2, Calcium fluoratum D 6.

Biochemie: Natrium muriaticum D 6, Silicea D 12, Natrium phosphoricum D 6, Calcium phosphoricum D 6.

Diät: In schweren Fällen Fastenkur, anschließend Obstkur, im besonderen Traubenzucker, schließlich milde Rohkost und Milch-Pflanzen-Diät.

Harnsäurefreie Nahrungsmittel

Fleischsorten: Blutwurst
Fische: Kaviar
Eier
Milchprodukte: Milch mit ihren direkten Abkömmlingen, alle Käsesorten (die purinhaltigsten enthalten 15 mg%), Butter
Zucker: Zuckerwaren, Honig
Mehlprodukte: Weißbrot, Mehle mit hohem Ausmahlungsgrad, Teigwaren usw. (Das Vollbrot und die nichtraffinierten Mehlerzeugnisse enthalten bis zu 75 mg% Purine)
Früchte: jeglicher Sorte, einschließlich der ölhaltigen Schalenfrüchte
Gemüse: Artischocken, Kohl, Sauerkraut, Lattich, Salat, Kartoffeln, Möhren, Tomaten, Sellerie, Gurken
Getränke: Kakao, Schokolade, Kaffee, Tee.

Harnsäurehaltige Nahrungsmittel (mg Harnsäure je 100 g)

Fleischsorten:		Fische:	
Nieren	290	Anschovis	465
Kalbsleber	280	Sardine	360
Gehirn	195	Hering	200
Taube	175	Forelle, Karpfen	165
Ochsenzunge	165	Salm	130
Leberwurst	145	Kabeljau	114
Schweinefleisch	124	Gemüse:	
Kalbfleisch	115	Spinat	70
Ochsenfleisch	110	Pilze	
Ente, Gans	100	(mit Ausnahme des Steinpilzes)	50
Masthuhn	90	Hülsenfrüchte	50
Hammelfleisch	80	Blumenkohl	25
Schinken	75	Spargel	25

Die Zuckerkrankheit (Diabetes mellitus)

Es handelt sich um eine meistens chronisch verlaufende Regulationsstörung innerhalb des Zuckerhaushaltes. Im Mittelpunkt steht der innersekretorische Teil der Bauchspeicheldrüse, des Pankreas. Man nennt dieses Gewebe auch die Langerhansschen Inseln. In ihnen kann man zwei Zelltypen unterscheiden, die als A- und B-Zellen bezeichnet werden. Beim gesunden erwachsenen Menschen sind etwa 20 %A-Zellen und 80 % B-Zellen vorhanden. In den B-Zellen wird das Hormon der Bauchspeicheldrüse, das Insulin gebildet, in den A-Zellen das Glukagon. Eine übergeordnete Rolle spielen die Hormone des Hypophysen-Vorderlappens. Die Regulation für das Zusammenspiel der Drüsen ist das vegetative Nervensystem mit seiner Schaltstelle im Zwischenhirn. Auch die Nebennierenrinde spielt in diesem Zusammenhang eine Rolle.

Die Zuckerkrankheit ist nach heutiger Auffassung eine Zivilisationskrankheit. Fast jeder dritte Mensch hat im Alter seinen Diabetes. Streng trennen davon müssen wir die Formen des Diabetes mellitus, die auf erblicher Grundlage entstanden sind. Dabei können ein oder zwei Generationen übersprungen werden, bei denen nur die Anlage zur Erkrankung weitergegeben wird, ohne daß es zu deutlichen Erscheinungen kommt. Selten ist eine von Geburt an bestehende oder während des Säuglingsalters auftretende Erkrankung. Um die Pubertätszeit sind die Erkrankungsfälle bei Jugendlichen besonders zahlreich. Viel häufiger aber tritt die Zuckerkrankheit bei Erwachsenen auf und zwar um die Zeit der Wechseljahre, zwischen dem 45. und 50. Lebensjahr. Oft sind aber auch Stoffwechselstörungen, vor allem bei Fehlernährung, etwa durch eine verhältnismäßig reichliche Fleisch- und Fettkost, Ursache der Zuckerkrankheit. Als erste auffällige Erscheinung der Erkrankung tritt häufig ein starkes, nahezu unstillbares Durstgefühl auf, und zugleich wird eine zunehmende körperliche Leistungsschwäche beobachtet. Bei manchen

Menschen zeigt sich eine Neigung zur Hautinfektion oder eine auffällige Verzögerung bei der Wundheilung. Entzündungen und Juckreiz an den Geschlechtsorganen sowie Zahnfleischentzündungen können ebenfalls auftreten.

Gewichtsabnahme, Katarrhe der Atem- und Harnwege, Kraftlosigkeit mit verringerter Widerstandsfähigkeit gegenüber Infektionen, hartnäckige Nervenentzündungen und Augenstörungen sind weitere Anzeichen für den Verdacht auf Zuckerkrankheit. Nachweisbar ist die Erkrankung durch erhöhten Blutzuckergehalt, leichtere Fälle lassen sich in der Weise klären, daß die Reaktion nach Zuckergaben festgestellt wird. Die Untersuchung des Zuckers im Harn allein genügt nicht zur Diagnose des Diabetes mellitus. Immer muß eine Nüchternblutzuckerbestimmung, ein Zuckerbelastungstest und eventuell ein Blutzuckertagesprofil angefertigt werden.

In schwereren Fällen kommt es auch zu Störungen im Abbau von Fett und Eiweiß. Dabei entstehen schädliche Stoffwechselzwischenprodukte (Aceton, Acetessigsäure und Beta-Oxyd-Buttersäure), die sich im Blut und im Harn nachweisen lassen.

Aceton wird vom Kundigen auch durch den apfelartigen Geruch der Ausatmungsluft festgestellt. Diese Säurevergiftung, Acidose, bedeutet die eigentliche Gefährdung des Zuckerkranken. Es kann dadurch zu einer fortschreitenden Bewußtseinstrübung kommen, die als diabetisches Koma bezeichnet wird. Hier muß eine sofortige Behandlung einsetzen, weil nach längstens zwölfstündiger Dauer das Koma lebensgefährlich wird. Der tiefen Bewußtlosigkeit geht meist eine Bewußtseinstrübung voraus, bei der noch eine gewisse Orientierung des Kranken erhalten ist. Starke Müdigkeit mit zunehmendem Schlafbedürfnis und Nachlassen des Appetits sind häufige Vorboten. Der Zuckerkranke muß unbedingt regelmäßig auf Stoffwechselgifte untersucht werden.

Die Zuckerkrankheit ist im wesentlichen eine durch Ernährungsschäden verursachte Zivilisationskrankheit. Dabei spielen der vermehrte Fettverzehr und eine damit verbundene Fettsucht wahrscheinlich die wichtigste Rolle. Auch Alkoholmißbrauch ist in diesem Zusammenhang zu erwähnen. Entscheidend ist weiterhin ein Mangel an Vitaminen und Mineralstoffen in unserer Nahrung. Die weitverbreitete sitzende Lebensweise mit einer ungenügenden körperlichen Ausarbeitung begünstigt ebenfalls das Entstehen dieser Erkrankung. Bedeutungsvoll werden namentlich bei älteren Diabetikern auch die begleitenden Erkrankungen der Gefäße und des Herzens. Oft finden sich eine krankhafte Blutdrucksteigerung und eine besondere Neigung zur Arterienverkalkung.

Durch Gefäßveränderungen kann auch der Brand, das diabetische Gangrän entstehen. Durch Ernährungsstörung der Haut kommt es zu ihrem Zerfall, besonders an Zehen und Hacken. Nikotin und Alkohol, ebenso Verletzungen beschleunigen diese Vorgänge.

Weiterhin sind Erkrankungen der Niere, der Leber und Galle und der Geschlechtsorgane, etwa bei Männern die Impotenz und bei Frauen die Störung der Regelblutungen, Folgen und Begleiterscheinungen.

Besondere Komplikationen können auch während der Schwangerschaft auftreten. Sowohl ein zu hoher Blutzuckergehalt, der zur Übersäuerung des Blutes führt, als auch ein zu niedriger Blutzuckerspiegel gefährden den Diabetiker aufs höchste.

Allopathie: Wenn die diätischen Maßnahmen nicht ausreichen, muß Insulin gespritzt oder ein blutzuckersenkendes Mittel in Tablettenform gegeben werden. Die Entscheidung, welches Mittel und in welcher Menge es genommen werden muß, liegt immer beim behandelnden Arzt und kann oftmals nur in der Klinik nach längerer Beobachtung getroffen werden. Außerdem reichlich Vitamin B_1.

Naturgemäße Allgemeinbehandlung: Für das Schicksal des Zuckerkranken ist neben der Diät und der medikamentösen Verordnung eine naturgemäße Allgemeinbehandlung von ganz besonderer Bedeutung. Wir haben vor allem auf folgende Punkte zu achten:

1. Die Tätigkeit der Haut, sowohl als ausscheidendes wie auch als über die nervöse Steuerung regulierendes Organ.
2. Die Muskelarbeit in ihrer Bedeutung für die Anregung des Blutkreislaufs und des Stoffaustausches, der Ausscheidung und Entgiftung.
3. Die Nervenpflege zur Verbesserung der regulierenden Impulse.
4. Die Atempflege mit ihrer gesteigerten Sauerstoffzufuhr und -verteilung im Körper als Voraussetzung für eine bessere Entschlackung und Verbrennung.

5. Die Steigerung der Stoffwechselentgiftung und der Ausscheidung durch Schwitzkuren und Anregung der Nieren- und Darmausscheidung.

Zu 1: Die Haut wird am besten mit Hilfe von Licht-, Luft- und Sonnenbädern sowie durch regelmäßige Anwendung von verschiedenen Formen der → Kneippkur gepflegt und angeregt.

Zu 2: Gleichmäßige und gründliche körperliche Arbeit führt zu einer gesteigerten Verbrennung des Speicherzuckers in der Muskulatur und gibt dadurch einen Impuls zu einer vermehrten Ausschüttung von Insulin. Dadurch kann die allgemeine Stoffwechsellage des Zuckerkranken verbessert werden.

Körperliche Ausarbeitung bildet die notwendige Anregung für die meisten Organfunktionen. Sportler und Menschen mit genügender Möglichkeit zur Bewegung und Körperarbeit sind deshalb widerstandsfähiger als Stubenhocker. Man kann ganz nach seiner Neigung zwischen den einzelnen Sportarten oder Turnen, Gymnastik, Gartenarbeit, Holzhacken, Spaziergängen oder sonstiger körperlicher Ausarbeitung im Freien wählen.

Wer einen Beruf ohne genügende Bewegung hat, sollte besonders die Ferien dazu benutzen, das Versäumte nachzuholen.

Ein täglicher Spaziergang etwa zwischen Arbeitsstätte und Wohnung, ist nach Möglichkeit regelmäßig durchzuführen.

Die → Bürstmassage ist eine weitere Hilfe für die Durcharbeitung des Körpers.

Zu 3: Die Nervenpflege ist ein wichtiger Teil der Allgemeinbehandlung des Zuckerkranken. Darum sind Ruhe und Entspannung, Schlaf, Atemübungen und ausreichender Freiluftaufenthalt für den Zuckerkranken von besonderer Bedeutung (→ auch Grundbehandlung). Dazu gehört selbstverständlich der Verzicht auf besondere Nervenreizmittel wie Bohnenkaffee, Nikotin usw.

Zu 4: Die Schulung und Vertiefung der Atmung ist gerade für den Zuckerkranken zur Regulierung des Stoffwechsels und zur Bekämpfung der Säurebildung von besonderem Nutzen. Deshalb ist die tägliche Durchführung von → Atemübungen im Rahmen des Heilsplans wichtig.

Zu 5: Die Steigerung der Stoffwechselentgiftung und der Ausscheidung wird am leichtesten durch Schwitzkuren erreicht. Je nach der körperlichen Verfassung kann man dazu die Behandlung in der → Sauna durchführen oder häusliche Schwitzkuren mit Hilfe von ansteigend heißen Teilbädern. Entsprechend der Zeit, die der einzelne zur Verfügung hat, und angepaßt an die Jahreszeit und die Wohnbedingungen, an Berufsarbeit und Kräftezustand können der nachstehenden Zusammenstellung einfache oder umfangreiche Kurpläne entnommen werden, je nachdem, ob die Behandlung neben der Berufstätigkeit oder in den Ferien systematisch erfolgt.

Morgens: Heiße Oberkörper-, Unterkörper- oder Ganzwaschungen. Anschließend 30 Minuten Bettruhe. Atemübung am geöffneten Fenster oder im Freien, gründliches Trockenbürsten, Frühsport oder Morgengymnastik, anschließend Tautreten.

Vormittags → Kneippkur, z. B. wechselwarmes Sitzbad, ansteigend heißes Sitzbad, Bürstenhalbbad, ansteigendes Halbbad, Kneippscher Knieguß oder Armguß u. a. – Spaziergang, Sport, Gartenarbeit.

Mittags: Bettruhe mit Lendenwickel oder heißem Heusack auf den Leib (Leber, Bauchspeicheldrüse).

Nachmittags: Atemübungen, 10 bis 20 Sekunden kaltes Armbad nach Kneipp, Wanderungen, Luft- und Sonnenbad, Schwimmen, Gartenarbeit, Wassertreten.

Abends: Atemübungen, kalte Leibwaschungen.

Alle ein bis zwei Wochen: → Sauna oder → ansteigendes Teilbad zum Schwitzen.

Weitere unterstützende Behandlung

Kräuterheilkunde: Tees aus Geißraute (Samen und Kraut), Bohnenschalen, Zwiebeln, Heidelbeerblättern, Bockshornkleesamen, Preiselbeerblättern, Löwenzahn (Kraut und Wurzel), Walnußblättern, Salbei, Mariendistelsamen.

Homöopathie: Lycopodium D 6, zweimal täglich 5 Tropfen, im Wechsel mit Natrium sulfuricum D 4 – D 6, zwei- bis dreimal täglich eine Tablette vor dem Essen, Arnica D 3, dreimal täglich eine Tablette, Acitum lacticum D 4 – D 6, drei- bis viermal täglich 5 Tropfen, Arsenicum D 6, drei- bis viermal täglich 5 Tropfen, Acitum phosphoricum D 2, drei- bis viermal täglich 5 Tropfen,

Secale cornutum D 4 – D 6, drei- bis viermal täglich 5 Tropfen, Uranium nitricum D 6, dreimal täglich 3 bis 5 Tropfen.

Biochemie: Calcium phosphoricum D 6 – D 10, Natrium sulfuricum D 6, Silicea D 12, Calcium fluoratum D 12, Natrium phosphoricum D 6, Magnesium phosphoricum D 6, Kalium phosphoricum D 6, Natrium muriaticum D 6.

Allopathie: Die Insulinbehandlung wird erforderlich, wenn mit Hilfe der diätetischen Einstellung allein keine ausreichende Toleranz für Kohlehydrate erzielt werden kann. Die wichtigste Aufgabe der Behandlung ist die Vermeidung einer Gefährdung des Zuckerkranken, die in der Säurevergiftung, *Acidose,* besteht oder im Auftreten von zu niedrigen Blutzuckerwerten *(Hypoglykämie).*

Eine Insulineinstellung ohne gleichzeitige Diätverordnung ist nicht möglich, vor allem, um Gefahren zu verhüten. Insulin-Spritzen setzen die entsprechende Zufuhr von Kohlehydraten in der Nahrung voraus, um ein zu starkes Absinken des Blutzuckers zu vermeiden.

Die Insulinbehandlung ist unbedingt erforderlich:

1. beim ausgebildeten oder beginnenden Koma,
2. beim Bestehen einer schweren oder chronischen Acidose,
3. bei sämtlichen Komplikationen im Verlauf der Zuckerkrankheit,
4. zur Vorbereitung von Operationen,
5. bei der Zuckerkrankheit der Jugendlichen.

Weitere Gründe für eine Insulinbehandlung sind gegeben, wenn z. B. beim älteren Zuckerkranken eine befristete Entlastung des Stoffwechsels bei besonderen Stoffwechselkrankheiten erforderlich erscheint und in der Gesundung nach schweren Krankheitszuständen.

Die Einstellung auf die erforderliche Insulinmenge erfolgt am besten im Krankenhaus unter laufender Kontrolle der Werte von Blut- und Harnzucker.

Jeder insulinbehandelte Zuckerkranke sollte einen Diabetikerausweis bei sich tragen, damit bei Zwischenfällen und Komplikationen der hinzugezogene Arzt sofort orientiert ist.

Die Unterzuckerung (Hypoglykämie) führt zu Zittern, Herzklopfen, Schweißausbruch, starkem Hungergefühl und Schwindel, der sich bis zur Bewußtlosigkeit steigern kann. Der Kranke soll sofort ein bis zwei Stücke Zucker essen oder Honig einnehmen, Traubensaft trinken oder süßes Obst zu sich nehmen. Namentlich durch körperliche Bewegung und Ausarbeitung kann die blutzuckersenkende Wirkung des Insulins stark gesteigert werden. Deshalb sollen Zuckerkranke immer etwas Zucker bei sich haben, um gegebenenfalls bei Eintreten der oben geschilderten Beschwerden sofort Abhilfe zu schaffen. In solchen Fällen ist die Insulinmenge zu überprüfen. Auch bei der besten Insulineinstellung treten gewisse, durch dieses Hormon bedingte Blutzuckerschwankungen auf. Um Blutunterzuckerungen zu vermeiden, wird in der Regel die Insulinbehandlung so eingestellt, daß als Schutz eine gewisse Harnzuckerausscheidung in Kauf genommen wird.

Die Tablettenbehandlung des Zuckerkranken erfolgt in bestimmten Fällen mit anderen blutzuckersenkenden Präparaten. Harnstoffpräparate wirken auf ein insulinzerstörendes Ferment in der Leber, die Insulinase ein. Durch ihre Ausschaltung kann mehr von dem natürlich produzierten Insulin wirksam werden. Die Präparate setzen also eine ausreichende körpereigene Insulinproduktion voraus. Eine Klärung dieser Verhältnisse muß unter klinischer Kontrolle durchgeführt werden. Selbstverständlich ist auch in solchen Fällen eine Diätbehandlung unerläßlich.

Diät: Sie steht im Mittelpunkt jeder Behandlung eines Zuckerkranken. Ist mit ihrer Hilfe ein Stoffwechselausgleich nicht zu erzielen, so muß eine zusätzliche Behandlung mit Insulin oder anderen Medikamenten erfolgen. Im Gegensatz zu früher wird heute nicht unbedingt eine Normalisierung des Blutzuckers bei zuckerfreier Harnausscheidung angestrebt oder gar erzwungen, die sich jedoch in leichten Fällen zweifellos erreichen läßt.

Auch die Verwendung von Insulin oder anderen Medikamenten befreit nicht von der Notwendigkeit einer diätetischen Behandlung.

Im einzelnen gilt zu den Nahrungsmitteln und zur Ernährung das folgende:

Eiweiß

Von den Nahrungsgrundstoffen verwendet der Körper Fett und Kohlehydrate vorwiegend für den Energiebedarf im ständigen Verbrennungsvorgang. Das Eiweiß dient vor allem für den Aufbau. Die Eiweißstoffe sind ihrer chemischen Struktur nach im Gegensatz zu den Kohlehydraten und Fetten sehr unterschiedliche Verbindungen, deren Grundbausteine die verschiedenen Aminosäuren darstellen. Das mit der Nahrung zugeführte Eiweiß, gleichgültig ob es von Tier oder Pflanze stammt, wird durch den Verdauungsvorgang zum größten Teil bis zu den Aminosäuren zerlegt. Von diesen Eiweißbausteinen gibt es eine Anzahl, die unbedingt notwendig sind und auf deren Zufuhr der Körper zu seiner Erhaltung angewiesen ist, weil sie im Organismus selbst nicht aufgebaut werden können.

Diese lebenswichtigen, essentiellen Aminosäuren sind in den einzelnen Eiweißstoffen in unterschiedlichen Mengen vorhanden. Im allgemeinen kommen sie im tierischen Eiweiß prozentual reichlicher vor als im pflanzlichen. Je nach dem Bestand dieser essentiellen Aminosäuren ergibt sich eine unterschiedliche biologische Wertigkeit der einzelnen Eiweißkörper. Als vollwertig gilt das Eiweiß von Milch und Käse, von Fleisch, Fisch und Eiern und bei pflanzlichem Eiweiß ist es in erster Linie das der Sojabohne. Im weiteren gelten als Lieferanten hochwertiger pflanzlicher Eiweißstoffe besonders die grünen Blattgemüse und die Hülsenfrüchte, wie Rosenkohl, Erbsen und Bohnen. Auch die Kartoffeln sind eiweißreich, aber für den Zuckerkranken wegen ihres hohen Gehaltes an Kohlehydraten nur sehr beschränkt erlaubt. Weiterhin sind Nüsse, Mandeln und Getreidekörner in unserer Nahrung übliche Eiweißspender. Milch und Käse vermögen mit ihrer biologischen Hochwertigkeit andere Eiweißkörper aus der Pflanzenkost aufzuwerten, so daß die Verwendung von Milch, Quark und Käse bei der Zubereitung der Gerichte sehr wertsteigernd werden kann.

Ebenso wie Eiweißmangelschäden bei zu geringer Zufuhr von Aminosäuren entstehen können, führt andererseits auch eine Eiweißmast zu Belastungen und Schädigungen des Körpers. Der Bedarf an Eiweißstoffen geht mit zunehmendem Alter zurück.

Für die Dauernahrung des erwachsenen Zuckerkranken wird man mit einer ausreichenden Tagesmenge von höchstens 80 g rechnen müssen. Bei seiner Neigung zur Blutübersäuerung ist zu beachten, daß Fleisch, Fisch, Eier, Käse, Körner, Nüsse, Mandeln und Hülsenfrüchte säureüberschüssig sind. Daraus ergibt sich zwangsläufig, daß im besonderen im Beginn der Behandlung zur Schaffung günstiger Bedingungen im Stoffwechsel Milch, die Gemüsearten und Soja die zweckmäßigen Eiweißspender darstellen, weil sie alle basenüberschüssig sind.

In zweiter Linie ist für den Wert der einzelnen Eiweißstoffe entscheidend, welche Stoffwechselbelastung bei ihrem Abbau im Körper eintritt, d. h. wie groß ihr Gehalt an harnsäurebildenden Stoffen ist. Er ist bei Fleisch besonders hoch, etwa 100–400 mg %, beträgt auch bei Linsen 150 mg %, bei gelben Erbsen und weißen Bohnen um 95 mg %, bei Käse und Ei aber nicht über 10 mg %. Spätschäden am Gefäßsystem, namentlich auch der brandige Gewebszerfall, werden bei Beachtung dieser Zusammenhänge eher vermieden. Darum verwenden wir in einer Zuckerdiät die Eiweißträger am besten in dieser Reihenfolge:

1. Milch, Soja, Weizenkeime, Gemüse der verschiedenen Arten, besonders Rosenkohl, grüne Erbsen, Porree, Schnittlauch, Zwiebeln, Möhren, und – entsprechend dem Kohlehydratgehalt – in begrenztem Maße Kartoffeln.
2. Quark, Käse, Eier, Hefe.
3. Hülsenfrüchte und gelegentlich Fleisch oder Fisch bei ausgeglichenem Stoffwechsel in der Dauerdiät in beschränktem Umfang.

Fett

Die innere Atmung, d. h. die Verwertung des Sauerstoffs im Inneren des Körpers an der einzelnen Körperzelle, kann durch schwefelhaltige Eiweißverbindungen angeregt werden, wie sie in den oben besonders empfohlenen Eiweißträgern Milch, Quark und Käse enthalten sind. Für diesen Vorgang ist weiterhin aber auch das Atmungsferment von Bedeutung.

Wir finden diesen Stoff in einem Bestandteil unserer Fette, der früher noch nicht beachtet wurde, in den essentiellen hochungesättigten Fettsäuren (Vitamin F). Unser Körper vermag sie nicht selbst aufzubauen und ist auf ihre Zufuhr angewiesen. Der geregelte Ablauf der Stoffwechselvorgänge ist nur bei ihrer Zufuhr ausreichend gewährleistet und gerade beim Zuckerkranken mit seiner Neigung zu abwegigen Stoffwechselprozessen besonders bedeutungsvoll.

Spender dieser essentiellen hochungesättigten Fettsäuren sind die in der Volksernährung seit alters her verwendeten unraffinierten, kalt geschlagenen linolsäurehaltigen Öle, wie etwa Leinöl, Mohnöl, Sonnenblumenöl und Walnußöl.

Während Kuhbutter höchstens 50 % Linolsäure enthält, finden wir im Walnußöl 47–62 %, Mohnöl 62 %, Sonnenblumenöl 52–58,5 % und Leinöl je nach Herkunft bis zu 62–69 %. Natürliche Getreidekeimöle enthalten 30–60 % Linolsäure, haben dabei den übrigen Ölen aber den bedeutenden Gehalt an Vitamin E und anderen biologisch wertvollen Stoffen voraus. In der Zuckerdiät empfehle ich daher die Verwendung der Fette, etwa 70–80 g täglich in der Dauerkost, in dieser Reihenfolge:

1. Vitaminöl, Sonnenblumenöl oder andere Öle ohne technisch-chemische Veränderung, Pflanzenmargarine und gleichwertige Produkte zum Kochen, wie sie die Reformhäuser liefern.
2. Butter, Sahne.
3. Ausnahmsweise gelegentlich Gänsefett, Speck, Schmalz.

Die Kombination mit Eiweißspendern, z. B. Quark mit Vitaminöl, ist besonders zu empfehlen; als natürliche Mischung finden wir diese Zusammenstellung in der Walnuß, anderen Nüssen und Mandeln. Haselnußöl enthält nur 3 % Linolsäure.

Kohlehydrate

Im allgemeinen steht für den Zuckerkranken die Beschränkung der Kohlehydrat-Zufuhr im Vordergrund des Interesses, da es ihm geläufig ist, in seiner Krankheit eine Störung des Kohlehydrat-Stoffwechsels zu sehen. Wir haben oben dargestellt, daß die Quantität und Qualität der beiden anderen Nahrungsgrundstoffe Eiweiß und Fett ebenfalls bedeutungsvoll für das Stoffwechselgleichgewicht und damit für das gesundheitliche Schicksal des Zuckerkranken ist.

Zuckerstoffe, die schnell ins Blut einschießen, sind wegen der plötzlich hohen Anforderung an den Organismus verboten: also Industriezucker, Traubenzucker, Honig, Sirup usw. oder damit zubereitete Gerichte wie Kompott, Gelee usw., ebenso Kuchen, Zuckerwerk, übliche Schokolade usw. Es gibt statt dessen Spezialerzeugnisse in den Reformhäusern wie Diabetiker-Schokolade, Fruchtschmelz, kohlehydratarme Nahrungsmittel, Süßstoffe u. a.

Da zur Auswertung der Kohlehydrate innerhalb des Körpers der Vitamin-B-Komplex unerläßlich ist, müssen wir gleichzeitig an die ausreichende Zufuhr entsprechender B-Spender denken. Darum ist die Bekömmlichkeit von Vollkornbrot erheblich besser als etwa der Genuß von Weißbrot.

Wir bevorzugen demnach Knäckebrot, Weizenschrotbrot, Graham-Brot usw., ferner Kollath-Frühstück, Vollwertflocken u. a.; Hafergerichte werden erfahrungsgemäß gut vertragen, sie sollen aber den Haferkeim noch enthalten.

Konzentriertere B-Spender sind Hefe, die kurgemäß auch als Würze und Brotaufstrich regelmäßig verwandt werden kann und Weizenkeime. Neben dem Vollkorn liefern die rohen Obstarten Kohlehydrate in reichem Maße. Getrocknetes Obst und Kompott führen den Zucker sehr konzentriert zu und sind keineswegs zu empfehlen. Das rohe Obst hat eine besondere Wirkung und ist vor allem ein Sicherheitsfaktor gegenüber der Gefahr der Blutübersäuerung. Der Basenüberschuß führt zu einer Stoffwechselentlastung. Die beste Vorspeise vor jeder Mahlzeit ist Obst; ferner werden entlastende Obsttage durchgeführt.

Auch flüssiges Obst kann verwendet werden. Garantiert ungesüßte Fruchtsäfte sind in den Reformhäusern erhältlich; besonders zu empfehlen ist der herbe Vitamin-C-reiche Sanddornsaft. Auf die Dauer billiger kann man sich diese Säfte täglich frisch selbst herstellen, wenn man eine Saftzentrifuge besitzt, die es in verschiedenen Preislagen gibt.

Mineralstoffe und Spurenelemente

Neben den besprochenen Nahrungsgrundstoffen benötigt der Körper zur Aufrechterhaltung seiner Funktion eine Reihe anderer lebenswichtiger Schutzstoffe. Dazu gehören die Mineralstoffe. Soweit sie in den pflanzlichen Nahrungsmitteln enthalten sind, sichern sie die gerade beim Zuckerkranken besonders wichtige Bindung der sauren Schlackenstoffe, die bei den Stoffumsetzungen anfallen. Die Mineralstoffe müssen darum auch in den Nahrungsmitteln enthalten bleiben. Das wird am sichersten natürlich in der ungekochten Frischkost erreicht. Reichlich Salat und Gemüse-Frischkost ist deshalb in der Zuckerdiät ein heilender Faktor. Wo die Verabfolgung von Rohkost in fester Form nicht ausreichend möglich ist, verwendet man zusätzlich Frischsäfte, vor allem auch Sauerkrautsaft, Bohnensaft, Salbei- und Löwenzahnsaft.

Gekochte Nahrung muß so zubereitet werden, daß der Mineralgehalt erhalten bleibt. Gemüse wird in heißem Vitamin- oder Sonnenblumenöl oder einem anderen der oben empfohlenen Kochfette gedünstet, Kartoffeln werden mit der Schale gebacken, geröstet, gebraten oder gedämpft. Bei dieser Herstellungsweise bleiben auch die Geschmackstoffe erhalten, so daß – vor allem bei reichlicher Verwendung von Gewürzkräutern (frisch oder notfalls getrocknet) oder von Hefewürze – nur eine geringe Menge Kochsalz erforderlich wird; dies ist zur Entlastung der Nieren wünschenswert.

Statt des einseitigen Kochsalzes ist die Verwendung von Meersalz anzuraten, weil der Körper dadurch zusätzlich Spurenstoffe aus dem Meerwasser erhält, die man heute ja schon in besonderen Trinkkuren dem Körper zuführt. Manche dieser Spurenelemente sind als Bestandteile von Hormonen und Fermenten für den Körper unentbehrlich. Darum bedeutet die regelmäßige Verwendung von Meersalz (z. B. Dangasal) zum Würzen eine Aufwertung der Nahrung. Beim Zuckerkranken aber muß jede Möglichkeit ausgenutzt werden, um dem Körper eine Regeneration zu erleichtern. Milch und Gemüse haben einen eigenen Kochsalzgehalt, so daß schon dadurch der auch beim Zuckerkranken bestehende, aber geringe Kochsalzbedarf gedeckt werden kann.

Vitamine

Ebenfalls notwendige Schutzstoffe sind die Vitamine, die um so sicherer in den Körper gelangen, je naturreiner und frischer unsere Nahrung ist. Lagerung, Einwirkung des Luftsauerstoffes und besonderer Metallgeräte, Erhitzen, Kochen usw. beeinträchtigen den Vitamingehalt. Rohes Obst und Gemüse und frische Salate sind darum in einer Kost, die besondere Heilwirkungen enthalten soll, unerläßlich. Dabei kommen zusätzlich auch gekochte Mahlzeiten bis zu einem gewissen Grade als Vitaminspender in Frage, da es auch hitzebeständige Vitamine gibt. Sanddorn-Vollfruchtsaft und Tomatenmark enthalten in der naturreinen Form noch Vitamine neben den nützlichen Würzstoffen.

Jedenfalls muß der Gemüseanteil sowohl in frischer als auch in gekochter Form überwiegen. Je mehr in roher Form genossen wird, um so besser ist es.

Das gleiche gilt für Hefeerzeugnisse, mit denen auch fleischfreie Kost würzig und pikant angerichtet werden kann.

Überdies ist es zweckmäßig, regelmäßig mindestens einmal im Monat einen Frischkosttag einzuschalten, um eine Entlastung des Stoffwechsels herbeizuführen. Es ist an solchen Tagen durchaus gestattet, zusätzlich Milch und Quark sowie Walnüsse zu genießen, um den Sättigungswert und Kaloriengehalt zu erhöhen.

Die Praxis der Diabetes-Diät

Grundsätzlich muß der Erfahrung Rechnung getragen werden, daß sich der Stoffwechsel am leichtesten beherrschen läßt, wenn man ihn weitgehend entlastet. Das bedeutet praktisch, daß man den Körper auf eine zwar ausreichende, aber keinesfalls üppige Ernährung einstellt, die aus basenüberschüssiger Kost besteht. Die tägliche Kalorienmenge soll um 2000 gehalten werden, wobei die Fettzufuhr auf etwa 70 g, die Eiweißmenge auf ungefähr 80 g und die Kohlehydratmenge auf annähernd 250 g beschränkt werden.

Die Statistik zeigt, daß Fettleibige der Zuckerkrankheit sehr viel häufiger erliegen als Normalgewichtige oder Magere. Man trachtet deshalb danach, sein theoretisch errechnetes Normalgewicht eher um 10 % zu unterschreiten, als es zu halten.

Rohkost bei salzloser Diät verhütet übermäßige Wasseransammlung im Körper und begünstigt zumeist die Einstellung auf das Normalgewicht, das natürlich je nach Konstitution auch bei Menschen gleicher Körpergröße unterschiedlich sein kann.

Die Übersichtstabellen über Kalorienwert und Inhaltsstoffe der Nahrungsmittel sollen dem nachdenklichen und gewissenhaften Kranken einen Anhaltspunkt geben, damit er im großen und ganzen einen Überblick gewinnt. Auf keinen Fall soll das Leben tagtäglich mit Rechenschieber und Haushaltswaage gemeistert werden. Sobald man sich befriedigend mit Hilfe seines beratenden Arztes auf eine Dauerform der Diät eingestellt hat, wird man sich bald zurechtfinden.

Wir haben heute ganz allgemein eine naturnähere Einstellung gewonnen und sind nicht wie die Ärzte früherer Zeiten darauf aus, unbedingt 0,0 % Harnzucker zu erreichen. Entscheidend sind der Ablauf der Stoffwechselvorgänge ohne Zwischenfälle und das allgemeine Wohlbefinden. Wie beim Gesunden sind auch beim Zuckerkranken in hohem Maße individuelle Unterschiede vorhanden. Mit Hilfe des behandelnden Arztes oder der Klinik wird man ihnen am ehesten gerecht werden. Selbst wenn die Klinik nach ihrer Gewohnheit für die diabetische Einstellung Fleisch verwendet, ist es für den einzelnen möglich, an Hand der Übersichtstafeln einen Austausch durch Milch und Käse oder Nüsse vorzunehmen.

Was aus Tabellen nicht hervorgeht, aber für die Gesundung bzw. die Erhaltung des Stoffwechselausgleichs gewichtig ist, sei noch einmal betont: die Gemüse- und Salat-Rohkost darf nicht vergessen werden. Sie wird entweder als Zwischenmahlzeit genossen oder im Anschluß an die Obst-Rohkost.

Aufbau der Diät:

Was bei Azeton-Ausscheidung und Blutübersäuerung eine Notwendigkeit ist, steht am besten auch im Anfang des Aufbaues eines neuen Diätplanes:

2–3 Tage Gemüse-Rohkost.

Im Anschluß daran müssen der Blutzuckergehalt und die Harnzuckerausscheidung im 24-Stunden-Urin gemessen werden.

Die diätetische Einstellung

Die verträgliche Menge der Kohlehydrate wird derart ermittelt, daß man den Kranken durch Verbot aller kohlehydrathaltigen Nahrungsmittel zuckerfrei macht, um dann allmählich Brot, Kartoffeln, Obst usw. zuzulegen. Man erreicht dann innerhalb einiger Zeit unter Kontrolle von Blut- und Harnzucker die Toleranzgrenze, d. h. man ermittelt die Menge an Kohlehydraten, die der Körper noch gut vertragen kann.

Liegt diese Toleranzgrenze etwa bei 120 bis 140 g Kohlehyydraten oder höher, so braucht man kein Insulin. Liegt sie tiefer, so ist auf die Dauer eine ausreichende Ernährung mit Erhaltung der Arbeitskräfte auf rein diätetischer Grundlage nicht zu erreichen. In solchen Krankheitsfällen ist eine Insulinbehandlung erforderlich. Den Gehalt der Nahrungsmittel an Kohlehydraten kann man den Nahrungstabellen entnehmen. Um die Rechnung zu vereinfachen, richtet man sich nach der sogenannten Broteinheit (BE). Als eine BE bezeichnet man diejenige Menge an Kohlehydraten, die in 20 g Weißbrot enthalten sind, das sind gleich 12 g Zucker. Der erwachsene arbeitende Zuckerkranke wird mit etwa 18 bis 20 BE, das sind 200 bis 250 g Kohlehydrate, täglich auskommen. Fettleibige und körperlich nicht arbeitende Kranke benötigen weniger, Schwerarbeiter dagegen mehr.

Die Verteilung der erlaubten Kohlehydrate auf die einzelnen Nahrungsmittel kann aus Tabellen abgelesen werden, die das Gewicht eines Nahrungsmittels, das einer BE entspricht, in Gramm nennt (Äquivalenztabelle).

Äquivalenztabelle für Zuckerkranke

1 Scheibe Weißbrot von 20 g oder 1 Scheibe Grahambrot von 25 g entsprechen 12 g Zucker. Die gleiche Menge Zucker ist enthalten:

bei	in einer Menge von	bei	in einer Menge von
Mais, Reis, Grieß	15 g	Lauch, Sellerie	100 g
Gerste, Sago, Mehl	15 g	Artischocken	100 g
Teigwaren	15 g	Möhren und Rüben	120 g
Hafergrütze	20 g	Kohl, Blumenkohl	250 g
		sonstigem Gemüse	250–300 g

bei	in einer Menge von
Zwieback	15 g
Brötchen	20 g
Vollkornbrot	25 g
Grahambrot	25 g
Diabetikerbrot	30–35 g
trockenen Erbsen	25 g
Linsen	25 g
frischen Erbsen	100 g
grünen Bohnen	250 g
Milch	250 g
Trauben	70 g
Äpfeln, Birnen	100 g
Orangen, Bananen	120 g
Mandarinen	250 g
Grapefruit	400 g
Kartoffeln	60 g
Schwarzwurzeln	80 g
Zwiebeln	100 g

bei	in einer Menge von
Spinat, Salat	400 g
Spargel	600 g
Kresse	1200 g
Pflaumen	80 g
Kirschen	80 g
Zwetschgen	80 g
Pfirsichen	100 g
Aprikosen	100 g
Heidelbeeren	100 g
grünen Johannisbeeren	100 g
Brombeeren	150 g
Johannisbeeren	150 g
Gartenerdbeeren	150 g
Himbeeren	250 g
Walderdbeeren	250 g
Baumnüssen	100 g
Haselnüssen	150 g

Innerhalb der erlaubten Kohlehydratmenge kann der Zuckerkranke nach Belieben wählen. Doch ist es zur Stoffwechselentlastung zweckmäßig, etwa ein Drittel der erlaubten Menge als Obst zu verzehren. Der im Obst enthaltene Fruchtzucker (Fruktose) wird vom Körper besonders leicht in Stapelzucker (Glykogen) verwandelt.

Ein- bis zweimal wöchentlich soll ein Schontag eingeschaltet werden, der weniger Kohlehydrate enthält und außerdem kalorienarm ist, z. B. ein Salat-Obst-Tag oder ein Saftfastentag mit Tee oder Obstsaft. Auch Hafertage haben sich bewährt, bei denen man Haferflocken gibt und zusätzlich Frischkost in Form von Salaten und Obst.

Je knapper sich der Zuckerkranke ernährt, um so leichter kommt sein Stoffwechsel in Ordnung. Er soll daher anstreben, sein Körpergewicht möglichst an der unteren Grenze des Normalgewichtes zu halten.

Strenge Form des Diabetiker-Rohkosttages nach Bircher-Benner

Bei schweren Formen von Diabetes erwies sich die folgende Rohkostform als wirksam: Obst, mit Ausnahme von frischem Zitronensaft, darf noch nicht gegeben werden. Es bleiben die Blattpflanzen, die Gemüsefrüchte, die Knollengewächse, mit Ausnahme der Kartoffel, die höchstens als frische reife Knolle roh verwendet werden dürfte (z. B. als Saft), die Wurzeln, die Nußarten (nicht Erdnüsse), die pflanzlichen Öle, Vitaminöl und Fette, der Zitronensaft und die Sahne. Zu bevorzugen sind von Gemüsen Zwiebeln, Lattich, Sellerie, Kopfsalat. Die Kostform gestaltet sich dann z. B. folgendermaßen:

> Frühstück: Sellerieknollen (gerieben und zubereitet) 50 g, Kopfsalat (zubereitet) 50 g, Zwiebeln 20 g. Vitaminöl 20 g, Zitronensaft 20 ccm, Nüsse 40 g; Öl und Zitronensaft werden bei der Zubereitung verwendet.
>
> Mittagessen: Blattsalat (zubereitet) 50 g, Tomatensalat (zubereitet) 80 g, Kresse 50 g, Sauerkrautsalat (zubereitet) 50 g, Brunnenkresse (zubereitet) 30 g, Zwiebeln 20 g, Nüsse 40 g, Vitaminöl 20 g, Zitronensaft 30 ccm.
>
> Abendessen: Blumenkohl (feingerieben als Salat zubereitet) 30 g, Rotkrautsalat (zubereitet) 50 g, Brunnenkresse (zubereitet) 30 g, Zwiebeln 20 g, Vitaminöl 10 g, Zitronensaft 30 ccm.

Die Kostform kann zunächst 2–3 Tage gegeben werden, bis der Zucker im Harn verschwunden ist; dann wird mit Zugabe von Obst, zuerst Pampelmusen und Äpfeln begonnen, darauf Übergang zur erweiterten Kostform. Bei Bedarf wird später wöchentlich 1 Tag strenge Form eingeschaltet.

Bei Beschwerden in den Verdauungsorganen kann man auch Safttage mit Gemüsesaft durchführen, und zwar 5mal täglich je 200 g.

Danach kann man 1 Obsttag und 1 Obst-Salat-Tag anschließen.

Prof. Heupke schreibt in seinem Buch über Obstkuren:

„Auch in der Behandlung der Zuckerkrankheit läßt sich das Obst in mannigfacher Weise verwenden. Die Zuckerkrankheit läßt sich dadurch charakterisieren, daß der Diabetiker den Zucker der Nahrung und die Stärke der Lebensmittel, die im Darm in Zucker gewandelt wird, nicht vollständig verwerten kann und zum großen Teil in Form von Zucker mit dem Harn wieder ausscheidet. Man kann daher dem Zuckerkranken das Obst, dessen Hauptnährstoff der Zucker bildet, seiner gewöhnlichen Kost nicht in beliebiger Menge zulegen, ohne daß die Zuckerausscheidung erheblich ansteigt und die Stoffwechsellage sich verschlechtert. Dies ist jedem Arzt und jedem Diabetiker, der genügend Kenntnisse über seine Krankheit besitzt, bekannt.

Das Obst verhält sich ganz anders, wenn es als einzige Nahrung in Form eines Obsttages verabreicht wird. An diesen Tagen scheiden die Zuckerkranken meist weniger Zucker aus, obwohl die Kohlehydratzufuhr weit größer ist als bei ihrer gewöhnlichen Kost. Auf den ersten Blick scheinen die beiden Tatsachen einander zu widersprechen, sie werden aber verständlich, wenn wir uns klarmachen, was ein Obsttag für den Stoffwechsel bedeutet. Gerade die Beobachtungen an Zuckerkranken vermögen uns einen Begriff davon zu geben, in wie hohem Maße auch beim gesunden Menschen durch einen Obsttag der Gesamtstoffwechsel entlastet wird."

Wenn wir einem Zuckerkranken als alleinige Nahrung etwa 1 Kilo Obst verabreichen, erhält er insgesamt etwa 800 Kalorien. Diese Menge beträgt ein Drittel der sonst zugeführten Wärmeeinheiten und vermindert die Arbeit aller Organe in erheblichem Maße. Die Kost enthält gar kein Fett, so daß Leber und Darm in ihrer Verdauungsarbeit weitgehend entlastet werden. Der geringe Eiweißgehalt von 10–15 Gramm bewirkt eine starke Schonung von Leber, Herz und Nieren. Die Zuckerzufuhr, die etwa 100 bis 120 Gramm beträgt, ist groß und meist höher als in der gewöhnlichen Kost. Sie wird trotzdem gut vertragen, weil der Organismus in hohem Maße von der Verarbeitung der anderen Nährstoffe entlastet ist und weil der Zucker zum großen Teil aus einem Gemisch von Trauben- und Fruchtzucker besteht. Den Fruchtzucker kann der Diabetiker leichter verarbeiten als den Traubenzucker. An den Obsttagen kann man alle Früchte mit Ausnahme der sehr süßen Obstarten, wie Feigen, Datteln und andere getrocknete Früchte erlauben, selbstverständlich muß jeder Zuckerzusatz zum Obst vermieden werden. Die Obstkur, die man alle 14 Tage als ein- bis zweitägige Perioden einschalten kann, beeinflußt den Stoffwechsel noch günstiger als die Hafertage, die man sonst zur Schonung des Zellhaushaltes der Diabetiker verwendet. Sehr zweckmäßig ist die Verordnung von Obst-Salat-Tagen.

1. Obsttag

500 g Aprikosen, 500 g Pfirsiche und 500 g Pflaumen, 650 Kal. Gibt man 200 g Nüsse dazu, dann steigt der Nährwert auf 1900 Kal.

2. Obsttag (Obst-Salat-Tag)

Morgens: Tee, 300 g Erdbeeren mit 100 g Milch.
Vormittags: 300 g Kirschen.
Mittags: 1 Ei, 200 g grüner Salat, mit Öl und Zitrone zubereitet, 300 g Erdbeeren, 100 g Nüsse.
Nachmittags: Tee.
Abends: 300 g Kirschen, 100 g Sauerkrautsalat, 100 g grüner Salat, mit Öl und Zitrone angemacht, 100 g Nüsse (2300 Kalorien).

Leichtdiabetiker scheiden an diesen Tagen so gut wie keinen und Schwerdiabetiker nur geringe Mengen Zucker aus. Sollte Insulin erforderlich sein, so kann man die Menge beträchtlich herabsetzen.

Weitere Beispiele lassen sich nach den Rezept-Beispielen in diesem Buche zusammenstellen.

Einen gewissen Anhalt für den unterschiedlichen Zuckergehalt der Obstsorten gibt die folgende Übersicht.

10 g Zucker sind enthalten in:

150 g Grapefruit (Fruchtfleisch)
Erdbeeren
Melonen

120 g Brombeeren
100 g Orangen (Fleisch)
90 g Birnen
Pfirsichen
80 g Pflaumen
Himbeeren
Aprikosen
70 g Ananas
Äpfeln
60 g Kirschen
50 g Bananen
getrockneten Pflaumen

Die weitere Ausweitung der Kost erfolgt dann unter Zulage von Milch, Joghurt und Quark nach den Rezept-Beispielen (siehe Inhaltsverzeichnis).

Nach ärztlicher Anweisung und dem Sättigungsgefühl werden weniger Nüsse gegeben und durch Milchgerichte ersetzt, soweit der Kalorienwert gleich bleibt. Angebracht sind auch Nußmus und Mandelmus, namentlich bei behinderter Kaufähigkeit.

Ein weiterer Aufbau der Kost wird durch Gemüsegerichte als Mittagessen erreicht. Die Menge der erlaubten Kartoffelzulage wird jeweils vom Arzt bestimmt, versuchsweise meistens mit 100 g beginnend.

Schließlich werden gelegentlich Eierspeisen sowie morgens Müsli und abends Vollkornbrot, vorerst 50–100 g, die Diät abrunden.

Hier muß durch Kontrolluntersuchungen die endgültige Einstellung erfolgen. Haben sich die Verhältnisse stabilisiert, wird man bei den auf Diät und Allgemeinbehandlung ausreichend reagierenden Zuckerkranken etwa die folgende Standard-Kostform für Zuckerkranke durchführen können:

Standard-Kostform ohne Fleisch

Morgens: 150 g Müsli, 100 g Vollkornbrot, 20 g Butter, Pflanzenfett, Keimnußmus oder Nußbutter, 50 g Quark, 200 ccm Milch oder 1 Glas Joghurt, Kräutertee, Fruchtschmelz.

Vormittags: 125 g Äpfel oder entsprechend anderes Obst.

Mittags: 125 g Äpfel oder entsprechend anderes Obst, 125 g Kartoffeln, 2 Eier oder 125 g Quark, 20 g Vitaminöl, Gemüse-Frischkost, Salat usw.

Nachmittags: 200 ccm Milch oder Joghurt, Weizenkeime, Nüsse, Sanddorn-Vollfrucht herb.

Abends: 125 g Äpfel oder entsprechend anderes Obst, 100–150 g Vollkornbrot, 20 g Fett wie morgens, 125 g Quark, rohes Sauerkraut, Salat, Gemüse-Rohkost.

Später: 1 Glas ungezuckerter Frucht-Muttersaft, besonders Heidelbeere oder schwarze Johannisbeere.

Bei Hungergefühl: Zulage von Nüssen, Mandeln, Gemüse-Frischkost, Salat.

Wer zwischendurch gelegentlich Appetit auf Fleisch oder Fisch bekommt, mag den abschließenden Vorschlag von Prof. Bertram als Grundlage verwenden.

Reichlicher Einbau von Gemüse-Frischkost ist in jedem Fall zu empfehlen, vor allem auch rohes Sauerkraut, Hefewürzen und Brotaufstriche. Von Gemüsen sind hinsichtlich ihres Gehaltes an Kohlehydraten in beliebiger Menge erlaubt: Lattich, Tomaten, Spinat, Blumenkohl, Aubergine, Kohl, Endivie, Lauch, Chicoree, junge grüne Bohnen, Sauerampfer, Artischocke, Sauerkraut, Pilze, Kohlrüben, Gurken, Löwenzahn, Sellerie, Radieschen, Champignons, Zwiebeln, Topinambur.

In eingeschränktem Umfang können verwandt werden: Bohnen, Rosenkohl, Kürbis, Pastinake, Rüben, Schwarzwurzeln, Möhren, junge grüne Erbsen.

Erfahrungsgemäß wird auch Hafer recht gut vertragen, so daß früher besondere Hafertage eingeschaltet wurden. Heute erreicht man die entlastende Wirkung lieber durch Frischkost-Tage. Aber die Verwendung von Hafergerichten an Stelle anderer Körnergerichte erscheint gelegentlich zumindest als Abwechslung angebracht.

Plan einer Standarddiät mit Fleisch für Zuckerkranke nach Prof. Bertram:

250 g Kohlehydrate, 70 g Fett, 80 g Eiweiß = 2000 Kalorien.

Morgens: 150 g Vollkornbrot, 20 g Butter oder Margarine, 70 g magerer Aufschnitt oder Käse, Kaffee oder Tee, wenig Milch.

Vormittags: 250 g Äpfel oder anderes Obst.

Mittags: Fleischbrühe, 100 g mageres Fleisch oder 200 g magerer Fisch, 20 g Fett, Gemüse, Salate, 125 g Kartoffeln, 125 g Äpfel oder anderes Obst.

Nachmittags: 50 g Vollkornbrot, 10 g Butter oder Margarine, Kaffee oder Tee, wenig Milch.

Abends: 150 g Vollkornbrot, 20 g Butter oder Margarine, 125 g magerer Aufschnitt oder Fisch oder Käse, Tomaten, Gurken, Radieschen u. a.

Später: 125 g Äpfel oder anderes Obst oder ¼ l Obstsaft.

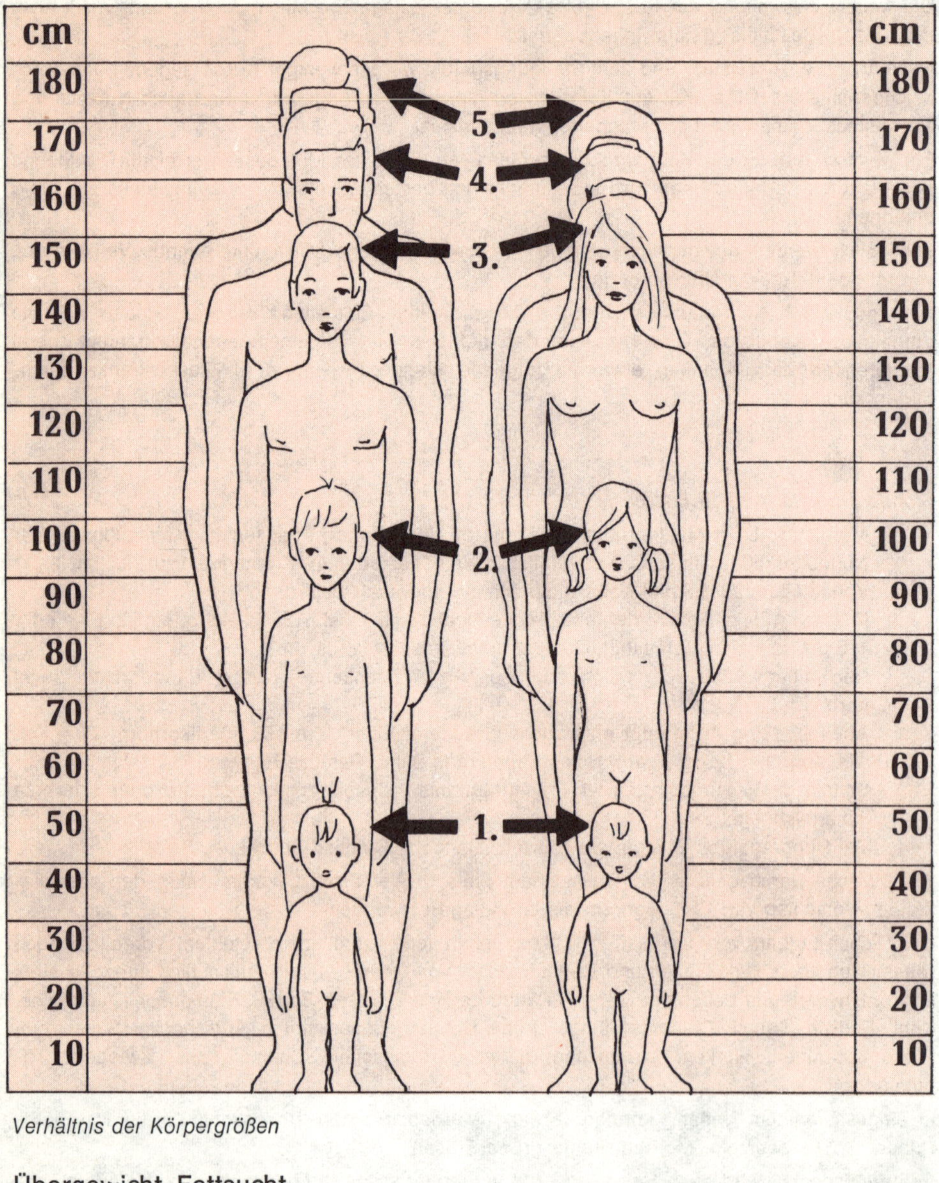

Verhältnis der Körpergrößen

Übergewicht, Fettsucht

Eine Fettleibigkeit tritt dann ein, wenn die Nahrungszufuhr größer ist als der tatsächliche Energiebedarf des Körpers. Das ist vor allem dann der Fall, wenn die körperliche Ausarbeitung gering ist. Zumeist bestehen aber gleichzeitig noch Störungen der inneren Sekretion. Für die Beurteilung ist der Vergleich des tatsächlichen Gewichts mit dem Sollgewicht entscheidend. Wird das Sollgewicht um 20 % überschritten, so spricht man von einem krankhaften Zustand.

Diese sogenannte „Mastfettsucht“ tritt meist im 5. bis 6. Lebensjahrzehnt auf und ist bei Männern häufiger als bei Frauen. Der Fettansatz findet sich bevorzugt am Stamm und Bauch, in der Magengrube, am Rücken und im Genick.

Im Zusammenhang mit der Pubertät finden wir etwa im Alter von 12 bis 14 Jahren bevorzugt bei Knaben eine Fettsucht, bei der vor allem Hüften, Unterbauch und Brust befallen sind.

Nach der Pubertät, etwa zwischen dem 16. und 20. Lebensjahr, gibt es eine andere Form, die hauptsächlich bei Mädchen auftritt und fast immer durch einen plötzlichen Wechsel der Lebensweise hervorgerufen wird. Man findet den Fettansatz besonders an Hüften, Gesäß und Stamm sowie an den Brüsten. Dabei bestehen Menstruationsstörungen, Durchblutungsstörungen mit bläulicher Verfärbung und Stauungen an Armen und Beinen sowie Stuhlverstopfung. Meist ist auch die Stimmung beeinträchtigt. Streng davon trennen müssen wir die Formen der Pubertätsfettsucht, die endokinologische Ursachen haben. Sie bedeuten eine echte Krankheit, und die Patienten müssen in Speziallaboratorien endokinologisch ausgetestet werden, bevor sie sinnvoll behandelt werden können.

Tabelle der Normalgewichte in kg (nach Hassing)

Körperlänge (cm)	15 bis 24 Jahre	25 bis 29 Jahre	30 bis 34 Jahre	35 bis 39 Jahre	40 bis 44 Jahre
160	57,50	59,41	60,77	61,68	63,65
162	59,08	60,90	62,20	63,10	64,45
164	60,20	62,00	63,40	64,30	65,63
166	61,44	63,25	64,59	65,53	66,86
168	62,88	64,76	66,11	76,02	68,40
170	64,30	66,42	67,84	68,78	70,19
172	65,73	67,94	69,32	70,53	71,94
174	67,18	69,40	71,00	72,32	73,73
176	68,62	70,85	72,83	74,13	75,50
178	70,10	72,34	74,58	76,00	77,30
180	71,82	74,09	76,39	78,10	79,09
182	73,91	76,18	78,45	80,22	80,83
184	75,82	78,51	80,58	82,40	82,82
186	77,61	81,00	82,82	84,61	85,12

Körperlänge (cm)	45 bis 49 Jahre	50 bis 54 Jahre	55 bis 59 Jahre	60 bis 64 Jahre	65 bis 69 Jahre
160	63,95	63,95	63,95	63,50	63,50
162	65,05	65,37	65,37	64,94	64,52
164	66,11	66,80	66,80	66,34	65,82
166	67,28	68,23	68,23	67,98	67,28
168	68,74	69,77	69,77	69,77	68,78
170	70,59	71,50	71,50	71,50	70,56
172	72,36	73,29	73,29	73,29	72,87
174	74,15	75,10	75,10	75,10	75,10
176	75,90	76,90	76,90	77,02	77,02
178	77,74	78,64	78,64	79,25	79,25
180	79,89	80,42	80,42	81,23	81,23
182	82,02	82,23	82,23	83,13	83,13
184	84,21	84,21	84,21	84,71	84,71
186	86,45	86,27	86,27	86,02	86,02

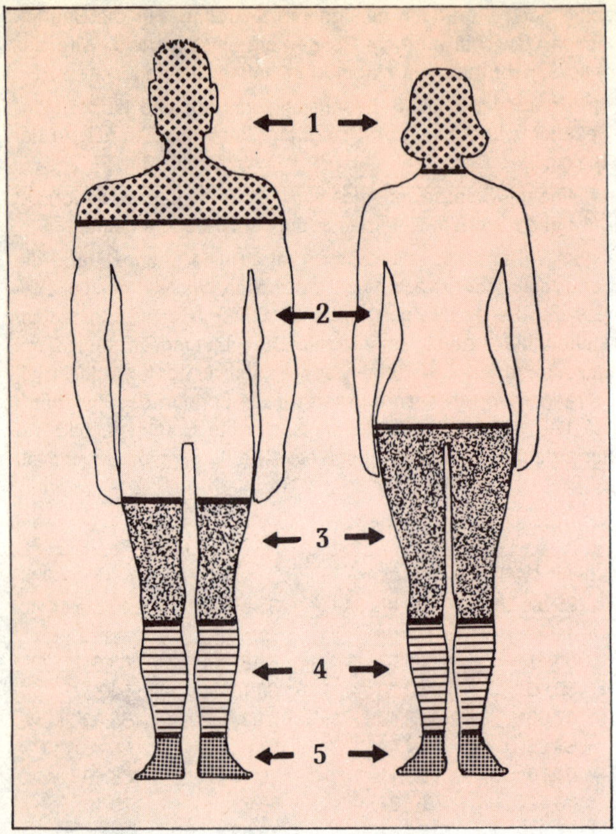

Anteile der verschiedenen Körpersubstanzen am Gesamtgewicht
Während beim Mann die Anteile von Knochen und Muskeln größer sind als bei der Frau, hat diese einen höheren Prozentsatz Fett.

Allopathie: Abführende Medikamente, harntreibende Medikamente, stoffwechselsteigernde Medikamente, ferner Schilddrüsenpräparate und Kombinationen mit anderen Drüsenpräparaten (z. B. Hypophysenhormonen). Neuerdings sind auch Präparate beliebt, die das Hungergefühl unterdrücken, wie etwa Preludin.

Auch im Magen quellende Substanzen, die in Wasser aufgelöst getrunken werden, können Hungergefühle vertreiben.

Alle diese Präparate sind nur unter ständiger ärztlicher Kontrolle zu gebrauchen. Grundlage jeder Behandlung bleibt die kalorienarme Diät. Fettsuchtsformen, die durch Hormonmangel bedingt sind, bedürfen der stationären Behandlung in der Klinik.

Naturgemäße Allgemeinbehandlung: Im besonderen ist jede Form der körperlichen Betätigung und körperlichen Ausarbeitung, namentlich im Freien, zu fördern. Wandern, Schwimmen, Gartenarbeit, Rudern und Tischtennis, Tennis oder Federball erscheinen besonders zweckmäßig.

Weiterhin Bürstmassage, die täglich kräftig mindestens 15 Minuten ausgeführt werden soll. Anschließend werden kalte Ganzwaschungen oder auch kurze kalte Vollbäder vorgenommen.

Schwitzkuren sind zweckmäßig, wenn es der Zustand des Herzens gestattet; möglichst einmal wöchentlich Sauna oder andere Schwitzmaßnahmen. Dabei ist es wichtig, das nach dem Wasserverlust auftretende Durstgefühl nicht durch Flüssigkeitszufuhr zu befriedigen, sondern höchstens Spülungen des Mundes mit kaltem Wasser vorzunehmen und das Wasser wieder auszuspeien.

Kräuterheilkunde: Blutreinigungstee oder Tee von Hagebutten, Birkenblättern; alle diese Teesorten mit einem Zusatz von etwa 20 % Blasentang.

Homöopathie: Fucus vesiculosus Urtinktur 3mal täglich 10–20 Tropfen nach dem Essen, Antimonium crudum D 4 – D 6, Phytolacca D 1 – D 2, Mercurius dulcis D 3, Calcium aceticum solutum 3mal täglich 10–20 Tropfen, Capsicum D 6, 2-bis 3mal täglich 5 Tropfen, Sulfur D 10, Jodum D 4.

Biochemie: Natrium phosphoricum D 6 und Natrium sulfuricum D 6 im Wechsel, Calcium phosphoricum D 12 und Natrium muriaticum D 6.

Diät: Auf die Länge der Zeit gesehen ist es erforderlich, die Kalorienzahl der Diät herabzusetzen. Um gleichzeitig einer Ermüdung vorzubeugen und die Leistungsfähigkeit nicht zu beeinträchtigen, ist eine kochsalzarme, rohkostreiche Milch-Pflanzen-Diät am zweckmäßigsten. Dabei pendelt sich erfahrungsgemäß das Gewicht am besten auf seinen Normalstand ein. Um dieses Ziel schneller zu erreichen, ist es durchaus angebracht, zu Beginn einer Kur entweder zu fasten oder auch Obstkuren oder strenge Rohkostkuren durchzuführen. Die Dauerernährung soll dabei aber möglichst lange auf etwa 1500 Kalorien täglich eingestellt werden (siehe die folgende Tabelle).

Grundsätzlich ist zu beachten, daß Fett doppelt so viele Kalorien liefert wie Eiweiß und Kohlehydrate. Bei einer reichlichen Eiweißzufuhr bleibt im allgemeinen bei einer kalorienarmen Kost das Allgemeinbefinden am ehesten gut. Um aber gleichzeitig die Stoffwechselorgane zu entlasten, erscheint es zweckmäßig, als Eiweißspender neben pflanzlichen Erzeugnissen, wie Nüssen, Mandeln, Soja, grünen Salaten, Gemüsen, Kartoffeln usw., bevorzugt Milch und Milchprodukte zu verwenden. Schnittkäse ist nur beschränkt erlaubt, da er oft einen hohen Kochsalzgehalt hat, der durch die Bindung von Wasser im Gewebe eine Gewichtszunahme begünstigt.

Reichlich Fleisch wird in manchen Entfettungsdiäten empfohlen. Es ist richtig, daß dadurch eine Ankurbelung der Schilddrüsenfunktion mit einer Erhöhung des Grundumsatzes und der Verbrennungsvorgänge erreicht wird.

100 Kalorien sind enthalten in:

(Eiweißreiche Nahrungsmittel)

100 g Kalbfleisch gebraten, mager
80 g Roastbeef, mager
50 g Hammelkotelett, mager
40 g Schweinskotelett, mager
40 g Schinken, fettfrei
25 g Ochsenzunge
100 g Kalbsmilch, gekocht
70 g Kalbshirn, gekocht
50 g Leber
30 g Niere
100 g Hasenbraten
90 g Hirschbraten
60 g Rehbraten
25 g Gans, gebraten
60 g Huhn, gebraten
90 g Backhuhn
30 g Taube
40 g Ölsardinen
40 g Kaviar
125 g Austern
130 g Hummer
25 g Wurst
150 g Kuhmilch
200 g Kefir, Joghurt

225 g Magermilch
12 g Butter
25 g Schweizer-, Holländerkäse, Chester
30 g Camembert, Brie, Gorgonzola, Roquefort, Parmesankäse
50 g Magerkäse
200 g Quark

(Kohlehydratreiche Nahrungsmittel)

25 g Zucker
40 g Weißbrot, Grahambrot, Schwarzbrot
50 g Pumpernickel
30 g Zwieback
20 g Leibnizkeks Kuchen
300–400 g Gemüse
500 g Salat
100 g Kartoffeln
20 g Erbsen, Linsen, Bohnen, trocken
30 g Mehl, Grieß, Reis, Mais- und Hafermehl
150–200 g Apfelsinen, Äpfeln, Birnen, Aprikosen, Kirschen, Reineclauden, Mirabellen, Pflaumen, Erdbeeren, Heidelbeeren, Himbeeren, Preiselbeeren, Stachelbeeren, Ananas
125 g Trauben
100 g Bananen
30 g getrockneten Feigen oder Datteln

Standarddiät mit etwa 1800 Kalorien

Frühstück:
100 g Brot
15 g Butter oder Margarine
50 g Aufschnitt oder Käse oder ein Ei
Kaffee, Tee, wenig Milch.

Mittagessen:
100 g Fleisch oder 200 g Fisch oder 2 Eier
15 g Fett
200 g gekochte Kartoffeln Gemüse und Salate
150 g Äpfel.

Abendessen:
100 g Aufschnitt oder Käse oder Quark oder 2 Eier
20 g Butter
150 g Brot oder 100 g Brot und 100 g gekochte Kartoffeln;
Gemüse und Salat, Tee.

2. Frühstück:	Nachmittag:
50 g Brot	50 g Brot
10 g Butter	10 g Butter
Fleischbrühe.	Kaffee, Tee, wenig Milch.

Man sollte aber in allen Fällen – wenigstens als Beikost – sehr viel rohes Obst und sonstige pflanzliche Kost genießen. Sehr vorteilhaft ist auch eine → Schrothkur, die am besten in einem Sanatorium oder einer Kurpension durchgeführt wird.

Untergewicht, Magersucht

Eine Abmagerung ist immer dann zu erwarten, wenn die Nahrungszufuhr geringer ist, als es dem tatsächlichen Bedarf des Körpers entspricht. Im Laufe der Zeit kommt es dann zu weiteren Störungen, vor allem der inneren Sekretion. Eine krankhafte Magersucht, bei der das tatsächliche Gewicht mindestens 20 % unter dem Sollgewicht liegt (vgl. Tabelle S. 267), ist meist durch Störungen der inneren Sekretion bedingt. Weiterhin kann es im Verlauf von Infektionskrankheiten oder anderen zehrenden Erkrankungen wie Tuberkulose, Krebs usw. zu einer Magersucht kommen, wobei u. a. auch die Giftwirkung der Krankheitserreger eine erhebliche Rolle spielt. Auch jahrelanger Tabakmißbrauch, besonders bei Lungenrauchern, kann eine hochgradige Abmagerung zur Folge haben.

Liegt eine Unterernährung vor und sinkt der Kaloriengehalt der Kost weiter, so zeigen sich auch Störungen der körperlichen und geistigen Leistungsfähigkeit, die zu einer allgemeinen Entkräftung führen können. Durch das Schwinden der Fettpolster des Unterhautzellgewebes und im übrigen Körper läßt die Glätte und Spannung der Haut nach. Sie wird trocken, faltig und rauh und zeigt eine graugelbliche Verfärbung. Meist tritt besonders häufiger Harndrang auf. Es kommt schließlich zu psychischen Veränderungen, zur Reizbarkeit oder Stumpfheit, zur Gedächtnisschwäche oder Verminderung der Konzentrationsfähigkeit.

Es gibt auch eine wassersüchtige Form, wobei es zuerst zu einer Ödembildung im Gesicht, an den Augenlidern und Wangen (gedunsenes Gesicht) kommt und schließlich zu wassersüchtigen Schwellungen an den Beinen und dem Bauch bis zur allgemeinen Wassersucht. Man nennt diese chronischen Hungerformen, die man bei Kriegsgefangenen beobachtet hat, Dystrophie. Durch die Ödembildung kann der Gewichtsverlust teilweise überdeckt werden. Die Haut ist glänzend, weich, elastisch und eindrückbar. Vielfach besteht auch eine Druckempfindlichkeit. Die Hautfarbe ist gelblich fahl.

Es finden sich Herzbeschwerden und Kreislaufstörungen. In der Lunge können alte tuberkulöse Herde wieder aufflackern. Der Magen zeigt Störungen in der Absonderung von Magensaft und -säure und Schleimhautveränderungen bis zur Geschwürbildung und Blutung. Auch die Schleimhaut des Darmes ist angegriffen und führt zu entsprechenden Reizerscheinungen, wie Durchfällen, Entzündungen usw. Man findet weiterhin Nervenentzündungen und Störungen der inneren Sekretion. Außerdem gibt es eine Magerkeit, die erblich und konstitutionell bedingt ist. In solchen Fällen ist der Körper einfach nicht fähig, größere Fettdepots anzulegen.

Schwerwiegende Störungen können sich durch Erkrankung der inneren Drüsen entwickeln. Dabei kann auch eine hochgradige Appetitlosigkeit bestehen. Solche Zustände beobachtet man bisweilen bei jungen Mädchen.

Bei Frauen im mittleren Alter oder im Anschluß an eine Geburt findet man eine Magersucht, die durch Störung der Hirnanhangdrüse, der Hypophyse, bedingt ist und als Simmondsche Kachexie bezeichnet wird. Typisch ist dabei der Fettschwund an der Innenseite der Oberschenkel. Weiterhin kann durch vermehrte Schilddrüsentätigkeit der Stoffansatz erschwert und damit das Entstehen einer Abmagerung begünstigt werden. Sonst beobachtet man bei einigen Magersuchtsformen eine Unterfunktion der Schilddrüse.

Allopathie: Notfalls Ernährung durch die Sonde, Zufuhr von Aminosäuregemischen, z. B. Aminotrat-Nordmark. Ernährung durch Nährklistiere bei Unfähigkeit der Nahrungsaufnahme durch den Mund. Mastkuren mit Sahne, Traubenzucker und evtl. Insulingaben. Verdauungsfermente wie Azidol-Pepsin, Encynorm, Pankreon usw.; Vitaminpräparate, vor allem Vitamin-B-Komplex und Vitamin C.

Behandlung der Grunderkrankung, Beseitigung von Herdinfekten und der Dysbakterie.

Bei Hormonstörungen muß Klinikaufenthalt angeraten werden. Besteht chronische Unterernährung, z. B. bei Kriegsgefangenen oder Häftlingen, ist nur langsam und allmählich auf gehaltvollere Kost überzugehen.

Naturgemäße Allgemeinbehandlung: Die Behandlungsmaßnahmen sollen die allgemeine Heiltendenz anregen und vor allem auf natürliche Weise die Appetitlosigkeit beseitigen. Besonders Freiluftaufenthalt, Luft- und Sonnenbäder, bei ungünstigem Klima künstliche Höhensonne. Atemschulung, Sport; oft ist Klimawechsel nötig, vor allem Nordseeklima oder Mittelgebirge.

Diät: Reichliche Eiweißzufuhr in Form von Milch und Quark, Nüssen, Mandeln, Soja auf der Grundlage einer überwiegenden Milch-Pflanzen-Kost, die in häufigen Mahlzeiten über den Tag verteilt gereicht werden soll.

Kräuterheilkunde: Tee von Wermut, Tausendgüldenkraut, Enzianwurzel.

Homöopathie: Abrotanum D 2, Jodum D 4 – D 6, Lycopodium D 6, Phosphorus D 6. Bei Appetitlosigkeit außerdem Nux vomica D 4, Calcium carbonicum Hahnemanni D 3 – D 6, Ferrum carbonicum D 2, China D 3.

Biochemie: Calcium phosphoricum D 6, Magnesium phosphoricum D 6, Natrium muriaticum D 3, Ferrum carbonicum D 3.

Störungen der Drüsen mit innerer Sekretion

Bei Störungen der inneren Sekretion werden bestimmte Hormone, wie die in das Blut abgegebenen Produkte der Drüsen mit innerer Absonderung genannt werden, zu reichlich oder zu wenig an den Körper abgegeben. Man spricht in diesem Zusammenhang auch von einer Über- oder Unterfunktion der Einsonderungsdrüsen. Diese stehen untereinander in so einer innigen Wechselbeziehung, daß der Funktionsausfall oder die Funktionsstörung einer Drüse zugleich auch die Leistungsfähigkeit der übrigen beeinträchtigt. Störungen einer Drüse können demnach hinsichtlich ihrer Auswirkungen zu einer Fülle von Erscheinungen führen. Andererseits darf sich die Behandlung nicht auf die im Vordergrund stehende Störung einer Hormondrüse beschränken, sondern sie muß sich zwangsläufig zu einer Allgemeinbehandlung des Körpers ausweiten.

Die Hormone haben im Körper gewissermaßen eine chemische Regulierung der verschiedenen lebenswichtigen Organe durchzuführen, außerdem sorgen sie für ein richtiges Zusammenspiel der unterschiedlichen Funktionen dieser Organe. Die hormonale Steuerung ist für den Ablauf entscheidender körperlicher Verrichtungen unerläßlich. So regulieren bestimmte Bezirke der Bauchspeicheldrüse durch die Absonderung des Insulins den Zuckerhaushalt des Körpers; die Hirnanhangdrüse, Hypophyse genannt, regelt u. a. den Wasserhaushalt. Die Epithelkörperchen, die in unmittelbarer Nachbarschaft der Schilddrüse liegen und darum auch Nebenschilddrüsen genannt werden, beeinflussen den Kalkgehalt im Blut. Die Hormone zeigen besonders sinnfällig die innerhalb des Körpers möglichen Fernwirkungen eines einzelnen Organs auf die Gesamtfunktion des Organismus.

Erkrankungen der Schilddrüse

Die sehr fein reagierenden Drüsen mit innerer Sekretion sind aufs engste mit dem vegetativen Nervensystem verbunden. Jede Zelle unseres Körpers wird von diesem für die Lebensfunktionen notwendigen und verantwortlichen Nervensystem versorgt und ist damit von ihm abhängig. Auch die Produktion und Ausschüttung der Hormone erfolgt durch Vermittlung oder Veranlassung dieser Nerven. Umgekehrt wirken viele Hormone auf das vegetative Nervensystem zurück.

Die Schilddrüse zeigt in ihrer Tätigkeit auch Zusammenhänge mit der Funktion der Hypophyse. Die normale Schilddrüse nimmt im allgemeinen im Laufe des Lebens ein wenig an Gewicht zu. Bei Ausfall oder ungenügender Funktion der Schilddrüse beobachtet man insbesondere eine Reihe von Stoffwechselstörungen mit Auswirkungen auf den Kreislauf und die Wärmeregulation. Beim heranwachsenden Kind kommen bei anomaler Schilddrüsenfunktion noch besonders auffällige Störungen im Wachstum und in der Entwicklung hinzu. Außerdem treten schwere Beeinträchtigungen im geistig-seelischen Verhalten ein.

Das Hormon der Schilddrüse ist jodhaltig. Die Schilddrüse hat die Fähigkeit, Jod zu speichern. Im Hungerzustande ist sie weniger tätig als bei normaler Ernährung. Bei gesteigerter Arbeit der Drüse nimmt ihr Jodgehalt ab, während er im Blut zunimmt.

Die kleine Drüse, die unserem Kehlkopf aufliegt und die äußere Form unseres Halses mitbestimmt, entscheidet über höchste Persönlichkeitswerte, über geistige Regsamkeit oder Stumpfheit, über Temperament oder Phlegma, sie entscheidet über die Konstitution und die Leistungsfähigkeit des einzelnen Menschen. Bei dem sogenannten nervösen Menschen liegt daher oft der Ansatzpunkt für eine erfolgreiche Behandlung in der Regulierung der Schilddrüsentätigkeit.

Überfunktion der Schilddrüse (Basedow, *Hyperthyreose, Thyreotoxikose* usw.)

Die Steigerung der Schilddrüsenfunktion führt zu einer gleichzeitigen Beschleunigung der Verbrennungsvorgänge und damit zu einer Erhöhung des Grundumsatzes. Herz- und Nervensystem stehen durch die vermehrte Absonderung des Schilddrüsenwirkstoffs in einem stärkeren Reizzustand. Daher beobachten wir häufig Pulsbeschleunigung, oft auch Blutdruckerhöhung und Reizerscheinungen des Nervensystems. Weitere typische Erscheinungen sind bestimmte Symptome an den Augen; das typische Glanzauge und das Hervortreten des Augapfels erkennt auch der Laie.

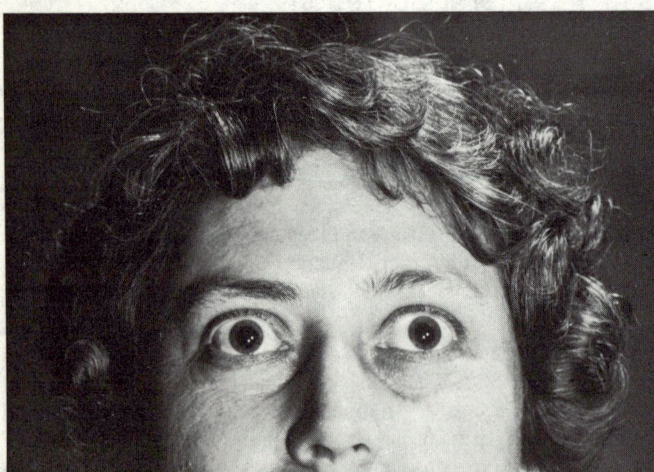

Basedowsche Krankheit

Die Vergrößerung der Schilddrüse und die Schwellung des Halses sind in ihrem Umfang sehr unterschiedlich. Doch ist diese Vergrößerung nicht als Ursache für die Funktionsstörung anzusehen. Meistens geht eine Erregung des Nervensystems voraus, wodurch der Stoffwechsel angetrieben und die Kreislauffunktion gesteigert wird, so daß die Schilddrüse gewissermaßen dazu gezwungen ist, mehr Wirkstoff zu bilden und dem Körper zur Verfügung zu stellen. Die weiteren Erscheinungen folgen aus der innigen Verbindung mit den Drüsen der inneren Sekretion und den Nervengeflechten in den einzelnen Organen. Außer dieser auf ein schreckhaftes Erleben zurückzuführenden Entstehung kennen wir als weitere Ursache der Überfunktion die reichliche Zufuhr von Jod, etwa als Medikament. In solchen Fällen wird eine gesteigerte Wirkstoffproduktion ausgelöst. Zur Bremsung dieses Vorgangs werden medikamentös eine Reihe von Thioharnstoffverbindungen verwandt. Dabei muß darauf hingewiesen werden, daß Kohl ebenfalls Allylthioharnstoff enthält und damit die Schilddrüsentätigkeit herabzusetzen vermag, ohne andererseits wie bei den reinen chemischen Stoffen unbeabsichtigte, gesundheitlich nachteilige Nebenwirkungen auszuüben.

Die Erhöhung der Jodwerte im Blut zwingt dazu, bei der Ernährung den Jodgehalt der Nahrungsmittel zu berücksichtigen und jodreiche Stoffe auszuschalten oder zu beschränken, je nach der individuellen Verträglichkeit. Äußerst wechselvoll und mannigfaltig sind die Vorgänge, die sich als Folge der erhöhten Wirkstoffeinsonderung in das Blut am vegetativen Nervensystem abspielen. Sie werden darum heute auch nicht so sehr nur unter dem klassischen Bild der Basedowschen Krankheit beobachtet und diagnostiziert, sondern mehr im Hinblick auf die Nervenfunktion als vegetative Störung (Dystonie) bezeichnet.

Nach Krieg, Entbehrung, Aufregung und Enttäuschung finden sich diese nervösen Störungen, denen organisch die veränderte Drüsentätigkeit zugrunde liegt, vor allem in den Großstädten mit ihrer Hetze und Nervenbelastung. Diesen Erscheinungen ist durch Diätanpassung am sichersten und nachhaltigsten zu begegnen. Es ist besonders zu begrüßen, wenn die Umstellung im klimatisch günstigen waldreichen Mittelgebirge vorgenommen wird, wo auch die Möglichkeit zu Freiluft-Liegekuren im Wechsel mit bequemen Spaziergängen, Atemübungen und milder Kräuter- und Wasserbehandlung im Sinne Pfarrer Kneipps besteht.

Und nun wollen wir noch einmal alle möglichen Erscheinungsformen im Zusammenhang betrachten. Da wären die große Unruhe, hastiges Sprechen, Zittern, Gedankenflucht, Erregbarkeit und Aufbrausen, Schlafstörungen und Stimmungsschwankungen. Die Schilddrüsenvergrößerung ist wechselnd stark und fällt den Laien oft nicht einmal besonders auf. Der Augapfel kann mehr oder weniger vorgewölbt sein, zumindest besteht meist ein Glanzauge. Herzschlag und Puls sind beschleunigt und betragen nicht selten 100–120 in der Minute, manchmal auch mehr. Jede Anspannung, nicht einmal eine ausgesprochene Anstrengung, erhöht die Pulszahl. Besuch, Briefträger, Unvorhergesehenes – alles wird zur Aufregung. Es kann sich aus einer solchen Situation auch sogar ein Herzanfall entwickeln.

Bei längerem Krankheitsverlauf tritt oft eine unregelmäßige Herzaktion ein, besonders leicht dann, wenn schon früher einmal eine Herzerkrankung vorgelegen hat. – In solchen Fällen kommt es zu Herzschwäche mit Kreislaufstörungen, Leberstauung, Atemnot. Sie würden durchaus ungenügend behandelt werden, wenn nicht der tiefere Grund, eben die Überfunktion der Schilddrüse in erster Linie berücksichtigt wird. Der Blutdruck kann dabei erhöht sein, doch zeigt er häufige Schwankungen. Genau so kann die Enge und Weite der Gefäße sich rasch ändern. Schweißausbrüche infolge der Unruhe der Gefäße sind oft zu beobachten.

Abmagerung und Erhöhung des Grundumsatzes, bisweilen auch Temperatursteigerung gehören mit einer gewissen Regelmäßigkeit zum Krankheitsbild. Doch sind diese Erscheinungen im Frühstadium unter Umständen noch nicht besonders ausgebildet. Das sollte aber kein Grund sein, von einer geplanten Kur abzusehen. Gerade bei diesem Krankheitsbild sind eine nachdrückliche Diätbehandlung und sonstige Kurmaßnahmen schon im Anfang anzuraten.

Der Darm kann ebenfalls labil sein, so daß es aus kleinsten Anlässen zu Störungen, manchmal sehr schwerwiegenden Durchfällen kommt, wodurch zusätzlich Abmagerung und Entkräftung eintreten können. Auch die Leber kann anfällig sein. Störungen an der Haut haben oft Haarausfall und Nagelkrankheiten im Gefolge. Alles in allem also ein vielgestaltiges Bild, bei dem bald die eine, bald die andere Erscheinung im Vordergrund stehen kann, wodurch bisweilen durch das besondere Hervortreten eines Organsymptoms der wahre Sachverhalt verborgen bleibt.

Allopathie: Eine Hyperthyreose sollte man zunächst nicht behandeln, bevor sie nicht lästige Erscheinungen macht und damit in die schwere Form übergeht: den Morbus Basedow. Die Behandlung besteht in der Radiojodbehandlung und in Thyreostatica. Ganz schwere Formen der Basedowschen Erkrankung müssen operiert werden, nach entsprechender Vorbereitung in der Klinik.

Naturgemäße Allgemeinbehandlung: Bei dieser Krankheit kommt es darauf an, auch bei der Allgemeinbehandlung extreme Reize zu vermeiden. Das bedeutet insbesondere den Verzicht auf direkte Sonnenbäder, auf zu häufige Vollbäder oder zu heiße oder zu kalte Temperaturen bei der Wasserbehandlung; weiterhin sind zu ausgedehnte sportliche oder sonstige körperliche Belastungen zu vermeiden. Im besonderen ist aber für eine seelische und nervliche Entspannung zu sorgen, vor allem soll der Tagesablauf sich gleichmäßig vollziehen und nach Möglichkeit durch Ruhepausen aufgelockert werden. Für eine ausreichende Schlaf- und Ruhezeit ist unbedingt zu sorgen. Luftbäder, Freiluftaufenthalt mit mäßiger körperlicher Betätigung, Freiluftliegekuren wirken sich sehr günstig aus. – An milden Wasseranwendungen sind etwa angebracht: morgens und abends kalte Teilwaschungen, wobei das Wasser etwa 10° C sein kann. Bei schlechten Durchblutungsverhältnissen der Haut sind wechselwarme Teilwaschungen angebracht. Nach ausreichender Übung kommen auch → Ganzwaschungen in Betracht. – Weiterhin sind alle kleinen Teilanwendungen der → Kneippkur zweckmäßig. Das gilt insbesondere für Tautreten, Wassertreten und die Teilgüsse für Arme und Beine. Halbbäder oder in leichteren Fällen Vollbäder mit Zusatz von Fichtennadeln oder Heilkräutern werden im allgemeinen nur einmal wöchentlich, höchstens zweimal wöchentlich verordnet.

Die Atemschulung ist sehr wichtig, nicht nur zur allgemeinen Regulierung von Blutkreislauf und Stoffwechsel, sondern vor allem auch zur Beeinflussung des Nervensystems. Gerade bei starker Unruhe stellen regelmäßige Atemübungen ein gutes Mittel dar, um die Nerven zu beruhigen.

Kräuterheilkunde: Tee aus Schafgarbe, Zinnkraut, Melisse, Spitzwegerich, Wermut.

Homöpathie: Thyreoidinum D 6, 1- bis 3mal täglich 1 Tablette, bei schnell einsetzender Wirkung geht man zu D 9 bis D 12 über. Bei starker Abmagerung, Angstzuständen, Schweiß, Schlaflosigkeit, Herzklopfen Jodum D 6, 1- bis 3mal täglich 5 Tropfen, ferner Lycopus virginicus D 1 – D 2, 3mal täglich 5–10 Tropfen, Cactus D 3 – D 6, 1- bis 2mal täglich 5 Tropfen, Chininum arsenicosum D 4, 3mal täglich 1 Tablette, Arsenum jodatum D 6, 3mal täglich 1 Tablette.

Biochemie: Calcium phosphoricum D 6, Kalium phosphoricum D 6, Ferrum phosphoricum D 6, Magnesium phosphoricum D 6, Natrium muriaticum D 6, Silicea D 12.

Diät: Die ständige Kraft-Verausgabung in den einzelnen Organen und im gesamten Körper erfordert eine entsprechende Ernährung. Andernfalls müßte der Körper von seiner eigenen Substanz leben, wie dies beim Hungern der Fall ist. Bei der Beurteilung der Stoffwechselvorgänge im Körper geht man von dem Energieumsatz aus, der gerade das Leben aufrechtzuerhalten vermag, dem sogenannten Grundumsatz. Er wird bestimmt durch die Messung des Sauerstoffverbrauchs und der Kohlensäureabgabe bei vollkommener Muskelruhe, Nahrungsenthaltung und gleichmäßiger Raumtemperatur von ca. 20° C. In besonderem Maße hängt die Höhe des Grundumsatzes von der Funktion der Schilddrüse ab. Schwankungen in der Arbeit dieses innersekretorischen Organes machen sich oft auch durch Abweichungen des Grundumsatzes von den normalen Werten bemerkbar. Bei einer Überfunktion der Schilddrüse können Grundumsatzerhöhungen bis zu 100 % beobachtet werden. Nicht nur der Kalorienwert der Nahrung ist bedeutungsvoll, sondern noch wichtiger ist das richtige Mischungsverhältnis der Nährstoffe (Kohlehydrate, Fette, Eiweiß) sowie ihr Gehalt an Vitaminen, Mineralsalzen und Spurenelementen. Hinsichtlich des Energiebedarfes würde es durchaus möglich erscheinen, ihn mit einer dieser drei Stoffgruppen zu decken. Untersucht man aber die Ernährungsformen der Völker, so findet man stets eine Mischung der Energieträger, wobei der Hauptanteil von Kohlehydraten und Fett geliefert wird, während das Eiweiß nur einen Bruchteil ausmacht, gleichgültig, ob es sich um Naturvölker oder zivilisierte Menschen handelt. Wenn Abweichungen vorkommen, sind sie durch die besonderen Lebensverhältnisse erzwungen, wie z. B. bei den Eskimos. Bei näherem Zusehen müssen wir feststellen, daß für den Körper Fett und Kohlehydrate die speicherungsfähigen Energiestoffe im eigentlichen Sinne sind. Eiweiß kann wohl zur Energieentfaltung verwandt werden, aber durch diese kommt es, insbesondere bei den Eiweißstoffen aus Fleisch und Fisch, zu einer starken Umsatzsteigerung, so daß die zugeführte Energie weitgehend verpufft. Diese umsatzerhöhende Wirkung wird als spezifisch-dynamische Wirkung bezeichnet.

Verantwortlich ist die Schilddrüse als Regulator für diese Stoffwechselvorgänge. Bei einer Überfunktion werden die Verhältnisse durch die spezifisch-dynamische Wirkung von Fleisch- und Fischnahrung verschlechtert, während sich das Eiweiß in Milch und Milchprodukten, wie Quark und Käse günstiger auswirkt. Aus dieser Kenntnis der besonderen Stoffwechselvorgänge bei Schilddrüsenkranken ergibt sich die Forderung nach einer Ernährung, die zur Normalisierung der Schilddrüsentätigkeit das Eiweiß von Fleisch und Fisch für die Kurdauer ausschaltet und dieses durch Milch in jeder Form sowie durch Quark und Käse ersetzt. Wenn die Steigerung des Grundumsatzes zum Untergewicht geführt hat, ist gleichzeitig für den Stoffansatz eine reichliche Zufuhr von Fett und Kohlehydraten erforderlich. Während im allgemeinen im Durchschnitt für den Erwachsenen mit einem Bedarf von 2500 bis höchstens 3000 Kalorien täglich gerechnet wird, verabreicht man in der Kur bei Untergewichtigen durch zusätzliche Zwischenmahlzeiten 3500 bis 4000 Kalorien. Der Körper kann jederzeit Fett aus Kohlehydraten oder Kohlehydrate aus Eiweißkörpern aufbauen, er ist aber nicht imstande, aus Kohlehydraten oder Fett Eiweiß herzustellen. Dafür ist er auf die Zufuhr von Eiweiß oder dessen Bausteinen, den

Aminosäuren angewiesen. Es ist zu beachten, daß er alle für ihn lebenswichtigen Aminosäuren erhält.

Dem Milcheiweiß kommt eine ganz besondere Bedeutung zu. Durch dieses wird das unvollständige Eiweiß mancher pflanzlichen Nahrungsmittel ausreichend ergänzt und damit ein Eiweißmangelschaden verhütet.

Unter den pflanzlichen Eiweißspendern haben den höchsten Gehalt an lebenswichtigen Aminosäuren die Sojabohne, die Hülsenfrüchte und Getreidekörner.

Weiterhin verdient von den Mineralstoffen das Calcium eine besondere Beachtung, weil bei der für die Schilddrüsenüberfunktion typischen Stoffwechselerhöhung eine vermehrte Ausscheidung von Calcium stattfindet und dadurch der Gehalt des Blutes an diesem Mineralsalz absinkt. Es ist daher zweckmäßig, kalkreiche Nahrungsmittel zuzuführen, um einer Verarmung des Blutes in dieser Richtung vorzubeugen. Calciummangel ist ohnehin die häufigste Form des Mineralsalzmangels, da nur verhältnismäßig wenige Nahrungsmittel einen hohen Kalkgehalt haben. Der Kalkgehalt im Blut entscheidet auch über den Ablauf der Nervenreaktionen und ist zur Dämpfung einer Übererregbarkeit, die bei der Überfunktion der Schilddrüse auftritt, sehr wichtig. Um das Calcium im Körper richtig verwerten zu können, bedarf es der Mitwirkung von Vitamin D und A. Die besten Kalkspender unter unseren Nahrungsmitteln, die hier in Betracht kommen, sind Käse, Milch, Lauch, Grünkohl, Blumenkohl, Sellerie, getrocknete Bohnen, Mandeln, Nüsse, Feigen.

Kalkgehalt einiger Nahrungsmittel in mg auf je 100 g der frischen Nahrungsmittel:

Käse vollfett	1400–1600	Gurken	200	Magermilch	110
Mohnsamen	1400	Kuhmilch	200	Grünkohl, Kopfsalat	110
getrocknete und grüne Bohnen	730	Brunnenkresse	190	Buttermilch	100
		Sellerie	180	Löwenzahn	100
Paranüsse	480	Walnüsse, Erdnüsse	150	Blumenkohl	100
Mandeln	390	Schnittlauch	150	Kohlrabi	90
Dill	390	Eidotter	140	Vollreis	89
Schwarzer Rettich	340	Zitrone	130	Rosinen, Erbsen	85
Haselnüsse	286	Ziegenmilch	130		
getrocknete Feigen	280	Mandarinen	120		

Schilddrüsenunterfunktion (*Hypothyreose,* Myxödem)

Man lernte dieses für eine Unterfunktion der Schilddrüse typische Leiden kennen, als man versuchte, das Kropfleiden durch eine nahezu völlige operative Entfernung der vergrößerten Schilddrüse zu heilen. Die Erkrankung kann auch ohne vorherige Operation für sich entstehen. Die Einschränkung der Schilddrüsenfunktion beim Myxödem führt zur Herabsetzung der Verbrennungen im Körper und zur Senkung des Grundumsatzes. Dadurch treten selbst in der warmen Jahreszeit leicht Kältegefühl und Frösteln ein. Die Haut des Gesichtes, der Hände oder anderer Bezirke, auch die Schleimhäute z. B. an der Zunge, werden gedunsen. Da sich dieser Vorgang auch auf die Gefäßwände erstrecken kann, finden wir frühzeitig Erscheinungen von Arterienverkalkung. Am Gehirn führen die Auswirkungen des verlangsamten Stoffwechsels und der verringerten Hormonausschüttung zu einer Verlangsamung des Denkprozesses, so daß die Kranken oft geistig stumpf werden. Durch die Ernährungsstörungen an der Haut treten schließlich auch Haarausfall und Brüchigkeit der Nägel auf.

Die Erkrankung darf nicht mit der zum Schwachsinn führenden Schilddrüsenunterfunktion verwechselt werden, bei der man die hiervon Befallenen als Kretins bezeichnet.

Allopathie: Schilddrüsenpräparate, unter laufender ärztlicher Kontrolle, ferner Vitamin-Präparate, Jodbehandlung in kleinen Mengen.

Allgemeinbehandlung: Hier gelten die Regeln einer allgemeinen gesunden Lebensführung. Im besonderen sind folgende Maßnahmen bedeutungsvoll: täglich kräftiges Hautbürsten, nicht unter 15 Minuten, täglich wechselwarme oder kalte Ganzwaschungen; ausgedehnter Freiluftaufenthalt mit körperlicher Betätigung wie Gartenarbeit, Sport, Schwimmen, Wandern usw.; einmal wöchentlich Sauna oder eine andere Schwitzanwendung, 1–2mal wöchentlich Vollbad als Bürstbad oder Solbad.

Kräuterheilkunde: Tee aus Blasentang.

Homöopathie: Calcium fluoratum D 4–D 6, einmal täglich 1–2 Tabletten, Calcium jodatum D 3–D 4, dreimal täglich 1 Tablette, Spongia D 2–D 4, dreimal täglich 1 Tablette, Fucus vesiculosus Urtinktur dreimal täglich 10 Tropfen.

Biochemie: Calcium fluoratum D 6, wechselnd mit Calcium jodatum D 6, Calcium phosphoricum D 6, Acidum phosphoricum D 6, Arsenum jodatum D 6, Silicea D 12.

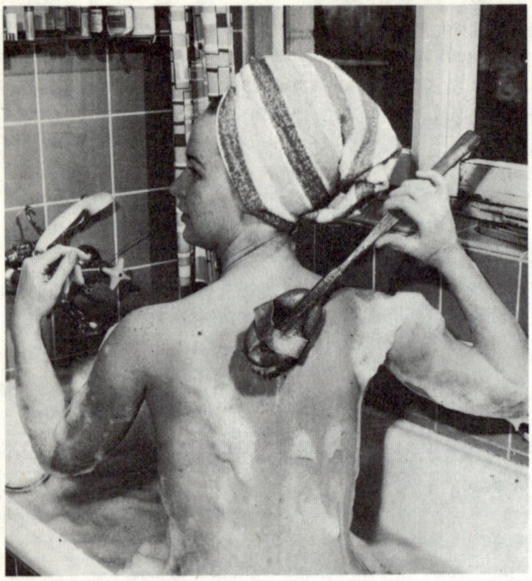

Bürstenmassage

Diät: Es bedarf bei der Krankheitsgruppe, die hier zur Erörterung steht, des Hinweises, daß ein Mineralstoff im besonderen beachtet werden muß. Obwohl er im allgemeinen nur in geringster Menge im Körper oder in den Nahrungsmitteln vorhanden ist, vermag er doch sehr große Wirkungen hervorzubringen. Es handelt sich um das Jod. Das Einströmen von Jod auf dem Blutwege in die Schilddrüse entscheidet über die Bildung ihres jodhaltigen Wirkstoffes und damit über ihre Funktion. Der Jodmangel in der erkrankten Schilddrüse ist mindestens zu einem erheblichen Teil auf jodarme Nahrungsmittel zurückzuführen. Die Flüsse führen das aus dem Boden ausgelaugte Jod dem Meere zu, so daß in den Gebirgen allmählich der Boden an diesem Mineralsalz verarmt. Dadurch werden auch die landwirtschaftlichen Erzeugnisse dieses Bodens und das Trinkwasser arm an Jod. Aber auch der Körper der Tiere, die dort leben und die von den Wiesen dieses Bodens ihr Futter erhalten, weist Jodmangel auf, ebenso auch z. B. die Kuhmilch.

Das Meerwasser dagegen ist jodreich, was sich auch auf die Pflanzen und Tiere des Meeres auswirkt. Seefische und Blasentang haben besonders viel Jod. Die Kuhmilch enthält auf den Halligen, den kleinen Nordseeinseln, fünfmal, die Schafmilch sogar elfmal soviel Jod wie die bayerische Kuhmilch.

Jodgehalt der Nahrungsmittel in tausendstel Gramm auf ein kg Frischsubstanz:

Seefisch	8600–24000	Schweinefett	20–110	Kartoffeln	10–30
Lebertran	7200	Reis, geschält	10–80	Walnüsse	30
Spinat	500	Schweinefleisch	76	Kalbfleisch	22
Kresse	450	Feigen	50	Linsen	20
Schweineniere	367	Käse	40–60	Birnen	20
Kuhmilch	50–250	Gurken	60	Orangen	20
Sardinen	163	Erbsen	60	Wein	20
Schweinelunge	155	Tomaten	70	Zwiebeln	20
Weizen	20–150	Salat	40	Brot	15
Zitrone	15–140	Äpfel	40	1 Ei	1–3
Schweineleber	135	Forelle	36		
Roggen	20–130	weiße Bohnen	30		

Bei einer ungenügenden Funktion der Schilddrüse kann man zur Unterstützung der erforderlichen Hormonbehandlung oder sonstiger, jeweils vom behandelnden Arzt für notwendig gehaltenen Maßnahmen – z. B. auch Operation – zur allgemeinen Umstimmung des Organismus und zur Anregung der hormonalen Tätigkeit eine reichlich Frischkost enthaltende Milch-Pflanzen-Kost reichen. Einer Verwendung von Fleisch stehen aus der Natur der Krankheit heraus keine besonderen Bedenken im Wege. Im Gegenteil, man kennt ja die den Stoffwechsel und Grundumsatz steigernde Wirkung des Eiweißes im Fleisch. Deshalb wird man für ein besonderes Verlangen des Kranken nach Fleisch wohl Verständnis aufbringen können. Trotzdem scheint es mir im Hinblick auf die erforderliche Verbesserung der Blutzirkulation und die Entlastung des Kreislaufs, der Leberfunktion und des Stoffwechsels zweckmäßiger zu sein, sich dabei auf die sehr jodreichen Seefische zu beschränken, die eine besonders intensive Stoffwechselbelebung garantieren. Die darüber hinausgehende Zufuhr von Fleisch wirkt hemmend auf das allgemeine Heilungsstreben des Körpers, so daß ich für die besondere Kurdauer vom Fleischgenuß abrate. Jodreiche Gemüse wie Brunnenkresse und Spinat sollen, auch als Salat oder Frischsaft, reichlich verwendet werden. Im übrigen erscheint die günstigste Umstellung des Körpers dann gesichert, wenn durch reichliche Zufuhr naturreiner und naturfrischer Nahrungsmittel die Heildiät so gesundheitlich wertvoll wie möglich gestaltet wird. Unterstützend wirkt als jodreicher Kräutertee der Blasentang, der mit gleichen Teilen Birkenblättern, Hagebutten und Faulbaumrinde gemischt wird, um eine tiefgreifende Stoffwechselanregung zu erreichen. Um die Ausscheidung nicht zu behindern, soll auf Kochsalz verzichtet, dagegen wegen des hohen Gehaltes an Spurenelementen, einschließlich Jod, Meerwasser oder Meersalz verwandt werden. Meerwasser-Trinkkuren sind ebenfalls zu empfehlen.

Erkrankung der Epithelkörperchen

Krampfkrankheit *(Tetanie)*

Als die ersten Kropfoperationen durchgeführt wurden, beobachtete man, daß anschließend fast immer Krampfanfälle auftraten. Bei der Nachforschung nach den Gründen für diese Zwischenfälle erkannte man die Zusammenhänge. Schädigungen der Nebenschilddrüsen, der sogenannten Epithelkörperchen, die in unmittelbarer Nähe der Schilddrüse liegen, verursachen Krampfanfälle. Das Hormon dieser Drüsen reguliert den Mineralstoffwechsel des Körpers. Sind die Nebenschilddrüsen geschädigt oder gar entfernt, entsteht im Körper ein Kalkmangel, eine Störung des Calciumstoffwechsels.

Im Tetanieanfall klagen die Kranken über lästige Empfindungen im Gesicht und an den Händen. Oft bestehen gleichzeitig Angstgefühle, die in die Herzgegend verlegt werden. Die Hände verkrampfen sich in Pfötchenstellung. Das Bewußtsein ist niemals getrübt. Die meisten Erkrankungen fallen in die Winter- und Frühjahrsmonate. Männer werden erheblich häufiger befallen als Frauen. Leichtere Formen kommen auch bei Magen- und Darmerkrankungen vor. Der Tetanieanfall beginnt gewöhnlich mit gewissen Vorboten, die von den Kranken als leichtes, allgemeines Unbehagen angegeben werden. Schließlich aber entstehen schmerzhafte Gefühlsstörungen und Steifigkeit in den Armen. Nach einigen Stunden entwickelt sich der eigentliche Krampfzustand, der fast immer in den Gliedmaßen beginnt, und zwar in den Fingern. Von hier greift er auf die oberen Armmuskeln über und setzt sich dann auf die Beine fort, wo der Krampf ebenfalls meist in den Zehen beginnt. Fast immer sind beide Körperhälften in symmetrischer Weise ergriffen. Vorzugsweise werden die Beugemuskeln befallen. Die Finger werden zusammengezogen und nehmen eine Haltung wie beim Schreiben ein. Doch können sie auch zur Faust geschlossen werden. An den Beinen werden die Zehen gebeugt, seltener werden Muskeln am Oberschenkel, Rumpfmuskeln, Gesichtsmuskeln und das Zwerchfell befallen.

Im Gegensatz zu Erwachsenen tritt die Tetanie bei Kindern auch als Krampfzustand der Kehlkopfmuskulatur, → Stimmritzenkrampf auf. Die befallenen Muskeln fühlen sich bretthart gespannt an und sind gegen Druck ziemlich empfindlich. Der Anfall dauert nur wenige Minuten, in seltenen Fällen aber auch Stunden oder gar Tage. Er löst sich meist allmählich; die Kranken fühlen sich dann bis auf eine leichte Schmerzhaftigkeit und Steifigkeit in den Muskeln ganz wohl; doch können sich die Anfälle wiederholen, und in der Zwischenzeit besteht eine dauernde Tetaniebereitschaft.

Man kann in der anfallsfreien Zeit den Krampfzustand vielfach künstlich hervorrufen, indem man auf die größeren Arterien- und Nervenstränge des Armes drückt. Der Versuch wird meist mit einer Stauungsbinde um den Oberarm vorgenommen. Ein anderes Zeichen besteht in der Prüfung der mechanischen Erregbarkeit der Nerven. Oft genügt schon ein Streichen über die Wange mit dem Stiel des Perkussionshammers, um in den Gesichtsmuskeln blitzartige Zuckungen hervorzurufen. Die Häufigkeit der Anfälle unterliegt großen Schwankungen. Gewöhnlich treten täglich mehrere Anfälle ein. Die anfallsfreie Zwischenzeit dauert einige Tage. Die Gesamtdauer der Krankheit beträgt in der Regel einige Wochen. Doch können sich manche Erkrankungen auch über Monate und sogar Jahre hinziehen.

Die Erkrankung verläuft in der Regel günstig.

Allopathie: Lebertran, Kalkpräparate, AT 10, Frischzellenbehandlung. Im akuten Anfall Calciumeinspritzung in die Vene. Bei Versagen der Injektion und schweren Anfällen Pernocton und Megaphen, Chloraethyl-Rausch nach von Roques, Vitamin A, C und D.

Naturgemäße Allgemeinbehandlung: Besonders wichtig sind Teilwaschungen, ansteigend heiße Fuß- und Handbäder, Luft- und Sonnenbäder, bei ungünstiger Witterung Bestrahlung mit künstlicher Höhensonne, Vermeidung besonderer körperlicher Anstrengungen, also vorwiegend Freiluft-Liegekuren, dazwischen mäßige Spaziergänge.

Diät: Sehr rohkostreiche, überwiegende Milch-Pflanzen-Kost. Zwischendurch viel Obst- und Gemüsesäfte, etwa im Sinne der → Gerson-Diät.

Knochenentzündung (Recklinghausensche Krankheit)

Während die Tetanie eine Unterfunktion der Nebenschilddrüsen ist, haben wir es bei dieser Krankheit, die zuerst von dem Arzt von Recklinghausen beschrieben wurde und die auch nach ihm benannt wird, mit einer Überfunktion zu tun. Man findet meist Wucherungen eines oder mehrerer Epithelkörperchen. Immer ist der Kalkgehalt des Blutes erhöht, während der Knochen weitgehend entkalkt ist. Es kommt zu einem vollständigen Knochenumbau, als dessen Folge sich Auftreibungen, Verbiegungen und Knochenbrüche einstellen. Die Erkrankung ist beim weiblichen Geschlecht häufiger und befällt vorwiegend das jugendliche und mittlere Lebensalter. Wenn nicht plötzliche Knochenbrüche die Aufmerksamkeit auf die Krankheit lenken, so dürften rheumatische Schmerzen, Ziehen in den Gliedern, allgemeine Mattigkeit und Abgeschlagenheit als Anzeichen gelten. In fortgeschrittenen Fällen führen die Veränderungen des knöchernen Skelettes auf die Diagnose. Die Röntgenuntersuchung zeigt hochgradige allgemeine Kalkarmut der Knochen, die stellenweise von wabenartigen Hohlräumen durchsetzt sind. Schwere Fälle schreiten unaufhaltsam fort und führen zum Tode.

Behandlung: Durch die operative Entfernung der Epithelkörperchen können Heilungen erzielt werden. Nach der Operation nimmt der Kalkgehalt des Blutes stark ab und wird wieder normal. Im Anschluß an die Operation Höhensonnenbestrahlung, Sonnenbäder, Kalkpräparate, Lebertran oder Vigantol.

Die Kost soll vitaminreich sein, am besten auf der Grundlage einer rohkostreichen Milch-Pflanzen-Diät.

Erkrankungen der Nebennieren

Addisonsche Krankheit

Die Nebennieren sind aus zwei ganz verschiedenartigen Geweben zusammengesetzt, und zwar aus der Marksubstanz und aus der Rindensubstanz. Der Extrakt der Marksubstanz enthält Adrenalin, das eine Verengung der Blutgefäße und damit eine Erhöhung des Blutdrucks, eine Beschleunigung des Herzschlags und eine Hemmung der Darmbewegungen verursacht. Die Rinde produziert mehrere Hormone, die für den inneren Stoffwechsel von Bedeutung sind. Bei einer – zumeist tuberkulösen – Erkrankung der Nebenniere kommt es zu einem Zustand, der mit einer Bronzefärbung der Haut einhergeht, so daß man auch von Bronzekrankheit spricht. Die Pigmentierung zeigt sich gewöhnlich zuerst im Gesicht, am Hals, an den Handrücken sowie an den Teilen, die unter normalen Verhältnissen schon eine stärkere Pigmentierung zeigen, wie Warzenhöfen, Achselhöhlen und Genitalien. Die dunkle Verfärbung der Hautfurchen an der Beugeseite der Fingergelenke und der Hohlhand weist oft frühzeitig auf die Erkrankung hin. Auch auf der Schleimhaut der Lippen, namentlich an den Mundwinkeln, am Zahnfleisch, am Gaumen und auf der Innenfläche der Wangen können dunkel pigmentierte Flächen und Streifen auftreten. Der Lidrand der unteren Augenlider kann braun verfärbt sein. Zuweilen bleibt die Verfärbung auf einzelne kleinere oder größere Flecken beschränkt.

Der Krankheitsverlauf ist fast immer chronisch und kann jahrelang dauern. Er geht häufig mit einer Muskelschwäche einher. Ein plötzlicher Mangel an Nebennierenrinden-Hormonen tritt auf bei allen schweren Erkrankungen, besonders Infektionskrankheiten, nach größeren Operationen und Unfällen. Nach Ausheilung der Krankheiten bzw. Verletzungen gleicht sich dieser Mangel wieder aus.

Es kann aber auch allmählich zu einem dauernden Mangel an Nebennierenrinden-Hormonen kommen, wenn eine ständige Belastung des Körpers besteht, z. B. bei chronischen Erkrankungen, wie Rheuma, Allergien, Herdinfektionen, darmbedingter Selbstvergiftung, aber auch bei starken seelischen Belastungen. Hierbei wird auf die Dauer die Nebennierenrinde so belastet, daß die Hormonbildung nachläßt. Die Folgen dieses Mangels zeigen sich in einem starken Krankheitsgefühl, in Ermüdung, im Nachlassen der körperlichen und geistigen Kräfte. Bei diesen Krankheitserscheinungen ist die künstliche Zufuhr von Nebennierenrinden-Hormonen lebensnotwendig.

Behandlung: Einspritzung von Nebennierenrindenextrakt, Frischzellenbehandlung, rohkostreiche, überwiegende Milch-Pflanzen-Diät, Arsen, Calcium, Eisenpräparate, Meersalz, Vitamin C und E.

Erkrankungen der Hirnanhangdrüse (Hypophyse)

Bei der Hirnanhangdrüse oder Hypophyse handelt es sich um ein etwa kirschgroßes Organ, das an der Unterfläche des Gehirns sitzt und in einer Einbuchtung des Schädelknochens, dem sogenannten Türkensattel liegt. Man unterscheidet an ihr einen Vorderlappen und einen Hinterlappen. Jeder dieser zwei Teile hat eine andere Funktion, jeder produziert eine Reihe von Hormonen. Durch diese wird auch die Tätigkeit der anderen Drüsen mit innerer Absonderung wesentlich beeinflußt und gesteuert. Veränderungen in der Hormonbildung führen daher zu den unterschiedlichsten Krankheitsbildern.

Akromegalie

Durch eine Geschwulst, die sich im Vorderlappen der Hypophyse bildet, kommt es zu einer gesteigerten Bildung von Wachstumshormon. Es entwickelt sich eine eigenartige Größenzunahme der vorspringenden Teile, wie Hände und Füße, Nase, Lippen und Zunge, Jochbögen und Unterkiefer. Die Stimme wird tief und rauh. Bei Männern besteht meist Impotenz, und bei Frauen versiegt die Monatsblutung. Die Krankheit tritt vorwiegend zwischen dem zweiten und dritten Lebensjahrzehnt auf. Sie befällt Männer und Frauen gleich häufig.

Behandlung: Röntgenbestrahlung oder Operation.

Der Riesenwuchs ist mit der Akromegalie verwandt. Er scheint sich dann zu entwickeln, wenn die Überfunktion der Hypophyse schon im jugendlichen Alter während der Wachstumsjahre einsetzt. Bei Unterfunktion der Hirnanhangdrüse kann es zu Zwergwuchs kommen.

Cushingsche Krankheit

Es handelt sich um eine besondere Form der Fettsucht, die durch Störungen im Vorderlappen der Hypophyse verursacht wird. Während der Rumpf verfettet, bleiben Arme und Beine schlank. Das Gesicht des Kranken wird durch die Fettauflagerungen rund wie ein Vollmond. Die Krankheit tritt meist zwischen dem zwanzigsten und dreißigsten Lebensjahr auf und befällt besonders häufig Frauen. Die allgemeine Kraftlosigkeit führt früher oder später zur Bettlägerigkeit. Außerdem entwickelt sich eine geistige Stumpfheit.

Behandlung: Radium- oder Röntgenbestrahlung, Operation oder Hormonbehandlung.

Fröhlichsche Krankheit *(Dystrophia adiposogenitalis)*

Sie wurde 1901 von Professor Fröhlich, Wien, entdeckt. Durch eine herabgesetzte Funktion im Vorderlappen der Hypophyse kommt es zu einer Fettsucht, die vorwiegend am Rumpf besteht und zu einer mangelhaften Entwicklung der Keimdrüsen. Die Erkrankung tritt am häufigsten bei

Knaben zwischen dem 12. und 14. und bei Mädchen zwischen dem 15. und 20. Lebensjahr auf. Die Krankheitserscheinungen können sich im Laufe der Jahre wieder zurückbilden.

Behandlung: Vitaminreiche, vorwiegend pflanzliche Kost, Hormonbehandlung.

Simmondsche Krankheit

Bei dieser Krankheit handelt es sich um eine hochgradige Abmagerung infolge einer mangelhaften Funktion des Vorderlappens der Hypophyse. Die Erkrankung befällt vorwiegend Frauen nach Geburten und Mädchen während der Pubertät, sie kann aber auch bei Männern auftreten.

Behandlung: Hormonbehandlung, → Magersucht.

Wasserharnruhr *(Diabetes insipidus)*

Es handelt sich bei dieser Krankheit um Störungen im Hinterlappen der Hypophyse und im Zwischenhirn. Dabei werden täglich sehr große Mengen von Harn ausgeschieden, 5 bis 10, ja bis 20 Liter. Infolgedessen klagen die Kranken über ein sehr starkes Durstgefühl. Durch viel Trinken kommt es zu erheblichen Störungen im Wasserhaushalt des Körpers.

Behandlung: Kochsalzarme, weitgehend pflanzliche Diät, Hormonbehandlung.

Erkrankungen der Zirbeldrüse

Durch Störung der Funktion der Zirbeldrüse im kindlichen Alter kommt es zu einer auffallend frühzeitigen Entwicklung des Körpers und besonders der Geschlechtsorgane. Bei Mädchen wird dabei ein ungewöhnlich frühzeitiges Einsetzen der Menstruation und eine frühe Entwicklung der sekundären Geschlechtsmerkmale beobachtet. Neben der körperlichen Frühreife findet sich gelegentlich auch eine geistige.

Behandlung: Hormonkuren, Röntgentiefenbestrahlung.

Erkrankungen der Thymusdrüse

Diese Drüse liegt unterhalb des Brustbeins und entwickelt sich bis zur Pubertät. Dann bildet sie sich wieder zurück. Veränderungen dieser Drüse können bei Kindern aus geringfügigen Anlässen zum plötzlichen Tod führen.

Störungen der Keimdrüsen

Neben der äußeren Ausscheidung von Samen und Eiern dienen die Keimdrüsen auch der inneren Sekretion. Ihre Hormone bestimmen den Geschlechtstrieb und in Verbindung damit auch die Ausbildung der sekundären Geschlechtsmerkmale, den Unterschied in der männlichen und weiblichen Körperform, in der Skelett- und Muskelentwicklung, in der Beckenform, im Fettansatz, der Behaarung, der Bildung der Brust, im Bartwuchs und in der Ausbildung des Kehlkopfes.

Als Kastraten oder Eunuchen werden Männer bezeichnet, deren Hoden durch Operation oder Unfall völlig entfernt worden sind. Die Erscheinungen hängen vom Zeitpunkt der körperlichen Entwicklung ab. Bei Kindern entwickeln sich die Geschlechtsorgane nur unvollkommen. Der Kehlkopf bleibt unentwickelt, so daß die Stimme einen hellen Klang behält. Werden die Hoden erst im späteren Lebensalter entfernt, treten verhältnismäßig wenig Ausfallserscheinungen auf.

Bei einer Kastration von Frauen nach der Pubertät, etwa durch Röntgenbestrahlung, kommt es zu vorzeitigen Wechseljahren, zum Aufhören der Menstruation und zur Rückbildung der Geschlechtsorgane und der Brüste. Der Ausfall der Keimdrüsentätigkeit führt zumeist zu einer Fettsucht.

Als Eunuchoide werden Menschen bezeichnet, die alle Erscheinungen der Kastration zeigen, bei denen aber die Keimdrüsen nicht entfernt worden sind. In diesen Fällen handelt es sich meistens um eine angeborene Keimdrüsenschwäche, aber auch durch Unfall oder Infektionskrankheiten können die Keimdrüsen geschädigt werden. Die Geschlechtsorgane sind verkümmert, es findet sich ein Fettwuchs wie bei Kastraten und ebenfalls eine hohe Stimme. Die Körperhaut ist zart und blaß. Es bestehen Bartlosigkeit und eine nur spärliche Behaarung der Schamgegend, der Achselhöhlen und am Stamm.

Behandlung: Hormonbehandlung.

Allergische Krankheiten

Es handelt sich hierbei um Krankheitsbilder, die bei einer Überempfindlichkeit des Körpers durch seine Reaktion auf körperfremde Substanzen oder bestimmte Reize zustandekommen. Diese abartige Überempfindlichkeit kann angeboren oder erworben sein. Die Stoffe, die für die Auslösung allergischer Reaktionen verantwortlich sind, werden als antigene Substanzen oder Allergene bezeichnet. Dabei handelt es sich vorwiegend um Eiweißkörper, aber auch um andere chemische Substanzen, die eine Verbindung mit Eiweißkörpern eingegangen sind. Es können z. B. alle Arzneimittel innerhalb des Körpers durch Verbindung mit Eiweiß zu Antigenen werden und damit allergische Reaktionen bei einzelnen Kranken auslösen.

Die Allergene können auf verschiedenen Wegen in den Körper eindringen:

durch Einatmung, z. B. Staub, Schimmelpilze, Blütenpollen, Luftallergene, durch Nahrungsmittel, z. B. Fischeiweiß oder Eier, Bakterien, innerlich verabreichte Arzneimittel,
durch Hautberührung, z. B. Pelze oder kosmetische Präparate oder Medikamente,
durch Einspritzung in den Körper, z. B. Heilserum, Antibiotika oder andere Medikamente,
durch eingedrungene Infektionserreger, z. B. Tuberkelbazillen, Streptokokken.

Bei der Vielzahl der als antigen in Betracht kommenden Substanzen ist die Häufigkeit allergischer Erkrankungen verständlich. Die allergische Ursache bei Schleimhautkatarrhen, Magen-, Darmerkrankungen, Kreislauf-, Nieren- und Nervenerkrankungen ist keineswegs immer deutlich und wird zweifellos oft nicht erkannt. So werden von manchen Klinikern 30–40 % der Magen- und Darmerkrankungen als allergisch angesehen.

Als typische allergische Erkrankungen gelten Heufieber, Bronchialasthma, Nesselfieber, Quincke-Ödem, Serumkrankheit und die Schleimhautentzündung des Dickdarms *(Colitis mucosa)*. Charakteristische Zeichen einer allergischen Reaktion sind: Juckreiz an Haut- und Schleimhäuten durch Reizung der Nervenenden, Quaddelbildung, Ödeme, Entzündungen und Blutaustritte durch Gefäßreizungen, weiterhin Verkrampfungen der feinen Luftröhrenäste mit Atemstörungen und der Herzkranzgefäße mit Herzbeschwerden, Störungen der Funktion und der entsprechenden Auswirkungen auf den Blutkreislauf, wobei es meist zur Blutdrucksenkung kommt. Ferner gehören zu den allergischen Reaktionen Durchfälle oder unwillkürlicher Kotabgang durch Verstärkung der wurmförmigen Bewegungen des Darmes (Peristaltik), ebenso Zusammenziehung der Gallen- und Harnblase mit Urinabgang. Schließlich beobachtet man durch Reizungen des Zentralnervensystems entweder allgemeine nervöse Erscheinungen, wie Unruhe und Erregung oder gar Krampfanfälle und tiefe Bewußtlosigkeit (Coma).

Bei einer familiären Veranlagung zu allergischen Krankheiten treten die folgenden Erscheinungen besonders häufig auf: Juckreiz, flüchtige Hautausschläge, Nesselfieber, nässende Flechten, Ekzeme, Milchschorf, Migräne, Bindehautentzündung, Katarrhe der Schleimhäute, besonders an den oberen Luftwegen, Asthma, unklare Magen- und Darmerkrankungen, flüchtige Schwellungen an den Gelenken und Reaktionen auf Medikamente.

Zur diagnostischen Klärung werden Testungen mit Allergen-Extrakten durchgeführt. Dabei handelt es sich meist um flüssige Auszüge, die auf oder in die Haut gebracht werden und im positiven Fall zu einer Quaddelbildung oder Gefäßreaktion führen. Bei der Fülle der in Frage kommenden Substanzen gelingt es häufig nicht, die wahre Ursache herauszufinden. Im übrigen bleibt in vielen Fällen die vorhandene allergische Konstitution bestehen, und die Behandlungsaussichten werden um so ungünstiger, je länger das Krankheitsbild besteht.

Allopathie: Einspritzungen von Antiallergica, Antihistaminica und Corticoiden unter Kontrolle des Blutdrucks, der Schilddrüsenfunktion und des Herzens, ferner Ephedrin und Ephetonin, bei asthmatischem Anfall auch Aludrin, Asthmolysin und Inhalation von Alupent und Aludrin Aerosolen.

Weiterhin wird eine Umstimmung des Körpers durch Fieberkuren oder Einspritzungen von Eigenblut oder Eigenserum versucht. Außerdem gibt es bestimmte spezifische Allergie-Medikamente, die vor allem dann zweckmäßig erscheinen, wenn eine einwandfreie Bestimmung der auslösenden Substanz erfolgen konnte. Bei allen allergischen Erkrankungen werden heute Nebennierenrindenpräparate und das Hypophysenvorderlappenhormon ACTH angewandt. Strengste ärztliche Kontrolle ist notwendig.

Naturgemäße Allgemeinbehandlung: Am wirksamsten sind Schwitzmaßnahmen, insbesondere eine regelmäßige Sauna-Behandlung.

Ein Wechsel der Umgebung und des Klimas ist oft zweckmäßig und kann auch oft diagnostische Hinweise auf verdächtige Allergene geben. Weiterhin haben sich Bindegewebsmassagen, Heilgymnastik usw. sehr bewährt, insbesondere kräftige körperliche Ausarbeitung im Freien.

Schließlich finden sich oft auch psychische Grundlagen, die für den Ausbruch allergischer Erkrankungen verantwortlich sind. Deshalb sind in manchen Fällen die Methoden der → Psychotherapie angebracht. Eine Umstellung der Reaktion des Körpers kann auch durch Einspritzungen von Ameisensäure oder Bienengift versucht werden.

Diät: In hartnäckigen Fällen werden vor allem Fastenkuren durchgeführt, um dadurch eine Umstimmung des Körpers in seiner Reaktionslage zu begünstigen. Gleichzeitig werden mit einer Fastenkur etwaige Nahrungs-Allergene ausgeschaltet, so daß man beim späteren Übergang auf eine Normalkost gleichzeitig verschiedene Nahrungsmittel daraufhin testen kann, ob sie als auslösender Reiz in Betracht kommen. Je nach der Allgemeinverfassung des Kranken führt man nur eine Reihe von Fasttagen durch oder eine ausgesprochene → Fastenkur von 3–4 Wochen Dauer. Den Übergang bildet eine Obstdiät, die zu einer allgemeinen Rohkost-Ernährung erweitert wird. Die nächste Stufe ist eine kochsalzarme Pflanzenkost, der allmählich Milch und Milchprodukte, schließlich auch zum Zwecke der Testung Fleisch und Fisch zugelegt werden.

Zur Behandlung der allergischen Reaktion ist aber die langfristige Einhaltung einer kochsalzarmen, rohkostreichen Milch-Pflanzen-Diät sehr zweckmäßig, wobei die Zufuhr von Eiern sehr eingeschränkt werden sollte.

Kräuterheilkunde: Knoblauch, Blutreinigungstees. Ferner sind Baldrian und Hopfen, auch Johanniskraut und Eisenhut, vor allem bei nervösen Reizerscheinungen angebracht.

Homöopathie: Gelsemium D 4–6, Nux vomica D 6, Spigelia D 4–6, Digitalis D 2, Sanguinaria D 4–6, Cimicifuga D 4–6, Iris versicolor D 3, Apis D 3–6, Urteca urems.

Biochemie: Calcium carbonicum D 6, Sulfur D 6, Magnesium phosphoricum D 6, Silicea D 12, Natrium phosphoricum D 6, Ferrum phosphoricum D 6.

DIE HAUTKRANKHEITEN

Die Haut

Die Haut ist nicht nur die äußere Schutzdecke des Körpers, sondern darüber hinaus hat sie eine Reihe wichtiger Aufgaben zu erfüllen.

Die Dicke und Festigkeit der Haut ist in den einzelnen Körpergegenden unterschiedlich. Wir finden sie besonders dick und straff an der Fußsohle, an der Hohlhand und auf dem behaarten Kopf. Ganz besonders dünn ist die Haut am Vorderhals, an den Wangen und an den Augenlidern; wir sehen darum auch die oberflächlichen kleinsten Blutgefäße durchschimmern. Wir finden weiterhin eine dünne Haut an den Brüsten, in der Leistenbeuge, in der Ellenbeuge und in den Kniekehlen.

Überall da, wo durch Bewegungen der Muskeln und Gelenke die Haut öfter in Falten gelegt wird, bilden sich Furchen, z. B. im Gesicht, in der Hohlhand, an den Handgelenken, an den Beuge- und Streckseiten der Finger und Zehen usw. Mit zunehmendem Alter graben sich diese Furchen durch den Schwund des Hautfettes tiefer ein und werden schließlich als faltige Runzeln immer zahlreicher.

Wird die Haut verletzt, so heilt der Körper die Wunde von den Rändern her durch Überwachsen einer neuen Haut. Diese ist zuerst zart und blutreich, wird aber später zu Narbengewebe, das die umgebende gesunde Haut an Festigkeit und Derbheit übertrifft, aber weniger Blutgefäße hat und vor allem auch keine Tastkörperchen oder Schweißdrüsen aufweist.

Die Haut besteht in der Hauptsache aus drei übereinanderliegenden Schichten: der Oberhaut, der Lederhaut und dem Unterhautfettgewebe.

Die Oberhaut enthält keine Blutgefäße und besteht aus dicht aneinandergefügten Zellen. Man unterscheidet in ihr zwei Schichten. In der Tiefe, auf und zwischen den Wärzchen der Oberfläche der Lederhaut liegt die Keimschicht, darüber die Hornschicht. Die tieferen Zellen der Keimschicht sind bei den einzelnen Menschenrassen unterschiedlich gefärbt, entweder nur ganz leicht gelblich bis bräunlich oder tiefbraun bis fast schwarz. Es können sich aber dort noch weitere Farbkörnchen (Pigmente) anhäufen und die Haut noch dunkler tönen. Diese Hautfärbungen entstehen also durch Pigmenteinlagerungen in der Keimschicht. Die Hornhaut ist farblos, allenfalls nur schwach gelblich getönt. Bei Blasenbildung in der Haut ist auch bei einem Neger die abgehobene Haut weiß und nicht schwarz. Unter der Einwirkung der ultravioletten Strahlen der Sonne färben sich die Zellen der Keimschicht durch vermehrte Pigmentbildung dunkler. Durch Umformung und Verhornung der Zellen der Keimschicht entsteht die Hornschicht, die sich fortwährend abnutzt, indem die vertrockneten Schüppchen abgeschilfert werden. Dafür rückt immer wieder eine neue Zellschicht als Ersatz nach oben. Unsere Haut erneuert sich also ständig.

Nägel und Haare stellen verhornte Oberhautgebilde dar. Die Nägel sind feste Hornplatten, die auf der Rückseite aller Finger- und Zehenspitzen liegen. Sie sind mit ihrer Unterlage verwachsen und schieben sich aus dem Nagelbett vor.

Die Haare finden sich überall auf der Haut, sind aber an einzelnen Körperstellen des Menschen besonders stark entwickelt, vor allem als Kopf-, Bart-, Augenbrauen-, Wimper-, Achsel- und Schamhaare. Man unterscheidet die Haarwurzel als den in der Haut befindlichen Teil des Haares und den Haarschaft, der in der Spitze endigt. Die Wurzel ist an ihrem Ende zur Haarzwiebel verdickt und steckt in einer flaschenförmigen Hautvertiefung, dem Haarbalg. Im Haarbalg ist die Wurzel von einer Scheide umgeben, in die eine oder mehrere Talgdrüsen münden. Diese sondern den Talg ab, der das Haar einfettet. Die verhornten Zellen, aus denen das Haar vor allem besteht, enthalten einen Farbstoff, der die verschiedenen Haarfarben bedingt. Beim Verschwinden dieses Farbstoffes werden die Haare grau und schließlich weiß.

Die Lederhaut besteht aus einem festen elastischen Bindegewebe, in das auch glatte Muskelfasern eingelagert sind. Diese Hautschicht läßt sich in Leder verwandeln, während sich die Oberhaut beim Gerben ablöst. Die Oberfläche der Lederhaut trägt zahllose nagelförmige Wärzchen, die Hautpapillen, in die Blutgefäße (Haargefäßschlingen) oder Nervenfasern eindringen. Die sogenannten Tastkörperchen vermitteln den Tastsinn. Wir finden sie besonders zahlreich an sehr empfindlichen Körperstellen, vor allem an den Fingerspitzen.

Das Unterhautfettgewebe geht allmählich in die Lederhaut über und ist von ihr nicht scharf abgegrenzt. Seine Dicke ist außerordentlich unterschiedlich. Das Hautfett als schlechter Wärmeleiter schützt den Körper vor Kälteeinwirkung, deshalb haben gut genährte Menschen eine bessere Anpassungsfähigkeit bei kalter Witterung als magere. Bei einer normalen Entwicklung des Fettgewebes wird die Haut fest und elastisch und rundet als weiches Polster die Körperformen gefällig durch Überlagerung der scharfen Vorsprünge von Knochen oder Muskeln.

Bei einer starken Zunahme der Fettschicht werden die Körperformen üppig. Die Haut fühlt sich dann weich und schwammig an und sieht infolge der Behinderung des Blutumlaufes blaß aus.

An den einzelnen Körperstellen ist die Verteilung des Unterhautfettgewebes unterschiedlich. Fettlos ist die Haut an den Augenlidern und den Ohrmuscheln. Sehr gering entwickelt ist das Fettgewebe über den Gelenken.

Die Haut ist unter anderem auch ein wichtiges Ausscheidungsorgan. Es werden feste, flüssige und gasförmige Stoffe abgesondert. Das sind einmal an der Oberhaut die sich abschilfernden Schüppchen der Hornschicht, dazu kommen die ausfallenden Haare sowie der Substanzverlust durch das Beschneiden der Haare und der Nägel.

Von den Talgdrüsen, die traubenförmig gebaut sind, wird der Hauttalg ausgeschieden. Meist münden diese Drüsen in die Haarbälge, doch endet ein Teil von ihnen auch – vor allem in der Gesichtshaut – direkt an der Hautoberfläche. Wenn sich diese Talgdrüsen der Gesichtshaut entzünden, spricht man von Mitessern oder Finnen. Der Hauttalg dient zum Einfetten von Haut und Haaren und erhält sie dadurch geschmeidig. Er besteht im wesentlichen aus Fett und Fettseifen. Besonders ist auch an die Absonderung der Haut im inneren Gehörgang, das Ohrenschmalz zu denken, das sich leicht zu größeren Klümpchen verhärtet.

Die Schweißdrüsen liegen in der Lederhaut. Sie sind lange Schläuche, die in Knäuelform zusammengewickelt erscheinen, während der Ausführungsgang die Oberhaut durchbohrt und an der Körperoberfläche endet. Am zahlreichsten sind die Schweißdrüsen in der Achselhöhle, an der Fußsohle und im Handteller.

Der Schweiß ist der am meisten verdünnte Körpersaft und besteht aus Wasser mit einer geringen Beimengung fester Stoffe. Das sind hauptsächlich Kochsalz, Fett und flüchtige Fettsäuren, die den Talgdrüsen entstammen. Aber auch Krankheitsstoffe können mit dem Schweiß ausgeschieden werden. Fettleibige Menschen mit einem starken Wassergehalt des Gewebes geraten besonders leicht ins Schwitzen. Die Schweißbildung kann auch angeregt werden durch seelische Erregung (Angstschweiß) oder durch chemische Stoffe, vor allem durch bestimmte schweißtreibende Arzneimittel. Weiterhin wird der Schweißaustritt begünstigt durch eine starke Muskelarbeit oder durch erhöhte Herztätigkeit. Bei einer erhöhten Temperatur der Außenluft dient die Schweißabsonderung der Wärmeregulierung des Körpers. Durch die Verdunstungskälte des Schweißes vermag sich der Körper vor einer Wärmestauung (Hitzschlag) zu schützen.
Die im Schweiß enthaltenen flüchtigen Stoffe geben dem Körper einen besonderen Geruch. Dieser kann sich verstärken durch die Ausscheidung bestimmter Krankheitsstoffe und Stoffwechselschlacken sowie durch die Riechstoffe einiger Nahrungsmittel, z. B. Knoblauch oder auch einzelner Arzneistoffe.

Gasförmige Stoffe, die von der Haut ausgeschieden werden, sind Wasserdampf und vor allem Kohlensäure. Man spricht in diesem Zusammenhang auch von einer Atemtätigkeit der Haut; diese ist jedoch im Vergleich zu der Lungenatmung ohne besondere Bedeutung. Die Ausscheidung über die Haut insgesamt ist aber für den Körper eine Lebensnotwendigkeit. Wird diese Hauttätigkeit in großem Umfang, z. B. durch Verbrennung ausgeschaltet, so kann dadurch der Tod bedingt werden.

Die Haut hat weiterhin eine nach innen gerichtete Schutzwirkung. Man versteht darunter die Beeinflussung innerer natürlicher Heilkräfte, die durch Auslösung von Hautreizen zustande kommt. Bestimmte Infektionskrankheiten gehen auch mit Hautveränderungen einher, z. B. bei Scharlach und Masern hat sich herausgestellt, daß die Stärke der Hauterscheinungen oft für den Ablauf des Krankheitsprozesses besonders wichtig ist. Im Volksmund heißt es denn ja auch, daß bei einer ungenügenden Beteiligung der Haut und nachfolgenden Erkrankungen innerer Organe die Krankheit nach innen geschlagen sei.

Aber auch über die Nervenbahnen bestehen Beziehungen zu einzelnen Hautbezirken, die inneren Organen zugeordnet sind, so daß mit bestimmten Hautreizbehandlungen eine Einwirkung auf diese Organe erzielt werden kann. – Die Haut führt demnach nicht ein Eigenleben, sondern hat sehr vielfältige Beziehungen zum Organismus und seinen Funktionen.

Die Haut als Schutzhülle

Durch das Hautorgan, das größte Organ, das wir besitzen, wird der Körper nach außen hin abgegrenzt. Die Haut bildet eine Schutzhülle und übernimmt zugleich die Vermittlung mit der Außenwelt.

Regulierung des Wärmehaushaltes und Wasserstoffwechsels

Der Mensch als Warmblüter hat in gesunden Tagen eine Körpertemperatur von 36,7–37,3° C. Diese gleichmäßige Körperwärme entsteht durch Vorgänge im Stoffwechsel und ist für die Erhaltung des Lebens erforderlich. Aus dem ständigen Aufbau und Abbau von Stoffen in den Zellen schöpft der Körper seine Energien; dieser Vorgang ist zugleich das wichtigste Zeichen des Lebens. Der Organismus wird daher bestrebt sein, sich eine möglichst gleichmäßige Wärme zu sichern. Unter- und Übertemperatur (Erfrieren und Fieber) lassen sich daher nicht mit dem Begriff der Gesundheit vereinbaren. Der Körper vermag durch Vermittlung der Haut normalerweise den Wärmehaushalt im Ausgleich zu halten. Bei Wärmestauung findet eine Entwärmung des Körpers statt und zwar durch Leitung, Strahlung und Abgabe von Schweiß. Wir wissen aus Erfahrung, wie stark die Wärmestrahlung einzelner Menschen sein kann. Ebenso leicht verständlich ist die Wärmeleitung. Wenn wir in ein kühles Bett gehen, einen kalten Wickel anlegen, so wird der Körper naturgemäß durch Leitung Wärme abgeben. Wir erwärmen das kühle Bett und den kalten Wickel. Das mächtigste Hilfsmittel zur Wärmeabgabe haben wir in der Absonderung von Schweiß.

Die Bedeutung der Schweißabsonderung

Zur Verdunstung von 1 Liter Schweiß sind etwa 550 Wärmekalorien notwendig, das ist bereits der 4. bis 5. Teil der vom Körper täglich erzeugten Wärme. Unter Beachtung der bereits erwähnten Tatsache, daß der Mensch täglich ½ bis zu 1 Liter Schweiß verdunstet, erhellt die große Bedeutung der Haut zur Abgabe von Wärme. Die Schweißabsonderung ist also die wichtigste Schutzvorrichtung des Körpers, um einer Überwärmung vorzubeugen und den Wasserhaushalt zu regulieren. Doch kommt dem Schweiß noch eine weitere wichtige Bedeutung zu. Den Schweißdrüsen wird der Schweiß direkt aus dem Blut zugeleitet. Da das Blut aber zähe an seiner Dichtigkeit (Konstanz) festhält, so wird die durch die Haut abgegebene Flüssigkeit durch Zustrom aus den Geweben ersetzt. So kommt es zu einer kräftigen Strömung aus den Geweben und Muskeln ins Blut, aus dem Blut nach den Schweißdrüsen. Auch eine verstärkte Lymphströmung nach der Haut kommt dabei zustande, was einer Steigerung der Abwehrkräfte gleichkommt. Durch ausgiebiges Schwitzen, durch Bewegung oder Packung lassen sich dem Körper große Wassermengen entziehen. Dabei kommt es zu einer Steigerung des Stoffwechsels und zum Abbau von Körpersubstanz. Schwitzen ist seit ältester Zeit ein beliebtes Mittel zur Verminderung des Körpergewichtes bei Entfettungskuren.

Doch ist die Fähigkeit, Schweiß abzugeben, bei den einzelnen Menschen oft sehr verschieden. Gerade bei einer Reihe von Hautkranken besteht zuweilen eine schlechte Hauttätigkeit, eine mangelnde Absonderung von Schweiß. Es gibt zahlreiche Menschen, die nie im Leben zu einem ordentlichen Schweißausbruch kamen. Bei der bereits erwähnten Strömung aus den Geweben nach dem Blut, vom Blut nach den Schweißdrüsen werden eine Reihe löslicher Stoffwechselrückstände mitgeschwemmt. Ablagerungen in den Geweben und in den Muskeln werden auf diese Weise ausgeschieden, aber auch das Blut selbst gibt verbrauchte Stoffe ab. Durch die Hautausdünstung, insbesondere durch den Schweiß, werden somit Schlacken aller Art aus dem Körper befördert: vor allem Kochsalz, Harnstoff und Harnsäure, giftige Fettsäuren, körperfremde Arzneimittel, wie Arsen, Jod, Blei, Quecksilber.

Die Haut hat in ihrer Ausscheidungstätigkeit eine innige Beziehung zu den Nieren, welche dieselben Stoffe, nur in größeren Mengen ausscheiden. Man spricht daher mit Recht von einer Entlastung der Nieren durch die Haut.

Wir können mit Sicherheit annehmen, daß durch den Schweiß Gifte verschiedenster Art aus dem Körper befördert werden. Versuche haben ergeben, daß der Schweiß des Menschen, kleinen Versuchstieren eingespritzt, stark giftig, ja tödlich wirken kann.

Haut und Blutkreislauf

Die Leistung eines Organes ist von der richtigen Blutversorgung abhängig. Wir können durch nichts vollkommener den Kreislauf regulieren als durch die verschiedenen Hautreize, welche durch Luft, Sonne und Wasser hervorgerufen werden. In richtiger Abstufung angewandt, beeinflussen sie die Zirkulation entscheidend.

Wie kommt diese Wirkung zustande? Nehmen wir als Reiz auf die warme Haut eine kurze kalte Wasseranwendung, so sehen wir zunächst, daß die Haut blaß wird. Bei nervösen Menschen mit empfindlichem Zirkulationsapparat sehen wir vielfach eine Gänsehaut auftreten, hervorgerufen durch Zusammenziehung der feinsten Hautmuskeln. Dem Blut wird der weitere Zutritt zu der Haut verwehrt, sie wird blutleer, blaß. Durch diesen Vorgang schützt sich der Körper vor Wärmeverlust. Aber nur kurze Zeit dauert diese Sperre im Blutkreislauf. Unmittelbar danach folgt eine verstärkte Durchblutung der Haut. Rötung und Wärmegefühl stellen sich ein. Wir bezeichnen diesen Vorgang als Reaktion. Es muß besonders betont werden, daß nur solche Einwirkungen auf die Haut ihren Zweck erfüllen, welche als Reaktion zu einer besseren Durchblutung der Haut führen (Hyperämie). Unzweckmäßig sind lang ausgedehnte Kaltwasseranwendungen, da sie die Haut blutleer machen und die Zirkulation verlangsamen bis zur völligen Blutstockung. Aber auch die tieferliegenden Blutgefäße zeigen nach kurzen Kältereizen dieselbe Reaktion, eine Erweiterung. Hier spricht man von einer nervös-reflektorischen Fernwirkung. Auf diese Weise lassen sich alle inneren Organe durch das Auftreten der Hautreaktion zirkulatorisch beeinflussen.

Alle Teile der Haut müssen einwandfrei gut durchblutet sein, wenn nicht die inneren Organe Schaden leiden sollen. Eine gestörte Hautfunktion läßt stets auch auf eine gestörte Organfunktion schließen. Jede Hauterkrankung ist nie Hautschaden allein, stets müssen innere Organe, besonders Leber, Niere, Darm, mitbehandelt werden.

Zusammenfassend können wir sagen, daß durch alle naturgemäßen Maßnahmen, welche eine bessere Durchblutung der Haut herbeiführen, eine tiefgreifende Wirkung auf den ganzen Organismus erzielt wird.

Die Haut ist eines der blutreichsten Organe. Man kann annehmen, daß eine gut durchblutete Haut die Hälfte bis $^2/_3$ der gesamten Blutmenge in sich aufnimmt. So vermögen wir über die Haut den ganzen Blutkreislauf günstig zu beeinflussen.

Eine besondere Beachtung verdient die Rückwirkung der Hautbehandlung auf die Ausscheidungstätigkeit von Niere und Darm. Niere und Haut sind demselben vegetativen Nervensystem untergeordnet. Kommt es durch Kalt- oder Warmwasseranwendungen zu einer besseren Durchblutung der Haut, so werden gleichzeitig auch die Gefäße der Nieren erweitert. Sie werden besser durchblutet und scheiden vermehrt aus. Eine verstärkte Harnabsonderung ist stets nach einer intensiven Reizung der Haut zu beobachten. Dabei steigt nicht nur die Menge des Urins, sondern vor allem auch der Gehalt an Harnsäure. Es kommt demnach gleichzeitig zu einer vermehrten Ausschwemmung von Stoffwechselgiften durch Haut und Niere.

Bildung von Fermenten in der Haut

Nach neueren Untersuchungen werden in der Haut auch in reichem Maße Fermente erzeugt. Das sind Stoffe, welche, vor allem von den Verdauungsdrüsen abgesondert, zur Verdauung von Fett, Eiweiß und Kohlehydraten dienen. Die Haut des Säuglings soll besonders reich daran sein. Beim Erwachsenen finden sie sich am meisten in der Haut der Fußsohlen.

Bildung von Abwehrstoffen in der Haut

Die Haut als Träger wichtiger Immunisierungsvorgänge ist erst in den letzten Jahren richtig erkannt worden. Sie bildet bei einer Reihe von Infektionskrankheiten Abwehrstoffe, welche dem Körper zugeführt werden und ihn vor bakterieller Schädigung schützen, daher werden sie auch Schutzstoffe genannt (Esophylaxie). In diesem Sinne wirken vor allem Luft- und Sonnenbäder. Aber auch alle anderen Maßnahmen, welche eine vermehrte Strömung von Blut und Lymphe nach der Haut hervorrufen, erhöhen vermittels der Lymphe die Abwehrkraft des Körpers. Das Lymphsystem gilt als die Verteidigungsanlage gegenüber den mannigfachen Gefahren unseres Lebens. Überall, wo der Körper gefährdet ist, sei es durch Bakterien oder deren Gifte (Toxine), eilen zahlreiche weiße Blutkörperchen (Lymphozyten) herbei, um den Kampf mit den Schädlingen aufzunehmen. Sie haben die Fähigkeit, zwischen den Zellwänden hindurchzuschlüpfen, um möglichst schnell und in großer Zahl an die gefährdeten Stellen zu gelangen. Sie nehmen die Gifte in ihre kleinen Körper auf, fressen sie also einfach. Solche mit Gift vollgesogenen weißen Blutkörperchen nennt man Eiterkörperchen.

Diätkuren bei Hautkranken nach Bommer

Ausgangspunkt für Bommers Forschungen war die Hauttuberkulose, der Lupus. Die guten Ergebnisse der Diät nach Gerson-Sauerbruch-Hermannsdorfer bei der Lungentuberkulose regten zu einer Nachprüfung beim Lupus an. Bei dieser Krankheitsform waren die Erfolge besonders auffällig und veranlaßten viele Hautärzte zur Einführung dieser Diät.

Nachdem sich gerade bei den schweren Krankheitsbildern so unerwartet wesentliche natürliche Heil- und Regenerationsvorgänge gezeigt hatten, schien es von vornherein viel aussichtsreicher, auch bei den übrigen Hautkrankheiten mit Diätkuren vorzugehen. Dabei ergab sich dann für Prof. Bommer die folgende Schematisierung im Vorgehen, das er auf vier Diätstufen vereinfachte.

I. Stufe: Fasten, Obstsaftdiät, strenge Rohkost, Milchtage, Hafersuppen- oder Haferbreitage.

II. Stufe: Obst, Obstsaft, deutscher Tee, Vollkornbrot (ohne Milch), Gemüse (roh und gekocht), Salat, Kartoffeln, Fett (Butter oder Pflanzenfett) 15–40 g.

III. Stufe: Wie Stufe II, Zulage $\frac{1}{4}$–$\frac{1}{2}$ l Milch, 30–40 g Quark, Fettmenge 20–50 g.

IV. Stufe: Wie Stufe III, Zulage: Fleisch 100–300 g in der Woche, 2 Eier in der Woche.

Die I. Stufe wird meist nur in schwereren Fällen in der Klinik angewandt, während die ambulante Behandlung im allgemeinen mit der II. Stufe einsetzt, die durchaus auch bei Berufstätigkeit als Ernährungsform vertretbar bzw. zumutbar ist. Wenn wir uns diese in der Praxis der Hautkrankheiten besonders bedeutungsvolle Diätform noch einmal genauer ansehen, wird sie nach folgendem Schema im Tagesablauf zusammengestellt:

Morgens: Ein Teller Vollkorn-Getreidebrei, mit Wasser gekocht, etwas frische Butter zum Anrichten. Vollkornbrot (1–2 Schnitten) mit Marmelade oder Honig. Deutscher Tee: Pfefferminz-, Hagebutten-, Brombeerblätter-, Apfeltee.

Vormittags: Je nach Bedarf Vollkornbrot mit wenig Butter, Obst.

Mittags: Frisches Gemüse, Kartoffeln (oder Reis unpoliert), Obst.

Nachmittags: Je nach Bedarf Knäckebrot oder Knusperbrot mit Marmelade oder Honig, deutscher Tee.

Abends: Vollkornbrot, Butter, Rohkost oder gekochtes Gemüse und Kartoffeln, Obst.

Als Fett: Nur Butter oder Pflanzenfett (kein Schmalz, Talg, Margarine). Fettmenge: zunächst täglich nicht mehr als 30 g, zum Kochen und Aufstreichen zusammen.

Der Beginn mit dieser Diätform hat verschiedene Vorteile: Bei weitgehender Vermeidung von Nahrungsmitteln, die stärker das Verdauungssystem und den Stoffwechsel belasten, wird doch beim Kranken genügend Sättigung und Kraft für körperliche Arbeit gewährleistet. Daß dabei anfänglich eine gewisse Gewichtsabnahme eintreten kann, ist in der Mehrzahl der Fälle kein Nachteil. Weiterhin ist aber keine andere Kostform so sehr in der Lage, Störungen der Verdauung und der Leberfunktion zu beseitigen, die bei der Entstehung von Hautkrankheiten häufig eine Rolle spielen. Wann und in welchem Umfange die Erleichterungen der weiteren Kostformen eintreten, hängt vom Krankheitsverlauf und der Reaktionsweise des Kranken ab.

Die hochungesättigten Fettsäuren bedeuten bei Hautleiden gewissermaßen ein diätetisches Medikament. Deshalb sollen bevorzugt entsprechende Fette wie Pflanzenöle, Vitaminöl und Weizenkeimöl verwandt werden. Es ist zweckmäßig, eine ausreichende Zufuhr dieser Wirkstoffe durch zusätzliches Einnehmen von Vitamin F zu sichern. Unter dem sogenannten Vitamin F faßt man lebensnotwendige, hochungesättigte essentielle Fettsäuren zusammen, die als Linol-, Linolen- und Arachidonsäure bezeichnet werden. Bei Luftzutritt werden sie ranzig und verlieren ihre Vitaminwirksamkeit. Während Linol- und Linolensäure vorwiegend in pflanzlichen Fetten vorkommen, findet sich die Arachidonsäure in tierischen Fetten. Die Muttermilch enthält übrigens erheblich mehr dieser mehrfach ungesättigten Fettsäuren als die Kuhmilch. Beim Milchschorf der Flaschenkinder wird man darum auch an diese Zusammenhänge denken müssen. Jedenfalls haben Brustkinder seltener Ekzeme als Flaschenkinder, wie verschiedene Statistiken zeigen.

Gute Spender dieser vitaminartigen Wirkstoffe sind das Öl aus Walnüssen, Traubenkernen, Baumwollsamen, Oliven, Maiskörnern, Mohn- und Leinsamen sowie Speck, Butter und Eidotter, ferner auch die Kartoffel. Außer bei Ekzemen wirkt sich die regelmäßige Zufuhr der hochungesättigten Fettsäuren gut bei Juckreiz aus, vor allem auch bei Frauen nach Eintritt der Wechseljahre.

Die engen Beziehungen zwischen der Tätigkeit der Haut und dem übrigen Organismus sind deutlich, gehört doch die Anwendung von Hautreizen zu den ältesten und verbreitetsten Methoden der Behandlung. Die ärztliche Beobachtung der Heilabläufe hat diese Zusammenhänge stets klar aufgezeigt, und gerade die Entwicklung der natürlichen Heilmaßnahmen und ihre Aufnahme in den gesamten ärztlichen Heilschatz dürfte durch die Erkenntnisse von der Wichtigkeit der Hautfunktion wesentlich gefördert werden.

Nicht nur für die Beeinflussung von Hautkrankheiten, sondern für jede Behandlung des kranken Menschen überhaupt bedeutet die Anregung der Hauttätigkeit einen wichtigen unentbehrlichen Bestandteil. Kein Arzt kann sich auf die Dauer der Wahrnehmung entziehen, daß mit der verbesserten Funktion und dem besseren Aussehen der Haut die Besserung im Befinden des Kranken einhergeht.

Menschen, die ihre Haut regelmäßig den natürlichen Reizen von Licht, Luft und Sonne aussetzen, also besonders Anhänger der Lebensreform oder Sportler, zeigen erfahrungsgemäß eine größere Widerstandsfähigkeit gegenüber Krankheiten aller Art. Außerdem beobachtet man bei dieser Menschengruppe leichtere und schnellere Gesundung. Die nicht zu leugnende Verjüngung der Frau, ihre größere Spannkraft gegenüber früheren Generationen, ist zweifellos im wesentlichen auf die intensivere Belüftung und Belichtung der Haut und ihre bessere Pflege zurückzuführen. Hautpflege und Ernährung sind nach der Erfahrung der biologisch eingestellten Ärzte die wichtigsten Grundlagen für eine erfolgreiche Behandlung; also die unbedingt notwendigen Faktoren, auf die sich jede ärztliche Befragung, Untersuchung und Behandlung neben den mehr oder minder notwendigen psychotherapeutischen Maßnahmen beziehen muß. Darum gehört auch die regelmäßige und häufige Befreiung des Menschen von seiner Kleidung zu den erfolgreichsten und dringendsten Maßnahmen der körperlichen Ertüchtigung. Eine verbesserte Hautarbeit wurde von jeher durch Wasser, Luft und Licht erzielt.

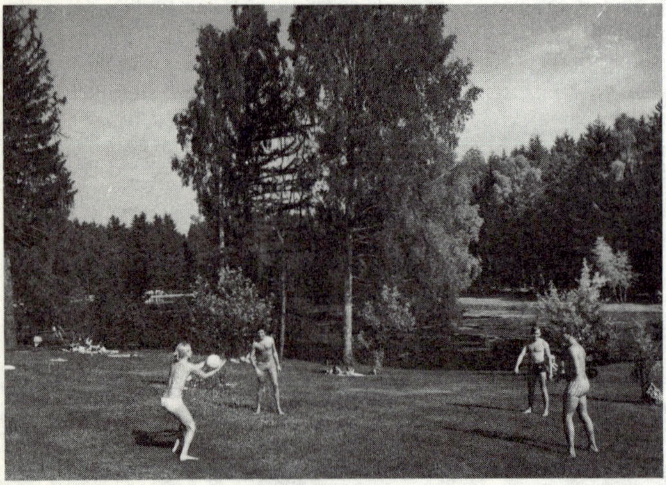

Ballspiel in frischer Luft

Es ist immer mehr in das ärztliche Denken eingegangen, daß die Haut infolge einer besonderen Anpassung nicht nur den Körper vor äußeren Schäden zu bewahren hat, sondern auch eine für eine Erkrankung der inneren Organe bedeutsame Schutzfunktion besitzt, und daß man die Haut auch als „Spiegel innerer Leiden" anzusehen hat.

Juckreiz (Pruritus)

Dieses Hautjucken kann im Zusammenhang mit Hauterkrankungen wie Nesselfieber, Flechte, Juckflechte usw. auftreten. Es handelt sich aber auch oft um ein Jucken, das ohne eine auslösende oder begleitende Hauterscheinung besteht. Man erkennt an der Haut höchstens die Folgeerscheinungen, also die Kratzeffekte, während die wahren Ursachen geklärt werden müssen.

Der Juckreiz kann einer Hauterkrankung vorausgehen. Er lenkt fernerhin den Verdacht auf tierische Krankheitserreger (Parasiten), z. B. Krätze u. a. – Hautjucken kann bei der Zuckerkrankheit vorkommen oder bei Erkrankungen der Nieren und Vorsteherdrüsen, bei Gicht, Darmerkrankungen, insbesondere Stuhlverstopfung. Bei Gelbsucht finden wir fast immer einen Juckreiz, der aber auch von der Leber ausgehen kann, ohne gelbe Verfärbung der Haut. Störungen der inneren Sekretion, nervöse Reizerscheinungen, Mißbrauch von Nikotin und Kaffee, aber auch Übermüdung führen oft zu Hautjucken. Bei einer medikamentösen Behandlung kann sein Auftreten das erste Zeichen für eine Unverträglichkeit (→ Allergische Krankheiten) bedeuten.

Der Juckreiz kann auch auf ganz bestimmte Körperzonen begrenzt sein. Hierher gehört z. B. das Afterjucken. In diesen Fällen kommen meistens Würmer in Betracht, besonders – Madenwürmer. Aber auch bei Stauungserscheinungen, wie sie im Zusammenhang mit Hämorrhoiden auftreten, und bei Afterfisteln wird Jucken beobachtet.

Allopathie: Nach Möglichkeit die auslösenden Ursachen beseitigen, Beruhigungsmittel, z. B. Bellergal oder Brom- und Kalkpräparate. Antihistaminsalben haben juckreizstillende Wirkung, in hartnäckigen Fällen kommen Umspritzungen mit einem Lokalanästeticum in Betracht.

Naturgemäße Allgemeinbehandlung: Im besonderen kommen Schwitzmaßnahmen in Betracht sowie kalte Waschungen, evtl. unter Zusatz von Essig oder kalte Güsse.

Diät: Kochsalzarme, fleischlose Kost fördert die Entschlackung und Entlastung des Stoffwechsels.
Kräuterheilkunde: Bäder mit Feldkümmel sind juckreizstillend, innerlich Blutreinigungstee.

Homöopathie: Oleander D 4 – D 6, Agaricus muscarius D 4 – D 6, Alumina D 6, Dolichos prureens D 3, Acitum hydrofluoridum D 6, Sepia D 6.

Biochemie: Silicea D 12, Calcium phosphoricum D 12, Calcium fluoratum D 12, Magnesium phosphoricum D 6.

Juckflechte (Prurigo)

Die Juckflechte ist ein Leiden, von welchem hauptsächlich Kinder im 2. bis 3. Lebensjahr betroffen werden. Es handelt sich um ein anfallsweises, sich wiederholendes Auftreten kleiner, linsengroßer, meistens von normaler Haut überzogener, heftig juckender Knötchen. Diese können die Haut deutlich wie sehr kleine Kegel überragen oder im Niveau der Haut liegen, so daß man sie nur fühlt, wenn man mit dem Finger über die Haut fährt. Befallen werden vor allem die Streckseiten der Gliedmaßen, während die Beugeseiten fast immer frei bleiben. Werden sie im Verlauf der Erkrankung mit ergriffen, so bleiben jedoch Kniekehle und Ellenbogenbeuge immer verschont und zeigen eine glatte Haut. Der Rumpf kann auch beteiligt sein, während das Gesicht eigentlich immer frei bleibt. Im allgemeinen schwellen die Lymphdrüsen in Leistenbeuge und Achselhöhle an. Man findet dort harte, oft recht große schmerzlose Drüsenschwellungen, die aber niemals vereitern.

Überlagert wird das Krankheitsbild durch meist sehr zahlreiche Kratzeffekte, die bei dem heftigen Jucken niemals ausbleiben. Man findet infolgedessen auch Hautabschürfungen und entzündliche Veränderungen in Form von Bläschen, Pustelchen aber auch Borken.

Dauert eine Juckflechte lange, verändert sich die Haut infolge der Kratzeffekte zunehmend. Sie wird verdickt, straff, trocken, rauh und dazu dunkel pigmentiert. Doch sind Heftigkeit und Verlauf des Leidens sehr unterschiedlich.

Das Gesamtbefinden des Kranken wird vor allem durch den nächtlichen Juckreiz gestört, der den Schlaf stark beeinträchtigt.

Die Dauer des Leidens ist je nach seiner Heftigkeit verschieden. Es kann nach Jahren erlöschen, kann sich aber auch bis ins hohe Alter erstrecken. Im Winter beobachten wir oft eine Verschlimmerung der Erscheinungen.

Befallen werden vor allem schlecht gedeihende Kinder. Einen entscheidenden Einfluß haben auch die Ernährung und etwaige Magen- und Darmstörungen, Reizstoffe in der Kost wie Fleisch, Kochsalz usw. begünstigen die Entstehung der Krankheit.

Allopathie: Schwefelbäder oder Balnacid-Bäder, Teerbäder. Äußerlich Lebertransalbe oder juckreizstillende Salben, in leichteren Fällen auch Borsalbe und Höhensonne.

Innerlich Lebertran, Vitaminpräparate.

Naturgemäße Allgemeinbehandlung: Im besonderen kommen in Betracht Schwitzmaßnahmen, ferner Licht-, Luft- und Sonnenbäder und Kräuterbäder. Zur Bindung von Darmgiften empfiehlt sich eine Trinkkur mit → Neydhartinger Moorschwebstoff.

Diät: Die Kost soll vor allem reizlos sein und eine geregelte Magen-Darm-Tätigkeit begünstigen. Scharfe Gewürze, Kochsalz und bei Erwachsenen Bohnenkaffee usw. sind auszuschalten. Als Ernährungsgrundlage dient eine kochsalzarme, rohkostreiche Milch-Pflanzen-Diät. In schwereren Fällen ist mit Fastenkur und anschließender Obst- und Rohkostkur zu beginnen.

Kräuterheilkunde: Bäder mit Feldkümmel oder – bei starken Kratzeffekten – mit Kamille oder Weizenkleie. Innerlich Blutreinigungstees.

Homöopathie: → Juckreiz.

Biochemie: → Juckreiz.

Ekzem, nässende Flechte, Milchschorf

Es handelt sich um eine den Schleimhautkatarrhen entsprechende entzündliche Erkrankung der oberflächlichen Hautschichten, die sich in Rötung, Schwellung und Absonderung von Sekret äußert. Es kommt dabei zur Entstehung von Bläschen, Knötchen, Pusteln und nässenden, der Hornschicht entbehrenden Hautflächen. Schließlich können auch Schuppen auftreten. Alle diese Folgezustände bestehen oft nebeneinander und führen zu einer Vielgestaltigkeit der Erscheinungen, die ein wichtiges Merkmal des Ekzems darstellt. Oft tritt auch ein starkes und lästiges Jucken auf, so daß bei längerer Dauer Kratzeffekte hinzukommen. Die Haut fühlt sich heiß an und verursacht Brennen. Es bilden sich Bläschen, die nach einiger Zeit platzen, aus der sich abhebenden Hornschicht sickert dann eine seröse Flüssigkeit hervor. Die Entwicklung kann stürmisch verlaufen oder langsamer vorangehen. Die Blasen wandeln sich oft in Pusteln um und werden eitrig. Die Absonderungen können unter dem Einfluß der Luft eintrocknen, so daß Borken und Krusten entstehen. Im weiteren Verlauf geht das Nässen zurück, etwaige Krusten fallen ab, die Haut verblaßt, und es stellt sich eine feine Schuppung ein. Bei der Heilung kehrt die normale glatte Beschaffenheit der Haut wieder, deren Reizbarkeit allerdings noch lange bestehen bleiben kann.

Das Ekzem ist das häufigste Hautleiden und der Ausdruck einer allgemeinen Krankheitsveranlagung, der sogenannten „exsudativen Diathese“. Es verschont kein Lebensalter, tritt aber besonders häufig im Kindesalter auf. Ekzematöse Ausschläge können örtlich begrenzt bleiben oder sich über den ganzen Körper erstrecken. Neben der Art des Auftretens ist auch die Dauer des Leidens verschieden. Man unterscheidet das akute und das chronische Ekzem.

Die akute Form setzt ziemlich plötzlich mit Entzündungserscheinungen ein, charakteristisch ist das sehr quälende Jucken und Brennen. An Stellen, wo das Unterhautzellgewebe sehr locker ist, wie an Augenlidern, Hand- und Fußrücken und Genitalien, kommt es leicht zu starken Ödemen. Die Heilung dauert eine bis mehrere Wochen.

Das Ekzem der behaarten Kopfhaut ist besonders bei Kindern ein recht häufiges Leiden. Man begegnet ihm schon bei Säuglingen. Die Erkrankung beginnt oft in Gestalt fettiger Schuppen und Auflagerungen, Grind oder Milchschorf. Auf dieser Grundlage gesellt sich ein Ekzem hinzu, das nässend, schuppend und borkig sein kann und sehr zum Fortschreiten neigt, zuerst auf das Gesicht hin. Es kann sich aber auch auf den ganzen Körper ausbreiten. Durch Läusebefall hervorgerufene Ekzeme entwickeln sich in ähnlicher Weise. Die Drüsen im Nacken, hinter dem Ohr und unter der Nase sind meistens angeschwollen, vor allem bei stärkerer Krustenbildung.

An der Stirn finden sich häufig an den Rand des Kopfhaars angrenzende schuppende Ekzeme. Die etwas gerötete Haut ist mit blaßgelben, schuppigen Belägen bedeckt, die bogenförmige Ränder haben. Dieser Milchschorf wird durch die kratzenden Fingerchen zusätzlich gereizt und führt zur Bildung bläschenförmiger oder krustiger Ekzeme, die stark jucken.

Ekzeme an den oberen und unteren Gliedmaßen bevorzugen zumeist die Beugeseiten, zumal die Gelenkbeugen, weil sie wegen ihrer zarteren Hautbeschaffenheit anfälliger sind. – Ekzeme an den Händen sind oft die Folge von Reizwirkungen durch die Berufsarbeit: Gewerbe-Ekzeme. – Bei lang bestehenden Ekzemen werden, selbst wenn die Hände frei geblieben sind, die Nägel zuweilen krankhaft verändert. Sie erscheinen glanzlos, höckrig, gefurcht und sind verdickt oder verdünnt.

Die Ursachen für das Auftreten von Ekzemen sind mannigfach. Sie können in der inneren Beschaffenheit des Körpers oder auch in äußeren Einflüssen liegen. Es kann sich um allergische Reizzustände (→ Allergische Krankheiten), um Folgeerscheinungen von Verdauungsstörungen aller Art oder auch um Stoffwechselstörungen handeln.

Wird die Haut durch häufiges Waschen zu sehr entfettet, enthornt und gereizt, können leicht Ekzeme entstehen. Auch das Sonnenlicht kann bei anfälligen Personen das Entstehen von Ekzemen begünstigen. Chemische Ursachen können bei zahlreichen Gewerben als Berufskrankheiten Ekzeme auslösen. Auch kosmetische Präparate, Desinfektionslösungen usw. kommen in diesem Zusammenhang in Betracht. Selbst bei äußeren Reizwirkungen wird man für das Entstehen von Ekzemen vor allem eine innere Bereitschaft verantwortlich machen müssen. Sie kann auf einer Überempfindlichkeit (Allergie) beruhen oder durch innere Erkrankungen ausgelöst worden sein. Insbesondere kommen dafür in Betracht chronische Verdauungskrankheiten, Nierenleiden, die Zuckerkrankheit oder Störungen der inneren Sekretion. Aber auch geringfügige äußere Reize, die etwa aus Berufsgründen während langer Zeit immer wieder die Haut treffen, führen oft zu einer erhöhten Anfälligkeit für Berufsekzeme.

Allopathie: Eigenblutbehandlung. Umstimmungsbehandlung mit Omnadin. Beruhigungsmittel, z. B. Bellergal, Antihistamin-Präparate, wie Avil usw. Äußerlich Streupuderbehandlung oder feuchte Verbände mit 1%iger Borsäure oder 1%iger Resorcin- bzw. Tannin-Lösung, die Verbände sollen nicht trocken werden. Verbände mit Zinköl oder weichen Zinkpasten mit 10- bis 30%igem Zusatz von Olivenöl, Teerbehandlung. Innerlich Vitamin A, D und F. In hartnäckigen Fällen Bestrahlung mit Röntgen- oder Grenzstrahlen. Ausschaltung des Grundleidens oder äußerer Gifte. Bei Kindern Solbäder.

Naturgemäße Allgemeinbehandlung: Vordringlich sind etwaige innere Erkrankungen zu behandeln. Um Darmgifte unschädlich zu machen, empfiehlt sich eine Trinkkur mit → Neydhartinger Moorschwebstoff.

Eine Stoffwechselbelebung durch ausgedehnten Freiluftaufenthalt und körperliche Ausarbeitung im Freien durch Wandern, Sport usw. ist besonders zweckmäßig, ebenfalls sind auch Schwitzkuren angebracht. Bei Bädern ist ein Zusatz von Kräutern oder Weizenkleie erforderlich. Eine kurzfristige Wasserbehandlung in Form von Kneippschen Güssen und dergl. braucht aber nicht gefürchtet zu werden, sondern ist wegen der verbesserten Durchblutungsbedingungen der Haut durchaus angebracht. Bei starken örtlichen Beschwerden und Entzündungserscheinungen bewähren sich Auflagen mit Quark. Sie wirken kühlend und lindernd, ohne bei längerem Liegen warm oder hart zu werden, wie etwa feuchte Wickel, deren Tücher beim Trockenwerden oft einen unangenehmen Reiz auf die entzündeten Hautstellen ausüben. Darum verwendet man bei Wickeln in solchen Fällen eine Zwischenlage, die aus feinstem altem Leinen besteht, das in ein reizloses Öl, z. B. Süßmandelöl getaucht wird. Man legt die ölgetränkten Läppchen direkt auf die Haut und schließt dann, wie sonst üblich, einen feuchten Wickel und eine äußere trockene Hülle um das befallene Glied.

Diät: Auf längere Sicht ist eine salz- und gewürzarme Kost, am besten in Form einer rohkostreichen Milch-Pflanzen-Kost zweckmäßig. In hartnäckigen Fällen beginnt man die Kostumstellung mit einer Fastenkur, auf die eine Obst- und schließlich Rohkostkur folgen soll.

Bei Säuglingen mit Milchschorf als Folge einer Überempfindlichkeit gegen Kuhmilch muß eine Ernährung ohne Milch durchgeführt werden. Fruchtsäfte, Sojaerzeugnisse, Keimnußmus, Nußmus ermöglichen eine entsprechende Säuglingsernährung.

Kräuterheilkunde: Bäder mit Weizenkleie, Zinnkraut, Kamille, innerlich Tee aus Stiefmütterchen, Erdrauch und Blutreinigungstee.

Homöopathie: Arsenicum D 6, zweimal täglich 5 Tropfen. Rhus toxicodendron D 6, zweimal täglich 5 Tropfen. Cantharis D 6, zweimal täglich 5 Tropfen. Graphites D 4 – D 6, zweimal täglich 1 Tablette. Belladonna D 4, viermal täglich 5 Tropfen. Antimonium crudum D 4 – D 6, zweimal täglich 1 Tablette. Sulfur D 4 – D 6, zweimal täglich 1 Tablette.

Biochemie: Calcium phosphoricum D 6, Natrium sulfuricum D 6, Natrium muriaticum D 6, Kalium chloratum D 6, Silicea D 12, Kalium phosphoricum D 6, Calcium fluoratum D 6.

Schuppenflechte (Psoriasis)

Die Hautveränderungen treten schubweise auf und nehmen zumeist einen hartnäckigen chronischen Verlauf. Es kommt zur Bildung trockener, weißer, silberglänzender, festhaftender Schuppen auf mehr oder weniger umschriebenen abgerundeten, geröteten und über die Umgebung etwas erhabenen Hautstellen. Entfernt man die Schuppen, wozu etwas Gewalt nötig ist, tritt eine gerötete, aus zahlreichen kleinen Punkten blutende Haut zutage.

Die Schuppenflechte tritt sehr selten vor dem 6. Lebensjahr zum ersten Mal auf. Am häufigsten beginnt sie zwischen dem 10. und 20. Lebensjahr.

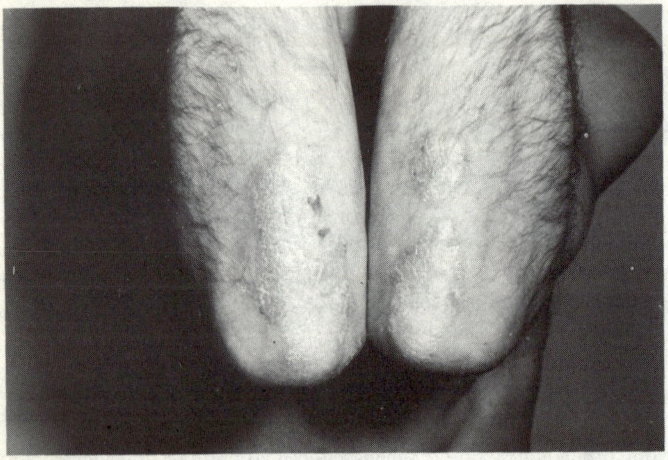

Schuppenflechte

Die Erkrankung befällt fast ausschließlich zuerst die Streckseiten der Gliedmaßen, besonders Ellbogen und Knie, aber keine Körperfläche ist ausgeschlossen. Auch der Rumpf, das Gesicht und die Kopfbehaarung können Sitz von Herden sein. Als Ursache werden Stoffwechselstörungen, besonders eine Störung der Leberfunktion angenommen, oft ist eine erbliche Belastung nachweisbar.

Allopathie: 5%ige Salicylsalbe, Cignolin-Vaseline sind zweimal täglich einzureiben, zwischendurch 3%ige Borsalbe oder 2%ige Salicyl-Vaseline; Schmierseifenbäder zur Beseitigung der Schuppen. Innerlich Arsenpräparate, Vitaminpräparate, vor allem Vitamin A, C und D; Einspritzung von Depot-Cortiphyson-Promonat mit zusätzlichen Gaben von Vitamin C und E. Vitaminreiche Kost mit weitgehender Einschränkung von Fett und Eiweiß. Bei Frauen auch Hormonpräparate. Aderlaß und Blutübertragung in hartnäckigen Fällen. Trinkkuren mit Dürkheimer Maxquelle als Mineralwasser mit starkem Arsengehalt; Beseitigung von Fokalherden, Ausschaltung von Stoffwechselkrankheiten und Störungen der inneren Sekretion.

Naturgemäße Allgemeinbehandlung: Besonders Schwitzanwendungen, Höhensonnenbestrahlungen und natürliche Sonnenbäder, kräftige Ausarbeitung in frischer Luft. Bestrahlungen mit künstlicher Höhensonne sind besonders im Winter wirkungsvoll. Es ist zweckmäßig, vor ihrer Anwendung Bürstenbäder durchzuführen, wobei man für ein kräftiges Abbürsten der Schuppen sorgen soll. Das gelingt am besten nach ausgedehnten Schmierseifenbädern.

Mehrstündige Schwitzpackungen und anschließend Einreiben der Herde mit Hautöl. Zweimal wöchentlich Vollbäder mit Zinnkraut.

Diät: Besonders zweckmäßig sind Fastenkuren, Obstkuren und über längere Sicht durchgeführte Rohkostkuren. Dadurch erübrigt sich die sonst empfohlene fettarme Diät. Bei einer Ausweitung der Nahrung auf eine kochsalzarme, rohkostreiche Milch-Pflanzen-Diät ist die Begrenzung der Fettmenge, etwa auf 30 g täglich zu beachten. Nach Möglichkeit sind tierische Fette überhaupt auf längere Zeit auszuschalten, vor allem im Winter.

Kräuterheilkunde: Blutreinigungstee und Tee aus Erdrauch, Bingelkraut (je 3 Teile), Bittersüßstengel und Fenchel (je 2 Teile), 1 Eßlöffel auf 3 Tassen Wasser, eine Viertelstunde ziehen lassen, dreimal täglich 1 Tasse trinken.

Homöopathie: Arsenicum D 4 – D 6, zweimal täglich 5 Tropfen. Thuja D 4 – D 6, zweimal täglich

5 Tropfen. Graphites D 6 – D 10, dreimal täglich 1 Tablette. Berberis aquavivolium, dreimal täglich 5 Tropfen.

Biochemie: Magnesium phosphoricum D 6, Calcium phosphoricum D 6, Calcium fluoratum D 12, Kalium phosphoricum D 6.

Pickelsucht (Acne vulgaris und rosacea)

Pickel entwickeln sich meist im Anschluß an Mitesser, die auf Verstopfung der Talgdrüsen beruhen. Tritt eine Entzündung mit spitzer Knotenbildung und bläulichroter Farbe hinzu, so sprechen wir von Akne.

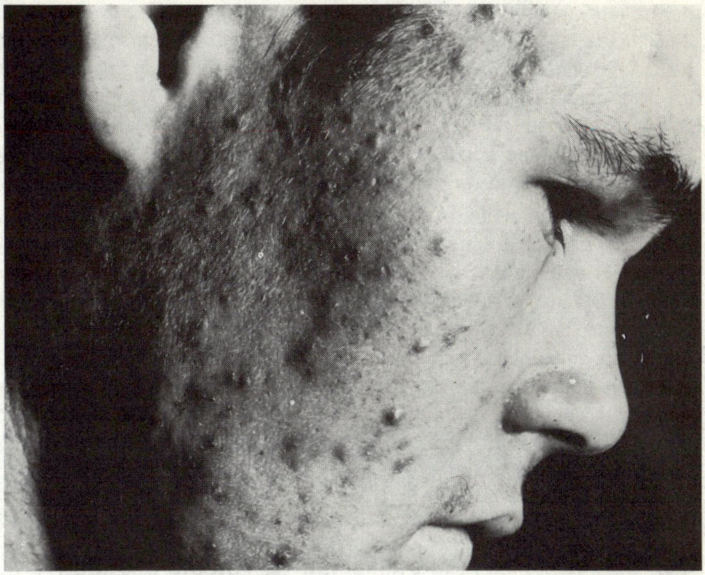

Akne

Die Acne vulgaris entsteht am häufigsten in den Entwicklungsjahren, in der Jugendzeit. Aus den spitzen Knötchen bilden sich meist eitrige Pusteln, häufig auch harte schmerzhafte Knoten, so daß sie wie kleine Furunkel aussehen. Die Pickel treten mit Vorliebe im Gesicht, auf Brust und Rücken auf. Vielfach wird die Akne auf eine Störung der Drüsen innerer Sekretion zurückgeführt. Dies ist jedoch nur bedingt richtig. Nach allgemeinen Beobachtungen besteht auch hier eine ernsthafte Stoffwechselstörung auf Grund der harnsauren Diathese. Die rasche und endgültige Heilung durch Ausschwemmung der Harnsäure ist wohl der sicherste Beweis für die Richtigkeit dieser Annahme. Die Krankheitsbereitschaft ist auch hier erblich; es gilt dasselbe, was ich schon unter → Schuppenflechte angeführt habe. Alle äußeren Mittel sind zwecklos, und die Akne kann jahrzehntelang bestehen bleiben.

Die *Acne rosacea* ist eine Abart. Sie tritt meist in den mittleren Lebensjahren auf und erstreckt sich über Jahre und Jahrzehnte. Stets sind die mittleren Teile des Gesichts davon befallen, mit Vorliebe die Nase, ferner die Wangen und das Kinn. Die Nase oder die entsprechende Hautpartie ist bläulich, rot verfärbt, die Venen sind stark erweitert. Entsprechend der Farbe und der Vergrößerung der Nase spricht man von einer Kupfer- oder Kartoffelnase. Diese Patienten leiden meist an Verdauungsstörungen chronischer Art, vor allem an Leberschwellung und Verstopfung. Sie sind fast durchweg gute Esser, lieben Fleisch, Alkohol, Kaffee. Für die Behandlung gilt das bereits Gesagte. Es ist zwecklos, gegen die auf krankem Boden sich entwickelnden Eiterbakterien mit Desinfektionsmitteln vorzugehen, dadurch wird die Haut nur noch stärker gereizt.

Behandlung: Schälende Medikamente, z. B. Resorcin-Schwefelsalbe, Resorcin-Salizylspiritus und Zinnober-Resorcin-Schüttelmixtur. Im Wechsel mit dieser Schälkur, zur Desinfektion und Behandlung etwaiger eitrig gewordener Pickel, Quecksilberpräzipitatsalbe und Penicillinsalben. Durch eine langdauernde hochdosierte Vitamin-A-Verabreichung kann versucht werden, das lästige Krankheitsbild zu beeinflussen. Sexualhormone und Diätvorschriften haben wenig Aussicht auf Erfolg.

Furunkulose

Der Furunkel ist eine eitrige Entzündung des Haarfollikels, welche auf die Umgebung übergreift und zur Bildung eines Abszesses (Geschwür) in der Haut führt. Kommen eine ganze Reihe von Talgdrüsen gleichzeitig zur Vereiterung, so entstehen bis handtellergroße Herde, welche Karbunkel genannt werden.

Der Furunkel beginnt zunächst mit einem harmlos aussehenden Pickel. Bald tritt durch Entzündung ein rötlicher Hof auf, es folgt Schmerzhaftigkeit, Härte, Knotenbildung. Dabei wird auch das tieferliegende Gewebe eitrig eingeschmolzen, meist in 3–4 Tagen fließt der Eiter ab, Schmerz und Entzündung lassen nach. Der aus zerstörtem Gewebe bestehende Pfropf wird zuletzt ausgestoßen, dann kommt der Furunkel zur Abheilung. Mit Vorliebe treten Furunkel im Nacken auf. Sehr unangenehm sind sie in der Gesäßgegend und an den Lippen. Bilden sich über längere Zeit hinaus laufend immer wieder neue Furunkel, spricht man von einer Furunkulose. Hierzu neigen besonders Zuckerkranke und dicke Leute. Fast allgemein werden Eiterbakterien (Staphylokokken) als die eigentlichen Erreger angegeben. Ihnen kommt jedoch nur auslösende Wirkung zu. Auch hier muß eine Bereitschaft des Körpers vorliegen, da nur Menschen mit ernsthafter Stoffwechselstörung von Furunkulose befallen werden. Die Behandlung wird dieser Tatsache Rechnung tragen und wie bei anderen Hautkrankheiten eine gründliche Umstimmung des Stoffwechsels zum Ziel haben.

Behandlung: Wichtig ist eine ausgedehnte Desinfektion, um ein Ausbreiten der Furunkel zu vermeiden. Hierzu eignen sich Bäder, denen Kaliumpermanganat zugesetzt wird, z. B. 10 g auf ein Vollbad. Durch die Antibiotika wird das Krankheitsgeschehen heute eindeutig beherrscht. Bei Karbunkeln, die einschmelzen, ist eine operative Spaltung erforderlich, anschließend Absaugen des Eiters mit der Bierschen Saugglocke. Peinlichste Sauberkeit beachten! Die Abwehrkräfte der Haut können durch Schwefelbäder, Klimakuren und Mischvakzine (Staphar, Staphypan) gesteigert werden. Die Ernährung soll viel Rohkost enthalten, zusätzlich Hefe (Vitamin B), für geregelten Stuhlgang ist zu sorgen. Hautkräftigung durch Ganzwaschung, Heublumenvollbäder, Luft- und Sonneneinwirkungen.

Der vielgestaltige Hautausschlag (Erythema exsudativum multiforme)

Der vielgestaltige Hautausschlag tritt meist an Hand- und Fußrücken auf, kann aber auch auf Arme und Beine übergreifen. Die anfangs kleinen rötlichen Hautflecken vergrößern sich am Rande, das Zentrum sinkt dann mehr ein und nimmt eine blaurote Farbe an. In ausgeprägten Fällen sehen wir pfennig- bis fünfmarkstückgroße Scheiben mit wallartig erhöhtem hellrotem Rand und blaurotem eingesunkenem Zentrum. Bei einem Teil der Patienten entsteht Fieber. Der Verlauf ist ein periodischer. Besonders im Frühjahr und Herbst tritt das Erythem auf und verschwindet nach 4–5 Wochen wieder. Ohne Zweifel hängt auch diese Hauterkrankung mit einer Stoffwechselstörung zusammen, sie befällt häufig rheumatische Naturen. Auch hier steht letzten Endes eine Harnsäurespeicherung in den Geweben im Hintergrund. Auch hier muß das Bestreben des Körpers nach Ausscheidung durch Haut, Niere, Darm unterstützt werden.

Die Behandlung sollte wegen der Schwere der Erkrankung nur von einem erfahrenen Hautarzt durchgeführt werden.

Haarausfall

Normalerweise fällt jedes Haar, nachdem es eine gewisse Länge erreicht hat, aus und wird durch ein neues ersetzt. Von einem krankhaften Haarausfall kann man also erst dann reden, wenn mehr Haare ausgehen als nachwachsen. Meistens jedoch ist die Ursache in tieferliegenden Störungen des Gesamtorganismus zu suchen. Vielfach ist der Haarausfall im Frühjahr und Herbst besonders stark. In diesen Zeiten stehen die Stoffwechselvorgänge im Zeichen einer gesteigerten Ausscheidung. Es ist von Wichtigkeit, daß auf eine regelmäßige gründliche Entleerung des Darmes geachtet wird. Die Kost muß vitamin- und nährsalzreich gestaltet sein. Der regelmäßige Genuß von Hirse in Gestalt von Flocken oder Brei ist wegen des Kieselsäuregehaltes anzuraten.

Eine besondere Form ist der sogenannte kreisrunde Haarausfall, von welchem vor allem nervöse

Personen betroffen werden. Als Begleiterscheinung wird noch über Kopfschmerzen und Schlaflosigkeit geklagt.

Auch bei Drüsenstörungen, wie bei der Basedowerkrankung der Schilddrüse, macht sich verstärkter Haarausfall bemerkbar. Neben erblichen Momenten liegt auch bei der am Scheitel beginnenden Glatzebildung sicherlich eine Drüsenstörung zugrunde.

Behandlung: Regelmäßige Kaltwasseranwendungen sowie Luftbäder und sorgfältige Hautpflege tragen zur Hebung des Allgemeinbefindens bei. Anregung der Kopfdurchblutung.

Kopfschuppen

Kopfschuppen gehen meist mit dem Haarausfall Hand in Hand und müssen als Warnungszeichen beachtet werden. Wir unterscheiden Schuppen bei trockenem und fettigem Haar. Jahrelang ist hier eine sorgfältige Pflege des Haares erforderlich.

Behandlung: Besonders bewährt hat sich eine morgendliche Massage des Haarbodens mit den Fingerspitzen, welche mit einem biologischen Kräuterhaarwasser benetzt werden. Am Abend ist eine nochmalige Massage angebracht. Hier wird bei trockenem Haar ein wenig Klettenwurzelöl, bei fettigem Haar dagegen Eukalyptusöl gebraucht. Durch dieses ätherische Öl wird das Haar, namentlich wenn unmittelbar nach dem Kopfwaschen damit eingerieben wird, entfettet und locker. Der Kopf wird am besten einmal in der Woche gewaschen. Nicht jedes Haar verträgt die heute vielfach angewandten Haarwaschmittel.

Bei fettigem Haar ist folgende Art der Kopfwäsche erfolgreich. Als Grundlage nehmen blonde Menschen Kamillentee, die anderen, besonders nervöse, Rosmarintee. Bei hartem Wasser kann ein Teelöffel Borax zugesetzt werden. Als Seife ist die reine Natur-Zitronenseife zu empfehlen. Helles Haar wird abgespült mit warmem Wasser, dem der Saft einer Zitrone beigegeben wird. Sonst ist das Einreiben mit Eukalyptusöl von fettentziehender Wirkung. Sehr empfindliche Haare werden am besten mit Eigelb gewaschen. Männer benötigen 1, Frauen 2 Eigelb. Das Eigelb wird mit einem Eßlöffel Wasser gut verrührt, in die Kopfhaut eingerieben, man läßt es 5–10 Minuten einwirken. Danach wird die Eikruste mit etwas warmem Wasser aufgeweicht und mit dem sich bildenden Schaum die Kopfhaut gründlich massiert. Am Schluß spült man mit warmem Wasser nach. Bei stark fettigem Haar, besonders bei Kopfschweiß, ist auch hier ein Nachspülen mit Zitronen- oder Essigwasser von Vorteil.

Bei trockenem Haar wird nach dem Waschen der Haarboden mit Klettenwurzelöl massiert. Frauen dagegen ölen den Kopf einige Zeit vor dem Waschen ein.

Bei Haarausfall bewährt sich Höhensonnenbestrahlung, am besten mehrere Monate hindurch 1–2 mal in der Woche.

Bartflechte

Es handelt sich um ein im Bereich der Barthaare sich ausbreitendes trockenes Ekzem, mit zahlreichen eitrigen Pickeln durchsetzt. Zuweilen treten Entzündungserscheinungen auf mit Schwellungen und Nässen der Haut. Auch dieses Hautleiden ist meist sehr hartnäckig und erstreckt sich über Monate und Jahre. Die Ursache ist eine Pilzerkrankung.

Behandlung: Die naturgemäße Allgemeinbehandlung steht hier besonders im Vordergrund. Die Heildiät ist unerläßlich. Äußerlich muß täglich ein Heilerdebrei aufgetragen werden. Zuletzt wird mit Kamille oder Zinnkrauttee abgewaschen. Am Morgen darf das Gesicht statt mit Wasser nur mit Öl gereinigt werden.

Sommersprossen

Dies sind kleine, gelblichbraune Pigmentansammlungen (Farbstoff) in der Haut. Blonde und rötlichblonde Naturen mit empfindlicher zarter Haut sind besonders dazu veranlagt. Gesicht und Arme werden, sobald sie der Sonne ausgesetzt sind, besonders davon befallen. Die Ursache dieser äußerst harmlosen Erkrankung liegt in einer Störung der Pigmentierung in der Haut. Eine

Behandlung erübrigt sich, da die Sommersprossen von selbst wieder weitestgehend zurückgehen, wenn die Sonnenbestrahlung aufhört.

Warzen

Es handelt sich hier um eine Viruserkrankung, die nicht übertragbar ist.

Behandlung: Die Warzen werden allgemein durch ätzende Säuren entfernt. Harmlose Volksmittel sind: tägliches Betupfen mit dem Milchsaft des Schöllkrauts oder des Löwenzahns, im Frühjahr je 10 bis 14 Tage lang durchgeführt. Auch das Auflegen von Zwiebelscheiben über Nacht führt oft zu überraschendem Erfolg. Eines der stärksten chemischen Mittel ist die Trichlor-Essigsäure, welche mit einem Stäbchen vorsichtig aufgetragen wird. Bestehen nur wenige und hartnäckige Warzen, werden sie am besten operativ entfernt.

Der Hautkrebs (Carcinoma basocellulare)

Die bösartigen Geschwülste der Haut sind in ihrem Anfangstadium für den Laien nicht ohne weiteres zu erkennen. Sie werden häufig mit Warzen, Malen, einschmelzenden Eiterbeulen usw. verwechselt. Erst ihre zunehmende Verhärtung, die jeder allgemeinen Behandlung widersteht, weist darauf hin, daß es sich hier um eine sehr ernstzunehmende Erkrankung handelt.

Die Hautkrebse entstehen fast immer im höheren Lebensalter, sie entwickeln sich zum größten Teil langsam und schleichend, ohne besondere Beschwerden zu verursachen, sie können aber auch ein schnelles Wachstum zeigen und sich flächenhaft ausbreiten. Bevorzugt siedeln sie sich an den Übergangsstellen von Haut und Schleimhaut an, also an den Lippen, Nasenwänden, Augenlidern, an den äußeren Geschlechtsorganen und am After. Zu Beginn des bösartigen Wachstums bildet sich ein kleines, warzenförmiges Knötchen, das entzündungsgerötet ist und eine glänzende Oberfläche hat. Die Krebszellen siedeln sich nicht nur auf der Oberschicht der Haut an, sondern dringen auch in die Tiefe, ja, sie können sogar das Bindegewebe, die Gefäße und Knochen zerstören. Wird dieses Knötchen zerkratzt, können durch diese offene Wunde Krankheitskeime (Eitererreger) eindringen und Entzündungen auslösen. Hierdurch entsteht im Laufe der Zeit ein unregelmäßiges flaches Geschwür mit narbigem Zerfall und sehr harten Rändern, das Wundsekret und Eiter absondert. Neben dieser typischen Form sind viele Übergänge möglich. Die Ursache und der auslösende Faktor der Hautkrebse liegen hier wie bei allen bösartigen Geschwülsten noch im dunkeln. Bekannt sind die krebsigen Geschwülste bei Steinkohlenteerarbeitern und Kaminfegern, die heute als Berufskrankheit anerkannt werden.

Im Tierversuch haben sich nach Pinselungen mit Teerstoffen Hautkrebse einwandfrei erzeugen lassen. Durch diese Tatsache läßt sich auch zum Teil der heute so bedrohlich ansteigende Bronchialkrebs bei Rauchern erklären.

Auch übermäßige Sonnenbestrahlung, ultraviolette Strahlen, langwierige entzündliche Eitergeschwüre und nicht heilende Verbrennungsnarben können zu Krebsgeschwülsten führen.

Nur in seltenen Fällen ist der Hautkrebs eine Tochtergeschwulst eines Organkrebses, z. B. des Magens, der Gebärmutter, der weiblichen Brust, der Lungen usw. Diese Metastasen sind ein alarmierendes Zeichen, weil sie der sichtbare Ausdruck eines primären Krebses der inneren Organe sind.

Behandlung: Als unverantwortlich und gefährlich muß es bezeichnet werden, wenn der Laie versuchen würde, einen Hautkrebs mit Hilfe von Ätzungen, z. B. mit Höllenstein zu behandeln! Ebenso hüte man sich davor, Kurpfuscher zu Rate zu ziehen, die mit „Besprechungen" und anderen Manipulationen Heilung „versprechen"! Jeder Hautkrebs ist heute, wenn er früh genug erkannt wird, in fachärztlicher Behandlung durch Röntgenstrahlen vollständig und absolut sicher zu heilen. Sollten Operationen erforderlich sein, so können die zurückbleibenden Narben durch plastische Verfahren, besonders im Gesicht, restlos beseitigt werden.

Grützbeutel (Balggeschwülste)

Bei den sogenannten Grützbeuteln handelt es sich um gutartige Geschwülste, die von der kosmetischen Chirurgie behandelt werden, weil sie kein Krankheitsbild darstellen, sondern nur als Schönheitsfehler aufzufassen sind. Diese Grützbeutel sind im allgemeinen recht häufig, ihr bevorzugter Sitz ist die behaarte Kopfhaut, gelegentlich bilden sie sich auch an den Gliedern, an Hals und Rumpf aus. Sie entstehen durch einen verstopften Haarbalg, in dem sich Schmutz und Hauttalg stauen, so daß es zu einer Geschwulstbildung von Kirschkern- bis zu Faustgröße kommt.

NERVEN- UND GEISTESKRANKHEITEN

Nerven und Gehirn

Unser Nervensystem besteht im wesentlichen aus zwei Formelementen:

1. Zellen, die wir als Nerven- oder Ganglienzellen bezeichnen. Sie sind vor allem in der sogenannten grauen Substanz der nervösen Zentralorgane im Hirn und im Rückenmark vereinigt. Ganglienzellen kommen aber auch außerhalb der Zentralorgane in zahlreichen Knotenpunkten des Nervensystems vor.
2. Fasern, welche die sogenannte weiße Substanz der Zentralorgane bilden und, als periphere Nerven aus Hirn und Rückenmark heraustretend, in Form von gröberen, feineren oder feinsten Fäden sich im ganzen Körper verzweigen.

Die Träger des Nervenlebens sind die Nervenzellen, während die Fasern lediglich verknüpfende Leitungsorgane bilden. Die Nerven- oder Ganglienzellen sind gewissermaßen die Akkumulatoren, d. h. die Sammler, die Fasern die Transformatoren, d. h. die Umformer der Nervenkraft. Die Nervenfasern oder Nerven leiten von den Sinnesorganen ausgehende Eindrücke zu den Ganglienzellen der Zentralorgane, und hier werden jene Eindrücke zur bewußten Empfindung. Umgekehrt übermitteln die Fasern Erregungen von den Nervenzellen zu den Muskeln und veranlassen diese zur Arbeit, zur Zusammenziehung. Die Nervenfasern sind also gewissermaßen die Telegraphendrähte: sie leiten der Zentralstation die Nachrichten zu, die von den Außenstationen der Sinnesorgane – den Organen des Gefühls, Gesichts, Gehörs, Geruchs und Geschmacks – über den Zustand und die Beschaffenheit der Dinge der Außenwelt wie des Körpers selbst eingehen. Hält die Zentralstelle, die in bestimmten Nervenzellen im Gehirn ihre Arbeitsstätte hat, auf Grund jener eingelaufenen Nachricht bestimmte Maßnahmen, Ortsveränderungen des Körpers oder einzelner Teile für notwendig, so werden entsprechende Befehle, Anregungen oder Reize über die Nervenbahnen den ausführenden Organen, den Muskeln übermittelt. Wir unterscheiden demgemäß nach der Richtung ihrer leitenden Tätigkeit zweierlei Arten von Nerven: Empfindungsnerven und Bewegungsnerven. Laufen beide vereint in größeren Nervenbündeln oder Nervenstämmen – ähnlich zahlreichen in einem Kabel vereinigten Telegraphendrähten – nebeneinander, so bezeichnet man sie als gemischte Nerven.

Der Sitz der Empfindung wie der Auslöser willkürlicher Bewegungen befindet sich also in den Nervenzellen der Zentralorgane. Stoffliche Vorgänge in den Zellen der grauen Substanz des Gehirns begleiten alle seelischen Tätigkeiten; bei starker geistiger Arbeit ist das Gehirn blutreicher und sein Stoffwechsel lebhafter. Ähnlich der Muskelkraft wird auch unsere geistige Leistungsfähigkeit durch Anhäufung von Ermüdungsstoffen im Gehirn herabgesetzt. Bestimmte Stoffe, in den Kreislauf eingeführt, vermögen unsere seelischen Empfindungen zu steigern, zu erregen oder den Geist zu trüben und einzuschläfern. Nach unserer Erfahrung besteht keine Seelentätigkeit ohne das Vorhandensein lebender Nervensubstanz. Dagegen ist uns die Erkenntnis, wie die geistigen Vorgänge mit den stofflichen Erscheinungen in den Zellen der grauen Hirnsubstanz verknüpft sind, versagt.

Die Aufgabe des Nervensystems ist mit den eben beschriebenen Tätigkeiten noch nicht erschöpft. Wir haben früher gesehen, daß unser Herzschlag und unser Atemgang aus rhythmischen Muskelbewegungen besteht, die in stetem Wechsel von Zusammenziehung und Erschlaffung zwar unwillkürlich erfolgen, aber nicht ohne Nerventätigkeit; denn auch hier entsenden Nervenzellen auf dem Wege über Nervenfasern Reize zur Herzmuskulatur wie zu den Atemmuskeln und veranlassen sie zur Arbeit. In gleicher Weise stehen die mannigfaltigen Muskeltätigkeiten, die sich in den Wänden der Blutgefäße, des Verdauungsschlauches, der Harn- und Geschlechtsorgane, der Ausführungsgänge der Drüsen abspielen, unter dem Einfluß unwillkürlich sich auslösender Nervenvorgänge. Auch die Absonderung der Drüsen vollzieht sich unter der Steuerung durch unwillkürliche Nerven. Inwieweit endlich die Vorgänge der Ernährung, d. h. des Stoffansatzes der Nerventätigkeit bedürfen und von ihr beeinflußt werden, steht im vollen Umfange noch nicht fest.

Spielen sich die genannten rein unwillkürlichen Tätigkeiten meist im System der vegetativen Nervenzellen und Nerven ab, so haben im Rückenmark oder im verlängerten Mark vorzugsweise die sogenannten Reflexe ihre vermittelnde Stelle. Wir verstehen darunter unwillkürlich, oft recht umfangreiche Bewegungen, die sich aus Anlaß einer Gefühlsempfindung vollziehen, z. B. Husten nach Reizung der Kehlkopfschleimhaut, Niesen nach Reizung der Nasenschleimhaut, Brechbewegung nach Kitzeln des Schlundes usw.

Eine Grenze zwischen rein willensmäßigen und unwillkürlichen oder Reflexbewegungen bilden die halbautomatischen Bewegungen. Ursprünglich nur willkürliche, meist in rhythmischem Gleichmaß sich wiederholende geordnete Bewegungen, sind sie durch häufigste Wiederholung schließlich unserem Bewegungsapparat so geläufig, daß sie auf leichten Willensanstoß hin so gut wie von selbst ablaufen, d. h. halbautomatisch werden. Hierhin gehört z. B. das gewöhnliche Gehen. Mit Rücksicht auf diese Tätigkeiten hat man das Gesamtnervensystem aufgeteilt in

1. das *animale Nervensystem,* das aus Hirn und Rückenmark nebst den zugehörigen Nerven besteht, also die Organe des Seelenlebens in sich schließt, und das die mit Bewußtsein verbundenen Empfindungen und Bewegungen vermittelt. Letztere stufen sich dabei von rein willkürlichen Bewegungen ab zu halbautomatischen und Reflexbewegungen.

2. das *vegetative Nervensystem,* welches in der Regel ohne Einfluß des Bewußtseins die Tätigkeit der inneren Organe und die damit verbundenen unwillkürlichen Bewegungen anregt. Zwischen diesen beiden Systemen bestehen die mannigfachsten Verknüpfungen und Übergänge, so daß eine Scheidung nicht immer durchführbar ist.

Bau der Nervenfasern

Jede Nervenfaser setzt sich aus außerordentlich feinen, erst bei 500- bis 800facher Vergrößerung erkennbaren Fäserchen, den Primitivfibrillen zusammen. Isoliert kommen sie nur vor in den letzten Verästelungen der Nerven sowie in den feinsten Ausläufern der Ganglienzellen. Im übrigen sind diese Fibrillen stets zu Bündeln nebeneinander vereinigt und bilden eine Nervenfaser. Nerven, die nur aus einem Fäserchenbündel bestehen, nennt man nackte Achsenzylinder. Meist sind sie umgeben von einer schützenden und ernährenden röhrenförmigen Hülle, der Markscheide, die aus einer fettigen halbflüssigen, stark lichtbrechenden Substanz besteht. Bei den Nerven, die von Hirn und Rückenmark ausgehen und im Körper sich verzweigen, ist die Markscheide noch von einer weiteren Hülle umgeben: der zarten kernhaltigen, sogenannten Schwannschen Scheide. In bestimmten Abständen zeigt die Nervenscheide Einschnürungen, die den Nerv wie aus Gliedern zusammengesetzt erscheinen lassen („Ranvierscher Schnürring").

Es gibt endlich auch marklose, aus einem nackten Achsenzylinder bestehende Nerven, die nur von einer Schwannschen Scheide umgeben sind. Die Mehrzahl der Nerven besteht jedoch aus Achsenzylinder, Markscheide und Schwannscher Scheide. Solche Fasern treten nun wieder zu größeren Bündeln zusammen, die von einer starken häutigen Hülle zusammengehalten werden, der Nervenscheide. Dabei geht jede Faser als ununterbrochene Leitung – wie die zu einem Kabel verbundenen Telegraphendrähte – durch bis zur Endung im Muskel oder in einem Sinnesorgan. Die Bewegungsnerven der Nervenbündel verzweigen sich in den Muskeln; die feinsten Nervenendäste münden in dem Nervenendhügel der Muskelfasern, um mit letzteren zu verschmelzen. Die Sinnesnerven enden auf verschiedene Weise: die Empfindungsnerven fast allüberall am Körper; die Tastnerven in der Haut; die Sehnerven in der Netzhaut des Auges; die Gehörnerven im Labyrinth des Ohres; die Riechnerven in der Nasenschleimhaut; die Geschmacksnerven in den Geschmackswärzchen der Zunge.

Die Nervenzellen

Die Nerven- oder Ganglienzellen sind außerordentlich vielgestaltig und von verschiedenster Größe. So sind sie in den Vorderhörnern des Rückenmarks besonders groß und können an feinen gefärbten Querschnitten schon mit bloßem Auge als winzige Pünktchen wahrgenommen werden. An anderen Stellen, namentlich im Gehirn, werden sie wesentlich kleiner. Durch bestimmte Färbemittel kann man an der Ganglienzelle schollenartige Gebilde sichtbar machen, die bei Ermüdung und Erschöpfung verschwinden, um nach Erholung wieder sichtbar zu werden. Es handelt sich also vielleicht um die Ansammlung von Stoffen in der Nervenzelle, die bei deren Tätigkeit jedesmal aufgebraucht werden.

Die Nervenzellen haben zahlreiche Fortsätze, welche der Ganglienzelle ein sternförmiges Aussehen geben. Neben den sich bis zu den feinsten Fasern oder Fibrillen verzweigenden Fortsätzen findet sich bei den Nervenzellen des Rückenmarks stets ein unverästelter, der Achsenzylinderfortsatz. Verläuft diese Nervenfaser im Körper weiter zu einem Muskel, um sich in dessen Nervenendhügel zu verzweigen und mit der Muskelsubstanz gewissermaßen zu verschmelzen, so haben wir in diesem Fall den abgeschlossenen Teil einer Bewegungsnervenbahn, ein sogenanntes Neuron vor uns, bestehend aus Ganglienzelle, Achsenzylinder oder Nervenfaser und Endverzweigung der Nervenfaser im Muskel. Die anderen Fortsätze der Ganglienzelle mit ihren Verästelungen stellen vermutlich Verbindungen zu benachbarten Nervenzellen her.

Das Gehirn

Das Gehirn füllt die gesamte Schädelhöhle aus und hat in seiner Hauptmasse eine halbkugelförmige Gestalt. Am Schädelgrund geht es durch das verlängerte Mark unmittelbar über in das Rückenmark, das eine strangförmige Verlängerung des Hirns darstellt. Es zeigt einen nach rechts und links symmetrischen Bau. Eine Querfurche, am hinteren Teil der halbkugeligen Oberfläche gelegen, teilt es in einen vorderen und größeren Abschnitt, das Großhirn, und einen hinteren und unteren, das Kleinhirn. Beide sind durch die an der Hirnbasis gelegene Brücke miteinander verbunden. Beim Anblick von oben wird das Kleinhirn des Menschen von dem hinteren Abschnitt des Großhirns, dem Hinterlappen vollkommen bedeckt. Eine tiefe Längsfurche, die Mittelspalte, in der Mittellinie von vorn nach hinten laufend, trennt zunächst das Großhirn in die beiden Halbkugeln oder Hemisphären. Sie sind in der Mitte und an der Basis miteinander verbunden.

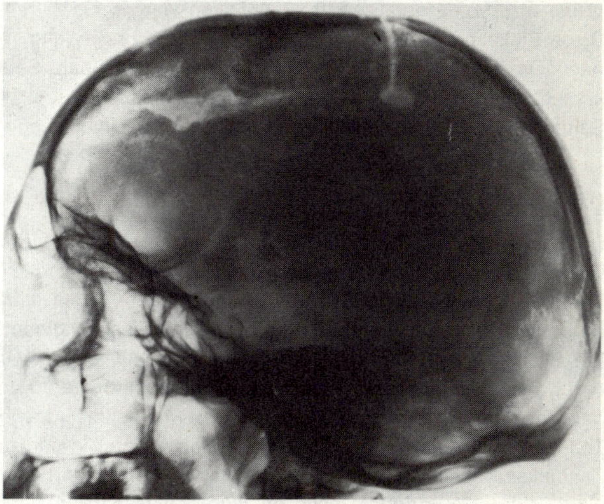

Röntgenaufnahme des Gehirns nach Transfusion

Unvollkommener ist die Trennung des Kleinhirns, da die Furche hier flacher ist. In der Längsfurche an der Unterfläche des Kleinhirns liegt das Kopf- oder verlängerte Mark.

Innerhalb der beiden Halbkugeln des Großhirns befinden sich zwei mit Flüssigkeit gefüllte Hohlräume, die beiden seitlichen Hirnhöhlen (Ventrikel). Eine dritte ist unter dem Balken, eine vierte wird von der Unterfläche des Kleinhirns und der oberen Fläche des Kopfmarkes gebildet. Die Halbkugeln des Großhirns unterteilen sich in je vier Lappen: 1. den Vorderlappen, hinter dem Stirnbein gelegen und dem Dach der Augenhöhlen aufliegend; 2. den Schläfenlappen, von dem ersteren durch eine tiefe Spalte getrennt; 3. den Mittel- oder Scheitellappen, unter den Scheitelbeinen gelegen; 4. den Hinterlappen, nach hinten das Kleinhirn überragend.

Das Hirn besteht aus einer weißen Substanz, die lediglich Nervenfasern enthält, und einer graurötlich gefärbten sogenannten grauen Substanz, deren wesentlichste Bestandteile die Nerven- oder Ganglienzellen bilden. Da die letzteren die eigentliche Quelle des Nervenlebens sind, so beansprucht die Entwicklung und Ausdehnung der grauen Substanz besonderes Interesse. Im Großhirn bildet sie eine etwa kleinfingerdicke Schicht, welche die gesamte Oberfläche überzieht. Außerdem sind stärkere Herde von grauer Substanz noch im Innern der Halbkugeln um die Hirnhöhlen gelagert.

Im Kleinhirn bildet die graue Substanz ebenfalls die Rinde. Sie ist jedoch nicht geradlinig gegen die weiße Substanz abgesetzt. Vielmehr zeigt sich auf dem Durchschnitt, daß die letztere baumförmig verzweigt in die graue hineinragt und eine zierliche Figur bildet, die als „Lebensbaum" bezeichnet wird.

Als Kopfmark bezeichnen wir das noch in der Schädelhöhle befindliche, durch das große Hinterhauptloch in das Rückenmark sich fortsetzende Übergangsstück. Es zeigt eine vordere und hintere Längsfurche. Die Faserzüge des Kopfmarks kreuzen sich zum Teil, und zwar sind es die beiderseits der vorderen Längsfurche zunächstliegenden sogenannten Pyramidenstränge, die ihre Fasern nach der anderen Seite hinüberschicken. Da diese Fasern nach oben zur grauen Hirnrinde, dem Ausgangspunkt der willkürlichen Bewegungen, und nach unten zum Rückenmark verlaufen und dort mit den Bewegungsnerven der Muskulatur des Körpers Verbindung haben, erklärt es sich, daß Zerstörungen der Hirnsubstanz auf einer Seite Lähmungen der Muskulatur auf der entgegengesetzten Körperhälfte zur Folge haben. Blutungen in der linken Großhirnhemisphäre können also Lähmung des rechten Arms und des rechten Beins nach sich ziehen.

Zwischen dem Kleinhirn und der oberen Fläche des Kopfmarks befindet sich die vierte Hirnhöhle. An ihrem Boden bilden die hier verlaufenden Faserstränge eine rautenförmige Figur, die Rautengrube. Der vordere, dem Großhirn zugewendete Winkel steht in Verbindung mit der dritten Stirnhöhle, während die hintere, dem Rückenmark zugekehrte Spitze, auch „Schreibfeder" genannt, mit dem Zentralkanal des Rückenmarks verbunden ist. Der Boden der Rautengrube wird von einer Schicht grauer, von weißen Querstreifen durchsetzter Substanz bedeckt. Diese Stelle hat als Ursprungsort des die Herzbewegung regulierenden und die Atemtätigkeit beeinflussenden zehnten Hirnnervs eine ganz besondere Bedeutung, sie heißt auch der Lebensknoten. Hier liegt im Kopfmark das koordinierende Zentrum für die unwillkürliche Atemtätigkeit. Seine Zerstörung hat sofortigen Stillstand der Atembewegungen und damit den Tod zur Folge.

Das Rückenmark

Das mit seinen Häuten den Wirbelkanal bis zur Lendenwirbelsäule ausfüllende Rückenmark ist ein langes strangförmiges Gebilde von zylindrischer Form. Da, wo die starken Nerven für die oberen und die unteren Gliedmaßen abzweigen, ist es stärker als an dem oberen Hals- und dem Bruststück. Es zeigt also eine Hals- und eine Lendenanschwellung und endet kegelförmig. Ein Büschel von Nerven füllt den Wirbelkanal der Lendenwirbel aus, ein Endfaden läuft bis in den Kreuzbeinkanal hinab. Eine vordere und eine hintere Furche teilt das Rückenmark in seiner ganzen Länge in zwei halbzylindrische Seitenhälften, die in der Mitte durch einen schmalen Teil miteinander verbunden sind. Durch ihn verläuft in der ganzen Länge des Rückenmarks der Zentralkanal. Er mündet nach oben, wie wir sahen, am hinteren Winkel der Rautengrube in die vierte Hirnhöhle und steht somit in Verbindung mit den Hirnhöhlen. Anders als im Gehirn sind im Rückenmark die graue und weiße Substanz verteilt; im Rückenmark liegt die erstere im Innern und umgibt den Zentralkanal, während die letztere die Rinde bildet. Auf einem Querschnitt gewahrt man im Verbindungsteil der beiden Seitenhälften den feinen Zentralkanal und um diesen die graue Substanz, eine etwa x-förmige Figur darstellend, deren nach vorn gehende Schenkel, die Vorderhörner, breit und kolbig enden, während die nach hinten gehenden, die Hinterhörner, spitz ausgezogen sind. Aus den Vorderhörnern entspringen Bewegungsnerven, in den Hinterhörnern enden Empfindungsnerven. Die Nervenzellen, die mit ihnen in Verbindung stehen, sind groß, sternförmig und reich verästelt. Die seitlich aus dem Rückenmark heraustretenden vorderen und hinteren Nervenfasern oder Nervenwurzeln vereinen sich beiderseits noch innerhalb der Zwischenwirbellöcher und gehen von da als gemischte Nerven zur rechten oder linken Körperseite. Durchschneidet man bei einem Tiere die vorderen Nervenwurzeln auf einer Seite, so wird die Muskulatur der ganzen betreffenden Körperseite gelähmt, während die

Empfindung fortbesteht. Durchtrennt man auf der anderen Seite die hinteren Nervenwurzeln, so erlischt die Empfindung auf dieser Körperseite.

Häutige Hüllen des Hirns und des Rückenmarks

Gehirn und Rückenmark sind mit mehreren Hüllen umgeben, die die Zentralorgane in der Schädelhöhle und im Wirbelkanal befestigen und Träger der zuführenden ernährenden und der ableitenden Blutgefäße sind. Dicht an die Knochenwände der Schädelhöhle und des Wirbelkanals legt sich die harte Hirnhaut an, welche sackartig das Gehirn umhüllt, auf das Rückenmark übergeht und als Blindsack in der Lendenwirbelsäule endet.

Am Hirn sendet sie stark vorspringende Fortsätze in Form häutiger fester Platten in die großen Trennungsfurchen, und zwar in die Mittelspalte zwischen den beiden Großhirnhemisphären die Hirnsichel, die sich vom Stirnbein bis zum Hinterhaupt erstreckt, während sich das Hirnzelt, die Hirnsichel kreuzend, in die Querfurche zwischen Groß- und Kleinhirn einschiebt und dieses vor dem Druck des Großhirns schützt. Da die harte Hirnschale am Ursprung ihrer Fortsätze vom Schädeldach sowie an deren Saum in zwei Blättern auseinanderweicht, entstehen spaltförmige Hohlräume, die als Blutleiter für größere Venenbahnen des Gehirns dienen.

Unter der harten Hirnhaut breitet sich zunächst die zarte Spinnwebenhaut und unter dieser die Gefäßhaut aus. Die letztere ist die Trägerin der ernährenden Blutgefäße, sie schmiegt sich der Oberfläche des Gehirns und des Rückenmarks fest an. Zwischen diesen Häuten in den Hirnhöhlen und dem Zentralkanal befindet sich die Hirn-Rückenmarks-Flüssigkeit (Liquor). Ihre Gesamtmenge beträgt etwa 130 ccm. Stark vermehrt erscheint sie beim sogenannten Wasserkopf, einer Krankheitsform, die neben anderen Störungen der Entwicklung zum Schwund jeder geistigen Tätigkeit führen kann.

Gewicht und Größe des Gehirns

Der Rauminhalt des Schädels beträgt im Durchschnitt 1500 ccm beim Manne, 1300 ccm bei der Frau; das Hirngewicht beim europäischen Manne 1357 g, bei der Frau 1235 g. Ob ein unmittelbares Verhältnis zwischen Hirngröße und geistiger Leistungsfähigkeit besteht, ist zweifelhaft.

Die Beobachtung lehrt, daß bei den Gehirnen einzelner geistig besonders hervorragender Männer – das Gehirn des großen Mathematikers Gauß wird oft als Beweis abgebildet – die Zahl der Gehirnwindungen besonders groß und die Furchung besonders tief ist, während beim Affenhirn die Windungen weit weniger an Zahl und die Furchen weniger tief sind. Im ersteren Falle ist die Flächenentwicklung der grauen Hirnrinde besonders groß, beim Affen geringer. Die Dicke der grauen Hirnrinde ist dabei allerdings nicht berücksichtigt. Zweifellos ist aber das Zentrum der höheren geistigen Tätigkeiten in der grauen Rinde der beiden Hemisphären des Großhirns zu suchen, während andere Teile, und zwar vor allem das Kopfmark und das die Verbindung von Groß- und Kleinhirn bildende Mittelhirn, den Sitz automatisch wirkender Nervenzentren darstellen. Beim Menschen ist die Hirnrinde verhältnismäßig am weitaus stärksten entwickelt gegenüber den automatisch wirksamen Hirnteilen, beim Tierhirn ist die Entwicklung der letzteren im Verhältnis weit mächtiger.

Die Großhirnrinde

Beim schlafenden Menschen ist die Tätigkeit der Großhirnrinde eingestellt. Ihm fehlen sowohl die Empfindung für die Vorgänge in der Außenwelt – soweit nicht heftige Erregungen der Gefühls- oder der Sinnesnerven den Schlafenden aufwecken –, als auch willkürliche Bewegung und geistige Tätigkeit. Nur beim Übergang vom Wachen zum Schlaf oder umgekehrt äußert sich in mehr oder weniger verschwommenen, oft phantastischen Traumbildern eine Art geistigen Empfindens. Der tiefe Schlaf ist traumlos; der Mensch gleicht darin einem Wesen, dem beide Halbkugeln des Hirns entfernt sind. Dagegen nehmen auch im tiefen Schlafe zahlreiche Körpertätigkeiten ihren Fortgang. Regelmäßig geht der Atem, schlägt das Herz, es arbeiten die Verdauungs- und Harnorgane; bei überwarmer Bedeckung des Nachtlagers erweitern sich die Hautblutgefäße, es wird Schweiß abgesondert usw.

Selbst leichte, anscheinend zweckmäßige Körperbewegungen werden bei unbequemer Lage, bei Kitzel auf einer Hautstelle ausgeführt, ohne daß dies dem Schlafenden zum Bewußtsein kommt. In den seltenen Fällen des Nachtwandelns sehen wir sogar wohlgeordnete Bewegungen mit vollkommener Erhaltung des Gleichgewichts ausgeführt. Alle diese mannigfachen unbe-

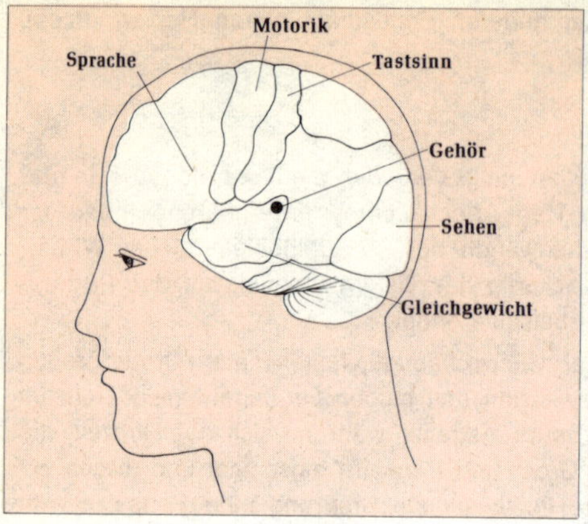

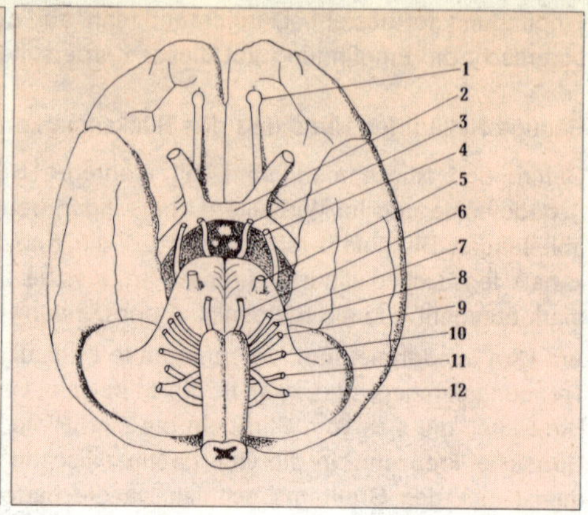

links: Die Rindenzentren der Großhirnrinde
rechts: Gehirnbasis und Gehirnnerven
1 Hirnnerv (Riechnerv), 2 Sehnerv, 3 Augenmuskelnerv, 4 Augenvollmuskelnerv, 5 Trigeminus, 6 äußerer Augenmuskelnerv, 7 Gesichtsnerv, 8 Gleichgewichts- und Hörnerv, 9 Zungenschlundkopfnerv, 10 Vagus, 11 Accessorius, 12 Zungennerv

wußten Tätigkeiten stehen unter Nerveneinfluß, sie vollziehen sich unter der automatischen Steuerung durch große Abschnitte der Zentralorgane: des Mittelhirns, des Kleinhirns, des Kopfmarks, des Rückenmarks. Die willkürlich überlegte Bewegung, die bewußte Empfindung und die sinnliche Wahrnehmung haben dagegen ihren Sitz in der grauen Substanz, der Hirnrinde, die die Oberfläche des Großhirns überzieht. Hierhin leiten die Empfindungsbahnen und veranlassen die Wahrnehmung äußerer Eindrücke, hier entspringen alle durch Willen und Vorstellung erregbaren Bewegungsfasern.

Es befinden sich demnach in der Großhirnrinde Zentralstellen: Bewegungszentren, Sinneszentren und sogenannte Assoziationszentren, in denen die Erregungen mehrerer Sinnesorgane zusammengefaßt werden. Am längsten bekannt ist das Sprachzentrum. Ihm benachbart ist der Sitz des Wortgedächtnisses. Zerstörung dieser Hirnpartie bedingt Verlust des Sprechvermögens. So wie die Koordination der Sprache, d. h. das richtige Zusammenarbeiten der Atem- und Kehlkopfmuskeln, die Bewegungen der Stimmbänder und der Muskeln des Gaumens, der Zunge, der Lippen zur Bildung der Vokale und Konsonanten ihr besonderes Zentrum hat, so auch die Koordination der Schreibbewegungen. Wird letzteres zerstört, so erlischt die Fähigkeit des Schreibens, obgleich die Wörter in der Vorstellung noch vorhanden sein können.

Für das Sehen brauchen wir die Sehsphäre im Hinterlappen des Gehirns, die die Wahrnehmung der Gesichtseindrücke vermittelt, und das psycho-optische Zentrum, wo gewissermaßen die Erinnerungsbilder aufbewahrt werden, um neue Gesichtseindrücke richtig deuten zu können. Ähnlich ist es beim Hören.

Einen großen Raum, der sich breit über die Mitte der Außenfläche des Hirns und dann in die einander zugekehrten Flächen der Mittelspalte hinab hinzieht, nehmen die psycho-motorischen Zentren ein. Von diesem großen Rindenfeld gehen einerseits die Bewegungsanreize für die willkürlichen Muskeln des Körpers aus: zuunterst die für das Gesicht, das Kauen, die Zunge; dann folgen die Zentren für die oberen Gliedmaßen, den Rumpf und die Beine. Diese Körperbewegungssphäre ist aber zugleich auch Körpergefühlszentrum, d. h. hier laufen all die vielen Empfindungseindrücke ein und erhalten durch ein Netz von Zellen, die miteinander verknüpft sind und Erinnerungsbilder aufbewahren, als Tast-, Druck-, Temperatur-, Bewegungs-, Muskel- und Lagesinn jedesmal die richtige Deutung. Für die Erinnerungsbilder aller Sinne gilt das Gesetz, daß sie um so fester haften, je öfter die Sinneserregung einwirkte. Je häufiger z. B. ein Wort gehört wurde, um so fester prägt sich sein Klangbild den betreffenden Erinnerungszentren ein, um so schneller fällt uns das Wort wieder ein, und damit verknüpfen sich alle die Erinnerungsvorstellungen, welche es weckt. So ist z. B. mit dem Wort „Rose" die Erinnerung an ihren Duft in der Riech-, an ihre Farbe in der Seh-, an die Stacheln des Stengels in der Fühlsphäre, an das Wortbild in dem Lese-, an das Schreiben im Schreibzentrum verbunden.

Der Faserverlauf im Hirn und im Rückenmark

Die von der Hirnrinde ausgehenden Nervenfasern gehen durch die Hirnstiele in das Kopfmark. Hier schwenken die meisten zur entgegengesetzten Seite über und laufen abwärts zu derjenigen Gegend des Rückenmarks, aus der sie seitwärts austreten, um als Bewegungsnerv zu bestimmten Muskelgruppen zu gelangen.

Jedoch kreuzen sich nicht alle Bewegungsfasern. Ein Teil verbleibt auf derselben Seite, und zwar wahrscheinlich die Leitungen zu den Muskeln, die wie die Atemmuskeln, die Bauchmuskeln und die Muskeln um After und Harnröhre stets beiderseitig in Tätigkeit gesetzt werden.

Die Bahnen der Empfindungsnerven verlaufen ähnlich, nur etwas verwickelter. Sie treten als Empfindungsfasern in das Rückenmark ein, steigen aufwärts, kreuzen sich mit den Empfindungsnerven der entgegengesetzten Seite und enden nach Durchtritt durch das Kopfmark und die Hirnstiele in bestimmten Gebieten der Hirnrinde. Mit den Zentren für die willkürliche Bewegung der verschiedenen Muskelgebiete sind auch solche für die bewußte sinnliche Wahrnehmung von Empfindungs- und Sinneseindrücken über die graue Hirnrinde verteilt. Zerstörung eines solchen Zentrums hebt die bewußte Empfindung der hier mündenden Sinneserregungen auf.
Die Bahnen der Empfindungs- und Bewegungsnerven haben aber noch andere Verbindungen. So bestehen auch im Rückenmark Brücken zwischen den Nervenbahnen. Sie sind weiterhin durch Faserzüge mit dem Kleinhirn und den Herden grauer Substanz im Innern des Großhirns verbunden. All diese Verknüpfungen sind von großer Wichtigkeit für das Zustandekommen der Reflex- und halbautomatischen Bewegungen.

Vor allem gibt es auch in der Großhirnrinde noch zahlreiche Fasern, die keine Beziehung zum Rückenmark und damit zu den Bewegungs- oder den Sinneszellen des Körpers besitzen, sondern lediglich in der grauen Hirnrinde gelegene Punkte miteinander verknüpfen. Wir nennen diese Fasern „Assoziationsfasern". In den Ganglienzellen, die durch diese Fasern verbunden werden, haben wir den Sitz des höheren geistigen Lebens zu vermuten.

Gehirnnerven

Die im Gehirn entspringenden Nerven treten an der Hirnbasis aus und gehen durch die Öffnungen der Schädelhöhe zum Gesichtsteil des Kopfes, zum Kehlkopf, den benachbarten Organen, zur Nackenmuskulatur und hinab zu den Brust- und Baucheingeweiden. Es gibt 12 Paare von Gehirnnerven.

Periphere Nerven

Vom Rückenmark zweigen sich die peripheren Nerven ab. Sie ziehen zur Körperoberfläche, zur Haut, zu den Muskeln und Gelenken. Die langen Fortsätze der in den Vorderhörnern des Rückenmarks gelegenen Ganglienzellen verlaufen zu den Muskeln und dienen der Bewegung des Körpers. Sie vereinigen sich gleich nach ihrem Austritt aus dem Rückenmark mit den Empfindungsnerven. Die meisten peripheren Nerven sind also gemischt. Ihnen gesellen sich noch die Fasern zu, die aus dem Lebensnervensystem stammen und hauptsächlich die Verengung und Erweiterung der Blutgefäße bewirken.

Die Lebensnerven

Das unwillkürliche, autonome oder vegetative System versorgt die inneren Organe mit den Lebensnerven. Ein Hauptstrang, der Sympathikus, liegt rechts und links von der Wirbelsäule und besteht aus zahlreichen durch Stränge von Nervenfasern verbundenen Nervenknoten. Von diesem Strang gehen Verbindungen zu allen Rückenmarks- und einigen Hirnnerven und die zahlreichen feinen Äste aus, die zu allen Organen des Körpers führen. Der andere Teil der Lebensnerven, der parasympathische Anteil, entspringt als einer der zwölf Hirnnerven dem Gehirn als Nerv Vagus direkt. Ein Teil von ihm trennt sich schon an der Ursprungsstelle und verläuft im Rückenmark. Er bildet zusammen mit dem Sympathicus das vegetative Nervensystem, das alle Lebensfunktionen steuert. Deswegen nennt man die Einheit von Sympathicus und Parasympathicus (Vagus) den „Lebensnerv".

Grundbehandlung

Gerade für die Heilung nervöser Erkrankungen und psychischer Störungen ist die Allgemeinbehandlung im weitesten Sinne des Wortes unerläßlich, d. h. neben einer Beeinflussung des ganzen Körpers durch bestimmte Maßnahmen ist es erforderlich, die gesamte Lebensweise zu regulieren und eine für die Gesundung erforderliche Ordnung herbeizuführen. Man kann deshalb diese Maßnahmen, wie sie hier geschildert werden, bis zu einem gewissen Grade auch als Grundlage einer naturgemäßen Allgemeinbehandlung überhaupt ansehen.

Lediglich eine Ausnahme ist zu machen. Bei der Wahl der Behandlungsweise muß immer berücksichtigt werden, daß bei Erkrankungen des Nervensystems extreme Lebens- und Behandlungsreize auszuschalten sind. Gerade für diese Gruppe von Kranken gilt der Satz: Man kann auch des Guten zu viel tun.

Vor allem sind immer wieder Ruhepausen nach den einzelnen Maßnahmen erforderlich. Belastung und Ruhe, Anregung und Entspannung sind in einem rhythmischen Auf und Ab aneinanderzureihen.

Es wäre falsch, eine bloße Ruhebehandlung durchzuführen aus der Vorstellung heraus, der Kranke muß erst einmal beruhigt werden und Kräfte sammeln. Ruhe und Entlastung führen allein niemals zu einer Leistungssteigerung. Sie können erforderlich sein, weil die Kräfte übermäßig beansprucht waren und weil ein akuter Zusammenbruch nichts anderes zuläßt. Auf die Dauer aber hilft nur die Übung. Jedes Organ bedarf zur Leistungssteigerung der Tätigkeit.

Im übrigen ist es notwendig, gerade bei dieser Gruppe von Kranken die Aufmerksamkeit von der Krankheit und Leistungsunfähigkeit ab- und auf eine positive aufbauende Tätigkeit hinzulenken. Je mehr und je besser der Kranke sich auf eine Arbeit konzentrieren kann, d. h. je mehr Lustgefühl bei dieser Beschäftigung in ihm ausgelöst wird, um so rascher wird seine Heilung einsetzen.

Ich verweise in diesem Zusammenhang auf das besondere Kapitel über die Pflege der Nerven. Eine spezielle Eigenart der naturgemäßen Allgemeinbehandlung ist die Unterweisung des Kranken in einer gesunden, d. h. natürlichen Lebensführung. Dadurch gelingt es auch, vorbeugend einen Ausgleich gegen berufliche und sonstige Belastungen zu schaffen. Hier beginnt beim Zusammentreffen von Patient und Arzt der erste Teil der ärztlichen Aufgabe: Die Belebung des Kranken, seine richtige Einstellung, die seelische Beeinflussung, die sich mehr oder minder deutlich aus der Aussprache mit dem Kranken ergibt. Nach Erhebung der Vorgeschichte, die sich vor allem auf die ganze Lebensführung einschließlich der beruflichen Anforderungen zu erstrecken hat, beginnt vor Verordnung der übrigen Maßnahmen bereits die geistige Beeinflussung.

Man muß den Kranken zu der Einsicht bringen, daß das durchschnittliche Verhalten des zivilisierten Menschen naturwidrig ist: Die Haut wird Tag und Nacht den funktionellen Reizen von Luft, Licht und Sonne ferngehalten. Sauerstoffmangel und Fremdstoffbeimengung der Atmungsluft in Wohnungen und Arbeitsräumen und auf der Straße verwehren ihm die gesundheitlichen Vorteile des Freiluftaufenthaltes. Ungenügende oder einseitige körperliche Bewegung, genauso wie unzweckmäßige Kleidung hemmen den Blutumlauf, die Stoffwechselvorgänge, besonders die Ausscheidung und führen zu Stauungen und Verkrampfungen. Tempo und Berufsanforderungen zerren an den Nerven, falsche Freizeitgestaltung verhindert die notwendige Entspannung, gedankenlos zusammengestellte eiweiß- und kochsalzreiche, mineralsalz- und vitaminarme sogenannte bürgerliche Kost sowie Reiz- und Genußgifte stellen Belastungen dar und wirken sich hemmend auf die Selbststeuerungsvorgänge des Körpers aus, die ja der Kontrolle des Nervensystems unterstehen.

Die Aussprache mit dem Kranken gibt viele Möglichkeiten einer besonderen seelischen Beeinflussung. Die Erkenntnis der Zusammenhänge durch den Patienten bedeutet den ersten Schritt zu einer positiven psychischen Einstellung. Eine naturgemäße Lebensführung bedeutet bessere Gesundheit, die Befreiung des Körpers von den Fesseln der zivilisatorischen Lebensweise ermöglicht eine freie Entfaltung der natürlichen Heilkräfte. Das sind Heilgedanken, deren Wert nicht zu unterschätzen ist.

Anschließend sind die Maßnahmen zu besprechen, die für eine allgemeine Nervenpflege wichtig sind, denn die Auswirkungen der naturgemäßen Allgemeinbehandlung vollziehen sich um so zielsicherer, je besser die Leistungsfähigkeit der nervlichen Regulation ist. Hierher gehört das Verbot der Nervengifte, die durch Trinken von Bohnenkaffee, schwarzem Tee, von alkoholhaltigen Getränken oder durch Rauchen in den Körper gelangen. Selbstverständlich sind auch den Stoffwechsel belastende Medikamente, namentlich solche mit Suchtgefahren auszuschalten. Außerdem verordnen wir eine Kost, die geringe Anforderungen an die Ausscheidungsorgane stellt, nicht ermüdend wirkt und genügend Aufbaustoffe in Form von vollwertigem Eiweiß, Mineralsalzen und Vitaminen enthält.

Wir verlangen vom Kranken reichlich Freiluftaufenthalt in der Freizeit mit körperlicher Bewegung und Ausarbeitung, mit Licht-, Luft- und Sonnenbädern. Wir raten zur Entspannung durch vernünftige Geselligkeit, Unterhaltung und Beschäftigung und ausreichenden Schlaf. Schließlich sind im weiteren alle Maßnahmen zur Hebung der übrigen körperlichen Funktionen von guter Rückwirkung auf den Zustand der Nerven. Zu beachten ist, daß bei einer stärkeren Beteiligung des Nervensystems am Krankheitsgeschehen, besonders beim Nervenschwachen oder in Erregungszuständen, alle Reize in milder Form geboten werden müssen: nicht zu heiß, nicht zu kalt, nicht zu stark, nicht zu viel.

Nervenkrankheiten

Kopfschmerzen

Als Begleiterscheinung oder Vorbote vieler Krankheiten sind Kopfschmerzen verhältnismäßig häufig. Wir beobachten sie im Zusammenhang mit Infektionskrankheiten und Herdinfektionen, bei Erkältungen, Kreislauf- und Stoffwechselstörungen. Es können aber auch Augenleiden, Veränderungen des Gehirns oder Entzündungen bestimmter Nerven die Ursache sein.

Bei Erkrankungen innerer Organe, Vergiftungen und Neurosen können gleichzeitig Kopfschmerzen auftreten. Schließlich sind sie auch eine Teilerscheinung bei allgemeinen nervösen Erkrankungen.

Für die Beurteilung und Behandlung ist darum die Klärung der Ursache von großer Bedeutung. Man begnüge sich nicht mit einer bloßen Schmerzbekämpfung, sondern gehe bei häufiger Wiederkehr der wahren Krankheitsursache nach.

Allopathie: Abgesehen von der ursächlichen Behandlung schmerzlindernde Medikamente wie Aspirin, Pyramidon, Treupelsche Tabletten usw.

Naturgemäße Allgemeinbehandlung: Vor allem ableitende Kopfmassage, besonders des Hinterkopfes, Nackens und Schultergürtels. Heißer Sandsack in den Nacken, ansteigende Fußbäder, Bürstmassage, Bewegung in frischer Luft, Luft- und Sonnenbäder, Sauna oder andere Schwitzmaßnahmen, Wassertreten, Kniegüsse, ansteigend heiße Armbäder mit nachfolgendem Oberguß nach Kneipp.

Diät: Saftfasten, Obsttag, strenge Rohkost, über längere Zeit kochsalzarme, rohkostreiche Milch-Pflanzen-Kost.

Kräuterheilkunde: Sie richtet sich nach der Grundkrankheit, also z. B. Magen-, Gallen-, Abführtee oder Kamillenkopfdampf, Gurgeln mit Salbei usw.

Homöopathie: Calcium phosphoricum D 4 – D 6, drei- bis viermal täglich eine Tablette, Belladonna D 4 – D 6, einstündlich 5 Tropfen oder eine Tablette, Aconitum D 3 – D 6, alle halbe Stunde 5 Tropfen oder eine Tablette, Gelsemium D 4 – D 6, alle zwei Stunden 5 Tropfen oder eine Tablette, Colocynthis D 3 bis D 6, viermal 5 Tropfen oder eine Tablette, Ignatia D 6, zweistündlich 5 Tropfen oder eine Tablette, Nux vomica D 4 – D 6, viermal täglich 5 Tropfen oder eine Tablette, Spigelia D 3 – D 6, alle zwei Stunden 5 Tropfen, Pulsatilla D 4 – D 6, alle zwei bis drei Stunden 5 Tropfen.

Biochemie: Silicea D 6, Ferrum phosphoricum D 6, Kalium phosphoricum D 6, Magnesium phosphoricum D 6, Calcium phosphoricum D 6, Natrium muriaticum D 6, Natrium phosphoricum D 6, Kalium chloratum D 6.

Migräne

Es handelt sich um anfallsweise einsetzende Kopfschmerzen, meist auf Grund von Gefäßverkrampfungen und Durchblutungsstörungen im Bereich des Gehirns. Sie gehen häufig mit nervösen Störungen, Herz- und Gefäßleiden, Magen-Darm-Erkrankungen usw. einher. Es kann sich aber auch um eine allergische Reaktion handeln.

Die Anfälle werden vielfach durch seelische Erregungen, Überarbeitung oder durch Wettereinflüsse, Gerüche usw. ausgelöst und treten in unregelmäßigen Zeitabständen auf. Es finden sich dabei alle Zwischenstufen von den stärksten Beschwerden mit heftigem Erbrechen bis zu den leichten Formen. Typisch ist der halbseitig auftretende Kopfschmerz, dem meist ein Unbehagen vorausgeht, verbunden mit einer depressiven Stimmungslage und Müdigkeit oder einer gesteigerten Erregbarkeit.

Häufig machen sich gleichzeitig Schwindelzustände oder Drehschwindel, Empfindungsstörungen im Gesicht und an den Gliedmaßen, Überempfindlichkeit gegen Geräusche, Licht-, Geruchs-, Geschmacks-, Gehörs- oder Temperatureinflüsse bemerkbar. Das Gesicht kann blaß oder gerötet sein. Oft vermindert sich der Schmerz durch Druck auf die Schmerzstelle.

Allopathie: Schmerzlindernde Tabletten, z. B. Migräne-Kranit, Ergosanol, Migränin usw., Einspritzung von Causat, weiterhin Bohnenkaffee trinken oder Coffeintabletten einnehmen. Bei Bedarf Hormonpräparate, besonders bei Anfällen in der Zeit der Periode oder der Wechseljahre. Im übrigen sollte immer ein Arzt zugezogen werden, der die Ursache des Kopfschmerzes klärt.

Naturgemäße Allgemeinbehandlung: Bettruhe, ansteigend heißes Halbbad zum Schwitzen oder bei fehlender Badeeinrichtung ansteigend heißes Fußbad bei nachfolgender Bettruhe; nasse Socken oder Wadenwickel. Bei Neigung zu kalten Füßen heiße Wärmflasche, Wechselfußbäder, Bürstmassage. Bei Verstopfung Einlauf, ansteigend heiße Armbäder. – Bindegewebsmassage.

Diät: Saftfasten, am besten mit Traubensaft, notfalls auch Abführtee. Später Rohkost und kochsalzfreie Milch-Pflanzen-Kost.

Kräuterheilkunde: Abführtee, Nervenberuhigungstee, bei Bedarf blähungswidriger Tee, Johanneskraut, Präparate aus Eisenhut (Aconit).

Homöopathie: Digitalis D 4 – D 6, dreimal täglich 5 Tropfen, Iris D 3, dreimal täglich eine Tablette, Glonoinum D 6, alle Stunde 5 Tropfen, Kalium carbonicum D 6, alle halbe Stunde eine Tablette, Gelsemium D 4 – D 6, zweistündlich 5 Tropfen oder eine Tablette, Spigelia D 4 – D 6, zweistündlich 5 Tropfen, Colocynthis D 3 – D 6, zweistündlich 3 Tropfen, Sanguinaria D 3, dreistündlich 5 Tropfen.

Biochemie: Magnesium phosphoricum D 6, Ferrum phosphoricum D 6 , Natrium muriaticum D 6, Silicea D 12.

Seekrankheit, Bewegungskrankheiten

Bewegungskrankheiten oder *Kinetosen* treten als Luft- und Seekrankheit oder an Land als Auto-, Eisenbahn-, Karussell- und Fahrstuhlkrankheit auf. Durch wechselnde Beschleunigung bei der Bewegung, durch Schwingungen, Schlingen usw. kommt es zur Reizung der Gleichgewichtsorgane und anderer nervöser Zentren, wobei auch Angst und Aufregung oder ekelerregende Vorstellung eine Rolle spielen können. So werden schließlich die im Stammhirn gelegene Brechreflexzone und das Brechzentrum gereizt. Während die kurzen Schwingungen von Eisenbahn, Auto und Autobus nur bei verhältnismäßig wenigen Menschen Reizerscheinungen hervorrufen, steigt die Erkrankungszahl in Luft- und Seefahrzeugen mit der erheblich größeren Beschleunigung wesentlich an. Gegen große Beschleunigungsreize, wie sie auf einem Schiff im Sturm auftreten, ist fast niemand gefeit. Die Befallenen klagen über psychisches Unbehagen, Unlustgefühle, Teilnahmslosigkeit und Müdigkeit. Weiterhin können periodisches Gähnen, Schwindel, Kopfdruck und Sehstörungen auftreten. Oft zeigt sich eine Überempfindlichkeit gegen Gerüche, die sonst nicht beobachtet wurde.

Später kommen Schweißausbrüche, Blässe, Beschwerden im Oberbauch, Druck-, Völlegefühl, Magenbeschwerden und Brechreiz hinzu. Das schließlich eintretende Erbrechen kann stundenlang oder gar tagelang anhalten. Die Magenfüllung hat darauf keinerlei Einfluß. Auch bei völlig entleertem Magen bleibt ein unstillbares Würgen zurück, das die Kranken noch mehr als das Erbrechen quält. In schweren Fällen besteht ein starkes Krankheits- und Erschöpfungsgefühl. Die Beschwerden verschwinden, sobald die Bewegung des Fahrzeuges aufhört.

Vorbeugung: Ein bis zwei Stunden vor Reisebeginn und danach alle paar Stunden werden entsprechende Medikamente eingenommen, z. B. Antihistaminkörper oder Belladonna-Präparate und Vitamin B 6.

Behandlung: Horizontale Körperlage, Medikamente am besten unter Umgehung des Magens, also etwa als Darmzäpfchen, z. B. Peremesin forte oder Vomex A, und als Vitaminpräparat Hexobion-Zäpfchen. In schweren Fällen auch Einspritzung von Medikamenten in die Vene. Außerdem zur Beruhigung Brompräparate, Luminal, Veronal usw. Die Ernährung muß leicht sein, Fruchtsäfte, leichte Schleim- und Breidiät, Reis, Kompott, Zwieback usw.

Gehirnerschütterung

Äußere Gewalteinwirkung auf den Schädel kann eine Gehirnerschütterung hervorrufen, die vollkommen auszuheilen ist. Die Erscheinungen setzen sofort nach dem Unfall ein. Die Haut wird blaß, klebrig-feucht, der Puls ist klein und unregelmäßig. Meist besteht eine Bewußtseinsstörung, die als Benommenheit oder auch als Bewußtlosigkeit auftreten kann. Außerdem kommt es fast immer zu Erbrechen oder Brechreiz.

In tiefer Bewußtlosigkeit bleibt jede Reaktion auf Anruf aus. Bei Besserung des Zustandes kann der Verletzte durch Anrufen aufgeweckt werden. In diesem Studium setzen wieder die ersten willkürlichen Bewegungen ein. Mit der Aufhellung der Bewußtlosigkeit werden auch Schmerzen empfunden, Schwindelgefühle, Kopfschmerz und Beschwerden an der Stelle der äußeren Gewalteinwirkung, die durch Lagewechsel, Husten und Pressen zunehmen.

In weniger schweren Fällen bestehen nur eine leichte Benommenheit und verminderte Ansprechbarkeit; die Reaktionsfähigkeit ist herabgesetzt und manchmal das Auffassungsvermögen gestört.

In einigen Fällen klafft auch eine Erinnerungslücke, die meistens mit dem Unfallereignis beginnt, aber auch schon um Stunden vorausliegende Ereignisse betreffen kann.

Die Atmung ist unregelmäßig, der Puls verlangsamt, nicht selten aber ist die Herztätigkeit beschleunigt. Oft finden sich Zeichen einer Hirnschädigung, die sich in Riech-, Gesichtsweltstörungen und sonstigen Ausfallerscheinungen äußert. Wenn solche Symptome längere Zeit bestehen bleiben, muß eine Gehirnquetschung angenommen werden.

Behandlung: Strenge Bettruhe mit Wärme ist unbedingt erforderlich. Milde Körperwaschungen, ausgiebige Frischluftzufuhr. Wadenwickel oder nasse Socken nach Kneipp.

Reizlose, kochsalzarme Kost mit reichlich Obstsäften, insbesondere Traubensaft. Verbot von Alkohol und Nikotin. Medikamente zur Beruhigung, wie Bellergal usw. Pflanzliche Beruhigungsmittel wie Baldrian usw.

Hirnquetschung

Im Gegensatz zur Gehirnerschütterung kommt es hier durch äußere Gewalteinwirkung zu einer Hirnverletzung, die nur teilweise heilbar ist.

Im wesentlichen zeigen sich dieselben Erscheinungen wie bei der Gehirnerschütterung, sie sind nur ausgeprägter und anhaltender. Bewußtlosigkeit und Erbrechen können tagelang unverändert bestehen. Je nach dem Sitz der Verletzung sind die Reiz- und Ausfallerscheinungen mannigfaltig. Krämpfe und Zuckungen, Lähmungen, Gefühlsstörungen, unwillkürlicher Abgang von Harn und Stuhl, Sprach-, Riech-, Sehstörungen, Schwindelgefühle und sonstige Reizerscheinungen an den Nerven werden beobachtet. Meist ist auch der Wasserhaushalt gestört. Nach Abklingen der Bewußtseinsstörungen finden sich psychische Veränderungen und geistige Schwäche.

Behandlung: Strenge und anhaltende Bettruhe und sofortige Einweisung in eine neurochirurgische Klinik.

Nervenerkrankungen

Die Nerven dienen uns teils dazu, die durch die Sinnesorgane aufgenommenen Eindrücke der

Außenwelt zur Zentrale, zum Rückenmark und zum Gehirn zu leiten bzw. krankhafte Veränderungen der Organe weiterzugeben. Die hierfür vorgesehenen Nerven bestehen aus Empfindungsfasern. Die Bewegungsfasern dienen als Willensantriebe für die Muskeln, damit die notwendigen Bewegungen ausgeführt werden. Die Nerven können entweder nur aus Empfindungs- oder nur aus Bewegungsfasern zusammengesetzt sein oder auch gemischt verlaufen. Enthält der erkrankte Nerv nur Empfindungsfasern bzw. sind nur diese erkrankt, dann entstehen nur Schmerzen, man spricht in diesem Fall von Nervenschmerzen oder Neuralgien. Sind Bewegungsfasern krank, treten außer Schmerzen auch Empfindungsstörungen der Haut und Bewegungsstörungen der Muskeln auf, spricht man von Nervenentzündungen schlechthin: von Neuritis, wenn nur ein Nerv befallen ist, und von Polyneuritis, wenn mehrere Nerven betroffen sind.

Nervenentzündungen

Schwere Nervenentzündungen werden als *Neuritis,* leichte als *Neuralgie* bezeichnet. Als Ursache können infektiöse Prozesse, Schädigungen durch Herdinfektion oder Temperaturreize in Betracht kommen. In verschiedenen Fällen wird auch an eine Allergie zu denken sein. In neuerer Zeit hat man erkannt, daß auch eine Schädigung der Nervenwurzel durch raumbeengende Prozesse, wie z. B. Bandscheibenvorfall, die Entzündung des Beinnervs *(Ischias),* des Gesichtsnervs *(Facialis)* oder des Armnervs hervorrufen kann.

Sehr häufig treten Nervenentzündungen im Verlauf von Grippe, Typhus, Malaria, Ruhr, Tuberkulose, Syphilis und anderen Infektionskrankheiten auf. Auch bei Stoffwechselstörungen werden sie häufig beobachtet. Weitere Ursachen sind Schädigungen durch Alkohol und andere Gifte wie Quecksilber, Blei und Arsen. Ein häufiger Grund ist auch ein Vitaminmangel, insbesondere ein Mangel an den Vitaminen des B-Komplexes.

Typisch für die Nervenentzündung sind die Schmerzen im Bereich des befallenen peripheren Nervs. Meist treten sie anfallsartig auf. Im Durchschnitt ist eine Neuritis schmerzhafter als eine Neuralgie. Aber es kann auch anders sein. Bei der ersteren kommt es oft im Gebiet des erkrankten Nervs zu Gefühlsstörungen, Bewegungseinschränkung und Mangelerscheinungen mit Rückbildung der Muskulatur. Die Ausfallzeichen bestehen nicht immer gleichzeitig und sind auch nicht immer gleich stark ausgeprägt. Dem Nervenverlauf entsprechend können die Beschwerden am ganzen Körper auftreten. Besonders schmerzhaft ist die Neuralgie des Dreigeteilten Gesichtsnervs *(Trigeminus).*

Im Bereich des Rumpfes werden am häufigsten die Zwischenrippennerven befallen. Bei Erkrankungen des Rippenfells, des Lungenfells und bei Rippen- und Wirbelerkrankungen können sie sich entzünden. Sehr schmerzhafte einseitige Entzündungen zeigen sich im Verlauf des *Herpes zoster.* Im Bereich der Gliedmaßen sind am häufigsten Erkrankungen des Armnervengeflechtes und der Beinnerven. Für diese Fälle macht man heute vor allem Veränderungen an den Wirbeln bzw. der Wirbelsäule verantwortlich.

Schmerzen im linken Arm können ebenfalls im Verlauf von Herzkrankheiten, insbesondere bei *Angina pectoris* auftreten. Auch andere Gefäßerkrankungen und Durchblutungsstörungen führen zu Reizerscheinungen, die mit Nervenentzündungen verwechselt werden können. Als Ursache für Neuralgien im Bereich der Arme sind fast immer Störungen an der Halswirbelsäule anzunehmen.

Nervenentzündungen in den Beinen werden oft durch Erkrankung der Hüft- oder Kniegelenke vorgetäuscht, aber auch durch Druck von Geschwülsten im Becken oder an den Gebärmutteranhängen, durch Schwangerschaft oder Durchblutungsstörungen können Nervenschmerzen hervorgerufen werden.

Befällt die Entzündung verschiedene Nervenstämme, spricht man von einer *Polyneuritis.* Die schwere Form setzt meist akut nach anderen Erkrankungen ein. Bei der leichten sind verschiedene Nervenstämme druckschmerzhaft. Es kann zu Gliederreißen, Wadenkrämpfen und zum Schwinden von Reflexen kommen.

Allopathie: Bestrahlungen mit Kurzwelle, Infrarot usw., schmerzlindernde Medikamente, Einreibungen; Vitamine B. Vor allem in chronischen Fällen Bewegungsübungen, Massage, Einspritzungen von Novocain, bei schweren Formen operatives Vorgehen. Bäderbehandlung: Moorbäder, Thermalbäder. Oft wirkt Wärme schmerzlindernd, vor allem in Form von heißen Teilbädern, heißen Auflagen oder wärmeerzeugenden Bestrahlungen.

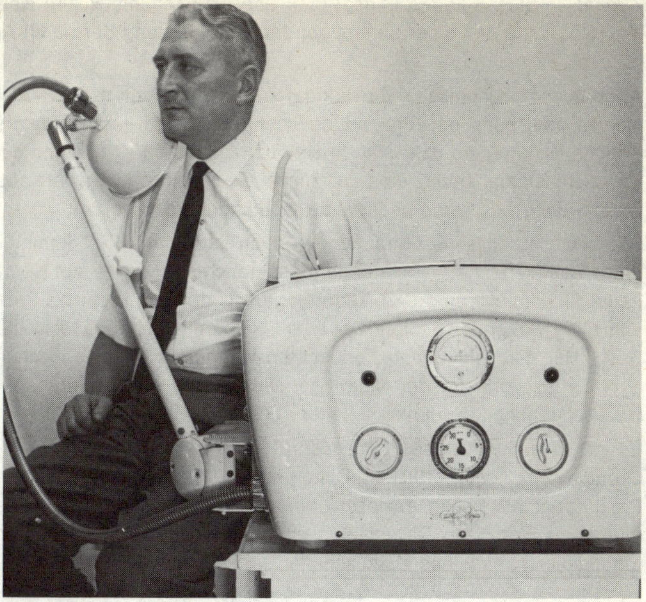

Bestrahlung mit Mikrowellen

Naturgemäße Allgemeinbehandlung: Besonders ansteigend heiße Teilbäder der befallenen Gliedmaßen, Schwitzprozeduren, Sauna, Bürstmassage, Rotlichtbestrahlungen, heiße Heusäcke und Auflagen, Überwärmungsbäder.

Diät: In schweren Fällen Fastenkur oder einige Tage Saftfasten, anschließend Rohkostkur. Sonst vorwiegend rohkostreiche Milch-Pflanzen-Diät. Zusätzlich, als Spenderin vom Vitamin-B-Komplex, Hefekur: reichlich Hefewürzen und Hefebrotaufstriche; Vollkornerzeugnisse.

Kräuterheilkunde: Einreibungen mit Fenchelöl, Majoranöl, Pfefferminzöl, Melissengeist.

Homöopathie: Atropinum sulfuricum D 3 – D 4, ein- bis zweistündlich 5 Tropfen, Aconitum D 4 – D 6, alle halbe bis zwei Stunden 5 Tropfen, Arnica D 3, alle zwei bis drei Stunden 5 Tropfen, Bellis perennis D 3 – D 4, viermal täglich 5 Tropfen, Rhus toxicodendron D 4 – D 6, dreimal täglich 5 Tropfen, Mercurius solubilis D 4, alle drei Stunden eine Tablette.

Biochemie: Magnesium phosphoricum D 6, Kalium phosphoricum D 6, Ferrum phosphoricum D 6, Calcium fluoratum D 12, Silicea D 12.

Nervenschmerzen (Neuralgien)

Schmerzen, die durch eine Erkrankung eines bestimmten Gefühlsnerven bedingt sind, werden Neuralgien genannt. Unabhängig vom Sitz der einzelnen Sonderformen gibt es für alle viele gemeinsame Gesichtspunkte. Die Schmerzen treten bald stärker, bald schwächer auf, zeigen also deutliche Schwankungen. Ja sehr oft kann man sogar von direkten Schmerzattacken sprechen, die mit schmerzfreien Perioden abwechseln. Der Schmerz ist fast immer sehr heftig. Bei Kindern sind Neuralgien selten, sie kommen am häufigsten im mittleren Lebensalter vor.
Oft beobachtet man diese Erkrankungsform bei nervösen Menschen, die schon an Nervenkrankheiten gelitten haben oder in deren Familie nervöse Erkrankungen häufig vorkommen (→ vegetative Dystonien). Auch geistige Überanstrengung, seelische Erregungen und Erschöpfungszustände begünstigen das Entstehen von Neuralgien. Doch lassen sich darüber hinaus auch Störungen des Stoffwechsels, Blutarmut und weitere, auf die Zusammensetzung des Blutes einwirkende Ursachen nachweisen. Unzweckmäßige Lebensweise ist ein weiterer Entstehungsgrund. Zu diesen allgemeinen Ursachen, die gewissermaßen eine Krankheitsbereitschaft darstellen, kommen noch besondere auslösende Ursachen, die dem Kranken schon eher bekannt sind. Da sind Abkühlungen und Erkältungen zu nennen, Einwirkungen von Wind, Nässe und

Zugluft. In diesen Fällen spricht man eher von rheumatischen Neuralgien. Begünstigt wird eine Neuralgie auch bei einer ungenügenden Durchblutung der durch Abkühlung betroffenen Körperpartien.

Aber auch mechanische Einwirkungen sind hier zu nennen. So können Quetschungen von Nerven oder sonstige Verwundungen starke Beschwerden hervorrufen, aber auch Überanstrengungen, Dehnungen usw. sind in Betracht zu ziehen. Oft kommt eine schädigende Druckwirkung gar nicht einmal durch eine plötzliche Gewalteinwirkung von außen zustande, sondern durch Geschwülste oder raumbeengende Krankheitsprozesse.

Wie sehr neuralgische Erkrankungen auch „aus dem Blut" kommen können, zeigt die Beobachtung, daß nebenher bestehende entzündliche Prozesse zu Neuralgien führen können. Überhaupt sind Infektionen und Vergiftungen in der Lage, solche Prozesse auszulösen. So spielen von giftig wirkenden Stoffen vor allem Nikotin, Alkohol, Quecksilber, Arsen und Blei eine große Rolle. Bei den Infektionen beobachten wir neben allen möglichen Fieberkrankheiten auch die Syphilis als Vorläufer der Neuralgie. Dieses Bild wird abgerundet durch ausgesprochene Stoffwechselkrankheiten, Blutkrankheiten, Gicht usw.

Es ist einleuchtend, daß in allen derartigen, genau zu erkennenden Fällen die Behandlung des Grundleidens jeder örtlichen Behandlungseinwirkung vorauszugehen hat. Es hat sich in der Praxis aber als richtig erwiesen, eine gründliche Regulierung des Stoffwechsels und Umstimmung des gesamten Organismus vorzunehmen und alle Reizgifte zumindest für die Behandlungsdauer strengstens auszuschalten.

Gesichtsnerven-Entzündung (Trigeminusneuralgie)

Außer den bekannteren Ursachen wie Erkältung, vorangegangene Infektionskrankheiten usw. kommen Erkrankungen der Schädelknochen, vor allem Kiefer und Zähne, Krankheiten der Nasen- und Stirnhöhlen, des Mittelohres und Augenleiden ursächlich in Frage. Im vorgerückten Alter wird man auch an Arterienverkalkung zu denken haben.

Die Schmerzen treten anfallsweise, dann aber mit einer massiven Stärke auf, die nahezu einem Vernichtungsgefühl gleichkommt. Sie können sich ohne besonderen äußeren Anlaß entwickeln oder schon durch geringfügige Einwirkung, wie Sprechen, Kauen, Waschen und schließlich auch bei Erregung usw. ausgelöst werden. Bisweilen beschränkt sich der Schmerz nicht einmal auf einen oder mehrere Äste des Trigeminusnerven einer Gesichtshälfte, sondern der Schmerz strahlt in die Umgebung aus, in den Hinterkopf, den Nacken oder in die Schulter. Es können dabei auch Reizungen der Drüsen auftreten, z. B. Tränen- oder Speichelfluß oder vermehrte Absonderung der Nasenschleimhaut, gelegentlich wohl auch Bläschenbildung (Herpes) der Haut. Im Durchschnitt sind die höhersitzenden Erkrankungen des obersten Astes des Trigeminus die leichteren Formen und die des untersten Astes im Gebiet des Unterkiefers und des Kinns, namentlich bei Beteiligung der Zunge, die schwersten Fälle.

Naturgemäße Behandlung: Sie besteht in örtlichen Andampfungen der schmerzenden Gesichtshälfte mit dem Teekessel, wobei der Dampf durch ein Papprohr, das über die Tülle des Kessels geschoben wird, auf die Schmerzstelle geleitet wird. Diese Behandlung kann 1- bis 3mal täglich 10 Minuten lang durchgeführt werden. Anschließend ist die angedampfte Stelle durch ein Wolltuch warm zu halten, das um den Kopf gelegt wird. Dabei legt man auf die erkrankte Gegend noch ein besonderes Polster und zwar angewärmte Watte oder heiße Kräuterkissen mit Kamillen oder Heublumen.

Auch beim Hinlegen, also wenigstens bei der Nachtruhe, in schweren Fällen aber nach Möglichkeit eine Stunde während des Tages, verwendet man solche heißen trockenen Kräuterkissen, die auf das Kopfkissen gelegt werden, so daß der Kopf mit der schmerzenden Seite auf den Kräutern liegt. Damit die Kräuter länger heiß bleiben, kann man sie auch mit einem Gazebeutelchen auf ein Heizkissen legen.

Es ist nicht erwünscht, daß der Kranke längere Zeit das Zimmer hütet, aber es ist im allgemeinen notwendig, bei Spaziergängen den oben geschilderten Kopfverband anzulegen.

In der warmen Jahreszeit sind Sonnenbestrahlungen an der Schmerzstelle sehr nützlich. Bei ungünstiger Witterung werden Wärmestrahlen aus künstlichen Lichtquellen, vor allem auch

Blaulicht und Kopflichtbäder als sehr angenehm empfunden. Schmerzstillende Präparate haben infolge der Gewöhnungsgefahr wenig Zweck. In schweren Fällen bleibt nur eine Zerstörung des Trigeminusnerven durch Alkoholinjektion in sein Schaltzentrum übrig.

Neuralgie der Armnerven

Einseitige neuralgische Beschwerden im Gebiet der Armnerven können durch Druck auf diese entstehen oder auch rheumatisch bedingt sein. Oft beobachtet man derartige Armschmerzen als sogenannte → Beschäftigungsneurosen infolge Überanstrengung bei eifrigen Tennisspielern, bei Klavierspielern, Plätterinnen, Näherinnen oder bei ungeübten Menschen, die plötzlich viel oder schwer zu tragen hatten.

Die Schmerzen sind bald im Oberarm, bald im Unterarm, bald in der Hand besonders heftig. Oft tritt ein typischer Muskelschwund des Armes ein. Die Schmerzen nehmen beim Tragen leichter Gegenstände zu, schon das Gewicht des Armes wird als schmerzhaft empfunden. Die Schmerzen verschwinden bei Ruhigstellung und Hochbinden des gebeugten Armes mittels eines Tragetuches, doch sind sie bei der geringsten Bewegung wieder da und erweisen sich als sehr hartnäckig.

Naturgemäße Behandlung: Die örtliche Behandlung ist – im Gegensatz zu der rheumatischen Erkrankung der Armmuskeln – sehr zurückhaltend durchzuführen. Weder Massagen noch Bewegungsbehandlung und Hitzeeinwirkung sind hier zweckmäßig. Vielmehr nehmen die Beschwerden bei derartigen Maßnahmen zu und werden noch hartnäckiger.

Lediglich kurze, etwa fünf Minuten dauernde ansteigend heiße Unterarmbäder sind hier angezeigt, wenn der befallene Arm bzw. die Hand sich kalt anfühlen. Im Anschluß an solche Teilbäder, die ein- bis dreimal täglich vorgenommen werden können, ist ein etwa einstündiger Wickel um den Vorderarm anzulegen. Es ist aber ganz besonders darauf zu achten, daß das feuchte Wickeltuch sehr gut ausgewrungen wird und sich am Körper gleich erwärmt. Zwischendurch muß der Arm in Beugestellung durch ein Armtragetuch ruhig gestellt werden. Vor allem ist auch ein strenges Verbot aller Reizgifte, wie Nikotin, Alkohol und Kaffee durchzuführen.

Zwischenrippen-Neuralgie

Neben Erkältungen und mechanischen Einwirkungen ist namentlich bei Mädchen und Frauen in jüngeren Jahren Blutarmut oder allgemeine Nervosität als Ursache festzustellen. Jedoch können auch Krankheitsprozesse an den Rippen und Wirbeln oder Veränderungen der Hauptschlagadern an diesen Neuralgien schuld sein.

Besonders häufig finden sich die Schmerzen im Bezirk der mittleren Nerven, also selten an den obersten und untersten Rippen, und öfter links als rechts. Die Schmerzen, die oft sehr heftig sind, werden durch die Atembewegungen, durch Husten, Niesen und Sprechen stärker. Öfter als bei anderen neuralgischen Erkrankungen fällt ein Bläschenausschlag längs der befallenen Nervenäste auf, der die Erkrankung noch schmerzhafter werden läßt; diese Erkrankung wird *Herpes zoster* genannt. Die benachbarten Lymphdrüsen sind geschwollen, so daß sich Lymphknoten in der Achselhöhle und längs des Brustmuskels bilden.

Der Verlauf ist wechselnd, doch heilen die meisten Fälle verhältnismäßig leicht aus. Besteht kein Ausschlag, ist die Abgrenzung gegenüber den rheumatischen Muskelerkrankungen, Rippenfellreizungen usw. schwierig.

Naturgemäße Behandlung: Die Allgemeinbehandlung, wie sie einleitend zu diesem Kapitel näher ausgeführt ist, verkürzt die Krankheitsdauer wesentlich, von besonderer Wichtigkeit ist sie aber beim Herpes zoster.

Die örtlichen Maßnahmen setzen sich vor allem aus den verschiedenen Formen der Wärmebehandlung zusammen. Beim Herpes zoster haben sich außerdem besonders heiße Aufschläge von Heilerde bewährt, ebenfalls auch stubenwarme Kamillenaufschläge, die am besten mit einem Brustwickel festgehalten werden. Doch kann man auch tagsüber solche feuchten Kamillenaufschläge sehr gut mit einem trockenen Brustumschlag festhalten, über den sich die Kleidung anlegen läßt. Wer dabei länger herumgehen will, verhindert das Abrutschen durch

Anstecken von Achselbändern. Man kann dann z. B. Spaziergänge unternehmen oder bei geringer Beeinträchtigung des Allgemeinbefindens notfalls seinem Beruf nachgehen.

Ischialgie

Ischialgie ist zweifellos die häufigste Neuralgie. Bei den möglichen Entstehungsursachen ist neben der rheumatischen Komponente auch an die Möglichkeit eines → Bandscheibenvorfalls zu denken. Aber auch chronische Verstopfung und Stauung in den Blutgefäßen des Beckens durch Geschwülste, Eierstockentzündungen usw. finden sich häufiger als Ursache. Gicht, Gelenkrheumatismus, Zuckerkrankheit, Mißbrauch von Genußgiften, Geschlechtskrankheiten, Erkrankungen des Kreuzbeins, der Lunge, des Hüftgelenks und ähnliche Prozesse kommen weiterhin in Betracht. Aus diesen Gründen ist eine gründliche Umstimmung des Körpers durch eine strenge Allgemeinbehandlung nicht zu entbehren.

Die Schmerzen beginnen gewöhnlich in der Lenden- und Kreuzgegend und ziehen dann dem Verlauf des Beinnerven entsprechend durch das Gesäß und die hinteren Oberschenkel zur Kniekehle und längs des äußeren Unterschenkels zum äußeren Fußrand und zum Fußrücken. In vielen Fällen sitzt der Hauptschmerz nur in den oberen oder unteren Abschnitten. Bei schlechter Lage, bei Bewegung, namentlich im Anfang beim Kaltwerden oder Druck nehmen die Beschwerden zu. Beim Stehen führt das unwillkürliche Bestreben des Kranken, die schmerzhafte Stelle zu entlasten, zu einer Verbiegung des Rumpfes und damit der Wirbelsäule nach der gesunden Seite. An einzelnen Stellen besteht eine besondere Druckschmerzhaftigkeit. Wird das im Knie durchgedrückte, gerade gestreckte Bein beim liegenden Kranken angehoben, tritt ein heftiger Schmerz in der Gesäßgegend auf, weil der erkrankte Beinnerv durch die Dehnung gereizt wird (Lasèguesches Zeichen). Bei längerer Krankheitsdauer schrumpft die Muskulatur des erkrankten Beines, dadurch bleibt bei vielen Menschen eine erhöhte Anfälligkeit zurück.

Die Aussichten sind um so günstiger, je eher und gründlicher die naturgemäße Allgemeinbehandlung zur Anwendung kommt. Nirgends lohnt sich ein solcher Aufwand so sichtbar wie gerade hier, wo die reine medikamentöse (symptomatische) Behandlung zwar die Schmerzen betäubt, aber nicht immer die Anfälligkeit beseitigen kann. Jedem Kranken ist daher zu raten, sobald er nur irgend abkömmlich ist, eine gründliche, d. h. möglichst klinische Allgemeinbehandlung durchzuführen. Da die meisten Kranken wegen der Schmerzen bettlägerig sind, kann nur empfohlen werden, sich nicht auf Ruhe und Schonung zu beschränken, sondern die Zeit der Arbeitsunfähigkeit zur umfassenden Umstimmung des Körpers auszunutzen.

Behandlung: Sie vollzieht sich zunächst nach den Richtlinien, wie sie in der einleitenden Grundbehandlung angegeben sind. Dabei sind noch einige Besonderheiten zu beachten. In kühlen Tagen sind heiße Halbbäder zu nehmen, die bei 38 bis 40 Grad Celsius möglichst auf 30 Minuten auszudehnen sind und denen man zur erhöhten Reizwirkung 150 ccm Neydhartinger Moorschwebstoff zusetzt. Während dieser Bäder sind öfter Bewegungsübungen des erkrankten Beines vorzunehmen. Die durch die Hitze eintretende verringerte Schmerzempfindlichkeit ist namentlich zu Dehnungen des Nervs auszunutzen. Ist eine Hilfsperson vorhanden, so ist von dieser das gestreckte Bein bei durchgedrücktem Knie in der Hüfte bis wenig über die Schmerzgrenze hinaus zu beugen. Ist der Kranke auf sich allein angewiesen, so versuche er den Oberkörper bei durchgedrücktem Knie und gestrecktem Bein so weit wie möglich aufzurichten, indem er sich mit den Händen am Fußende der Badewanne festhält.

Die örtliche Behandlung wendet, soweit es sich um reine Schmerzlinderung handelt, Wärme an. Je nach dem Hauptsitz der Schmerzen werden bald der Oberschenkel, bald der Unterschenkel oder Fuß mit Wärme behandelt. Da die Schmerzen oft gerade nachts übermäßig stark sind, ist hier eine besondere Maßnahme zu empfehlen: die nächtliche Beinpackung. Es handelt sich um eine Halbpackung, die vom Nabel an den Unterkörper umschließt. Man legt ins Bett eine Wolldecke und darauf ein trockenes, entsprechend zusammengelegtes Bettuch, darauf ein in warmes Wasser getauchtes, gut ausgewrungenes zweites Leinentuch, auf das der Kranke mit seinem Unterkörper gelegt wird. Möglichst sind vorher die Beine durch Trockenbürsten gut zu erwärmen. Die Tücher und abschließend die Wolldecke werden nun schnell zusammengeschlagen und oben durch eine Sicherheitsnadel festgehalten. Unten genügt ein Umschlagen der überstehenden Packung über die Füße. Dann von außen her eine warme Wärmflasche gegen die Füße legen und den Kranken nochmals mit einem Federbett oder einigen Wolldecken zudecken. Die

Packung, die schnell warm werden und bleiben muß, bleibt über Nacht liegen. Das ist leicht durchführbar, wenn eine gewisse Bewegungsfreiheit für die Beine gegeben ist. Daher soll die Packung die Beine nicht fest aneinanderzwängen, sondern der Kranke soll während des Einpackens die Beine ein wenig auseinanderspreizen. So kann man oft ohne Medikamente oder Schlafmittel zu gutem Nachtschlaf kommen.

Sehr gestritten wird darüber, ob es zweckmäßiger ist, das Bein vollkommen ruhigzustellen und Bewegung und Massage streng zu verbieten oder ob gewisse Bewegungen oder vor allem Massage auch bei Schmerzen schneller zum Ziel führen. So notwendig es selbstverständlich ist, auf die Eigenart der verschiedenen Kranken Rücksicht zu nehmen, so habe ich namentlich bei klinischer Behandlung durchschnittlich doch von Massage und Krankengymnastik schneller Besserung eintreten sehen als in Ruhigstellung. Natürlich standen für diese Behandlung erfahrene und besonders eingearbeitete Mitarbeiter zur Verfügung. Man kann allerdings nicht jeden Masseur damit beauftragen. Ich halte aber eine grundsätzliche strenge Ablehnung für falsch. Gerade bei der Ausbildung der Krankengymnastinnen wird eine besondere Behandlung bei Ischiaskranken gelehrt und geübt. Die Beschwerden können durchaus bei der ersten Behandlung zunehmen, klingen dann aber um so rascher ab.

Mit Nachdruck muß aber auch an dieser Stelle auf die Wichtigkeit einer strengen Allgemeinbehandlung hingewiesen werden. Schließlich ist noch darauf hinzuweisen, daß nicht jeder Kranke auf eine ausschließliche Wärmebehandlung gut anspricht. Es gibt Patienten, bei denen man von vornherein mit kurzen kühlen Beinwaschungen, mit kalten Beingüssen nach Kneipp und mit ähnlichen Teilanwendungen schneller zum Erfolg kommt. Ganz allgemein ist zu sagen, daß eine reine Wärmebehandlung auf die Dauer verweichlicht und damit die Anfälligkeit eher noch steigert. Das Ziel muß daher schließlich eine Abhärtung des Kranken sein. Darum sind früh genug in den Behandlungsplan wechselwarme Anwendungen – zuerst in Form von Waschungen und Güssen – aufzunehmen. Auf heiße Bäder sollte man ebenfalls immer ganz kurze kühle Waschungen oder Güsse folgen lassen.

Der Patient sollte nicht endgültig aus der Behandlung entlassen werden, bevor nicht abschließend eine ausreichende Abhärtung durch Kaltwasserbehandlung oder Licht-, Luft- und Sonnenbäder erreicht worden ist. Bei Neigung zu kalten Füßen oder sonstigen Anzeichen eines ungenügenden Blutumlaufs ist durch Bürstmassage, durch Bewegungsbehandlung und durch Atemschulung für einen ausreichend angeregten Kreislauf zu sorgen.

Neuritis, Polyneuritis

In einzelnen Nervenabschnitten können Entzündungserscheinungen im Anschluß an Erkrankungen anderer Organe auftreten, als Verletzungsfolge oder auch ohne einen erkennbaren Zusammenhang mit einer Schädigung. Oft muß man wie beim Muskelrheumatismus eine Stoffwechselstörung annehmen, die eine gewisse Entzündungsbereitschaft hervorruft. So findet man dann auch hier z. B. eine Erkältung als auslösende Ursache. Die Erkrankung beginnt mit mehr oder weniger heftigen Schmerzen und Empfindungsstörungen in der Gegend der befallenen Nerven. Gleichzeitig oder etwas später treten dann die Zeichen der Bewegungsschwäche an der vom erkrankten Nerven versorgten Muskulatur auf. Die derart entstehende Lähmung kann alle Grade zeigen. In leichten Fällen kann ein schneller Rückgang aller Erscheinungen einsetzen, in schwereren beobachtet man eine Rückbildung der Muskulatur. Doch können solche Fälle zur Ausheilung kommen.

Die häufigste Ursache für die Entstehung der Polyneuritis ist der chronische Alkoholismus. Doch werden im Anschluß an Infektionskrankheiten, offenbar durch die Giftwirkung der Erreger, bei Zuckerkrankheit usw. solche Krankheitsprozesse ebenfalls beobachtet.

Da die Bewegungsfasern der Nerven ursächlichen Giftstoffen den wenigsten Widerstand entgegensetzen, treten am ehesten und häufigsten Lähmungen auf. Der Beginn kann ganz nach Art einer akuten Infektionskrankheit mit Fieber, schwerer Beeinträchtigung des Allgemeinzustandes, Appetitlosigkeit, Mattigkeit usw. einsetzen. Bisweilen fehlen aber diese Zeichen. Dann treten die nervösen Erscheinungen scheinbar ohne alle Ursache auf. Die Schmerzen werden als ziehend und reißend geschildert und sitzen meist im Kreuz und in den Gliedern. Wenn auch die Gelenke anschwellen, ist eine Verwechslung mit Gelenkrheumatismus leicht möglich. Die Lähmungserscheinungen klären dann aber das Bild. Meist werden zuerst die Beine ergriffen, dann aber auch die Arme. Die Empfindlichkeit von Nerven und Muskeln gegen Druck und die Empfindungsstörungen der Haut sind jedoch typische Anzeichen der Polyneuritis.

Behandlung: Die Behandlung erfolgt nach den Grundsätzen der Allgemeinbehandlung, wie sie einleitend dargestellt wurde. Ein besonders strenges Verbot von Bohnenkaffee, Nikotin und Alkohol muß unbedingt beachtet werden.

Nervöse Erschöpfungs- und Reizzustände (vegetative Dystonien)

Was man früher unter dem Namen *Neurasthenie* zusammenfaßte, nennt man heute eine vegetative Dystonie, das bedeutet Störungen im Gleichgewicht des vegetativen Nervensystems. Es handelt sich um kein einheitliches Krankheitsbild, sondern je nach der im Vordergrund stehenden Ursache und der verschiedenartigen, individuellen Reaktionsfähigkeit des Körpers wechseln die Krankheitszeichen erheblich. Die Ursachen sind mannigfaltig; in der Hauptsache ist an folgende Einwirkungen zu denken: Allergischer Reizzustand des Körpers, → Herdinfektionen, Folge- und Begleiterscheinungen im Verlauf von Erkrankungen der inneren Organe, der Wirbelsäule und des Rückenmarks, → darmbedingte Selbstvergiftung, Vergiftungen durch Genußgifte wie Nikotin, Bohnenkaffee, Alkohol; Mißbrauch schwerer Medikamente, chronische Kohlenoxydvergiftung, Bleivergiftung usw., Störungen der inneren Sekretion (Schilddrüse, Nebenniere), Belastungen durch Umwelteinflüsse, durch Wohnverhältnisse, Arbeitsstätte, Fehlernährung oder einseitige Kost, Vitamin- und Mineralsalzmangel, unzweckmäßige Lebensweise, Überanstrengung und vor allem auch physische Belastungen.

Die Klagen der Kranken beziehen sich meistens auf eine innere Unruhe, verminderte körperliche und geistige Leistungsfähigkeit, vorzeitige Ermüdbarkeit bei häufig bestehenden Schlafstörungen, Kopfschmerzen, Druckgefühl in der Herzgegend, Schwächeanfälle bis zur Ohnmacht, Schweißneigung, Hitzewallungen oder Kältegefühl, Empfindungsstörungen, Trockenheit im Mund, Würgegefühl im Hals, Appetitlosigkeit, Völlegefühl, Schwindel, erhöhte Reizbarkeit, Überempfindlichkeit gegenüber Bohnenkaffee und manchmal Alkohol, Atembeschwerden bis zu asthmatischen Erscheinungen. Oft finden sich Störungen der Menstruation bei Frauen oder der Potenz beim Mann, die Hautfarbe wechselt zwischen blaß und rot; bei geringster Erregung treten rote Flecke auf. Die Gliedmaßen sind kalt, manchmal bläulich verfärbt. Weitere Erscheinungen sind Hautjucken, Blutdruckschwankungen, oft Unterdruck, Pulsschwankungen, unregelmäßiger Herzschlag, Zittern der Hände, Lidflattern, gesteigerte Sehnenreflexe, Magen-Darm-Störungen, Anfälligkeit der Gallenblase. Sie alle können teilweise oder auch insgesamt auftreten.

Allopathie: Beruhigung durch Psychotherapie und Medikamente, wie Brompräparate, Luminaltabletten, Bellergal, ferner Vitamin-B-Komplex, Leberpräparate und Tranquillantien.

Naturgemäße Allgemeinbehandlung: Bei diesem Krankheitsbild ist die Regelung der allgemeinen Lebensweise von besonderer Bedeutung. Die eingangs geschilderten Maßnahmen müssen darum in jedem Fall die Behandlungsgrundlage abgeben. Da eine so durchgreifende Regulierung sich meist mit dem Leben in der Familie oder mit der Berufstätigkeit nicht verträgt, wird in hartnäckigen Fällen eine Kurbehandlung unerläßlich sein. Der damit verbundene Wechsel des Aufenthaltsortes erscheint zweckmäßig. Doch sind starke Klimareize, wie etwa Aufenthalt im Hochgebirge und an der Nordsee zu vermeiden, ebensosehr kalte oder heiße Wasseranwendungen. Man bevorzugt Teilwaschungen und die Teilanwendungen der Kneipp-Kur. Freiluftaufenthalt ist sehr wichtig, vor allem als Freiluftliegekuren und Luftbäder. Dagegen ist die Einwirkung von Sonnenstrahlen weitgehend auszuschalten. Mit zunehmender Kräftigung kann der Körper fortlaufend belastet werden; besonders günstig sind Wanderungen und ablenkende Bewegungsspiele, Golf usw. Lendenwickel, vor allem auch während der Mittagsruhe oder der Nacht sind zweckmäßig, ferner Wassertreten, Taulaufen usw.

Diät: Zu bevorzugen ist eine vitaminreiche und mineralsalzreiche, vorwiegend lacto-vegetabile Diät (Milch-Pflanzen-Kost). Zum Salzen der Speise ist möglichst Meersalz zu verwenden, als Gewürze dienen frische oder getrocknete Kräuter. Schnaps, Bohnenkaffee, Nikotin usw. sind auszuschalten.

Kräuterheilkunde: Innerlich Tee von Baldrianwurzel, Lavendelblüten, Weißdornblüten, Hopfendolden, Melisse, Anis. Bäder mit Fichtennadeln, Badekamille, Rosmarin, Baldrian.

Homöopathie: Acidum phosphoricum D 3, dreimal täglich 5 Tropfen, Acidum phosphoricum D 6, dreimal täglich 5 Tropfen, Kalium phosphoricum D 6, viermal täglich 1 Tablette, Silicea D 12. dreimal täglich eine Tablette, Nux vomica D 6, dreimal täglich 5 Tropfen, Arsena sativa-Tinktur, dreimal täglich 10 Tropfen, Passiflora-Urtinktur, dreimal täglich 10 Tropfen, Ambra D 3 – D 6, dreimal täglich 5 Tropfen.

Biochemie: Kalium phosphoricum D 6, Kalium carbonicum D 6, Magnesium phosphoricum D 6, Silicea D 12, Natrium phosphoricum D 6, Calcium phosphoricum D 6, Natrium sulfuricum D 6.

Vegetative Störungen

Die hier in Betracht kommenden Krankheitsbilder können weitgehend vergesellschaftet sein mit den Erscheinungen der vegetativen Dystonie. Oft aber treten diese in den Hintergrund, so daß der Kranke den Arzt nur wegen des Ausfalls einer Funktion aufsucht. Dabei handelt es sich in der Hauptsache um Schlaflosigkeit oder um sexuelle Störungen beim Mann, bei der Frau um Frigidität (Gefühlskälte).

Schlafstörungen

Schlafstörungen können durch Veränderung der Hirnfunktion, etwa durch Geschwülste, Entzündungen und deren Folgezustände, sowie Vergiftungen durch Koffein, Alkohol, Nikotin usw. ausgelöst werden. Als weitere Ursachen kommen auch Erkrankungen des Gefäßsystems und des Herzens, Funktionsstörungen an den Atmungsorganen und schließlich Giftwirkungen durch fortgeschrittene Schäden der Leber und der Nieren in Betracht. Bei psychischen Erkrankungen, bei Schmerzen und vegetativen Reizzuständen (→ auch vegetative Dystonien), bei Hustenreiz, Krampfzuständen des Magen-Darm-Kanals usw. werden ebenfalls Schlafstörungen beobachtet. Ferner vermag übermäßige Erregung der Sinnesorgane durch anhaltende und starke Einwirkung von Licht, Temperatur, Lärm oder Erschütterungen Schlafstörungen hervorzurufen.
Zweifellos sind auch klimatische und atmosphärische Einflüsse, etwa durch Sonnenflecken, Vollmond usw., oft für Schlafstörungen verantwortlich. Seelische Ursachen spielen selbstverständlich eine große Rolle. Angst, Sorge, Grübeln, aber auch die Nachwirkung freudiger Ereignisse pflegen vor allem das Einschlafen zu behindern.
Das durchschnittliche Schlafbedürfnis des Erwachsenen beträgt etwa bis zum Alter von 50 Jahren sieben bis neun, später nur sechs bis acht Stunden. Während der gesunde Säugling nur kurze Zeit wach ist, braucht das Kind noch über zwölf und der Jugendliche mehr als zehn Stunden Schlaf. Die Beachtung dieser Schlafdauer ist für die körperliche und geistige Entwicklung und die Leistungsfähigkeit von besonderer Bedeutung. Für jeden Kranken ist der Schlaf die beste Medizin.

Allopathie: Beruhigungs- und Schlafmittel, z. B. Brom oder Barbiturate, Kombinationspräparate mit Pflanzenextrakten, Hopfen, Baldrian. Auch Hypnose, Wachsuggestion, autogenes Training. Bei besonderen Ursachen, wie Schmerzen, Verkrampfungen usw. entsprechende Behandlung des Grundleidens.

Naturgemäße Allgemeinbehandlung: Neben der Regelung der Lebensweise ist oft auch eine bewußte Selbstbeeinflussung erforderlich. Viele Schlaflose geben sich tagsüber aus begreiflicher Angst vor dem Nichteinschlafenkönnen negativen Autosuggestionen hin. Ein Hilfsmittel, um die Entspannung zur Schlaffindung zu erleichtern, stellen die → Atemschulung und das → autogene Training dar. Schlaffördernd wirken das Zimmerluftbad vor der Nachtruhe, eine laue bis kühle Teil- oder Ganzwaschung, das Kneippsche Armbad, eine kalte Waschung des Leibes und das Anlegen eines nächtlichen schmalen Leibwickels. Kalte Füße verhindern das Einschlafen, darum ist vor dem Zubettgehen ein warmes Fußbad, aber nicht über 37,5 Grad C und nicht länger als 5 bis 6 Minuten zu empfehlen. Höhere Temperaturen, längere Dauer oder Wechselfußbäder wirken eher ermunternd als einschläfernd. Auch Bürstmassage wirkt ermunternd und ist deshalb abends in solchen Fällen nicht angezeigt. – Darm und Blase sollen entleert werden, notfalls wird ein Klistier gemacht. Eine zeitig eingenommene leichte Abendmahlzeit erleichtert das Einschlafen. Bei angestrengter geistiger Tätigkeit, bei lebhaften Debatten usw. ist es zweckmäßig, vor dem Zubettgehen einen Spaziergang von etwa 15 bis 30 Minuten Dauer zu machen, am besten verbunden mit Atemübungen.

Kräuterheilkunde: Innerlich Tee von Hopfen, Melisse, Baldrian, laue Baldrianbäder.

Homöopathie: Arsena sativa-Urtinktur, dreimal täglich 10 bis 20 Tropfen, Passiflora-Urtinktur, dreimal täglich 10 Tropfen, Aconitum D 10, dreimal täglich 5 Tropfen, Ambra D 4 – D 5, zweimal täglich eine Tablette, Acidum phosphoricum D 3, dreimal täglich 5 Tropfen, Nux vomica D 6, dreimal täglich 5 Tropfen oder eine Tablette.

Biochemie: Kalium phosphoricum D 6, viermal täglich eine Tablette, Ferrum phosphoricum D 12, Silicea D 12, Calcium phosphoricum D 6.

Impotenz (Unfruchtbarkeit)

Man versteht darunter die Zeugungsunfähigkeit bei Mann und Frau. Es gibt bei Mann und Frau eine Impotentia coeundi (d. h. die Unfähigkeit den Verkehr auszuüben) und die Impotentia generandi, d. h. es werden beim Mann keine Samenzellen in ausreichender Menge, wie sie zur Befruchtung nötig sind und bei der Frau keine Eizellen gebildet. Bei der Frau kennt man dann noch die Impotentia gestandi. Dies ist die Unfähigkeit, bei normaler Körperfunktion schwanger zu werden.

Beim Mann gibt es, abgesehen von erworbenen oder angeborenen Mißbildungen, fast nur eine Ursache für die psychische Form: Das männliche Glied erreicht nicht die für den Begattungsakt erforderliche Steifung (Erektion). Die Ursachen liegen in einer nicht genügenden Reizung der Erektionsnerven, dadurch kann das arterielle Blut nicht in die Schwellkörper einströmen. Das Glied bleibt schlaff, ein Eindringen in die Scheide ist unmöglich. Zwar ist der Geschlechtstrieb *(Libido)* und das geschlechtliche Begehren vorhanden, es kommt aber infolge der fehlenden Erregungsphasen zu keinem reflektorischen Samenerguß.

Die organische Form der Impotenz hat mehrere Ursachen. Die wichtigste besteht darin, daß die Hoden krankhaft verändert sind und keinen lebensfähigen Samen produzieren können *(Azoospermie).* Weiterhin ist es möglich, daß die Samenwege verlegt oder verstopft sind *(Obliteration).* Besonders die Gonorrhöe hat noch vor Einführung der Sulfonamide und Antibiotika durch die damaligen unzulänglichen Behandlungsmittel narbige Veränderungen im Hodengewebe hinterlassen, die zu einer dauernden Unfruchtbarkeit führten.

Die organische Impotenz kann auch eine Folge schwerer, langwieriger Krankheiten wie Tuberkulose, Syphilis, Krebs u. a. sein, vereinzelt wird sie auch bei jugendlichen Personen nach Ziegenpeter (Mumps) beobachtet.

Behandlung: Vorausgesetzt ist der Wille zur Gesundung und das Vertrauen zum Arzt. Die besten Erfolge werden durch psychotherapeutische und psychoanalytische Verfahren erzielt. Wenig vertrauenerweckend sind die in Zeitschriften und Magazinen angepriesenen „Mittel zur Behebung der Mannesschwäche", die in vielen Fällen nahezu gefährlich sind und die Erkrankungen erheblich verschlimmern können. Ist die Unfruchtbarkeit organisch bedingt, kommen am ehesten langwierige Hormonkuren in Betracht.

Frigidität (Geschlechtskälte)

Im Gegensatz zur Impotenz des Mannes steht hier die Unfruchtbarkeit nicht im Vordergrund. Allerdings kann die Empfängnisbereitschaft herabgesetzt sein, doch hat die Geschlechtskälte der Frau wenig Einfluß auf den Vorgang der Befruchtung. Im allgemeinen ist die Frigidität entwicklungsbedingt, d. h. sie ist häufig eine Folge unzureichender oder fehlender sexueller Aufklärung im Pubertätsalter. Das erste geschlechtliche Erleben kann infolge Unkenntnis in der Technik des Beischlafs zu einer dauernden Gefühlskälte führen.

Eine große Rolle spielt bei nervösen und überempfindlichen Frauen auch eine gewisse Abneigung gegen die Geschlechtspartner, die sich in einer gewissen Abwehrhaltung mit mehr oder weniger starken Schmerzen beim Verkehr äußert. Es kann sogar ein Krampfzustand der Scheide *(Vaginismus)* auftreten, der das Eindringen des männlichen Gliedes völlig unmöglich macht.

Zeitweise können die Ursachen einer Frigidität in Erkrankungen der Geschlechtsorgane liegen, z. B. Gebärmutter-, Eierstocksentzündungen usw.

Behandlung: Auch hier stehen die seelischen Heilverfahren an erster Stelle: also Psychotherapie, Suggestion und Hypnose; unterstützend können weibliche Sexualhormone verabreicht werden. In vielen Fällen hat auch schon eine längerdauernde sexuelle Enthaltsamkeit zum Erfolg geführt.

Lähmungen

Bei Nervenlähmungen kommt es zu Ausfallerscheinungen in den von den jeweiligen Nerven versorgten Gebieten. Ist ein Empfindungsnerv betroffen, wird die Empfindlichkeit in dem entsprechenden Bereich der Haut herabgesetzt, die Stelle wird „taub". Bei Erkrankungen des Rückenmarks oder peripherer Bewegungsnerven kann eine schlaffe Lähmung der Muskulatur auftreten, die zu einer völligen Bewegungsunfähigkeit und Rückbildung der Muskeln *(Atrophie)* führt. Veränderungen im Gehirn sind die Ursache der Krampflähmung. Sie äußert sich in einer überstarken Erregbarkeit der Muskulatur, die sich bis zu einer Krampfhaltung steigern kann. Kinderlähmung und Diphtherie z. B. können eine schlaffe, ein Schlaganfall kann eine Krampflähmung auslösen. Eine Lähmung der Empfindungsnerven tritt z. B. bei Höhlenbildung im Rückenmark und bei Nervenentzündung auf.

Behandlung: Sie richtet sich nach der ursächlichen Erkrankung. Neben der dadurch bedingten allgemeinen Behandlung ist eine besondere Übungsbehandlung durch Massage usw. erforderlich. Bei spastischer Lähmung kommt insbesondere Bindegewebsmassage in Frage. Die Durchblutung ist allgemein zu fördern durch Waschungen, Bürstmassage, ansteigend heiße Arm- oder Fußbäder, ferner sind Bürstenbäder zweckmäßig. Weiterhin Kneippbehandlung, vor allem auch wechselwarme Güsse.

Allopathie: Bewegungs- und Übungsbehandlung, Unterwassermassage, Elektrotherapie.

Kräuterheilkunde: Rosmarinbäder, Arnikatinktur zum Einreiben und für Wickel.

Homöopathie: Arnica D 3, vier- bis fünfmal täglich 5 Tropfen, Hypericum D 2, vier- bis fünfmal täglich 5 Tropfen, Gelsemium D 4, viermal täglich 5 Tropfen, Arnica D 4 – D 6, dreimal täglich 5 Tropfen, Plumbum aceticum D 6, dreimal täglich eine Tablette.

Biochemie: Kalium phosphoricum D 6, Magnesium D 6, Calcium phosphoricum D 6, Silicea D 12.

Schüttellähmung, Parkinsonsche Krankheit

Mit Parkinsonismus bezeichnet man eine Reihe von Bewegungsstörungen. Die Schüttellähmung *(Paralysis agitans)* setzt schleichend ein. Oft wird jahrelang über rheumatische Beschwerden in den Gliedmaßen geklagt. Dazu tritt eine allgemeine Ermüdbarkeit, besonders auf geistigem Gebiet. Eines Tages stellt sich schließlich leichtes Zittern einer Hand oder beider Hände ein. Diese Erscheinungen verstärken sich bei Erregungen, hören im Schlafe aber auf. Die Finger sind in den Endgliedern gestreckt und werden in den Grundgelenken gebeugt gehalten, wobei sich die Kuppen des Daumens und des Zeigefingers berühren. Dadurch entsteht der Eindruck des Geldzählens oder Pillendrehens. Allmählich wird die ganze Hand befallen, und schließlich zittern auch die Beine. Im Sitzen schlägt der Kranke taktartig mit der Fußsohle auf den Boden. Auch die Muskulatur des Kopfes, die Kaumuskeln, Lippen und Zunge können von dem Zittern ergriffen werden, wodurch die Sprache leise, gleichförmig und undeutlich wird.

Durch seltenen Lidschlag erscheint das Gesicht maskenhaft starr. Die Bewegungen der Gliedmaßen verlangsamen sich wie im Zeitlupentempo. Die Arme werden angewinkelt gehalten und machen beim Gehen die natürlichen Pendelbewegungen nicht mehr mit. Der Oberkörper ist leicht nach vorn gebeugt, die Beine werden nicht mehr gestreckt gehalten, sondern wippen in den Knien. Der Gang ist kurzschrittig; der Kranke hat Schwierigkeiten, den Schwerpunkt im Gleichgewicht zu halten. Er schießt immer etwas nach vorn oder beim Rückwärtsgang nach hinten. Es sieht ganz so aus, als ob er hinfiele. Bei langsamer Streckbewegung arbeitet der Muskel ruckartig und fühlt sich starr an. Die Reflexe sind lebhaft. Durch vegetative Störungen kommt es im Gesicht zum „Salbenglanz" und zu mehr oder weniger starkem Speichelfluß.

Allerdings gibt es auch eine geringe Zahl von Kranken, bei denen das Schütteln fehlt (→ auch Hirnhautentzündung). Nach der Gehirnentzündung oder Kopfgrippe können sich schwere seelische Störungen einstellen.

Auch Arteriosklerose des Gehirns und Geschwülste können als raumbeengende Prozesse die Erscheinungen des Parkinsonismus auslösen. Dabei bestehen meist zusätzlich Kopfdruck, Benommenheit und Erbrechen.

Auch Vergiftungen, insbesondere durch Kohlenoxyd oder Medikamente, z. B. Salvarsan lösen ein ähnliches Krankheitsbild aus.

Allopathie: Akineton, Artane, Scopolamin sind die bewährtesten Mittel.

Naturgemäße Allgemeinbehandlung: Die Ganzheitsbehandlung des Parkinsonismus ist in Deutschland besonders durch Dr. Dr. Walther Völler an der Königin-Elena-Klinik in Kassel-Herleshausen entwickelt worden. Sie beginnt nach der Einlieferung des Kranken mit einem Darmbad (1/2 Kamille und 1/2 Eichenrinde) in Verbindung mit Diät- und Obstsafttagen zur gründlichen Reinigung des Darmes und zur Erleichterung der Ausscheidung der Medizin. Die psychische Betreuung spielt selbstverständlich eine besonders große Rolle. Heilgymnastik und Massagen, sportliche Spiele, Waldlauf, körperliche Arbeit im Garten können sich günstig auswirken. Weitere Maßnahmen sind Atemschulung, Bürstmassage und milde Behandlung nach Kneipp, besonders wechselwarme Teilbäder, ansteigend heiße Teilbäder und wechselwarme Güsse.

Diät: Kochsalzarme, rohkostreiche Milch-Pflanzen-Kost.

Kräuterheilkunde: Wurzel der Tollkirsche als sogenannte bulgarische Kur. Als Präparat: Radix Belladonnae Teep. Unterstützend Blutreinigungstee.

Homöopathie: Magnanum aceticum D 6, zweimal täglich eine Tablette, Agaricus muscarius D 4, zweimal täglich drei Tropfen, Belladonna e radice Urtinktur in steigender und fallender Tropfenzahl nach ärztlicher Verordnung und Kontrolle.

Biochemie: Magnesium phosphoricum D 6, Kalium phosphoricum D 6, Silicea D 12.

Multiple Sklerose

Die Erkrankung befällt zumeist jüngere Menschen zwischen dem 20. und 40. Lebensjahr. Sie wird heute neben der Syphilis des Nervensystems als die häufigste Nervenerkrankung bezeichnet. Es handelt sich um die Zerstörung der Markscheide der Nervenfasern aus unbekannter Ursache. Die zunehmende Häufigkeit der Erkrankung läßt vermuten, daß sie eine Zivilisationskrankheit ist. Je früher sie der Behandlung zugeführt wird, um so günstiger sind die Aussichten für eine Besserung. Doch ist die Frühdiagnose oft sehr schwierig.

Die Erkrankung beginnt mit einer Schwäche, rascher Ermüdbarkeit und Steifigkeit der Glieder, meist zuerst der Beine. Die Fußsohle wird am Boden nachgeschleift, der Gang unsicher. Die Kranken klagen über Schwindel, Augenmuskellähmung, Sprachstörungen, Harndrang und Harnträufeln, über pelzig-taubes Gefühl in den Fingerspitzen oder Zehen und neuralgische Beschwerden. Bei der Untersuchung fehlt oft der Bauchdeckenreflex, während andere Reflexe gesteigert sind.

Der Verlauf ist meist schubweise, er führt zu einer allmählichen Verschlechterung, auch mit psysisch-geistigen Störungen. Zwischendurch treten immer wieder Besserungen ein.

Allopathie: Ein kausal heilendes Mittel gibt es heute noch nicht. Es gibt spezielle Kliniken und Sanatorien für Kranke an multipler Sklerose.

Naturgemäße Allgemeinbehandlung: Vorsicht vor zu starker Behandlung, aber weitgehende Regelung der allgemeinen Lebensweise. Luftbäder, keine Sonnenbäder! Bürstmassage, milde Kneippanwendungen, milde Massage und Bewegungsübungen, Atemschulung.

Diät: Die Evers-Diät hat sich am meisten eingebürgert. Es handelt sich dabei um eine besonders strenge Form der langdauernden Rohkosternährung, bei der gleichzeitig angekeimte Getreidekörner verwandt werden. Unter ähnlichen Gesichtspunkten war früher die Gerson-Diät aufgestellt worden. Dr. Evers legt Wert darauf, daß die Milch möglichst naturbelassen, d. h. unter Umgehen der Molkerei genossen und ebenso Bauernbutter statt Molkereibutter verzehrt wird. Zweifellos ist der Gedanke richtig, bei einer so schwerwiegenden Erkrankung Heilwirkungen dadurch anzustreben, daß in der Nahrung alle zivilisatorischen Verschlechterungen vermieden werden.

Homöopathie: Belladonna Urtinktur, 2mal täglich 10 Tropfen, Secale D 3 – D 6, 3mal täglich

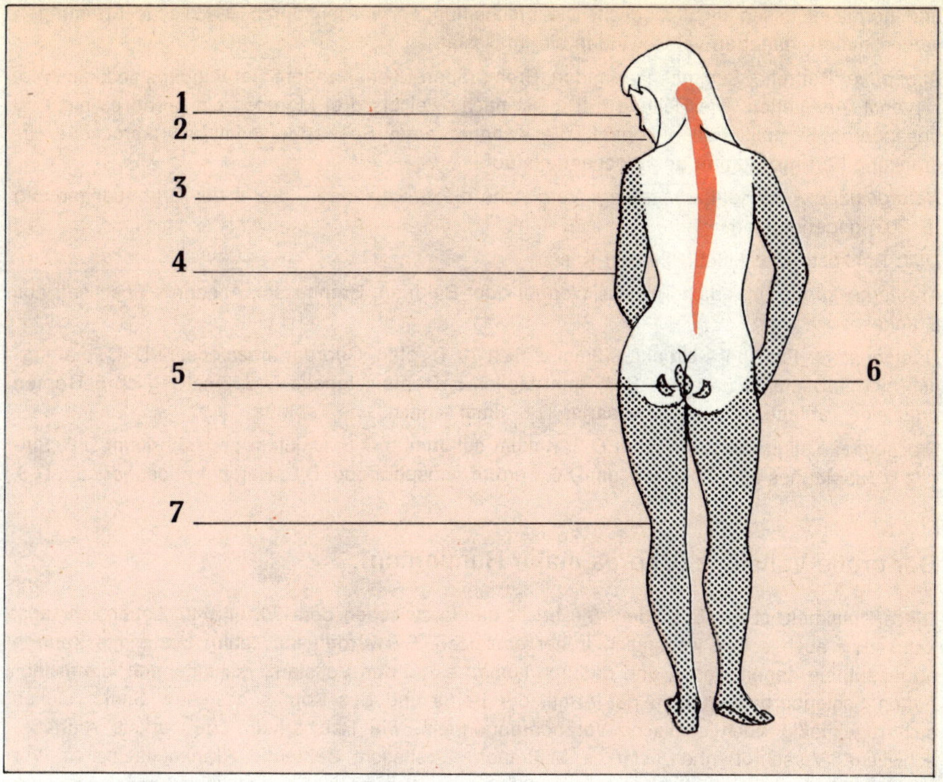

Erscheinungsformen der multiplen Sklerose
1 Sehstörungen, 2 Sprachstörungen, 3 Sitz der Krankheitsherde, 4 Lähmungen, 5 Störungen des Stuhlgangs, 6 Unsicherheit und Zittern, 7 Lähmungen

5 Tropfen, Nux vomica D 6, 2mal täglich 5 Tropfen oder eine Tablette, Silicea D 6, 1mal täglich eine Tablette, Sulfur D 10, 1mal täglich 5 Tropfen, Thuja D 10, 1mal täglich 5 Tropfen.

Biochemie: Silicea D 12, Magnesium sulfuricum D 6, Kalium sulfuricum D 6, Magnesium phosphoricum D 6.

Weitere Nervenkrankheiten

Der kleine Veitstanz (Chorea minor)

Als Begleiterscheinung von Infektionskrankheiten kommt er besonders bei Kindern zwischen dem 7. und 15. Lebensjahr vor, die meist aus nervenkranken Familien stammen. Mädchen werden häufiger befallen als Knaben.

Die Erkrankung tritt auch während der Schwangerschaft – besonders der ersten – auf, vor allem bei Frauen zwischen 18 und 26 Jahren im dritten bis fünften Monat. Auch hier ist oft eine Infektion oder eine rheumatische Erkrankung vorausgegangen. Es zeigen sich zu Anfang Unruhe, Launenhaftigkeit, Reizbarkeit, Ermüdbarkeit, Konzentrationsschwäche und eine Verzitterung der Schrift, denen sich psychische Veränderungen zugesellen. Meist werden zuerst die oberen Gliedmaßen befallen, dann das Gesicht und die Muskulatur der Zunge, wodurch die Sprache gestört wird. Es stellen sich Schluckstörungen ein; die Kranken ziehen Grimassen; schließlich treten auch an den Beinen rasche, unwillkürlich erfolgende Zuckungen einzelner Muskeln oder Muskelgruppen auf, dabei entstehen zusammenhanglos schleudernde und ausfahrende Bewegungen. In so schweren Fällen sind Stehen und Gehen sowie Zielbewegungen und normales Essen nicht möglich. Die Erscheinungen werden durch psychische Erregungen verschlimmert, dagegen verschwinden sie im Schlaf.

Allopathie: Bettruhe, Luminal, Pyramidon, Brompräparate oder andere Beruhigungsmedikamente, Nirvanol, Arsenetten. Die Heilung tritt meist nach zwei bis drei Monaten ein, wenn es nicht zu besonderen Komplikationen kommt; die während einer Schwangerschaft ausgebrochene Erkrankung hört mit Beginn des Wochenbetts auf.

Naturgemäße Allgemeinbehandlung: Vergleiche die Anweisungen, die in der Grundbehandlung (S. 303) gegeben sind.

Diät: Rohkostreiche Milch-Pflanzen-Kost.

Kräuterheilkunde: Innerlich Tee aus Wermut oder Baldrian, Brennessel, Anserine; Frischsaft aus Brennessel.

Homöopathie: Passiflora-Urtinktur, 3mal täglich 10 Tropfen, Cubrum arsenicosum D 4, 2mal täglich eine Tablette, Cizia aurea D 4, 3mal täglich 5 Tropfen, Ignatia D 6, 3mal täglich 5 Tropfen oder eine Tablette, Agaricus muscarius D 6, 3mal täglich eine Tablette.

Biochemie: Kalium phosphoricum D 6, Kalium sulfuricum D 6, Calcium phosphoricum D 6, Silicea D 12, Magnesium phosphoricum D 6, Ferrum phosphoricum D 6, Natrium phosphoricum D 6.

Der große Veitstanz (Chorea major Huntington)

Diese Krankheit ist ein Erbleiden. Sie bricht häufig zwischen dem 30. und 40. Lebensjahr aus, kann aber auch schon wesentlich früher einsetzen. Es werden im Gehirn bestimmte Zentren abgebaut, sie degenerieren, und dadurch kommt es zu den Veitstanzerscheinungen, die in lebhaften Schleuderbewegungen der Arme, der Beine und des Kopfes bestehen. Später stellen sich regelmäßig auch seelische Veränderungen ein, wie Reizbarkeit, Erregbarkeit, Antriebsschwäche, Verschrobenheit, starkes Mißtrauen, Streitsucht, fehlende Krankheitseinsicht. Vor allen Dingen läßt auch das geistige Vermögen deutlich nach. Es gibt keine ursächliche, nur eine symptomatische Behandlung. Sie ist die gleiche wie bei *Chorea minor.*

Beschäftigungsneurosen

Diese Störungen treten im allgemeinen besonders bei Menschen auf, die ständig eine Arbeit verrichten müssen, bei der nur bestimmte Muskelgruppen tätig werden. Neben der körperlichen Überanstrengung spielen meistens auch seelische Ursachen mit. Der Schreibkrampf ist die häufigste Form dieser eigentümlichen Bewegungsstörungen. Das gemeinsame Kennzeichen liegt darin, daß die Störung in einer gewissen Gruppe von Muskeln nur dann eintritt, wenn diese bei einer ganz bestimmten, meist feinen und komplizierten Beschäftigung in gemeinsame Tätigkeit treten. Während also die an Schreibkrampf leidenden Personen die Muskeln ihres rechten Armes und ihrer rechten Hand vollständig normal bewegen und gebrauchen können, versagen diese ihren Dienst, sobald die Kranken zu schreiben anfangen. Eine allgemeine nervöse Veranlagung erhöht zweifellos die Krampfdisposition. Darum spielt die Allgemeinbehandlung eine wichtige Rolle. Auch psychische Ursachen wie Schreck, Verängstigung verursachen oft solche Erkrankungen.

Man kann drei Formen des Schreibkrampfes unterscheiden, die aber weitgehend ineinander übergehen. Am häufigsten ist die spastische. Hier treten bei Beginn des Schreibens im Arm und in den Fingern Zuckungen oder Krämpfe auf. Bei der zweiten Form beginnt bei jedem Versuch, zu schreiben, die Hand so stark zu zittern, daß die Buchstaben vollständig unleserlich werden. Außerdem kann sich der Schreibkrampf durch ein lähmungsartiges Ermüdungsgefühl im Arm bemerkbar machen. Solche Störungen treten auch bei anderen feineren Hantierungen auf, z. B. beim Nähen, Klavier- oder Geigespielen. Auch durch Überanstrengung beim Sport, etwa beim Tennisspielen, gibt es ähnliche Erscheinungen.

Behandlung: Neben einer allgemeinen Behandlung (wie bei → vegetativen Dystonien) muß man den Arm ruhigstellen, u. U. in ein Armtragetuch einbinden. Um die Durchblutung zu fördern, sind ansteigend heiße Armbäder mehrmals täglich von Nutzen. Zufuhr von Vitamin-B-Komplex, etwa als Hefekur, ist zweckmäßig. Weiterhin sind Massage und Heilgymnastik angebracht.

Fallsucht (Epilepsie)

Sie stellt eine Krankheit des Gehirns dar, die als Folge einer erblichen Belastung *(genuine* Epilepsie) oder einer Schädigung des Gehirns *(traumatische Epilepsie)* auftreten kann.

Typisch für das Krankheitsbild ist der plötzliche vollständige Bewußtseinsverlust mit Schrei und Sturz. Bisweilen geht ein kurzes Vorstadium voraus, in dem der Kranke den nahenden Anfall spürt. Im weiteren Verlauf kommt es zu Muskelkrämpfen und Zuckungen, wobei sich der Kranke oft in die Zunge beißt. Es können sich unwillkürlich Harn und Stuhl entleeren. Das Gesicht schwillt blau an. Nach Abklingen der Zuckungen setzt wieder die normale Atmung ein, worauf das Bewußtsein nach Sekunden zurückkehren, aber auch Stunden fortbleiben kann. Nach dem Anfall versinkt der Kranke oft in einen normalen Schlaf.

An Stelle von Anfällen treten manchmal nur Sekunden bis höchstens Stunden anhaltende Bewußtseinsverluste oder -trübungen ein, die als *Absencen* bezeichnet werden. Es gibt aber auch epileptische Dämmerzustände, Bewußtseinstrübungen, die Stunden bis Wochen anhalten können.

Im weiteren Verlauf der Krankheit kommt es oft zu psychischen Dauerveränderungen.
Allopathie: Sie liegt in der Hand eines erfahrenen Neurologen.

Naturgemäße Allgemeinbehandlung: Besonders Ganzwaschungen, milde Kneippsche Behandlung, Bürstmassage, Luftbäder, Heublumenbäder.

Diät: Rohkostreiche, kochsalzarme bzw. kochsalzfreie Milch-Pflanzen-Diät.

Kräuterheilkunde: Innerlich Baldrian, Mistel, Lavendel, Adonis, Beifuß.

Homöopathie: Acidum hydrocyanicum D 6, 3mal täglich 5 Tropfen, Absinthum D 3, 2mal täglich 5 Tropfen, Argentum nitricum D 6, 2mal täglich 5 Tropfen, Artemisia D 6, 2mal täglich 5 Tropfen, Cubrum D 4 – D 6, 3mal wöchentlich eine Tablette, Cicuta virosa D 4, 2mal täglich 5 Tropfen, Bufo D 10, 2mal wöchentlich eine Tablette.

Biochemie: Kalium phosphoricum D 6, Magnesium phosphoricum D 6, Ferrum phosphoricum D 6, Silicea D 12.

Höhlenbildung im Rückenmark (Syringomyelie)

Man findet bei den Erkrankten außer der Höhlenbildung – meist im Halsmark – oft auch andere degenerative Zeichen wie Trichterbrust, Mißbildungen an Fingern und Füßen, Überlänge der Arme usw.

Die Krankheitszeichen treten meistens nach der Pubertät, oft aber erst im 30. bis 40. Lebensjahr oder noch später in Erscheinung. Es kommt zu Empfindungsstörungen vor allem gegenüber Schmerz und Temperatur und zum Schwund der Hand-, Arm- und Schultermuskulatur. Der Kranke schwitzt häufig, oft treten auch Blutstauungen an Händen und Füßen sowie Ödeme am Handrücken auf. Allmählich entwickelt sich eine sehr eigentümliche Verunstaltung einer Hand oder beider Hände: Handgelenke und Finger sind verdickt, einzelne Finger durch Muskelschwund verändert. In vielen Fällen bleiben die Symptome auf die Arme beschränkt, es können aber auch ähnliche Erscheinungen an den Beinen vorkommen. Außerdem treten an den Händen oft eitrige Hautentzündungen auf.

Behandlung: Am ehesten weist die Röntgenbestrahlung Erfolge auf. Unterstützend Allgemeinbehandlung, wie sie in der Einleitung zu diesem Abschnitt (S. 303) beschrieben worden ist.

Psychische Erkrankungen (Psychopathie)

Psychopathische Personen weisen anlagemäßig regelwidrige Wesenszüge auf, die das Gefühls- und Willensleben betreffen und so stark ausgeprägt sind, daß eine deutliche Abweichung im Vergleich zu den als normal empfundenen Personen besteht. Die Psychopathie stellt nicht so sehr eine Erkrankung als vielmehr eine konstitutionelle Abartigkeit dar. Wenn es auch schwachsinnige Psychopathen gibt, so sind zweifellos einige Menschen durch ihre abartige Veranlagung zu außergewöhnlichen Leistungen befähigt.

Als schizoide (fanatische) Psychopathen bezeichnet man verschrobene Sonderlinge, fanatische Verfechter bestimmter Ideen. Auch arbeitsverbohrte Erfindertypen oder einseitig gewordene Forscher sind hier einzureihen. Oft sind es Menschen, die verschlossen sind, steif und gefühlskalt wirken. In der überspitzten Verfechtung einer ihrer Ideen können sie schließlich zu wahren Kranken werden. Häufig findet sich eine depressive Veranlagung. Vorherrschend ist eine negative Einstellung zu allen Dingen. Pessimismus, Schwermütigkeit, Nörgelei, Verbitterung und selbstquälerische Minderwertigkeitsgefühle erschweren dem Depressiven das Leben, stellen aber auch große Anforderungen an die Geduld und das Verständnis der Mitmenschen. Nach Schicksalsschlägen und schweren Belastungen leiden diese Menschen an langanhaltenden Depressionen.

Im Gegensatz zu ihnen stehen die hypomanischen Personen, die mit einem heiteren Optimismus durch die Welt gehen, in ihren Entscheidungen schnell und voreilig und sehr oft unzuverlässig sind. Sie sind aber meist sehr beliebt, denn sie sind gute Gesellschafter und interessante Unterhalter. Oft stören sie aber durch ihre vorlaute Betriebsamkeit, die auch in Großmannssucht, Hochstapelei oder Haltlosigkeit ausarten kann.

Eine andere Gruppe bilden die Stimmungslabilen. Erst himmelhochjauchzend sind sie wenig später zu Tode betrübt. Durch ihre unberechenbaren Stimmungsschwankungen verlieren sie oft den Halt und begehen sinnlose Handlungen oder Ausschweifungen. Sie verfallen besonders leicht dem Alkoholismus oder anderen Süchten.

Dies ist noch häufiger der Fall bei den haltlosen Psychopathen. Sie erliegen schnell schlechten Einflüssen, neigen zu einer gewissen Verwahrlosung, verfallen oft dem Mißbrauch von Reizgiften bis zum Rauschgift. Sie sind willensschwach und in hohem Maße unzuverlässig.

Daneben gibt es erregbare, explosive Psychopathen, die den wilden Mann spielen und vor allem unter Alkohol zu Kurzschlußhandlungen kommen.

Gemütvolle, sensitive, empfindsame Psychopathen sind häufig lebensuntüchtig. Ihr schüchternes zurückhaltendes Wesen, ihre Weichheit und ihre Empfindlichkeit führen zu Minderwertigkeitsgefühlen und Hemmungen.

Gemütlose zeigen oft auch einen gewissen Schwachsinn. Sie sind häufig asozial, ohne Gemeinschaftssinn und Nächstenliebe.

Ein anderer Typ sind die geltungssüchtigen Psychopathen. Sie sind eitle Blender. Sie simulieren Krankheiten, bauschen kleine Unpäßlichkeiten auf oder lassen sich für gute Taten preisen, die sie gar nicht vollbracht haben. Oft sind sie Intriganten, Klatschmäuler oder Hochstapler.

Die Abartigkeit kann sich auch auf den Geschlechtstrieb beziehen, daher sind bei ihnen sexuelle Verirrungen anzutreffen.

Behandlung: In der Hauptsache wird in diesen Fällen mit Psychotherapie zu behandeln sein.

Schizophrenie

Die Erkrankung führt immer zu einer Veränderung der Gesamtpersönlichkeit. Sie kann unter sehr verschiedenartigen Krankheitsbildern laufen, die enge Beziehungen zu dem Lebensalter erkennen lassen.

Die *Hebephrenie* ist die Krankheitsform der Pubertät und des Jugendalters. Sie äußert sich in einer schleichend einsetzenden Störung des Denkens und Wollens. Die Denkstörung tritt meist als einfache Konzentrationsschwäche auf, als deren Folge die Leistungen in Schule und Beruf zurückgehen. Die Willensstörung führt zu unmotivierten Handlungen.

Die *Katatonie*, die Krankheitsform der Menschen im jugendlichen bis zum mittleren Lebensalter, zeigt stärkere Denkstörungen mit Erregungszuständen. Dazu kommen oft noch Sinnestäuschungen.

Der Verlauf ist sehr unterschiedlich. Meist handelt es sich um eine fortschreitende Erkrankung, sie kann aber auch schubweise auftreten. Ein schizophrener Schub setzt entweder plötzlich oder nach einem tage- oder wochenlangen Vorstadium mit vegetativen Störungen ein. Er kann Tage, Monate oder Jahre dauern, kann sich beliebig oft wiederholen oder ein einmaliges Ereignis bleiben.

Das Vorstadium der Schizophrenie verläuft oft unter den typischen Erscheinungen einer → vegetativen Dystonie.

Paranoia (Verrücktheit)

Es handelt sich um eine als Wahnkrankheit aufgefaßte Seelenstörung, die heute meist als eine Sonderform der Schizophrenie aufgefaßt wird. Außer dem betreffenden Wahn, wie Liebes-, Größen- oder Verfolgungswahn, finden sich oft keine wesentlichen Krankheitszeichen. Die Paranoia zeigt sich nur im vorgerückten Lebensalter, fast nie in der Jugend. Auch der Querulantenwahn wäre hier einzuordnen, doch kann es auch im Beginn einer Manie zu einer maßlosen Queruliererei kommen. Unter einer echten Paranoia versteht man eine zu einem System ausgebaute Summe von Verfolgungsideen. An der Grenze findet man aber auch oft Typen eigenartiger Erfinder, Propheten und Sektierer, die eine bestimmte Idee überbewerten.

Behandlung: Die mittelschweren und schweren Formen gehören in klinische Behandlung. In den leichteren Krankheitsfällen ist Psychotherapie ausreichend. Medikamentöse Behandlung erfolgt u. a. mit Megaphen; in schweren Fällen wird damit eine Dauerschlafbehandlung durchgeführt, etwa auch in Kombination mit Luminal oder Somniphen. Durch Atosil kann die Wirkung vertieft werden. Weitere Behandlung: Insulinkur oder Elektroschockbehandlung bzw. Cardiazolschockbehandlung.

Neurosen

Man bezeichnet als Neurosen seelische Krisen, die sich sowohl in seelischen als auch körperlichen Krankheitszeichen äußern können. Ist durch eine genaue Untersuchung ein organischer Krankheitsbefund ausgeschlossen worden, muß die Herkunft der Neurose ergründet werden. Die schweren Erlebnisse der letzten Jahrzehnte, der harte Lebenskampf, die zunehmende Belastung des Nervensystems durch das moderne Leben lassen einen immer größer werdenden Kreis von Menschen anfällig werden. Sie flüchten vor den Schwierigkeiten des Daseins in die Krankheit. Auf diese Weise versuchen sie, den Konflikten zu entgehen.

Schon im normalen Zustand reagiert der Mensch auf Trauer mit Weinen, auf Ekel mit Erbrechen, auf Angst mit Schwitzen, auf Schreck mit Erblassen, auf Scham mit Erröten. Wieviel mehr können bei einer seelisch bedingten Gleichgewichtsstörung Angst, Not und Verzweiflung zu äußeren Auswirkungen an einzelnen Organen oder am gesamten Körper führen.

Behandlung: Neben einer Allgemeinbehandlung kommt vor allem Psychotherapie in Betracht. Die Herkunft der Neurose, der ursächliche Konfliktstoff, muß aus der Lebensgeschichte des Kranken verstanden und erkannt werden.

Die Hysterie

Als hysterische Störungen bezeichnet man seelische Reaktionen ungewöhnlicher oder krankhafter Art, die im allgemeinen bei Überbeanspruchung im täglichen Leben auftreten. Den hysterischen Erkrankungen liegen selbst bei schwerster nervöser Funktionsstörung keine anatomischen Veränderungen im Nervensystem zugrunde. So wie jede noch so schwere hysterische Erscheinung in kürzester Zeit entstehen kann, ist sie auch wieder schnellstens durch eine psychische Behandlung zum vollständigen Verschwinden zu bringen.

Alle hysterischen Krankheiten stehen in engster Beziehung zu psychischen Vorgängen. Nicht nur die anfängliche Entwicklung hängt mit seelischen Vorstellungen eng zusammen, sondern auch im weiteren Verlauf der Erkrankung sind seelische Einflüsse am meisten wirksam. Die hysterischen Reaktionsformen können auf dem Boden einer übererregbaren Veranlagung bzw. einer allgemeinen psychopathischen Grundhaltung entstehen.

In zahlreichen Fällen treten die hysterischen Reaktionen im Anschluß an heftige seelische Erschütterungen auf, z. B. infolge eines starken Schrecks, eines großen Ärgers oder einer bedeutenden Aufregung. Die Folgen dieser Erschütterungen klingen nicht wie beim seelisch Gesunden schnell und völlig wieder ab, sondern werden lange Zeit festgehalten.

Körperliche Schäden, wie etwa Unfälle, können eine große Rolle bei der Entstehung hysterischer Reaktionen spielen. Es ist jedoch nicht die körperliche Verletzung und auch nicht der hierdurch hervorgerufene Schreck, sondern die gesamte durch den Unfall bedingte Bewußtseinsstörung mit Befürchtungen, Einbildungen und Angst vor den möglichen Folgen. Diese nach körperlichen Schädigungen entstandenen seelischen Veränderungen werden auch als Kriegsneurosen, Begehrungsneurosen, Entschädigungsneurosen, Versicherungsneurosen usw. bezeichnet.

Oft schließen sich hysterische Reaktionen nicht an einmalige heftige seelische Erregungen an, sondern sind die Folge von seelischen Erschütterungen, die über lange Zeitabschnitte anhalten oder sich immer wieder von neuem wiederholen. Sorge und Kummer, Wünsche, Befürchtungen, enttäuschte Erwartungen, aufgegebene Hoffnungen, Verängstigungen – kurz, alles was ein Gemüt erschüttern kann, ist imstande, funktionelle Störungen des Nervensystems herbeizuführen, die als hysterische Reaktionen bezeichnet werden. Dennoch muß in den meisten Fällen die eigentliche Grundlage in einer angeborenen und ererbten besonderen Veranlagung gesucht werden. Je größer die angeborene Veranlagung ist, um so eher werden die hysterischen Reaktionen scheinbar ohne jede besondere äußere Veranlassung auftreten. Am meisten neigen empfindliche, wehleidige und nervöse Menschen oder, wie wir heute sagen, auch vegetativ Stigmatisierte oder vegetativ Labile (→ vegetative Dystonien) zu diesem Krankheitsbild. In der Reihe erblicher Neurosen, die abwechselnd bald in dieser, bald in jener Form die Mitglieder einer Familie befallen können, nimmt die Hysterie eine herausragende Stellung ein.

Am häufigsten erkrankt das jugendliche und mittlere Lebensalter, wobei das weibliche Geschlecht zweifellos überwiegt.

Bei hysterischen Reaktionen ist die Psyche der Betreffenden von Wünschen, Befürchtungen, Erwartungen usw. beherrscht. Diese seelischen Vorstellungen setzen sich gewissermaßen in eine „Flucht in die Krankheit“ um und führen damit zu den vielgestaltigen Erscheinungsformen. Die Betreffenden suchen damit irgendwelchen unbequemen und unangenehmen Entscheidungen oder Anforderungen des Lebens auszuweichen oder sie versuchen, irgendwelche Ziele zu erreichen, Wünsche oder Pläne durchzusetzen, die ihnen sonst unmöglich sind.

Hysterische Charaktere versuchen durch ihr Verhalten aufzufallen, sich wichtig zu machen oder Mitleid zu erwecken. Sie sind vom Willen zu einer Krankheit beherrscht, um sich Beachtung und Geltung zu verschaffen oder um ihrem unbefriedigten Dasein einen Inhalt zu geben.

Letzten Endes liegt den hysterischen Reaktionen eine Unzulänglichkeit zugrunde, ein Unvermögen, sich im Leben durchzusetzen oder sich mit den gegebenen Tatsachen abzufinden. „Anstatt sich mit den ihr gegebenen Anlagen und Lebensmöglichkeiten zu bescheiden, hat die hysterische Persönlichkeit das Bedürfnis, vor sich und anderen mehr zu scheinen, als sie ist, mehr zu erleben, als sie erlebensfähig ist.“ (Jaspers)

Hysterische können sehr oft liebenswürdig und anziehend, klug und geistig regsam sein. Nicht selten vermischen sich die erwähnten Charakterzüge mit guten Eigenschaften, mit starkem Pflichtgefühl und mit großer Arbeitslust.

Unter den körperlichen Symptomen sind Störungen der Sinnesempfindungen, und zwar Abschwächungen am häufigsten. Nicht selten findet man an der gesamten Körperoberfläche eine Herabsetzung der Empfindlichkeit. In solchen Fällen kann man überall tiefe Nadelstiche machen oder angehobene Haut mit einer Nadel durchstechen, ohne daß die Kranken dabei über Schmerzen klagen. Oft ist diese Empfindungslosigkeit nicht allgemein, sondern beschränkt sich auf bestimmte Hautstellen. Die Ausbreitungsgebiete der Gefühlsstörungen entsprechen dabei fast nie dem Verlauf und der Ausbreitung der peripheren Nerven.

Wie auch bei anderen Psychoneurosen beobachtet man häufig würgende und drückend-krampfartige Gefühle im Hals und unter dem Brustbein. Andere Kranke wieder klagen über starke Schmerzen. Je mehr sie an die Schmerzen denken, um so stärker werden sie empfunden. Beschäftigen die Kranken sich mit anderen Dingen, so vergessen sie ihre Schmerzen völlig. Suggestive Einflüsse haben hier besonders große Wirkung.

Bei den hysterischen Lähmungen handelt es sich um typische Willenslähmungen, die Kranken haben den Willen über bestimmte Muskeln verloren. Diese Erscheinungen betreffen am häufigsten die Gliedmaßen, namentlich die Beine. Eine der häufigsten Formen besteht darin, daß die Kranken die Fähigkeit zum Stehen und Gehen verloren haben. Dabei können sie im Bett oder sonstwie im Liegen ihre Beine zuweilen ganz gut anziehen und wieder ausstrecken. Sobald sie aber stehen oder gehen sollen, knicken sie zusammen, fangen an zu zittern, bekommen eine rasche, krampfhafte, verängstigte Atmung und machen auch nicht den geringsten Versuch, ihre Beine zu bewegen. Ist nur ein Bein gelähmt, so gehen die Kranken sehr hinkend. Mit dem gesunden Bein machen sie einen großen Schritt, das gelähmte Bein wird vollständig steif gehalten und oft am Boden nachgezogen.

Sehr häufig sind auch hysterische Stimmbandlähmungen. Die Kranken verlieren meist plötzlich die Stimme, so daß sie nur noch im Flüsterton sprechen können. Auch starke Muskelzusammenziehungen (Kontrakturen) können auftreten. Am häufigsten werden die Gliedmaßen befallen. An den Händen und Füßen, namentlich den Zehen sind die Beugekontrakturen, in den größeren Gelenken die Streckkonktrakturen meist überwiegend.

Es gibt auch hysterische Krampfzustände, die sich auf ein bestimmtes Muskelgebiet beschränken, z. B. Hustenkrämpfe oder isolierte Krämpfe in den Armen oder Beinen.

Bei schwerer Hysterie, namentlich zur Zeit heftiger Anfälle und psychischer Störungen können auch Temperatursteigerungen auftreten mit vielfältigen Reizerscheinungen an allen körperlichen Organen.

Die Diagnose Hysterie ist keineswegs immer leicht und sicher zu stellen, Irrtümer sind verhältnismäßig leicht möglich. Es ist auch immer daran zu denken, daß hysterische Erscheinungen organische Krankheitszustände begleiten oder sie überlagern. Außerdem sind neben einer schweren hysterischen Charakterveränderung auch organische Krankheiten möglich.

Behandlung: Da hysterische Störungen immer seelische Reaktionen ungewöhnlicher krankhafter Art sind, kommt in erster Linie eine seelische Behandlung in Betracht, also Psychoanalyse, Psychotherapie, Hypnose, Wachsuggestion, Heilschlaf usw. Bei allen Heilmaßnahmen kann die Ausschaltung der Umwelteinflüsse, Milieuwechsel, Berufswechsel und die Umstellung der ganzen Lebensweise eine große Hilfe sein. Bei einer solchen Veränderung können die Kranken sich oft leichter wieder auf sich selbst besinnen und sind psychotherapeutischen Maßnahmen wesentlich zugänglicher.

Neben allen hydrotherapeutischen Maßnahmen, wie Waschungen, Bädern, Güssen und überhaupt Kneippscher Behandlungsweise sind Freiluftaufenthalt, Bewegung im Freien, Sport, krankengymnastische Übungen, Spiele im Freien usw. von besonderem Wert.

Bei Schlafstörungen, Unruhe und dergleichen kommen medikamentöse Beruhigungsmittel, allerdings nur vorübergehend in Betracht.

Geisteskrankheiten

Manisch-depressives Irresein

Unter Manie versteht man ein krankhaft gehobenes Selbstbewußtsein höheren Grades von anhaltender Dauer. Im Vordergrund stehen die Erscheinungen einer Erregung auf Grund von Einmengungen in Dinge, die den Kranken nichts angehen, Vielschreibereien, Belästigungen, sprunghafte Gedankengänge, kritiklose Geldausgabe und eine gehobene Meinung von den eigenen Fähigkeiten. In schweren Zustandsformen können die Kranken laut und aufdringlich werden, in ganz schweren Fällen kann die geringste Kleinigkeit, die sich dem Kranken in den Weg stellt, einen schweren Zornesausbruch auslösen, der sich bis zur Tobsucht steigert. Schon in leichten Fällen und in den Anfangsstadien ist Schlaflosigkeit sehr häufig. Die Erregung und der körperliche Verfall, der manchmal geradezu beängstigende Grade annehmen kann, sind die wesentlichen Zeichen einer Manie.

Dagegen ist die Melancholie das genaue Gegenteil. Alle Melancholiker sind ausnahmslos selbstmordgefährdet. Es handelt sich um ein krankhaft gedrücktes Selbstbewußtsein höheren Grades und längerer Dauer, im Vordergrund steht eine tiefe Niedergeschlagenheit.

Das erste Zeichen der Erkrankung ist das Gefühl der eigenen völligen Wertlosigkeit, der Unfähigkeit zur Arbeit, zur Konzentration und zur Selbsterhaltung. Die Kranken glauben, einfach nicht mehr arbeiten zu können oder fürchten, nur noch wertlose Arbeit zu leisten. Sie haben immer schwere Sorgen und grübeln über sich und ihr Unglück nach und haben an ihrem Dasein keine Freude mehr. Kompliziert wird die Erkrankung durch Abmagerung und andere körperliche Leiden, fast immer durch anhaltende Stuhlverstopfungen. Die Kranken sind blaß, sehen verfallen aus, klagen über Kopfschmerzen oder Kopfdruck, über Beklemmung in der Brust- bzw. in der Herzgegend.

Die Hoffnungslosigkeit ist eines der häufigsten und wichtigsten Zeichen der echten Melancholie, von der die Kranken erfüllt sind. Sie gehen schlaff, müde, gebeugt, von schweren Sorgen beladen herum oder sitzen mit in den Händen vergrabenem Kopf tiefsinnend da, seufzen und lehnen jeden Trost ab. Weiterhin bestehen Unruhe und Angst. Alle Selbstmordversuche der Melancholiker sind im Gegensatz zu denen von Psychopathen stets ernst zu nehmen.

Behandlung: Leichtere Fälle der manisch-melancholischen Erkrankungen mögen einer psychischen Behandlung zugänglich sein. In schweren Fällen ist Anstaltsbehandlung notwendig, vor allem bei Selbstmordgefahr.

Schwachsinn

Mit Schwachsinn bezeichnet man eine angeborene Intelligenzschwäche, der im Verlaufe von Gehirnkrankheiten eintretende Schwachsinn wird Demenz genannt. Der Schwachsinn kann schon im frühen Kindesalter auftreten. Solche Kinder lernen spät laufen und sprechen, sie sind vor allem schwer erziehbar und entweder unruhig oder sehr träge, ohne eigenen Antrieb und eigene Einfälle.

Während der Schulzeit macht sich der Schwachsinn als Intelligenzdefekt deutlich bemerkbar. Die leichteren Formen werden als Debilität bezeichnet, die mittelschweren als Imbezillität und die schweren Grade als Idiotie. Debile gelten noch als bildungsfähig, bei Imbezillen ist es nur teilweise der Fall, während Idioten vollständig bildungsunfähig sind.

Behandlung: Der Schwachsinn ist medizinisch nicht zu behandeln. Es kann aber durch heilpädagogische Arbeit in Hilfsschulen zu einer Besserung der Bildungsfähigkeit kommen. Dabei müssen natürlich der Eigenart des Kindes angepaßte Methoden des Lernens angewandt werden.

Demenz

Man versteht unter Demenz eine durch Hirnkrankheit erworbene Verblödung. Sie äußert sich im Nachlassen und schließlich im gänzlichen Versagen der Intelligenz. Störungen des Gedächtnisses sind stets vorhanden.

Behandlung: Die Behandlung hat sich in der Hauptsache auf die Ursache zu beziehen, also etwa auf die Arterienverkalkung, die Paralyse usw.

ERKRANKUNGEN DER KNOCHEN, GELENKE UND MUSKELN

Knochen und Gelenke

Die stabilen Bestandteile unseres Körpers sind die Knochen, die sich zu einem festen Gerippe, dem Knochengerüst oder Skelett zusammenfügen.

Trotz ihrer Härte und Festigkeit besitzen die Knochen eine Elastizität, die wir an anderen Stellen des Körpers nicht vorfinden. Diese elastische Beweglichkeit ist durch die Zusammensetzung der Knochenmasse aus organischen sowie anorganischen Bestandteilen, aus dem Knochenleim und aus den Knochenerden gegeben. Die Knochenerden bestehen hauptsächlich aus Kalkverbindungen, vorwiegend phosphorsaurem Kalk. Dazu kommen in geringeren Mengen kohlensaurer Kalk und phosphorsaure Bittererden.

Die Festigkeit der Knochen hängt davon ab, ob diese Kalkverbindungen in ausreichendem Maße vorhanden sind; das ist nur im Erwachsenenalter zwischen 20 und 50 Jahren der Fall. Im Kindesalter ist der Anteil geringer, weshalb in der Jugend bis zur Reifezeit die Knochen biegsamer und elastischer sind. Im Greisenalter dagegen ist der Gehalt an Knochenerden höher, so daß die Knochen spröde und brüchiger werden.

Die Knochen zeigen in ihrer äußeren Form sehr starke Unterschiede.

Bei den Röhrenknochen ist der Längsdurchschnitt wesentlich größer als die Breite und Dicke. Diese Knochen bestehen aus einem Mittelstück (Diaphyse), welches im Innern eine Markhöhle enthält, und zwei Enden, den Epiphysen. Die Enden sind dicker als das Mittelstück, abgerundet und mit glatten Knorpeln überzogen. Die langen Knochen bilden vor allem die Gliedmaßen des Körpers.

Die glatten und flachen Knochen bestehen aus zwei dünnen Knochenplatten, die durch eine zellige Zwischensubstanz verbunden sind. Die breiten Knochen umschließen diejenigen Körperhöhlen, die zur Aufnahme wichtiger Organe bestimmt sind, z. B. des Gehirns, der Lungen und der Eingweide. Auch lange Knochen finden zum Verschluß von Körperhöhlen Verwendung; zu diesem Zweck sind sie – wie das Beispiel der Rippen zeigt – zweckentsprechend abgeflacht und gekrümmt.

Kurze Knochen treten meist in reihenmäßiger Anordnung auf. Sie sind dann so miteinander verbunden, daß sie eine besonders große Festigkeit und Beweglichkeit gewährleisten, wie dies die Wirbelsäule, die Hand- und Fußgelenke zeigen.

Ein Knochen besteht aus der kompakten Knochenmasse oder Knochenrinde und der schwammigen oder zelligen Masse. Die Knochenrinde bildet die harte Oberfläche der Knochen. Die zellige Masse besteht aus festen Knochenlamellen, Platten und Röhren, die sich in allen möglichen Richtungen kreuzen und miteinander ein System von Zellen oder Lücken enthalten, die sozusagen ein eisernes Gitter bilden. Die feste Rinde des Knochens wird schräg von einem Kanal durchzogen, der den Zutritt eines Blutgefäßes zum Knochenmark ermöglicht, während die übrige Knochenrinde aus kleinen Gefäßen mit Blut gespeist wird.

Die Knochenhaut (Periost) umhüllt den Knochen und ermöglicht sein Wachstum und seine Ernährung. Sie enthält auch die zuführenden Nerven und Blutgefäße. In dieser Knochenhaut, und zwar aus ihrer inneren Schicht (Ostheoplastenschicht) heraus, bildet sich nach Verletzungen und Knochenbrüchen eine neue Knochensubstanz. Nach Abschluß des Wachstums wird die Schicht allmählich dünner; im Alter schwindet sie ganz.

Die Sehnen der an einen Knochen ansetzenden Muskeln gehen in diese Haut über. Das Knochenmark füllt als gelbes Mark die größeren Markhöhlen der Knochen und als rotes Mark die kleineren Höhlen und Zellen der schwammigen Substanz. Namentlich in den größeren Markhöhlen ist das Knochenmark sehr fettreich; hier bildet sich ein Teil der roten Blutkörperchen neu.

Man unterscheidet bewegliche und unbewegliche Knochenverbindungen. Die beweglichen sind mit Bändern und Knorpeln verbunden. Die Bänder sind ein sehniges Gewebe von weißlicher Farbe und außerordentlich fest.

Knorpel – feste und elastische Gewebe –, die in dünnen Platten durchsichtig und bläulichweiß erscheinen und keine Blutgefäße enthalten, überziehen die Gelenkflächen der Knochen. Wir finden aber auch knorplige Polster, die Zwischenknorpel, deren Name besagt, daß sie

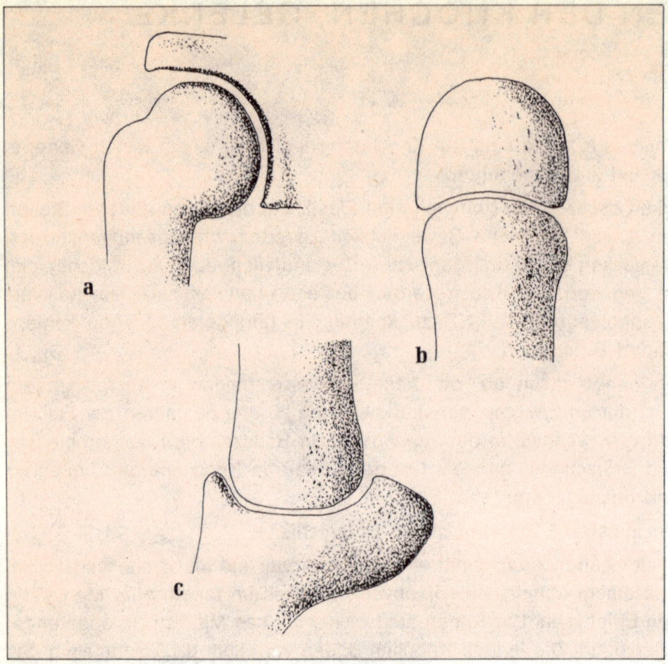

Gelenkformen
a) Kugelgelenk,
b) Sattelgelenk,
c) Scharniergelenk

zwischen einzelnen Gelenken liegen, um Stöße und Erschütterungen aller Art federnd aufzufangen (Beispiele: Kniegelenke und Schlüsselbein-Brustbeingelenke). Knorpel verbinden Knochen auch miteinander, ohne daß sie als Gelenke ausgebildet sind (Brustbein und Rippen!). Das Beispiel der Kehlkopf- und Luftröhrenknorpel zeigt eine andere wichtige Aufgabe, die die Knorpel erfüllen: sie sollen bestimmten Körperteilen Festigkeit und ausreichende Elastizität geben.

Die beweglichen Verbindungen der Knochen, die Gelenke, sind mit Knorpeln überzogen. Bänder und Muskeln halten die Knochen in ihrer jeweiligen Lage. Die Bänder bestehen aus Gelenkkapseln, sehnig-häutigen Schläuchen oder Säcken, die ringsum geschlossen sind. Ein von einem Sack umschlossener Hohlraum heißt Gelenkhöhle; sie ist mit einer durchsichtigen zähen Flüssigkeit, der Gelenkschmiere angefüllt. Diese bildet die Absonderung einer dünnen Haut (Synovialhaut) und füllt die Gelenkkapsel aus. Eine Gelenkkapsel kann durch dicke Fasern an bestimmten Stellen verstärkt sein. Aber auch außerhalb der Gelenkkapsel treffen wir besondere Gelenkbänder an, die die Bewegungsfreiheit in bestimmten Richtungen einschränken sollen.

Kugelgelenke erlauben indessen Bewegungen nach allen Richtungen; sie sind die beweglichsten aller Gelenke. Das Schultergelenk ist am uneingeschränktesten beweglich; dagegen unterliegt das Hüftgelenk bereits starken Einschränkungen.

Scharniergelenke gestatten die Bewegung nur in bestimmten Richtungen (Beugung und Senkung). Die Kapsel der Schaniergelenke wird durch Seitenbänder verstärkt, damit nur die vorgesehenen Bewegungen durchgeführt werden können. Solche Scharniergelenke sind am Körper sehr zahlreich, vor allem an den Gliedmaßen anzutreffen. Zu den Scharniergelenken gehört auch das Drehgelenk, das sich um die Längsachsen der aufeinandertreffenden Knochen dreht (Ring des Atlas um den Zahnfortsatz des zweiten Halswirbels).

Beim Sattelgelenk greifen eine konvexe und eine konkave Krümmung ineinander, bilden zusammen also, wie der Name es ausdrückt, einen Sattel (Beispiel: das Gelenk zwischen dem Mittelhandknochen des Daumens und dem großen vielseitigen Knochen der Handwurzel).

Wir treffen außer einer Anzahl unregelmäßiger Gelenke noch das Eigelenk, das Schraubengelenk und das Spiralgelenk an.

Neben den Gelenken gibt es Knochenverbindungen einfacherer Art, z. B. die Fugen: hier stoßen zwei starre Knochen ohne Gelenkspalte aneinander und sind lediglich mit Bändern oder Knorpeln verbunden.

Es gibt auch Knochenverbindungen ohne besondere Bindemittel; hierzu gehören die Nähte. Am

Schädel werden z. B. dünne Knochen mit ihren stark ausgezackten Rändern wie mit einem Reißverschluß verbunden.

Der Schädel besteht aus dem Hirnschädel, der das Gehirn umschließt, und dem Gesichtsschädel, der das feste Gerüst zu mehreren Höhlen für die Sinnesorgane liefert. Die Zahl der Kopfknochen beträgt 22, davon sind 8 dem Schädel und 14 dem Gesicht zugeordnet. Von ihnen ist nur der Unterkiefer beweglich. Die 8 Schädelknochen bilden die Hirnschale und zwar 2 Scheitelbeine, 2 Schläfenbeine, das Hinterhauptbein, das Keilbein, das Stirnbein und das Siebbein. Das Hinterhauptbein trägt die Gelenkteile mit 2 Gelenkflächen, die mit den entsprechenden Gelenkflächen des ersten Halswirbels, des Atlas, ein Scharniergelenk bilden, das zum Auf- und Abbewegen des Kopfes dient. Mit diesen Gelenkflächen ruht der Kopf auf der Wirbelsäule. Zwischen den Gelenkteilen befindet sich das große Hinterhauptloch, durch das das Rückenmark aus dem Wirbelkanal in die Schädelhöhle eintritt.

Die das Schädeldach bildenden Knochen sind durch Nähte miteinander verbunden: die Kreuznaht zwischen Stirnbein und Scheitelbeinen, die Pfeilnaht in der Mittellinie des Kopfes, die Lambdanaht als Verbindung des Hinterhauptbeins mit den Scheitelbeinen, und die Schuppennaht, die das Schläfenbein mit den Scheitelbeinen und dem großen Keilbeinflügel verbindet.

Von den 14 Gesichtsknochen sind 13 fest miteinander verbunden, lediglich der Unterkiefer ist beweglich; er trägt die untere Zahnreihe, bildet die Unterlage des Kinns und prägt den Ausdruck des Gesichts.

Die Nasenhöhle ist durch eine in der Mittellinie stehende dünne Platte, die Nasenscheidewand, in zwei symmetrische Hälften geteilt. Die Nasenhöhle wird verengt durch drei Nasenmuscheln, die ebenso viele Nasengänge bilden. Die Nasenschleimhaut sorgt für eine Vorwärmung und Anfeuchtung der eingeatmeten Luft und hält gröbere eingeatmete Staubteilchen fest; mit dem Nasenschleim werden sie wieder aus dem Körper entfernt.

Die Augenhöhle enthält das Sehloch, durch das der Sehnerv vom Gehirn her zum Auge verläuft. Die obere Wand der Mundhöhle, die knöcherne Gaumenplatte des Oberkiefers, kann eine Mißbildung hervorrufen, wenn die Gaumenplatten der beiden Oberkieferplatten nicht geschlossen sind, sondern infolge eines Spalts geöffnet bleiben. Man spricht dann vom *Wolfsrachen.* Ein Spalt zwischen Zwischenkiefer und Gaumenplatte wird als *Hasenscharte* bezeichnet; sie kann sich in der Haut der Oberlippe bis zur Nasenöffnung hinauf fortsetzen (s. Abb.).

Die untere Wand der Mundhöhle wird durch Muskeln gebildet. Nach hinten mündet die Mundhöhle in den Schlundkopf und in den Rachen.

Die mehrfach gegliederte Wirbelsäule oder das Rückgrat enthält das Rückenmark und die Ausgangspunkte der Rückenmarksnerven.

Jeder freie Wirbel besteht aus dem Wirbelkörper, zwischen denen sich 23 Zwischenwirbelscheiben, elastische Bandscheiben befinden, dem Wirbelbogen und den Wirbelfortsätzen.

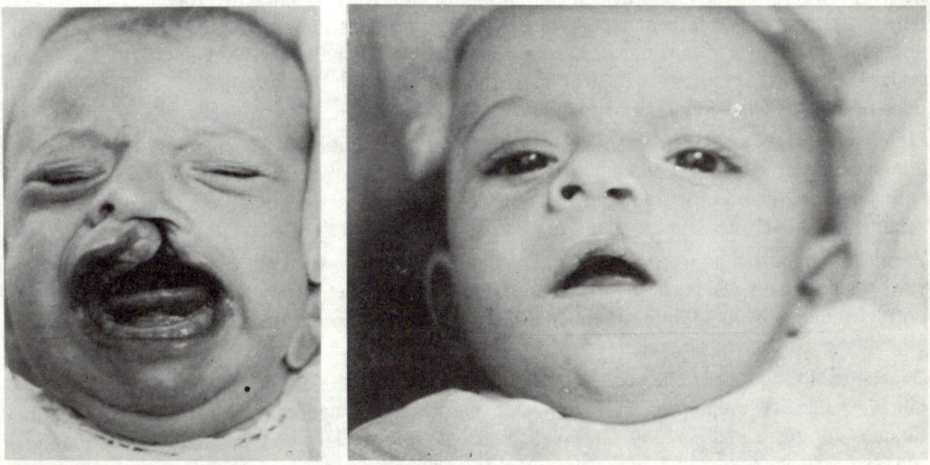

Hasenscharte vor und nach der Behandlung

Der Brustkorb besteht aus der Brustwirbelsäule, den zwölfpaarigen Rippen und dem Brustbein. Er bildet einen durch Bänder und Knorpel federnden und elastisch gefügten Hohlraum, der durch Heben und Senken der Rippen erweitert (Einatmung) und verengt (Ausatmung) wird. Man unterscheidet sieben Paar wahre obere Rippen und fünf Paar sogenannte falsche untere Rippen. Das elfte und zwölfte Rippenpaar endet nicht am Brustbein oder am Rippenbogen, sondern frei. Das aus dem Schulterblatt und dem S-förmigen Schlüsselbein bestehende Skelett des Schultergürtels ist mit dem Brustkorb nur an einer Stelle, am Brustbein gelenkig verbunden.

Die unteren Gliedmaßen schließen sich dem Rumpf über den Beckengürtel an. Das Becken ist ein knöcherner Ring, der aus den beiden Hüftbeinen und dem Kreuzbein besteht. Die Hüftbeine setzen sich aus Darmbein, Sitzbein und Schambein zusammen.

Die oberen Gliedmaßen bestehen aus den Oberarmknochen, gerade verlaufenden Röhrenknochen, die an den Enden verdickt und teilweise zu Gelenkflächen ausgebildet sind, den beiden Unterarmknochen (Elle und Speiche) und aus den Handwurzel-, den Mittelhand- und den Fingerknochen.

Die Hand ist aus acht Handwurzelknochen, fünf Mittelhandknochen und den Fingerknochen zusammengesetzt; die zweiten bis fünften Finger haben je drei Glieder (Grund-, Mittel- und Endglied), der Daumen aber nur zwei Glieder.

Zu den unteren Gliedmaßen vereinen sich der Oberschenkelknochen, die Kniescheibe, zwei Unterschenkelknochen (Schienbein und Wadenbein) und die Fußwurzel-, die Mittelfuß- und die Zehenknochen.

Rheumatische Erkrankungen

Man versteht darunter eine Gruppe von Erkrankungen, die an Gelenken und Weichteilen auftreten. Kennzeichnend sind verbreitete Schmerzen, allgemein auch Reißen genannt. Sie treten an den verschiedensten Körperstellen oder Gelenken auf. Reißende Schmerzen in den Weichteilen können darüber hinaus vielfältige Ursachen haben. Umherwandernde Schmerzen, besonders wenn sie mit Gelenkerscheinungen an voneinander entfernten Körperstellen verknüpft sind, deuten untrüglich auf eine rheumatische Erkrankung hin. Bei ihrer Entstehung spielen Abkühlung und Durchnässung eine erhebliche Rolle. Es kommt zu einem Gefäßreiz und zu einer dadurch bedingten Durchblutungsstörung des versorgten Gewebes; besonders die anfälligen Menschen werden dann unter bestimmten inneren Vorbedingungen, z. T. bei gestörtem Stoffwechsel rheumakrank.

Es ist bekannt, daß der Rheumatiker auf das Wetter reagiert, daß er auf Regen und Gewitter wie ein Barometer anspricht, weil sich bei ihm entsprechende Beschwerden einstellen. Erfahrungsgemäß spielen auch Funktionsänderungen der Drüsen mit innerer Sekretion eine entscheidende Rolle, da während der Pubertätszeit und während der Wechseljahre der rheumatische Krankheitsprozeß zumindest in bestimmten typischen Formen besonders häufig beobachtet wird. Erbanlage und Umwelteinflüsse haben für den Rheumatiker ebenfalls eine Bedeutung. Stoffwechselerkrankungen wie Fettsucht und Gicht im Zusammenhang mit der Zuckerkrankheit gehen oft mit dem Rheumatismus einher.

Früher wie heute weiß man, daß die Ursache der rheumatischen Erkrankungen in Herdinfektionen liegt. Von diesen Herden aus werden Bakterien (Streptokokken) in das Blut gestreut. Dabei kann es auch zu einer Änderung der Reaktionslage des Körpers kommen, wie man es bei allergischen Krankheiten annimmt.

Zweifellos gehört zur rheumatischen Erkrankung immer eine persönliche Bereitschaft, die sowohl angeboren als auch erworben sein kann. Es gibt ausgesprochene Rheumatikerfamilien und bestimmte Berufsgruppen, wobei Kältereize, mechanische Überanstrengungen usw. die eigentlichen Ursachen abgeben.

Der rheumatische Krankheitsprozeß spielt sich im Bindegewebe ab; er befällt die Muskeln, Knorpel, Knochen, Sehnen usw. Es bilden sich chronische, entzündliche, kleinherdige Veränderungen, die zur Verschwielung führen. Gröbere Schwielen verursachen anatomische Veränderungen; gleichzeitig werden die Knorpel aufgelockert und durchtränkt, so daß sie später in kleine Geschwürchen zerfallen. Die Gelenkkapseln verdicken sich, die Gelenke werden aufgelockert, schließlich deformiert und verändert. Auch die zuführenden Gefäße der Nervenapparate erfahren charakteristische Veränderungen. Das rheumatische Krankheitsgeschehen verläuft in Schüben, so daß ältere und frischere Stadien nebeneinander beobachtet werden.

Es handelt sich also um ein sehr vielgestaltiges Krankheitsbild, aus dem sich aber gewisse Standardformen herausschälen lassen.

Daneben kennt man noch degenerative, altersbedingte Verschleißerscheinungen an den Knochen. Hier spielen Übergewicht und berufliche Überbeanspruchung eine erhebliche Rolle bei Abnutzungserscheinungen, die vorwiegend an den Gelenken der Wirbelsäule und der Gliedmaßen auftreten. Gewebeschäden infolge früherer Entzündungen, Unfälle und dgl. schaffen anfällige Stellen, an denen sich später der rheumatische Krankheitsprozeß besonders leicht festsetzen kann. Dieser Verschleißrheumatismus wird auch als degenerative Krankheitsform bezeichnet.

Neben dem akuten rheumatischen Fieber und seinen Folgezuständen gibt es auch rheumatische Erscheinungen im Verlauf von Infektionskrankheiten, die als Rheumatoide bezeichnet werden.

Allgemeinbehandlung

Die Allgemeinbehandlung spielt bei den Erkrankungen der Bewegungsorgane eine große Rolle. Wenn es auch wichtig und bedeutungsvoll ist, bei einer Gruppe dieser Erkrankungen die Sanierung von Fokalherden durchzuführen, so hat sich die Behandlung damit doch keineswegs erschöpft; sie schafft nur die Voraussetzung zur Wirksamkeit der späteren Maßnahmen.

Unabhängig davon, wie man gerade über die Entstehungsursache der rheumatischen Erkrankungen denkt, ob man vorwiegend eine Allergie, eine hormonale Störung oder Krankheitserreger annimmt, immer scheint es sowohl zur Vorbeugung als auch zur Behandlung zweckmäßig zu sein, daß der Stoffwechsel entlastet und die Ausscheidungsfunktionen angeregt werden, kurz: daß eine Allgemeinbehandlung durchgeführt wird, die auch das vegetative Nervensystem, die hormonale Leistungsfähigkeit und die sonstigen Funktionen des Körpers einschließt.

Besonders wirkungsvoll sind alle Bäder, vorzugsweise Moorbäder, die auch zu Hause, besser jedoch in Heilbädern, z. B. Bad Nenndorf oder Bad Salzschlirf, durchgeführt werden können. Aber auch Kräuterbäder, wie Heublumenbäder, Haferstrohbäder und Schwefelbäder haben sich bewährt. Weiter kommen Schwitzanwendungen jeder Art in Betracht in Form von Überwärmungsbädern, ansteigend heißen Teilbädern oder als Saunabad. Auch das Stangerbad ist bei der Behandlung der Rheumakranken beliebt und wirksam.

All diese Maßnahmen fördern die Ausscheidung durch die Haut. Dazu kommen in der Zwischenzeit die verschiedenen Formen von Waschungen, die am besten morgens und abends durchgeführt werden. Ferner ist an Bürstenmassage, entweder in Form von Trockenbürsten oder als Bürstenbad zu denken.

Zur Schmerzlinderung der erkrankten Gelenke werden im allgemeinen mit recht gutem Erfolg Wickel, z. B. Kniewickel usw. angelegt. In besonderen Fällen sind heiße Auflagen wirkungsvoll; dabei wäre an heiße Heusäcke, Moorpackungen, heiße Lehmpackungen oder Lehmwickel usw. zu denken. Im Hausgebrauch ist es praktisch, mit heißen, in der Schale gekochten Kartoffeln zu arbeiten und Kartoffelpackungen aufzulegen.

Wenn besondere Reizwirkungen über die Haut erwünscht sind, kann man Senfmehlaufschläge oder Ölwickel anwenden. Auch heiße trockene Kräuterbeutel und heiße Sandsäcke sind in bestimmten Fällen wirksam.

Ferner ist an die Anregung der Hauttätigkeit durch natürliche Licht-, Luft- und Sonnenbäder zu denken und bei ungünstiger Witterung an Bestrahlungen mit künstlicher Höhensonne, am besten kombiniert mit einer Wärmequelle oder mit Strahlern, die ultraviolette und auch Wärmestrahlen erzeugen. Im Haushalt kann eine Heißluftbehandlung mit Fönapparaten durchgeführt werden.

Auch Andampfungen sind zweckmäßig, wenn das erkrankte Gelenk für einen Dampfstrahl bequem erreichbar ist, den man behelfsmäßig im Haushalt mit einem Teekessel erzeugt.

Wenn es notwendig erscheint, eine besonders intensive Ausscheidung über die Haut zu erreichen, gebraucht man Schwitzanwendungen, etwa in Form eines ansteigend heißen Moorbades oder Moorhalbbades und schließt daran eine Schwitzpackung, die unter Umständen mehrstündig angelegt werden kann. Ist keine Badeeinrichtung vorhanden, so kann man Schwitzpackungen ohne vorheriges Bad durchführen.

Weitere Maßnahmen, die zur Behandlung rheumatischer Erkrankungen über die Haut wirken, sind Schröpfköpfe und blasenziehende Pflaster. Das Auflegen von Pflastern ist ein in der Volksmedizin häufig angewandtes Mittel. Die Kräuterheilkunde verwendet vor allem salizylhaltige Pflanzen wie Weidenrinde, Primel, Stiefmütterchen und Veilchen.

Andere rheumawirksame Pflanzen sind Arnika, roter Sonnenhut (Echinacia) und Zaunrübe (Bryonia).

Zur weiteren Behandlung kommen neben den besonderen Teesorten, wie sie in Blutreinigungs- und Ausscheidungstees zusammengestellt sind, vor allem Ernährungsmaßnahmen in Betracht. Einen erprobten Heilwert haben fleischlose Ernährungsformen, bei denen der Rohkostanteil besonders hoch ist. Dadurch wird eine gute Darmregulierung bewirkt und durch die Umstimmung des Stoffwechsels die Ausscheidung von Stoffwechselgiften begünstigt. Die Nahrung soll kochsalzarm, womöglich mit Meersalz gewürzt verabreicht werden.

In hartnäckigen Fällen wird man zu strengeren Kostformen greifen, z. B. zu Fastenkuren, zu Saftfasten oder zu besonderen Formen von Obst- oder Traubenkuren.

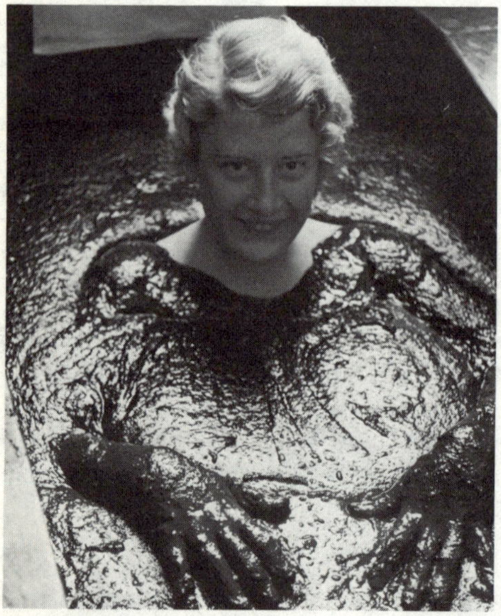

Moorbad

Auch Trinkkuren sind angebracht, um eine Entgiftung des Körpers und seine Entschlackung herbeizuführen. Neben verschiedenen Präparaten, vor allem Mineralsalzmischungen (Sepdelen, Uraton usw.) sind auch Tees, die insbesondere die Ausscheidung anregen, wirkungsvoll, z. B. Bohnenschalen, Wacholder, Brennessel, Birke, Zinnkraut, Löwenzahn und Hauhechel. Man kann die Tees für sich oder auch gemischt verwenden.

Nicht selten wird neben der Herdinfektion über Zähne und Mandeln auch an eine darmbedingte Selbstvergiftung (intestinale Autointoxikation) zu denken sein. Zur Bindung der Darmgifte ist eine Aufschwemmung von Heilerde wirksam. Dazu kommen entsprechende diätetische Maßnahmen mit reichlich Quark, Sauermilch, rohem Sauerkraut oder Sauerkrautsaft.

Die Atemschulung und bei gehfähigen Kranken die kräftige körperliche Ausarbeitung im Freien durch Wanderungen, Sport, Gymnastik usw. gehören ebenfalls zur Allgemeinbehandlung. Auch sind Bindegewebsmassagen oder Unterwassermassagen, vor allem bei chronischen Krankheitsprozessen wichtig.

Jeder fieberhafte Anfall bei Gelenkrheumatismus erfordert Bettruhe. Die akut entzündeten Gliedmaßengelenke sind bis zum Temperaturabfall in Mittelstellung zu lagern. Die Hüftgelenke sollen in leichter Spreizstellung stehen, und die Schultergelenke sind abzuspreizen. Nur beim Kniegelenk soll möglichst bald eine Streckstellung herbeigeführt werden. Mit Kissen, Stoffrollen, gerollten Decken oder Sandsäcken werden die Gelenke fixiert.

Der in den ersten Tagen völlig hilflose Kranke bedarf guter Pflege. Gute Matratzen sind besser als Wasserkissen oder Gummiringe. Außer den Waschungen ist eine besondere Hautpflege zweckmäßig, entweder durch Einreibung mit Hautöl oder mit Kampferspiritus. Das Stützen der Fersen mit einem Wattering ist unbedingt erforderlich.

Bevor eine Übungsbehandlung begonnen werden darf, müssen Herzerkrankungen abgeklungen, die Pulsfrequenz muß wieder normal und der Kranke fieberfrei sein. Da Herzprozesse oft in Schüben ablaufen, soll wenigstens drei Wochen nach Ausheilung noch Bettruhe eingehalten werden. Andererseits soll die Ruhigstellung der Gelenke nicht zu lange dauern, weil sonst Versteifungen auftreten, die schwer zu reparieren sind. Rötung, Schwellung und Ergüsse müssen verschwunden sein, bevor aktive Bewegungsübungen aufgenommen werden.

Man beginnt sehr bald mit Übungen im Bett, und zwar zuerst an den nicht erkrankten Gelenken, vor allem an Schulter- und Hüftgelenken, weil dort besonders schnell Kapselschrumpfungen und damit nicht wiedergutzumachende Versteifungen auftreten. Übermäßige Schmerzen dürfen bei den Bewegungsübungen nicht entstehen. Die Bewegungen sind bei zurückgeschlagener Bettdecke im gut durchwärmten Zimmer auszuführen. Oft ist es angebracht, zwecks Schmerzlinderung und Lockerung des Gewebes vor den Übungen die Durchblutung anzuregen, wofür vor allem heiße Heusäcke oder heiße Ölwickel geeignet sind.

Sobald die Voraussetzungen erfüllt sind, erlaubt man zuerst das Aufsitzen im Bett, später im Stuhl, dann einen kurzen Spaziergang im Zimmer, von drei Minuten an aufwärts je nach Kräftezustand und Reaktion. Nach längeren Gehübungen führt man Bewegungen unter Zuhilfenahme von Stäben und Bällen durch. Auch Tanzen ist für die Gelenke der unteren Gliedmaßen wegen der rhythmischen Bewegungen sehr zweckmäßig.

Übungsbehandlung der einzelnen Gelenke

Schultergelenke:
Übungen durch Griffe nach dem Hinterkopf, zur Hüfte und Gesäßtasche, Armverschränkungen, Armheben vorwärts und rückwärts und seitwärts, am einfachsten mit Rollenzügen.

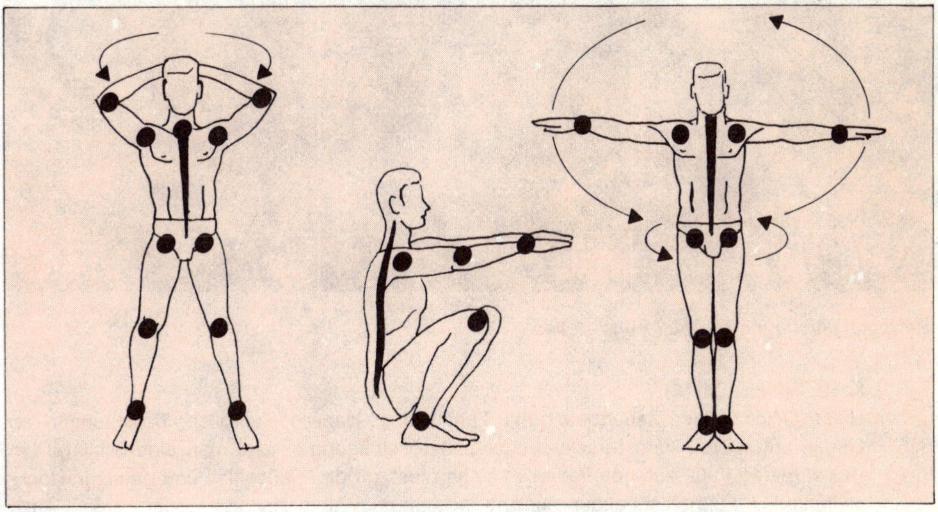

Übungen zur Beweglichmachung der Gelenke (schwarze Punkte = Sitz der Gelenke)

Hüftgelenke:
Kniebeugen vom Stand aus, Grätschstellung, An- und Abspreizen des im Knie gestreckten Beines, evtl. unter Belastung durch Rollenzug, Rollbewegung des gestreckten Beines, Herauflegen des Fußes auf das durch Anwinkeln gebeugte Knie des anderen Beines.

Ellenbogengelenke:
Streckung, Beugung, Drehbewegungen im Speichengelenk bei gebeugtem, halbgestrecktem und gestrecktem Ellenbogengelenk.

Kniegelenke:
Beugung und Streckung aus dem Stand und im Liegen, Sandsackbelastung des herunterhängenden Unterschenkels.

Handgelenke:
Rollen, Streckung durch festes Aneinanderlegen der Handinnenflächen oder einseitig durch Auflegen der flachen Hand auf die Tischplatte, danach wird des Gelenk zum Unterarm rechtwinklig geführt. Daraufhin werden die Handrücken mit nach unten weisenden Fingern gegeneinandergelegt.

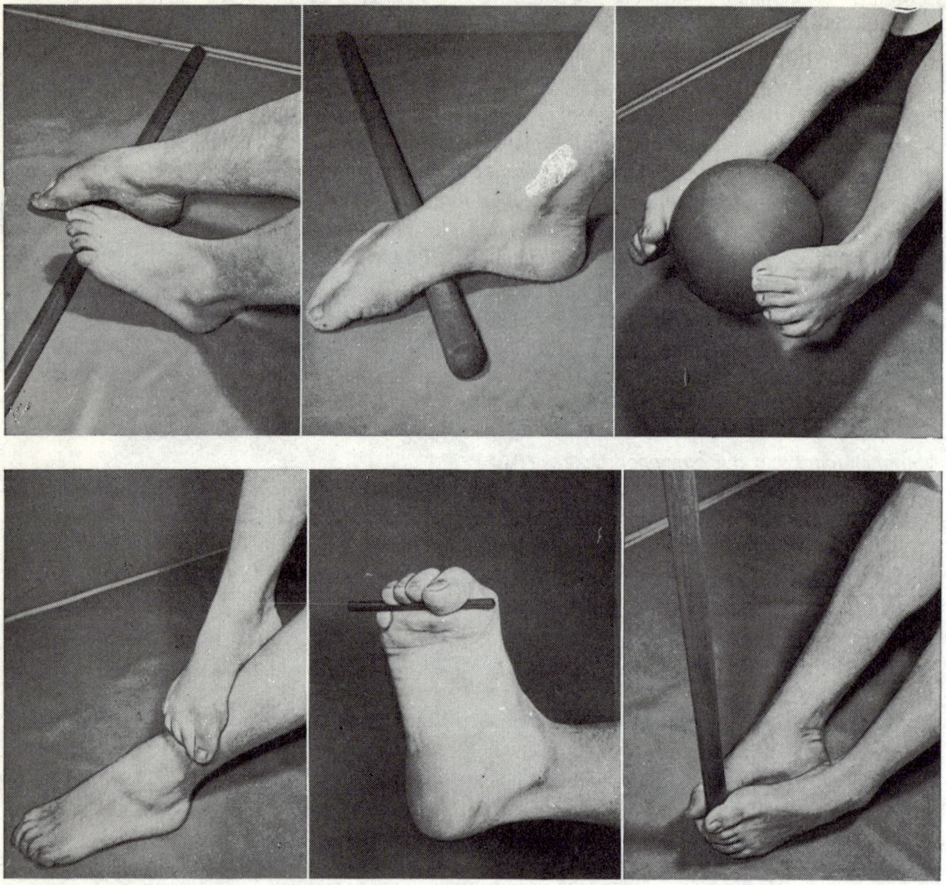

Bewegungsübungen der Füße und Zehen

Fußgelenke:
Unter gleichzeitiger Zehenbewegung Zehenstand, danach Fußrollen, Bewegungen im Liegen unter Greif- und Streckbewegung. Bei Bettlägerigen lege man eine Schlinge um den vorderen Fuß, laufende Patienten stehen fest auf den Fußsohlen und gehen in Hockstellung. Die Fußgelenkbeugung und -streckung muß hintereinander geübt werden. Auch kann beim sitzenden Patienten der Fuß mit aufgesetztem Hacken nach hinten geschoben werden. Tretübungen im Sandkasten. Treppensteigen mit voll aufgesetztem Fuß.
Fingergelenke:
Drücken auf kleine Gummibälle oder Kneten von Ton und Plastilin, Finger mit der anderen Hand einzeln in jedem Gelenk bewegen, Zusammenbringen aller Finger nacheinander mit der Daumenspitze derselben Hand, Klavierspielen, Zupfinstrumente bedienen, ebenso Ziehharmonika mit Tastatur, Faustschluß mit und ohne Daumeneinlegen, Rollbewegungen im Daumengrundgelenk.
Zehengelenke:
Einzeln bewegen, Sandkastenlaufen, Zehenstand, Zehengang.
Wirbelsäule:
Bewegungen frühzeitig beginnen.
Halswirbelsäule: Kopf nach hinten nehmen, am besten über eine gepolsterte Stuhllehne,

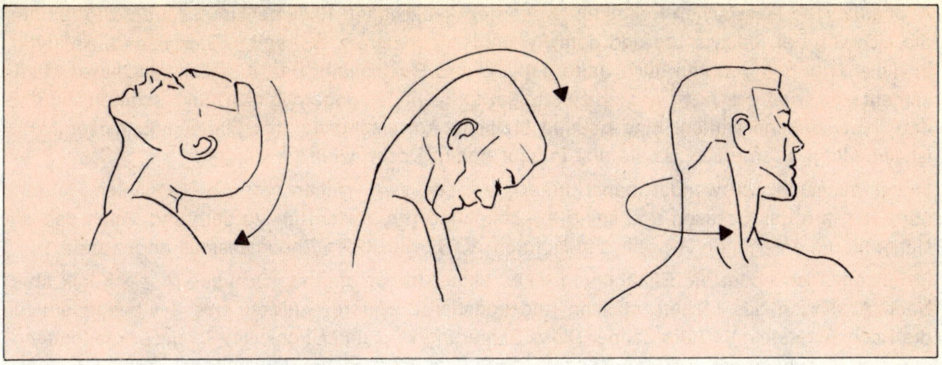

Übungsbehandlung der Halswirbelsäule

Kopfnicken (Kinn bis an die Brust heran bewegen), Drehbewegungen beiderseits, Ohren auf die Schultern legen.

Brustwirbelsäule: Atemübungen im Stehen, Gehen, Sitzen und Liegen, auch unter Anwendung eines Spazierstocks zwischen den nach hinten gehaltenen Ellenbogen auf dem Rükken, Seitwärtsführen der Arme, Streckbewegungen durch Armhochhalten, Geradeliegen auf fester Unterlage, Überstreckung durch Überhängen über den Tischrand, schwedische Leiterübungen.

Lendenwirbelsäule: Drehbewegungen im Sitzen, Zusammenbringen von Kinn und Knie im Liegen, Beugung und Streckung im Liegen, Sitzen und Stehen, Überhangübungen, Stabübungen, Medizinball.

Es ist zu beachten, daß Kranke mit Bechterewscher Krankheit von vornherein alle Gliedmaßen, Gelenke und besonders die Schulter- und Hüftgelenke sehr gründlich bewegen müssen. Schwimmübungen in warmem Wasser.

Seitenlage rechts und links mit abwechselnd nach hinten und vorn geführten gestreckten und im Knie gebeugten Beinen.

Kiefergelenke:

Weites Mundöffnen, nagende Seitwärtsbewegungen bei geöffnetem und geschlossenem Mund, Kaugummikauen, Eintreiben von Gummikeilen.

Akuter Gelenkrheumatismus, rheumatisches Fieber (Polyarthritis rheumatica acuta)

wird als eine akute Entzündung der Bindegewebe aufgefaßt, die durch eine Infektion mit Streptokokken eingeleitet wird. Die entzündlichen Erscheinungen spielen sich in den Gelenken ab *(Polyarthritis),* in den Muskeln, besonders im Herzmuskel *(Myocarditis),* an der Herzinnenhaut *(Endocarditis),* im Bindegewebe *(rheumatische Knoten)* und in der Haut *(rheumatische Ekzeme).* Hauptsächlich erkranken Kinder und Jugendliche bis zum 20. Lebensjahr. In vielen Fällen wird der Krankheitsprozeß durch Nässe und Unterkühlung ausgelöst.

Zu Beginn wird eine Temperatursteigerung bis zu 39 Grad beobachtet, die schubweise tagelang ansteigt und dann wieder etwa eine Woche lang etwas abfällt. Gleichzeitig oder am nächsten Tag treten plötzlich heftige Schmerzen auf, die mit einer Schwellung und Rötung an einem oder mehreren Gelenken einhergehen. Die Gelenke schwellen nach einer Zeit wieder ab, andere beginnen wieder neu zu schwellen. Eine starke Neigung der Haut zum Schwitzen ist fast immer vorhanden. Die Schweißabsonderungen zeichnen sich durch einen sauren stechenden Geruch aus.

Nach einiger Zeit beobachtet man eine Herzbeschleunigung. Oft klagen die Kranken über Stechen im Herzen, meist als Zeichen dafür, daß auch der Herzmuskel und die Herzinnenhaut vom Krankheitsprozeß ergriffen wurden. Auch eine rheumatische Herzbeutel-, Lungen- oder Rippenfellentzündung ist möglich.

Bei Kindern können sich dabei auch Symptome von → Veitstanz *(Chorea minor)* zeigen.

Gelegentlich treten auch ekzemartige Hauterscheinungen auf. Die Erscheinungen des rheumatischen Fiebers können aber auch für sich ohne Gelenkerscheinungen bestehen.

Allopathie: Die klassischen Heilmittel gegen den fieberhaften Rheumatismus sind die Präparate, die sich von der Salizylsäure und dem Pyramidon ableiten, z. B. Aspirin, Salicylamid, Antipyrin. In diese Gruppen gehören auch das Irgapyrin und Butazolidin. Das Kennzeichen dieser Medikamente ist, daß sie nicht nur entzündungswidrig sind, sondern gleichzeitig schmerzlindernd und fiebersenkend wirken. Eine genaue ärztliche Anweisung für das Einnehmen dieser Mittel ist unbedingt erforderlich, da sie erst in sehr hohen Dosen wirksam werden.

In der neuesten Zeit wendet man Hormone an, und zwar stehen hier die Nebennierenrindenhormone, wie das Cortison und seine Abkömmlinge (Prednison) im Vordergrund. Auch das die Nebennieren anregende Hypophysen-Hormon ACTH wird beim Rheumatismus angewandt.

Im allgemeinen findet die Behandlung eines akuten rheumatischen Schubes in der Klinik statt. Nach Abklingen des Fiebers müssen Infektionsherde entfernt werden. Das gilt besonders für die Rachenmandeln und die Zähne. Diese Sanierung wird unter Penicillin-Schutz vorgenommen, um eine Streuung der Bakterien abzufangen. Eine häufige Vorkrankheit des akuten Gelenkrheumatismus ist die Mandelentzündung, die sofort durch Antibiotika bekämpft werden muß.

Naturgemäße Allgemeinbehandlung: Bettruhe und Fieberbehandlung, entsprechend der zu Anfang dieses Kapitels gegebenen Richtlinien. Im besonderen kalt angelegte Wickel um die erkrankten Gelenke. Dadurch wird oft auch eine ausreichende Schmerzbekämpfung erreicht.

Zwischendurch ist eine Wärmebehandlung der erkrankten Gelenke wirkungsvoll, z. B. heiße Ölwickel oder Moorpackungen und Lehmwickel.

Diät: Nach Möglichkeit in den ersten Tagen vorwiegend Fruchtsäfte, inbesondere mit Honig gesüßte Zitronenlimonade und Traubensaft. Später Zulage von Dickmilch oder Joghurt, Quark, Pellkartoffeln, Gemüsebrühe, gedünstetem Gemüse, pflanzlicher Frischkost und endlich eine kochsalzarme, frischkostreiche Diät, mindestens solange Bettlägerigkeit und Bewegungseinschränkung bestehen. Fleischgerichte werden am besten erst dann verabreicht, wenn durch eine ausreichende Bewegung und körperliche Ausarbeitung ein genügender Stoffwechselumsatz eingetreten ist und die Darmtätigkeit befriedigend abläuft.

Kräuterheilkunde: Innerlich Weidenrinde, Pappelrinde, Sandseggenwurzel, Binsen und Schilfwurzel.

Homöopathie: Aconitum D 4, einhalb- bis einstündlich 5 Tropfen, Chininum sulfuricum D 1, zwei- bis dreistündlich 1 Tablette, Bryonia Urtinktur, zwei bis dreistündlich 5 Tropfen, Ferrum phosphoricum D 6, ein- bis zweistündlich 1 Tablette, Rhus toxicodendron D 6, drei- bis vierstündlich 5 Tropfen, Dulcamara D 3, drei- bis vierstündlich 1 Tablette, Pulsatilla D 4–D 6, dreistündlich 5 Tropfen, Mercurius solubilis D 4, drei- bis vierstündlich 1 Tablette, Apis D 3, einbis zweistündlich 1 Tablette, Colchicum D 4, dreistündlich 1 Tablette, Caulophyllum D 4–D 6, drei- bis viermal täglich 5 Tropfen.

Biochemie: Kalium chloratum D 6, Kalium sulfuricum D 6, Magnesium phosphoricum D 6, Kalium phosphoricum D 6, Calcium phosphoricum D 6, Ferrum phosphoricum D 6, Silicea D 12.

Chronischer Gelenkrheumatismus (Polyarthritis rheumatica chronica)

Beim Vorstadium können Allgemeinstörungen, wie Ermüdbarkeit, Schweißausbrüche, Appetitlosigkeit im Vordergrund stehen. Erst nach einiger Zeit stellen sich vorübergehende Muskel- oder Gelenkbeschwerden ein. Dabei bestehen noch keine sichtbaren oder fühlbaren Veränderungen. Es kann eine lange Zeit vergehen, ehe die Gelenke schmerzhaft anschwellen. Am häufigsten erkranken Fingergelenke, besonders Zeigefinger und Handwurzel, auch Zehengelenke und Fußwurzel. Die Gelenke sind schmerzhaft angeschwollen, schließlich werden sie steif und schwer beweglich. Als letztes verändern sich Muskeln und Haut über den befallenen Gelenken. Es entwickelt sich ein charakteristisches Bild: Verdickte Gelenke heben sich aus dünnen Gliedern deutlich heraus.

Der weitere Krankheitsverlauf ist sehr unterschiedlich, manchmal schreitet der Prozeß sehr langsam fort, bezieht sich nur auf einzelne Gelenke mit wechselnder Schmerzhaftigkeit, oder es kommt in kurzer Zeit zu schubweiser Erkrankung mehrerer Gelenke. Auch die Gelenkergüsse können umfangreicher oder geringfügig sein. Durch Zerstörung des Gelenkknorpels kommt es dann zu Deformierungen (Verziehungen und Versteifungen), vor allem an den Händen und den Füßen. Außer der Deformierung der Hände, die alle Bewegungen erschwert, ist vor allem auch an den Füßen der sogenannte Spitzfuß gefürchtet, weil er den Patienten gehunfähig macht. An den Knien kommt es leicht zu einer Versteifung in leichter Beugestellung, die ebenfalls das Gehen nahezu unmöglich macht. Im weiteren Verlauf kann eine zunehmende Versteifung des bettlägerig gewordenen Patienten in allen nur möglichen Beugestellungen aufkommen. In schweren Fällen muß der Kranke fast unbeweglich im Bett liegen und ist nicht in der Lage, die Hand zum Mund zu führen, um sich selbst zu ernähren.

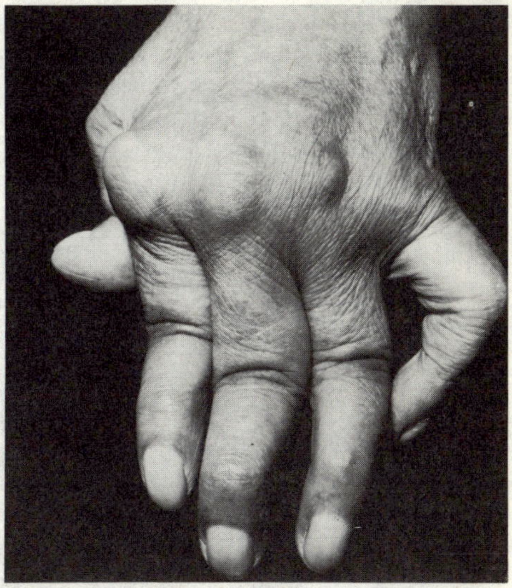

Chronischer Gelenkrheumatismus

Die länger dauernde Erkrankung beeinträchtigt erheblich den Allgemeinzustand. Es zeigen sich Appetitlosigkeit und Gewichtsabnahme, Blässe, Temperaturerhöhung, Schwäche, Müdigkeit und Kräfteverfall. Hierdurch werden die bestehenden Schmerzen noch schlechter ertragen.

Rheumatische Veränderungen außerhalb der Gelenke können ebenfalls auftreten, z. B. Schleimbeutelentzündungen, besonders in den Schulterpartien, weiterhin unter der Haut gelegene rheumatische Knoten, Drüsenschwellungen in den Lymphdrüsen unter der Achsel und in der Leistenbeuge usw. Auch Veränderungen des Herzmuskels und des Augenhalteapparates sind möglich, ebenfalls sind Erkrankungen des Nervensystems (Neuralgien) nicht seltene Begleiterscheinungen.

Allopathie: Vorerst müssen etwaige Fokalinfektionen an den Gaumenmandeln und Zähnen beseitigt werden; aber auch Entzündungen an der Gallenblase, der Prostata, am Blinddarm oder an den Eileitern sind auszuheilen, da auch sie als Herde in Frage kommen können.
Medikamentöse Behandlung wie bei rheumatischem Fieber.

Außerdem wird beim chronischen Rheumatismus mit gutem Erfolg eine Goldkur durchgeführt. Bewährt haben sich auch Einspritzungen oder Einreibungen von Bienengift, Ameisensäure, Mistelextrakt und Schwefel. Weiter kommen umstimmende Maßnahmen in Betracht wie Eigenblut-, Milch- und Kaseininjektionen.

Von den physikalischen Maßnahmen werden empfohlen: Kurzwellenbestrahlungen, Ultraschall, Lichtbügel und Überwärmungsbäder. Oftmals ist eine Kurort-Behandlung angezeigt, vor allem mit Schwefel-, Moor-, Thermal- und radioaktiven Bädern, z. B. in Badenweiler, Gastein, Nenndorf, Oeynhausen, Wildbad u. a.

Ist es bereits zu Gelenkversteifungen gekommen, lassen sich chirurgische Maßnahmen oftmals nicht umgehen. So müssen häufig Fehlstellungen in Narkose ausgeglichen oder künstlich Versteifungen der Gelenke vorgenommen werden, um die Gebrauchsfähigkeit der Glieder zu erhalten.

In bestimmten Fällen kann man durch plastische Operationen Gelenke wieder beweglich machen. Evtl. läßt sich das aber auch durch Umspritzen mit Novocain und Einspritzungen von Hydrocortison in die Gelenkhöhle erreichen.

Naturgemäße Allgemeinbehandlung: Soviel Schwitzmaßnahmen wie möglich, am besten in Form der ansteigenden heißen Teilbäder mit nachfolgender Schwitzpackung, in den ersten Behandlungswochen dreimal wöchentlich. Die Schwitzpackungen können bis zu 6 Stunden Dauer ausgedehnt werden. Anderenfalls werden mehrstündige Packungen durchgeführt, wie sie bei der → Schrothkur üblich sind. Im Sommer ist es zweckmäßig, solche langdauernden Packungen während der Nacht zu machen, damit tagsüber Licht-, Luft- und Sonnenbäder zur Anwendung kommen können. Dabei ist zwischen den Teilsonnenbädern für die erkrankten Gelenke, die viele Stunden ohne Gefahr bestrahlt werden können, und den kurzdauernden Sonnenbädern für den gesamten Körper zu unterscheiden. Hier muß man bei Herzkrankheiten, bei Lungenleiden und bei nervöser Reizbarkeit besonders vorsichtig sein. Luftbäder dagegen können ohne Gefahr stundenlang ausgedehnt werden, wenn der Körper durch Bewegung und Trockenbürsten entsprechend warmgehalten wird.

Weiterhin wird man die Funktionen der Haut durch Waschungen und Trockenbürsten anregen und den Blutumlauf und den Stoffwechsel durch Massagen, Atemübungen usw. zu stärken trachten.

Auch sind Bewegungsbäder mit Zusatz von Moor und Schlamm (zwei- bis dreimal wöchentlich) zu empfehlen. Die Wirkung wird verstärkt, wenn das zu übende Gelenk durch Andampfungen von 15 Minuten Dauer oder durch heiße Lehmwickel vorbehandelt wird.

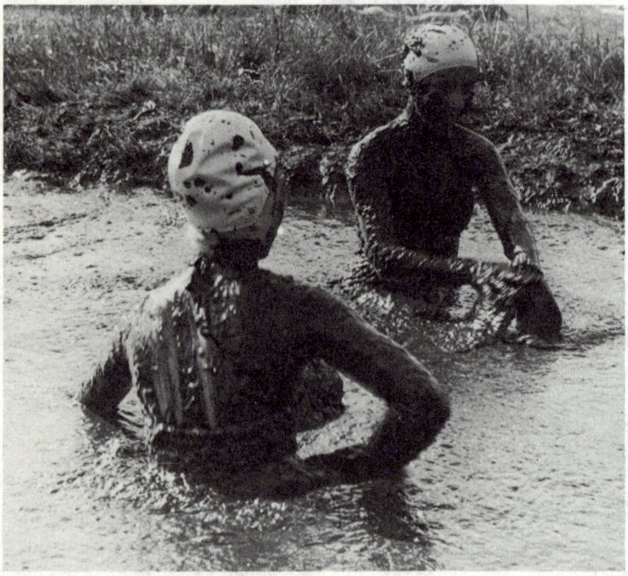

Moorbad im Freien

An den Zwischentagen sind heiße Sandbäder, besonders für Hände und Füße zweckmäßig. Im Sommer kann man am Strand oder in großen Sandkästen bei Luft- und Sonnenbädern die Knie-, Hüft-, Ellenbogen- oder Schultergelenke mit dem von der Sonne erwärmten Sand zudecken. Auch zur Schmerzlinderung sind diese Maßnahmen der örtlichen Wärmeanwendung geeignet. Ferner dienen dazu auch Gelenkeinpackungen mit heißen Kartoffeln.
Eine regelmäßige Darmentleerung ist dringend erforderlich.

Kräuterheilkunde: Bäder mit Heublumen und Haferstroh. Heiße Heusäcke, innerlich Tees aus Wasserpfeffer, Stiefmütterchenkraut, Blutreinigungstee.

Homöopathie: Antimonium crudum D 4 – D 6, zweimal täglich 1 Tablette, Lycopodium D 6, zweimal täglich 1 Tablette, Sulfur jodatum D 3, dreimal täglich 1 Tablette, Ginseng Urtinktur, dreimal täglich 10 Tropfen.

Biochemie: Calcium chloratum D 6, Calcium sulfuricum D 6, Natrium muriaticum D 6, Ferrum phosphoricum D 6, Natrium phosphoricum D 6, Silicea D 12, Kalium phosphoricum D 6, Calcium phosphoricum D 6.

Diät: Milde, kochsalzarme, rohkostreiche, lacto-vegetabile Diät längerer Zeit, als besondere Diätkur zwischengeschaltet mehrwöchige Fastenkuren, Saftkuren, Rohkostkuren, insbesondere Obstkuren bzw. Traubenkuren. Einschränkung bzw. Verbot von Alkohol und Nikotin.

Bechterewsche Erkrankung (Spondylarthritis ankylopoetika)

Unter dieser Bezeichnung versteht man heute eine rheumatische Erkrankung der Wirbelsäule, bei der zunächst die kleinen Wirbelgelenke befallen werden und veröden. Der entzündliche Prozeß greift dann allmählich auf die Längsbänder und Bandscheiben über, die im weiteren Verlaufe verknöchern. In der Regel beginnt die Krankheit zwischen dem 20. und 40. Lebensjahr, sie tritt überwiegend bei Männern auf. Man unterscheidet zwei Verlaufsformen: das Leiden beginnt entweder an der Halswirbelsäule und breitet sich nach unten aus (absteigender Verlauf), ohne jedoch die Schultergelenke zu befallen, oder es setzt an den Kreuz-Darmbein-Gelenken ein (aufsteigende Form) und zieht häufig die Hüftgelenke in Mitleidenschaft.

Die Krankheit verläuft sehr langsam und schubweise und ist durch starke Schmerzhaftigkeit gekennzeichnet. Der Endzustand ist eine völlig versteifte Wirbelsäule, die den Kranken zu der typisch nach vorn gebeugten verkrampften Haltung zwingt.

Behandlung: Vor allem Röntgentiefenbestrahlung der Wirbelsäule, Einspritzungen von radioaktivem Thorium, Unterwasserbehandlung, Überwärmungsbäder, Moor- und Schwefelbäder. Medikamentöse Behandlung wie beim chronischen Gelenkrheumatismus.

Die Stillsche Krankheit

tritt vorwiegend im Kindesalter auf und hat einen chronischen Verlauf. Man beobachtet eine Schwellung der Knie-, Ellenbogen- und Fingergelenke, die infolge größerer Ergüsse stark spindelförmig aufgetrieben sind. Später schrumpft die Gelenkkapsel, es kommt zur Rückbildung der Muskulatur und Deformierung der Gliedmaßen. Oft ist auch die Wirbelsäule krankhaft verändert, was zu einer Versteifung mit nach vorn gebeugtem Kopf führt. Die Krankheit ist mit Fieber und heftigen Schmerzen verbunden, außerdem sind die Lymphknoten am ganzen Körper vergrößert, und die Milz ist stark geschwollen. Mitunter ist das Rippenfell entzündet, es besteht eine Blutarmut mit einer wesentlichen Beeinträchtigung des Allgemeinbefindens.

Die Kinder bleiben in der Entwicklung zurück, sie lachen selten und haben ein eigentümlich sorgenvolles Aussehen.

Behandlung: Sie entspricht den bei Gelenkrheumatismus gegebenen Möglichkeiten. Neben der Hormonbehandlung mit ACTH und Cortison kommen die Antibiotika in Betracht. Weiterhin Übungsbehandlung und Bewegungsbäder, Unterwassermassage usw.

Rheumatoide

sind rheumatismusähnliche Gelenkerkrankungen, die besonders im Verlauf einer → Sepsis und anderer Infektionskrankheiten auftreten. Das Krankheitsbild kann von einer kaum wahrnehmbaren Gelenkschwellung bis zur eitrigen Entzündungsform reichen. Es ist manchmal schwer, diese Erkrankungen von der chronischen Form des Gelenkrheumatismus zu unterscheiden. Im allgemeinen werden zuerst die großen Gelenke befallen, die sehr stark anschwellen. Die Rheumatoide bilden sich nach Syphilis, Tuberkulose und nach Scharlach, Masern, Mischinfektionen mit Eitererregern. Am häufigsten wird diese Form der Gelenkerkrankungen nach einer Tripperinfektion beobachtet, sie befällt meist nur ein einziges größeres Gelenk, bevorzugt das linke Kniegelenk und verursacht die heftigsten Schmerzen *(Arthritis gonorrhoica).* Allergische Gelenkerkrankungen im Zusammenhang mit der Serumkrankheit sind ebenfalls möglich. Sie bilden sich im allgemeinen in kurzer Zeit zurück.

Behandlung: wie Gelenkrheumatismus, bei allergischer Form Cortison, im übrigen muß das jeweilige Grundleiden als auslösende Ursache behandelt werden.

Akuter und chronischer Muskelrheumatismus (Myalgia rheumatica)

Bei rheumatischen Gelenkerkrankungen sind die Weichteile ohnehin mitbeteiligt. Die Erkrankungen können aber auch für sich auftreten, meist als Muskelrheumatismus. Die akute Form beginnt fast immer mit plötzlichen starken Schmerzen und gleichzeitiger Verkrampfung der befallenen Muskulatur, z. B. in der Lendengegend als *Hexenschuß* (Lumbago) oder im Nacken, besonders in der seitlichen Nackenmuskulatur. Erkrankungen der Gesäßmuskulatur können leicht zu Verwechslungen mit Ischias führen. Der Anfall dauert meist einige Tage, manchmal länger, und er kann vor allem in ein chronisches Stadium übergehen. Als Ursache kommen fast immer Erkältungskrankheiten in Betracht. Der chronische Muskelrheumatismus ist außer den Schmerzen durch ein Steifungsgefühl der Muskulatur gekennzeichnet. Zwischendurch können auch schmerzfreie Intervalle auftreten. Beim Abtasten sind meist Muskelverhärtungen (Myogelosen) nachzuweisen.

Allopathie: wie Gelenkrheumatismus, vorwiegend also Salicylate, Cortison-Hormonpräparate und Novocain-Einspritzungen. Zusätzlich werden die erkrankten Muskeln mit Kampferspiritus, Alkohol oder Rheumasan eingerieben.

Naturgemäße Allgemeinbehandlung: Bürstenbäder und Trockenbürsten. Bei chronischen Formen auch Überwärmungsbäder oder heiße Dauerbrausen. Andampfungen, Einreibung und Einpackung mit heißem Öl, Massage und krankengymnastische Behandlung.

Diät: Möglichst frischkostreiche, lacto-vegetabile Diät.

Kräuterheilkunde: Tees aus Weidenrinde, Pappelrinde, Sandseggenwurzel, Schilf- und Riedgraswurzel; Blutreinigungstees.

Homöopathie: Bryonia D 3, zwei- bis dreistündlich 1 Tablette; Belladonna D 4–D 6, ein- bis zweistündlich 5 Tropfen; Aconitum D 4–D 6, stündlich 5 bis 10 Tropfen; Chamomilla D 3, zweistündlich 5 Tropfen; Cimicifuga D 4–D 6, dreistündlich 5 Tropfen; Dulcamara D 3, dreistündlich 5 Tropfen; Gelsemium Urtinktur D 3, stündlich 3–5 Tropfen; Mercurius solubilis D 4, viermal täglich 1 Tablette; Rhus toxicodendron D 6, drei- bis vierstündlich 5 Tropfen; Tartarus emeticus D 4–D 6, drei- bis viermal täglich 1 Tablette.

Biochemie: Ferrum phosphoricum D 6, Natrium phosphoricum D 6, Calcium phosphoricum D 6, Natrium muriaticum D 6, Kalium sulfuricum D 6, Magnesium D 6.

Weitere Weichteilerkrankungen rheumatischer Ursache

finden wir im Bereich der Schultern und Ellenbogengelenke sowie an den Schleimbeuteln. Hierbei kann es bei längerem Bestehen auch zu Kalkablagerungen kommen. Die akuten Erkrankungen verlaufen sehr schmerzhaft, besonders wenn sie sich auf die Sehnenscheiden ausdehnen.

Sehnenscheidenentzündung (Teudovaginitiden) an den Füßen nach größeren Marschleistungen oder als Berufskrankheit bei Ballettänzerinnen, weiterhin an den Unterarmen als Folgeerscheinung nach Überanstrengungen bei vielen Berufen, z. B. Maurern, Transportarbeitern, Tischlern usw. Die Erkrankung kann auch im Zusammenhang mit einem chronischen Gelenkrheumatismus auftreten. Der Kranke klagt über heftige Schmerzen und fühlt ein Knirschen bei Bewegung der Sehne.

Behandlung: Allgemeinbehandlung entsprechend der bei rheumatischen Gelenkerkrankungen. Weiterhin Übungsbehandlung, in schweren Fällen auch Röntgenbestrahlung, Sanierung der Herdinfektion. Bei der Sehnenscheidenentzündung Ichthyol-Salbenverbände, Rotlicht, Kurzwelle und Ultraschall.

Gelenktuberkulose und Gelenkentzündungen

Gelenk- und Knochentuberkulose

Der Erreger ist das Koch'sche Tuberkelbakterium (→Tuberkulose). Die Infektion des Knochens erfolgt in fast allen Fällen über die Blutbahn, meist von einer tuberkulösen Lymphdrüse aus. Von hier aus wird der Tuberkulose-Bazillus in das Knochenmark verschleppt. Es kommt dann im weiteren Verlauf zu einer eitrigen Einschmelzung und zu einem tuberkulösen Knochenabszeß, der als kalter Abszeß an der Oberfläche erscheint.

Die Infektion der Gelenke kann ebenfalls über den Blutweg erfolgen, oder sie kann von einem in den knöchernen Gelenkenden befindlichen tuberkulösen Herd aus das Gelenk über den

Lymphweg erreichen. In fortgeschrittenen Fällen sind gewöhnlich sämtliche Gelenkteile ergriffen.

Kinder und Jugendliche besitzen eine besondere Anfälligkeit für die Erkrankungen.

Die Knochentuberkulose befällt besonders die Gelenkenden der langen Röhrenknochen und die kurzen und glatten Knochen (Wirbel, Becken, Schulterblatt, Hand- und Fußwurzelknochen). Eine Erkrankung des Schaftes der langen Röhrenknochen ist selten, während Hand- und Mittelfußknochen sowie die Knochen der Finger und Zehenglieder häufig erkranken.

Die Patienten klagen im Anfang über eine sich bald langsam, bald schnell entwickelnde Druckschmerzhaftigkeit und eine fest aufsitzende Schwellung aller den erkrankten Knochen bedeckenden Weichteile. Diese Schwellung ist teigig weich. Das Allgemeinbefinden ist anfangs kaum gestört, verschlechtert sich aber mit dem Fortschreiten der Erkrankung. Leichte Temperatursteigerungen, besonders abends können vorhanden sein.

Die Ausbreitung der tuberkulösen Geschwulst nach der Oberfläche zeigt sich an einer bläulichen Verfärbung der Haut, die sich immer mehr verdünnt, bis schließlich der Durchbruch erfolgt. Aus einer tuberkulösen Fistel entleert sich dünnflüssiger hellgelber Eiter, der oft Käsebröckel und Knochensand sowie Fibringerinnsel enthält. Die Heilungstendenz der tuberkulösen Fistel ist außerdem gering.

Bei einem kalten Abszeß entsteht, wenn es sich um einen Senkungsabszeß handelt, oft auch weit von dem Knochenherd entfernt, eine weiche, nicht schmerzhafte Geschwulst von wechselnder Größe.

Bei der Gelenktuberkulose kommt es besonders im Kniegelenk zum Erguß, seltener im Hüft- und Ellenbogengelenk. In anderen Fällen bildet sich eine Anschwellung und Auftreibung der Kapsel. Die Gelenkkonturen verschwinden, und die durchtränkte Haut wird auffallend blaß, und Hartspann und Versteifung der Muskulatur sind die Folgen. Es gibt eine trockene Form und eine weitere, die zum eitrigen Zerfall neigt; hierbei kommt es zum Durchbruch durch die Kapsel mit Fistelbildung.

Allopathie: Operative Behandlung ist, falls erforderlich, einzuleiten, zusätzlich werden hohe Dosen Streptomyzin, kombiniert mit PAS (Para-Amino-Salizylsäure) und Isoniacid gegeben. Während früher die Therapie vor allem darin bestand, den Krankheitsherd möglichst radikal auszurotten, sieht man heute eine Behandlung des gesamten tuberkulösen Menschen für bedeutungsvoll an. Diese Entwicklung hat sich vor allem durch die großen Erfolge angebahnt, die Schweizer Ärzte mit der Sonnenbehandlung im Hochgebirge erzielen konnten, wie z. B. Rollier in Leysin.

Bettruhe ist meist erforderlich, es sei denn, der Prozeß ist auf einen sehr kleinen Knochen begrenzt.

Naturgemäße Allgemeinbehandlung: → Tuberkulose. Besonders kommen in Betracht Licht-, Luft- und Sonnenbäder. Bei ungünstiger Witterung Bestrahlungen mit künstlicher Höhensonne oder ähnlichen Lichtquellen.

Bürstenbäder, Kräuterbäder, Anlegen von Wickeln. Bei Fisteln Spülungen mit Kamille oder Eichenrinde; Lehmwickel.

Viel frische Luft, am besten Liegen auf der Terrasse oder im Freien.

Diät: Vitaminreiche, d. h. rohkostreiche, vorwiegend lacto-vegetabile Diät, → Gerson-Diät.

Deformierende Gelenkentzündungen (Arthrosis deformans)

sind Verschleißerscheinungen bzw. degenerative (entartende) Prozesse. Sie treten als Alterserscheinungen an denjenigen Gelenken auf, die im Laufe des Lebens besonderen Belastungen ausgesetzt waren. Es handelt sich um Zerstörungen der Gelenkoberfläche mit Verdickungen, Vorwölbungen, Randwülsten, Narbenbildungen, Höckern und Aushöhlungen. Oft werden auch freie, d. h. abgelöste Gelenkkörper beobachtet.

Diese Erkrankungen beginnen fast immer in der Zeit der Wechseljahre, also nach dem 45. Lebensjahr oder später. Meist sind nur die Belastungsgelenke betroffen, also Knie, Hüftgelenke und Wirbelsäule. Zunächst klagt der Kranke über eine gewisse Steifheit und später dann über Schmerzen. Es kann auch Knirschen oder Knarren in den Gelenkspalten auftreten. Das Allgemeinbefinden ist kaum beeinträchtigt. Häufig vergesellschaftet mit dem chronischen Rheumatismus.

Die deformierende Kniegelenkentzündung wird meist durch sehr heftige Schmerzen zuerst beim Aufstehen, beim Stufensteigen, besonders beim Heruntergehen bemerkt. Bei übergewichtigen Menschen sind die Beschwerden naturgemäß stärker. Das Kniegelenk ist stark druckempfindlich, es zeigt sich auch ein Stauungsschmerz.

Die Arthrose der Hüftgelenke beginnt mit Rückenschmerzen, die mitunter Ischias vortäuschen. Die Bewegungseinschränkung ist oft durch Jahre hindurch das einzige Kennzeichen. Später entwickelt sich ein Muskelschwund, besonders an der Gesäßmuskulatur, die beim stehenden Patienten bei der Beobachtung von rückwärts besonders deutlich wird. Allmählich tritt dann eine hochgradige Unfähigkeit, sich ausreichend zu bewegen ein.

Das Schultergelenk wird seltener befallen. Am häufigsten noch bei Arbeitern mit einer starken Beanspruchung der Hände bzw. Arme. Gelenkerkrankungen der Sprunggelenke sind vielfach Begleiterscheinungen von Senk- und Plattfüßen. Bei den Fingergelenken ist meist das Sattelgelenk des Daumens erkrankt.

Die Erkrankungen der Wirbelgelenke werden als *Spondylarthrose* bezeichnet. In geringem Umfang tritt sie bei fast allen Menschen ab 50. Lebensjahr auf, besonders bei körperlich arbeitenden. Durch Degeneration der Bandscheiben, die schrumpfen und an Elastizität abnehmen und dadurch ihre Pufferwirkung verlieren, rücken die Wirbel näher aneinander und kommen schließlich in Kontakt. Die Kranken klagen über Rückenschmerzen, Steifheit, Schwerfälligkeit in der Bewegung und ausstrahlende Schmerzen.

Behandlung: Neben der Allgemeinbehandlung, wie sie einleitend zu diesem Abschnitt geschildert wurde, sind besonders Wärmeanwendungen der erkrankten Gelenke zweckmäßig. Übergewichtige Personen sollen durch eine Diätkur ein Normalgewicht anstreben.

Medikamentös Vitamin D, um der Entkalkung des Knochens Einhalt zu gebieten. Sonst Sexualhormone.

In schweren Fällen Röntgentiefenbestrahlung, gegebenenfalls auch radioaktives Gold (siehe auch chronischer Gelenkrheumatismus).

Ferner Umspritzungen der Gelenke mit Novocain oder Einspritzung von Cortison in das Gelenk, am besten in Form von Hydrocortison.

Erkrankungen der Wirbelsäule

Der Bandscheibenschaden (Osteochondrose)

Die Bandscheiben, die zwischen den einzelnen Wirbelkörpern liegen, bestehen aus Faserknorpeln, in deren Mitte sich ein Gallertkern befindet. Sie stellen also einen Puffer zwischen den einzelnen Wirbeln dar und haben einen bestimmten inneren Quellungsdruck. Fast jede Verschleißerkrankung an der Wirbelsäule spielt sich zunächst an den Bandscheiben ab.

Degenerative Veränderungen treten nun im Laufe des Alters bei jedem Menschen auf. Sie beginnen häufig im 4. Lebensjahrzehnt. Mit zunehmenden Jahren kommt es in den Bandscheiben zu einem Flüssigkeitsverlust, sie werden dünner und verlieren an Elastizität. Oft gibt es eine angeborene Bindegewebsschwäche, die einen vorzeitigen Verschleiß begünstigt. Aber auch Haltungsfehler und Wirbelsäulenverkrümmungen sowie Wirbelentzündungen und -brüche können zu einer vorzeitigen Abnutzung der Bandscheibe führen. Durch die Alterungsveränderungen an der Bandscheibe können sich die Wirbelkörper verkanten und verschieben, dadurch werden Reizungen auf die Bänder, Nerven, Gefäße und die Rückenmuskulatur ausgelöst, die zu den typischen Beschwerden führen. Die Abnutzungserscheinungen brauchen jedoch keineswegs bei jedem Menschen zu einem ausgeprägten Bandscheibenschaden zu führen, der meist nur unter gewissen weiteren Bedingungen auftritt. Durch die Tatsache, daß die Konstrukteure von Maschinen, Werkbänken usw. sowie die Fabrikanten von Sitzmöbeln zu wenig Rücksicht auf den anatomischen Bau des menschlichen Körpers nehmen, haben sehr viele Menschen im Laufe ihres Arbeitslebens ihre Wirbelsäule und Rückenmuskulatur durch die erzwungene Fehlhaltung weitaus überbeansprucht, so daß bei dem geringsten Anlaß, bei einer ungeschickten Bewegung,

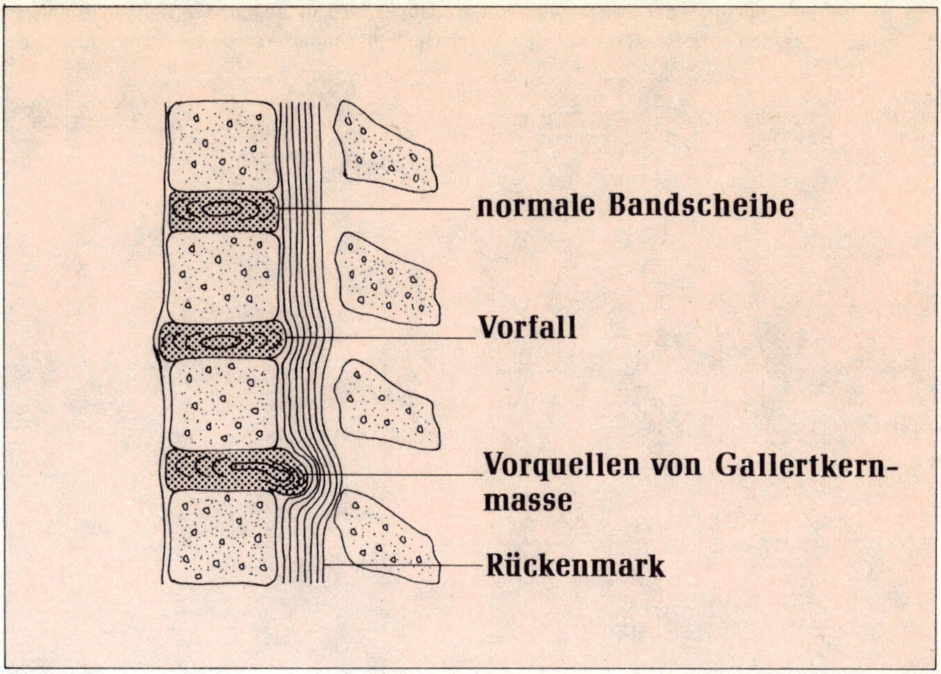

Schematische Darstellung der Wirbelsäule mit normalen und krankhaften Bandscheiben

beim Verheben, beim Tragen schwerer Lasten usw., plötzlich eine Bandscheibe verrutschen oder hervorquellen kann. Besonders gefährdet sind auch die ausgesprochenen Schreibtischberufe. Ferner begünstigen die ständigen Erschütterungen des Körpers in den modernen Verkehrsmitteln Bandscheibenschäden, die daher vor allem auch bei Autofahrern sehr häufig auftreten. Aber auch dauernde Belastung des Körpers durch Fokalinfekte, chronische Krankheiten, Rheuma, Selbstvergiftung aus dem Darm und seelische Krisen können die Abbauvorgänge an der Wirbelsäule begünstigen und somit ebenfalls Bandscheibenschäden verursachen. Daher gehört auch zur Vorbeugung die Beseitigung aller Fokalinfekte an Zähnen, Mandeln usw. Weiterhin müssen Haltungs- und Rückenmuskelschwäche durch geeignete Übungen und Massage behoben werden. Ein gesunder Ausgleichssport ist vor allen Dingen das Schwimmen. Außerdem ist Übergewicht zuvermeiden, ungünstige Sitzgelegenheiten und Arbeitsplätze sind durch entsprechende Rückenstützen dem Körper besser anzupassen. Die Hals- und Lendenwirbelsäule unterliegen dem Umbau eher als die Brustwirbelsäule, da gerade die Übergänge von der Hals-

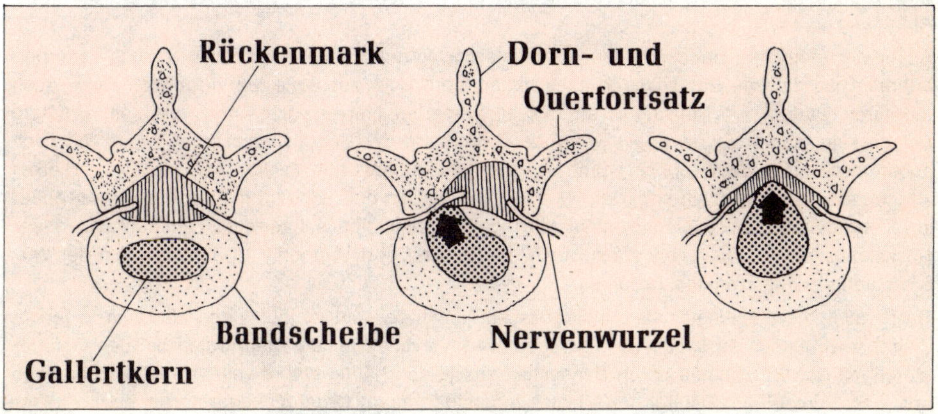

zur Brustwirbelsäule und der Lendenwirbelsäule zum Kreuzbein besonders stark mechanisch beansprucht werden. Als Reaktion auf den Bandscheibenschaden kommt es immer zu Rand-

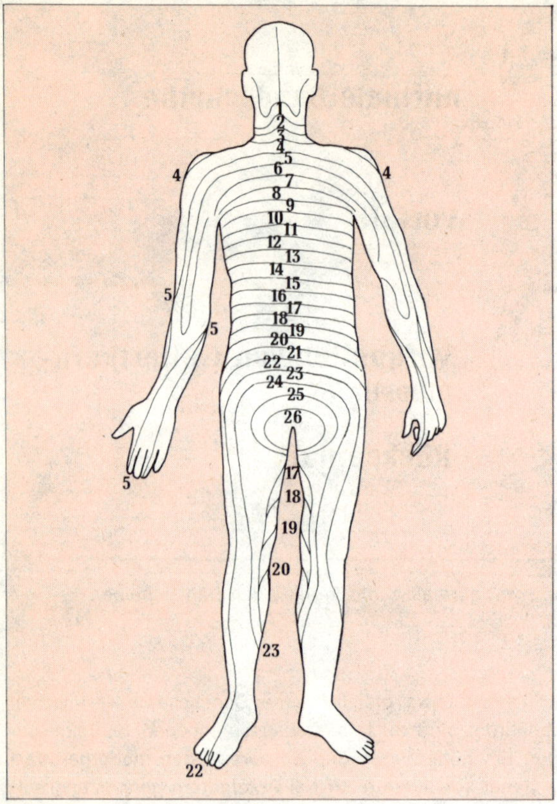

Verlauf der Nervenbahnen
Die außen angesetzten Zahlen zeigen, in welchen Körperteilen Krankheitserscheinungen auftreten können, wenn die mit gleichen Zahlen bezeichneten Wirbelabschnitte erkrankt sind.

wulstbildungen an den Wirbelkörpern, die als *Spondylosis deformans* bezeichnet werden. Allein schon die einfache Ausdörrung einer Bandscheibe mit der Höhenabnahme des Zwischenwirbelraumes bedingt eine Bewegungseinschränkung in diesem Abschnitt und kann Veränderungen an den kleinen Wirbelgelenken sowie in dem Zwischenwirbelloch hervorrufen, in dem die Nervenwurzeln aus dem Rückenmark austreten, um sich dann weiter im Körper auszubreiten. Jedes Körpergebiet wird mit Nerven aus einem bestimmten Wirbelabschnitt (Segment) versorgt. Erkrankt nun in dem betreffenden Abschnitt die Bandscheibe und ruft sie Veränderungen an den Nervenwurzeln hervor, machen sich die Krankheitserscheinungen nicht nur im Rücken, sondern auch in dem Teil des Körpers bemerkbar, der von den betreffenden Nerven versorgt wird (siehe Abbildung S. 343).

Außer der einfachen Bandscheibenverschmälerung können auch noch Risse in dem Faserring auftreten, so daß die Bandscheibe nach hinten, vorn oder zur Seite hin vorquellen kann. Auch hierdurch werden oft Reizungen an der austretenden Nervenwurzel hervorgerufen. Ernstere Folgen sind jedoch zu erwarten, wenn der Gallertkern der Bandscheibe durch einen Riß nach außen herausfällt. Man spricht dann von Bandscheibenvorfall (siehe Abb. S. 343). Hierbei können die Nervenwurzeln sogar abgeklemmt werden, so daß Lähmungen die Folge sind. Außer zu Störungen an den Nervenwurzeln führt der Bandscheibenschaden zu Verspannungen der Rückenmuskulatur, die reflektorisch durch die Zerrung und Dehnung an den Bändern der Wirbelsäule in dem erkrankten Abschnitt entstehen.

Da parallel zur Wirbelsäule das sympathische Nervengeflecht verläuft und außerdem in jedem Zwischenwirbelloch auch Fasern des vegetativen Nervensystems liegen, treten bei den Gefügestörungen der Wirbelsäule durch Bandscheibenschäden häufig starke vegetative Erscheinungen auf, z. B. Durchblutungsstörungen, Schweißabsonderungen, Organfunktionsstörungen.

Der Bandscheibenschaden der Halswirbelsäule

Die Halswirbelsäule ist der beweglichste Teil der Wirbelsäule und wird am frühesten von Abnutzungserscheinungen befallen. Je nach dem Sitz des Bandscheibenschadens, entwendet im oberen oder im unteren Bereich, kann man verschiedene typische Symptome erkennen. Durch das Tragen des ziemlich schweren Kopfes ist besonders an den ersten zwei Wirbelkörpern sehr leicht eine Verkantung oder Verschiebung zu beobachten, so daß Kopfschmerzen, Ohrensausen, Augentränen, gepaart mit Schwindelgefühl und Brechreiz auftreten. Man kann hier von einer osteochondrotischen Migräne sprechen. Am häufigsten jedoch ist der Schulter-Arm-Schmerz, und zwar ist charakteristisch, daß er vorwiegend in den frühen Morgenstunden sich

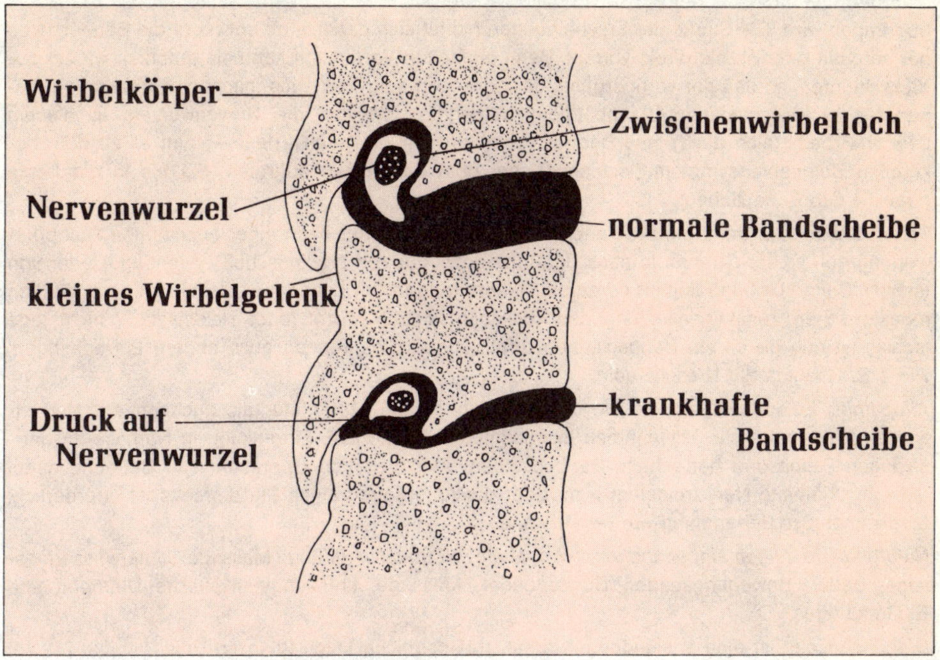

Schematischer Schnitt durch einige Rückenwirbel

einstellt. Er ist meist begleitet von Kribbelgefühl und „Ameisenlaufen" in den Händen, die oft einschlafen und am nächsten Morgen etwas geschwollen und zunächst schwer beweglich sind. Aber auch bei bestimmten Kopfbewegungen kann es zu diesen plötzlichen Schmerzen in den Armen kommen, die jedoch meist nur halbseitig auftreten. Sie strahlen bis in die Finger aus, besonders in den kleinen und den Ringfinger. Wird der Arm stark gedehnt, z. B. beim Tragen von schweren Lasten, werden ebenfalls heftigste Schmerzen ausgelöst. Aber auch schon das Herunterhängen des Armes beim Liegen im Bett kann die Armnerven so zerren, daß in der Ruhighaltung stärkste ziehende Schmerzen auftreten. Die Muskulatur des Nackens und des Schultergürtels ist stark verspannt und druckschmerzhaft. Auch die Muskeln am Arm können druckempfindlich sein, und man tastet dann wie Saiten gespannte Muskelstränge. Ein häufiges Begleitsymptom des Schulter-Arm-Schmerzes ist die schmerzhafte Schultersteife. Der Oberarm kann im Schultergelenk nicht mehr nach oben oder nach hinten geführt werden, so daß also das Fassen in den Nacken und das Schürzenbinden erschwert ist. Diese Schultersteife kann aber auch Folge einer Verletzung oder Entzündung des Schultergelenkes oder einer rheumatischen Krankheit sein. Der Schulter-Arm-Schmerz ist scharf von der Nervenentzündung zu trennen, die im Gegensatz zum ersteren unbedingte Ruhe braucht. Da an der Halswirbelsäule die Verbindung zum vegetativen System sehr eng ist, tritt gerade bei der Osteochondrose der Halswirbelsäule sehr häufig vegetative Fehlsteuerung als Begleiterscheinung auf. So können Schilddrüsenstörungen und Herzerkrankungen (z. B. Angina pectoris) hervorgerufen werden.

Allopathie: In geeigneten Fällen chiropraktische Maßnahmen. Sonst häufig Streckung mit der Glisson-Schlinge und Tragen eines halsstützenden Verbandes, evtl. sogar Gipskrawatte. Die Muskulatur wird mit Novocain umspritzt, ebenso können bestimmte Nervenzentren neben der Halswirbelsäule mit Novocain blockiert werden (Stellatum-Blockade). Um eine Schultersteife zu verhindern, sind frühzeitige Bewegungsübung und Massage der Wirbelsäule bzw. zwischen Hals und Rumpf nötig. Der Patient muß selber viel Armübungen machen, um die Muskulatur zu kräftigen. Vegetative Störungen müssen durch die entsprechenden Mittel (→ vegetative Dystonien) behandelt werden. Naturgemäße Allgemeinbehandlung, Diät, Homöopathie und Biochemie wie im nächsten Abschnitt auf dieser Seite.

Der Bandscheibenschaden der Lendenwirbelsäule

Er ist der am häufigsten auftretende Schaden. Am meisten wird die letzte Wirbelbandscheibe betroffen, denn dies ist der Punkt, wo das Körpergewicht von der Wirbelsäule auf das Kreuzbein übertragen wird. Die Stärke der Erscheinungen richtet sich danach, ob entweder die Bandscheibe nur vorquillt oder ob sie direkt vorfällt. Beim einfachen Vorquellen kann sie jederzeit wieder zurückschlüpfen, so daß nur vorübergehende Störungen auftreten. Dies macht sich häufig in sogenannten Lendenschmerzen (Lumbalgien) bemerkbar. Werden die Nervenwurzeln in diesem Lendenwirbelbereich durch eine Bandscheibenvorquellung gereizt, dann kommt es zu dem bekannten Beinnervensymptom (Ischialgie), bei dem Schmerzen auftreten, die bis in die Ferse oder die Großzehe ziehen.

Treten Schmerzen ganz plötzlich nach einer Verhebung oder nach einer bestimmten Rumpfbewegung auf, so spricht man je nach dem Sitz entweder von „Hexenschuß“ (Lumbago) oder von Ischias. Beim Lumbago kommt es durch Veränderungen der Lendenwirbelsäule zu einer starken reflektorischen Zusammenziehung der Rückenmuskulatur. Nicht jeder Hexenschuß, nicht jede Ischias ist nun gleich ein Bandscheibenvorfall, sondern es können auch andere Erkrankungen, wie z. B. Rheuma die Ursache sein.

Allopathie: Einspritzungen von Novocain sowohl in die Muskulatur als auch an die Nervenwurzel. Chiropraktische Maßnahmen in geeigneten Fällen, evtl. Einrenkung in Narkose. In hartnäckigen Fällen und bei echtem Bandscheibenvorfall kommen Operationen in Betracht, damit der eingeklemmte Nerv freigelegt wird, oder die Anfertigung eines Stützkorsetts ist erforderlich. Medikamentöse Behandlung wie bei Rheuma.

Naturgemäße Allgemeinbehandlung: Vor allem Wärmeanwendung, Massage, Unterwassermassage, Bäder, Bewegungsbäder, Bürstenbäder, Massage, krankengymnastische Übungen und Bestrahlungen.

Diät: Angezeigt ist eine entzündungswidrige, rohkostreiche Milch-Pflanzen-Diät.

Kräuterheilkunde: Innerlich Blutreinigungstees, ferner Bäder mit Heublumen, Rosmarin und Haferstroh.

Homöopathie: Arnica D 3, 2stündlich 5 Tropfen; Aconitum D 4 – D 6, 3stündlich 5 Tropfen; Belladonna D 3, 3stündlich 5 Tropfen, Colocynthes D 3, viermal täglich 5 Tropfen; Ammonium muriaticum D 3, 3stündlich 5 Tropfen; Rhus toxicodendron D 4 – D 6, viermal täglich 5 Tropfen; Cimicifuga D 2, viermal täglich 5 Tropfen, Lycopodium D 6, viermal täglich 5 Tropfen.

Biochemie: Kalium phosphoricum D 6, Magnesium phosphoricum D 6, Calcium phosphoricum D 6, Natrium sulfuricum D 6, Kalium chloratum D 6, Silicea D 12.

Wirbelgleiten (Spondylolisthesis)

Das echte Wirbelgleiten beruht auf einem angeborenen Fehler am Wirbelbogen. Dadurch hat der Wirbelkörper keinen Halt und rutscht nach vorn ab. Am häufigsten ist der 5. Lendenwirbel befallen, aber auch am 4. und 3. beobachtet man solch ein echtes angeborenes Wirbelgleiten. Dieser Prozeß beginnt meist schon im Kindesalter und hört in der Pubertät wieder auf. Oftmals aber setzt er sich allmählich fort, und dann treten schwere Beschwerden auf. Es kann so weit kommen, daß ein Wirbelkörper direkt vor einen anderen Wirbelkörper abgerutscht ist. Starke Kreuzschmerzen, besonders bei Belastung, die jeder Behandlung trotzen, sind charakteristisch. Es gibt aber auch noch eine andere Form, die man als sekundäres Drehgleiten bezeichnet. Es tritt auf, wenn bei einem Bandscheibenschaden, der mit einer Wirbelsäulenverkrümmung einhergeht, bei Belastung ein Wirbelkörper aus der Wirbelsäule herausgedreht wird.

Behandlung: Meistens ist eine Operation erforderlich. In leichteren Fällen genügt oftmals Kräftigung der Muskulatur oder ein Stützmieder. Hier ist vor chiropraktischen Eingriffen zu warnen!

Formveränderungen der Wirbelsäule

Man unterscheidet zwei große Gruppen, die Kyphosen, d. s. Verbiegungen der Wirbelsäule nach vorn oder nach hinten, und die Skoliosen, die Verkrümmungen zur Seite. Normalerweise hat die Brustwirbelsäule eine leichte Krümmung nach hinten, die sogenannte Brustkyphose, desgleichen weisen die Halswirbelsäule und die Lendenwirbelsäule eine leichte Krümmung nach vorn auf, die man als Lordose bezeichnet. Bei der Haltungsschwäche, einem häufigen Symptom bei der heranwachsenden Jugend, kommt es zu einer leichten Verstärkung sowohl der Brustkyphose als auch der Lenden- und Halswirbellordose, die durch eine Muskelschlaffheit bedingt wird. Es liegt jedoch noch keine eigentliche Mißbildung vor. Verschiedene Wirbelerkrankungen können nun eine verstärkte Kyphosierung der Brustwirbelsäule hervorrufen, die man als Rundrücken bezeichnet. Er wird beim Jugendlichen häufig durch die → Scheuermannsche Erkrankung hervorgerufen. Hier bleibt er als Restzustand auch noch im Erwachsenenalter sichtbar. Im Alter dagegen tritt wieder der sogenannte Altersrücken auf. Hierbei kommt es durch die Eintrocknung der Bandscheiben zu einer stärkeren Krümmung der Brustwirbelsäule. Auch Rachitis und die Bechterewsche Erkrankung können einen Buckel hinterlassen. Durch Wirbelkörperentzündungen, auch beim Wirbelbruch, wenn also ein Wirbelkörper ganz zusammengestaucht wird, treten ziemlich starke Abknickungen der Wirbelsäule auf.

Bei den Skoliosen findet man häufig als Begleiterscheinung eine Kyphose, so daß man auch von Kypho-Skoliosen spricht. Die schwersten seitlichen Verbiegungen traten früher nach Rachitis auf, oftmals verbunden mit einer Brustkorbdeformierung, entweder der Kiel- oder Hühnerbrust oder der Trichter- oder Schusterbrust. Diese Brustkorbformen können aber auch angeboren sein, genauso wie es angeborene Skoliosen gibt. Skoliosen können auch dadurch entstehen, daß ein Bein verkürzt ist, oder bei Hüft- oder Kniegelenkserkrankungen, bei Knochenverbiegungen der Beine, bei zu kurzen Prothesen oder durch dauernde gewohnheitsmäßige schiefe Haltung, z. B.

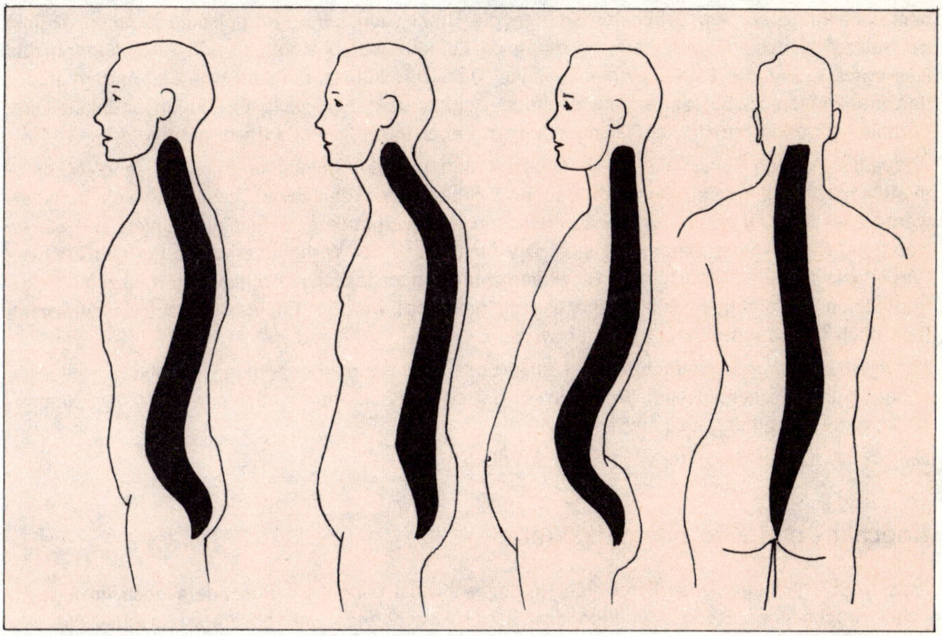

Formveränderungen der Wirbelsäule

bei Lastträgern. Diese nennt man Gewohnheitsskoliosen. Bei Lähmungen der Rückenmuskulatur, z. B. nach Kinderlähmung, kommt es zu Lähmungsverbiegung der Wirbelsäule.

Die Behandlung hat vor allen Dingen frühzeitig einzusetzen. Je früher eine Wirbelsäulenverkrümmung erfaßt wird, um so besser sind die Heilungsaussichten. Hat sich erst einmal eine starre Skoliose ausgebildet, dann kann nichts mehr daran geändert werden. Hier muß dann ein redressierendes Gipsbett angefertigt und ein orthopädisches Korsett getragen werden. Außerdem sind bestimmte krankengymnastische Übungen, besonders das Klappsche Kriechen durchzuführen. Unter Umständen wird durch operativen Eingriff, durch eine Spanverriegelung, zu verhindern versucht, daß die Verkrümmung weitergeht.

Naturgemäße Allgemeinbehandlung: Licht-, Luft- und Sonnenbäder, Bürstenmassagen und Bürstenbäder, Kräuter- und Solbäder. Ganz besonders wichtig sind die krankengymnastische Behandlung sowie alle körperliche Ausarbeitung möglichst in frischer Luft. Sport jeder Art, Gartenarbeit, Wandern, Turnen und nicht zuletzt auch die Atemschulung sind wichtig. Besonders bewährt hat sich auch das Klappsche Kriechverfahren. Dafür wird die Vierfüßlerhaltung als Ausgangsstellung genommen, bei der die Wirbelsäule den deformierenden Kräften der Körperlast entzogen ist. Jede Übungsbehandlung wird zweckmäßig durch Massage und Bäder ergänzt. Schwimmen ist eine der natürlichsten Übungsbehandlungen. Weiterhin kommen in Betracht Übungen am Reck oder an den Ringen usw. mit der Glisson-Schlinge.

Diät: Vorwiegend rohkostreiche lacto-vegetabile Diät.

Die Wirbelentzündung

Die häufigste Form ist die tuberkulöse, die vorwiegend an den Wirbelkörpern auftritt. Es kommt zu einer starken Abschmelzung von Knochensubstanz, so daß sich der Wirbelkörper keilförmig verändert und daher die Wirbelsäule leicht nach vorne zusammenknicken kann. Dadurch entsteht ein scharfer Buckel, ein sogenannter Gibbus. Die tuberkulöse Wirbelentzündung kann einen oder mehrere Wirbelkörper befallen und hat eine sehr lange Verlaufszeit. Je nach dem Sitz der Krankheit kommt es zu gürtelförmigen Schmerzen im Sinne einer Zwischenwirbelneuralgie, einer Ischialgie oder eines Schulter-Arm-Schmerzes. Der abgeschmolzene Wirbelkörper kann an der Wirbelsäule entlang und zwischen den Rückenmuskeln hinabgleiten und dann als Senkungsabszeß an der Haut hervortreten, z. B. kann von der Lendenwirbelsäule aus ein tuberkulöser Wirbel bis in die Leistenbeuge absinken und sich dort als sogenannter „kalter Abszeß" bemerkbar machen. Am häufigsten werden die Brust- und Lendenwirbelsäule befallen. Drückt der Abszeß auf das Rückenmark, so treten oft Lähmungserscheinungen auf. Auch können das Rückenmark und die Rückenmarkshäute von der Tuberkulose befallen werden. Andere Infektionskrankheiten, z. B. Typhus sowie eitrige Angina oder Furunkulose, können ebenfalls eine Wirbelentzündung hervorrufen. Diese Arten sind aber in ihrem Verlauf viel gutartiger.

Allopathie: Völlige Ruhigstellung im Gipsbett und Liegekur mindestens 1 Jahr lang. Medikamentöse Behandlung mit Sulfonamiden und Antibiotika. Senkungsabszesse müssen punktiert werden. Im übrigen gelten für die tuberkulösen Wirbelerkrankungen alle Richtlinien, wie sie im Kapitel → Tuberkulose dargestellt sind. Die Ausheilung der Wirbeltuberkulose hat das Ziel, die Wirbelreste zu einem knöchernen Block verschmelzen zu lassen. Anschließend muß die Muskulatur durch Krankengymnastik und Massage gekräftigt werden. Ein maßgerechtes Stützkorsett muß noch über Jahre hinaus getragen werden.

Naturgemäße Allgemeinbehandlung: Licht-, Luft- und Sonnenbehandlung kann den Heilungsverlauf günstig beeinflussen. Weiterhin sind Bewegungsübungen, Schlenzbäder, Heublumensäcke und Lehmauflagen zu empfehlen.

Diät: Rohkost und gesunde, vitaminreiche Vollkost.

Knochen- und Knochenmarkskrebs

Auch vom Knochengewebe kann eine Krebsgeschwulst ausgehen. Besonders noch im jugendlichen wachsenden Knochen bilden sich schnell-wachsende und bösartige Geschwülste aus, die glücklicherweise sehr selten sind. Eine andere Form trifft man häufiger bei Erwachsenen, die Knochenmarksgeschwulst oder das Myelom, auch Kahlersche Krankheit genannt. Hier bilden sich im Knochenmark, besonders im Bereich der Wirbelsäule und der platten Knochen bösartige Geschwülste, die mit Schmerzen in den Knochen, den Gelenken und im Rücken einhergehen. Fast immer werden die Kranken längere Zeit als Rheumatiker behandelt. Erst wenn dann plötzlich Knochenbrüche oder Veränderungen am Skelettsystem eintreten, wird die Diagnose geklärt. Bei der Röntgen-Untersuchung finden sich dann Herde, die dem Knochen ein typisches Aussehen verleihen. Außer starken Knochenschmerzen und Brüchigkeit sind weitere charakteristische Kennzeichen Veränderungen im Blutbild und die Ausscheidung von bestimmten Eiweißkörpern im Urin (Bence-Jones).

Das Knochensystem, vor allem die Wirbelsäule, ist aber häufig auch der Sitz von Tochtergeschwülsten anderer Krebsarten. Besonders die Krebse der Geschlechtsorgane, also Prostata- und Gebärmutterkrebs, sowie Brust-, Magen- und Lungenkrebs können Veränderungen hervorrufen, die dann ganz charakteristische Rückenschmerzen oder Arm- oder Beinschmerzen hervorrufen können.

Behandlung: → Kapitel Krebs. In geeigneten Fällen muß evtl. operiert werden.

Naturgemäße Allgemeinbehandlung: wie im einleitenden Kapitel angegeben, zusätzlich vor allem Wärmebehandlung, Bindegewebsmassagen, Teilmassagen, Bestrahlungen, Bürstenbäder und Solbäder.

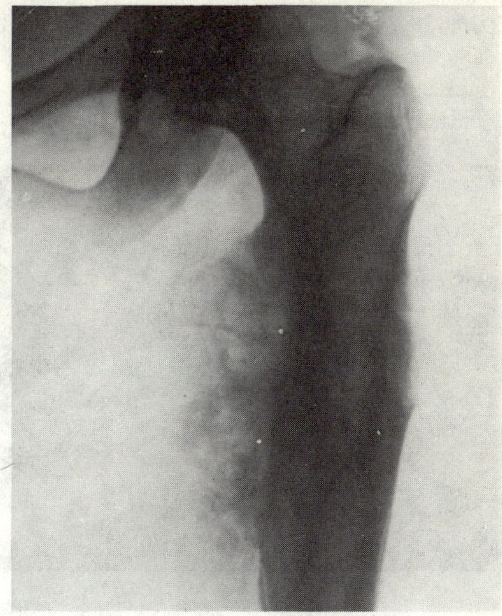

Krebsgeschwulst am Schenkelbein

Diät: Gesunde, vitaminreiche Normalkost.

Homöopathie: Atropinum sulfuricum D 4, stündlich 5 Tropfen, Arnica D 3, zweistündlich 5 Tropfen, Mercurius solubilis D 4, alle 3–4 Stunden 1 Tablette, Bellis perennis D 2 – D 4, viermal täglich 5 Tropfen.

Biochemie: Silicea D 6, Calcium fluoratum D 12, Kalium phosphoricum D 6, Ferrum phosphoricum D 6, Magnesium phosphoricum D 6.

Erkrankungen an den Knochen

Knochenbrüche (Frakturen)

Als traumatische Fraktur bezeichnet man einen Knochenbruch infolge äußerer Gewalt. Daneben unterscheidet man die Spontanfrakturen, die als Ursache eine krankhafte Veränderung des Knochens haben, z. B. Knochenerweichung, Geschwülste usw.

Als komplizierte Fraktur wird ein Bruch bezeichnet, bei dem im Gegensatz zum einfachen Knochenbruch die Bruchstellen durch eine Wunde nach außen dringen. Dadurch besteht zusätzlich die Gefahr einer Infektion. Komplizierte Brüche entstehen aber auch infolge Durchspießung eines spitzen Bruchendes nach außen bei unzweckmäßigem Transport. Beim komplizierten Knochenbruch ist die Wundbehandlung wichtiger als die Versorgung des Bruches.

Als unvollständige Knochenbrüche gelten die Fälle, bei denen die Bruchenden noch zusammenhängen. Ganz generell kann ein Knochenbruch durch folgende Einwirkungen zustande kommen: Biegung, Scherung oder Schub, Drehung, Druck oder Riß.

Ein Knochenbruch infolge Biegung zeigt drei Bruchstücke, weil in der Mitte der Biegung ein Stück herausspringt.

Wirken zwei Kräfte in entgegengesetzter Richtung quer zum Knochen und liegen ihre Angriffspunkte dicht nebeneinander, so daß keine Biegung eintreten kann, werden die kleinsten Teilchen aneinander vorbeigeschoben, wie beim Schneiden mit der Schere. Diese Komplikationen treten beispielsweise beim Bruch des Schenkelhalses durch Fall auf Fuß oder Knie auf.

Bei den durch Drehung entstandenen Knochenbrüchen umkreist die Bruchlinie den Knochen schraubenförmig. Hierdurch entstehen sehr spitze Bruchenden, die nachträglich leicht zu einem komplizierten Bruch führen können. Solche Brüche sind häufig, wenn bei fixiertem Fuß der Oberkörper nach der Seite stürzt, z. B. wird der Knochen beim Schilaufen abgedreht, wenn im Sturz der Fuß festgehalten wird.

Durch Druck erzeugte Brüche kommen vor allem bei kurzen Knochen vor, etwa an den Wirbeln oder am Schienbeinkopf beim Fall auf die Füße.

Der Rißbruch entsteht vor allem durch Anspannung eines Bandes, das den eigenen Ansatz am Knochen herausreißt, wenn es selbst zugfester ist als der Knochen.

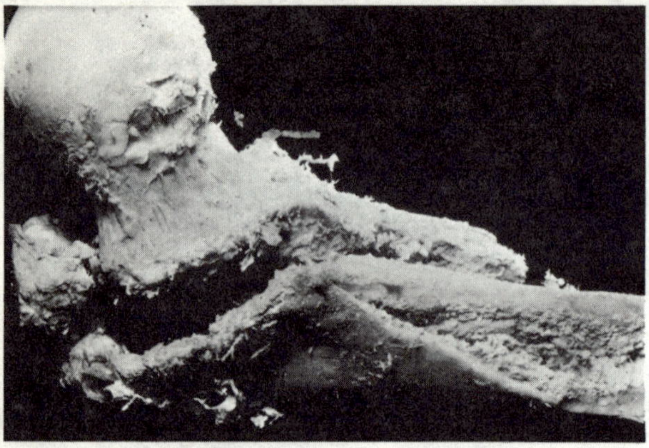

Knochenbruch

Die Erscheinungen des Knochenbruchs

Bluterguß: Im Gegensatz zur Verstauchung ist beim Knochenbruch meist ein erheblicher Bluterguß (Hämatom) vorhanden. Es kann zu einer massiven Anschwellung kommen, so daß alle Konturen des gebrochenen Knochens verschwinden. Später verfärbt sich die Haut auf weite Strecken hin, erst rot, dann blau, grün und schließlich gelb.

Die Deformation ist ein sicheres Zeichen für eine ernste Verletzung des Skelettes, sowohl für einen Bruch, als auch für eine Verrenkung. Dabei kann die Lageveränderung in einer winkligen Abknickung an der Bruchstelle bestehen.

Weiterhin ist eine Seitenverschiebung der Bruchenden möglich. Sie stehen nicht mehr aufeinander, sondern nebeneinander. Eine weitere Veränderung kann sich als Verkürzung oder als Verlängerung bemerkbar machen.

Die Beweglichkeit gebrochener Gliedmaßen ist erheblich eingeschränkt. Viele Verletzte können an dem betroffenen Glied überhaupt keinen Muskel wirksam zusammenziehen oder wenigstens nur sehr bescheidene Versuche einer Bewegung machen.

Ein begrenzter Druckschmerz zeigt sich beim Abtasten des verletzten Gliedes über der Bruchstelle. Der Schmerz ist an dieser Stelle sehr heftig, während er auch bei starkem Druck dicht darüber oder darunter wenig oder gar keine Beschwerden hervorruft. Besteht gleichzeitig ein auffallend starker Bluterguß, ist die Diagnose des Knochenbruchs gesichert.

Regelwidrige Beweglichkeit eines Knochenbruchs ist ein weiteres untrügliches Merkmal. Wird das Glied zu beiden Seiten der verdächtigen Stelle mit je einer Hand fest gefaßt, kann man die beiden Bruchenden quer zur Richtung des Knochens gegeneinander bewegen. Doch soll man solche Untersuchungen nur dem Arzt überlassen.

Dieselbe Untersuchung führt zur Feststellung des Knarrens. Die Bruchstücke reiben gegeneinander, wenn sie verschoben werden. Doch fehlt diese Erscheinung, wenn sich Weichteile zwischen die Bruchecken gelegt haben. Auch diese Untersuchung ist sehr schmerzhaft und soll nur vom Arzt vorgenommen werden. Es besteht dabei die Gefahr der Fettembolie.

Der Röntgenbefund wird zur Sicherung der Diagnose eines Knochenbruches oder eines Verdachtes eine sichere Klärung bringen.

Komplikationen des Knochenbruchs: Die wichtigste und häufigste Nebenverletzung bei Knochenbrüchen ist die Durchtrennung der Weichteile in Verbindung mit der Bruchstelle, wobei die

Gefahr einer Infektion (Blutvergiftung) heraufbeschworen wird. Neben dieser eigentlichen Komplikation können auch oberflächliche Weichteilverletzungen, wie Hautabschürfungen, Quetschungen usw. entstehen. Auch unter der Haut kann es zu bedeutungsvollen Verletzungen kommen (Zerreißung größerer Gefäße), die eine zusätzliche chirurgische Behandlung erforderlich machen. Außerdem ist bei Knochenbrüchen auch an die gleichzeitige Verletzung der Nerven zu denken. Die dadurch bedingte Lähmung wird bei der ersten Untersuchung nicht selten übersehen, weil eine Funktionsstörung des befallenen Gliedes selbstverständlich ist.
Außerdem kann es vorkommen, daß erst während der Heilung eine Lähmung auftritt. Sie wird durch eine Nervenstörung hervorgerufen, die mit dem Aufbaugewebe (Kallus), das die Bruchenden überbrücken soll, zusammenhängt. Es kann vorkommen, daß dadurch der Nerv eingekapselt wird; die Folge sind Gefühlsstörungen oder heftige Nervenschmerzen, schließlich auch Empfindungsstörungen und Lähmungen in den Muskeln. In solchen Fällen ist eine chirurgische Behandlung unerläßlich. Auch Eingeweideverletzungen können in Begleitung von Knochenbrüchen auftreten. Verletzungen des Gehirns und des Rückenmarks sind für die Auswirkungen wesentlich entscheidender als knöcherne Verletzungen.

Der Heilungsverlauf beim Knochenbruch: Nach einem Knochenbruch wird von der Knochenhaut, dem Mark und in bescheidenem Maße auch von der Knochensubstanz ein besonders Gewebe gebildet, das durch Kalkeinlagerung verknöchert und Kallus genannt wird. Hierdurch werden die Bruchenden wieder miteinander verbunden.
Wenn die zerrissenen Venen nicht zusammenfallen und sich dadurch verschließen, kann Fett hineingeraten und zur Fettembolie führen. Dabei können Fettkügelchen auf dem Blutwege nach Durchgang des rechten Herzens die Lungengefäße verstopfen und zur sehr bedrohlichen Lungenembolie führen. Die Gefahr einer Embolie besteht auch, wenn im Verlauf der Heilung eine → Thrombose entsteht.

Mitunter kommt es zu einer verzögerten Bildung von Kallus, und die knöcherne Vereinigung bleibt aus. Es entwickelt sich dann ein Scheingelenk.

Bei älteren Menschen kommt es infolge des längeren Liegens zur Gefahr einer Lungenentzündung. Es ist deshalb notwendig, in solchen Fällen planmäßige Atemübung durchzuführen.

Eine chirurgische Bruchbehandlung ist erforderlich, wenn es nicht auf andere Weise gelingt, die Bruchstücke in die richtige Lage zu bringen.

Sonst wird die richtige Lage der Knochenenden durch einen fixierenden Verband angestrebt. Stützverbände werden im wesentlichen mit einer Schiene und einem Gipsverband durchgeführt, doch kann in manchen Fällen an Stelle von Gips auch anderes härtendes Material verwendet werden.
Die Ausdehnung der Fixierung wird durch den allgemeinen Grundsatz bestimmt, daß die beiden benachbarten Gelenke ruhigstehen müssen, also etwa beim typischen Bruch der unteren Speiche von der Mittelhand bis zum halben Oberarm. Beim Schienen ist die gute Polsterung sehr wichtig, da die Belästigung durch eine drückende Schiene sehr qualvoll ist.

Durch Zirkulationsstörungen wird die Heilung verzögert, darüberhinaus können auch Nervenlähmungen eintreten.
Die Vorbedingung für die Behandlung im fixierenden Verband ist selbstverständlich die Einrichtung des Bruches. Oft ist Narkose notwendig. Ein Knochenbruch, bei dem durch starken Muskelzug die Gefahr der Verkürzung des Gliedes besteht, bedarf der Dauerzugbehandlung.

Bei komplizierten Brüchen wird die Gefahr der Infektion heute durch Sulfonamide oder Penicillin usw. nahezu ausgeschaltet. Die Lagerung des gebrochenen Gliedes im Streckverband kann auf verschiedene Weise erfolgen.

Naturgemäße Allgemeinbehandlung: Durch Verbesserung der Durchblutungsverhältnisse hat die Allgemeinbehandlung auch bei Knochenbrüchen ihre Bedeutung. Vor allem Bestrahlungen mit künstlicher Höhensonne oder bei der Möglichkeit zur Freiluftbehandlung natürliche Licht-, Luft-, Sonnenbäder, Bürstmassagen, Waschungen der Haut und Teilbäder sind in der ersten Zeit besonders wirksam. Später, nach Abnahme des fixierenden Verbandes, wird besonders das befallene Glied durch Bürstungen, Teilwaschungen, ansteigend heiße Teilbäder und wechselwarme Güsse sowie durch Wickel günstig beeinflußt. Darüber hinaus sind selbstverständlich Übungen der Muskulatur mit Hilfe von Krankengymnastik, Massage und dgl. erforderlich.

Ernährung: Eine besonders vitaminreiche Kost fördert die Kallusbildung. Daher frischkostreiche lacto-vegetabile Diät, vor allem solange Bettruhe besteht. Sonstige Behandlung → Rachitis.

Die häufigsten Knochenbrüche

Drei Viertel aller Knochenbrüche betreffen die Gliedmaßen. Dabei sind Armbrüche doppelt so häufig wie Beinbrüche.

Der typische Speichenbruch

am unteren Ende der Speiche entsteht infolge Fallens auf die ausgestreckte Hand. Es kommt zu einer charakteristischen bajonettförmigen Abknickung der Hand.

Der Bruch beider Unterarmknochen

kommt besonders bei Kindern vor. Er entsteht dadurch, daß der Körper auf den quergestellten Unterarm fällt, seltener beim Sturz auf die vorgehaltene Hand. Sehr oft sind die Knochen nicht vollständig gebrochen, sondern nur angeknickt. Die Schwierigkeit bei der Behandlung liegt darin, daß zwei parallele Knochen richtig gestellt und richtig fixiert werden müssen. Außerdem besteht die Gefahr, daß bei der Kallusbildung eine Verbindung beider Knochen gegeneinander zustande kommt.

Der Bruch des Schlüsselbeins

kommt am häufigsten beim Fall auf die ausgestreckte Hand zustande. Arm und Schlüsselbein bilden in dieser Haltung eine Linie, das Schlüsselbein bricht daher als der schwächere Teil leichter. Meist liegt der Bruch etwa in der Mitte. Er kommt häufig vor, besonders bei Kindern, die beim Spielen auf die Hand fallen oder aus dem Wagen oder Bett stürzen. Beim Erwachsenen ist der Sturz vom Pferd eine häufige Ursache. Die meisten Rennreiter erleiden daher einen Schlüsselbeinbruch. Bei Kindern oder Jugendlichen ist der Bruch sehr häufig unvollständig, da das Schlüsselbein nur angeknickt ist. In dieser Form wird die Verletzung häufig ganz übersehen. Beim vollständigen Bruch liegen die Bruchenden oft übereinander. Im allgemeinen sind Nebenverletzungen, trotz der in der Nähe verlaufenden großen Gefäße und Nervenstämme, verhältnismäßig selten.

Die Brüche des Oberarmknochens
entstehen gewöhnlich durch den Fall auf die Hand oder den Ellenbogen. Dabei wird der Schaft in den Gelenkkopf hineingestaucht; man spricht deshalb auch von eingekeilten Brüchen.

Die Beinbrüche

Die Oberschenkelhalsfraktur ist durch ihre Häufigkeit und die Schwere der Schädigungen, die oft zurückbleiben, von besonderer Bedeutung. Dieser Bruch betrifft vor allem alte Menschen; er entsteht durch Fall auf die Füße, Knie oder die Hüfte und verursacht heftige Schmerzen in der Leistengegend. Der Verletzte kann nicht stehen, das Bein ist verkürzt und nach außen gedreht, nur der eingekeilte Bruch zeigt verständlicherweise keine besondere Beweglichkeit. Zum Ausgleich der Verkürzung ist ein Streckverband erforderlich. Bei alten Menschen besteht die Gefahr, daß sich nur ein unvollkommenes neues Gelenk bildet und der Gelenkkopf immer mehr auf die Darmbeinschaufeln abrutscht, so daß die Beinverkürzung immer stärker wird. Die Marknagelung ist eine operative Behandlung, die bei Oberschenkelhalsbrüchen besonders zweckmäßig ist. Bei der Nagelung, die unter strengen aseptischen Maßnahmen erfolgt, wird ein Drahtstift von außen durch den gebrochenen Schenkelhals gebohrt, um einen absolut festen Halt zu ermöglichen.

Zahlenmäßig treten an den unteren Gliedmaßen die Knöchelbrüche in den Vordergrund. Die Schwellung durch den Bluterguß ist gewöhnlich sehr stark. Es besteht eine außerordentlich heftige Druckempfindlichkeit, und zwar beim Schienbein direkt an der Spitze oder wenig darüber und am Wadenbein mehrere Zentimeter höher. Mitunter fühlt man die Bruchspalte sehr deutlich. Auch kann eine starke abnorme Beweglichkeit vorhanden sein.

Die Ausheilung vollzieht sich meist ohne Schwierigkeiten im Gipsverband.

Schädelbrüche

können am Hirnschädel oder am Gesichtsschädel auftreten. Am Hirnschädel bricht entweder das Schädeldach ein oder die Schädelbasis. – Die Brüche des Schädeldaches entstehen meist durch Fall oder direkte Einwirkung infolge Schlagwirkung mit scharfer oder stumpfer Waffe sowie durch einen schweren Gegenstand, der auf den Kopf fällt. Dabei brechen die beiden Blätter des Knochens nicht gleichmäßig, sondern die Verletzung der inneren Lamelle ist meist umfangreicher. Wirkt die Gewalt langsam ein, etwa durch stumpfen Schlag, wird der Unterschied noch deutlicher. Die äußere Kapsel kann völlig heil und nur die innere zerbrochen sein. Die Diagnose ist sehr schwer zu stellen, denn Blutergüsse am Schädel, Beulen, kommen auch ohne Bruch vor.

Jede Schädelfraktur gehört ins Krankenhaus.

Wegen der möglichen Komplikationen seitens des Gehirns ist immer Krankenhausbehandlung erforderlich.

Beim Bruch der Schädelbasis kommt es besonders leicht zu Gefäßverletzungen und damit zu ausgedehnten Blutungen. Daher sind für diesen Bruch Blutungen aus Nase, Mund oder Ohren und Blutungen in den Augenhöhlen besonders kennzeichnend und gefährlich. Häufig treten Lähmungen der Gehirnnerven auf, besonders der Hör- und Gesichtsnerven. Der Verletzte muß flach und bequem gelagert werden, die Schädelwunde darf nicht berührt werden, höchstens mit keimfreier Mullkompresse vorsichtig abdecken, bis der Abtransport in das nächste Krankenhaus erfolgen kann, möglichst unter Hinzuziehung eines Arztes.

Wirbelbrüche

Sie entstehen durch Sturz auf das Gesäß oder den Rücken. Hierbei kann der Wirbelkörper zusammengedrückt oder eingedrückt werden. Wird die Wirbelsäule in ihrem ganzen Zusammenhang durchtrennt, kommt es zur Querschnittslähmung. Aber auch durch einen Bluterguß kann vorübergehend eine Lähmung auftreten. Verletzte mit Verdacht auf Wirbelbruch sind ganz flach zu legen, alle heftigen Bewegungen müssen vermieden werden, damit keine nachträgliche Verletzung des Rückenmarks erfolgen kann. Sofort Arzt rufen oder für Abtransport in das nächste Krankenhaus sorgen.

Der Bruch des Brustbeins

entsteht in seltenen Fällen als Nebenverletzung beim Wirbelbruch durch Zusammenpressung des Brustkorbs.

Der Rippenbruch

ist eine sehr häufige Verletzung, die entweder einen einzelnen oder mehrere Wirbel betrifft. Die Diagnose ist nicht immer mit Sicherheit zu stellen. Bei der Atmung ist die verletzte Brustkorbseite ruhiggestellt. Die Haupterscheinung ist der sehr heftige Schmerz, der besonders bei Druck immer vorhanden ist. Wenn das Lungenfell mit betroffen ist, kann auch ein Erguß auftreten. Ist die Lunge verletzt, wird blutiger Auswurf abgesondert.

Die Beckenbrüche

treten als Rand- oder Ringbrüche auf, je nachdem ein Stück vom Becken abgebrochen oder das Becken im ganzen durchgebrochen ist. Ursachen für die Randbrüche sind meist grobe direkte Gewalt, etwa durch Hufschlag, Stoß mit der Deichsel usw. Der Ring als Ganzes zerbricht durch Bersten, bei Verschüttung, durch Überfahren usw.

Bei Beckenbrüchen kann die Klärung schwierig sein, ob der Darm damit verletzt ist. Der einfache Randbruch heilt im allgemeinen ohne Schwierigkeit.

Der Beckenringbruch ist eine viel ernstere Verletzung. Er ist oft nicht leicht zu erkennen, da der Bruch tief in den Weichteilen versteckt liegt und die Bruchenden durch ihre Umgebung gut fixiert sind. Ein Hauptsymptom ist der Schmerz beim seitlichen Zusammendrücken des Beckens. Sind die Bruchstücke gegeneinander verschoben, so kann das eine Bein verkürzt erscheinen.

Während die knöcherne Ausheilung kaum Schwierigkeiten bereitet, entscheiden die Nebenverletzungen an Harnröhre und Blase über den Grad der Schädigung.

Verrenkungen

Bei einer Verrenkung (Luxation) hat das Gelenkende des einen Knochens das Gelenklager des anderen plötzlich oder allmählich verlassen. Ein nur teilweiser Austritt aus dem Gelenk wird als Subluxation bezeichnet. Eine Verrenkung kann auch angeboren sein oder durch Unfall oder Erkrankung eines Gelenks verursacht werden. Am häufigsten ist die Verrenkung durch Unfall. Dabei werden zwei Knochen aus ihrer Gelenkverbindung herausgelöst.

Die Krankheit zeigt sich in heftigen Schmerzen bei Bewegung und nahezu völliger Aufhebung der Bewegungsfähigkeit des Gelenks, Veränderung seiner Form und einem mehr oder minder großen Bluterguß. Oft läßt sich das verrenkte Gelenkende in der krankhaften Lage abtasten.

Die Behandlung besteht in einer möglichst frühzeitigen Einrenkung, die oft in Narkose vorgenommen werden muß.

Die Nachbehandlung richtet sich nach dem Grad der Verletzung, bisweilen ist eine Ruhigstellung über kürzere Zeit notwendig und eine krankengymnastische Behandlung zweckmäßig. Manche Verrenkungen lassen sich wohl wieder einrenken, rutschen aber sofort oder bald danach wieder heraus. Dieser Zustand ist außerordentlich lästig und beschränkt die Arbeitsfähigkeit meist sehr erheblich. In solchen Fällen ist eine chirurgische Behandlung erforderlich.

Unter den angeborenen Verrenkungen tritt die angeborene *Verrenkung des Hüftgelenkes* am häufigsten auf. Dabei ist nicht die Verrenkung selbst angeboren, sondern nur die Anlage dafür. Die Verrenkung wird deutlich, wenn das Kind gehen lernt. Das weibliche Geschlecht wird wesentlich häufiger davon betroffen.

Kennzeichnend für die doppelseitige Verrenkung ist der watschelnde Gang und die starke Durchbiegung der Lendenwirbelsäule nach vorn. Bei einseitiger Verrenkung ist der Gang hinkend. Die Umrisse der Hüftgegend springen stark hervor, und der Rollhügel des Oberschenkels steht an der betroffenen Seite höher. Die Behandlung besteht in einem frühzeitigen Einrenken mit nachfolgendem Gipsverband, der unter Umständen jahrelang liegen muß und späterer krankengymnastischer Nachbehandlung.

Die Verstauchung oder Distorsion

Hierbei kommt es zu einer Überdehnung und Zerrung der Gelenkbänder mit Zerreißung von Blutgefäßen, so daß eine starke Schwellung in dem betreffenden Gelenk, besonders häufig am Fußgelenk die Folge ist. Oftmals kann erst die Röntgenaufnahme klären, ob es sich nur um eine Verstauchung oder um einen Knochenbruch handelt. Bei schweren Verstauchungen wird ein Gipsverband angelegt, bei leichteren ein Elastoplast- oder Zinkleimverband.

Knochenhautentzündung (Periostitis)

kann durch direkte äußere Einwirkung (Stoß, Verletzung, Quetschung, Druck usw.) oder durch Aussaat von Eitererregern über die Blutbahnen in die Knochenhaut entstehen. Die unmittelbar unter der Haut liegenden Knochen, z. B. Schienbein, Oberarm, Rippen u. a. sind besonders anfällig. Im Spätstadium der → Syphilis bilden sich in der Knochenhaut sogenannte Gummen, die zu einer Zerstörung des Knochens führen. Weiterhin ist auch im Frühstadium der Syphilis eine äußerst schmerzhafte Buckelbildung der Knochenhaut möglich. Auch der Tuberkulosebazillus siedelt sich gern in der Knochenhaut an, um dort schwere Zerstörungen hervorzurufen. Die Erkrankung kann plötzlich mit akuten Entzündungserscheinungen beginnen und nach entsprechender Behandlung restlos ausheilen. Häufiger ist jedoch ein langsamer schleichender Verlauf, der das Allgemeinbefinden des Patienten erheblich beeinträchtigt. Der Kranke klagt über heftige bohrende Schmerzen, die nachts den Schlaf stören. Oft besteht Fieber, und bei der Röntgenuntersuchung wird eine mehr oder weniger starke Auftreibung des erkrankten Knochens festgestellt. Die Krankheit kann abklingen und zu einer vollständigen Genesung führen, es kann aber auch eine dauernde Verdickung und Auftreibung der Knochenhaut und des Knochens zurückbleiben. Weiterhin ist eine ausgedehnte Eiterung und Abszeßbildung möglich, oder es kommt durch diesen Abszeß zu einer Erkrankung des Knochenmarks → Knochenmarkentzündung.

Behandlung: Vor allem Ruhigstellung mit Hilfe eines Fixationsverbandes, ferner wechselwarme Waschungen, wechselwarme Teilbäder und Wickel. Haben sich Eiterherde gebildet, so muß durch operative Eröffnung für Abfluß gesorgt werden. Liegt der Knochenhautentzündung eine Infektionskrankheit zugrunde, sind die entsprechenden Behandlungsmaßnahmen durchzuführen.

Knochenerweichung (Osteomalazie)

befällt Erwachsene vorwiegend im Alter zwischen 30 und 50 Jahren. Wie bei der Rachitis handelt es sich um einen Vitamin-D-Mangel. Es bestehen fließende Übergänge zwischen der Rachitis des Pubertätsalters, der Spätrachitis und der Knochenerweichung der Erwachsenen. Der Unterschied im Krankheitsbild ist nur dadurch bedingt, daß die Rachitis die wachsenden und die Osteomalazie die fertigen Knochen betrifft.

Besonders gefährdet sind Frauen, da durch die Schwangerschaft diese Erkrankung ausgelöst werden kann. Auch Verschlimmerungen treten häufig während oder nach der Schwangerschaft auf.

Einseitige mangelhafte Ernährung und unzweckmäßige Lebensweise spielen zweifellos eine entscheidende Rolle für die Entstehung der Erkrankung.

Die ersten Anzeichen sind unbestimmte, tiefsitzende Schmerzen, am häufigsten in der Kreuz- und Nackengegend, im Rücken, an den Rippen und den Oberschenkeln. Der Druck auf diese Stellen ist meist sehr schmerzhaft. In einzelnen Fällen können aus verhältnismäßig geringen Anlässen schlechtheilende Knochenbrüche auftreten. Bei anhaltenden Schmerzen wird die Bewegungsfähigkeit vor allem beim Gehen immer unbeholfener. Der Gang wird sehr unsicher und langsam, mühsam mit kleinen unbeholfenen Schritten, das Bein wird jedesmal gleichzeitig mit dem Becken ruckweise gehoben und nach vorn geschoben. Diese eigentümliche Gangart, bei der der Körper mit jedem kurzen humpelnden Schritt eine kleine Einwärtsdrehung macht, ist so kennzeichnend, daß man hieran allein sofort die Krankheit erkennen kann. In anderen Fällen wiederum ist der Gang mehr watschelnd. Im weiteren Verlauf wird das Gehen schließlich ganz unmöglich, und die Kranken sind ans Bett gefesselt, sie klagen jedoch weiter über ihre Schmerzen. Am empfindlichsten sind die untersten Rippen, das Brustbein, die Wirbel- und Beckenknochen und die Oberschenkel.

Im weiteren Verlauf entwickeln sich dann Verbiegungen des Skeletts; hier fällt am meisten die Formveränderung der Wirbelsäule und des Brustkorbs auf. Die Kranken werden dadurch beträchtlich kleiner, und gerade dieses Kleinerwerden kann ein wichtiges diagnostisches Merkmal sein. Frauen merken es vielfach zuerst daran, daß ihnen die Röcke stets von neuem zu lang werden.

Der Allgemeinzustand der Kranken bleibt, abgesehen von den Schmerzen und den Bewegungsstörungen, lange Zeit hindurch befriedigend. Der Gesamtverlauf der Krankheit ist chronisch, man beobachtet scheinbare Besserungen und Verschlimmerungen. Wird die Krankheit nicht behandelt, führt sie zum Tode. In leichteren Fällen kann eine vollständige Heilung eintreten.

Allopathie: Die einzig mögliche Behandlungsform besteht darin, dem Zerstörungsprozeß der Knochen mit Hilfe hoher Gaben von Vigantolöl, Kalkpräparaten und Lebertran Einhalt zu gebieten. Falls erforderlich, muß eine bestehende Schwangerschaft unterbrochen werden. Im übrigen gelten alle Anweisungen, die im Kapitel → Rachitis gegeben wurden, vor allem auch für die Diät, Kräuterheilkunde, Homöopathie und Biochemie.

Naturgemäße Allgemeinbehandlung: Sie ist besonders wichtig, vor allem Licht-, Luft- und Sonnenbäder. Bei schlechter Witterung und in der kalten Jahreszeit Bestrahlungen mit künstlicher Höhensonne. Bürstmassage, Bürstenbäder, Kräuterbäder, Solbäder und Teilanwendungen der → Kneippkur, wie wechselwarme Arm- und Beingüsse usw.

Knochenschwund (Osteoporose)

befällt vor allem alte Leute infolge Unterernährung, Kalkmangels und Mangels an Vitamin C. Weiterhin spielen Kalkverluste durch Schwangerschaft und Stilltätigkeit sowie Störungen der inneren Sekretion eine Rolle.

Die Kranken klagen über unklare, meist als rheumatische Schmerzen gedeutete Beschwerden im Rücken und in den Beinen. Die Bewegungen sind langsam und behäbig, da jede körperliche

Anstrengung Schmerzen bereitet. Später kommt es zu diesen Beschwerden auch beim Sitzen und Liegen. Die Kranken teilen mit, daß sie immer kleiner und buckliger werden, da vor allem die Wirbelsäule deformiert wird. Es kann auch zu plötzlichen Knochenbrüchen kommen.
Behandlung: Vitamine A, C, D, Sexualhormone, Kalkpräparate.

Knochenverdickung (Ostitis deformans) oder Pagetsche Erkrankung

Sie ist eine Erkrankung vorwiegend des älteren Menschen, in deren Verlauf neben Abbauvorgängen ein sehr starker reaktiver Knochenanbau eintritt. Dadurch werden die Knochen, hauptsächlich Schädel und Schienbein stark verdickt, die Knochenwandung ist verbreitert. Dazwischen bestehen aber große Hohlräume, so daß im Röntgenbild wabige Aufhellungen erscheinen. Trotz des starken Knochenanbaues ist aber die Belastungsfähigkeit und Statik stark gestört, denn es kommen oft Verbiegungen und Spontanbrüche vor.
Behandlung: wie bei → Rachitis und Knochenschwund.

Knochenmarkentzündung (Osteomyelitis)

als akute Erkrankung ist eine allgemeine Infektion, der ein Eiterherd, etwa ein Furunkel vorausgeht, und die Keime für die Entzündung des Knochenmarks liefert. Die Verschleppung der Bakterien erfolgt über die Blutbahn.

Die Erkrankung bevorzugt besonders das Kindesalter bis zum 14. Jahr. Der Beginn setzt hoch fieberhaft mit Schüttelfrost ein. Die Kinder klagen über starke Schmerzen in den befallenen Knochen, deren Weichteile stark geschwollen sind. Vor allem erkranken die langen Röhrenknochen, Schienbein, Oberarm; aber auch an allen anderen Knochen können die Veränderungen auftreten, z. B. an den Beckenknochen und den Wirbeln. Jeder akute und hoch fieberhafte Schmerzzustand der Glieder mit gesteigerter Hautwärme ist auf eine akute Knochenmarkentzündung verdächtig.

Im weiteren Verlauf der Erkrankung kommt es in den leichten Formen zu einer Abkapselung des Entzündungsherdes, so daß ein kleiner Abszeß entsteht, der sich meist auch nur in unklaren Schwellungen und Schmerzen äußert. Meist aber schreitet die Erkrankung fort, sie durchdringt die Knochenkanäle bis zur Knochenhaut und bricht nach außen auf den Knochen durch. Dadurch sterben mehr oder minder große Knochenbezirke ab, und es bilden sich dabei Knochensplitter (Sequester). Die Röntgenuntersuchung zeigt außer diesen Sequestern Höhlen, Verdickungen der Knochenhaut und Knochenneubildungen.

Behandlung: Neben der im einleitenden Kapitel dargestellten Allgemeinbehandlung und Diät ist so früh wie möglich die Behandlung mit Penicillin oder anderen Antibiotika einzuleiten.

Hat sich ein Abszeß gebildet, so kann dieser zunächst durch Punktierung entleert und das Penicillin örtlich eingebracht werden. Ebenso verhält man sich bei Gelenkergüssen.

Das erkrankte Glied wird durch Schiene oder Gipsverband ruhiggestellt. Vitaminbehandlung und Blutübertragung kommen zusätzlich in Frage, um die allgemeine Abwehrkraft des Körpers zu steigern. – Chirurgische Eingriffe sind in vielen Fällen unumgänglich.

Zwischen der akuten Knocheneiterung und der chronischen Form gibt es alle möglichen Übergänge. Die chronisch verlaufende Erkrankung kann auch durch Verwundungen und Knochenverletzungen sowie nach Operationen entstehen, wobei der Beginn meist schleichend, ohne besondere stürmische Erscheinungen verläuft.

Der Kranke klagt über Schmerzen. Man sieht die Schwellung und Hautrötung im Gebiet der Knocheneiterung. Manchmal bestehen Fieber und andere Entzündungserscheinungen. Wiederholte Abszeßbildung und auftretende Fisteln lassen an eine chronische Knochenmarkeiterung denken.

Die Röntgenuntersuchung klärt die Verhältnisse, man findet osteomyelitische Höhlen und Knochensequester.

Behandlung: wie bei akuter Knochenmarksentzündung.

Bei Fisteln versucht man, Eiter zu gewinnen, um nach bakteriologischer Untersuchung die für den Erreger besonders geeigneten Antibiotika einspritzen zu können. Oft schließen sich unter dieser Behandlung die Fisteln, manchmal allerdings nur zeitweise. Der Dauererfolg bleibt vor allem dann aus, wenn auf dem Grund der Fistel ein Sequester liegt.

So wird meist doch eine Operation erforderlich sein. Sehr oft handelt es sich um radikale Eingriffe, denn in schweren Fällen ist eine Amputation erforderlich. Anderenfalls drohen bei jahrelangem Bestehen dieser chronischen Erkrankungen Schäden an Nieren und Leber, ferner Blutarmut, Aussaat eitriger Herde und allgemeine Blutvergiftung.

Die Fingerkontraktur

bedeutet eine unwillkürliche, dauernde Verkürzung eines Muskels. Bei der *Dupuytrenschen Kontraktur* handelt es sich um eine chronisch fortschreitende Beugekontraktur der Finger infolge einer Degeneration bzw. Schrumpfung der fächerförmigen Sehnenplatte der Hohlhand; hierdurch geraten die Finger allmählich in Beugestellung. Der Daumen bleibt jedoch immer verschont. Am häufigsten sind der Klein- und Ringfinger betroffen, seltener die beiden anderen. Vielfach erkranken auch beide Hände symmetrisch. Die Gebrauchsfähigkeit der Hand erleidet dadurch eine außerordentliche Einbuße. Es erkranken überwiegend Männer nach dem 50. Lebensjahr, in seltenen Fällen auch schon früher.

Die Behandlung kann im Anfang der Kontrakturen durch konsequente Dehnungsübungen im heißen Handbad erfolgreich sein. Außerdem gibt man innerlich große Gaben von Vitamin E, z. B. Weizenkeimöl-Vollextrakt o. ä. Bei ausgeprägter Fingerkontraktur muß operiert werden.

Schnellender Finger

Diese Erscheinung beruht auf einer Erkrankung der Beugesehnen oder ihrer Scheiden. Es kommt zu einer Auftreibung von Sehnenabschnitten bzw. zu Verengungen der Sehnenscheide. Dadurch wird das Gleiten der Sehne behindert, und es entsteht ein eigenartiges Schnappen beim Beugen der Finger.

Die Behandlung besteht in einer Operation.

Das Ganglion oder Überbein

Es handelt sich hier um eine prall-elastische Geschwulst, meist auf dem Handrücken. Sie steht in Zusammenhang mit dem Handgelenk oder einer Sehnenscheide und ist mit einer gallertartigen Masse gefüllt. Auch am Fuß können Überbeine auftreten und durch Verdrängen von Nerven und Sehnen Beschwerden verursachen.

Behandlung: Die Überbeine können zerdrückt oder durch Einspritzung verödet werden. Es besteht jedoch die Möglichkeit, daß sie sich wieder neu bilden. Daher ist die operative Ausschälung vorzuziehen.

Der Fingerumlauf (Panaritium)

ist eine Entzündung am Finger, die durch die besonderen anatomischen Verhältnisse einen typischen Verlauf nimmt; er unterscheidet sich deshalb wesentlich von Entzündungen an anderen Körperstellen. Die Eitererreger treten über Hautwunden ein, also in der Regel über kleine und unbeachtet gebliebene Risse sowie Schrunden am Nagelfalz und der Fingerkuppe.

Bei den einfachen Formen fehlt meist Fieber, der Schmerz ist jedoch im Zentrum der Entzündung am stärksten. Treten schwere allgemeine Reaktionen und Fieber auf, deuten diese Erscheinungen auf eine Infektion mit besonders gefährlichen Erregern.

Tieferliegende Entzündungsherde am Knochen und den Gelenken verursachen stark bohrende, vor allem nachts auftretende Schmerzen. Zellgewebeentzündungen in der Hohlhand und an den Sehnenscheiden, die im weiteren Verlauf auftreten können, verursachen ebenfalls schwere örtliche und allgemeine Reaktionen.

Behandlung: Die Behandlung der leichteren Fälle besteht in häufigen heißen Handbädern, die meist einen Zusatz von Schmierseife erhalten und dadurch den Durchbruch nach außen begünstigen. In der Zwischenzeit ist ein feuchter Armwickel anzulegen und dabei der Arm in einem Tragtuch zu fixieren.

In schwereren Fällen ist eine chirurgische Behandlung erforderlich. Anschließend ist dann eine Ruhigstellung durch Schienenverband erforderlich. Zur Wiederherstellung der Funktion sind Bewegungsübungen, möglichst im heißen Handbad, zweckmäßig. Evtl. müssen Antibiotika gegeben werden.

Fußdeformitäten

Der Knickfuß und der Knickplattfuß

sind Zivilisationsschäden. Die Deformierungen können in den verschiedensten Abstufungen auftreten. Doch wird diese Deformierung vielfach übersehen. Es ist aber sehr wichtig, gerade die Anfangserscheinungen zu erkennen und richtig zu behandeln. Für das bei Kleinkindern noch ungewohnte Stehen und Gehen müssen die schwachen Muskeln und Bänder und die teilweise noch knorpeligen Knochen des Fußes vorbereitet werden. Das geschieht am besten durch das natürliche Kriechen. Diese Kriechbewegungen sind zur Stärkung des Rückens und der Beine eine gute Übung. Wenn von ungeduldigen Eltern diese normale Übergangsperiode abgekürzt und das Kind zu früh auf die Füße gestellt und zum Gehen gezwungen wird, kann der noch sehr nachgiebige Fuß überbelastet werden. Deshalb soll man abwarten, bis das Kind von allein Lust zum Laufen zeigt und sich selbst aufrichtet. Das ist besonders bei übergewichtigen Kindern wichtig.

Barfußgehen entwickelt die kindliche Muskulatur am besten. Die ersten Schuhe sollen eine biegsame Sohle haben, weil eine starre Sohle die Tätigkeit der wichtigen Fußsohlenmuskeln ausschaltet, so daß sie geschwächt bzw. nicht ausreichend entwickelt werden. Muskeln und Bänder der Füße sind häufig nicht nur beeinträchtigt, sondern es zeigt sich eine allgemeine konstitutionelle Schwäche des Stützgewebes. Auch durch schnelles Wachstum und die damit verbundene mangelhafte Muskelentwicklung kommen die verschiedensten Deformierungen hervor, die sich auch am übrigen Körper als Haltungsschäden mit schlaffem Rundrücken, Hängenlassen der Schultern nach vorn und flachem Brustkorb zeigen.

Auch bei der Rachitis kann es leicht zu einem Knickplattfuß kommen.

Vieles Stehen begünstigt die Entwicklung von Fußveränderungen. Unsere Füße sind nicht in erster Linie für langes Stehen bestimmt und gebaut.

Die Beschwerden der Fußkranken werden oft geringer, wenn sie bei längerem Stehen die Außenkante der Füße belasten. In zunehmendem Maße stellen sich dann aber anhaltende, starke Schmerzen ein, vor allem in der Gegend des inneren oder äußeren Knöchels, an der Unterseite der Ferse, im Fußgewölbe, am Bein und an den Zehen, am Ansatz der Achillessehne, am Fußrücken usw. Oft schmerzen die ersten Schritte beim Aufstehen nach längerem Sitzen am meisten. Viele Kranke gehen in festen Schuhen besser als in leichten Hausschuhen.

Beim Erwachsenen besteht oft gleichzeitig noch ein Spreizfuß, d. h. eine Abflachung des Längsgewölbes bei der Belastung, wodurch sich der Vorderfuß verbreitert.

Übergewicht, das sich besonders ungünstig für Fußschäden auswirkt, ist durch entsprechende Entfettungskuren zu beseitigen. Zur besseren Durchblutung der Füße dienen nicht nur örtliche Behandlungen, wie Wechselfußbäder, ansteigend heiße Fußbäder, wechselwarme Kniegüsse usw., sondern auch Voll- oder Halbbäder, Bürstenbäder sowie Trockenbürsten, ferner Atemschulung und Sport jeder Art. Hier vor allem auch Schwimmen, Wassertreten, Tautreten, Barfußlaufen usw.

Um das natürliche Laufen des Kindes nicht zu stören, soll auch auf der Straße der Lederschuh (Sandale) eine biegsame Sohle haben. Der Absatz soll niedrig sein, höchstens 1 cm betragen. Halbschuhe sind zweckmäßiger, weil in ihnen auch die langen Fußmuskeln und die Fußgelenke besser bewegt werden können. Natürlich dürfen auch die Strümpfe nicht zu eng und zu kurz sein. Mit biegsamen Sohlen wird der Gang federnd, mit harter Sohle ist er unbeholfen.

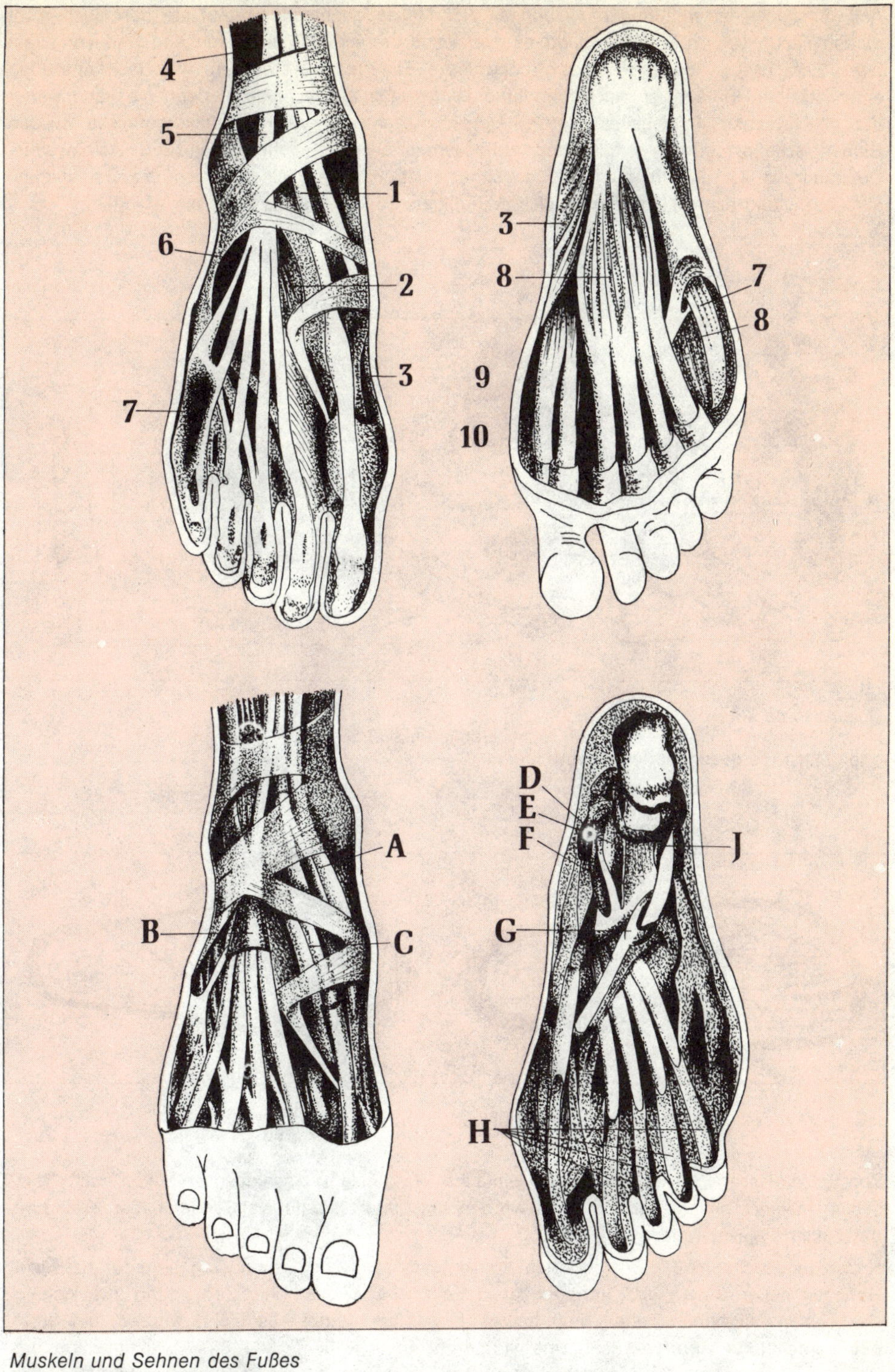

Muskeln und Sehnen des Fußes
oben: Fußrücken und Fußsohle
1 Langer Großzehenstrecker, 2 Kurzer Großzehenstrecker, 3 Großzehenabzieher, 4 Langer Wadenmuskel, 5 Langer Zehenstrecker, 6 Kurzer Zehenstrecker, 7 Kleinzehenabzieher, 8 Kurzer Zehenbeuger, 9 Kurzer Großzehenbeuger
unten: Sehnenscheide von dem
A vorderen Schienbeinmuskel, B Langen Zehenstrecker, C Langen Großzehenstrecker, D Hinteren Schienbeinmuskel, E Langen Großzehenbeuger, F Langen Zehenbeuger, G Sohlenspanner, H Langen und Kurzen Zehenbeuger

Am wichtigsten ist weiterhin die Übungs- und Massagebehandlung. Auf sie darf auch nicht in den Fällen verzichtet werden, wo es zweckmäßig erscheint, vorübergehend und vor allem beim Erwachsenen dauernd eine orthopädische Einlage zu verordnen. Mit der Anpassung einer richtigen Einlage ist die Behandlung keineswegs abgeschlossen, denn sie kann weder die geschwächten Fußmuskeln wiederherstellen noch bessere Kreislaufverhältnisse in den Beinen schaffen oder Versteifungen auflockern. Bei einer beharrlichen und zielbewußten Durchführung von Fußübungen und sonstiger Fußbehandlung steigert sich die Gehfähigkeit allmählich, und schließlich kann auch der Fußkranke wieder seine Einlagen ablegen.

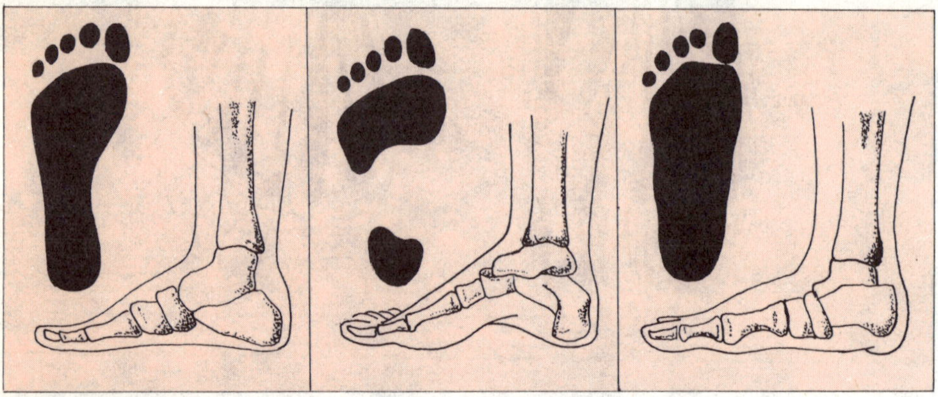

Gesunde und kranke Füße
links: normaler Fuß, Mitte: Hohlfuß, rechts Senkspreizfuß
oben links: die dazugehörigen Spurbilder

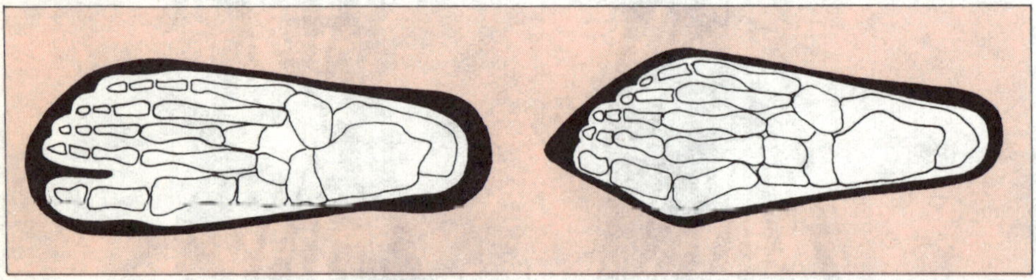

links: gesundes, rechts: ungesundes Schuhwerk

Zur Selbstmassage der Füße dienen einfache Walzhölzer verschiedener Dicke. Auch Holzsohlen in einer bestimmten Wölbung werden mit Lederschlaufe als Sandalen zur Kräftigung der Fußmuskeln getragen.

Neben der sachgemäß durchgeführten krankengymnastischen Behandlung sind für häusliche Übungen außer Laufen und Springen auch Seilspringen und hoher Zehengang zweckmäßig. Das Gehen auf hohen Zehen muß bei vorgebeugtem Rumpf ausgeführt werden, um durch das vorgelagerte Körpergewicht eine vermehrte Stauchwirkung auf das Längsgewölbe des Fußes zu erreichen. Diese Stauchwirkung tritt dann ein, wenn der Schwerpunkt vor dem Sprunggelenk liegt. Wird der Zehengang zu flach ausgeführt, tritt unter dem Druck des Körpergewichts das Gegenteil ein, nämlich die Abflachung des Längsgewölbes. Neben dem hohen Zehengang kommt auch als Übung der hohe Zehenstand in Frage. Das Rollern der Kinder ist nicht zweckmäßig, weil der auf dem Rollbrett stehende Fuß unter der Belastung leidet. Dagegen ist Radfahren mit möglichst hochgestelltem Sattel erlaubt, wenn die Füße dabei mit dem Zehenballen die Pedale treten.

Fußübungen (nach Hanne)

Übungen im Bett:

I. *In Rückenlage:*

1. Bettdecke zurückschlagen, Hände in den Nacken legen, Ellbogen zurück, tief atmen, 5mal.
2. Zehen beugen und strecken, so ausgiebig wie möglich, 20mal.
3. Füße heben und senken, besonders die Senkung der Fußspitze muß ausgiebig erfolgen, 10mal.
4. Füße einwärts kanten, Beine werden nicht mitgedreht, 10mal.
5. Einen Oberschenkel anziehen bis zum rechten Winkel, Knie beugen und strecken, leichte Pendelbewegung, jedes Bein 10mal.
6. Tretbewegung mit beiden Beinen abwechselnd, 10mal.
7. Heben des gestreckten Beines bis zur Senkrechten, abwechselnd 10mal.
8. Strecken des ganzen Körpers, Heben des Gesäßes.
9. Drehen des gesamten Körpers von der Rückenlage in die Bauchlage und wieder zurück, 10mal ohne Armhilfe.

II. *In Bauchlage:*

1. Abwechselnd Kniebeugen, leichte Pendelbewegung, 10mal.
2. Beinstrecken nach rückwärts im Hüftgelenk, jedes Bein 5mal.

III. *Aufsitzen im Bett mit gestreckten Knien:*

1. Straffes Aufrichten des Rumpfes, Hände in den Nacken, tief atmen, 5mal.
2. Abwechselnd mit 1., Vorbeugen des Rumpfes, Finger berühren die Zehen, Knie bleiben gestreckt, 5mal.

IV. *Knien im Bett:*

1. Sitzen auf den Fersen, das Gesäß soll die Fersen möglichst berühren.
2. Aus dieser Haltung Vorbeugung, Stirn berührt möglichst das Bett, 5mal.
3. Abwechselnd mit 1., Aufrichten des Rumpfes und der Oberschenkel, Ausbreiten der Arme, tief atmen, 5mal.

V. *Kalte Abgießung der Beine:*

1. Entweder mit dem Schlauch abspritzen, von unten bis zum Unterleib.
2. Oder, wenn die Kälte nicht vertragen wird, Frottage der Beine mit nassem Luffa-Schwamm.

VI. *Sofort zurück ins Bett* und zugedeckt liegenbleiben, bis die Beine sehr warm geworden sind.

VII. *Aufstehen:* Entweder 5 Minuten Sprungseilübungen oder halbe Stunde in flottem Tempo gehen.

VIII. *Die Hauptaufgabe jeder Behandlung* von Zirkulationsstörungen ist die Verhütung von Stauungen. Das Auftreten von Stauungen kann nur durch immer wiederholte Entlastung und Entleerung der Beine verhindert werden. Darum möglichst stündlich auf der Couch, im Bett oder auf einer Matte am Fußboden – Schuhe ausziehen! – 5 Minuten lang die vorher beschriebenen Fuß- und Beinübungen in Rückenlage ausführen. Sitzen ist die schlechteste Form der Ruhe. Am besten ist die Abwechslung von energetischer Bewegung mit wirklicher Ruhe im Liegen.

IX. *Abends dreimal wöchentlich* ein Wechselfußbad oder -sitzbad, 5 Minuten heiß, 5 Sekunden kalt.

Spreizfuß

Er ist eine Begleiterscheinung des Platt- und Hohlfußes, kommt aber auch als selbständige Deformität vor. Der Vorfuß wird breit auseinandergetreten, das vordere Quergewölbe ist abgeflacht, so daß die Köpfchen der Mittelfußknochen sich durchtreten können. Dieses führt zu einer starken Schwielenbildung und zu erheblichen Fußschmerzen, besonders beim Gehen und Stehen. Der Spreizfuß ist die am weitesten verbreitete Fußdeformität, am häufigsten tritt sie bei

Großstädtern auf. Die Ursachen sind die gleichen, die auch zum Plattfuß führen. Bei Frauen begünstigen Schuhe mit sehr hohen Absätzen die Entstehung des Leidens. Durch das Auseinanderweichen des Vorfußes ergibt sich ein Sehnenzug, der – unterstützt durch den Schuhdruck – die Zehen zusammenpreßt. Dadurch bilden sich die sogenannten „Hammerzehen" aus, die im Mittel- und Endgelenk stark gekrümmt sind und hochstehen, so daß durch den Druck der Schuhkappe oft recht schmerzhafte Schwielen, die „Hühneraugen" entstehen.

Durch einen Spreizfuß wird auch die Ballenbildung begünstigt. Hierunter versteht man eine starke Ausbuchtung des Großzehengelenks. Dabei legt sich die Großzehe oftmals unter die 2. Zehe. Die Zehenbewegung ist schmerzhaft eingeschränkt. Auch bei Gicht und Gelenkrheuma kann sich ein Ballenleiden ausbilden.

Die Behandlungsgrundsätze für den Plattfuß gelten auch für den Spreizfuß. Darüberhinaus ist in schweren Fällen eine Vorfußbandage angezeigt. Zu enge Schuhe sind zu meiden, ebenso zu langes, ununterbrochenes Stehen.

Zur Vorbeugung und zur häuslichen Selbstbehandlung sind zwei Übungen besonders zu empfehlen, die die Fußmuskeln kräftigen:

1. Zehengreifübung. Im Sitzen versucht man, mit den Zehen Gegenstände zu fassen und hochzuheben, z. B. einen Bleistift (s. Abb. S. 334).
2. Man stellt die Füße auf das Ende eines am Fußboden ausgebreiteten Handtuches und versucht, es durch entsprechende Zehenbewegung zu sich heranzuziehen, bis das Tuch zu einer Wurst zusammengekrumpelt unter den Füßen liegt.

Hammerzehen lassen sich im Anfangsstadium durch bestimmte Polster bei gleichzeitigem Ausgleich des Spreizfußes zurückbilden. Im fortgeschrittenen Stadium muß operiert werden. Die Ballenbildung versucht man zu Beginn durch Nachschieben und Einspritzen von Hydrocortison in das Gelenk aufzuhalten. Gelingt dies nicht, muß auch hier eine Operation durchgeführt werden.

Hornhaut und Schwielen können durch Salizylsalbe und Hühneraugentinktur erweicht und durch Spezialpflaster abgezogen werden.

Klumpfuß

Angeborener *Klumpfuß* kommt einseitig und doppelseitig vor. Knaben werden wesentlich häufiger befallen als Mädchen. Wenn der Klumpfuß im späteren Leben erworben wird, entsteht er meist durch Verletzung und Lähmung der am Fußaußenrand verlaufenden Muskeln, die ungünstig verheilt sind. Der ganze Fuß ist stark nach innen gekantet, so daß beim Auftreten nur der äußere Fußrand belastet wird. Der Vorfuß mit den Zehen wird stark nach innen abgeknickt und ist mit einem Spitzfuß verbunden.

Die Behandlung beginnt in den ersten Lebenstagen und besteht in langsamer, schonender Korrektur der Fehlhaltung und im Anlegen korrigierender Verbände. Notfalls muß operativ nachgeholfen werden. Nach völligem Ausgleich der Klumpfußdeformitäten wird das Ergebnis durch korrigierende Nachtschienen bis zum Laufbeginn des Kindes gesichert.

Hohlfuß

Er ist das Gegenstück des Plattfußes. Hier ist das Fußgewölbe besonders stark ausgeprägt, es entsteht der sogenannte „hohe Spann". Er ist meistens ein angeborenes Leiden, kann aber auch die Folge von Nervenerkrankungen sein.

In schweren Fällen bildet sich ein starker Spreizfuß mit Krallenstellung der Zehen aus. Dann spricht man vom Klauen-Hohlfuß.

Manchmal genügen Spezialeinlagen oder orthopädische Schuhe, sonst muß die Fehlstellung durch eine Operation korrigiert werden.

Spitzfuß

Bei Lähmung des Wadenbeinnervs (z. B. nach Kinderlähmung, Verletzungen) bildet sich eine Spitzfußstellung aus, d. h. der Fuß hängt herunter und wird immer mit der Fußspitze zuerst aufsetzen. Dadurch entsteht der charakteristische sogenannte „Steppergang".

Auch durch falsche Lagerung von Rheumatikern und Kranken, die für sehr lange Zeit das Bett hüten müssen, kann sich ein Spitzfuß einstellen.

Behandlung: Gymnastische Fußübungen, orthopädische Schuhe oder Apparate. Eventuell kommt auch eine Operation in Frage.

X- und O-Beine

X- und O-Beine können angeboren sein oder erworben werden, z. B. durch Rachitis, Muskellähmung oder in Fehlstellung verheilte Knochenbrüche und andere Knochenerkrankungen. Durch die statische Fehlbelastung kann es zu einer vorzeitigen Arthrosis deformans kommen, deswegen ist frühzeitige Behandlung, möglichst noch im Wachstumsalter, durch Spezialeinlagen, Nachtschienen, krankengymnastische Maßnahmen wichtig. Bei stark ausgeprägten X- oder O-Beinen muß eine Operation durchgeführt werden.

Meniskusschaden

Hierbei ist es zu Veränderungen in der halbmondförmigen knorpeligen Zwischengelenkscheibe des Knies gekommen. Bei einer stärkeren Belastung zerreißt dann der Meniskus an den veränderten Stellen besonders leicht.

Bei der Entstehung eines Meniskusschadens ist vor allem eine dauernde Überbeanspruchung, z. B. durch Fußballspielen oder Skilaufen, die Hauptursache. Auch bei Leuten, die in Hockstellung arbeiten müssen, kann es zu einer allmählichen Zermürbung des Meniskus kommen, z. B. bei Bergleuten.

Ferner spielt eine angeborene Bindegewebsschwäche eine Rolle.

In seltenen Fällen wird auch einmal ein gesunder Meniskus durch einen Unfall zerstört.

Ist der Meniskus zerrissen, kommt es zu einem starken Erguß in das Kniegelenk, das dick und warm wird. Der Kranke verspürt bei der geringsten Bewegung, besonders beim Auftreten, heftige Schmerzen. Er kann das Bein nicht mehr gerade durchstrecken, aber auch nicht stärker krümmen. Es hat sich dann der abgerissene Meniskus eingeklemmt.

Behandlung: Bei der ersten Einklemmung Ruhigstellung, Prießnitz-Umschlag. Lösung der Einklemmung in Narkose. Anlegen einer Gipshülle für 3–4 Wochen. Danach Kurzwelle und Übungsbehandlung. Läßt sich die Einklemmung nicht lösen oder wiederholt sie sich, muß der erkrankte Meniskus entfernt werden.

Solche Zwischengelenkscheiben gibt es auch am Kiefergelenk, Hand- und Sattelgelenk des Daumens. Auch sie können erkranken bzw. beschädigt werden.

Folgezustände nach Verletzungen

Bei Verletzungen können zum Beispiel Nerven geschädigt werden, so daß sich Lähmungen ausbilden. Auch kann der Nerv in der sich neu bildenden Knochenmasse eingemauert werden. Oftmals ist eine operative Behandlung notwendig, wenn Galvanisieren und Übungsbehandlung allein nicht ausreichen.

Eine sehr langwierige Folge von Verletzungen ist die sogenannte Knochenatrophie oder Sudecksche Erkrankung. Oft erst Wochen nach der Verletzung schwillt das erkrankte Glied an und verfärbt sich bläulich. Es bestehen starke Schmerzen bei Bewegung neben einer außerordentlichen Berührungsempfindlichkeit. Die Krankheit zieht sich über Wochen und Monate hin. Dabei tritt eine typische Entkalkung des Knochens auf, die man im Röntgenbild feststellen kann.

Behandlung: Zu Beginn zunächst Ruhigstellung und durchblutungsfördernde Medikamente, später dann Übungsbehandlung. Evtl. wird Hydrocortison örtlich eingespritzt. Da es sich oft um vasolabile Patienten handelt, kommt zusätzliche Behandlung wie bei → vegetativen Dystonien in Frage. Ein bestehender Bandscheibenschaden im segmentalen Abschnitt muß mitbehandelt werden.

Der wichtigste Spätschaden nach Brüchen und Verrenkungen ist die sekundäre Arthrosis defor-

mans, die sich besonders leicht nach in Fehlstellung verheilten Brüchen ausbildet. Sie kann außerordentlich schmerzhaft werden und macht dann häufig versteifende Operationen notwendig.
Behandlung: → Deformierende Gelenkentzündungen

Gelenkmausleiden

Durch verschiedene Ursachen können sich freie Körper in den Gelenken bilden. Entweder wird von den Knochenenden eine „Gelenkmaus" (Knochenstückchen) abgestoßen, oder die Gelenkinnenhaut bildet durch Verkalken abgesonderter Teile freie Körper; die letzteren können sich in großer Zahl in einem Gelenk finden. Am häufigsten werden Ellenbogen-, Knie- und Sprunggelenke befallen.

Die freien Körper können sich in das Gelenk einklemmen. Dies verursacht große Schmerzen und kann zur Zerstörung der Gelenkfläche führen.

Die einzige erfolgversprechende Behandlung ist die operative Entfernung der Gelenkmäuse.

Wachstumsstörungen am Skelett

Am wachsenden Skelett werden häufig zu Beginn der Pubertät Veränderungen an den Wachstumszonen des Knochens bemerkt, und zwar im Sinne einer Verknöcherungsverzögerung. Hierbei spielen hormonale, Vitamin- und Mineralstoffwechsel-Störungen eine Rolle. Am häufigsten ist die Scheuermannsche Erkrankung, auch „Lehrlingsrundrücken" genannt. Hierbei tritt an den Randleisten, den Wachstumsfugen der Wirbelkörper diese eigenartige Verknöcherungsstörung auf. Es bilden sich Keilwirbel aus, die zu einem verstärkten Rundrücken führen. Wird in dieser Phase nicht energisch eingeschritten, heilt dieser Zustand mit einer verstärkten Brustkyphose, die starr ist, aus.

Die meisten Rundrücken des Erwachsenenalters sind alte durchgemachte Scheuermannsche Erkrankungen. Sie verursacht später dann frühzeitige degenerative Wirbelsäulenveränderungen (Bandscheibenschäden).

Aber auch an anderen Stellen des Knochensystems können solche Verknöcherungsstörungen auftreten, so z. B. am Hüftgelenk (Perthessche Erkrankung), am Schienbeinkopf (Schlattersche Erkrankung), am Vor- und Mittelfuß (Köhlersche Krankheit) oder als Mondbeinnekrose am Handgelenk.
Allopathie: Zunächst Ruhigstellung, später zielgerichtete gymnastische Übungen, Befreiung vom Schulsport; Kalk- und Vitaminpräparate, besonders Vitamin A, C und D.

Erkrankungen der Muskeln

Der Schiefhals

Er ist in den meisten Fällen angeboren. Der muskuläre Schiefhals ist am häufigsten; er wird bedingt durch eine Verkürzung des großen Kopfnickers auf einer Seite. Der Kopf zeigt eine Zwangshaltung. Nach der erkrankten Seite hin ist er geneigt, und das Gesicht ist nach der gesunden Seite gewendet. Dabei ist der Kopf leicht nach hinten gebogen. Die andere angeborene Schiefhalsstellung kann durch Veränderungen in der Halswirbelsäule bedingt sein. Es bestehen entweder Halsrippen, oder verschiedene Wirbelkörper sind verschmolzen, oder ein halber zusätzlicher Wirbel ist eingeschaltet.

Ein Schiefhals kann durch Halsmuskellähmungen, durch Narbenzusammenziehungen, auch nach Entzündungen erworben werden. Bei Augenmuskellähmungen und Augenerkrankungen kann es ebenfalls zu einem Schiefhalten des Kopfes kommen. Hier ist durch eine Brille ein Ausgleich möglich.

Beim angeborenen muskulären Schiefhals wird möglichst frühzeitig eine Operation durchgeführt und hinterher ein redressierender Gipsverband angelegt. Die beste Zeit für die Operation ist am Ende des 1. Lebensjahres. Bis dahin muß ein redressierender Verband getragen werden.

Bei den übrigen Schiefhalsformen kommt u. U. eine Operation zur Beseitigung von Halsrippen in Frage, außerdem redressierende Verbände.

Der rheumatische Schiefhals wird durch eine Erkrankung der Nacken- und Halsmuskulatur hervorgerufen. Behandlung → Muskelrheumatismus.

Muskelentzündung (Myositis)

In einer schon geschädigten Muskulatur, z. B. in der Nähe von infizierten Wunden, können bakterienbedingte Muskelentzündungen auftreten. Hier handelt es sich um herdförmige Ansammlung weißer Blutkörperchen mit zunehmendem Gewebezerfall, der abgekapselt wird, so daß es zur Abszeßbildung kommt.

Eine tuberkulöse Muskelentzündung kann entweder durch Ausbreitung in der Nähe liegender tuberkulöser Herde oder auf dem Blutwege infolge einer Aussaat der Erreger in die Muskulatur bei Miliartuberkulose auftreten.

Behandlung wie bei → Tuberkulose. Abszesse müssen operativ eröffnet werden.

Allgemeine Muskelentzündung (Polymyositis)

Sie ist eine akut eintretende Entzündung an fast allen Körpermuskeln. Die akute Form der Erkrankung befällt Menschen jeglichen Alters, vor allem aber Kinder und Jugendliche.

Bisweilen schließt sich die Erkrankung an eine vorangegangene Infektion an, z. B. Grippe, Kindbettfieber, Wundrose usw.

Im allgemeinen werden zunächst größere Gruppen der Muskeln des Schultergürtels auf beiden Seiten befallen, dann folgen die Gliedmaßenmuskeln. Die Krankheit beginnt mit einer Spannung und Schwellung der Muskulatur. Das Unterhautzellgewebe ist leicht geschwollen und die Haut gerötet. Oft ist auch die Haut von der Entzündung mitbetroffen *(Dermatomyositis).*

Untersucht man die erkrankten Muskeln, so findet man eine erhebliche Druckempfindlichkeit und eine ebenso große Schmerzhaftigkeit der passiven Bewegungen. Die Vorderarme schwellen namentlich in der Gegend der Muskelbündel an und nehmen daher unter Freibleiben der Handgelenke oft eine eigentümliche, spindelförmige Gestalt an. Auch im Gesicht, am Rumpf und an den unteren Gliedmaßen treten ähnliche, wenn auch meist geringere Schwellungen der Haut oder der tieferen Weichteile namentlich an den Streckseiten auf.

Dauert die Erkrankung längere Zeit, so nimmt die Schwellung allmählich ab, und es tritt ein deutlicher Muskelschwund ein.

Eine auffallende Verschlimmerung des gesamten Krankheitsbildes tritt ein, sobald die Schling- und Atemmuskulatur befallen wird. Die Nahrungsaufnahme wird mehr und mehr erschwert, und heftige Atemnot stellt sich ein. Bald entwickeln sich Bronchitis und Lungenentzündung, die um so quälender werden, je mehr das Abhusten beeinträchtigt und schließlich unmöglich wird.

Die Körpertemperatur ist oft erhöht, mitunter ist auch die Milz geschwollen.

Die akuten Krankheitsfälle können nach zwei bis drei Wochen ausheilen. Beim chronischen Verlauf treten Komplikationen auf, die zum Tode führen können. Diese Form der Erkrankung befällt meist Erwachsene in höherem Lebensalter. Sie beginnt schleichend mit einer Schwäche der unteren Gliedmaßen, die langsam anschwellen. Nach einigen Wochen erkranken auch die oberen Gliedmaßen. Meist sind keine Schmerzen vorhanden. Doch sind Gefühlsstörungen möglich, wenn der dieses Gebiet versorgende Nerv erkrankt; man spricht dann von einer *Neuromyositis*. Die Erkrankung kann nach Wochen und Monaten zum Stillstand kommen. Besserungen jedoch sind kaum möglich.

Behandlung: Sie kann mit ACTH- und Cortisonhormonen versucht werden.

Muskelverhärtungen

Es kann in der Muskulatur zu Verhärtungen und tastbaren Knoten in einem oder mehreren Muskeln kommen. Meist handelt es sich um einen Zustand mangelnder Entspannung in den befallenen Muskelpartien. Man nennt die Knötchen Myogelosen.

Der sogenannte Muskelhartspann findet sich auch als Nebenerscheinung bei den Bandscheibenerkrankungen. Die Behandlung besteht vor allem in Wärmeanwendung und in Massagen. Evtl. kommen örtliche Einspritzungen von Novocain in Frage.

Die Muskelverkalkung (Myositis ossificans)

Eine andere Form der Muskelverhärtung führt zur Verknöcherung und ist im Volksmund unter dem Namen Reiterknochen oder Gewehrknochen und Exerzierknochen bekannt. Durch wiederholte Stöße auf die Muskulatur kommt es hier zu einer schmerzhaften Schwellung und Rötung der Haut. Bleibt die Reizung weiter bestehen, verhärtet sich die Muskulatur und verknöchert im Laufe von etwa zwei Monaten.

Behandlung: Unbedingte Ruhe, da jede mechanische Reizung eine neue Verknöcherung hervorrufen kann. Bei abgeschlossener Verknöcherung evtl. operative Herausnahme des verknöcherten Anteils.

Der Muskelkrampf

Der Muskelkrampf ist eine Erkrankung, die isoliert, vorwiegend im Gesicht, im Zwerchfell und in der Wade auftritt. Es gibt aber auch allgemeine Erkrankungen, die mit Muskelkrämpfen einhergehen, nämlich → Tetanus und → Tetanie, die völlig andere Ursache haben. Sofort den Arzt rufen.

Krampf der Gesichtsmuskulatur (Tic)

Blitzartiges zuckendes Zusammenziehen einzelner Gesichtsmuskeln (Grimmassieren). Wird oft auch im Zusammenhang mit der Entzündung des Gesichtsnervs (Nervus trigeminus) als Trigeminus-Neuralgie beobachtet.

Zwerchfellkrampf

Er macht sich durch einen hartnäckigen heftigen Schluckauf bemerkbar.

Allopathie: Psychotherapie, Hypnose, Polamidon-Präparate und Vitamin-B-Komplex. Bei Schluckauf wiederholtes Einnehmen von ätherischer Baldriantinktur auf Zucker, heiße Kompressen oder Heusack auf den Oberbauch, ansteigend heißes Sitz- oder Halbbad. Oder: Mit beiden Daumen die Ohren verstopfen, mit beiden Kleinfingern die Nase zusammendrücken und mit geschlossenen Lippen die Backen stark aufblähen, dadurch stellt sich das Zwerchfell tief und beruhigt sich. Sehr gut helfen Paspertin und Psyquil i. m.

Naturgemäße Allgemeinbehandlung: Kühle Waschungen, Wadenwickel, Entspannungsübungen.
Diät: Gesunde, vitaminreiche Normalkost, zusätzlich Lebertran.

Kräuterheilkunde: Heiße Kamillenauflagen, Einreibungen mit Melissengeist und Pfefferminzöl und Baldrianbäder.

Homöopathie: Belladonna D 4–D 6, stündich 5 Tropfen; Colocynthes D 6, alle 3 Stunden 5 Tropfen; Cedron D 4–D 6, dreimal täglich 5 Tropfen; Magnesium phosphoricum D 6, ein- bis zweistündlich 1 Tablette; Aconitum D 4–D 6, einhalb- bis einstündlich 5 Tropfen; Spigelia D 4–D 6, dreimal täglich 5 Tropfen; Verbascum D 2, dreimal täglich 5 Tropfen; Argentum nitricum D 4, dreimal täglich 5 Tropfen.

Biochemie: Kalium phosphoricum D 6, Ferrum phosphoricum D 6, Magnesium phosphoricum D 6, Natrium sulfuricum D 6, Natrium muriaticum D 6, Silicea D 12.

Wadenkrämpfe

In einzelnen Muskelbäuchen der Wadenmuskulatur treten bisweilen nach Überanstrengung Krämpfe auf, u. a. auch bei Blutstockungen infolge Krampfaderbildung und bei mangelnder arterieller Durchblutung.

Behandlung: Vor allem mit Wärme, z. B. ansteigend heißes Fußbad, heiße Wadenwickel, warme Lehmwickel, innerlich Venostasin, dreimal täglich 10 Tropfen. Bei häufiger Wiederkehr rohkostreiche, lacto-vegetabile Diät mit starker Beschränkung der Kochsalzzufuhr, kein Alkohol und Nikotin, Bürstmassage, Sonnenbäder, wechselwarme Kniegüsse.

Muskelentartung

Die Muskelentartung vollzieht sich im Gegensatz zum Muskelschwund ohne Beteiligung der Nerven. Die einzelnen Formen sind sehr verschieden, obwohl die Ursache in allen Fällen recht einheitlich ist. Ein Teil der Muskelfasern ist zu Beginn der Erkrankung stark angeschwollen. Dieses Stadium der Schwellung geht dem des Schwundes voraus. Hinzu kommen noch andere Entartungserscheinungen. Im Endstadium der Krankheit finden sich nur noch vereinzelte Muskelfasern zwischen großen Massen von Fettzellen und Bindegewebe.

Die fortschreitende Muskelentartung (Erbsche Krankheit)

Sie ist eine erbliche Muskelfaserentartung, die meist im jugendlichen Alter beginnt und zwar fast nie in den Gliedmaßen allein, sondern vorwiegend symmetrisch am Stamm und Beckengürtel, einschließlich der Oberschenkelmuskulatur oder am Schultergürtel einschließlich der Oberarmmuskulatur.

Die Erkrankung tritt bevorzugt am Beckengürtel bei Knaben bis zu 4 Jahren auf. Die Gehfähigkeit ist erheblich eingeschränkt, und es entwickelt sich ein typischer Entengang. Nach weiteren 4 bis 5 Jahren erkranken auch die Muskeln des Schultergürtels. Eine Besserung ist in diesem Stadium kaum noch möglich, so daß es frühzeitig zum Tode kommt.

Es gibt noch eine zweite Krankheitsform, die erst nach dem 50. Lebensjahr beginnt, mitunter auch schon zwischen dem 20. und 30. Lebensjahr.

Der Verlauf ist hier nicht so stürmisch; neben akuten Erscheinungen werden jahrelange Perioden des Stillstandes beobachtet, so daß die Patienten ein verhältnismäßig fast beschwerdefreies Leben führen können und auch ein wesentlich höheres Lebensalter erreichen.

Behandlung: Neben den Maßnahmen der auf Seite 331 geschilderten Allgemeinbehandlung vor allem innerlich Glykokoll, 10 bis 15 mg täglich, oder Glutaminsäure, 3 bis 5 g täglich. Vitamin E, dreimal täglich 100 mg, besonders auch in der natürlichen Form als Grandelat oder Granoton. Vor allem von angelsächsischen Forschern wird das natürliche Weizenkeimöl an Stelle des künstlichen Vitamin-E-Präparates empfohlen, zusätzlich Vitamin B_6.

Funktionsstörungen der Muskulatur

werden durch eine Störung der Erregungsübertragung von Nerven auf die Muskeln hervorgerufen. Der Erregungsimpuls kann bei seinem Übertritt von Nerven auf den Muskel nach der positiven Seite hin als Starrkrampf und als sogenannte Myotonie verändert sein oder nach der negativen Seite hin als Muskelschwäche, Myasthenie.

Muskelverspannung (Myotonie)

Bei dieser Gruppe von Erkrankungen ist die Erschlaffung der Muskulatur nach dem Willensimpuls verzögert, vor allem während der ersten Bewegungen nach einer längeren Ruhepause. Allmählich wird dann der Bewegungsablauf ungehinderter. Die Muskelfaser reagiert nicht wie üblich auf einen Willensreiz hin mit einer Einzelzuckung, sondern mit einem Krampf. Diese

Störung der Erschlaffungsphase des Skelettmuskels beruht offenbar auf einer Übererregbarkeit im Zusammenhang mit einer Muskelfaserstörung.

Am häufigsten ist die angeborene Form, die sogenannte *Thomsensche Erkrankung.* Meist schon in früher Jugend zeigen sich Muskelstarre und Steifigkeit, besonders in den Gliedmaßen. Häufig besteht die Störung beim Faustschluß, die Faust kann nur langsam wieder geöffnet werden. Gehen und Springen sind infolge der Starre der beiden Muskeln häufig erschwert. Vor allem besteht eine hochgradige Erschwerung schneller Willkürbewegungen. Durch Beklopfen des Muskels wird eine länger dauernde Muskelverspannung ausgelöst. Die Behandlung entspricht der des → Muskelrheumatismus; vor allem werden Vitamin-B-Komplex und Vitamin E empfohlen, weiterhin Chinin (täglich 1,0–1,75 g) und Cortison.

Muskelschwäche (Myasthenie)

kann für sich auftreten oder als Begleiterscheinung anderer Erkrankungen. Die Kranken klagen über eine rasch einsetzende, hochgradige Ermüdbarkeit der Muskeln und eine verzögerte Erholungsfähigkeit nach längerer, anhaltender Muskelarbeit. Die Muskelleistung, die bei Beginn der Zusammenziehung noch keinerlei Minderung zeigt, verringert sich zunehmend bei weiterer Beanspruchung und kann im Laufe von Minuten zur völligen Bewegungslosigkeit führen. Je größer die geforderte Muskelleistung ist, desto rascher setzt die Muskelschwäche ein. Bei genügend langer Erholungsmöglichkeit kann sich die Bewegungslosigkeit wieder zurückbilden. Zuerst sind die äußeren Augenmuskeln befallen sowie die Kau- und Schlundmuskeln. In seltenen Fällen beginnt die Erkrankung an den Gliedmaßen. Die Gefährdung der Kranken besteht in einer Lungenentzündung durch Verschlucken von Speiseresten (Aspirations-Pneumonie). Typisch ist der Verlauf in periodischen Schüben mit Besserungen über viele Jahre. Es erkranken vorwiegend Frauen.

Behandlung: Prostignim, Calcium, AT 10.

Muskelschwund (Muskelatrophie)

wird durch eine Unterbrechung der den Muskel versorgenden Nerven verursacht oder durch mangelhafte Bewegung der Muskeln wie im Alter oder auf dem Krankenbett. Dadurch kommt es zu einer Verminderung der einzelnen Muskelfasern. Zu Beginn der Erkrankung und periodisch im weiteren Verlauf kommen die Entartungserscheinungen hinzu. Ist der Muskel nur unvollständig von seinen Nerven getrennt, wobei die Willensimpulse nicht fortgeleitet werden, aber die anatomische Verbindung noch bestehen bleibt, dann schrumpft der Muskel nur sehr langsam. Die ursächliche Nervenstörung kann durch Verletzungen hervorgerufen werden, durch Druck oder Dehnung und Entzündungen. Auch Infektionskrankheiten, wie Typhus, Syphilis, Tuberkulose, Diphterie, Ruhr und Blutvergiftung kommen in Betracht oder Giftwirkungen des Alkohols, Kohlenoxyds, Quecksilbers und Bleis. Stoffwechselgifte oder Starkstromverletzungen und schließlich auch Druck infolge Geschwulstbildung sind als weitere Ursachen zu nennen.

Andere Formen des Muskelschwundes wie die *Charcotsche Krankheit* sind vererbte Entartungserscheinungen des Rückenmarks und der peripheren Nerven. Hier treten Schmerzen und Empfindungsstörungen auf, meist zwischen dem 6. und 15. Lebensjahr. Bevorzugt erkranken die Wadenmuskeln (Steppergang) oder die Oberschenkelmuskeln (Storchenbeine).

Behandlung: Medikamentös wird vor allem Vitaminbehandlung mit Vitamin B_1 und Vitamin-B-Komplex empfohlen. Strychnin und Arsen.

AUGENKRANKHEITEN

Das Auge

Das Auge ist ein Sinnesorgan, das zur Aufnahme von Lichtreizen dient. Wir unterscheiden den Augapfel und die umgebenden Teile, die zur Befestigung, zur Bewegung und zum Schutze des ersteren dienen.

Die Gesichtseindrücke werden über den Sehnerv zum Sehzentrum des Gehirns geleitet. Dieser Nerv mündet innerhalb der knöchernen Augenhöhle in den fast kugelig gestalteten Augapfel und breitet sich im Augenhintergrund schalenförmig als eine zarte, durchscheinende Haut, die Netzhaut aus. Sie ist die Trägerin des eigentlichen lichtempfindlichen Nervenelementes und bedeutet entwicklungsgeschichtlich einen aus dem Schädelinneren vorgeschobenen Teil des Gehirns. Die Sinneszellen, Stäbchen und Zapfen, haben eine unterschiedliche Funktion. Die letzteren vermitteln das Sehen während des Tages und das Erkennen von Farben, die Stäbchen das Sehen bei schwacher Beleuchtung. Am hinteren Augenpol ist die Netzhaut grubenförmig verdünnt und enthält nur Zapfen. Diese Stelle, als gelber Fleck bezeichnet, ist besonders empfindlich und ermöglicht das scharfe Sehen. Zum Rand hin wird der anatomische Bau der Netzhaut immer gröber. Sie dient hier nur zum Erkennen von Gegenständen und Bewegungen, also zur Ausweitung des Gesichtsfeldes, und durch den Gehalt von Stäbchen zum Sehen in der Dämmerung. Der Sehnervenkopf *(Papille)* liegt etwas nasenwärts von der Netzhautmitte. Er ist nicht von Netzhaut überzogen, so daß diese Stelle als blinder Fleck bezeichnet wird. Im übrigen stellt das Auge einen optischen Apparat dar, der nach Art einer Fotokamera gebaut ist und ein verkleinertes, umgekehrtes Bild der Außenwelt auf die Netzhaut wirft.

Der Augapfel füllt die Augenhöhle nur zum kleinen Teile aus. Er ist in ein weiches Polster von Fettgewebe eingebettet und in dieser Umhüllung vollkommen beweglich. Dazu dienen sechs kleine, in der Augenhöhle gelegene Muskeln, die Augenmuskeln, während ein siebter Muskel zum Heben des oberen Augenlids bestimmt ist. Sie liegen sich paarweise gegenüber und wirken gegenseitig. Gewinnt ein Muskel des Paares das Übergewicht über den anderen, z. B. bei einer Muskellähmung, tritt eine Abweichung von der geraden Blickrichtung ein, die als Schielen bezeichnet wird. Der Durchmesser des Augapfels beträgt beim Erwachsenen von vorn nach hinten 23 mm.

Die Augenlider sind zwei bewegliche Deckel, die wie Klappen bis zum vollständigen Schluß der Lidspalte vor das Auge gezogen werden können. Sie erhalten ihre Festigkeit durch zwei halbmondförmige Knorpelstückchen, die Lidknorpel, und sind von einer sehr dünnen Haut ohne jedes Fettpolster bedeckt, deren Zartheit an dieser Stelle das Auftreten der ersten Alterserscheinungen im Gesicht in Form zahlreicher Furchen und Fältchen bedingt. Der Lidrand ist mit Augenwimpern besetzt, die aus kleinen festen Härchen bestehen. Sie sind am oberen Augenlid etwas länger und leicht aufwärts, am unteren abwärts gekrümmt. Die Wimpern schützen das Auge vor dem Eindringen kleiner Fremdkörper und Insekten. An der Innenseite der Lidknorpel sitzen die sogenannten Meibomschen Drüsen. Sie sondern einen Talg, die Augenbutter, ab. Wenn sie sich entzünden, entsteht das sogenannte Hagelkorn.
Aber auch jede Wimper hat an ihrer Wurzel kleine Talgdrüsen, die Mollschen Drüsen, deren Entzündung Gerstenkorn genannt wird.

Die Augenbrauen bilden in der Gegend des oberen Randes der Augenhöhle eine bogenförmige, mehr oder weniger geschwungene Linie von dicht zusammenstehenden kurzen festen Härchen, deren Spitzen meist seitwärts liegen.

Die innere Fläche der Augenlider wird von einer blutgefäßreichen und daher rötlich gefärbten Schleimhaut überzogen, der Bindehaut. Sie geht in der Tiefe auf den Augapfel über, dessen ganzen vorderen Abschnitt bis zur durchsichtigen Hornhaut sie überzieht. Dieser Teil der Bindehaut ist arm an Blutgefäßen.

Am inneren Augenwinkel bildet sie eine kleine, senkrechte, halbmondförmige Falte. Hier liegt eine Gruppe von Talgdrüsen, deren Absonderung zusammen mit dem Schleim der Bindehaut oft morgens die Augen verklebt.

Die Tränenorgane bestehen aus den Tränendrüsen und ihren Ableitungswegen zur Nasenhöhle. Die ersteren haben die Größe und Form einer großen Mandel und liegen außerhalb des Bindehautsackes oben in einer Grube der knöchernen Augenhöhlen. Ihre Ausführungsgänge münden

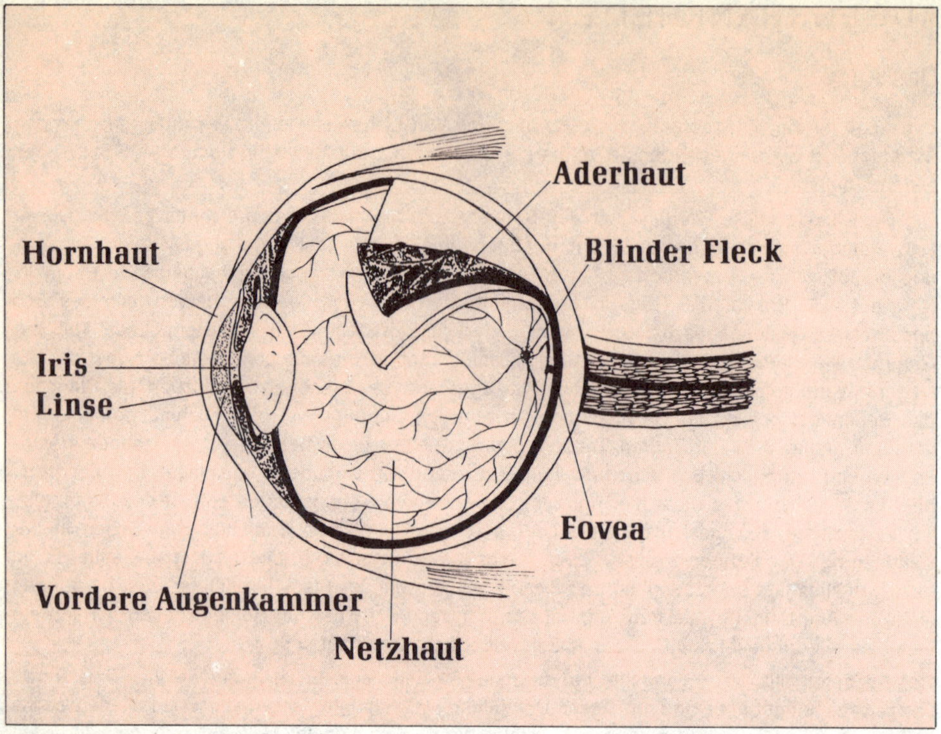

Bau des Auges

in die Bindehaut über dem äußeren Augenwinkel. Von hier wird die Tränenflüssigkeit durch die Lidbewegungen über die Vorderfläche des Augapfels verteilt und gegen den inneren Augenwinkel gedrängt. Die Tränen sammeln sich hier und gelangen durch die Tränenröhrchen in den Tränensack. Von hier fließen sie durch den Tränennasengang in die Nasenhöhle. Sie sind salzhaltig und reizen bei stärkerem Überströmen die Lidränder, so daß diese gerötet erscheinen.

Der Augapfel besteht aus einer Reihe ineinandergeschachtelter Häute. Er liegt nicht ganz in der Mitte der Augenhöhle, sondern etwas mehr nach innen und tritt bei den einzelnen Menschen verschieden stark vor. Bei schlechtem Ernährungszustand ist der Fettgehalt der Augenhöhle sehr gering, so daß die Augen tief in den Höhlen liegen. Stehen sie stärker vor, spricht man von großen Augen. In hochgradigen Fällen, wie bei der → Basedowschen Krankheit, bezeichnet man sie als Glotzaugen. Die weiße harte Lederhaut umschließt als feste äußere Hülle den Augapfel. Sie ist blutarm und weiß bis bläulich-weiß gefärbt. Bei Entzündungen wirkt sie durch die Blutfülle in den Gefäßen rötlich. Sie enthält eine innere kleine Öffnung für die Mündung des Sehnervs in den Augapfel und eine vordere größere für die aufgesetzte Hornhaut.

Die letztere ist ohne Blutgefäße, vollkommen durchsichtig, klar und hat eine glatte Oberfläche, die dem Auge seinen spiegelnden Glanz verleiht. Im Alter trübt sie sich an ihrer Peripherie, so daß rund herum am Hornhautrand ein weißlicher Ring, der Greisenbogen entsteht.

Die Aderhaut überzieht die Innenseite der Lederhaut und ist ungemein blutgefäßreich. Sie hat die Aufgabe, die äußeren Netzhautschichten zu ernähren und enthält farbstoffhaltige Pigmentzellen zur Abschirmung von Nebenlicht.

Als Regenbogenhaut, Iris, bezeichnet man ihren vorderen Teil. In der Mitte befindet sich das runde Sehloch, die Pupille. Die Muskelfasern der Iris haben die Fähigkeit, diese bei starker Helligkeit zu verengern und bei schwachem Licht zu erweitern. Durch Lähmung der Muskeln, z. B. durch Atropin, erweitert sich die Pupille. Die Regenbogenhaut ist durch eingelagerten Farbstoff mehr oder weniger gefärbt. Neugeborene haben stets blaugraue Augen. Erst gegen Ende des zweiten Lebensjahres, wenn die Entwicklung der Iris abgeschlossen ist, zeigt sich die endgültige Farbe des Auges. Bei fehlendem Farbstoffgehalt schimmert die rote Farbe der Blutgefäße in der Aderhaut durch.

An der Übergangsstelle der Aderhaut zur Regenbogenhaut befindet sich eine kreisförmige Muskelschicht, der Ciliarmuskel oder Akkomodationsmuskel. Durch seine Zusammenziehung wird die Linse stärker gewölbt und je nach der Entfernung des Objektes unterschiedlich eingestellt.

Der Kern des Auges ist vollkommen durchsichtig und besteht aus der wäßrigen Augenflüssigkeit, der Kristallinse und dem Glaskörper. Die Augenflüssigkeit füllt die vordere Augenkammer, welche zwischen Hornhaut und Vorderfläche der Regenbogenhaut sowie der Linse gelegen ist. Ebenso befindet sich die Flüssigkeit in der hinteren Augenkammer, dem kleinen Raum hinter der Regenbogenhaut und der vorderen Linsenkapsel. Die Linse, dicht hinter der Pupille, besteht aus einer elastischen Masse und ist von der Kapsel überzogen. Durch krankhafte Veränderungen kann es zu Trübungen kommen, die als grauer Star bezeichnet werden. Der Glaskörper füllt die ganze Höhlung hinter der Linse bis zur Netzhaut aus und besteht aus einer wasserhellen, durchsichtigen, gallertigen Masse.

Das Sehen

Ein Gegenstand wird wahrgenommen, wenn sich von ihm auf der lichtempfindlichen Netzhaut ein verkleinertes Bild darstellt. Wie bei einem fotografischen Apparat kommt es zustande, wenn die Lichtstrahlen im Augeninneren so gebrochen werden, daß sie sich auf der Netzhaut vereinen. Dieses Netzhautbildchen ist umgekehrt, wird aber durch einen seelischen Vorgang so zurückverlegt, daß alle Punkte in einer vor dem Auge schwebenden Fläche zu liegen scheinen, die das Gesichtsfeld genannt wird. Bei dieser Zurückverlegung nach außen wird das Netzhautbildchen gleichzeitig umgekehrt, d. h. es erscheint wieder aufrecht. Das Auge muß sich je nach Entfernung der Gegenstände, die deutlich gesehen werden sollen, verschieden einstellen. Diesen Vorgang nennen wir die Akkomodation. Dafür sorgt der Akkomodationsmuskel, der durch seine Zusammenziehung die Linsenwölbung verstärkt, durch Erschlaffen abflacht.

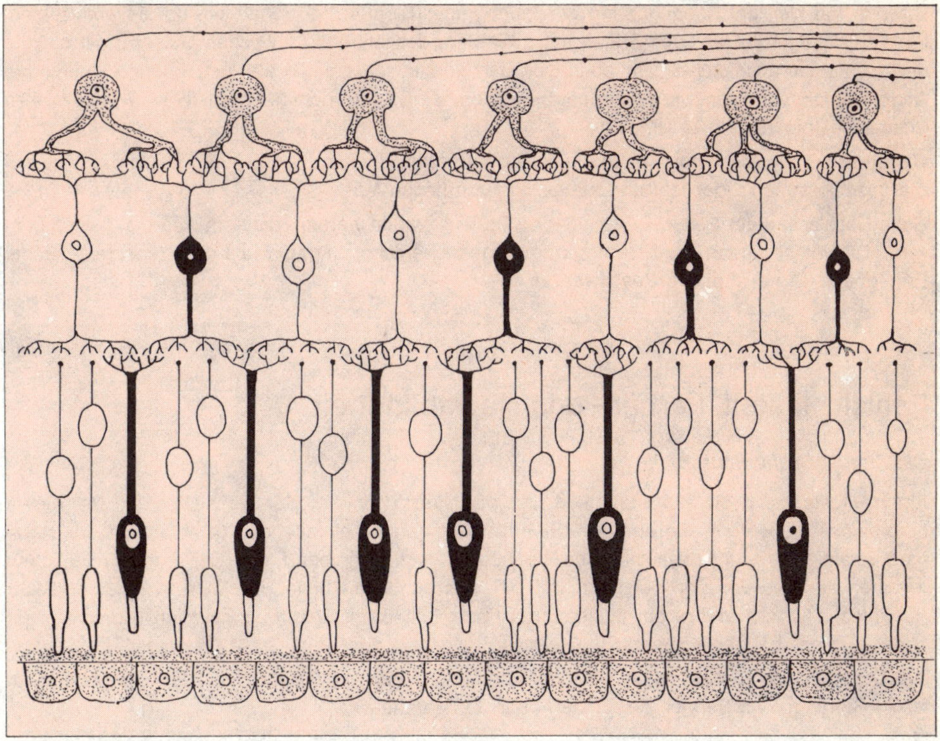

Schnitt durch die Netzhaut des Auges
oben: Nervenfaserschicht; unten: Stäbchen (schwarz) und Zapfenschicht

Allgemeines und Grundbehandlung

Das Auge ist nicht nur der Spiegel der Seele, wie der Volksmund sagt, sondern auch des gesamten körperlichen Befindens. Viele Krankheiten machen sich frühzeitig durch Veränderungen an den Augen bemerkbar, z. B. die Gelbsucht, oder ziehen sie in Mitleidenschaft.

Ein erfahrener Arzt kann aus dem Befund an den Augen und dem Augenhintergrund wertvolle diagnostische Schlüsse auf den Allgemeinzustand des Kranken ziehen.

Erkrankungen der Augen erfordern die besondere Aufmerksamkeit, weil an diesen empfindlichen und komplizierten Organen jede Verschleppung und Verschlimmerung bei einigen Formen zur Blindheit führen können. Auch das Befinden wird oft sehr beeinträchtigt. Vitaminmangel und hormonale Fehlsteuerungen sind häufig Ursachen von Augenschäden, so daß eine nur örtliche Behandlung nicht ausreicht. Eine Grundbehandlung kann man bei der Verschiedenheit der Leiden nicht angeben. Sehr häufig sind jedoch Entzündungen im Bereich der Augen, die die gleiche Allgemeinbehandlung erfordern wie alle anderen entzündlichen Veränderungen im Körper. Hier gelten bestimmte Richtlinien für die Ernährung und Lebensweise, die wir bereits kennen: rohkostreiche Milch-Pflanzen-Diät, Safttage, Anregung des Kreislaufes und der Ausscheidung durch Wasseranwendungen, Schwitzkuren, Einläufe, Wickel usw. Auch Luft- und Sonnenbäder sind bei einigen Augenkrankheiten zu empfehlen.

Grundsätzlich ist bei Schmerzen, Entzündungen oder sonstigen Störungen ein Augenarzt aufzusuchen. Nur er kann durch geeignete Methoden die richtige Diagnose stellen und entsprechende Behandlungsanweisungen geben. Eingedrungene Fremdkörper müssen in jedem Falle – notfalls mit ärztlicher Hilfe – bald entfernt werden.

Manchen Erkrankungen und Sehstörungen kann durch Schonung und eine kräftigende Pflege vorgebeugt werden. Häufig sind durch schlechtes Licht beim Lesen und Arbeiten, durch Fernsehen, Kino und Sonnenbestrahlung die Augen übermäßig beansprucht. Vor allen Dingen muß der Arbeitsplatz gut ausgeleuchtet und blendungsfrei sein.

Lassen sich Blendwirkungen nicht umgehen, z. B. bei Filmschauspielern während der Atelierarbeit, beim Schweißen, beim Winter- und Wassersport, beim Autofahren usw., ist das Tragen einer Schutzbrille zu empfehlen, die jedoch aus guten Gläsern bestehen muß, z. B. Neophan. Bewährt hat sich bei Sonnenbrillen ein rauchgrauer Farbton. Im Schatten sind sie abzusetzen. Für Fehlsichtige gibt es auch Brillen mit gefärbten, geschliffenen optischen Gläsern, die sowohl den Sehfehler ausgleichen als auch vor der Sonne schützen. Außerdem können bestimmte Augentropfen vor Blendungsschäden bewahren, z. B. Corodemin. In gleicher Weise wirken Vitamin-A-Präparate, z. B. Ultravid.

Gegen Ermüdung der Augen helfen kühle Kompressen, die man – entspannt liegend – lose auf die geschlossenen Lider legt und einige Minuten liegen läßt.

Beim Nachlassen der Sehschärfe muß eine Brille getragen werden, die vom Augenarzt verordnet wird. Oft verschwinden dann schlagartig Allgemeinerscheinungen wie Kopfschmerzen, leichte Ermüdbarkeit und ähnliche Beschwerden.

Fehlsichtigkeit, Farben- und Nachtblindheit

Die Störungen der Sehschärfe

Am häufigsten sind die Kurzsichtigkeit und die Übersichtigkeit oder Weitsichtigkeit. Bei einem normalen Auge werden die aus der Unendlichkeit parallel einfallenden Strahlen auf der Netzhaut vereinigt, d. h. ihr physikalischer Brennpunkt liegt im gelben Fleck. Bei der Kurzsichtigkeit vereinen sie sich vor der Netzhaut, bei der Weitsichtigkeit hinter ihr. Zum Ausgleich dieser Augenfehler werden daher bei der ersteren Form Brillen mit Zerstreuungslinsen (Konkav- oder Minus-Gläser), bei der letzteren Sammelgläser (Konvex- oder Plus-Gläser) getragen.

Die Ursachen der Fehlsichtigkeit können Veränderungen im Glaskörper des Augapfels sein, ferner Störungen im Bereich der Linsen oder der Hornhaut.

Mit zunehmendem Alter wird der Linsenkern starrer, und dadurch verliert die Linse an Elastizität. Die Linsenwölbung wird nicht mehr ausreichend verstärkt, und so tritt eine Weitsichtigkeit, die Alterssichtigkeit ein. Auch diese muß durch Sammellinsen korrigiert werden.

Außer Zerstreuungs- und Sammelgläsern kennt man in der Augenheilkunde noch die Zylinder-Gläser. Sie gleichen Sichtigkeitsfehler aus, die durch eine unterschiedliche Krümmung der Hornhautflächen auftreten. Durch Lähmung oder Krampf des Akkomodationsmuskels kann Kurz- oder Weitsichtigkeit vorgetäuscht werden. So tritt verschwommenes Nahsehen zum Beispiel bei der Tollkirschen-Vergiftung (Atropin) ein. Bei einer Lebensmittelvergiftung kann es zu einer starken Pupillenerweiterung, nach Nikotinmißbrauch zu einer Verengung kommen. Eine Fehlsichtigkeit kann auch durch das Schielen hervorgerufen werden, das die Folge von Augenmuskelerkrankungen ist. Es gibt das Schielen nach innen und nach außen sowie eine doppelseitige Form.

Je früher in diesen Fällen die ärztliche Behandlung einsetzt, um so besser ist die Möglichkeit des Helfens. Oftmals reicht eine Brille aus, meistens muß aber operiert werden, und dann ist auch die Frühoperation von besserem Erfolg begleitet. Durch Augenfehler kann es auch zu Wirbelsäulen- und Haltungsschäden kommen. So verursacht das Schielen häufig einen Schiefhals oder eine seitliche Wirbelsäulenverkrümmung. Bei Kurzsichtigkeit ist oft eine sehr krumme Haltung mit nach vorn gestrecktem Kopf zu beobachten.

Die Farbenblindheit

Die häufigste Form ist die Rot-Grün-Blindheit; 4 % aller Männer sind mit diesem Sehfehler behaftet, die dann für einen Beruf wie Maler, Lokomotivführer, Taxifahrer oder Seemann ungeeignet sind. Sehr selten ist die Gelb-Blau- oder Violett-Blindheit. Außerdem gibt es die totale

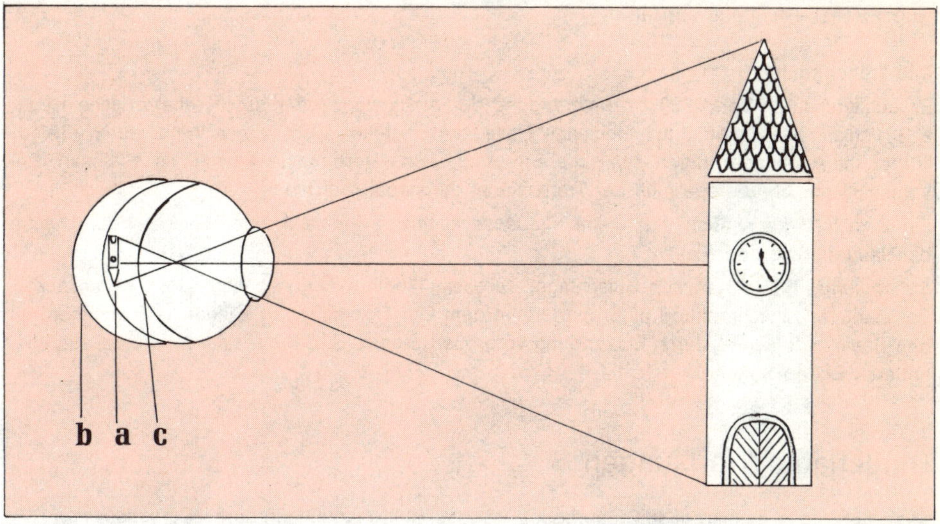

a) Normalsichtigkeit, b) Kurzsichtigkeit (angeboren), c) Weitsichtigkeit (angeboren)

Beim normalsichtigen Auge trifft das Bild auf die Netzhaut (a), beim kurzsichtigen Auge entsteht das Bild vor der Netzhaut (b), beim weitsichtigen Auge entsteht das Bild hinter der Netzhaut (c)

Farbenblindheit, die überhaupt das Erkennen von Farben ausschließt. Sie erlaubt nur die Unterscheidung verschiedener Helligkeitsgrade zwischen Weiß und Schwarz.

Eine Behandlung gibt es nicht.

Nachtblindheit

Bei der Nachtblindheit ist die Anpassung des Auges an die Dunkelheit gestört. Während das gesunde Auge bei Nacht ein gewisses Sehvermögen hat, kommt es hier wegen des Fehlens des Sehpurpurs in der Netzhaut zu einer völligen Blindheit. Tagsüber machen sich keine Störungen bemerkbar.

Die Krankheit beruht auf einem Mangel an Vitamin A. Die Behandlung besteht dementsprechend in hohen Gaben dieses Vitamins. Etwa bestehende Sehfehler müssen rechtzeitig durch eine Brille ausgeglichen werden. Blendwirkungen sind zu vermeiden.

Erkrankungen der Augenlider und Tränenorgane

Eine der häufigsten Erkrankungen ist das Gerstenkorn. Es entsteht durch eine akute Entzündung der Haartalgdrüsen der Wimpern.

Behandlung: Zu Beginn helfen Kaltwasser-Beutel, im späteren Stadium, wenn sich genügend Eiter angesammelt hat, ist trockene Wärme angebracht. Keine feuchten Umschläge, da hierdurch ein Übergreifen der Entzündung auf die übrigen Haartalgdrüsen gefördert wird! Ein Augenverband braucht nicht getragen zu werden.

Diät: Räucherwaren und Fett in der Nahrung meiden.

Das Hagelkorn entsteht bei Verstopfung einer Meibomschen Drüse.

Behandlung: Operative Entfernung.

Weitere Erkrankungen in diesem Bereich sind Entzündung des Lidrandes und ein Ekzem der Lider, auch Geschwülste aller Art können sich am Lid bilden. Da die Gefahr besteht, daß das ganze Auge angegriffen wird, ist ärztliche Behandlung dringend notwendig.

Bekannt ist die Blutung in das Lid hinein, das sogenannte „blaue Auge", mit dem so mancher noch einmal davongekommen ist. Sie wird durch Stoß ausgelöst.

Bei einem Schädelbruch kommt es zu Blutungen in die Lider beider Augen, so daß man von einem Brillen-Bluterguß spricht.

Das Tränenträufeln

Es entsteht durch Verschluß oder Verengung der Abflußwege oder durch reflektorische Reize, z. B. von der Nase her, durch beizende Gase, durch grelles Licht, durch Wind, durch Fremdkörper im Auge oder durch seelische Erregung. Auch Herdinfekte können es auslösen. Bei Verschluß der Abflußwege muß der Tränenkanal durchspült werden.

Ein Verschluß kann auch durch eine *Tränensackeiterung* eintreten, dies ist besonders häufig bei Neugeborenen der Fall.

Behandlung: Kühle Kamillen-Umschläge, Targesin-Tropfen. Durchspülung des Tränensackes. Bei stärkerer Einschränkung muß operiert werden. Die Tränendrüsen können – zusammen mit den Speicheldrüsen – durch Entzündung vergrößert sein, z. B. bei der Leukämie oder auch bei anderen Erkrankungen.

Bindehauterkrankungen

Die häufigste Augenkrankheit überhaupt ist die Bindehautentzündung *(Conjunctivitis).* Wir unterscheiden die plötzlich auftretende und die allmählich fortschreitende chronische Entzündung sowie eine infektiöse und eine nichtinfektiöse Form.

Ansteckend ist z. B. die Schwimmbad-Conjunctivitis, die man sich beim Baden in Hallenbädern holen kann. Auch der Augentripper und die ägyptische Körnerkrankheit sind infektiöse Erkrankungen, die bei Nichtbehandlung zur Blindheit führen.

Die Bindehautentzündung kann eine Begleiterscheinung anderer Infektionskrankheiten sein, wie Grippe, Diphtherie, Tuberkulose, Lungenentzündung.

Zu den nicht infektiösen gehören die durch Fremdkörper, Wind oder Staub hervorgerufenen Entzündungen. Auch chemische Dämpfe, ätzende Laugen und Säuren, ungelöschter Kalk, Kopierstift können die Bindehaut reizen. Ebenso führen überstarke Lichtreize, wie z. B. bei der künstlichen Höhensonne, bei elektrischem Schweißen oder im Hochgebirge manchmal zu dieser Erkrankung.

Bei unterernährten Kindern gibt es eine bestimmte Form, die skrofulöse Bindehautentzündung. In diesen Fällen ist besonders eine Besserung des Allgemeinzustandes notwendig.

Die allergische Form ist eine Begleiterscheinung des Heuschnupfens. Sie wird durch die Pflanzenpollen (Blütenstaub) hervorgerufen.

Die Anzeichen einer Bindehautentzündung sind: Gefühl des Reibens beim Lidschlag, Tränen und Lichtscheu. Das Augenweiß erscheint gerötet.

Behandlung: Jede Bindehautentzündung gehört in ärztliche Behandlung. Die infektiösen Formen werden mit Sulfonamid- oder Antibiotika-Tropfen behandelt. Örtlich gelbe Augensalbe. Behandlung der Grundkrankheit.

Allgemeinbehandlung: Lebertran, Kalk, Vitamine, gut gemischte Kost. Flüssigkeitseinschränkung.

Erkrankungen der Hornhaut, Iris und Aderhaut

Sehr häufig wird die Hornhaut durch Fremdkörper, z. B. Metallsplitter, Kalkspritzer usw. verletzt. Hier ist sofort augenärztliche Hilfe in Anspruch zu nehmen. Der Fremdkörper muß entfernt werden, da sonst später Geschwüre auftreten, die narbig ausheilen und zu Trübungen der Hornhaut führen. Dadurch wird das Sehvermögen eingeschränkt.

Hat sich erst eine starke Hornhautentzündung ausgebildet, kommt es zu Tränenfluß, Lichtscheu, Schmerzen beim Lidschlag und sogar zum Lidkrampf.

In fortgeschrittenen Fällen kann sich auch Eiter hinter der Hornhaut in der vorderen Augenkammer ansammeln. Die augenärztliche Behandlung ist unerläßlich. Oft kann erst durch Spezialinstrumente eine richtige Diagnose gestellt werden.

Zur Hornhauterweichung kann es bei Mangel an Vitamin A kommen, besonders beim Säugling infolge einer schweren Ernährungsstörung.

Hier ist eine Behandlung in der Klinik notwendig. Zur Hornhauttrübung, verbunden mit Veränderungen an den Zähnen und mit Innenohrschwerhörigkeit, führt oft eine angeborene Syphilis.

Veränderungen an der Iris

Es gibt angeborene und erworbene Iris-Defekte. Manchmal kommt es z. B. bei Augenoperationen zu Iris-Schäden.

Sehr schmerzhaft ist die rheumatische Irisentzündung, die mit Tränenfluß und starker Lichtscheu verbunden ist. Die Blutsenkung ist stark erhöht.

Allopathie: Beseitigung von Herdinfektionen, Tragen einer Augenklappe. Wärme. Örtlich Atropin, innerlich Pyramidon. Eine Wandlung in der Behandlung haben die Nebennierenrinden-Hormone wie Cortison gebracht. Entsprechende Präparate gibt es als Augentropfen und zum Einnehmen.

Naturgemäße Allgemeinbehandlung: Es gelten die Richtlinien, wie sie für die → rheumatischen Erkrankungen gegeben wurden. Besonders Kopflichtbad, Heilfieber.

Erkrankungen der Aderhaut

Die häufigste Form ist die Tuberkulose, die besonders in den Frühjahrsmonaten auftritt.

Behandlung: → Tuberkulose.

Grauer und grüner Star

Eine besonders verbreitete Augenerkrankung ist der graue Star, der als Linsentrübung oder Katarakt bezeichnet wird. Die Pupille erscheint grau. Das Linsengewebe verändert sich, es wird in eine milchige Masse verwandelt und verkalkt allmählich. Die Erscheinungen bestehen häufig im Punkt- und Nebelsehen. Je enger die Pupille ist, z. B. bei starkem Sonnenlicht, um so mehr macht sich die Linsentrübung bemerkbar, es kann sogar zur Tagblindheit kommen.

Bei grauem Star in fortgeschrittenem Stadium wird nur noch ein fahler Lichtschein wahrgenommen. Er tritt auf im Alter, bei der Zuckerkrankheit (meist bei der angeborenen Diabetes schon im jugendlichen Alter), bei Tetanie, bei Ausfall der Nebenschilddrüsen, bei einer bestimmten degenerativen Muskelerkrankung, auch nach Verletzungen und Vergiftungen, z. B. mit Mutterkorn, Naphthalin oder Tallium. Auch durch sehr starke Hitzeeinwirkung z. B. bei Glasbläsern, Hochofen-, Gießereiarbeitern oder durch Radium- und Röntgenstrahlen kann es zum Star kommen.

Behandlung: Mit innerlichen Jodgaben, mit Hormon-Präparaten und mit Linseneiweiß ist versucht worden, die Starbildung aufzuhalten. Die einzige Möglichkeit, diesen Kranken zu helfen, d. h. Blinde wieder sehend zu machen, ist die Operation. Hierbei wird die Linse im ganzen entfernt. Nach dem Eingriff muß dann eine Brille getragen werden, die die entnommene Linse ersetzt.

Nicht zu verwechseln mit dem grauen ist der grüne Star. Er entsteht durch eine Druckerhöhung im Augeninnern, die durch eine Störung des Flüssigkeitshaushaltes zustande kommt, d. h. es wird mehr Flüssigkeit in das Auge abgesondert als wieder herausfließt.

Die Druckerhöhung kann verschiedene Ursachen haben. Sie wird mit einem bestimmten Druckmesser festgestellt. Beim grünen Star unterscheidet man auch eine plötzlich auftretende und eine chronische Form. Die erstere geht mit ganz heftigen Augen- und Kopfschmerzen auf der befallenen Seite einher; oftmals besteht Brechreiz. Das ganze Auge ist gerötet, die Pupille weit. Bei der schleichenden Form ist der Augendruck manchmal nur nachts erhöht und am Tage normal.

Hier machen sich oftmals zuerst Störungen des Farbsehens und eine Verkleinerung des Gesichtsfeldes bemerkbar. Beim grünen Star besteht die Gefahr, daß man völlig erblindet. Daher muß die Behandlung sehr frühzeitig einsetzen und sorgfältig durchgeführt werden.

Wichtig ist auch die Allgemeinbehandlung. Aufregungen und Hast sind zu vermeiden, und eine gesunde, naturgemäße Lebensweise ist einzuhalten. Kein Bohnenkaffee! Streng verboten! Kein Alkohol, kein Nikotin! Vitaminreiche Kost, Safttage.

An Medikamenten kommen vor allem Tropfen und Augensalbe in Frage mit Mitteln, die die Pupille verengen, wie Pilocarpin oder Esorin. Bei der Anwendung müssen die ärztlichen Anweisungen genauestens befolgt werden. Meist ist viermal täglich, alle sechs Stunden, eine Anwendung notwendig. Bei einer sechsmaligen Verordnung muß man sich nachts einen Wecker ans Bett stellen, um die Zeit nicht zu verschlafen.

Bleibt der Augendruck hoch, muß operiert werden.

Erkrankungen der Netzhaut und des Sehnervs

An der Netzhaut spiegelt sich der ganze Körperzustand wider. So stellt der Augenarzt häufig als erster bei der Untersuchung des Augenhintergrundes und beim Betrachten der Netzhaut Allgemeinerkrankungen fest. Eine Tuberkulose kann z. B. an vorhandenen Netzhaut-Tuberkeln erkannt werden. Auch Bluthochdruck äußert sich durch Veränderungen an den Gefäßen des Augenhintergrundes, man kann sogar sehen, ob es sich um den harmlosen roten oder den gefährlicheren weißen Hochdruck handelt. Die erste Form wird als „Fundus hypertonicus", die letzte als gefäßverengte Netzhautentzündung bezeichnet. Auch die Zuckerkrankheit und Infektionskrankheiten, z. B. die Lues, können charakteristische Veränderungen an der Netzhaut verursachen.

Die Netzhautentartung durch Gifte

Die größte Rolle spielt hierbei der Methylalkohol, dessen Genuß zur Erblindung führen kann, wenn die empfindlichen Ganglienzellen der Netzhaut bzw. der Sehnerv durch das Gift zerstört werden.

Durch Verletzungen oder eine Blutung kann es zur Netzhautablösung kommen. Zeichen dieser Erkrankung sind Einschränkung des Gesichtsfeldes und das Empfinden des Kranken, er sehe eine schwankende schwarze Wand. Auch besteht eine Störung im Blau-Sehen. Da durch die allmähliche Ablösung die Ernährung der Netzhaut nicht mehr gewährleistet ist, tritt häufig Erblindung ein.

Behandlung: Bei Netzhautveränderungen infolge einer anderen Erkrankung ist diese Grundkrankheit zu behandeln. Bei Verdacht auf Netzhautablösung ist ein Klinikaufenthalt unbedingt notwendig. Eventuell muß eine Operation durchgeführt werden.

Eine der bösartigsten Geschwülste ist das Gliom der Netzhaut, das schon bei Kindern auftritt, aber auch Erwachsene befällt. Es führt bald zur Erblindung; man spricht dann von einem „erblindeten Katzenauge".

Die Behandlung besteht in einer frühzeitigen Operation (Entfernung des ganzen Augapfels). Auch Röntgenbestrahlung kommt in Frage.

Die Erkrankungen des Sehnervs machen sich frühzeitig durch Herabsetzung der Sehkraft bemerkbar. Hier ist besonders die Entzündung des Sehnervs, entweder infolge von Infektionskrankheiten wie Scharlach, Typhus, Tuberkulose, Syphilis oder von Rheuma zu nennen. Aber auch Entzündungen der Hirnhaut, der Nebenhöhlen oder des Augeninnern können auf den Sehnerv übergreifen. Heilt sie nicht aus, kommt es zur Entartung des Sehnervs, die zur völligen Blindheit führt. Bekannt ist die Schrumpfung des Sehnervs bei „Tabes dorsalis", einem Spätstadium der Lues, und bei Arterienverkalkung. Die Behandlung besteht in der Beseitigung des Grundleidens. Schonung der Augen und gesunde Lebensweise sind wichtig.

Ferner: Kopflichtbäder und Fieber-Therapie, Injektionen von Vitaminen der B-Gruppe.

ERKRANKUNGEN DER GESCHLECHTSORGANE

Erkrankungen der männlichen Geschlechtsorgane

Aufbau und Funktion der männlichen Geschlechtsorgane

Die charakteristischen Geschlechtsmerkmale bei Mann und Frau sind neben den Organen die Drüsen, welche die männlichen und weiblichen Sexualhormone produzieren. Diese Drüsen sind beim Mann die Hoden, die außerhalb des Körpers mit ihren Samensträngen im Hodensack liegen. Die Gestalt des Hodens ist annähernd eiförmig und flachgedrückt, er besteht aus gewundenen Kanälchen, in denen die Samenzellen bereitet werden. Den Hoden kappenförmig aufgelagert sind die Nebenhoden. Sie sind Organe, die der Speicherung des Samens dienen. Aus den Hoden kommen die Samenleiter, die in die Bauchhöhle ziehen; als Samenstränge laufen sie längs des Leistenkanals, weiterhin an der hinteren Wand der Blase und vereinigen sich mit dem Ausführungsgang der Samenblase. Im weiteren Verlauf durchdringt dieser Samenstrang die Vorsteherdrüse und mündet in die Harnröhre.

Das männliche Glied *(Penis)* ist von drei Schwellkörpern walzenförmig umgeben, die sich auf sexuelle Nervenreize mit arteriellem Blut füllen und dadurch die Steifung *(Erektion)* bedingen. Dem vorderen Ende der Schwellkörper sitzt gleich einer Kappe die Eichel auf, aus der auch die Harnröhre nach außen mündet. Die Haut über der Eichel ist verschiebbar, unter ihr liegen zahlreiche Drüsen, die den Vorhauttalg absondern.

Der bei der geschlechtlichen Vereinigung entleerte Samen enthält neben den schleimigen Absonderungen der Nebenhoden, Samenbläschen und Vorsteherdrüse die Samenzellen, die aus Kopf, Hals und Schwanz bestehen.

Die Samenfäden besitzen im Gegensatz zum Ei Eigenbeweglichkeit und können daher auch ohne weiblichen Reflexmechanismus ganz selbständig vom Muttermund bis in den Trichter des Eileiters hinaufsteigen, wo sie das aus einer Knospe des Eierstockes springende Ei erwarten, um es zu befruchten.

Die Samenfäden sind im Körper der Frau nur sehr beschränkt lebensfähig. Sie verlieren ihre Beweglichkeit und damit ihre Befruchtungsfähigkeit meist nach 12–24, spätestens aber nach 36–48 Stunden.

Dem Trichter des Eileiters entspricht beim Mann der Nebenhoden, der die im Hoden gereiften Samenfäden aufnimmt. Er ist das Anfangsstück des Samenleiters. Durch die Samenleiter, die im Samenstrang durch die Leistenpforten in das Innere des Unterleibs treten, gelangen diese Samenfäden in die Samenblasen, wo sie zunächst gespeichert werden. Die Samenblasen liegen zusammen mit der Vorsteherdrüse zu beiden Seiten des Harnblasenhalses. Samenblasen und Vorsteherdrüse besitzen einen gemeinsamen Ausführungsgang in die Harnröhre unmittelbar unterhalb des Blasenschließmuskels.

Angereichert mit dem Vorsteherdrüsensekret können die Samenfäden durch diesen Gang in die Harnröhre und durch sie in die Außenwelt gelangen. Das geschieht im Vorgang der Samenentleerung, die durch die sinnliche Erregung während eines geschlechtlichen Beisammenseins reflektorisch hervorgerufen wird.

Falls keine Möglichkeit zu einem solchen Beisammensein besteht, erfolgen die Samenentleerungen, die der weiblichen Menstruation entsprechen, in gewissen individuell sehr verschiedenen Abständen unwillkürlich im Schlaf, meist begleitet von erotischen Träumen oder im Vorgang der Selbstbefriedigung.

Prostata-Erkrankungen (Prostatitis)

Die akute sowohl als auch die chronische Form der Erkrankung entsteht häufig durch eine fortschreitende Entzündung der Harnröhre, besonders des hinteren Teils, wenn eine Gonorrhöe, die nur unzulänglich behandelt wurde, vorliegt. Aber auch auf dem Wege des Blutkreislaufes ist eine Infektion mit Eitererregern möglich, und schließlich kann die Vorsteherdrüse auch ohne äußere Einflüsse erkranken.

Die Patienten klagen über Druckgefühl in der Darmgegend, gesteigerten Harndrang und Schmerzen beim Wasserlassen, die auch bis zum Kreuzbein und in die Beine ausstrahlen können. Das Allgemeinbefinden ist wenig beeinträchtigt, jedoch ist leichtes Fieber durchaus möglich. Durch eitrige Entzündungen mit Einschmelzungen bilden sich Abszesse, welche die Temperatur ansteigen lassen – oft sogar mit Schüttelfrost. Die Krankheit greift auch auf die benachbarten Organe, vornehmlich die Blase und Samenblase über, wenn nicht eine rechtzeitige Ausheilung erfolgt. In diesen chronischen Fällen nehmen sowohl Druckgefühl als auch Schmerzen zu. Durch Druck der Kotsäule auf die Prostata ist die Stuhlentleerung mit großen Beschwerden verbunden. Eine weitere Komplikation ist das Übergreifen der Entzündung auf die Samenblase.

Allopathie: Je nach Art des Erregers müssen hohe Dosen von Penicillin, Streptomycin oder Terramycin gegeben werden. Bei Abszeßbildung muß vom Damm aus punktiert werden, notfalls Operation. Der Geschlechtsverkehr ist weitgehend einzuschränken. Peinliche Sauberkeit muß beachtet werden, besonders wenn der Eiter beim Wasserlassen abfließt. Radfahren, langes Sitzen sind zu vermeiden, ebenso Alkohol und Tabakgenuß.

Naturgemäße Allgemeinbehandlung: Besonders eine T-förmige Binde ist hier angezeigt, weiterhin Leibwickel, Lendenwickel, ansteigend heiße Sitzbäder und ansteigend heiße Halbbäder.

Diät: Besondere Vorschriften erübrigen sich, in Betracht kommt eine gesunde, vitaminreiche, reizlose Kost.

Homöopathie: Sepia D 6, 2- bis 3mal täglich 1 Tablette; Pulsatilla D 4 bis D 6, 3- bis 4mal täglich 5 Tropfen; Sabal serrulatum D 1 bis D 3, 1mal täglich 5 Tropfen.

Biochemie: Kalium chloratum D 6, Natrium muriaticum D 6, Silicea D 12, Natrium sulfuricum D 6, Magnesium phosphoricum D 6.

Vergrößerung der Vorsteherdrüse (Prostatahypertrophie)

Durch Veränderungen des Hormon-Haushaltes während der Wechseljahre kommt es mit zunehmendem Alter zu einem Gewebsumbau in der Vorsteherdrüse. Dabei entstehen Wucherungen am Blasenhals, die zu einer Behinderung der Harnentleerung führen. Die Kranken haben nachts häufigen Harndrang und Schwierigkeiten, den Harn zu entleeren.

Beim Fortschreiten der Erkrankung kann sich die Blase nicht mehr vollständig entleeren. Es bleibt nach jeder Harnentleerung ein gewisser Rest zurück. Dieser Zustand kann jahrelang ohne Beschwerden bestehen, sofern keine Infektion hinzutritt. Nimmt im weiteren Verlauf die Restharnmenge zu, wird die Blase mehr und mehr überdehnt, und es kommt schließlich zu einer vollständigen Harnverhaltung. Dabei wächst auch die Gefahr der Infektion und der Rückstauung des Harns in die Harnleiter und die Nieren. Hierdurch steigt auch der Harnstoffgehalt im Blut an, und das Allgemeinbefinden wird wesentlich beeinträchtigt. Die Patienten magern ab und klagen über großen Durst. Bei Untersuchungen des Unterleibes ist die große, überdehnte Blase zu tasten. Der Harn entleert sich erst nach längerem Warten in abgeschwächtem und verdünntem Strahl.

Schließlich kommt es zum unwillkürlichen Harnträufeln, das sich besonders nachts, aber auch am Tage, unangenehm bemerkbar macht.

Nach starkem Alkoholgenuß oder nach Zufuhr eiskalter Getränke kann es dann zur akuten bedrohlichen Harnverhaltung kommen.

Allopathie: Im Beginn der Erkrankung und in leichteren Fällen ist eine Hormonbehandlung angezeigt. Bei akuter Harnverhaltung wird ein Katheter eingeführt und dadurch die Blase entleert. Wird das Katheterisieren häufiger notwendig oder zeigt sich sonst ein schwereres Krankheitsbild, ist eine Operation erforderlich. Ist diese wegen des Alters oder des schlechten Allgemeinzustandes des Kranken nicht möglich, wird ein Dauerkatheter angelegt, der etwa alle 14 Tage gewechselt wird.

Die Hormonbehandlung muß natürlich weiter durchgeführt werden. Bewährt hat sich eine kombinierte Behandlung mit männlichen und weiblichen Sexualhormonen.

Naturgemäße Allgemeinbehandlung: Sie entspricht den Anweisungen für Entzündungen der Vorsteherdrüse.

Krebs der Vorsteherdrüse (Prostatacarcinom)

Krebsbereitschaft findet sich bei nahezu einem Drittel aller Männer über 50 Jahre. Diese Neigung des Gewebes der Vorsteherdrüse zur krebsigen Entartung wird besonders durch die Verabreichung männlicher Sexualhormone in höherem Alter begünstigt. So gilt das Testosteron als ein solcher Wuchsstoff für das Prostatacarcinom.

Man unterscheidet Krebsbildungen, die sich auf die Vorsteherdrüse beschränken und solche, die schon frühzeitig Tochtergeschwülste, vor allem im Knochensystem bilden. Die Vorsteherdrüse kann sich dabei bis zur Faustgröße ausdehnen und sehr hart werden. In den benachbarten Lymphdrüsen finden sich ebenfalls Nebengeschwülste, die als harte Knötchen zu tasten sind. Die Kranken klagen über ziehende und bohrende Schmerzen im Unterleib, im Damm, ausstrahlend zur Harnröhre, zum Mastdarm und zur Eichel. Diese Beschwerden treten unabhängig von der Harnentleerung auf. Auch die Tochtergeschwülste in den Knochen, vor allem in der Wirbelsäule, lösen starke Schmerzen aus.

Harnblutungen sind nicht unbedingt typisch, weil sie auch bei der gutartigen Vergrößerung der Vorsteherdrüse auftreten können. Durch Harnstauung kommt es zu Erkrankungen der Nachbarorgane, insbesondere Blasenentzündung, Blasenvereiterung, Nierenbeckenvereiterung usw. Dadurch entwickeln sich auch zunehmende Störungen des Allgemeinbefindens, Mattigkeit, Abmagerung, Appetitmangel und Schwächezustände.

Behandlung: Operation und Röntgenbestrahlung sind oft nicht mehr möglich, weil die Erkrankung zu spät diagnostiziert wird. Verhältnismäßig günstige Aussichten ergeben sich durch eine kombinierte Behandlung mit bestimmten Hormonpräparaten und chemischen Mitteln, z. B. Honvan.

Hodenerkrankungen

Eine genaue diagnostische Klärung ist bei den Hodenerkrankungen nicht immer möglich, da sie in manchen Fällen als Begleit- oder Nebenerscheinungen schwerer Krankheitsprozesse des Organismus auftreten, z. B. der Tuberkulose oder der Gonorrhöe und Syphilis. Eine akute Form der Hodenentzündung geht sehr schnell in eine chronische über, hierbei werden häufig auch die Nebenhoden erfaßt.

Der Kranke klagt über heftige Schmerzen im Bereich der Geschlechtsorgane. Die Hoden sind vergrößert und druckempfindlich, Fieber ist wenigstens im Anfangsstadium möglich.

Die Geschwülste der Hoden werden nur sehr selten beobachtet, wenn sie jedoch auftreten, handelt es sich fast immer um einen Krebs. Es gibt zwei Formen, die schnell wachsende weiche Geschwulst und die als derber Knoten zu tastende langsam wachsende. Ihre außerordentliche Gefahr liegt in der raschen Ausbreitung von Tochtergeschwülsten in die Wirbelsäule, Leber, Lunge und vor allem in die Nieren. Selbst im Kindesalter sind Hodengeschwülste festgestellt worden, es handelt sich dann allerdings um die äußerst bösartigen Sarkome, die sehr schwer zu diagnostizieren sind und jeder Strahlenbehandlung widerstehen.

Behandlung: Entzündungen auf der Grundlage einer Gonorrhöe sind heute im Zeitalter der Antibiotika unbedingt vermeidbar. Auch die übrigen entzündlichen Erscheinungen werden mit den Sulfonamiden behandelt, weiterhin ist Bettruhe erforderlich. Die Krebsgeschwülste müssen so früh wie möglich operiert oder Röntgenstrahlen zugänglich gemacht werden. Im übrigen gelten alle Anweisungen, wie sie in den Abschnitten „Naturgemäße Allgemeinbehandlung“ für Nieren- und Blasenkranke angegeben wurden.

Der Hodenwasserbruch (Hydrozele)

Der Hodenwasserbruch ist eine verhältnismäßig harmlose Erkrankung. Sie besteht darin, daß sich Gewebeflüssigkeit in der Scheide des Samenstranges und des Hodens ansammelt. Sie ist häufig die Folge von Entzündungen oder Verletzungen durch Sport, Turnen, Reiten oder Bruchbänder. Meist genügt eine einmalige Punktion, zweckmäßig ist jedoch eine Operation, die schon im Kindesalter durchgeführt werden sollte, um die Erkrankung auszuheilen.

Frauenkrankheiten

Aufbau und Funktion des weiblichen Organismus

Die weiblichen Keimzellen – die Eizellen – wachsen in den Eierstöcken, zwei etwa pflaumengroßen Organen, die zu beiden Seiten neben der Gebärmutter im Unterleib der Frau liegen. Neben den Eierstöcken finden wir die Eileiter, etwa 5 cm lange, wurmförmige kleine Stränge von der Stärke eines dünnen Bleistiftes. Sie haben in ihrer Mitte einen nadelfeinen, von Schleimhaut ausgekleideten Gang, der an der einen Seite in die Gebärmutter mündet, an der anderen, dem Eierstock zugewandten Seite in eine trichterförmige Öffnung ausgeht. Dieser Trichter fängt das Ei auf, wenn es nach vollendeter Reife vom Eierstock ausgeschieden wird. Die Beförderung des Eies durch den Eileiter geschieht durch die Bewegungen kleiner Flimmerhärchen der Eileiterschleimhaut, die das Ei durch den Eileiter hindurchstrudeln. Eine Eigenbeweglichkeit besitzt das Ei nicht.

Die Gebärmutter ist ein muskulöses, birnenförmiges Hohlorgan, in dem das Ei sich – falls es befruchtet wird – ansiedeln und zu einem Embryo entwickeln kann. Sie ragt mit ihrem untersten Teil, dem sogenannten Muttermund, in die Scheide hinein.

Die Scheide ist ein etwa 12 cm langes, röhrenförmiges Gebilde. Sie umfaßt oben den Muttermund und mündet unten in den Scheidenvorhof ein, an dessen Eingang wir die kleinen und großen Schamlippen sowie den Kitzler finden.

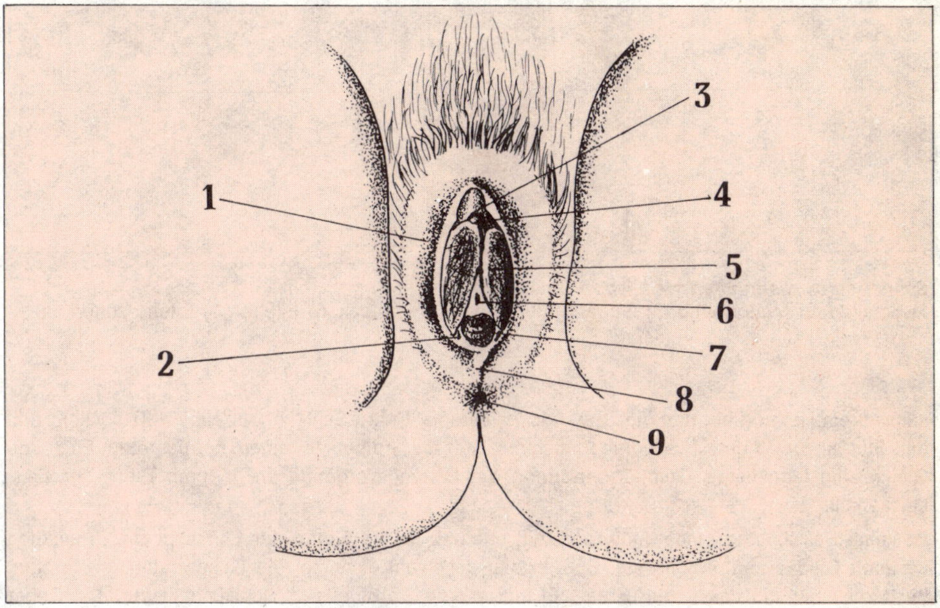

Die äußeren weiblichen Geschlechtsorgane
1) Große Schamlippe, 2) Reste des Jungfernhäutchens, 3) Vorhaut des Kitzlers, 4) Kitzler, 5) Kleine Schamlippe, 6) Harnröhrenöffnung, 7) Scheideneingang, 8) Damm, 9) After

In regelmäßigen Abständen von 3–5 Wochen kommt in einem der beiden Eierstöcke der Frau ein Ei zur Reife. Dieser Vorgang wird gesteuert durch sehr komplizierte Vorgänge chemischer Art, bei dem die Hirnanhangdrüse eine ausschlaggebende Rolle spielt.

Ist das Ei voll ausgereift, so wird es im Vorgang des Eisprungs aus dem Eierstock ausgeschieden und – wie oben erwähnt – vom Trichter des Eileiters aufgenommen, der es zur Gebärmutter weiter befördert. Es ist so groß wie ein winziger Stecknadelkopf.

Bei der Frau reift – von den verhältnismäßig außerordentlich seltenen Vorkommnissen einer Zwillings- oder Mehrlingsgeburt abgesehen – in der Zeit zwischen zwei Monatsregeln immer nur ein Ei bis zur Befruchtungsfähigkeit aus. Die Befruchtungsfähigkeit dieses Eies dauert nur wenige Stunden. Sobald die feinen, weichen Zellen des Eibettes, in dem das Ei im Eierstock heranwuchs und die ihm nach dem Eisprung zunächst noch anhaften, auf seiner Wanderung zum Eileiter abgestoßen sind, gerinnen die äußeren Schichten der Eizelle, so daß kein Samenfaden mehr in sie einzudringen vermag. Im leeren Eibett des Eierstockes bildet sich nach dem Eisprung ein lockeres, gelbliches Gewebe, der sogenannte Gelbkörper (Corpus luteum). Er

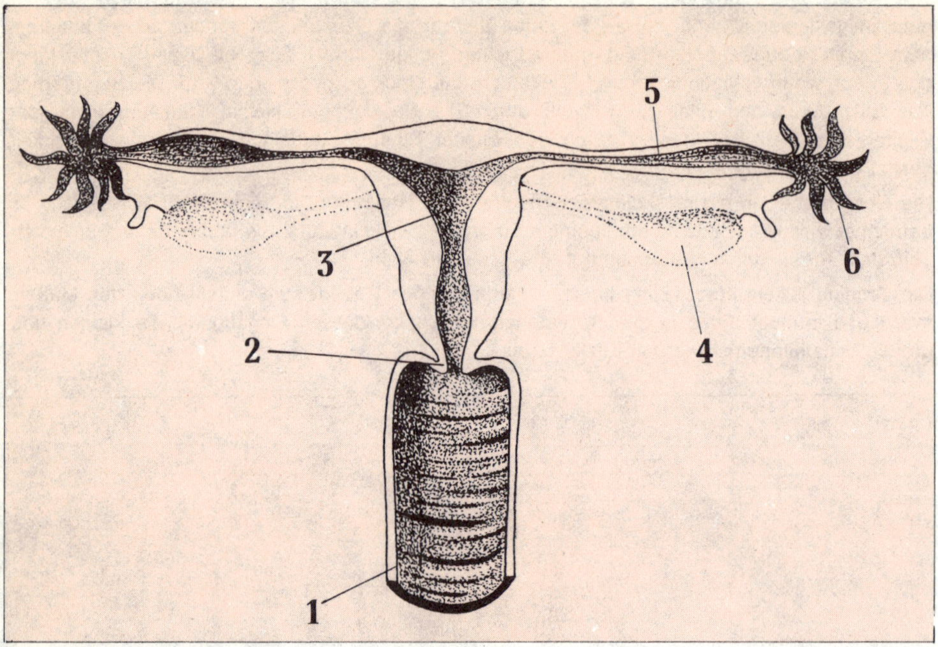

Schnitt durch die inneren weiblichen Geschlechtsorgane
1) Scheide, 2) Muttermund, 3) Gebärmutterhöhle, 4) Eierstock, 5) Eileiter, 6) Eileiterzotten

sondert ein Hormon ab, das die Gebärmutter veranlaßt, ihre Schleimhaut stark aufzulockern und mit Blut anzureichern. Sie bereitet sich so auf die Aufnahme eines befruchteten Eies vor. Gleichzeitig legt dieses Gelbkörperhormon die Reifungsvorgänge an anderen Eiern der Eierstöcke still.

Ist keine Befruchtung eingetreten, so stellt nach 12 bis 16 Tagen der Eierstock die Produktion weiteren Geldkörperhormons ein. Sobald das geschieht, scheidet die Gebärmutter im Vorgang der Monatsblutung das unbefruchtete Ei mitsamt der vorbereiteten Schleimhaut aus. Die Dauer und Stärke dieser Blutung ist individuell außerordentlich verschieden. Sie schwankt zwischen 2 und 7 Tagen. Eine Menstruation ist also im Grunde eine Geburt. Geboren wird eine unbefruchtete Eizelle und ihre vorbereitete, aber nicht benötigte Niststatt.

Gleichzeitig mit der Blutung beginnt der so lange stillgelegte Vorgang der Reifung weiterer Eier in den Eierstöcken wieder zu laufen. Die Gebärmutter kleidet sich innen mit einer neuen Schleimhaut aus, ein Vorgang, der bis zum nächsten Eisprung vollendet ist. Dann beginnt der gleiche Kreislauf von neuem.

Nach schöpferischem Plan ist der Vorgang der Vergattung, an dessen Ende der männliche Samen in den weiblichen Schoß hineinströmt, für beide Partner von stärksten Lustgefühlen begleitet, die für den Mann im Augenblick der Ausstoßung des Samens aus den Samenblasen in die Harnröhre ihren Gipfelpunkt erreichen. Bei der Frau wird dieser Gipfelpunkt – der sogenannte *Orgasmus* – hervorgerufen durch unwillkürliche Zusammenziehung der Gebärmutterhalsmuskeln, die dem heranströmenden Samen einen Schleimpfropf entgegendrängen, der sich im Abklingen des Orgasmus wieder in den Gebärmutterhals zurückzieht und so den Samenfäden den Aufstieg durch die Gebärmutter zum Eileiter erleichtert.

Allgemeines und Grundbehandlung

Die Frauenkrankheiten gehören zu den unangenehmsten und langwierigsten Leiden. Das liegt einmal in der Natur der Sache, zum anderen in der Tatsache, daß selbst in unserer aufgeklärten Zeit viele Frauen eine durch nichts begründete Scheu vor der ärztlichen Untersuchung ihrer Unterleibsorgane haben. Daher kann man auch in der frauenärztlichen Sprechstunde die meisten – direkt mutwillig – verschleppten Krankheitserscheinungen und Folgezustände sehen.

Krebserkrankungen der weiblichen Brust, die schon jahrelang bestehen, nach außen durchgebrochen sind und unter jauchigem Zerfall umfangreiche Zerstörungen angerichtet haben, sind durchaus nicht so selten, wie man gemeinhin annehmen sollte. Noch tragischer sind die nicht behandelten Unterleibsentzündungen, die sich über fast den gesamten weiblichen Organismus ausgebreitet haben, dadurch chronisch geworden sind und zu einer dauernden Unfruchtbarkeit und einem dauernden Krankheitszustand geführt haben.

Mancherlei Gründe und Begründungen wären hier noch anzuführen. Zusammenfassend wollen wir deshalb noch einmal hervorheben, daß sich jedes Mädchen und jede Frau, die irgendwelche Störungen im Ablauf ihres biologischen Rhythmus bemerkt, vertrauensvoll an ihren Arzt wenden möge. Wer den Weg zum Hausarzt, zum Facharzt oder in die Klinik scheut, soll zu einer Frauenärztin gehen.

Dringend muß hier auch gewarnt werden vor einer Selbstbehandlung, soweit sie nicht auf genaue ärztliche Anweisung erfolgt, weil hierdurch der Krankheitszustand häufig verschlimmert statt gebessert wird. Deshalb ist in diesem Kapitel bewußt auch von der üblichen Systematik der Behandlungsmöglichkeiten – bis auf wenige Ausnahmen – abgewichen worden. Lediglich einige Empfehlungen allgemeiner Art, die zur Unterstützung einer ärztlichen Behandlung herangezogen werden können, seien hier erwähnt.

Wir unterscheiden bei den Frauenkrankheiten zwei große Gruppen, die entzündlichen und die nichtentzündlichen (abgesehen natürlich von den ursächlichen Krankheiten, wie angeborenen und erworbenen Mängeln, Geschwulstbildungen usw.). Danach richten sich auch die Maßnahmen einer naturgemäßen Allgemeinbehandlung. So sind bei entzündlichen Erscheinungen keine Diäteinschränkungen erforderlich. Zweckmäßig ist eine gesunde, vitaminreiche Normalkost auf der Grundlage einer reichlichen Milch-, Obst- und Gemüsezufuhr. Weiterhin sind Wechselsitzbäder, gegebenenfalls mit Zusatz von Zinnkraut angezeigt. Von den Heilkräutern haben sich Hirtentäschelkraut, Anserine, Kreuzkraut und Zinnkraut bewährt. Homöopathische Präparate: Apis D 3, Belladonna D 3–4, Pulsatilla D 3–4, Cantharis D 6, Lachesis D 10 und Enchinacea. Blutungen können sehr gut durch Essigauflagen auf den Leib beeinflußt werden, die aber alle ¼ bis ½ Stunde erneuert werden müssen, um eine intensive Wirkung zu erzielen.

Eine energisch durchgeführte Naturheilbehandlung soll (wie gesagt, neben den ärztlichen Maßnahmen) das Ziel haben, bei nichtentzündlichen Krankheitserscheinungen eine eventuell notwendige Operation zu vermeiden. Hierzu gehören: Sitzbäder, Wechselfußbäder, ableitende Lendenwickel, Halbbäder und Ganzwaschungen. Heilkräuter: Zinnkraut, Mistel und Hirtentäschelkraut. Homöopathische Präparate: Aurum D 4 und Conium D 4.

Monatliche Beschwerden

Wie wir bereits sahen, wird während der Periode das Blut aus der Gebärmutter durch Zusammenziehen ihrer Wände, die größtenteils aus Muskeln bestehen, herausgedrückt. Unter gesunden Verhältnissen geht dieser natürliche Vorgang ohne Schmerzen oder mit nur ganz leichtem Ziehen im Kreuz und Unterleib vor sich. Ist die Gebärmutter unterentwickelt, so entstehen durch den beträchtlichen Blutzufluß schmerzhafte Spannungszustände; außerdem kommt es bei dem muskelschwachen Organ zu Schmerzen, weil ihm eine für seine Beschaffenheit zu schwere Arbeit zugemutet wird. Eine zu muskelschwache Gebärmutter arbeitet nicht nur zu schwach, sondern auch ungleichmäßig, wodurch zeitweilige Krampfzustände entstehen. Die richtige Behandlung ist hier allmähliches Nachholen etwa versäumter Entwicklung und Kräftigung der Gebärmuttermuskeln neben allgemeiner Stärkung des Gesamtkörpers.

Ist der Muttermund ausnehmend eng oder der Knickungswinkel nach vorn sehr spitz – beides Zeichen einer Unterentwicklung –, damit also der zu überwindende Widerstand besonders groß, oder steht die Gebärmutter gar auf dem Kopf, d. h. ist sie nach hinten geknickt, so daß das Blut noch den Berg hinauf zum äußeren Muttermund getrieben werden muß, so reicht dazu die Kraft oft nicht aus, ohnehin nicht bei zu muskelschwachem Organ. Starke Schmerzen sind die Folge.

Gelingt es nicht, die Muskulatur genügend zu kräftigen oder eine Vergrößerung der Gebärmutter zu erzielen oder würde das zu lange dauern, so muß der Muttermund zweckmäßig erweitert oder die Knickung operativ beseitigt werden. Eine Allgemeinkräftigung und eine Wachstumsanregung der Gebärmutter muß nachfolgen.

Wiederholt sei aber, daß keineswegs alle Gebärmutterknickungen Schmerzen verursachen müssen. Bei Entzündungen oder Geschwülsten der Geschlechtsorgane nehmen die Schmerzen während der Periode infolge des Blutdrangs, damit stärkerer Wandspannungen und der Reizung der kranken Gewebe durch die Gebärmutterzusammenziehung zu. Auch hartnäckige Verstopfung in dieser Zeit verschlimmert die Beschwerden.

Hier handelt es sich also lediglich um das Deutlichwerden von Leiden durch die Menstruationsvorgänge. Die Behandlung besteht in dem Beheben der zugrunde liegenden Erkrankungen, um eine Dauerheilung zu erzielen.

Die Regel bringt aber nicht nur häufig Schmerzen, sondern oft auch Allgemeinbeschwerden: Launenhaftigkeit, Mißstimmung, Unlust, Mattigkeit, Kopfschmerzen, Übelkeit, die sich zum Erbrechen steigern kann, Durchfälle und dergleichen. Das ist die Folge der Veränderungen im Hormon- und Mineralgleichgewicht, wodurch das sogenannte sympathische Nervensystem während der Periode beeinflußt wird. Zwischen den oben besprochenen Erscheinungen und letzteren gibt es vielfache Beziehungen und gleitende Übergänge.

Die Behandlung besteht, sofern man nicht lediglich die einzelnen Krankheitszeichen bekämpfen will, in einem Ausgleich der Erregbarkeitsschwankungen zu einer gesunden Gleichgewichtslage, was jedoch nur allmählich gelingt. – Stets ist aber die Regel eine Zeit der allgemein verminderten Leistungsfähigkeit und gewisser Reizbarkeit. Dem ist als einem Naturgesetz von beiden Geschlechtern Rechnung zu tragen. Man darf in diesem Ausnahmezustand weder körperlich noch geistig-seelisch dieselben Anforderungen stellen wie an anderen Tagen, da sich sonst der Zustand nur verschlimmert.

Blutungen

Blutungen spielen im weiblichen Geschlechtsorgan eine beherrschende Rolle. Oft wird das junge Mädchen durch sie aufmerksam gemacht, daß es geschlechtsreif wird und ein neuer Lebensabschnitt beginnt. Unvorbereitet beginnend, erschreckt der Blutabgang das häufig noch halbe Kind so, daß dieses Erlebnis im Unterbewußtsein als etwas Schreckliches weiterlebt und so zur Quelle seelischer Leiden späterer Zeit werden kann.

Unter Blutungen verlaufen Fehlgeburten und Entbindungen, Blutungen sind ein immer wiederkehrendes Zeichen verschiedenster Unterleibserkrankungen (Entzündungen, verschiedene Geschwülste, Polypen, falsche Einnistung des befruchteten Eies, innersekretorische und sonstige Störungen). Auch außergeschlechtliche Leiden können Blutungen hervorrufen, z. B. Herzfehler. Selbst seelisch, klimatisch und sogar ernährungsmäßig verursachte Blutungen treten in verschiedenen Formen auf.

Grundfalsch ist es, im Eintritt von Blutungen nur ein bedeutungsloses, zu frühes oder zu spätes „Durchkommen" der Periode als Folge einer Blutstockung oder im Alter ein „Wiederjungwerden" zu sehen. Allein richtig ist es vielmehr, sofort den Frauenarzt aufzusuchen. Der Laienansicht, nur hellrote Blutung sei zu bekämpfen, im Abgang von dunklem Blut aber sei eine heilsame Einrichtung der Natur zu sehen, die damit alles „Unreine" ausscheide, ist entgegenzutreten. Töricht ist es auch, den Arzt nur um ein blutstillendes Mittel zu bitten, eine eingehende Untersuchung jedoch zu verwehren. Zu häufiges oder zu seltenes Auftreten der monatlichen Regel, zu schwache, zu starke oder zu lang anhaltende Blutungen, solche zwischen zwei Regeln, besonders aber Wiedereintritt von Blutungen nach längerem Ausbleiben derselben oder im Anschluß an eine Spülung, einen Verkehr, harten Stuhlgang, verlangen unbedingt baldige sachgemäße Untersuchung. Ergibt diese nichts Besonderes, um so besser. Längere Blutungen können nicht nur ein erstes Anzeichen für irgendeine ernste Erkrankung sein, sie schwächen auch den Körper so, daß dadurch noch ein anderes Leiden ausgelöst werden kann.

Blutungen kann der Arzt nur dann richtig werten und einen zweckmäßigen Behandlungsplan aufstellen, wenn die Frauen ganz genaue Angaben über die Verhältnisse während des letzten halben Jahres machen können. Aus dem Gedächtnis ist dies unmöglich. Jede Frau sollte deshalb die betreffenden Tage in einem Kalender anstreichen und diesen jedesmal zum Arzt mitbringen.

Meist kommt die Kranke mit Klagen über unregelmäßige Blutungen zum Arzt, genaue Angaben kann sie aber nicht machen. Nun muß erst kostbare Zeit mit schriftlicher Kontrolle verloren werden. Damit ist der Patientin im Augenblick natürlich nicht geholfen, ebensowenig wie mit einem auf gut Glück verordneten Mittel. Viele bleiben dann infolge unbegründeter Verärgerung fort. Sie hatten eine Unmöglichkeit, einen sofortigen Erfolg erwartet. Der ist aber in sehr vielen Fällen nur durch monatelanges gründliches Beobachten der Störungen möglich.

Behandlung: Jede Blutung unklarer Ursache erfordert genaueste diagnostische Klärung. Mit Tampons und Wattevorlagen wird außer einer vorübergehenden Blutstillung nichts erreicht. Jede unnötige Bewegung vermeiden. Zweckmäßig sind Eisbeutel auf den Leib und Essigwickel. Kalte Fußbäder. Medikamente nur auf ärztliche Anweisung einnehmen. Bei jungen Mädchen muß an die noch sehr unregelmäßigen Monatsblutungen gedacht werden. Genaue Notizen über die monatlichen Perioden sind auch hier zweckmäßig, um Klarheit über u. U. eingetretene Fehlgeburtsblutungen zu haben. Geschwülste (Krebse, Myome, Polypen usw.) können, aber brauchen nicht immer Blutungen auszulösen.

Die fehlende Periode (Amenorrhöe)

Als wesentliche Ursachen dieser Funktionsstörung kommen angeborene oder erworbene Mängel der Geschlechtsorgane in Betracht. Bestehen Verwachsungen der Gebärmutter, kann die monatliche Blutung zwar auftreten, wird aber am Abfließen gehindert. In diesem Fall ist eine Operation dringend erforderlich. Schwieriger liegen die Verhältnisse bei angeborenem Fehlen der Gebärmutter, der Eierstöcke, weiterhin bei bösartigen Geschwülsten und schweren Entzündungen. Auch hier ist eine gewissenhafte fachärztliche Klärung notwendig und eine Behandlung, die vorwiegend chirurgisch sein wird. Die Geschlechtsdrüsen haben, wenn sie eine exakte Ausschüttung ihrer Hormone bewirken, eine normale Funktion ihrer Organe zur Folge. Eine Unterfunktion macht sich durch Ausbleiben oder durch zu schwache Monatsblutung bemerkbar. Weitere Erkrankungen, die hier in Frage kommen, sind Tuberkulose, Störungen der Blutbildung, Blutarmut u. a. Auch sind seelische Einflüsse, nervöse Belastungen und Milieuveränderungen von nicht zu unterschätzender Bedeutung. Beim unvermuteten Ausbleiben der Regel muß auch an eine Schwangerschaft gedacht werden.

Allopathie: Im Vordergrund steht eine sich über einen längeren Zeitraum erstreckende Hormonbehandlung, die jedoch nur unter ärztlicher Kontrolle durchgeführt werden kann.

Naturgemäße Allgemeinbehandlung: Keine Diäteinschränkungen, zu bevorzugen ist eine kräftige, vitaminreiche Ernährung. Viel Aufenthalt in frischer Luft und Bewegungsübungen. Kalte bis lauwarme Sitzbäder, Wechselsitzbäder, Lendenwickel und Fußbäder. Für regelmäßigen Stuhlgang ist zu sorgen.

Homöopathie: Aconitum D 4, Bryonia D 3, Dulcamara D 2, Pulsatilla D 2 – D 4.

Biochemie: Calcium carbonicum Hahnemanni D 3 – D 6, Helonias D 3 – D 6, Aristolochia D 1 – D 3.

Die schmerzhafte Periode (Dysmenorrhöe)

Einer Monatsblutung gehen fast immer voraus: Unwohlsein, Ziehen, Kopfschmerzen, leichte Schmerzen im Unterleib, Launenhaftigkeit usw. Bis zu einem gewissen Grade sind diese Erscheinungen als durchaus normal zu betrachten. Übersteigen sie aber ein erträgliches Maß, so daß das Allgemeinbefinden erheblich beeinträchtigt wird, bedeuten sie ein ernstes Warnzeichen, nunmehr unverzüglich einen Arzt aufzusuchen. Schmerzstillende Tabletten haben nur betäubende Wirkung, können aber niemals das Krankheitsgeschehen beeinflussen. Als Ursache finden wir häufig krampfartige Zustände und Stauungen im Unterleib, hier besonders Lageveränderungen („Knickungen") der Gebärmutter und Entzündungen der Geschlechtsorgane. Gebärmuttergeschwülste (Myome, Krebse, Polypen u. a.) können ebenfalls sehr schmerzhafte Regelblutungen auslösen.

Behandlung: Genaue fachärztliche Untersuchung, gegebenenfalls sogar in Narkose, um ein Entspannen der Unterleibsorgane herbeizuführen, ist in jedem Falle notwendig. Hormonpräparate, z. B. Progynon, Ovibion, Unden, Oestromon u. a. versprechen günstige Erfolge. Die Lageveränderungen müssen operiert werden (Verkürzung der Mutterbänder).

Die zu starke Periode (Hypermenorrhöe)

Die meisten Frauen überstehen ihre monatlichen Tage im allgemeinen ohne besondere Beschwerden. Eine nicht gerade seltene Regelabweichung muß hier noch erwähnt werden, die zu starke Blutung, die häufig ernstere Ursachen hat. Nicht selten ist der Blutabgang so massiv, vielfach auch in Form von Blutklumpen, daß er fast mit einer Fehlgeburt verglichen werden kann. Der Blutverlust ist beträchtlich, die Frauen sehen blaß aus und klagen über starke Abgeschlagenheit, Unlust auch schon zu einfachsten häuslichen Verrichtungen, Gliederschwere und Kraftlosigkeit, weiterhin über Schwindelanfälle durch Blutleere im Gehirn. Vielfach ist Bettruhe erforderlich, die aber nicht zu empfehlen ist, da die Wärme die Blutung verstärkt. Die Monatsbinden müssen fast stündlich gewechselt werden; dieser Zustand kann – erheblich von der Norm abweichend – 6 bis 8 bis 10 Tage und länger anhalten.

Die Ursachen weisen häufig auf eine Hormonfehlproduktion hin, wenn nicht entzündliche Erscheinungen vorliegen oder Blutstauungen im kleinen Becken durch Erkrankungen des Herzens, der Nieren und der Lungen. Eine wesentliche Voraussetzung ist die Schwäche der Gebärmutter, sich genügend zusammenzuziehen, dadurch kann sich die abgelöste Schleimhaut nicht schnell genug abstoßen. Selbstverständlich spielen die bereits erwähnten Gebärmutterknickungen auch hier eine maßgebliche Rolle. Wird nach einer Geburt der Mutterkuchen nicht vollständig und ohne Verletzungen aus der Gebärmutter entfernt, bleiben Reste zurück, die für lange Zeit starke Blutungen auslösen können. Dasselbe gilt im übrigen auch für Fehlgeburten.

Behandlung: Bei länger dauernden Blutungen sofort einen Frauenarzt oder Chirurgen aufsuchen. Körperliche Anstrengungen sowie Bohnenkaffee, Tee und Alkohol sind streng zu meiden. Keinesfalls heiße oder warme Leibwickel, nicht baden! Empfehlenswert sind Eisbeutel, kalte Umschläge und eisgekühlte, reizlose Getränke und kalte Fußbäder. Der Arzt verordnet Mutterkorn-Präparate (Ergotamin, Gynergen, Secacornin u. a.), die speziell auf die Gebärmutter wirken. In schweren Fällen ist sofortige Einweisung in die Klinik erforderlich, hier wird eine Auskratzung (Curettage) vorgenommen. Durch Umstimmung der Lebensgewohnheiten, Berufswechsel und längere sexuelle Enthaltsamkeit sind weitere Möglichkeiten einer Behandlung gegeben.

Die Gebärmutterknickung

Die Gebärmutterknickung wird von vielen Frauen sehr gefürchtet; ist sie wirklich vorhanden, sind sie so fassungslos, als wenn sie Krebs hätten.

Die Gebärmutter ist normalerweise nach vorn „geknickt". Als bewegliches Organ paßt sie sich aber den Füllungszuständen von Blase und Darm an, und eine zeitweilige „Rückwärtsknickung" (denn das versteht die Frauenwelt unter „Knickung") ist ein durchaus natürlicher Zustand.

Liegt die Gebärmutter ständig nach hinten geknickt, so können Beschwerden hierdurch entstehen oder vorhandene verschlimmert werden. Es kann zu Verstopfung, zu Schmerzen bei der Periode, infolge der Stauung zu verstärkten und verlängerten Blutungen oder zu Fehlgeburten usw. kommen. All das braucht jedoch durchaus nicht aufzutreten. Die Mehrzahl der Frauen haben von dieser Lageänderung keine oder keine nennenswerten Beschwerden. Wenn solche wirklich vorliegen, sind sie nicht immer durch die Knickung bedingt. Nur der Arzt kann hier entscheiden.

Bleibt eine gewünschte Schwangerschaft aus oder besteht eine gewisse Möglichkeit, daß eine solche vorliegt, muß frühzeitig ein Arzt zu Rate gezogen werden. Eine Rückwärtsknickung kann in gewissen Fällen Unfruchtbarkeit verursachen, die durch eine einfache und ungefährliche

Operation leicht zu beheben ist. Bei einer Schwangerschaft mit rückwärts geknickter Gebärmutter kann dreierlei entstehen:

Die Gebärmutter richtet sich von selbst auf, und die Schwangerschaft entwickelt sich bis zur Geburt normal weiter.

Die wachsende Gebärmutter klemmt sich in der Tiefe des Beckens ein und führt durch Raumbeengung zu lebensgefährlichen Zuständen.

Durch den übermäßigen Blutreichtum kommt es zur Fehlgeburt in frühem Stadium, oder die Natur sucht der Katastrophe vorzubeugen, indem sie noch später eine Schwangerschaftsunterbrechung eintreten läßt.

Da man vorher den Ausgang nicht immer wissen kann, ist rechtzeitige Untersuchung, eventuell fortlaufende Beobachtung durch den Arzt oder Aufrichtung der Gebärmutter und Festhalten derselben in normaler Stellung durch einen Ring erforderlich. Kommt es bei einer freibeweglichen Rückwärtsknickung zu einer Beckenbauchfell- oder anderweitigen Unterleibsentzündung, so tritt eine Verwachsung der Gebärmutter in Rückwärtsknickung mit der Umgebung ein (im Volksmunde sagt man: „Die Gebärmutter ist am Darm festgewachsen"), wodurch dann stets mehr oder weniger große Schmerzen und unter Umständen auch andere Beschwerden auftreten, die fast immer zur Operation zwingen.

Unfruchtbarkeit

Unfruchtbarkeit liegt vor, wenn es nach 2jährigem Verkehr zu keiner Schwangerschaft gekommen ist (primäre Sterilität) oder nach der Geburt von 1–2 Kindern bei noch entsprechendem Alter weitere Schwangerschaften ausbleiben (sekundäre Sterilität). 20 % aller Ehen sind unfruchtbar. Die Ursache liegt nicht nur bei den Frauen, der Anteil unfruchtbarer Männer schwankt zwischen 25 und 40 %; allein der männliche Tripper macht 10 % der Gesamtunfruchtbarkeit aller Ehen aus.

Nur die Hauptgruppen der zahlreichen Gründe weiblicher Unfruchtbarkeit seien hier genannt: Allgemeine Ursachen, zu denen auch Mängel in der Ernährung, Klima, Gifte, übertriebener Sport gehören.

Außerhalb der Geschlechtsorgane liegende Erkrankungen; dazu zählen u. a. solche mit besonderer Beteiligung der Drüsen mit inneren Ausscheidungen (unter ihnen Fettleibigkeit und Fettsucht!).

Störungen in der Tätigkeit der Fortpflanzungsorgane, hormonal oder funktionell bedingt, z. B. mangelhafter Ei-Auffangmechanismus der Eileiter, krankhafte Absonderungen, d. h. besonders Ausfluß des Halskanals der Gebärmutter.

Unwegsamkeit der Geschlechtsorgane ohne entzündliche Ursache (einschließlich Mißbildungen).

Unwegsamkeit als Folge entzündlicher Erkrankungen (auch Tuberkulose der Geschlechtsorgane).

Falsche Stellung und Lage der Geschlechtsteile.

Geschwülste.

Bauchfellentzündungen (Blinddarm!).

Erkrankungen der Eierstöcke.

Man wende sich auch in solchen Fällen voll Vertrauen an den Arzt, der noch so manche unglückliche Ehe zu einer glücklichen gestalten kann.

Der größte Teil, rund 50 %, ist bedingt durch Eileiterverschluß auf Grund einer Unterleibsentzündung nach Tripper, Trichomonaserkrankung, Fehlgeburt (meist infolge Kurpfuscherei), fieberhaftem Wochenbett und unspezifischen Eileiterentzündungen.

Mißbildungen der Organe kann die heutige Medizin weitgehend beheben. Es gelingt z. B. eine fehlende Scheide zu bilden, die ihrer Aufgabe bei normaler Zeugung und Geburt genügt. So hat eine Frau nach künstlicher Scheidenbildung 3 gesunde Kinder geboren!

Die Behandlung der Unfruchtbarkeit bringt einen Erfolg von etwa 20 %, planmäßige Behandlung vorausgesetzt. Die nach Heilung der Unfruchtbarkeit geborenen Kinder zeigen keinerlei Anzeichen von Minderwertigkeit; da sie ganz besonders erwünscht sind, wachsen sie auch unter besten Verhältnissen auf.

Liegen erheblichere Grade von Unterentwicklung der Geschlechtsorgane oder Störungen der inneren Absonderungen beim weiblichen Geschlecht vor, so kann es zu einem gänzlichen (primären) oder erst später eintretenden (sekundären) Fortfall der Regel kommen.

Luftveränderung, andere Lebensweise, zu schwere Arbeit, zu starke sportliche Betätigung, zu langes Stillen können weitere Ursachen für das Ausbleiben der Periode bilden, wie auch eine Reihe schwerer Krankheiten, von denen ich nur die Lungentuberkulose nenne, deren erstes Anzeichen die Störung der monatlichen Regel sein kann. Welche Ursache im Einzelfall zu beschuldigen ist, kann nur der Arzt entscheiden. Da solche Ausfälle allmählich nicht wiedergutzumachende Schrumpfungen an Gebärmutter und Eierstöcken verursachen können, muß ärztliche Behandlung sofort einsetzen, um Dauerheilung zu erzielen. Das, was die Natur vielleicht in Jahren versäumt hat, kann der Arzt unmöglich in wenigen Wochen nachholen. Häufig braucht man dazu Monate, ja Jahre. Bei gewissenhafter, planmäßiger Behandlung gelingt es heute, nicht nur die Eierstockstätigkeit zu regeln, sondern auch eine selbst nur haselnußgroße Gebärmutter zu einem normalen, 7½ cm langen und fortpflanzungstüchtigen Organ zu entwickeln.

Immer denke man beim Ausbleiben der Regel aber auch an die Möglichkeit der Schwangerschaft und suche frühzeitig einen Arzt zur Beratung auf. Bei mancher Unfruchtbarkeit handelt es sich nämlich in Wirklichkeit um allerfrüheste Fehlgeburten (wenige Tage bis zu 2 Wochen nach der überfälligen Periode).

Die Fehlgeburt

Die Fehlgeburt ist eine nicht vom Arzt eingeleitete Unterbrechung der Schwangerschaft vor der 28. Schwangerschaftswoche. Außerhalb der Gebärmutter ist in solchen Fällen die Frucht nicht lebensfähig. Wird sie lebend geboren, so stirbt sie alsbald. Die vorzeitige Ausstoßung erfolgt bei Absterben der Leibesfrucht oder wenn die Verbindung des Eies mit der Mutter – mit oder ohne Fruchttod – zu früh gelockert und unterbrochen wird.

Als Ursachen kommen in Betracht: Gebärmutterschleimhautentzündungen, Behinderung des Gebärmutterwachstums (Rückwärtsknickung der Gebärmutter, Verwachsungen, Unterleibsgeschwülste), Raummangel in der Gebärmutter infolge einer mangelhaften Entwicklung oder Mißbildung derselben oder einer Geschwulst, mangelhafter Schutz des unteren Eiendes (alte, schlecht verheilte Rißverletzungen, Ausfluß des Halskanals), innersekretorische Störungen, plötzlich auftretende Erkrankungen, wie Masern, Scharlach, Grippe, Typhus, Blutvergiftung, Lungen-, Rippenfell-, Blinddarm-, Nierenbeckenentzündung, Syphilis, Tuberkulose, ferner unausgeglichene Herzleiden, chronische Nierenentzündung, Vergiftung mit Phosphor, Blei, Quecksilber, „Kohlenstoff“, Leuchtgas, Alkohol u. dgl., Überanstrengungen, Unglücksfälle, manchmal auch seelische Erregungen usw.

In den meisten Fällen handelt es sich aber noch immer um Abtreibungen.

Bei Fortbestehen der Gründe kann natürlich Fehlgeburt auf Fehlgeburt folgen. Besteht Anlaß, eine Überempfindlichkeit der Gebärmutter anzunehmen, so muß unter Umständen Monate hindurch Ruhe eingehalten und die Schwangere ständig ärztlich betreut werden. Alkohol und Nikotin sind dann zu meiden, ebenso alle stärkeren Gewürze, auch starker Kaffee und Tee.

Selbst nach mehrfachen, ungewollten Fehlgeburten gelingt es heute ärztlicher Kunst, wenn sie sofort eingesetzt wird, die Schwangerschaft zu erhalten. Ist die Fehlgeburt schon zu weit fortgeschritten, so ist das nicht mehr möglich. Unter wehenartigen, vom Kreuz in den Unterleib ziehenden Schmerzen und Blutungen wird die Frucht geboren. Die Nachgeburt oder mindestens Teile derselben bleiben im Gegensatz zur rechtzeitigen Geburt meist in der Gebärmutterhöhle zurück und müssen vom Arzt zur Abwendung weiterer Gefahren (fortdauernder schwächender Blutungen, Wochenbettfieber, Unterleibsentzündungen) sogleich oder erst später – das hängt von Temperatur, Stärke der Blutungen und von dem sonstigen Befund ab – entfernt werden.

Auch bei der vorzeitigen Schwangerschaftsunterbrechung werden Wunden gesetzt (die ganze Gebärmutterhöhle ist ja eine zusammenhängende Wundfläche). Um einem Hochsteigen der Keime in die oberen Geschlechtswege vorzubeugen und eine allmähliche ordnungsgemäße Rückbildung der Geschlechtsteile sicherzustellen, sind mindestens 5–7tägige strenge Bettruhe und anschließende Schonung für längere Zeit dringend erforderlich; sonst kommt es leicht zu Entzündungen (besonders nach Kurpfuschereingriffen), Kreuzschmerzen, Rückwärtsknickung der

Gebärmutter usw. Es gilt hier ähnliches wie nach rechtzeitigen Geburten. Der Körper muß wieder gekräftigt, Blutverluste müssen aufgeholt werden.

Bei Fehlgeburten nach dem 2. Monat tritt häufig stärkerer Milcheinschuß auf. Da die Brüste nicht entleert werden (auch nicht sollen), droht die Gefahr einer Brustdrüsenentzündung. Durch geeignete Maßnahmen muß weitere Milchbildung verhindert und die Brust zur Rückbildung gebracht werden.

Die Blutabsonderung aus den Geschlechtsteilen dauert meist ungefähr 10–12 Tage nach Entfernung der Nachgeburt oder eventueller Reste.

Zur künstlichen Schwangerschaftsunterbrechung ist der Arzt gesetzlich nur mit Einwilligung der Schwangeren berechtigt, wenn für Leben oder Gesundheit der Mutter ernste Gefahr besteht, die anders nicht abgewendet werden kann.

Nach der 28. Woche kann das Kind außerhalb des Mutterleibes weiterleben; wir sprechen dann nicht mehr von Fehl-, sondern von Frühgeburt. Je später diese erfolgt, um so günstiger sind die Lebensaussichten für das Kind.

Der Ausfluß

Wir verstehen darunter allgemein das Ausfließen einer Flüssigkeit aus den äußeren Geschlechtsteilen. Nur reine Blutungen rechnen wir nicht dazu. Absolut trocken soll eine gesunde Scheide nicht sein, eine gewisse Feuchtigkeit ist das Natürliche. Erst ihre krankhafte Steigerung über das Normalmaß hinaus bezeichnen wir als Ausfluß.

Ausfluß ist an sich keine Krankheit, sondern nur eine Äußerung, das Anzeichen einer Erkrankung, also ein Symptom, genau so wie Schmerzen, Blutungen usw. keine Krankheiten, sondern nur deren äußere Anzeichen sind. Dafür ein Beispiel:

Wenn eine Geschwulst am Muttermund oder in der Gebärmutter zerfällt, so fließt etwas aus der Scheide ab. Ist ein Eitersack, der irgendwo sitzt, in die Scheide durchgebrochen, so fließt auch etwas ab, nämlich dicker oder dünnflüssiger Eiter, der schließlich als „Ausfluß" erscheint. Jede Wunde sondert Wundsekret – eine Flüssigkeit – ab. Befindet sich eine solche an oder in den Geschlechtsorganen, so benetzt dieses Wundsekret die Schamteile wie ein Ausfluß. Sind Würmer, kleinste Pilze, Bakterien und dergleichen in die Scheide eingewandert, so wird sich ebenfalls auf Grund eintretender Entzündung ein herausfließendes Sekret ergeben. Auch seelische Erregungen und körperliche Anstrengungen können, besonders bei fetten Personen, ein „Schwitzen" dieser Teile und damit Ausfluß verursachen. Nehmen wir noch hinzu, daß auch Urin unfreiwillig abgehen, teilweise in die äußeren Schamteile gelangen und aus diesen wieder abfließen kann, so ergibt sich, daß Ausfluß oder auch nur Flecke in der Wäsche eine ernste Aufforderung sind, sofort einen Arzt aufzusuchen. Nichts wäre aber verkehrter, als ohne genaueste Untersuchung selbst eine Behandlung vorzunehmen, z. B. zur Säuberung und damit unter Umständen bloß vorübergehenden Beseitigung der lästigen Erscheinung Spülungen zu machen. Denn es ist doch ein himmelweiter Unterschied, ob eine Frau Ausfluß hat, weil bei ihr Krebs, ein Tripper oder nur eine vielleicht zeitlich bedingte nervöse Übererregung vorliegt. Die Ursache der Erscheinung kann der Arzt allein feststellen, desgleichen den Weg, der zur Abhilfe führt. Durch Nichtbeachten dieser ganz einleuchtenden Darlegungen ist schon unendlich oft größeres Unheil angerichtet worden.

Die Scheide ist nach außen offen. Bakterien oder sonstige Krankheitskeime dringen nicht nur von selbst in sie ein, sie werden auch durch Geschlechtsverkehr und bei anderer Gelegenheit hineingetragen. Es darf uns deshalb nicht wundern, daß so unendlich viele Frauen und Mädchen scheidenkrank sind und z. B. über Ausfluß zu klagen haben. Das wird noch verständlicher, wenn wir den Ausfluß im engeren Sinne, der eine direkte Frauenkrankheit verschiedenster Ursache darstellt, näher betrachten.

Der *Trichomonasausfluß* ist der weitaus häufigste. Seine Erreger, einzellige Geißeltierchen, hat man zwar schon sehr lange gekannt, sie bis in die letzten Jahre hinein jedoch für bedeutungslos gehalten. Oft ist dieser Ausfluß schaumig, er kann weiß, gelb, grün sein und heftigste Entzündungen der Scheide und Schamteile verursachen. Entscheidend für die Diagnose ist wiederum nur eine eingehende Untersuchung.

Da sich die Erreger veränderten Lebensbedingungen sehr leicht und schnell anpassen, z. B. Einfrieren und Wiederauftauen und fünf Minuten Kochen bei 100° vertragen, erhalten sich in die Außenwelt geratene Exemplare dort lange lebend. Sie können also später wieder zufällig in den weiblichen Körper kommen.

So kann etwa von arglos fortgeworfenen oder unverschlossen gehaltenen, mit Ausfluß verschmutzten Wäschestücken eine Übertragung durch Fliegen, Mücken, Brummer usw. leicht auf Speisen erfolgen. Über Magen und Darm können dann die Tierchen, die eine lebhafte Eigenbewegung haben, wieder in die Scheide gelangen. Durch unsaubere Hände, Instrumente, Toilettengegenstände, geliehene Turn-, Bade- und Maskenanzüge kann jederzeit die Ansteckung weitergetragen werden, ebenso durch Benutzung von Badewannen oder Schwimmbassins mit stehendem Wasser, durch Schlafen in mit Ausfluß beschmutzten Betten usw.

Folgende Schlußfolgerungen müssen wir daraus ziehen: Jede Frau, die an Trichomonasausfluß leidet, darf in den ersten Wochen nicht baden (nur stehend abwaschen!), muß oft die Wäsche wechseln und diese sofort gut verschließen oder zum Kochen in den Kessel stecken. Nichts von Toilettengegenständen, Leibwäsche usw. leihen oder verleihen! Das Irrigator-Spülrohr (keine „Frauenduschen“ verwenden, die nicht genügend sauber zu halten sind!) darf nach der Benutzung nicht in den Irrigatorbehälter gesteckt werden, weil dieser sonst mit Ausflußerregern verschmutzt wird, die bei der neuen Spülung wieder in die Scheide geraten können. Das Spülrohr muß vielmehr vor und nach jeder Verwendung sofort 10 Minuten gut ausgekocht werden! Niemanden in derselben Bettwäsche schlafen lassen! Peinliche Sauberkeit! Häufig die Hände waschen! Schwämme, Lappen usw., die zur Reinigung der Schamteile benutzt wurden, ebenfalls nach Benutzung sofort auskochen!

Selbst kleine Mädchen (schon 2jährige!) erkranken durch Schmieransteckung häufig an Trichomonasausfluß und dadurch an einer Entzündung der äußeren Geschlechtsteile und der Scheide.

Die Trichomonaden, die ursprünglich nur ein kleines Gebiet ergriffen haben, vermehren und verbreiten sich über größere Strecken, finden in der falten- und buchtenreichen Scheide, zumal in der aufgelockerten Scheide Schwangerer, überall Schlupfwinkel, in denen sie sich einnisten. Bei ihrer lebhaften Eigenbewegung wandern sie zur Harnröhre und in den Darm, schließlich in die Blase, die Harnleiter, unter Umständen hinauf bis zum Nierenbecken. Eine offene Verbindung besteht, wie wir gesehen haben, von der Scheide in die Gebärmutter und die Eileiter. Kein Wunder, daß die Erreger allmählich auch diesen Weg nehmen und dort Veränderungen hervorrufen. Ja, bei Hineingelangen in die Blut- und Gewebssäftebahn kommt es zu einer fast allgemeinen Verbreitung. So können unter anderem schleichende Bauchfellentzündungen mit Verwachsungen entstehen. Selbst in die Frucht im Mutterleib werden die Trichomonaden getragen. Fehl-, Früh- und Totgeburten sind nicht selten die Folge. Bei längerem Bestehen hochgradigeren Trichomonasausflusses kommt es ziemlich häufig durch den Säfteverlust, die Glykogen-(Zucker-)Verarmung der Scheide und schließlich des ganzen Körpers und durch giftig wirkende Stoffwechselprodukte der Trichomonaden zu schweren Allgemeinstörungen, Hinfälligkeit, Mattigkeit, schlechtem Aussehen, „Blutarmut“, Kreuz-, Kopfschmerzen usw.

Wir müssen daraus lernen, so früh wie möglich einen solchen Ausfluß behandeln zu lassen, die Behandlung aber auch so lange konsequent durchzuführen, bis alle Ausflußerreger abgetötet sind.

Da der Trichomonasausfluß ansteckend ist, können sich beim Geschlechtsverkehr auch Männer damit anstecken. Die Trichomonaden verursachen in der männlichen Harnröhre meist keine nennenswerten Beschwerden. Vorübergehendes Brennen, besonders beim Wasserlassen, wird wohl häufiger beobachtet, aber nur in verhältnismäßig wenigen Fällen kommt es zu stärkeren Reizerscheinungen mit Ausfluß; dann können diese allerdings unter Umständen sehr hartnäckig sein. Die Hauptgefahr liegt aber darin, daß sich Trichomonaden in der männlichen Harnröhre sehr lange – auch bei völligem Fehlen von Beschwerden – am Leben erhalten und diese Männer als Trichomonasträger jederzeit eine Frau wieder anstecken können, die dann an sehr schwerem Trichomonasausfluß mit Entzündungserscheinungen erkranken kann. Es muß deshalb grundsätzlich auch der Mann jeder Trichomonaskranken untersucht, behandelt und auf Dauerheilung lange genug überwacht werden. Auch die Frau muß nach scheinbarer Heilung noch monatelang in ärztlicher Beobachtung verbleiben.

Neben dem Tripper und dem Trichomonasausfluß verlieren die vielen anderen Ausflußarten mit ihren vielfältigen Ursachen praktisch an Bedeutung. Sie können z. B. durch Tuberkulose, Blutarmut, Entkräftung und andere Krankheiten entstehen. Selbst rein seelisch bedingter Ausfluß und alle möglichen Mischformen kommen vor. Aber auch bei ihnen ist nur mit großer Geduld auf die Dauer etwas zu erreichen. Zur erfolgssicheren Behandlung gehört neben der Prüfung der Vorgeschichte und einer Allgemeinuntersuchung stets eine Betrachtung des Ausflusses auf Menge, Herkunft, Farbe und Festigkeit hin und eine mikroskopische Untersuchung.

Ausfluß ist die häufigste Frauenkrankheit, wenn man nicht richtiger sagen will, das häufigste Anzeichen einer solchen. Oft hört man, jede Frau habe Ausfluß, mindestens im geschlechtsreifen Alter, und bei regelmäßigem Geschlechtsverkehr sei er etwas Natürliches. „Natürlich" ist das nur, weil wir den Dingen ihren Lauf lassen. Besser wird es erst, wenn alle den Grundsatz beherzigen: Ausfluß ist nichts Selbstverständliches, Unabwendbares, womit man sich abfinden muß, sondern das Zeichen einer Krankheit, die behandelt werden muß. Wie viele plagen sich körperlich und seelisch ihr Leben lang mit diesem Übel unnötig ab!

Behandlung: Bettruhe und besondere Pflege ist unumgänglich notwendig. Man hüte sich vor einem Übermaß an Spülungen, da die Schleimhäute sonst zu stark gereizt werden. Bei allen verdächtigen Erscheinungen – rahmig-gelbe, eitrige Beschaffenheit des Ausflusses – unter vielen Möglichkeiten auch an eine Tripper-Infektion denken. Die Behandlung mit ½%iger Milchsäurelösung nach Prof. Döderlein hat sich seit Jahrzehnten bewährt, weiterhin Dextrovagan- und Marbadaltabletten, die tief in die Scheide eingeführt werden müssen.

Unterleibsschmerzen

sind fast immer Signal für eine beginnende Krankheit. Aber Schmerzen sind auch ein Zustand, an den die Frauen besonders gewöhnt sind. Unter Schmerzen verläuft bei den meisten die Periode, unter Schmerzen gebiert die Frau ihr Kind, unter Schmerzen stillt sie es oft. Es ist also begreiflich, daß selbst bei Schmerzen viele Frauen noch nicht zum Arzt gehen, sondern sich selbst erst einmal durch Tabletten, Tropfen usw. Linderung zu verschaffen suchen. Geeignete Mittel wirken schmerzstillend und täuschen so eine Besserung der Erkrankung vor, obwohl in Wirklichkeit der Krankheitsprozeß langsam vorwärtsschreitet. Deshalb soll man bei Schmerzen sich gleich ärztlich untersuchen und nicht kostbare Zeit für die Heilungsmöglichkeit verstreichen lassen! Denn es kann ein ernstes Leiden die Ursache sein. Neben allem anderen denke man im übrigen auch an Stuhlverstopfung und Würmer als Ursachen für Schmerzen im Unterleib.

Unterleibsentzündung

Alle Organe und Gewebe des weiblichen Unterleibs können sich verhältnismäßig leicht entzünden. Daß darunter so viele Frauen leiden, liegt, wie schon erwähnt, am ziemlich ungehinderten Zutritt der Krankheitskeime zu den weiblichen Geschlechtsteilen (offener Kanal von der Außenwelt durch Scheide, Gebärmutter und Eileiter hindurch bis in die freie Bauchhöhle).

Die weise Natur hat durch sinnreiche Abwehrvorrichtungen Vorsorge getroffen, daß nicht noch mehr Frauen an diesen Entzündungen erkranken. Zunächst schützen Haarkleid und Schamlippen den Eingang. Erst bei der Mehrgebärenden klafft die Scheide, um so mehr, je mangelhafter die Geburtsleitung war und je schlechter entstandene Rißverletzungen ärztlich behandelt sind. Als weiteren Schutz verfügt die Scheide in gesunden Tagen über ein hohes Selbstreinigungsvermögen. Im Erkrankungsfalle verliert sie an Abwehrkraft.

Viele Frauen stören diese Selbstreinigung durch zu häufige Spülungen oder Waschungen, oft noch mit ungeeigneten oder zu scharfen Lösungen. Das ist falsch verstandene, wenn auch gut gemeinte Körperpflege! Außer der chemischen und mechanischen Schädigung werden dabei oft auch Keime eingeschleppt durch unausgekochte Spülrohre, Duschen, Lappen usw. Unabgekochtes Wasser kann stets Keime (auch Trichomonaden) enthalten. Bei gewohnheitsmäßigem Spülen werden außerdem für die normale Scheidentätigkeit höchst wichtige Stoffe herausgespült oder bis zur Gesundheitsgefährdung verdünnt.

Scheidenspülungen sollten deshalb ohne ärztliche Anordnung überhaupt nicht oder nur gelegentlich einmal mit ausgekochtem Irrigator unter gelindem Druck vorgenommen werden. Verwendet wird dann Kamillentee, mit abgekochtem Wasser zubereitet. Scheidenauswaschungen sind ganz zu unterlassen. Eine gesunde Scheide reinigt sich von selbst, eine kranke muß vom Frauenarzt behandelt werden.

Der Muttermund ist durch einen Schleimpfropf verlegt, der von Natur aus gegen Ansteckung einen gewissen Schutz bietet. Gebärmutterhöhle und Eileiter sind in gesunden Tagen keimfrei. Bei Spülungen mit sog. „Frauenduschen“ kann der Druck nie eine bestimmte und gleichbleibende Größe haben. Wendet man aber einen zu starken Druck an, so besteht die Gefahr, daß der Schleimpfropf leicht durchbrochen wird und die Spülflüssigkeit samt Ausfluß in die Gebärmutter, ja bis in die Eileiter gerät. Mit harmlosen Bakterien werden infolge ihres Selbstschutzes die weiblichen Geschlechtsorgane im allgemeinen fertig. Anders, wenn schwerere Krankheitskeime, besonders in größerer Zahl eindringen. Dann gibt es einen Kampf, dem der Körper um so leichter erliegt, je widerstandsloser er ist. Durch Unterleibs- oder andere Erkrankungen, durch zu wenig oder falsche Ernährung, durch falsche Lebensweise, Überarbeitung, durch Kummer und Sorgen seelisch Geschwächte können im Augenblick der Gefahr nicht genug Widerstandskraft aufbringen.

Außer diesem krankhaften Versagen der Widerstandskraft gibt es auch bei Gesunden körperlich bedingte Schwächezeiten, in denen eine Ansteckung leicht festeren Fuß fassen kann. Das sind die monatliche Regel, der Zeitpunkt des Eisprungs, dann die Schwangerschaft, besonders aber Geburt und Wochenbett. In diesen Zeiten ist der Muttermund weiter als sonst geöffnet. Das Gewebe ist lockerer und blutreicher, das Sekret stark vermehrt. Damit ist ein günstiger Nährboden für eindringende Krankheitskeime gegeben, zugleich die Möglichkeit leichten Vordringens auf den breiteren Blut- und Lymphwegen.

Während der Geburt und im Wochenbett wird die Gefahr der allgemeinen Körperschwäche durch die kleinen und großen Geburtswunden noch erhöht. Man vermeide deshalb jede Verunreinigung der Geschlechtsteile sorgfältig in der Periode, während der Schwangerschaft, vor allem aber bei Geburt, Fehlgeburt und im Wochenbett.

Die Hauptursachen der bakteriell bedingten Unterleibsentzündungen bilden jedoch Tripper und Abtreibung. In 10% aller Tripperfälle kommt es durch Aufsteigen der Ansteckung zu Eileiterentzündungen. Bei Abtreibung durch Unberufene werden Keime durch das heimlich-unheimliche, oft überstürzte und unsaubere Arbeiten in die Tiefe der Geschlechtsteile gebracht und in etwa gesetzten Wunden günstige Nährböden geschaffen. Auch Tuberkulose der weiblichen Unterleibsorgane kommt vor, spielt aber praktisch eine untergeordnetere Rolle.

Dagegen ist eine Verschleppung von Krankheitskeimen aus sonst im Körper liegenden Krankheitsherden auf dem Blut- und Lymphwege in die weiblichen Geschlechtsorgane nicht gerade selten. So kann eine Mandeleiterung eventuell eine Eileiterentzündung nach sich ziehen, vor allem dann, wenn die Geschlechtsteile gerade besonders anfällig sind, wozu oft Erkältungen die letzten, den Prozeß auslösende Bedingungen schaffen.

Die große Bedeutung des bisher Gesagten leuchtet erst recht ein, wenn wir im folgenden die Entzündungsformen etwas näher betrachten.

Bei starkem Ausfluß kommt es leicht zu einem Wundsein der Schamteile und ihrer Umgebung, nicht selten zur Bildung von spitzen Feigwarzen und zu einer entzündlich-eitrigen Schwellung der großen Scheideneingangsdrüsen. Entzündungen der Scheide finden sich besonders bei Trichomonas. Taucht der Muttermund längere Zeit in einen Ausfluß, so entstehen „Geschwüre“ an den Muttermundslippen, besonders wenn noch dabei ein Katarrh des Halskanals mit schleimig-eitrigen Absonderungen besteht. Bei ständiger Reizung muß man auch an die Möglichkeit allmählichen Übergangs in Krebs denken.

Über den Weg einer Gebärmutterschleimhautentzündung mit eventueller Wandverdickung nimmt die Ansteckung leicht ihren Weg in die Eileiter, meist werden dann beide ergriffen, wenn auch in verschiedenem Ausmaß, oder direkt durch die Gebärmuttermuskulatur hindurch in das Beckenzell- und Beckenbindegewebe.

Bei zunehmender Entzündung der Eileiter kommt es zu schwerwiegenden Veränderungen an ihrer Schleimhaut und zu einer Auftreibung des Organs durch entzündliche Flüssigkeitsausschwitzung und Eiterbildung, wodurch sich der sonst nach der freien Bauchhöhle zu offene Fransenkranz fest verschließt. In Abb. S. 393 sind rechts die normalen Verhältnisse dargestellt, links ist der Eileiter infolge der Entzündung am freien Ende geschwulstartig-keulenförmig aufgetrieben und völlig verschlossen. Der in die Gebärmutter übergehende Teil ist noch unverändert und offen. Die punktierte Linie zeigt rechts den von Scheide und Gebärmutter her durch die Eileiter bis in die freie Bauchhöhle sich erstreckenden offenen Kanal, während dieser links im Eileiter blind endet. Der linke Eierstock liegt noch außerhalb der Geschwulst, ist mit ihr in

Wirklichkeit aber schon verklebt, was in der Zeichnung zwecks größerer Übersichtlichkeit nicht dargestellt ist.

Infolge des Entzündungsvorganges oder bei seinem etwaigen Abklingen kann es auch an anderen Stellen des Eileiters zu Verschlüssen mit späterer Unfruchtbarkeit (bei einseitigem Befall nur der betreffenden Seite) kommen, besonders in dem so engen Anfangsteil des Eileiters am Abgang von der Gebärmutter. Durch Hinüberfließen der Absonderungen in den anderen Eileiter wird auch dieser ergriffen.

Schreitet die Entzündung von dem in Abb. 1 dargestellten Zustand fort, so verwachsen Eileiter und Eierstock immer mehr miteinander. Das umgebende Gewebe nimmt an der Entzündung teil, und so ergibt sich allmählich eine ständig größer werdende (entzündliche) Geschwulst, in die jetzt der Eierstock völlig mit einbezogen ist, wie aus Abb. 2 ersichtlich. Inzwischen ist es im weiteren Umkreis zu Beckenbindegewebe- und Bauchfellentzündung gekommen. Dadurch verwachsen solche Geschwülste später völlig mit Gebärmutter, Blase, Därmen, Bauchfell, Harnleitern und untereinander.

Ein Blick auf diese Bilder zeigt, daß sich nur im Beginn eine Rückbildung zu normalen Verhältnissen erzielen läßt, daß die Behandlung um so länger dauern muß, je weiter die Krankheit vorgeschritten ist. Wohl gelingt es auch dann noch öfter bei sachgemäßer und monatelang beherrlich fortgesetzter Behandlung, Schmerzfreiheit zu erzielen; aber die Veränderungen sind so weit gediehen, daß die Eileiter verschlossen bleiben, wodurch die Frau unfruchtbar ist und fortan eine schwache Stelle im Körper besteht, an der sich bei jeder Gelegenheit eine Schädigung durch Neuaufflackern der Entzündung auswirkt. Leicht werden solche Frauen zu Halbinvaliden, die ohne rechte Lebensfreude ihre Tage verbringen, immer wieder an ihr Leiden

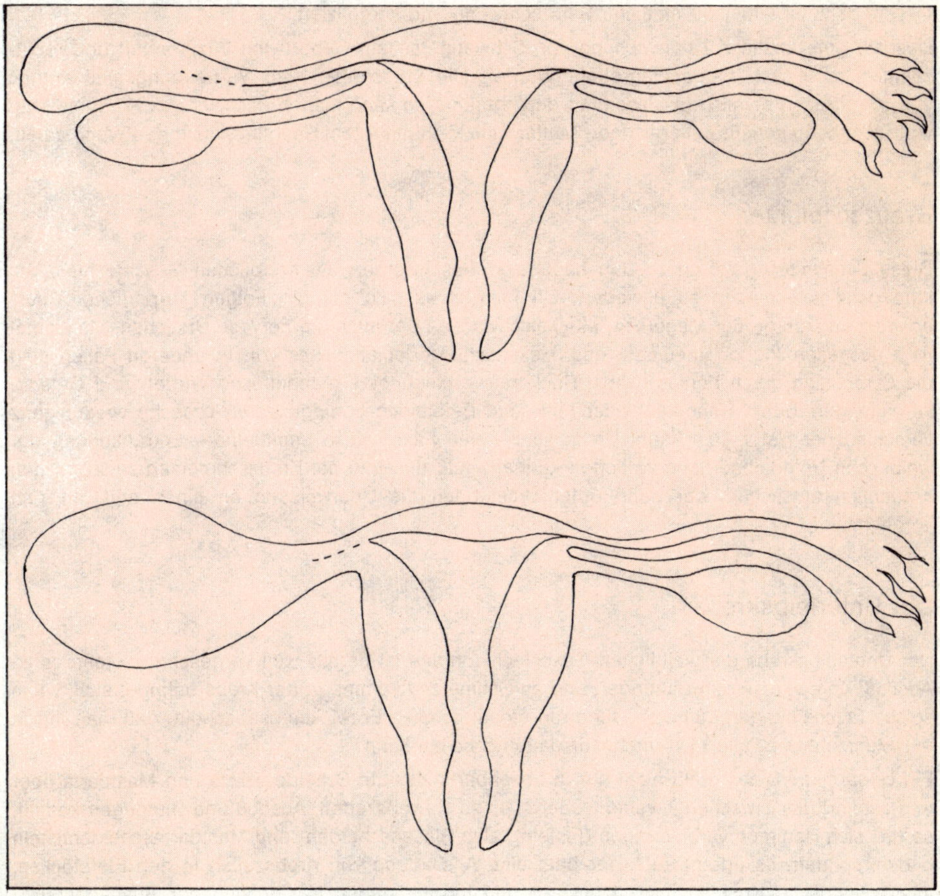

Stark schematische Darstellung der Gebärmutterschleimhautentzündung

gemahnt werden und jedes Vergnügen, jede anstrengende Betätigung mit Neuerkrankung büßen. Oft kann nur eine Operation helfen, wobei ein oder meist beide Eileiter entfernt werden, eventuell unter Mitnahme eines Eierstocks oder gar beider, ja nicht selten selbst eines Teiles der Gebärmutter. Eine schwere Sühne für die Unterlassungssünden zu spät begonnener oder zu lässig durchgeführter Behandlung! Wenn auch die Versuche der Operateure, jetzt doch noch die Zeugungsfähigkeit zu erhalten oder wiederherzustellen, in wenigen Fällen von Erfolg gekrönt sind, so bleibt das nur ein leiser Hoffnungsschimmer. Mit der eigentlichen Aufgabe des Weibes, gesunde Mutter gesunder Kinder zu sein, ist es meist vorbei. In 85 von 100 Fällen entsteht nach Eileiterentzündung Unfruchtbarkeit.

Aber selbst wenn die Eileiter wieder durchgängig werden, sind infolge der Restzustände die Aussichten auf Empfängnis oft ungünstiger als vorher, ja es kann zu einer Eileiter- oder Bauchhöhlenschwangerschaft kommen, die immer eine Lebensgefahr bedeutet, aus der nur eine rechtzeitige Operation retten kann.

Bei sehr großen oder zu alten Geschwülsten ist fast immer jede nichtoperative Behandlung erfolglos. Wärme und Medikamente dringen durch die dicken Entzündungsmembranen nicht mehr hindurch. Alles ist zu sehr verwachsen. Der Eiter hat die Organe zerfressen. Die schon bei geringerer Entzündung auftretenden unregelmäßigen Blutungen nehmen hier noch mehr krankhaften Charakter an. Die ohnehin unbrauchbaren Teile müssen operativ entfernt, häufig die ganzen inneren Geschlechtsteile geopfert werden.

Im Wochenbett verläuft die Krankheit häufig anders, stürmischer. Der Körper findet gar keine Zeit, auf derartige Entzündungen einzugehen. In wenigen Tagen kann der ganze Körper über die Geschlechtsteile hinweg von den Krankheitskeimen überflutet sein, diese dringen in die freie Blutbahn ein und gelangen mit den strömenden Lebenssäften, dem Blut und der Lymphe, in alle Organe und Gewebe hinein. Sind einmal solche bösartigen Keime in den Körper getragen, dann ist leider oft ärztliche Hilfe schwierig und kompliziert.

Deshalb gute ärztliche Überwachung von Schwangerschaft, Geburt und Wochenbett und rechtzeitiges, möglichst frühes Eingreifen! Werden alle Vorschriften und Vorbeugungsmaßnahmen von allen Seiten peinlich gewissenhaft durchgeführt, so kann man ein schwereres Kindbettfieber verhüten, dann verläßt eine gesunde Mutter, glücklich mit ihrem Säugling, auch das Wochenbett.

Kreuzschmerzen

Diese Schmerzen gehören zu den häufigsten Beschwerden des weiblichen Geschlechtes. Sie sind ganz verschieden zu bewerten. Oft handelt es sich nur um Folgen körperlicher Überanstrengung, zu großer Magerkeit, Muskelschwäche oder auch um nervöse Ursachen. Manchmal liegt ausgesprochener Rheumatismus, Hexenschuß oder ähnliches vor. In anderen Fällen sind die Schmerzen durch hohles Kreuz, Rückgratsverbiegungen, mannigfache Wirbel- und Gelenkverbildungen, durch Hängeleib oder Fuß- und Beinleiden bedingt, deren Ursache wieder ganz verschiedener Natur sein kann. Da in sehr vielen Fällen auch unmittelbare Erkrankungen der weiblichen Unterleibsorgane vorliegen können, muß die Frau bei Kreuzschmerzen zunächst den Frauenarzt aufsuchen, der dann unter Umständen die Überweisung an einen anderen Arzt vornimmt.

Der Unterleibskrebs

Der Unterleibskrebs der weiblichen Geschlechtsorgane ist bereits weit vorgeschritten, ehe es zu Ausfluß, unregelmäßigen Blutungen und zu Schmerzen kommt, ja der Krebs befindet sich, wenn solche Erscheinungen auftreten, schon in einem solchen Entwicklungsabschnitt, daß man ihn in der Mehrzahl der Fälle nicht mehr für dauernd heilen kann.

Ein *Gebärmutterkrebs* greift nicht nur in absehbarer Zeit auf Scheide, Blase und Mastdarm über und zerstört das Zwischengewebe, wodurch es zu Gewebszerfall, Ausfluß und Blutungen kommt, so daß sich Hohlraumverbindungen (Fisteln), also Blasenscheiden- und Mastdarmscheidenfisteln bilden, sondern es erfolgt auch gar bald eine Ansiedlung von Krebszellen in den Eierstöcken, in der Lunge, in Knochen usw. Diese kleinen fortgetragenen Nester sind der Ausgangspunkt für weitere Krebswucherungen.

Jedes Organ kann, allerdings verschieden häufig, von der zuerst entstandenen Primärgeschwulst oder von neugebildeten Nestern befallen werden. Es gibt also z. B. auch Eileiter-, Scheiden-, Schamlippen-, Kitzler-, Harnröhrenkrebs usw.

Im übrigen machen nicht nur Krebse der weiblichen Geschlechtsorgane im Bauchraum und in ferneren Körpergegenden Aussaaten, sondern auch der Magenkrebs z. B. im Eierstock, so daß nicht alle Krebse der weiblichen Geschlechtsteile auch wirklich da entstanden sein müssen.

Der ursprüngliche Krebs, z. B. der Magenkrebs, kann schon in einem recht frühen Stadium Aussaaten in den Geschlechtsorganen, meist in den Eierstöcken machen. Die Tochtergeschwülste wachsen dabei häufig bedeutend rascher und geben der Kranken dann nicht selten den ersten Anlaß, einen Arzt aufzusuchen. Wenn sich nun selbst der Unterleibskrebs noch gründlich operieren läßt, ist doch eine Dauerheilung meist nicht mehr möglich, da die Geschwulst nicht nur an der ursprünglichen Stätte weiterwächst, sondern auch der übrige Körper oft von zahllosen Keimen verseucht ist.

Ein Drittel sämtlicher krebskranker Frauen ist an Gebärmutterkrebs erkrankt. Andere bösartige Geschwülste – Krebs ist wohl bei weitem die häufigste, aber nicht die einzige – sieht man bevorzugt in der Jugend; und sie sind nicht harmloser, sondern oft gefährlicher als der Krebs.

Bei Wachsen der Krebsgeschwulst wird der Körper zunehmend schwer geschädigt, mit giftigen Stoffen überschwemmt; Appetitlosigkeit, ständiger Säfte- und häufiger Blutverlust fördern die Entkräftung. Durch Übergreifen auf die empfindlichen Nervenbahnen ergeben sich allmählich unerträgliche Schmerzen. Die Tätigkeit der Organe leidet mehr und mehr, im Unterleib umwuchern die Krebsmassen die Harnleiter bis zum völligen Verschluß, so daß der Urin aus den Nieren nicht mehr in die Harnblase ausgeschieden werden kann, sondern in die Blutbahn tritt.

Diese Vergiftung, ferner allgemeine Entkräftung und Ausfall wichtiger Organfunktionen führen schließlich zum Tode.

Die Bösartigkeit des Krebses liegt in seiner schleichenden Entstehung. Die ersten, auch dem Laien bemerkbaren Anzeichen sind Ausfluß, besonders fleischwasserartiger; unregelmäßige Blutungen sind am verdächtigsten, wenn sie sich anläßlich des Geschlechtsverkehrs, harten Stuhlganges oder nach dem Aufhören regelmäßiger Periodenblutungen einstellen. Krebs kann nur dann dauernd geheilt werden, wenn er früh in sorgfältige ärztliche Behandlung kommt, also noch örtlich begrenzt ist und noch keine Verschleppungen auf dem Blut- oder Lymphwege erfolgt sind. Hoffnungslos sind bei unserer fortgeschrittenen Behandlungsmöglichkeit heute auch weiter vorgerückte Erkrankungen keineswegs. Auch da erreichen wir noch manchen schönen Erfolg, bei nicht zu spätem Einschreiten selbst Dauerheilungen.

Das gilt auch für alle anderen bösartigen Geschwülste, die ebenfalls solche Aussaaten bilden. An den inneren Organen, wie Magen, Darm, Eierstock, ist die Krankheitserkennung natürlich ungleich schwieriger als an den sichtbaren Teilen, z. B. auch am Muttermund der Gebärmutter. Ein *Krebs der Gebärmutterhöhle* ist noch als ziemlich günstig sitzend anzusprechen. Einmal können wir ihn durch sorgfältige Gebärmutterausschabung und gewissenhafte mikroskopische Untersuchung sehr frühzeitig feststellen, ihn andererseits durch Entfernen der Gebärmutter, in deren Höhle er verhältnismäßig lange geschlossen bleibt, gründlich ausrotten. Durch das Kolposkop, ein Gerät zur genauen Untersuchung der Scheide, ist es möglich, allerkleinste Krebse, die sonst glatt übersehen werden, ja sogar Krebsvorstufen, die anderweitig nicht auffallen können, einwandfrei festzustellen und erfolgreich zu behandeln. Trotzdem könnten die Heilungsergebnisse besser sein, wenn Frauen und Mädchen sich rechtzeitig in ärztliche Behandlung begeben würden.

Vorbeugung ist die beste Medizin. Frauen sollten sich deshalb von früh an regelmäßig untersuchen lassen. Die Mühe ist gering und die Untersuchung schmerzlos. Das wäre eine Möglichkeit, das Krebsgespenst zu bannen, gegebenenfalls mit einem kleinsten Eingriff, der sogar die Schwangerschafts- und Geburtsfähigkeit erhält, und in Gesundheit alt zu werden.

Der Brustkrebs

Er kann von der Haut und von den Milchdrüsen seinen Ausgang nehmen. Als Alarmzeichen haben zu gelten:

eine kleine harte Stelle in der Brusthaut, die sich sehr bald rot färbt;

ein kleines Knötchen unmittelbar unter der Haut oder in der Tiefe, eventuell auch eine unregelmäßig begrenzte Verhärtung;

eine Einziehung der Brusthaut, die dem Laien vielleicht als einzige Erscheinung auffällt.

Beschwerden treten im Anfang nicht auf. Dazu kommt es erst, wenn geschwüriger Zerfall eintritt oder sich der Krebs nach dem Körperinnern, der Achselhöhle oder Schlüsselbeingegend zu ausbreitet. Es brauchen nicht alle Knotenbildungen Krebs zu sein; es gibt auch gutartige Brustdrüsengeschwülste. Dies festzustellen ist Sache des Arztes.

Selbst gutartige Geschwülste müssen ebenso wie solche des Unterleibs meist operiert werden, mindestens müssen sie aber unter ständiger Aufsicht des Arztes verbleiben, um eine bösartige Entwicklung zu verhindern. Notfalls lasse man sich rechtzeitig, noch bei frischen Kräften, operieren und warte nicht erst, bis erschwerende Umstände eingetreten sind. Auch alle mit Radium oder Röntgen bestrahlten gutartigen Geschwülste der Geschlechtsorgane müssen jahrelang ärztlich auf etwaige gefährliche Entartung hin beobachtet werden. Das Alter der Kranken spielt keine Rolle; es gibt Brustdrüsenkrebs auch in jungen Jahren, selbst bei nie schwanger Gewesenen.

Kann man nun etwas tun, um der Entstehung des Brustkrebses, der nächst dem der Gebärmutter der häufigste Krebs der Frau ist, vorzubeugen?

Bis zu einem gewissen Grade, ja. – Alle Reizungen, die unter Umständen zur bösartigen Entwicklung normaler Zellen oder harmloser Geschwülste führen können, sind zu vermeiden, z. B. das Einzwängen der Brust in enge Kleidungsstücke, Scheuern und Drücken von defekten Stahl- oder Fischbeinstäbchen, das Reiben von rauhen Wäschestücken an der Brustwarze usw.

Auch eine schleichende Entzündung oder der Restzustand einer solchen, z. B. eine „Verhärtung" usw., können einen Dauerreiz darstellen. Ferner kommen noch vernachlässigte kleine Geschwüre oder ein nicht sachgemäß behandelter Hautausschlag in Frage. Auf Verhütung und rasche Ausheilung müssen besonders die Frauen bedacht sein, in deren Familien bereits Krebserkrankungen vorgekommen sind. Sollten aber an der Brust die leisesten Veränderungen zu bemerken sein, so verliere man keinen Tag mit irgendwelchen Selbstversuchen, sondern befrage den Arzt.

Auch an dieser Stelle sei nochmals gesagt: Die angeführten Anzeichen können, müssen aber nicht zur Krebskrankheit führen. Es sind immer nur einzelne, bei denen durch entsprechende Veranlagung oder zufällige Begleitumstände eine bösartige Entwicklung eintritt.

Brustdrüsenentzündung

Sie entsteht, wenn krankmachende Bakterien in die Brust eindringen. Als Eintrittspforte für die Keime als Infektionsweg kommen in Betracht:

die Ausführungsgänge der Milchdrüsen;

kleine Einrisse (Schrunden) an den Brustwarzen oder sonstige Wunden an ihnen oder in ihrer Umgebung. Die Keime können in beiden Fällen von unreinen Fingern, von der Hautoberfläche der Brust, vom Gesicht des Kindes oder von unsauberen Brusthütchen und dergleichen stammen;

die Blut- und Lymphgefäße als Keimträger von Krankheitsherden an anderen Stellen des Körpers (z. B. eitrige Mittelohr-, Mandelentzündung, Furunkel usw.).

Erleichtert wird die Ansteckung durch Milchstauung. Daraus ergibt sich schon, wie man die meisten Brustdrüsenentzündungen verhüten kann. Zunächst die Hände peinlich sauber halten, Fingernägel kurzschneiden, Schmutz unter ihnen beseitigen. Vor jeder Berührung der Brust sich gründlich die Hände waschen (Schutzverband bei Fingereiterung!). Warzenhütchen usw. nach jeder Benutzung säubern und vor jeder Anwendung 10 Minuten in Wasser auskochen. Bei Augenkatarrh des Säuglings vor dem Anlegen die Augen mit 3%iger Borlösung auswaschen. Praktisch kommt auch dem Munde des Kindes eine gewisse Rolle als Keimüberträger zu. Diese Gefahr ist groß, weil Keime aus dem Mund des Kindes durch das Saugen in die Brustwarze und die Brustwarzenschrunden eindringen können.

Die Wäsche ist häufig zu wechseln, die Brüste sind mit sauberem Tuch zu bedecken und vor jedem Stillen mit einem einwandfreien Borwasserläppchen abzuwaschen! Um eine Keimverschleppung von anderen Krankheitsherden zur Brust zu verhüten, müssen diese Prozesse, scheinen sie an sich selbst noch so harmlos, sofort vom Arzt gewissenhaft behandelt werden.

Durch jedesmalige gründliche Entleerung der Brust, eventuell durch Abpumpen der in der eben gereichten Brust noch vorhandenen Milch, beugt man einer Milchstauung vor.

Wird eine Brustdrüsenentzündung sofort ärztlich behandelt, heilt sie in wenigen Tagen ohne Unterbrechung des für Brust und Kind so wichtigen Stillgeschäftes aus. Erst bei weiter vorgeschrittenen Veränderungen, bei Eiterbildung, muß man zum Messer greifen, was nicht nur für die Wöchnerin unangenehm und unter Umständen für das Gedeihen des Säuglings gefährlich ist, sondern auch eine unschöne Narbe und nicht gerade selten mangelhafte Stillfähigkeit in einem späteren Wochenbett hinterläßt.

Behandlung: Sie entspricht im wesentlichen der Behandlung jeder eitrigen Infektion mit allen Entzündungserscheinungen und Abszeßbildung.

Feuchte, kalte Umschläge und Hochbinden der Brust empfehlen sich in jedem Falle. Neuerdings werden Penicillin und ähnliche Präparate, sowohl als Spritze wie zur örtlichen Anwendung als Salbe, mit großem Erfolg gebraucht. Bei Erweichung und Einschmelzung der Eiterherde muß operiert werden, anschließend Ansetzen der Bierschen Saugglocke.

Während der Stillzeit ist eine besonders sorgfältige Pflege der Brüste erforderlich. Niemals darf der Säugling an die erkrankte Brust angelegt werden. Bei starker Spannung der Brust muß die Wöchnerin die Milch regelmäßig abpumpen, das Abstillen kann durch einen kunstgerechten Verband erleichtert werden.

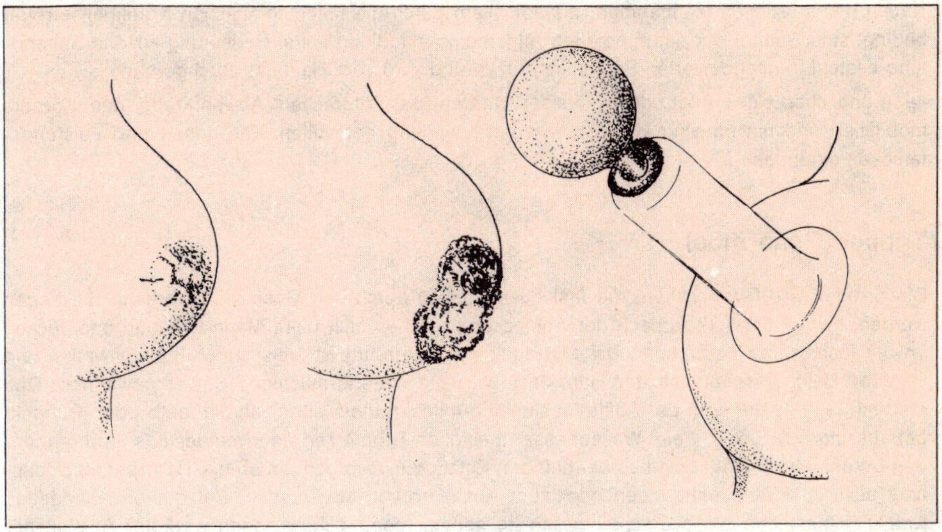

Brustdrüsenentzündung
links: 1. Stadium; Mitte: 2. Stadium; rechts: Behandlung mit der Saugglocke

Brustwarzenkrampf

Er tritt überwiegend in der kühleren Jahreszeit auf und äußert sich durch Schmerzen an den Brüsten, die hart werden, sich aufrichten und deren Spitzen dann häufig blaß bis weiß aussehen und einschließlich des Warzenhofes runzlig werden.

Den in der Auswirkung sehr unangenehmen, sonst aber bedeutungslosen Erscheinungen liegen durch Kälteeinwirkung bei leicht reizbarem Nervensystem bedingte Krampfzustände kleiner Blutgefäße zugrunde. Man vermeide bei derartiger Anfälligkeit Entblößen der Brust in kaltem Raum und sonstige Kälteeinwirkung (kalte Wäsche, kalte Betten!) und lasse sich vom Arzt Atropin-Präparate zur örtlichen Anwendung verschreiben, die bei leicht Anfälligen auch vorbeugend zu empfehlen sind. Später vernünftige allmähliche Abhärtung.

Geschlechtskrankheiten

Allgemeines und Grundbehandlung

Als Geschlechtskrankheiten bezeichnet man Erkrankungen, die durch bestimmte Erreger vornehmlich beim Geschlechtsverkehr übertragen werden: den Tripper (Gonorrhöe), die Syphilis (Lues) und den weichen Schanker (Ulcus molle). Sie entwickeln sich deshalb in der Regel zunächst an den Geschlechtsorganen selbst, können aber auch an der Haut und den Lippen bzw. im Munde auftreten.

Der Tripper ist am weitesten verbreitet, an zweiter Stelle steht die Syphilis. Eine gleichzeitige Infektion mit Tripper und Syphilis ist durchaus möglich, aber selten. Während der weiche Schanker als die harmloseste Erkrankung betrachtet werden kann, muß man in der Syphilis die gefährlichste sehen. Da ein nicht behandelter oder unsachgemäß behandelter Geschlechtskranker infolge der Ansteckungsfähigkeit seine Umgebung gefährdet, muß er zu einem zugelassenen Facharzt gehen; im übrigen bestehen hier genaue gesetzliche Vorschriften, bei Unbemittelten werden die Kosten aus öffentlicher Hand bestritten. Die ärztliche Schweigepflicht wird voll gewahrt, und eine Meldepflicht schlechthin gibt es nicht. Nur wenn sich ein Kranker der Behandlung entzieht, wird das Gesundheitsamt benachrichtigt.

Wer eine Ehe eingeht oder den Beischlaf ausübt, obwohl er weiß oder den Umständen nach wissen muß, daß er geschlechtskrank ist, wird auf Antrag bestraft. Je rechtzeitiger die Behandlung einsetzt, desto sicherer ist auch der Heilerfolg ohne Komplikationen und spätere Nacherkrankungen.

Neben den speziellen Maßnahmen, die vor allem durch die unterschiedlichen Krankheitserreger bedingt sind, kommt der naturgemäßen Allgemeinbehandlung keine Bedeutung zu. Die Behandlung besteht in hochdosierten Penicillinspritzen und wird vom Hautarzt durchgeführt.

Je gründlicher sie erfolgt, desto besser werden die natürlichen Abwehrkräfte des Körpers mobilisiert und um so eher wird die Wiederherstellung der vollen Gesundheit und Leistungsfähigkeit garantiert.

Tripper (Gonorrhöe)

Die Erreger sind Gonokokken, die fast ausnahmslos durch den Geschlechtsverkehr übertragen werden. Etwa 2 bis 3 Tage nach der Ansteckung machen sich beim Mann Brennen und Jucken an der Eichelspitze bemerkbar. Die Mündung der Harnröhre ist meist gerötet, geschwollen und verklebt. Beim Ausstreichen der Harnröhre wird ein wässrig-milchiges Sekret gewonnen. Drei bis fünf Tage später wird der Ausfluß schleimig-milchig, dann eitrig-rahmig, gelb oder grüngelb gefärbt und dickflüssig. Beim Wasserlassen bestehen Schmerzen oder mindestens ein brennendas Gefühl. Manchmal kommt es bei heftigen Entzündungsvorgängen an der Harnröhrenschleimhaut auch zu Blutbeimengungen oder zum Abstoßen von Membranen. Bei der unbehandelten Krankheit bestehen diese Erscheinungen im allgemeinen 14 Tage, dann wird der Ausfluß allmählich dünnflüssiger und geringer. Als Komplikation tritt aber dann in der 3. Woche nach der Ansteckung in unbehandelten Fällen auch eine Erkrankung der hinteren Harnröhre auf. Dabei beobachtet man Harndrang, Harnzwang und Blutaustritt am Schluß des Wasserlassens. Körperliche Anstrengungen und Steifungen des Gliedes begünstigen diese Komplikationen.

Der chronische Tripper macht meist keine besonderen Beschwerden. Auch der Ausfluß ist geringfügig. Vor allem morgens nach der Nachtruhe kann ein Tropfen graugelber schleimiger Flüssigkeit aus der Harnröhre ausgepreßt werden. Im Harn finden sich gonokokkenhaltige Tripperfäden. Die Erkrankung kann aber auch auf die Vorsteherdrüse, die Samenblasen und die Nebenhoden übergreifen. Auch dabei können bisweilen geringfügige Beschwerden auftreten, in anderen Fällen hochgradige Schmerzen. Schmerzen können auch zum Kreuz ausstrahlen, in die Oberschenkel, beim Stuhlgang und beim Sitzen auftreten.

Bei der unbehandelten chronischen Gonorrhöe zieht sich der Verlauf über Monate und Jahre hin. Die Krankheit erscheint geheilt, kann aber bei geringfügigen Belastungen wieder aufflackern. Das Übergreifen auf die Blase und die Nieren ist möglich.

Bei der Frau werden die ersten Erscheinungen vielfach übersehen, da nur wenig Beschwerden bestehen. Dadurch wird die Erkrankung auch unbeabsichtigt durch Frauen häufiger übertragen.

Der Anspruch nach erfolgter Infektion kann jedoch schon nach einigen Stunden erfolgen. Kitzeln in der Harnröhrenmündung und Brennen beim Wasserlassen sowie mäßiger Harndrang und Ausfluß sind die ersten Anzeichen. Da die Harnröhre bei der Frau viel kürzer als beim Mann ist, kann die Blase sehr schnell in Mitleidenschaft gezogen werden. Hierbei treten Schmerzen und häufiger Drang zum Wasserlassen auf. der Harn ist stark getrübt. Auch die Bartholinischen Drüsen erkranken oft, ihre Entzündung beginnt plötzlich mit heftigen Schmerzen, wobei sich ein großes Ödem der Schamlippen entwickelt. Es kommt zum Abszeß, der einschmilzt und sich mit reichlich Eiter nach außen entleert. Oft besteht dabei hohes Fieber. Im weiteren Verlauf werden auch die Gebärmutter und die Eierstöcke ergriffen. Aus dem Gebärmutterhals tropft ein gelbgrüner Eiter. Die Erkrankung kann sich unbehandelt über Monate und Jahre hinziehen.

Geschlechtsverkehr, Menstruation und Schwangerschaft begünstigen die Infektion, vor allem auch ihre Ausweitung auf die Unterleibsorgane. Die Gonorrhöe verhindert weder die Empfängnis noch führt sie zu einer frühzeitigen Ausstoßung der Frucht.

Die Entzündung der Anhänge *(Adnexitis)* kann akut oder chronisch verlaufen. Oft bestehen Schmerzen, manchmal nur ein Druckgefühl, Störungen der Menstruation, und bisweilen treten Reizungen des Bauchfells auf, vor allem Bauchdeckenspannung und Fieber.

Der aus der Scheide fließende Eiter kann auch den Mastdarm infizieren. Eine Mastdarm-Gonorrhöe wird besonders bei Frauen und kleinen Mädchen wegen der verhältnismäßig leichten Infektionsmöglichkeit angetroffen. Oft sind die Krankheitszeichen geringfügig. Man beobachtet eine Rötung des Afters, Schmerzen und Eiterbeimengungen des Stuhles. Es können sich aber auch ernstere Komplikationen entwickeln, z. B. Abszesse, Fisteln u. a.

Die außergeschlechtlich übertragene Gonorrhöe betrifft hauptsächlich kleine Mädchen. Sie erfolgt durch gemeinsames Schlafen in einem Bett mit Tripperkranken oder durch Übertragung mit Waschgegenständen. Bei Neugeborenen ist die Übertragung auch während der Geburt möglich. Durch Übertragung von gonorrhoischem Eiter ist auch eine Ansteckung der Augenbindehaut *(Blennorrhöe)* möglich. Zwei bis drei Tage später bildet sich eine Entzündung, die sich durch Jucken und Lichtscheu bemerkbar macht. Die Erscheinungen verschlimmern sich sehr rasch. Die Absonderung wird blutig-eitrig, die Augenlider schwellen sehr stark an, so daß die Lidspalte oft nicht mehr geöffnet werden kann. Oft bestehen auch Fieberzustände. Die gonorrhoische Erkrankung kann auch auf die Hornhaut übergreifen, so daß es zu bleibenden Augenschäden kommt. Besonders bei Neugeborenen ist die gonorrhoische Augenbindehautentzündung gefürchtet. Aus diesem Grunde sind die Hebammen gesetzlich gezwungen, unmittelbar nach der Geburt eine desinfizierende Flüssigkeit in die Augen einzuträufeln.

Durch Verschleppung der Keime auf dem Blut- oder Lymphweg kann es auch zu einer Ansiedlung von Gonokokken in den großen Gelenken und Sehnenscheiden kommen. Im Gegensatz zur rheumatischen Gelenkerkrankung wird bei der gonorrhoischen nur ein einziges Gelenk befallen. Charakteristisch sind die plötzlichen heftigen Gelenkschmerzen, die nicht nur bei Bewegung, sondern schon bei geringster Berührung auftreten. Die Gelenke schwellen an, es bildet sich ein Erguß, über dem die Haut straff gespannt, gerötet und schmerzhaft ist und sich heiß anfühlt. Die Diagnose beruht ausschließlich auf dem Nachweis von Gonokokken. Dazu wird das Sekret auf einen Objektträger gestrichen, gefärbt und mikroskopisch untersucht.

Behandlung: Nochmals sei herausgestellt, daß die Behandlung laut gesetzlicher Vorschrift nur durch einen approbierten Arzt erfolgen darf. In neuerer Zeit hat sich Penicillin als wirksamstes Heilmittel durchgesetzt.

Bei einer gonorrhoischen Gelenkerkrankung soll das Gelenk nicht ruhiggestellt werden, sondern zur Vermeidung von Versteifungen trotz Schmerzen bewegt werden. Das gelingt am besten in Form von Bewegungsbädern, weil dabei die Schmerzen am geringsten sind.

Naturgemäße Allgemeinbehandlung: Besonders zu beachten ist, daß zur Vermeidung von Komplikationen bis zum Abklingen der akuten Erscheinungen körperliche Anstrengungen und Bewegungen zu vermeiden sind. Darum vorerst keine körperliche Ausarbeitung und keine sportliche Betätigung.

Syphilis (Lues)

Mit Syphilis bezeichnet man eine chronische Infektionskrankheit, die von dem *Treponema pallidum* ausgelöst wird. Sie ist die wichtigste Geschlechtskrankheit und wird fast nur durch den Geschlechtsverkehr übertragen. Der Erreger wird durch mikroskopische Untersuchung der Absonderungen festgestellt.

Das erste Kennzeichen der Infektion, der Primäraffekt, kann an jeder Haut- oder Schleimhautstelle vorkommen, sofern die Oberhaut auch nur geringfügig verletzt ist, so daß der Erreger in die Lymphspalten eindringen kann. Schon Stunden später ist die Spirochäte in den benachbarten Lymphdrüsen zu finden und auch im Blut nachzuweisen. Bis zum Auftreten des ersten Geschwüres, nämlich des Primäraffektes, vergehen gewöhnlich 3 Wochen. Nach weiteren 4 bis 6 Wochen kommt es zum Ausbruch des zweiten Stadiums, dem Hautausschlag. Im Verlauf dieser Zeit wird auch eine bestimmte Blutprobe, die Wassermannsche Reaktion positiv.

In der Hauptsache tritt der Primäraffekt einzeln auf, doch können auch mehrere beobachtet werden. Beim Mann ist meistens die Eichelspitze des Gliedes befallen, bei der Frau sind es die kleinen und großen Schamlippen. Außerhalb der Geschlechtsorgane wird der Primäraffekt vor allem an den Lippen, an der Zunge und den Mandeln beobachtet.

Am Geschlechtsteil besteht auch die Möglichkeit eines Mischgeschwüres, wenn gleichzeitig eine Infektion mit Erregern des weichen Schankers erfolgt ist. In solchen Fällen tritt schon wenige Tage nach der Infektion ein kraterförmiges Geschwür mit unterminierten Rändern auf, das einen weichen, schmierig belegten Schwund hat. Erst nach Wochen wandelt es sich in einen Primäraffekt um.

Der Primäraffekt ist rund oder oval, mit rötlichem Saum scharf begrenzt und zeigt eine rotbraune Färbung. Er fühlt sich hart an, so daß man auch vom harten Schanker spricht; anfangs ist er erbsengroß, nach vier Wochen etwa hat er die Größe eines Pfennigs erreicht. Gleichzeitig oder einige Tage später schwellen die benachbarten Lymphdrüsen, also beim Sitz an den äußeren Geschlechtsteilen die Leistendrüsen an. Die Knoten sind einzeln geschwollen, fühlen sich hart an, sind aber nicht schmerzhaft. Sie haben Erbsen-, Bohnen- oder Nußgröße. Die Haut darüber ist nicht entzündet.

Dieses I. Stadium erstreckt sich bis zum Auftreten des typischen Hautausschlages, der das II. Stadium einleitet. Dieser Ausschlag besteht aus linsen- bis markstückgroßen, rundlichen geröteten Flecken. Weiterhin bilden sich dann kleine, derbe, bräunlich- oder kupferrote, nicht juckende Knötchen. Sie können regellos über die ganze Körperoberfläche verstreut sein.

An der Stirn-Haar-Grenze auftretende knötchenförmige Hautausschläge werden als Venuskrone bezeichnet. Am Hals können sich infolge Pigmentschwundes der Haut eigentümliche, fleckenförmige Aufhellungen bilden. Auf dem behaarten Kopf tritt gelegentlich ein kleinfleckiger Haarausfall ein.

Auch breite Feigwarzen (Kondylome), das sind wuchernde, nässende Papeln, finden sich besonders in der Genital- und Aftergegend, unter den Brüsten und in den Achselhöhlen.

An der Mundschleimhaut entwickeln sich wenig erhabene Krankheitsherde, die eine eigenartig weißliche Trübung der Oberfläche zeigen.

Die Hauterscheinungen können jedenfalls sehr vielfältig sein. Immer finden sich aber Schwellungen der benachbarten Lymphdrüsen. In diesem Stadium besteht höchste Ansteckungsgefahr. Das Allgemeinbefinden ist zumeist beeinträchtigt. Die Kranken klagen über Abgeschlagenheit, nächtlich sich steigernde Kopfschmerzen und rheumaähnliche Erscheinungen. Dieses II. Stadium geht im allgemeinen in unbehandelten Fällen zwei bis drei Jahre nach der Ansteckung in das III. Stadium über.

Das III. Stadium, die tertiäre Syphilis, tritt oft erst nach einer jahrelangen, völlig erscheinungsfreien Pause an Haut, Knochen oder inneren Organen auf. An der Haut finden sich schmerzlose, braunrote, kleinknotige Veränderungen, die sich in eigenartiger gruppierter Anordnung an einzelnen Körperstellen ausbreiten. Es besteht eine Neigung zum Zerfall, in anderen Fällen bildet sich ein einzelner schmerzloser, braunroter, großer Knoten, die sogenannte Gummigeschwulst, das Gumma. Der Knoten zerfällt dann unter Entleerung einer gummiähnlichen Flüssigkeit. Das dabei entstehende Geschwür sieht wie ausgestanzt aus und zeigt erhabene Ränder. Der Gewebezerfall kann auch in die Tiefe gehen und sogar die Knochen ergreifen und sie zerstören. Knochenerkrankungen mit schmerzhafter Anschwellung der Knochenhaut und der

Gelenke und Gummigeschwülste in den inneren Organen sind weitere Komplikationen in diesem Stadium.

Das Spätstadium, die *Metalues,* umfaßt die Erkrankungen des Zentralnervensystems. Dazu gehören vor allem die Rückenmarkschwindsucht *(Tabes dorsalis)* und die Gehirnerweichung *(Paralyse).*

Die *Tabes dorsalis* kann drei bis fünfzehn Jahre oder später nach dem Primäraffekt beginnen. Oft sind aber dem Patienten zu diesem Zeitpunkt weder eine Infektion noch Hauterscheinungen erinnerlich. Es zeigen sich eine fortschreitende Unsicherheit an den Beinen und auch an den Armen sowie gürtelförmige Schmerzen oder Gefühlsstörungen am Rumpf. Besonders kennzeichnend sind aber ziehende Schmerzen in den Gliedern. Auch heftige Magenbeschwerden mit unstillbarem Erbrechen und starker Schweißabsonderung gehören zum Krankheitsbild. Weiterhin sind solche Schmerzen aber auch im Bereich des Schlundes, der Geschlechtsorgane, der Blase und des Darmes möglich. Es entwickeln sich Bewegungsstörungen, durch die der Patient schließlich geh- und stehunfähig wird. Durch Komplikationen vor allem seitens der Harnwege, durch langes Krankenlager mit hinzukommender Lungenentzündung kann der Tod eintreten.

Die fortschreitende Paralyse wird hauptsächlich zwischen dem 30. und 45. Lebensjahr beobachtet. Auch bei ihr ist vielen Kranken über eine syphilitische Infektion nichts bekannt. Häufig wird über starke Kopfschmerzen geklagt; im allgemeinen besteht Müdigkeit, Abgeschlagenheit und Schwindel. Wie bei der Tabes treten auch Pupillenstörungen auf, die Sprache ist oft verwaschen mit typischem Silbenstolpern, ebenfalls verändert sich auch die Schrift. Die Schriftzüge werden zittrig, das gesamte Schriftbild wird ungleichmäßig und die Zeilenführung unregelmäßig.

Allmählich rücken psychische Veränderungen in den Vordergrund, die nicht so sehr dem Kranken, sondern mehr seinen Angehörigen auffallen. Schließlich kommt es zu verschieden stark ausgeprägten Ausfällen der Intelligenz, des Gemüts und Willenlebens. Im Beginn läßt das Gedächtnis nach, das Auffassungsvermögen und die Konzentration nehmen ab. Eine gewisse Enthemmung setzt sich erst im weiteren Verlauf durch. Die Kranken haben eine heitere Stimmungslage (Euphorie). Sie werden unbekümmert, leichtsinnig und salopp. Andererseits ist aber auch eine depressive Haltung mit Hemmungen und Entschlußlosigkeit möglich. Es fehlt an Energie zu einer geregelten Tätigkeit. Schließlich sind Wahnbildungen zu beobachten, vor allem größenwahnsinnige Ideen.

Für die Diagnose ist besonders die Untersuchung der Gehirn- und Rückenmarksflüssigkeit entscheidend.

Bei der Syphilis der Neugeborenen kommt es bereits in den ersten Lebenstagen zu einem typischen Hautausschlag. Es handelt sich um linsengroße rosa oder kupferrote Scheiben, die besonders an der Streckseite der Gliedmaßen, an den Fußsohlen und Handtellern sitzen. Die Frucht wird auf dem Wege über den Mutterkuchen (Placenta) syphilitisch infiziert. Schwangerschaften, die als Frühgeburten oder Fehlgeburten enden, sind auf Syphilis verdächtig. Syphilitische ausgetragene Neugeborene sind meist schwächlich, brauchen aber nicht unbedingt die Zeichen einer luesschen Infektion aufzuweisen. Manchmal kommt es erst während der Pubertät zu den ersten Anzeichen einer im Mutterleib erworbenen Syphilis.

Als Krankheitszeichen finden sich meist Schnupfen, Einrisse um den Mund, Blasenausschlag an Händen und Füßen, Milzschwellung, Lebervergrößerung, Gelbsucht und ein speckiger Glanz an Handtellern und Fußsohlen.

Syphilis des Zentralnervensystems

Im II. Stadium der Syphilis können auf dem Blutwege Spirochäten auch in die Hirnhäute eindringen, so daß sich eine syphilitische Hirnhautentzündung entwickelt.

Meist bestehen anfänglich Kopfschmerzen, eine Leistungsminderung, Schmerzen im Nacken und Erbrechen. Schließlich können die Temperaturen bis über 40° C ansteigen. Insbesondere Nackensteifigkeit und Bewußtseinsstörungen sind häufig. Das Krankheitsbild unterscheidet sich nicht von einer anderen Hirnhautentzündung. Die syphilitische Ursache kann nur durch spezielle Untersuchungen, besonders der Rückenmarksflüssigkeit, sichergestellt werden.

Im weiteren Verlauf kann der Prozeß auch entlang der Gefäßbindegewebe auf das Gehirn übergreifen und dabei besondere Ausfallserscheinungen an den Hirnnerven hervorrufen. Dabei können die Reizerscheinungen seitens der Hirnhaut abgeklungen sein, jedoch bleiben Störungen an den Augen und an den Ohren bestehen. Weiterhin kann es zu Krampfanfällen ähnlich der Epilepsie kommen, auch psychische Störungen sind mit diesem Krankheitsbild verknüpft.

Syphilis der Hirngefäße

Bei allen syphilitischen Erkrankungen des zentralen Nervensystems ist eine Beteiligung der Gefäße festzustellen. Stehen diese Erkrankungen jedoch im Vordergrund, spricht man von einer besonderen Syphilis der Hirngefäße. Je nach der Art der Erkrankung und dem Sitz der Gefäße sind die Krankheitsbilder verschieden. Auch die psychischen Veränderungen sind sehr unterschiedlich.

Allopathie der Syphilis: Auch hier ist die Behandlung gesetzlich geregelt und bleibt ausschließlich einem zugelassenen Arzt vorbehalten. Penicillin in hohen Dosen heilt eine Syphilis aus.

Naturgemäße Allgemeinbehandlung: Besonders kommen folgende Anwendungen in Frage: Morgens Bürstmassage mit anschließender kalter oder wechselwarmer Ganzwaschung. Abends Ganzwaschung, kalt oder wechselwarm. Einmal wöchentlich Kräuterbad, körperwarm, z. B mit Kamille oder Fichtennadel. Sehr viel Freiluftaufenthalt, Gartenarbeit, Wandern, Licht-, Luft- und Sonnenbäder.

Diät: Während der eigentlichen medikamentösen Behandlung vor allem besonders rohkostreiche Milch-Pflanzen-Kost, auch eine → Gerson-Diät kommt in Betracht. Nach Abschluß der medikamentösen Behandlung Fastenkuren, Saftfasten oder ausgedehnte Rohkostdiät.

Weicher Schanker (Ulcus molle)

Diese Infektionskrankheit wird durch einen Erreger hervorgerufen, der als Streptobazillus bezeichnet wird. Die Übertragung erfolgt fast ausschließlich durch den Geschlechtsverkehr, so daß sich die Geschwüre meist an den Geschlechtsteilen befinden. Doch ist die Übertragung auch auf andere Körperteile möglich, z. B. Finger, Zunge, Lippe usw. An der Eintrittsstelle der Erreger entwickeln sich 24 bis 36 Stunden später äußerst schmerzhafte Geschwüre mit unregelmäßiger Begrenzung, aber scharf abgegrenztem Rand, der von einem entzündlichen Randsaum umgeben ist. Das Geschwür zeigt einen weichen, eitrig gelegten Grund und weiche, unterminierte Ränder. Meist kommt es zu schmerzhaften Schwellungen der benachbarten Lymphknoten, die als Bubonen bezeichnet werden. Sie verwachsen mit der sich rötenden und anschwellenden Haut zu einem teigig weichen Paket, das unter Fieber zur Einschmelzung und zum Durchbruch neigt. Bei gleichzeitiger Infektion mit dem Syphiliserreger kommt es zu einem Mischgeschwür. Die Behandlung erfolgt mit Sulfonamiden innerlich und Sulfonamid-Puder. Auch antibiotische Medikamente werden zur Behandlung verwandt. Sitzbäder, körperwarm, mit übermangansaurem Kali.

INFEKTIONSKRANKHEITEN

Allgemeines und Grundbehandlung

Als Infektionskrankheiten werden übertragbare akute, fieberhafte Erkrankungen bezeichnet, die durch einen Erreger hervorgerufen werden. Das Eindringen von Krankheitskeimen in den menschlichen Organismus bezeichnet man als Infektion. Bestimmte Infektionskrankheiten – wie *Malaria*, die *Schlafkrankheit* usw. – kommen nur in den Tropen vor und sind dann meistens endemisch, d. h. ständig vorhanden wie bei uns die Tuberkulose. Andere Krankheitsformen treten aber auch als Epidemien auf, d. h. plötzlich über kürzere oder längere Zeit in einem größeren oder kleineren Gebiet. Sie können sich sogar über ganze Erdteile hinziehen und so einen „Seuchenzug" bilden (Pandemie). Im Mittelalter war dies besonders bei der Pest der Fall, während in unserer Zeit die Grippe als weltweite Epidemie auftritt.

Aber auch endemische Krankheiten können sich in manchen Jahren häufen, z. B. die Kinderlähmung. Viele Seuchen konnten durch hygienische Maßnahmen ausgerottet werden, so in Europa die Cholera, die Pocken und die Pest. Auch Typhus und Fleckfieber kommen nur noch sehr selten vor und gelten heute als Krankheiten der Unkultur im Gegensatz zu Zivilisationsseuchen, die durch Isolierung der Kranken, Desinfektion und Hygiene allein nicht unter Kontrolle gebracht werden können.

Wir kennen verschiedene Arten von Krankheitserregern: die Spaltpilze oder Bakterien, die Viren und die Einzeller oder Protozoen. Bei den erstgenannten unterscheidet man drei Hauptgruppen, nämlich die kugelförmigen Kokken, die stäbchenförmigen Bakterien und die schraubenförmigen Spirillen oder Spirochäten. Zu den Kokken gehören die vielfältigen Eitererreger, zu den Bakterien der Tuberkulose-, Tetanus- und Diphtherieerreger, zu den Spirillen der Erreger der Syphilis. Man rechnet die Spaltpilze zum Pflanzenreich, während die Protozoen tierische Lebewesen sind, z. B. die Erreger der Malaria und der Schlafkrankheit. Die Viren sind so klein, daß sie nur unter dem Elektronenmikroskop sichtbar zu machen sind. Ihre biologische Natur ist mittlerweile bekannt. Sie bestehen aus komplizierten Eiweißmolekülen, vermehren sich nur in einem lebenden Organismus und befallen oftmals nur ganz bestimmte Gewebe. Die bekanntesten Viruserkrankungen sind Kinderlähmung, Masern, Grippe, Windpocken und Tollwut.

Viele Bakterien leben als harmlose Schmarotzer auf unserer Haut und in unserem Körper, z. B. in der Mundhöhle, der Nasenhöhle und im Darm. Bestimmte Darmbakterien sind sogar wichtige Vitaminspender, also für die normalen Darmfunktionen unentbehrlich. Ihr Fehlen führt zu Erkrankungen (Dysbakterie). Eine solche Zusammenarbeit zwischen Organismus und Darmbakterien bezeichnet man als Symbiose. Die Erreger von Infektionskrankheiten sind immer bösartig („pathogen"). Das bedeutet jedoch noch nicht, daß jeder Mensch, der mit ihnen in Berührung kommt, auch unbedingt erkranken wird. Abgesehen von den Erregern bestimmter, auf die warme Zone beschränkter Tropenkrankheiten sind Bakterien und Viren fast auf der gesamten Erde verbreitet. Mit jedem Atemzug, mit jedem Bissen und mit jedem Schluck gelangen Tausende von Keimen in unseren Körper, die aber normalerweise bereits durch die natürlichen Abwehrkräfte der Schleimhäute vernichtet werden. Auch ganz gesunde Menschen können Träger von Krankheitskeimen sein. Die Erkrankung bricht erst aus, wenn ein sehr lebenskräftiger (hochvirulenter) Keim auf einen Menschen trifft, dessen Widerstandskraft herabgesetzt ist, der also eine bestimmte „Disposition" (Krankheitsbereitschaft) hat. Sie ist abhängig von klimatischen Bedingungen, von der Ernährung, der Körperpflege, der Sauberkeit und von der Gesamtverfassung des Befallenen. Körperliche und geistige Überanstrengung sowie seelische Belastung können die Abwehrkräfte schwächen, so daß die Erreger ein leichtes Spiel haben.

Kennzeichnend für die Infektionskrankheiten ist ihre Übertragbarkeit von Mensch zu Mensch, seltener von einem kranken Tier auf den Menschen. Sehr häufig ist die Tröpfchen- und Staubinfektion, bei der durch Husten oder Niesen die Keime auf den Gesunden übertragen werden. Weitere Möglichkeiten sind durch die Übertragung mit Nahrungsmitteln und durch die „Schmierinfektion" gegeben, d. h. die Infizierung eines Gesunden durch Keime in den Ausscheidungen des Kranken oder durch Berührung der Bettwäsche oder anderer Gegenstände, die die Patienten benutzt haben. Auch Insekten, Fliegen, Mücken, Wanzen, Flöhe und Läuse übertragen Krankheitserreger.

Infolge Austrocknung, Mangels an Nährstoffen und Überwucherung durch harmlose Bakterien werden die meisten Krankheitskeime vernichtet. Wie erwähnt, lassen die gesunden Schleimhäute normalerweise keine Bakterien in den Körper, also in die Blut- und Lymphbahn gelangen. Auch die unverletzte äußere Haut schützt den Organismus vor dem Eindringen. Infolge Insektenstichs jedoch kann dieser natürliche Schutz durchbrochen werden. Ebenso können Wunden Erregern den Eintritt in den Körper ermöglichen. So tritt z. B. die Wundstarrkrampf-(Tetanus-) Infektion bei Verletzungen auf, die mit Erde, Staub, Holz usw. verschmutzt sind. Auch der gefürchtete Gasbrand, die Wundrose oder der Fingerumlauf entstehen durch Verschmutzungen.

Sind Krankheitserreger in den Körper eingedrungen, so wehrt sich der Organismus auf verschiedene Weise. Zunächst ist festzustellen, daß nicht die Erreger selbst, sondern die von ihnen abgesonderten Giftstoffe Krankheiten auslösen. Gegen sie bildet der Organismus die sogenannten „Antikörper", das sind Stoffe, die in der Lage sind, Gifte unschädlich zu machen. Außerdem bekämpft er die Bakterien selbst durch vermehrte Erzeugung von weißen Blutkörperchen, die die Erreger umfließen und vernichten. Ist jedoch die Abwehrkraft des Körpers nicht groß genug, so kommt es zum Ausbruch der Krankheit. Bis dahin vergeht aber stets eine gewisse Zeit, die sogenannte Inkubationszeit. Sie kann je nach der Art der Krankheit mehrere Stunden, Tage, Wochen oder Monate dauern und hängt von der Virulenz des Erregers und von der Reaktion des befallenen Körpers ab. Eine allen Infektionskrankheiten gemeinsame Erscheinung ist das Fieber, dessen Verlauf bei den einzelnen Krankheitsformen ganz unterschiedliche und typische Kurven zeigt. Es zeigt an, daß der Körper den Kampf mit den Erregern aufgenommen hat. Nach überstandener Krankheit wird der Organismus meistens gegen die Erreger immun, die ihn einmal befallen haben; er hat genügend Antikörper gebildet und ist deshalb vor einer neuen Erkrankung geschützt. Die Immunität kann bei einigen Krankheiten das ganze Leben hindurch anhalten; bei anderen bietet sie Schutz für mehrere Jahre. Diesen Prozeß nennt man „aktive Immunisierung". Es gibt auch eine angeborene Unempfindlichkeit, d. h. eine außergewöhnlich starke Widerstandskraft gegenüber Infektionen, die aber wiederum – wie die Fähigkeit zur aktiven Immunisierung – vom Alter, Geschlecht und von der Konstitution des Menschen abhängig ist.

Die Schutzimpfung ist keine künstlich herbeigeführte aktive Immunisierung. Man spritzt abgeschwächte, lebende oder abgetötete Erreger, oder Bakterientoxine (die durch besondere Behandlung ihre toxischen Eigenschaften verloren haben = Toxoide) in oder unter die Haut. Man infiziert also den Organismus in kleinem Umfang, um ihn zur Bildung von Antikörpern anzuregen, ohne ihn krank zu machen. Außerdem gibt es eine passive Immunisierung: man spritzt Blut oder Serum ein, das von Tieren stammt, die die Krankheit überstanden und die Gegenstoffe im Blut bereits entwickelt haben.

Die vorbeugende Schutzimpfung ist die beste Maßnahme zur Verhinderung von Epidemien und Infektionskrankheiten. Gegen Pocken besteht Impfzwang. Die Diphtherieschutzimpfung hat sich weitgehend durchgesetzt. Man kennt heute bereits sogenannte Mehrfach-Impfstoffe, die gleichzeitig gegen Scharlach, Diphtherie, Keuchhusten oder Wundstarrkrampf (Tetanus) immun machen. Besonders die Tetanusimpfung gewinnt immer größere Bedeutung wegen der Zunahme der Unfälle im Straßenverkehr und der damit verbundenen erhöhten Infektionsgefahren. Auch gegen die gefürchtete Kinderlähmung ist ein Impfstoff entwickelt worden. Es ist unbedingt ratsam, von dieser Impfmöglichkeit so früh wie möglich Gebrauch zu machen. Die alte Forderung „Vorbeugen ist besser als Heilen" besteht gerade bei den Infektionskrankheiten; unter Millionen Fällen kommt es zwar vereinzelt zu einem sogenannten Impfschaden. Er darf aber nicht dazu verleiten, daß Impfungen unterlassen werden. Bei Beachtung der entsprechenden Vorsichtsmaßregeln ist die Impfung beim gesunden Menschen gefahrlos.

Die Diagnose der Infektionskrankheiten stützt sich nicht nur auf den körperlichen Befund. Man kann auch aus den Ausscheidungen Erreger züchten oder sie im Blut des Kranken durch bestimmte Untersuchungsverfahren nachweisen.

Für die meisten Infektionskrankheiten besteht eine gesetzliche Meldepflicht bei den Gesundheitsbehörden, für deren Erfüllung der behandelnde Arzt, die Pflegeperson oder der Familienvorstand verantwortlich ist.

Bei der Behandlung sind bestimmte allgemeine Richtlinien zu beachten. Nach Möglichkeit isoliert man den Kranken und hält andere Personen, vor allem Kinder von ihm fern. Die speziellen Maßnahmen, die die Bakterien und ihre Gifte bekämpfen sollen, müssen durch eine Allgemeinbehandlung ergänzt werden. In einigen Fällen ist die Einspritzung eines Serums, d. h.

die passive Immunisierung angezeigt. In anderen Fällen muß man Antibiotika geben. Bei den durch Viren hervorgerufenen Erkrankungen vermag auch die Antibiotikatherapie die Erreger vielfach nicht zu beeinflussen; sie beschränkt sich in diesen Fällen auf die Verhinderung einer bedrohlichen bakteriellen Sekundärinfektion. Die Allgemeinbehandlung umfaßt die Pflege, die Senkung des Fiebers, die Kreislaufüberwachung, die Steigerung der Abwehrkräfte und die Diät. Sie hat sich besonders auf die Körperpflege zu konzentrieren.

Im Krankenzimmer muß Tag und Nacht wenigstens ein Fenster ganz oder teilweise geöffnet sein. Sorgfältige Mundpflege ist zu beachten. Ableitende Wickel und Schwitzmaßnahmen sind besonders dienlich. Vor allen Dingen muß durch Einläufe oder milde Abführmittel der Darm regelmäßig entleert werden. Ausgenommen sind dabei Infektionen, die sich im Darm abspielen! Auch für regelmäßiges Wasserlassen ist zu sorgen.

Da Fieber grundsätzlich das Zeichen eines Heilungsvorganges ist, sollte es im allgemeinen nicht unterdrückt werden. Sehr hohe Temperaturen und häufige Schüttelfröste können aber zu einer Kreislaufüberlastung führen, die den Patienten schwer gefährdet. In diesen Fällen sind fiebersenkende Mittel angezeigt. Die Entscheidung liegt aber immer beim behandelnden Arzt. Auch die Stoffwechselvorgänge beanspruchen den Kreislauf erheblich; sie machen eine besondere Aufmerksamkeit erforderlich.

Der Arzt wird unter Umständen Herz- und Kreislaufmittel verordnen. Nicht zu vergessen sind die Wasseranwendungen, die u. a. auch zur Ableitung des Fiebers dienen, z. B. ansteigende Fuß-, Unterarm-, Sitz- oder Halbbäder, ferner feuchte Dreiviertel- oder Ganzpackungen, laue Ganzabwaschungen usw. Je nach dem Kräftezustand des Kranken und nach der Art der Infektion wird man hier individuell vorgehen müssen. Wichtig ist vor allem die Diät, die häufig zu wenig beachtet wird. Solange hohes Fieber besteht, läßt man den Kranken am besten fasten. Er will auch von sich aus häufig nichts essen und hat nur Durst. Ihn soll man allerdings stillen, und zwar am zweckmäßigsten mit reinen oder verdünnten Fruchtsäften. Verlangt der Kranke gebieterisch nach Nahrung, dann gibt man Obst, leichte Haferflockenbreie oder eine schwache Brühe mit Ei. Bei Patienten, die wochenlang fiebern, ist darauf zu achten, daß sie ausreichend beköstigt werden, um so mehr, als Fieber, wie schon erwähnt, einen gesteigerten Stoffwechsel bewirkt. Falsch ist aber auf jeden Fall eine Überfütterung mit fett- und eiweißreicher Kost.

Tuberkulose

Sie ist eine sehr verbreitete Volkskrankheit. In den zivilisierten Ländern, die einen hohen Lebensstandard haben, wird sie dank den modernen Heilverfahren mehr und mehr zurückgedrängt. Trotzdem stirbt auch in Deutschland noch jeder zwölfte Mensch an dieser Krankheit.

Wie wir heute wissen, gibt es drei Arten von Tuberkelbakterien, den menschlichen, den Rinder- und den Hühnertyp. Für den Menschen bedeutsam ist der erste, bis zu einem gewissen Grade auch der Rindertyp. Der Infektion mit den Bakterien entgeht fast niemand in seinem Leben. Die erste Berührung mit der Tuberkulose setzt meist in den ersten zwei Lebensjahren ein. Mit 20 Jahren sind fast 60 % aller Jugendlichen schon einmal infiziert gewesen und man muß annehmen, daß 90 bis 95 % aller Menschen diese Krankheit durchgemacht haben.

Aber die Infektion bedeutet noch nicht, daß die Betroffenen auch an Tuberkulose erkranken. Die gewöhnlichen Infektionen verlaufen ganz mild; es treten nur geringe Allgemeinerscheinungen auf, die oft gar nicht bemerkt werden. Erst die Abnahme der Widerstandsfähigkeit durch Unterernährung, körperliche und seelische Belastungen usw. läßt die Infektion zur Krankheit werden.

Als Ansteckungsquelle besonders gefährlich sind Kranke mit einer offenen Lungentuberkulose, die das Bakterium aushusten. Es kommt dabei zur Tröpfcheninfektion, durch die hochvirumente, also besonders lebenskräftige Bakterien übertragen werden. Sie stellt also immer eine Gefahr für die Umgebung, ganz besonders für Kinder dar. Die Bakterien siedeln sich vorerst in den Atmungsorganen an. Deshalb ist auch die Tuberkulose der Lungen die häufigste Form. Seltener ist die sogenannte „Fütterungstuberkulose“, die durch den Genuß von roher, unbehandelter, bakterienhaltiger Milch als Infektion des Darmes auftreten kann. Sie wird durch den Rindertyp des Tuberkulosebakteriums hervorgerufen.

Wie schon an anderer Stelle erwähnt, hängt die Möglichkeit einer Tuberkuloseerkrankung von den Abwehrkräften, von der Erbanlage und den Umweltbedingungen ab. Wir wissen, daß Angehörige bestimmter Familien häufiger an Tuberkulose erkranken, andere dagegen nicht. Der schlanke, hochgewachsene, asthenische Konstitutionstyp scheint besonders gefährdet zu sein. Auch das Lebensalter spielt eine Rolle. Je älter der Mensch wird, um so geringer ist seine Widerstandskraft gegen diese Krankheit. Von den Umwelteinflüssen wirken sich besonders die Ernährung, die allgemeine Wohnweise und die Körperpflege auf die Abwehrkräfte aus. Unterernährte Menschen, die in einer muffigen Wohnung ohne Licht, Luft und Sonne leben müssen, und ausgesprochene Stubenhocker sind besonders anfällig.

Oft kann eine Tuberkulose durch andere Krankheiten begünstigt werden, z. B. durch die Zuckerkrankheit, die Staublunge, Brustkorbveränderungen infolge eines Buckels usw. Auch können körperliche und seelische Lebenskrisen, z. B. Pubertät, Schwangerschaft, Wechseljahre, schwere seelische Konflikte zu einer Tuberkulose disponieren.

Die Tuberkulose verläuft in mehreren Stadien. Sie setzt mit einem Primäraffekt ein, worunter man eine erste Entzündungs-Erscheinung versteht, die sich in der Lunge und seltener im Darm zeigt. Eine Erkrankung im eigentlichen Sinne ist sie nicht und bleibt meist unbemerkt. Es geschieht aber doch etwas Entscheidendes: der Körper mobilisiert seine Abwehrkräfte gegen das eingedrungene Bakterium.

Der erste Herd sitzt meistens in der Lungenspitze und breitet sich auch über die Lymphknoten an der Lungenwurzel (Hilus) aus. Diese *Hilus-* oder *Bronchialdrüsentuberkulose* macht besonders im Kindesalter Beschwerden und äußert sich in Müdigkeit, leichter Temperaturerhöhung, schlechtem Aussehen, Appetitlosigkeit und häufigem Husten. In den meisten Fällen verkapseln sich die Herde an den Lymphknoten, ohne daß sie später wieder aufbrechen. Ist hingegen die

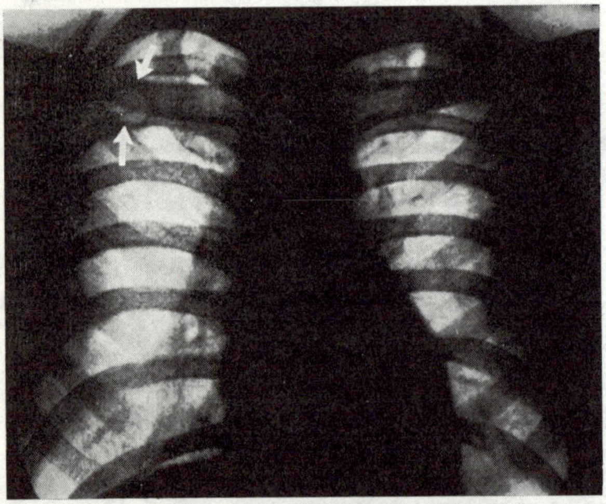

Lungenbilder einst und jetzt
Die normale Röntgenaufnahme der Lunge zeigt in beiden Oberfeldern krankhafte Veränderungen und läßt im Oberfeld der rechten Lunge (Pfeile) eine Zerfallshöhle vermuten.

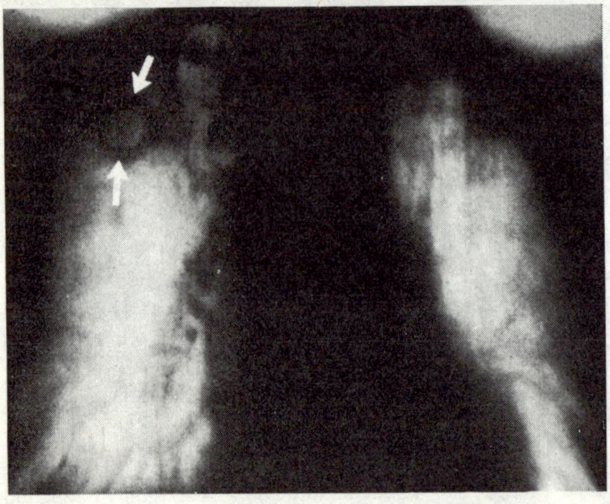

Das normale Röntgenverfahren zeigt eine Schichtaufnahme der Lungen in 7 cm Tiefe. Im rechten Oberfeld ist eine eindeutige Zerfallshöhle (Pfeile) von fast Kirschengröße zu erkennen.

Widerstandskraft des Körpers geschwächt, so kommt es vom ersten Herd aus zur Aussaat von Bakterien. Dies kann auf drei Wegen geschehen: von einem Lungenlappen zum anderen, von der Lunge zu den Lymphbahnen und am häufigsten von der Lunge in die Blutbahn. So werden die Bakterien in alle Teile unseres Körpers geschwemmt, siedeln sich dort an und bilden die sogenannten *Organtuberkulosen.*

Entwickelt sich eine klar ausgeprägte Erkrankung, z. B. in der Lunge, in der Niere, in den Knochen, in den Gelenken oder an der Hirnhaut, so ist das zweite Stadium erreicht. Jetzt erst handelt es sich um eine richtige Tuberkulose. Es braucht aber nicht nur ein einzelnes Organ befallen zu sein, sondern die Erkrankung überträgt sich gleichzeitig oder allmählich auf andere Organe. Auch kann es zur Aussaat über den ganzen Körper kommen, so daß sich überall im Organismus Tuberkelknötchen finden. Dann spricht man von der *Miliartuberkulose,* die einen sehr schnellen und tödlichen Verlauf nehmen kann.

Die häufigste Krankheitsform, die *Lungenspitzentuberkulose,* entsteht im allgemeinen aus einem nicht ausgeheilten Primärinfekt, aber auch infolge einer Neuinfektion durch Einatmen von Bakterien. In beiden Fällen können ganze Teile der Lunge zerfallen.

Ferner kennt man eine zirrhotische Form; hier kommt es nicht zu einem Zerfall der Lunge, sondern das erkrankte Lungengewebe wird durch gewöhnliches Bindegewebe ersetzt. Die Lunge verkümmert infolgedessen; sie schrumpft. Bei beiden Formen wirkt sich die Durchsetzung der Lungengewebe mit Tuberkelbakterien („Frühinfiltrat") aus, weil die Abwehrkräfte des Körpers eine Festsetzung und Einschmelzung nicht verhindern konnten. Es bilden sich infolgedessen Lungenkavernen (Lungenhöhlen). Das ergibt das Erscheinungsbild der *verkäsenden* oder *vernarbenden Tuberkulose.* Je mehr die Widerstandskraft des Kranken erlahmt, desto schneller breitet sich die Tuberkulose über die ganze Lunge aus. Es kommt zur *„galoppierenden Schwindsucht".* Bei zunehmenden Beschwerden, starker Müdigkeit, Nachlassen der Arbeitskraft, verbunden mit Nachtschweiß und leichten abendlichen Temperaturerhöhungen außerdem chronischem Husten, vielleicht sogar mit blutigem Auswurf, ist unbedingt ein Arzt aufzusuchen. Die Diagnose muß in jedem Fall durch Röntgenaufnahmen und Sputumuntersuchungen klargestellt werden.

Hirnhautentzündung (Meningitis tuberculosa)

Sie ist eine besonders in der Kindheit gefürchtete Organtuberkulose, die meist von einer Miliartuberkulose ausgehend, vor allem Kinder zwischen dem 2. und 5. Lebensjahr befällt. Sie beginnt mit Appetitlosigkeit, Mattigkeit und Beschäftigungsunlust und Fieber, sehr bald kommen Kopfschmerzen und häufiges Erbrechen hinzu. Auffällig ist das Auftreten von Erbrechen unabhängig von der Nahrungsaufnahme und ohne Würgen oder vorherige Übelkeit. Meist besteht auch eine Stuhlverstopfung. Im weiteren Verlauf kommt es zu Nervenreizerscheinungen, zu übersteigerter Empfindlichkeit der Haut und der Sinnesorgane. Die Kinder weinen bei geringster Berührung und können starkes Licht und Geräusche nicht ertragen; sie werden unruhig, gähnen sehr oft, seufzen tief auf und beginnen zu schielen. Charakteristisch ist der „Blick ins Leere". Sogar Krämpfe der Gliedmaßen treten auf, das Bewußtsein ist getrübt, und das Kind schreit vor Angst laut auf. Schließlich wird der Nacken steif. Infolge zunehmender Bewußtseinstrübung, Appetitlosigkeit und ständigen Erbrechens magern die Kranken sehr schnell ab. Der Bauch erscheint ganz eingezogen, und die Rippen treten hervor. Die Kranken sind in eine Klinik einzuliefern; nur hier kann eine wirksame Behandlung durchgeführt werden.

Eine besondere Form der kindlichen Tuberkulose ist die *Skrofulose,* begleitet von erheblicher Abmagerung, Bindehautentzündung, chronischem Schnupfen und der Herausbildung einer rüsselförmigen Oberlippe, die dem Gesicht einen schweineähnlichen Ausdruck verleiht. Dazu gesellen sich häufig Hautentzündungen und geschwollene Lymphknoten am Hals. Außer den Halsdrüsen können auch die Knochen oder Gelenke erkrankt sein. Die Skrofulose ist heute selten geworden, während sie früher vor allem in Kriegszeiten und bei Kindern, die in schlechten hygienischen Verhältnissen aufwachsen, auftrat.

Genau so selten ist die → *Darmtuberkulose.* Die Krankheit äußert sich in einem aufgetriebenen Leib, angeschwollener Milz, oftmals auch in Verstopfung im Wechsel mit Durchfall. Eine andere Form, die *Ausscheidungstuberkulose,* entsteht dadurch, daß das Blut in den Nieren Tuberkelbakterien ansiedelt. Auf diesem Wege werden die Nieren oder die Blase infiziert, und es kommt zu einer Tuberkulose der Harnorgane.

Außer diesen Formen gibt es auch noch die *Tuberkulose* der *Sehnenscheiden*, der *Nebenhoden* und der *Haut (Lupus)* sowie die → Kehlkopftuberkulose.

Allopathie: Die Behandlung der Tuberkulose mit ihren verschiedenen Erscheinungsformen ist schwierig und langwierig. Sie verlangt vom Arzt ein hohes Maß von Verantwortung und Sachkenntnis. Der Patient muß sich darüber im klaren sein, daß seine Erkrankung mit den heute gegebenen modernen Heilmitteln und Heilverfahren geheilt werden kann – unter der Voraussetzung, daß er unter Einsatz von Geduld und Energie gesund werden will.

Zusätzlich müssen Medikamente gegeben werden. Auf alle Fälle ist es ratsam, Vitamin A, C, D und F in hohen Dosen zuzuführen. Bei Kindern muß man mit Vitamin A und D etwas vorsichtig umgehen; der Arzt wird in jedem Fall die Dosierung festlegen und überwachen. Appetitanregend und gelegentlich auch fiebersenkende Mittel sind bei hochfiebernden auszehrenden Prozessen notwendig. Die spezielle Behandlung der Tuberkulose bedient sich bestimmter Präparate, die die Vermehrung der Erreger hemmen, z. B. des von den Antibiotika abgeleiteten Streptomycins. Andere Präparate sind mit den Sulfonamiden verwandt, z. B. das Conteben und das Neoteben. In diese Reihe gehört auch die Para-Amino-Salizylsäure (PAS). Diese Heilmittel werden für längere Zeit, oft in Kombination miteinander verabreicht. Es ist aber immer wieder zu betonen, daß die Allgemeinbehandlung trotzdem nicht vernachlässigt werden darf. Nur im Zusammenwirken mit der medikamentösen Behandlung kann auf die Dauer ein voller Erfolg eintreten. Die alleinige Behandlung einer Tuberkulose mit den Maßnahmen der Homöopathie, der Biochemie oder der Kräuterheilkunde muß abgelehnt werden.

Im Verlauf bestimmter Krankheitsformen können auch operative Eingriffe notwendig werden. So ist es möglich, tuberkulöse Lungenlappen chirurgisch zu entfernen. Die Fortschritte der Lungenchirurgie sind vor allem Sauerbruch zu verdanken, der u. a. ein Verfahren der Lungenplastik entwickelt hat, bei dem durch Entfernen eines Teiles der Rippen die erkrankten Lungen zum Zusammenfallen gebracht werden. Dadurch werden sie nicht mehr beatmet und können so in aller Ruhe ausheilen. Allerdings ist mit diesem Verfahren häufig eine Verformung des Brustkorbes verbunden. Man kann aber auch durch Einspritzung von Luft in den Brustfellraum die erkrankte Lunge zusammendrücken (Pneumothorax), sie so aus dem Atmungsprozeß ausschalten und ausheilen. Bei sehr ausgedehnten Prozessen und Erkrankungen des Rippenfells muß auf diese Möglichkeit verzichtet werden. Ergüsse im Brustfellraum sind abzusaugen. Auch andere von Tuberkulose befallene Organe, wie z. B. Hoden, Eierstöcke oder Knochen, kann man heute entfernen oder ausräumen.

Eine ziemlich häufige Komplikation ist das *Lungenbluten*. Tritt es auf, so darf man nicht den Kopf verlieren, sondern soll sich ganz ruhig mit einer kalten Kompresse auf der Brust ins Bett legen und Kochsalzlösung trinken (ein Kaffeelöffel Kochsalz auf eine halbe Tasse Wasser). Dann muß sofort ein Arzt geholt werden, damit alles weitere veranlaßt wird. Mit blutstillenden Mitteln kann die Gefahr weitgehend gebannt werden. Wegen der Möglichkeit einer Blutung ist auch der oft auftretende Hustenreiz mit entsprechenden Medikamenten (z. B. Codein) zu bekämpfen.

Der Vorbeugung einer Tuberkulose dienen Schutzimpfungen mit den abgeschwächten Tuberkelbazillen (BCG-Impfstoff). Sie müssen aber schon im frühesten Säuglingsalter vorgenommen werden und sind bei richtiger Anwendung völlig ungefährlich. Vor allem Kinder aus tuberkulosegefährdeten Familien sollten unbedingt geimpft werden.

Die Tuberkulose ist meldepflichtig. Angezeigt werden müssen bereits alle Verdachtfälle, selbstverständlich alle Erkrankungen und Todesfälle. Im allgemeinen benachrichtigt der behandelnde Arzt das zuständige Gesundheitsamt. Jeder Tuberkulosefall wird von besonderen Fürsorgestellen betreut und in hygienischer, sanitärer und sozialer Hinsicht überwacht.

Naturgemäße Allgemeinbehandlung: Die Grundsätze der Allgemeinbehandlung sind bei der Tuberkulose besonders streng zu beachten. Teilpackungen, Wadenwickel, lauwarme Ganzwaschungen können je nach dem Zustand des Kranken angewendet werden. Jede stärkere Reiztherapie ist aber unbedingt zu vermeiden. Starke Schweißausbrüche behandelt man durch Abreibung mit Essigwasser und Franzbranntwein.

An erster Stelle stehen bei allen Formen der Tuberkulose Schonung und Freiluftaufenthalt. Für den Lungentuberkulösen sind die besten Voraussetzungen einer erfolgreichen Behandlung in einer Heilstätte gegeben. Die Heilstätte soll in einem fremden Ort mit mildem Klima in staubfreier Luft liegen. Wesentlich ist eine Änderung der bisherigen Lebensweise. In den Lungensanatorien werden auf Terrassen Freiluftliegekuren bei Tag und Nacht, sommers und winters durchgeführt. Vorsichtige Sonnenbestrahlungen – je nach der Konstitution, dem Befinden und der Erkrankung ganz individuell dosiert – unterstützen die Allgemeinbehandlung.

Diät: Ein anderer wichtiger Heilfaktor ist die richtige Ernährung. Die Weltkriege mit den Hungerjahren haben gezeigt, welchen Einfluß die Ernährung auf die Tuberkulose hat. Da Fettmangel die Krankheit begünstigt, sind besonders Butter, Lebertran und pflanzliche Öle wegen ihres Vitamingehaltes von außerordentlicher Bedeutung. Auch Milch und Sahne sind zu empfehlen. Es kommt jedoch nicht darauf an, daß man besonders viel Fleisch und Fett in jeder Form ißt; vielmehr soll die Kost wohlausgewogen, kalorien- und vitaminreich sein. Als Ergänzung sind Obstsäfte, frisches Obst und Vollkornbrot nötig. Um den Eiweißbedarf zu decken, sind Milch oder Milchprodukte – besonders Weißkäse – und Eier von wesentlicher Bedeutung.

Scharlach (Scarlatina)

ist eine Krankheit, die meistens im Kindesalter auftritt, aber auch bei Erwachsenen vorkommt. Er wird durch blutauflösende Eitererreger (hämolytische Streptokokken) hervorgerufen und durch Tröpfcheninfektion von Mensch zu Mensch übertragen. Es kommt gelegentlich auch zu indirekten Übertragungen, z. B. über infizierte rohe Milch. Die Empfänglichkeit für Scharlach ist geringer als die für Masern.

Nach einer Inkubationszeit von zwei bis acht Tagen treten Schüttelfröste auf, verbunden mit schwerem Krankheitsgefühl, Kopf-, Hals- und Gliederschmerzen und große Mattigkeit. Bei Kindern können auch Brechdurchfälle hinzukommen. Die genaue Untersuchung ergibt zunächst eine intensive Schwellung und Rötung der Mandeln, der weiche Gaumen ist fleckig, dunkelrot verfärbt und die Zunge weißlich belegt.

Nach ein bis zwei Tagen tritt der typische Hautausschlag auf. Er ist gekennzeichnet durch kleine dichtgedrängte Tupfen, die zunächst leuchtend rot sind und erst allmählich dunkler, nämlich scharlachrot werden. Die einzelnen Tupfen können auch zusammenlaufen und zu Flecken verschmelzen. Gewöhnlich beginnt der Ausschlag am Hals, auf der Brust und am Rücken und ist besonders stark in der Leistenbeuge ausgeprägt. Auffallend ist die Blässe der Umgebung des Mundes (sogenanntes Munddreieck). Die Haut ist geschwollen, fühlt sich heiß und samtartig an und juckt. Der Ausschlag an den Gliedmaßen erinnert an Chagrinleder und geht mit Bläschenbildung einher. Innerhalb von 10 Tagen normalisiert sich die Temperatur; es erscheint die charakteristische Verfärbung der Zunge, die „Himbeerzunge“.

Ist der Ausschlag abgeklungen, so beginnt sich der Scharlachkranke zu schuppen. Als Komplikationen können sich – besonders bei Kindern – starke Vereiterungen der Halsmandeln oder Mittelohrentzündungen einstellen. Auch rheumatische Erkrankungen und Herzschädigungen entwickeln sich oft im Anschluß an Scharlach. Als Folgeerkrankung ist besonders die Nierenentzündung gefürchtet. Der Scharlach kann sehr unterschiedlich verlaufen, es gibt leichte und schwere Formen. Am gefährlichsten ist der sogenannte *toxische Scharlach,* der u. U. zu einer Scharlachsepsis führen kann, d. h. zu einer Streuung der Bakterien über den ganzen Körper mit Vergiftung des Blutes. Es gibt außerdem eine ganz erscheinungslos verlaufende Form ohne Ausschlag, bei der eine Schuppung oder eine charakteristische Nachkrankheit, z. B. Nierenentzündung, auftritt.

Allopathie: Als wirksamstes Mittel wird Penicillin gegeben. Da sowohl das Herz als auch der Kreislauf besonderen Belastungen unterliegen, müssen diese Organe sehr genau überwacht werden. Die hohe Ansteckungsgefahr bedingt strengste Isolierung. Patienten, besonders Kinder, mit toxischem und komplikationsreichem Scharlach gehören in ein Krankenhaus. Jeder Scharlachanfall ist bei den Gesundheitsbehörden meldepflichtig.

Die Isolierung dauert im allgemeinen sechs Wochen und zusätzlich zwei Wochen zu Hause; Kinder dürfen während dieser Zeit nicht zur Schule gehen.

Naturgemäße Allgemeinbehandlung: Bei hohem Fieber mit Schüttelfrost ist ein heißes Heublumenhemd angezeigt; anschließend können feuchte, ableitende Wadenwickel angelegt werden. Täglich mehrere Ganzwaschungen und nasse Hemden, die später von kalten Halbbädern abgelöst werden können.

Diät: Zu Beginn strenges Fasten, besonders bei hohem Fieber, dann Obstsafttage. Sofern keine Reizerscheinungen des Magens und Darms vorliegen, ist eine leichte vitaminreiche Kost mit viel Milch, Obst und Gemüse zu empfehlen.

Homöopathie: Belladonna D 3–6, Lachesis D 10, Mercurius corrosivus D 6, Apis D 3.

Biochemie: Kalium chloratum D 6, Kalium phosphoricum D 6, Ferrum phosphoricum D 6.

Diphtherie (Rachenbräune)

wird durch ein stäbchenförmiges Bakterium hervorgerufen und meistens von Kranken auf Gesunde übertragen, am häufigsten durch Tröpfcheninfektion, seltener durch Berührung infizierter Gegenstände. Es gibt auch sogenannte Bakterienträger, die zwar selbst nicht krank, trotzdem aber eine Infektionsquelle sind. Die Diphtherie befällt vorwiegend Kinder und zwar am häufigsten zwischen dem 2. und 10. Lebensjahr; in erster Linie macht sie sich an der Rachenschleimhaut und den Mandeln bemerkbar. Die gewöhnliche Rachendiphtherie geht mit mäßigem Fieber und allgemeiner Unlust einher, bei Kindern häufig auch noch mit Erbrechen und Leibschmerzen. Die Haut ist blaß, die Kranken klagen über Halsschmerzen, die Mandeln sind stark vergrößert, gerötet und mit einem charakteristischen festhaftenden Belag bedeckt. Aus dem Mund strömt ein typisch süßlich-fauliger Geruch.

In leichteren Fällen klingt die Temperatur bald ab, die Mandeln reinigen sich und werden kleiner. In schweren Fällen werden Mundhöhle und Lippen, am häufigsten jedoch die Luftröhre und der Kehlkopf in Mitleidenschaft gezogen. Die Kranken werden heiser und haben einen rauhen bellenden Husten. Es kann sogar zur Verengung der Luftröhre mit Erstickungsanfällen kommen. Dann muß sofort ein Luftröhrenschnitt (Tracheotomie) gemacht werden. Auch die Mittelohrentzündung ist eine häufige Begleitkrankheit. Wenn die Giftstoffe der Bakterien den ganzen Körper überschwemmt haben, kommt es zur toxischen Form mit sehr hohem Fieber und Schüttelfrösten. Der Hals schwillt an, und aus der Nase läuft ein blutiges Sekret. Überhaupt ist die allgemeine Blutungsneigung bei schweren Diphtherien charakteristisch.

Komplikationen durch die Giftwirkung zeigen sich vor allem in Herzmuskelerkrankungen und Nervenlähmungen. Es gibt Frühlähmungen, die vornehmlich am Gaumensegel auftreten, und Spätlähmungen an den Nerven der Beine. Auch die Augenmuskeln werden oft befallen; der Kranke schielt und kann deshalb nicht mehr lesen. Ebenso greift das Gift der Diphtheriebazillen besonders leicht die Nieren an; auch Wunden, die Bindehaut des Auges, der Scheidenvorhof und der Nabel können infiziert werden.

Es gibt auch ganz leicht verlaufende Krankheitsformen, die nur örtlich als Nasen- oder Kehlkopfdiphtherie in Erscheinung treten, ohne daß der Rachen und die Mandeln beteiligt wären.

Allopathie: Bei der Behandlung steht das Heilserum, das Diphtherie-Antitoxin, an erster Stelle. Frühzeitige Diagnose verbessert die Erfolgsaussichten wesentlich. Bei den schweren Formen gibt man zusätzlich Penicillin in hohen Dosen sowie Vitamin C, K und P gegen die Blutungsneigung. Bettruhe von mindestens sechs Wochen ist wichtig, weil Kreislauf und Nerven geschont und genau überwacht werden müssen. Ist der Kehlkopf befallen, muß Klinikaufenthalt angeraten werden, da es immer zu einer Verengung der Luftröhre kommen kann, die entweder durch sofortigen Luftröhrenschnitt oder Einführung eines Tubus beseitigt werden muß. Bei Lähmungen muß bald mit der Übungsbehandlung begonnen werden. Besteht die Gefahr der Atemlähmung, ist notfalls eine „Eiserne Lunge“ einzusetzen. Da die Ausscheidungen des Kranken nach seiner Genesung von Diphtheriebazillen besiedelt sein können, ist auch nach der Heilung eine Isolierung notwendig, bis der Kranke bazillenfrei ist. Die beste Vorbeugung ist auch hier die Schutzimpfung.

Naturgemäße Allgemeinbehandlung: Wichtig sind vor allem kühle Halswickel, die halbstündlich erneuert werden sollten. Außerdem sind ansteigende Heublumenbäder, die durch einen kühlen Überguß zu beenden sind und wechselnde Ober- und Unterkörperwaschungen angebracht. Eine sorgfältige Mundpflege beeinflußt das Krankheitsgeschehen günstig; hierzu eignen sich Spülungen mit Salbei, Pfefferminze oder Zitronensaft. Bei Stuhlträgheit täglich lauwarme Klistiere.

Diät: Saftfasten und Obsttage, vor allem, wenn hohes Fieber besteht; anschließend reizlose vitaminreiche Normalkost. Bei Schluckbeschwerden Eisstücke lutschen.

Kräuterheilkunde: Tee aus Salbei, Pfefferminze, Beifuß, Holunder und Malven zum Gurgeln und Trinken.

Homöopathie: Gelsemium D 4, Causticum 15.

Biochemie: Kalium chloratum D 6, Calcium phosphoricum D 6, Ferrum phosphoricum D 6.

Pocken (Variola)

sind eine gefährliche, sehr ansteckende Seuchenkrankheit, die heute – jedenfalls in Europa – ihre Schrecken verloren hat. Trotzdem muß der Arzt heute damit rechnen, da im Zeitalter des Flugverkehrs die Pocken leicht eingeschleppt werden können. Infolge des gesetzlichen Impfzwanges müssen alle Kinder geimpft werden und erhalten dadurch für ihr ganzes Leben eine ausreichende Immunität.

Der Erreger ist ein filtrierbares Virus, das nur unter dem Elektronenmikroskop sichtbar ist.

Die Krankheit beginnt mit hohem Fieber und starken Kreuzschmerzen. Ein Hautausschlag entwickelt sich, der nach drei Tagen mit abfallender Temperatur in das eigentliche Pockenstadium übergeht. Zunächst treten masernartige Fleckchen auf, die sich dann ähnlich wie die Windpocken ausbilden. Dieser Prozeß ist meistens nach 5 Tagen beendet, und die Pocken beginnen zu eitern. Dabei steigt die Temperatur stark an. Die Haut brennt und juckt; über den eiternden Pusteln kommt es zur Borkenbildung. Nachdem sie eingetrocknet sind, hinterlassen die Borken kleine braunpigmentierte Flecke und schließlich die Pockennarben.

Die Sterblichkeit war in früheren Zeiten außerordentlich groß. Falls heute vereinzelte Pockenfälle nach Deutschland eingeschleppt werden sollten, müssen sie unverzüglich den Gesundheitsbehörden gemeldet werden. Strengste Isolierung und Quarantäne sind unbedingt geboten, um ein weiteres Ausbreiten der Seuche zu verhindern.

Fleckfieber (Typhus exanthematicus)

wird durch Rickettsia Prowazeki ausgelöst. (Rickettsien sind Bakterien ähnelnde Mikroorganismen). Übertragen wird es ausschließlich durch Kleiderläuse. Man spricht deshalb von der „Verlausungsseuche". Eine Infektion von Mensch zu Mensch ist nicht möglich.

Fleckfieber tritt besonders häufig als Folgeerscheinung von Kriegsereignissen und Hungersnöten auf. Früher war es in Ost- und Südeuropa verbreitet. In Deutschland wurde es während des Krieges durch Soldaten und Gefangene eingeschleppt. Die Inkubationszeit dauert 7 bis 21 Tage; dann tritt plötzlich Schüttelfrost auf. Es folgt ein körperlicher Zusammenbruch mit Glieder- und heftigsten Kopfschmerzen, Schwindel, Unruhe und Schlaflosigkeit. Am vierten oder fünften Krankheitstage entwickelt sich ein charakteristischer Ausschlag in Form von blaßroten stecknadelgroßen Fleckchen, die sich zuerst an Brust, Bauch und Schultern ausbilden und sich dann über den ganzen Körper ausbreiten. Das Gesicht bleibt in der Regel frei. Nach dem Abklingen des Ausschlages schuppt sich die Haut. Der Kranke hat ein hochrotes Gesicht, und auch die Augen sind stark entzündet.

Dem Fleckfieber liegt eine Gefäßerkrankung zugrunde, da die kleinsten Schlagadern und haarfeinen Kapillaren von den Entzündungsvorgängen ergriffen werden. Wenn die Krankheit sich auch hauptsächlich an der Haut zeigt, so ist doch besonders das Nervensystem in Mitleidenschaft gezogen. Vielerlei nervöse Symptome können zurückbleiben, z. B. rasche Ermüdbarkeit, mangelnde Konzentration, Kreislauf- und Gehörstörungen sowie Nervenlähmungen.

Die beste Vorbeugung gegen das Fleckfieber ist die Entlausung. Es gibt außerdem einen Impfstoff, der – wenn er rechtzeitig gegeben wird – erfolgreich ist. Hervorragend bewährt hat sich hier die antibiotische Therapie.

Wundrose (Erysipel)

beginnt plötzlich mit hohem Fieber und starkem Krankheitsgefühl. Die Erkrankung geht meistens von einer Wunde aus und tritt am häufigsten im Gesicht auf. Als Erreger kommen Eiterkokken in Betracht. Die Haut ist geschwollen, heiß, rot und schmerzhaft gespannt. Die Umgrenzung ist deutlich; die Rötungen strahlen zungenförmig in die gesunden Hautpartien aus; benachbarte Lymphknoten sind stark geschwollen. Nach vier bis fünf Tagen ist die größte Ausdehnung erreicht; die Wundrose verblaßt. Der Patient wird fieberfrei, und die erkrankten Hautpartien schuppen sich. War die Kopfhaut entzündet, so kann es zu Haarausfall kommen.

Als seltene Komplikationen treten Mittelohr-, Lungen- und Nierenentzündungen sowie Sepsis auf. Die Krankheit läßt sich mit Antibiotika schnell und vollständig heilen. Eine Umpinselung der erkrankten Hautstellen mit Jodtinktur und Höhensonnenbestrahlung werden empfohlen.

Bauchtyphus (Typhus abdominalis)

wird durch ein Stäbchenbakterium hervorgerufen, das im Magen-Darm-Kanal aufgenommen und entweder direkt durch Kontakt mit den Ausscheidungen von Typhuskranken oder indirekt durch Nahrungsmittel und Wasser übertragen wird. Die Inkubationszeit dauert etwa ein bis drei Wochen; dann beginnt die Krankheit mit Unlust, Kopf- und Kreuzschmerzen sowie Stuhlverstopfung. Häufig tritt auch Nasenbluten auf. Die Temperatur steigt bis auf 39 oder 40 Grad an. Der Puls ist sehr langsam und klein, die Zunge zeigt starken Belag, der jedoch die Spitze und die Ränder freiläßt. Die Milz ist als stark vergrößert zu tasten. In der zweiten Krankheitswoche bleibt die Temperatur zwischen 39 und 40 Grad. Es erscheinen dann vor allem im Bereich des Bauches kleine rosenrote Fleckchen, die sogenannten Roseolen. Häufig ist der Leib aufgetrieben und der Stuhl dünnflüssig mit erbsensuppenartigem Aussehen. Während dieser Zeit sind die Kranken stark benommen. In der dritten Woche normalisieren sich die Temperaturen allmählich, die Roseolen verblassen, und der Appetit stellt sich wieder ein.

Jedoch können gerade in diesem Stadium Komplikationen auftreten; denn inzwischen haben sich im Darm Geschwüre gebildet. Es kann zu Darmblutungen oder zum Durchbruch eines Geschwüres in die Bauchhöhle kommen. Auch die Gefahr einer Lungenentzündung oder einer Venenthrombose ist in dieser Woche am größten. Entgeht der Patient diesen Begleiterscheinungen, so beginnt im Laufe der vierten Woche die Genesung.

Die Diagnose kann manchmal sehr schwer sein, da der Typhus außerordentlich wechselvoll verläuft. Es gibt allerdings einen Bakteriennachweis im Blut mit Hilfe einer bestimmten Reaktion. Die beste Vorbeugung besteht in der aktiven Schutzimpfung, was sich besonders im Kriege und in der Nachkriegszeit gezeigt hat.

Eine spezielle Behandlung ist heute durch die modernen Antibiotika (u. a. Chloromycetin) möglich. Bei Darmblutungen helfen u. U. Bluttransfusionen. Bei Geschwürsdurchbruch ist jedoch sofortige Operation erforderlich. Wegen des hohen Fiebers und der Benommenheit sind gerade beim Typhus Wasseranwendungen von großer Bedeutung. Da es sich hier um eine Darmerkrankung handelt, muß der Ernährung besondere Aufmerksamkeit gewidmet werden. Man leitet die Diät durch Fasten ein und gibt dann leichte Breikost. Eine sorgfältige Vernichtung aller Ausscheidungen und Desinfektion der Wäsche des Typhuskranken sind unbedingt erforderlich. Nach Überstehen der Krankheit kann der Patient immer noch Bakterienträger sein und trägt Typhuskeime in seinem Darm, besonders auch in der Gallenblase; diese Keime scheidet er mit dem Stuhl und dem Urin aus. Es gibt Dauerausscheider, die eine ständige Infektionsquelle sind. Ihr Darm muß daher in regelmäßigen Abständen auf Typhuserreger untersucht werden. In schweren Fällen wird vorsorglich die Gallenblase operativ entfernt.

Eine typhusähnliche Erkrankung, der *Paratyphus,* tritt infolge von Lebensmittelvergiftungen auf und wird unter den gleichen Voraussetzungen wie der Bauchtyphus übertragen. Als Infektionsquelle kommen nicht nur Menschen, sondern auch Rinder in Betracht. Das Krankheitsbild ähnelt dem des Bauchtyphus, wobei allerdings Durchfälle verstärkt auftreten. Der Paratyphus ist deshalb eine choleraähnliche Erkrankung.

Die Behandlung entspricht der, die beim Typhus angezeigt ist. Alle verdorbenen Lebensmittel und Konserven, die Anzeichen einer Zersetzung zeigen, sind unbedingt zu vernichten, um eine Ausbreitung der Krankheit zu verhindern. Übrigens können vor allem Enteneier Träger von Paratyphuserregern sein; sie sollten deshalb nur verwendet werden, nachdem sie mindestens 20 Minuten gekocht haben.

Cholera (Cholera asiatica)

kommt aus Asien und hat im 19. Jahrhundert in großen Pandemien die ganze Erde erfaßt. Die letzte Epidemie in Deutschland war 1892 in Hamburg.

Die Erreger wurden von Robert Koch entdeckt; sie sind kommaförmige Bakterien (Choleravibrionen). Charakteristisch für die Krankheit sind blutige Durchfälle von reiswasserähnlichem Aussehen. Die Kranken verfallen sehr schnell und trocknen infolge Wasserverlustes aus; Wadenkrämpfe, Atemnot und Angstzustände sind die Folgen. Quälender Durst peinigt den Kranken; aber jeder Schluck löst heftiges Erbrechen aus. Die Temperatur kann normal sein oder sie liegt sogar unter der Norm. Cholera-Epidemien haben früher sehr viele Opfer gefordert, die Kranken starben schon in den ersten drei Tagen. Heute ist schnelle Hilfe mit Antibiotika und Sulfonamiden bei frühzeitiger Erkennung möglich.

Ruhr (Dysenterie)

tritt in zwei Formen, der tropischen oder Amöbenruhr und der Bakterienruhr auf. Die erste ist eine durch Einzeller hervorgerufene Darmerkrankung; sie kommt in Deutschland nicht vor. Die Bakterienruhr zeigt sich am häufigsten im Sommer. Ihre Erreger sind stäbchenförmige Bakterien, die wie beim Typhus übertragen werden. Die Erkrankung beginnt nach einer Inkubationszeit von zwei bis sieben Tagen mit Appetitlosigkeit, Durchfällen und oft mit kolikartigen Leibschmerzen. Die Durchfälle werden immer häufiger und treten bis zu 50mal täglich unter quälendem Stuhlzwang auf. Zunächst ist der Stuhl noch schleimig und riecht fade; später wird er blutig. Die Kranken sind sehr blaß und verfallen, die Augen liegen tief in den Höhlen, die Zunge ist trocken und belegt. Im weiteren Verlauf können Gelenkerkrankungen oder Darmgeschwüre auftreten, die dann zu einer chronischen Ruhr führen. Man kennt auch Dauerausscheider von Ruhrbakterien.

Die Behandlung ist heute durch die Antibiotika erfolgversprechend geworden. Ganz zu Anfang erhalten die Kranken ein Abführmittel und danach Tierkohle oder Heilerde. Sehr starke Schmerzen erfordern krampflösende Präparate. Vor allem muß der Wasserverlust infolge Durchfälle und Erbrechen durch Flüssigkeitszufuhr ersetzt werden (Infusionen).

Natürlich spielt auch die Diät eine große Rolle. Man gibt zunächst für zwei bis drei Tage je ein Pfund frische geriebene Äpfel oder die entsprechende Menge eines Apfelpräparates (z. B. Aplona), geht dann zu Haferschleimsuppen und später allmählich zu vitaminreicher Schonkost über.

Grippe (Influenza)

Neben den einfachen Erkältungskrankheiten, die als „grippaler Infekt“ bezeichnet werden, gibt es die echte *Virusgrippe.* Man hat bereits mehrere Virustypen, die eine Grippe hervorrufen, isoliert. Gerade die Verschiedenartigkeit der Erreger verhindert eine Bekämpfung der Grippe durch eine einzige Schutzimpfung. Immer wieder paßt sich das Virus besonderen Bedingungen an; so kommt es alle Jahrzehnte zu neuen Epidemien, die u. U. die ganze Welt befallen können. Die Krankheit wird durch Tröpfcheninfektion von Mensch zu Mensch übertragen und breitet sich, den Verkehrswegen folgend, aus.

Als Ursache der in Europa häufigen Influenza nimmt man noch eine Mischinfektion mit einem Virus und einem Bazillus an. Die Immunität gegen Viren ist sehr unterschiedlich. Auch hierbei spielen die Disposition, eine verminderte Abwehrkraft durch körperliche und seelische Überlastung eine Rolle. Nach einer sehr kurzen Entwicklungsperiode von ein bis drei Tagen setzen plötzlich Frösteln, schneller Temperaturanstieg und große Abgeschlagenheit ein; außerdem heftige Stirnkopfschmerzen und Gliederreißen. Mitunter können auch Nasenbluten oder Verworrenheitszustände die Grippe ankündigen.

Die Erkrankung verläuft sehr unterschiedlich. Wir kennen die *katarrhalische Grippe,* die durch Fieber, Halsschmerzen, starken Schnupfen, Husten und Bronchitis gekennzeichnet ist und oft mit einer Bindehautentzündung einhergeht. Sie kann auch auf die Lunge übergreifen und dort eine Lungenentzündung hervorrufen. Es gibt auch eine Verlaufsform der Grippe im Magen-Darmkanal. Hier kommt es neben den bekannten Erscheinungen zu Brechdurchfall und kolikartigen Leibschmerzen. Eine besonders gefürchtete Komplikation der Grippe ist die sogenannte „Kopfgrippe“, die aber in Wirklichkeit bereits eine Gehirn- bzw. Gehirnhautentzündung ist. Es kommt zu hohen Temperaturen, Benommenheit, Kopfschmerzen, Nackensteifigkeit und Nervenentzündungen. Oft ist auch noch eine Entzündung der Nasennebenhöhlen festzustellen. Die häufigsten Komplikationen sind die *Grippepneumonie* (Lungenentzündung) und die *Brustfellentzündung.* Seltener sind *Nierenentzündung* und *Gelenkschwellungen.*

Die erste Pflegemaßnahme ist die Isolierung des Kranken. Im Anfangsstadium helfen oft eine Schwitzkur und Wasseranwendungen in Form von Wadenwickeln, ansteigenden Bädern usw. Auch die Diät ist wichtig; in Betracht kommt eine reizlose Milch-Pflanzen-Kost, die vor allem vitaminreich sein soll. Der Hustenreiz muß gegebenenfalls mit Codein bekämpft werden. An Medikamenten gibt man hohe Dosen von Vitamin C sowie Chinin oder Salizylsäure.

Sehr wesentlich ist auch die Kreislaufüberwachung. Zur Vorbeugung sind heute verschiedene Schutzimpfungen gegen mehrere Virustypen entwickelt worden. Ihr Wert ist aber noch begrenzt. Die besten Schutzmaßnahmen sind Steigerung der natürlichen Abwehrkräfte durch gesunde Lebensweise und Abhärtung. Während einer Epidemie sollte man sich vor körperlichen Anstrengungen hüten und auch seelischen Belastungen und Aufregungen möglichst aus dem Wege gehen.

Blutvergiftung (Sepsis)

ist eine höchst gefahrvolle Erkrankung, die von einer kleinen unscheinbaren Wunde ausgehen kann. Es bestehen zwei Möglichkeiten: die örtlichen Erscheinungen am Eintrittsort der Bakterien und die große Allgemeininfektion. In den meisten Fällen wird die Sepsis durch Eitererreger hervorgerufen; aber auch die Erreger mancher Infektionskrankheiten können in den Blutkreislauf gelangen. Ausgangspunkte sind häufig infizierte Verletzungen der Haut oder der Schleimhäute, weiterhin Entzündungen der Mandeln oder der inneren Organe, z. B. der Gebärmutter nach einer Entbindung (Kindbettfieber) usw. Von der Eintrittspforte werden die Bakterien über den Blutweg zu einem beliebigen Organ geschleppt und bilden dort einen neuen Herd, von dem aus neue Streuungen ausgehen. Am häufigsten ist demzufolge das Venensystem befallen, aber auch die Herzklappen, die Gallenblase und das Nierenbecken können Ausgangspunkte einer Sepsis werden. Die Krankheitszeichen sind sehr vielfältig; sie sind abhängig von der Größe und dem Ort des Herdes, vor allem auch von der Anzahl und der Lebenskraft der Bakterien. Auch die Abwehrbereitschaft des Körpers spielt eine große Rolle. Die Temperaturen sind charakteristisch verändert; sie steigen und fallen von Stunde zu Stunde. Häufig treten Schüttelfröste auf, der Puls ist sehr stark beschleunigt und die Haut leicht gerötet. Es kann auch ein ganz leichter Ausschlag auftreten. Die Blutvergiftung, die früher außerordentlich häufig war, hat heute durch die Sulfonamide und die Antibiotika ihre Schrecken verloren. Je nach dem Erreger gibt man bestimmte Medikamente. Die Allgemeinbehandlung darf aber darüber nicht vernachlässigt werden. Die Tuberkelbakteriensepsis bezeichnet man als → Miliartuberkulose.

Übertragbare Genickstarre

ist eine Erkrankung, die hauptsächlich im Kleinkindesalter auftritt und durch Diplokokken hervorgerufen wird. Als Ansteckungsquelle kommen kranke oder gesunde Bazillenträger in Frage. Die Übertragung geschieht direkt von Mensch zu Mensch. Die Krankheit beginnt mit Husten, Hals- und Gliederschmerzen, plötzlichen Schüttelfrösten, Schweißausbrüchen und starken Kopfschmerzen. Dazu gesellen sich häufig Erbrechen und Benommenheit. Im weiteren Verlauf kommt es zur Genickstarre, großer Bewegungsunruhe mit Zähneknirschen und Krampfzuständen. Schließlich wird die Wirbelsäule so steif, daß ein Aufrichten nicht mehr möglich ist. Auffällig ist eine ausgeprägte Berührungsempfindlichkeit der Haut. Außerdem besteht eine Überempfindlichkeit gegenüber optischen und akustischen Reizen und es kommt zu Hautveränderungen. Man findet vereinzelt oder auch in großer Zahl „flohstichartige" rote Fleckchen oder Bläschen. Als Spätschäden – seit Einführung der Sulfonamide und Antibiotika aber seltener geworden – und Komplikationen können bei diesem schweren Krankheitsbild Schwerhörigkeit, Taubstummheit, Wasserkopf und geistige Störungen auftreten.

Die Behandlung stützt sich auf die Wirksamkeit der Antibiotika und Sulfonamide; gegebenenfalls muß die Rückenmarkflüssigkeit mehrmals abgelassen werden, um die Drucksteigerung anzugehen.

Spinale Kinderlähmung (Poliomyelitis)

ist eine Erkrankung des zentralen Nervensystems durch Virusbefall, erfaßt nicht nur Kinder, sondern auch Erwachsene. Wir kennen bisher drei Virustypen, Typ I, II, III, die die Krankheit auslösen. Sie werden meist von Mensch zu Mensch durch Tröpfcheninfektion übertragen. Auch die im Stuhl des Kranken vorhandenen Erreger können durch Kontakt oder durch Fliegen einen Gesunden infizieren. Ebenso können durch Viren verunreinigte Nahrungsmittel und Trinkwasser eine Infektion auslösen. Die Eintrittspforten sind also der Mund oder der Darm.

Die Kinderlähmung kommt vorwiegend in den hochentwickelten Ländern vor und ist eine charakteristische Zivilisationskrankheit. Mit der Höhe des Lebensstandards nimmt auch ihre Häufigkeit zu. So haben Amerika, Schweden und die Schweiz besonders hohe Erkrankungszahlen.

Sie tritt sporadisch in jedem Jahr auf und erreicht ihren Höhepunkt im Spätsommer. Vor Einführung der aktiven Schutzimpfung im Jahre 1962 kam es in bestimmten Jahren zu Epidemien, die dann größere Ausmaße annahmen.

Der Beginn der Erkrankung ist häufig durch eine Temperaturerhöhung, Schnupfen und Halsschmerzen gekennzeichnet, die manchmal auch von Erbrechen und Durchfällen begleitet sind; außerdem bestehen oft Benommenheit und starke Schweißausbrüche sowie Nackensteifigkeit und Berührungsempfindlichkeit der Haut. Die Kranken lassen sich nicht anfassen.

Dies ist das sogenannte Vorlähmungsstadium. Das Fieber kann zunächst für einige Tage abklingen, um dann erneut anzusteigen. Mit der Normalisierung der Temperatur beginnt im allgemeinen das Lähmungsstadium. Es kann aber auch schon früher oder erst viel später eintreten, je nachdem, wie schnell die Viren die Zentren im Rückenmark erreichen und hier ihr Zerstörungswerk beginnen. So gibt es die Morgenlähmung, bei der die Patienten sich am Abend krank ins Bett legen und am nächsten Morgen schon gelähmt sind. Aber auch erst nach 10 Tagen können Lähmungserscheinungen auftreten, die zuerst an den Beinen bemerkbar werden. Häufig bleibt es dabei; aber die Lähmungen können auch weiter auf die Arme, den Kopf und unter Umständen sogar auf das Zwerchfell übergreifen. Dann kann es zu der gefürchteten Atemlähmung kommen, die nur durch künstliche Beatmung in der „Eisernen Lunge" behandelt werden kann.

Im Rückbildungsstadium klingen die Erscheinungen allmählich ab, oft bleiben aber schlaffe Lähmungen als Restzustände. In den gelähmten Gliedmaßen treten Wachstumsstörungen auf, die Muskulatur verkümmert. Oft entstehen Deformierungen wie Klumpfuß, Spitzfuß oder Rückgratverkrümmungen. Viele Fälle verlaufen indessen ohne jede Lähmung. Es kommt lediglich zu einer vorübergehenden Schwächung der Muskulatur. Bei manchen Patienten ist auch die ganze Kinderlähmungsinfektion mit einem einfachen Schnupfen oder Durchfall abgetan. Hier spricht man dann von der sogenannten „stillen Feiung".

Die Krankheit hat eine große soziale Bedeutung. Heute haben etwa 15 bis 20 Prozent aller Krüppel eine Kinderlähmung durchgemacht, während früher die meisten an Wirbelsäulentuberkulose oder Rachitis erkrankt waren. Die Gelähmten haben Anspruch auf Leistung nach dem Körperbehinderten-Fürsorgegesetz.

Eine spezielle Behandlung mit einem Chemotherapeutikum oder Antibiotikum gibt es leider noch nicht. Körperliche und geistige Überanstrengungen sind zu vermeiden. Von besonderer Bedeutung ist daher die Allgemeinbehandlung. Unnötige Bewegungen sollen unterbleiben, um die Muskulatur nicht noch mehr zu schädigen. Im Stadium der Lähmung müssen die Glieder richtig gelagert werden. Bleiben Restlähmungen zurück, ist eine ganz intensive krankengymnastische und elektrische Nachbehandlung bis zu drei Jahren erforderlich. Es muß davor gewarnt werden, daß im Kindesalter die Übungsbehandlung zu früh wegen angeblicher Aussichtslosigkeit abgebrochen wird. Sollten sich aber nach Jahren immer noch Lähmungen zeigen, so läßt sich durch spezielle Operationen oder durch Apparate die Gebrauchsfähigkeit der gelähmten Glieder wiederherstellen.

Es gibt heute 2 verschiedene Impfstoffe gegen die Poliomyelitis. Durch die Impfung nach Salk (Verabfolgung von abgetöteten Viren aller 3 Typen) und durch die Schluckimpfung nach Sabin (mit abgeschwächten lebenden Erregern) läßt sich eine zeitlich begrenzte Immunität erreichen. Es ist zu empfehlen, die Kinder vorbeugend schon im frühen Lebensalter und möglichst im Winter impfen zu lassen.

Epidemische Hirnentzündung

ist eine Viruserkrankung, die das Gehirn angreift und mit Schwindel, Erbrechen, Kopf- und Gliederschmerzen beginnt. Die Temperatur kann normal oder erhöht sein. Die Krankheit verläuft unter verschiedenen Erscheinungen. Bei der durch Schlafsucht gekennzeichneten Form dösen die Kranken vor sich hin und sind stark benommen, bleiben aber immer ansprechbar. Im Gegensatz dazu sind ausgesprochene Schlaflosigkeit und Bewegungsunruhe ebenfalls charakteristische Zeichen. Die Hirnentzündung kann in ein chronisches Stadium übergehen, das ganz bestimmte Nervenzentren befällt, so daß es zu einem „Masken- oder Salbengesicht" mit starkem Speichelfluß und einer ausgesprochenen Bewegungsarmut kommt. Man bezeichnet diese Folgeerscheinung als *Parkinsonismus*. Ein spezifisches Mittel für die Behandlung gibt es noch nicht.

Wundstarrkrampf (Tetanus)

wird durch einen sporenbildenden, stäbchenförmigen Bazillus hervorgerufen, der sich besonders in der Erde, im Straßenstaub und im Kot der Tiere und des Menschen ansiedelt. Auch Dorne, Holzsplitter und rostige Nägel können mit dem Bazillus behaftet sein. Er entfaltet eine ausgesprochene Giftwirkung; durch die Möglichkeit der Sporenbildung (Eikapselung) ist er außerordentlich widerstandsfähig gegen äußere Einflüsse. Die Sporen können jedoch nur bei einer Verletzung der Haut oder der Schleimhäute in den Körper eindringen, wo sie günstige Bedingungen zum Auskeimen, wie sie besonders bei Sauerstoffmangel im Gewebe immer gegeben sind, vorfinden; dann führen sie zu einer Infektion. Alle mit Erde, Staub oder Kot in Berührung kommenden Wunden sind daher auf Tetanusinfektion verdächtig. Der Wundstarrkrampf trat besonders häufig im Kriege auf; aber auch heute ist er im Zusammenhang mit Verkehrsunfällen keineswegs selten. Er ist immer eine sehr ernst zu nehmende Erkrankung.

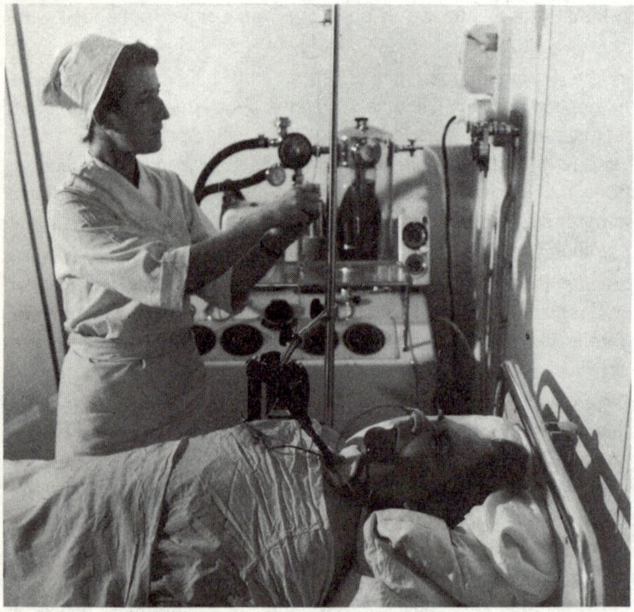

Behandlung eines an Tetanus erkrankten Patienten

Die Entwicklungszeit ist sehr unterschiedlich. Sie kann zwei Tage oder acht Wochen dauern. Auffällig sind sehr starke Schweißausbrüche, Frösteln und Schlaflosigkeit. Das Gift hat eine spezielle Wirkung auf die Nervenzentren. Ein charakteristisches Zeichen ist die erhöhte Erregbarkeit der Muskulatur, die sich in Krämpfen äußert. Die Muskeln werden in einer bestimmten Reihenfolge befallen, je nach dem Grad ihrer vorherigen Beanspruchung, am häufigsten zuerst die Kaumuskulatur und das Zwerchfell. Dann verkrampft das Gesicht; die Kranken können den Mund nicht mehr öffnen, das Gesicht ist verzogen, die Stirn wird hochgezogen und der Nacken wird steif. Die Bauchdecken werden bretthart, und die Beine strecken sich. Die Krämpfe sind außerordentlich schmerzhaft und werden durch kleinste Reize ausgelöst (Berührung, Licht u. a.). Die häufigsten Komplikationen sind Lungenentzündung und Atemlähmung.

Die beste Vorbeugung ist die aktive Schutzimpfung. Besonders gefährdete Personen, wie Kinder, Landwirte, Autofahrer und Soldaten sollten unbedingt geimpft werden. Ist die Krankheit ausgebrochen, kann man Antibiotika in sehr hohen Dosen geben. Außerdem werden muskellähmende Mittel, sogenannte Relaxantien (Curare), die das Krampfen verhindern, angewendet.

Bangsche Krankheit

gehört zu einer Gruppe von Krankheiten, die man *„Brucellosen"* nennt. Sie sind ursprünglich Tierseuchen, die in der Regel nur vom kranken Tier auf den Menschen übertragen werden; am häufigsten breiten sie sich im Mittelmeergebiet aus. In Deutschland hat die Bangsche Krankheit wenig Bedeutung. Der Erreger, ein stäbchenförmiges Bakterium, ruft das seuchenhafte Verkalben der Kühe hervor. Der Mensch steckt sich über den Kontakt mit erkrankten Tieren oder infolge infizierter Milch an. 10 bis 20 Prozent aller Rinder sollen mit diesem Abortusbakterium infiziert sein. Trotz der Ansteckungsmöglichkeit durch die Milch sind Erkrankungen verhältnismäßig selten. Nach einer Entwicklungsperiode von 8 bis 10 Tagen setzt Fieber ein, das wochen- und monatelang mit wechselnder Höhe bestehen kann. Die Kranken klagen über Kopf- und Gliederschmerzen und erbrechen sich oft. Es finden sich häufig Katarrhe der Luftwege, später ist auch die Milz vergrößert. Die Vorbeugung besteht zum einen in der Bekämpfung der Tierseuche, zum anderen muß der direkte Kontakt mit erkrankten Tieren vermieden werden. Melker, Schweizer und Bauern sind entsprechend aufzuklären. Bei der Behandlung können Antibiotika versucht werden.

Malaria

oder das Wechselfieber ist eine über die ganze Welt verbreitete Infektionskrankheit. Sie ist in Deutschland nur ganz selten in kleineren Epidemien aufgetreten. Im Kriege haben sich aber viele Soldaten auf dem Balkan oder in Afrika mit Malaria infiziert. Sie ist eine Protozoenerkrankung mit einem besonderen Entwicklungszyklus. Durch den Stich einer weiblichen Anopheles-Mücke gelangen die sichelförmigen Keime des Einzellers in das Blut und vermehren sich hier. In einem bestimmten Teilungsstadium dringen Keimlinge in die Blutkörperchen ein und zerstören sie; dadurch wird regelmäßig Schüttelfrost und Fieber ausgelöst. Je nach dem Fieberverlauf werden mehrere Formen unterschieden, z. B. die Tropica, die Quartana und die am häufigsten vorkommende Tertiana. Die Krankheit beginnt mit heftigem Schüttelfrost, der die Temperatur bis auf 40 oder 41 Grad ansteigen läßt. Die Kranken zittern am ganzen Körper und sehen verfallen aus. Sie klagen über Kopfschmerzen, Schwindelanfälle und große Unruhe. Nach einigen Stunden fällt die Temperatur unter Schweißausbrüchen, bis nach 48 Stunden, also mit Beginn jedes dritten Tages, ein neuer Anfall einsetzt. Allmählich wird die Milz größer. Die Fieberanfälle nehmen im Laufe der Zeit an Regelmäßigkeit und Kraft ab. Bei häufiger Wieder-Infektion kann es jedoch zu einer Abmagerung kommen, die mit einer erheblichen Blutarmut verbunden ist.

Die *tropische Malaria* zeigt zu Beginn keinen Schüttelfrost. Es kommt sehr schnell zum Temperaturanstieg mit Kopfschmerzen, Schnupfen und Husten. Dabei bestehen oft Brechdurchfälle und Übelkeit. Die Kranken sind unruhig und schlaflos (Tropenkoller). Sie können aber auch bewußtlos werden. Der einzelne Anfall dauert wesentlich länger, ungefähr ein bis zwei Tage. Nach 10 Stunden kommt es meistens zu einem neuen Anfall. Die tropische Form ist eine ernstere Erkrankung als die Malaria tertiana. Sie begünstigt auch eine schwerwiegende Komplikation, das *Schwarzwasserfieber,* das durch die hohen Chiningaben gegen die Malaria ausgelöst wird.

Die Vorbeugung besteht vor allem in der Mückenbekämpfung, in der Vernichtung ihrer Brutstätten und in der Trockenlegung von Sümpfen. In verseuchten Gebieten ist das Schlafen unter dem Moskitonetz angebracht, da die Mücken nur abends und nachts fliegen. Zur Vorbeugung und Behandlung bediente man sich früher des Chinins, heute bevorzugt man das synthetische Resochin. Vielfach wird noch eine Nachkur mit Plasmochin durchgeführt.

Es gibt noch zahlreiche Infektionskrankheiten, besonders in den Tropen, die in Europa keine Bedeutung haben. Infolge der zunehmenden Internationalisierung des Verkehrs, die es möglich macht, mit dem Flugzeug in wenigen Stunden von einem Erdteil zum anderen zu gelangen, muß man natürlich damit rechnen, daß solche Krankheiten vereinzelt in unseren Ländern auftreten. Die Gefahr einer Epidemie ist in diesen Fällen jedoch nicht gegeben, da die meisten tropischen Infektionskrankheiten an bestimmte Überträgerinsekten gebunden sind, die es in Europa nicht gibt.

Weitere Krankheitsformen

wie *Pest* und *Lepra,* die im Mittelalter eine bedeutende Rolle gespielt haben, sind heute in Europa ausgestorben. Lediglich ganz vereinzelte Fälle von Lepra treten auf.

Der Pesterreger wird durch Flöhe und Nagetiere, besonders durch Ratten, auf den Menschen übertragen. Der Vorläufer der menschlichen Seuche ist immer zunächst die Rattenpest. Beim Menschen beginnt sie mit dem Stadium der Beulenbildung. Dann entsteht das Bild der Lungenpest. Nun ist auch eine Übertragung von Mensch zu Mensch durch Tröpfcheninfektion möglich. Außer Schüttelfrost, Kopfschmerzen und Lichtscheu tritt ein Schwindelgefühl auf, so daß der Gang des Kranken taumelig wird. Dazu gesellt sich innere Unruhe mit Wandertrieb. An der infektionsstelle bilden sich charakteristische Pestkarbunkel aus. Im weiteren Verlauf kommt es zur Sepsis. Die Kranken sterben dann meist innerhalb weniger Stunden: Sie fallen plötzlich tot um.

Außer der Pest können Ratten auch noch viele andere Krankheiten übertragen.

Die Lepra ist besonders in Indien beheimatet. Die Übertragung erfolgt direkt von Mensch zu Mensch durch die Ausscheidungen des Kranken und durch den Eiter von Leprageschwüren. Man kennt zwei Formen, die Haut- und die Nervenlepra. Bei der ersten verdickt sich die Haut knotenförmig, besonders am Kopf, so daß sich ein „Löwengesicht" ausbildet. Die Nervenlepra schädigt vor allem die Empfindungsnerven; es kommt zu einem allmählichen Absterben der Glieder. Heute wird die Lepra mit Chemotherapeutika behandelt. Am zweckmäßigsten ist die Isolierung der Kranken in Lepraheimen oder auf Inseln.

Zwei andere Erkrankungen von Tieren, die auch Menschen infizieren können, sind *Milzbrand* und *Rotz.* Sie treten vorwiegend bei Leuten auf, die beruflich mit Vieh zu tun haben. Die häufigste Form ist der Hautmilzbrand, in dessen Verlauf sich charakteristische Karbunkel ausbilden. *Lungen-* und *Darm-Milzbrand* sind von untergeordneter Bedeutung. – Die Behandlung besteht in der Verabreichung von Antibiotika.

Der Rotz ist eine Erkrankung der Einhufer, die hauptsächlich durch Pferde auf den Menschen übertragen wird. Er ist sehr selten und verläuft fast immer tödlich. Kennzeichnend ist der eitrige Nasenausfluß. Bei der Behandlung werden Antibiotika versucht.

Zwei weitere Krankheiten sind noch zu erwähnen, die von besonderer Bedeutung für viele Tierliebhaber sind, die *Tollwut* (Lyssa) und die *Papageienkrankheit* (Psittakosis). Die erste kommt vor allem bei Hunden, seltener bei Katzen, aber auch bei freilebendem Wild, vor allem Füchsen, vor. Der Erreger ist ein Virus, das sich namentlich im Speichel der erkrankten Tiere findet und durch Biß auf den Menschen übertragen wird. Das Virus hat die Neigung, sich besonders im Nervensystem anzusiedeln. Nach dem Biß eines tollwutverdächtigen Tieres muß die Wunde ausgeschnitten und eine Schutzbehandlung (Schutzimpfung) durchgeführt werden. Bei saubergehaltenen Hunden tritt die Tollwut nur selten auf. Eine Gefahr stellen jedoch streunende Tiere dar. Die Inkubationszeit ist sehr lang, 20 bis 60 Tage. Darum ist es sehr wichtig, daß die Wutschutzbehandlung früh einsetzt. Sie wird in bestimmten hygienischen Instituten durchgeführt.

Die Papageienkrankheit befällt nicht nur Papageien, sondern auch andere Vögel und wird durch die Einfuhr ausländischer Tiere eingeschleppt. Durch Biß oder Kontakt kann der Mensch infiziert werden. Vogelliebhaber müssen darauf achten, daß ihre Tiere gesund sind. Gestäubtes Gefieder, Schläfrigkeit, Schnupfen und Durchfälle deuten auf eine Erkrankung hin. Die Ausscheidungen der Tiere müssen sofort eingesandt und auf die Krankheitserreger untersucht werden. Gelegentlich können auch gesunde Virusträger die Krankheit verbreiten. Jedoch ist die Ansteckung von Mensch zu Mensch äußerst selten. Bei der Erkrankung des Menschen stellen sich

Fieber, Kopfschmerzen, starker Durst und Nasenbluten ein. Bald tritt auch Husten mit rostbraunem Auswurf hinzu, und es kann sich das Bild einer Lungenentzündung entwickeln. Die körperlichen Erscheinungen sind häufig von psychischen Störungen, Benommenheit usw. begleitet. Die Psittakosis ist eine sehr ernstzunehmende Erkrankung. Die gezielte Behandlung besteht in der Verabreichung von Antibiotika. Die sonstigen Maßnahmen sind die gleichen, wie sie bei der → Lungenentzündung ergriffen werden.

SÄUGLINGS- UND KINDERKRANKHEITEN

Allgemeines und Grundbehandlung

In diesem Kapitel sollen die Erkrankungen und Störungen beschrieben werden, die ausschließlich oder vorwiegend im Säuglings- und Kindesalter auftreten. Selbstverständlich können auch Säuglinge von einigen, Kinder von vielen Krankheiten befallen werden, an denen auch die Erwachsenen leiden (z. B. angeborene Syphilis, Säuglingstuberkulose). Diese bleiben hier jedoch unberücksichtigt und sind unter den entsprechenden Abschnitten nachzulesen.

Im Säuglingsalter stehen vor allem die Störungen im Vordergrund, die durch falsche Ernährung entstehen. Ganz offensichtlich ist dieser Zusammenhang beim Zurückbleiben im Wachstum oder in der Gewichtszunahme und bei den Magen-Darm-Störungen. Daher ist bei unruhigen und schlecht gedeihenden Kindern der Ernährung ganz besondere Aufmerksamkeit zu widmen. Die beste Vorbeugung vor Erkrankungen besteht in einer Pflege, die den natürlichen Bedürfnissen des Körpers gerecht wird. Sauberkeit, Licht, Luft, Sonne und Bewegung tragen viel zur gesunden Entwicklung bei. Natürlich darf auch hier nicht übertrieben werden; denn der kindliche Körper ist anfälliger und empfindlicher als der des Erwachsenen. Aber eine maßvolle Abhärtung verhindert viele spätere Erkrankungen.

Ein weiterer sehr wichtiger Punkt ist die Erziehung, die schon im frühesten Säuglingsalter einsetzen muß. Verzärtelte Kinder, die gewöhnt sind ihren Willen durchzusetzen, denen jede kleinste Mühe ferngehalten wird, sind anfälliger, vor allem wenn sie älter werden. Sie neigen dazu, kleinste Unpäßlichkeiten so zu übertreiben, daß daraus eine richtige Erkrankung entsteht. Umgekehrt aber flüchten sich auch gesunde Kinder, die sich vernachlässigt fühlen, geradezu in eine Krankheit, um auf diesem Umwege die Aufmerksamkeit und Liebe der Eltern auf sich zu lenken, die sie sonst entbehren. Hier das richtige Maß bei der Erziehung zu finden, ist entscheidend für die ganze weitere Entwicklung des Kindes.

Liegt jedoch eine echte Erkrankung vor, so bedarf es natürlich der besonderen Fürsorge der Mutter oder Pflegerin. Überängstlichkeit ist nicht angebracht, aber bei jeder ernstlichen Störung ist – besonders in den ersten Lebensmonaten – der Arzt sofort zu Rate zu ziehen. Außerdem muß die Mutter wissen, wie sie sich bis zum Eintreffen des Arztes zu verhalten hat. Auf jeden Fall ist die Temperatur zu messen, und zwar mit einem leicht eingefetteten Fiebertherometer im After. Dann muß möglichst genau festgestellt werden, wann und was das Kind zuletzt gegessen hat. Bis der Arzt kommt, ist keine weitere Nahrung zu geben. Ein Kind kann, ohne Schaden zu erleiden, 24 Stunden ohne Essen aushalten. Eine Fastenpause von mehreren Stunden ist in jedem Falle angezeigt. Gegen den Durst kann man dünnen Kamillen- oder Fencheltee geben, mit Traubenzucker gesüßt. Bei hohem Fieber sind Wadenwickel, evtl. auch eine Ganzpackung zu empfehlen, die bei Kindern sehr leicht und schnell anzulegen sind.

Säuglingserkrankungen

Ernährungsschäden, Magen- und Darmstörungen

Der Milchnährschaden tritt im allgemeinen bei Kindern auf, die vorwiegend mit übermäßig großen Milchmengen ernährt werden und beruht auf einem Mangel an Kohlehydraten. Erste Anzeichen sind häufiges Schreien und ein gestörter unruhiger Schlaf des Säuglings, die jedoch auch andere Ursachen haben können. Im weiteren Verlauf kommt es zu einem Stillstand in der Gewichtszunahme; das Gesichtchen ist blaß und gedunsen, die Haut wird in den Falten wund. Auch Furunkel können sich bilden. Der Bauch ist oft gebläht, die Stühle sind gräulich-weiß, bröckelig und von üblem Geruch. Meistens ist auch eine Verstopfung festzustellen, und die Nahrung wird wieder ausgespien. Allmählich tritt eine allgemeine Entkräftung ein, das Kind magert ab. Die Anfälligkeit gegenüber Ansteckungen ist sehr groß. Es kann auch ein Blasenkatarrh oder eine Lungenentzündung hinzukommen, wenn nicht rechtzeitig eingegriffen wird. Wegen der Schwere der Erkrankung kommt nur ärztliche Behandlung in Betracht.

Der Mehlnährschaden entsteht infolge eines Mangels an Vitaminen, Mineralstoffen und vollwertigem Eiweiß bei Säuglingen, die mit Mehlbrei und Suppen ohne oder mit nur wenig Milch ernährt werden. Auch eine über zu lange Zeit gegebene darmschonende Mehlkost oder Buttermehlnahrung können diesen Schaden hervorrufen. Er äußert sich in zwei Formen: Entweder werden die Kinder dick und aufgedunsen, blaß, oder sie nehmen ab, das Fettpolster schwindet, und die Muskeln fühlen sich hart an. Durch die Schwächung werden sie teilnahmslos und zeigen Unlust, sich zu bewegen.

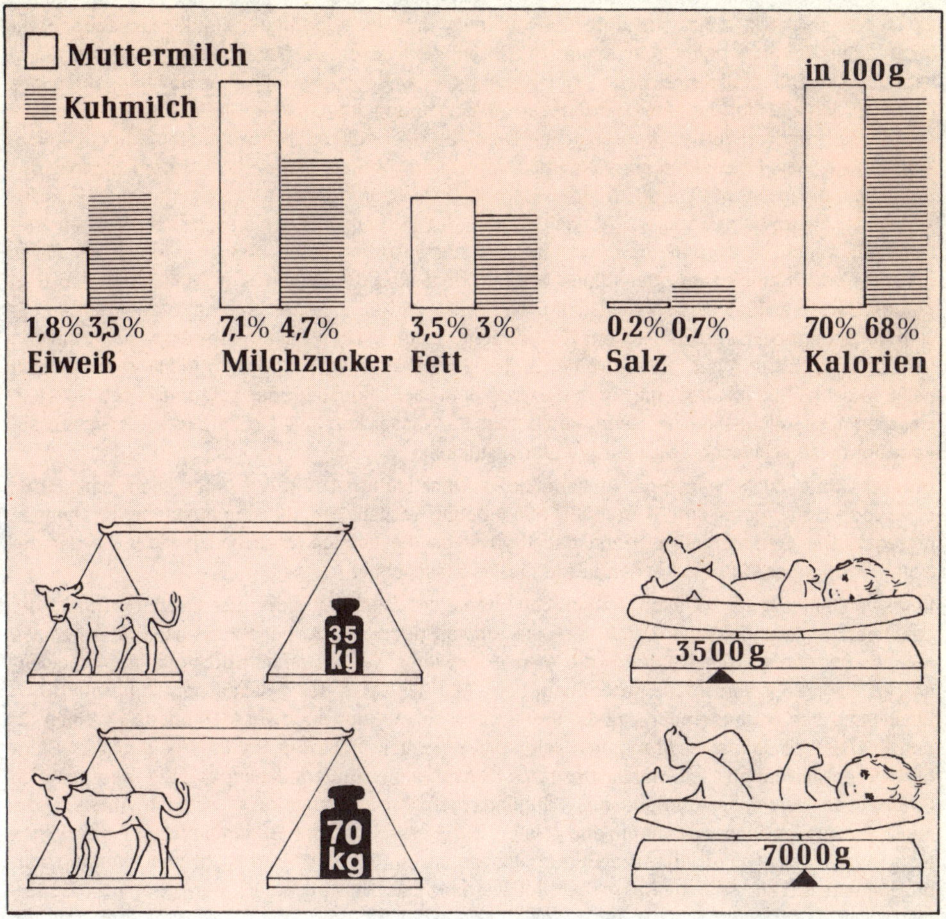

Viele Stoffe der Kuhmilch, die das Kalb zu seinem schnelleren Wachstum benötigt, überlasten den Organismus des Säuglings oder werden nicht voll ausgenutzt. Andere wieder müssen erst umgebaut werden. Voll ausgenutzt wird allein die Muttermilch, die idealste Säuglingsnahrung.

Auch bei dieser Störung sind die Kinder äußerst anfällig gegen Ansteckungen. Jede weiter hinzutretende Krankheit kann aber bedenkliche Folgen zeigen. Im Darm kommt es zu Gärungen, dadurch werden die Stühle schaumig-schleimig, und meist tritt dann Brechdurchfall auf. Hochgradige Abmagerung wird oft durch wassersüchtige Schwellungen verschleiert. Auch kann eine besondere Neigung zu Krämpfen entstehen. Je jünger der Säugling ist, um so gefährlicher sind die Schädigungen.

Auch in diesem Fall kommt nur ärztliche Behandlung in Betracht.

Krampfblähungen: Sie sind häufig die Ursache von Unruhe oder Unpäßlichkeit des Säuglings. Um sie zu beheben, muß im allgemeinen die Nahrung geändert werden. Man geht etwa von Haferschleim auf Reisschleim oder Mondamin über, nimmt an Stelle des gewöhnlichen Zuckers einen speziellen Säuglingszucker, oder man ändert den Charakter der Nahrung völlig; wobei es sich aber empfehlen dürfte, den Rat eines mit Säuglingsernährung gut vertrauten Arztes einzuholen. Eine gewisse Erleichterung bringt oft auch Verabreichung von etwas Kümmeltee (etwa 50 g ohne Zucker).

Ist die Ursache der Unpäßlichkeit auch in Blähungsbeschwerden nicht zu finden, so kann nur eine genaue ärztliche Untersuchung bzw. Beobachtung als weitere Maßnahme zur Klärung in Frage kommen.

Zeigt sich während der Unpäßlichkeit Durchfall oder Erbrechen, so liegt die Ursache als Störung im Gleichgewicht der Verdauungsvorgänge klar zutage.

Durchfälle und Brechdurchfälle: Ihre Ursache kann sehr verschieden sein. Besteht von Anfang an Fieber, so steckt meist eine Infektion dahinter, d. h. ein Eindringen krank machender Bakterien oder Viren in den Organismus, die ihren Weg durchaus nicht immer über den Darm nehmen. Die Durchfälle sind dann unter Umständen weiter nichts als eine Heilmaßnahme des Körpers, der alle verfügbaren Pforten zur Ausscheidung krankhafter Stoffe öffnet. Es erhellt sofort, wie grundverkehrt es wäre, solchen Durchfall oder solches Brechen „stopfen" zu wollen. Man muß diesen Erscheinungen vielmehr ihren natürlichen Lauf lassen, sich dem Instinkt des Säuglings anpassen und vor allem jede Nahrungszufuhr sofort einstellen. Dagegen muß Flüssigkeit, bald mehr, bald weniger, je nach Stärke des Flüssigkeitsverlustes durch Brechen und Durchfall, zugeführt werden. Das geschieht am besten durch einen dünnen Aufguß von etwas Fenchel- oder Kamillentee oder reines Wasser, dem man 6 % (auf 100 g Flüssigkeit also 6 g) Traubenzucker zufügt. Er ist als Dextropur-Traubenzucker in jeder Apotheke zu erhalten. Er wird im Gegensatz zu gewöhnlichem Kochzucker, der in solchen Fällen unbedingt zu vermeiden ist, gut vertragen und hat offenbar eine gewisse entgiftende Wirkung. Kann man Traubenzucker nicht so schnell beschaffen, gibt man den Tee entweder ungesüßt oder süßt mit etwas Süßstoff. Hat man auch keinen Tee zur Hand, kocht man 1 l Wasser kurz mit 1 g Salz (etwa 3 Prisen) auf und gibt diese schwache Salzlösung warm zu trinken.

Die Tee- oder Zuckerwasserpause kann bei normal kräftigen Kindern unter allen Umständen ohne jede Gefährdung auf 24 Stunden ausgedehnt werden. Sie sollte mindestens 12 Stunden betragen. Die Trinkmenge läßt man das Kind selbst bestimmen. Man füllt jeweils die der gewohnten Milchportion entsprechende Menge ins Fläschchen.

Selbstverständlich ist in allen Fällen von stärkerem Durchfall oder gar Brechdurchfall, der besonders im Säuglingsalter immer als eine ernste Erkrankung zu betrachten ist, *sofort ärztliche Hilfe herbeizuholen.* Die Nahrung, die man im weiteren Verlauf einer Durchfallerkrankung verabfolgt, kann sehr verschieden aufgebaut sein. Man wird das der persönlichen Auffassung und Einstellung des behandelnden Arztes überlassen. Ich will hier nur zwei Methoden erwähnen für den Fall, daß es einmal nicht möglich sein sollte, direkten ärztlichen Rat innerhalb von 24 Stunden herbeizuschaffen. Ich wähle dazu als Rezept eine Buttermilchsuppe, die den meisten Formen von Durchfallsstörungen des Säuglings gerechnet werden kann, und die Apfelkur, die meist Entsprechendes beim Kleinkind leistet. Zur Herstellung der Buttermilchsuppe kann man eine gute, frische, nicht zu saure Buttermilch benutzen. Sie darf aber nicht aus tagelang aufgesammeltem stark saurem Rahm bereitet werden. Das Rezept lautet: Man bringt 1 l Buttermilch mit 30 g Traubenzucker oder Soxlethschem Nährzucker (= 3 gehäufte Teelöffel) auf kleiner Flamme unter häufigem Umrühren langsam zum Kochen. In die aufwallende Milch quirlt man 30 g (= 3 gehäufte Teelöffel) Weizenmehl ein, die man vorher in etwas zurückbehaltener Buttermilch glattrührte. Man läßt die Suppe etwa 5 Minuten vorsichtig gar kochen.

Hat man keine frische Buttermilch zur Hand, besorgt man sich Buttermilchpulver in Büchsen. Das Rezept lautet dann für ½ l Nahrung folgendermaßen: 45 g Buttermilchpulver werden genau abgewogen und in einen Kochtopf getan. 500 g Wasser werden mit der Grammflasche abgemessen, zugefüllt und bis zur vollkommenen Lösung mit dem Pulver verquirlt. Sodann fügt man 15 g Traubenzucker hinzu und kocht das Ganze langsam auf. In die aufwallende Milch werden 15 g Mondamin, die vorher in 30 g Wasser glattgerührt wurden, eingequirlt. Das Ganze wird noch 2–3 Minuten gekocht und dann kalt gestellt. Vor dem Abfüllen ins Fläschchen muß man jedesmal gut umrühren. Man kann den Geschmack der Suppe noch durch Zufügung von 1 Tablette Sacharin zu jedem Fläschchen verbessern.

Nach der Teepause beginnt man mit kleinen, etwa alle 3 Stunden verabreichten Mengen, deren Größe nach dem Alter des Kindes und der Schwere des Krankheitsbildes bemessen werden muß. Gibt das Kind sich mit den kleinen Mengen nicht zufrieden, so wird anschließend oder zwischendurch als Ergänzung Tee oder Traubenzuckerlösung verabreicht. Man gibt in einem durchschnittlichen Falle einem Säugling etwa im 4.–5. Monat am

1. Tag 6mal 80 g Buttermilchsuppe und wenn nötig 6mal 70 g Tee

2. Tag	6mal	90 g	Buttermilchsuppe	und	wenn	nötig	6mal 60 g	Tee
3. „	6mal	100 g	„	„	„	„	6mal 50 g	„
4. „	6mal	120 g	„	„	„	„	6mal 20 g	„
5. „	6mal	140 g	„					
6. „	6mal	150 g	„					

Ich betone, das ist eine schematische Vorschrift für den Notfall. Unerfahrene Mütter sollten in keinem solchen Fall auf direkte ärztliche Beratung und Überwachung verzichten, besonders nicht in den ersten Monaten.

Worauf die meist vorzügliche und sichere Wirkung der Buttermilch beruht, ist, daß sie als „Säuremilch" milchsäurehaltig, feinflockig, geronnen und milchzucker- und fettarm ist. Dadurch hemmt sie die Vermehrung der Bakterien im Darm.

Die zweite Behandlungsmethode der Durchfallstörung, die ich hier erwähnen möchte, die Apfelkost, ist ein sehr altes Verfahren der Naturheilkunde, das neuerdings auch in der wissenschaftlichen Medizin wieder großes Interesse findet, seit es von dem Heidelberger Professor Moro wissenschaftlich neu entdeckt wurde.

Man kann es vor allem beim älteren Säugling (älter als 2 Monate) anwenden. Die Apfelkur hat den besonderen Vorteil, daß ihr Ausgangsmaterial in den meisten Jahreszeiten leicht zu beschaffen ist. Man nimmt einen reifen, mürben, mittelgroßen Apfel, schält ihn, reibt ihn – am besten auf einer Glasreibe –, rührt den geriebenen Apfel in ½ l Wasser ein und süßt mit 30 g Traubenzucker oder, wenn solcher nicht verfügbar ist, mit etwas Süßstoff. Diese Apfelsuppe verabfolgt man je nach Alter des Kindes aus dem Fläschchen (mit sehr großlöchrigem Pfropfen) oder einem Becher, warm oder kühl, in der der gewohnten Mahlzeit entsprechenden Menge. Daneben verabreicht man nach Bedürfnis noch frisch geschabten rohen Apfelbrei mit dem Löffel.

Es gibt ein Trockenpulver aus frischen Äpfeln (Aplona), das in den Jahreszeiten, wo gute frische Äpfel nicht zu beschaffen sind, sehr empfohlen werden kann. Sobald der Stuhlgang in Farbe und Beschaffenheit sich bessert und lebhafter Appetit sich meldet, geht man durch allmähliches Zugeben von Milch bzw. Milchschleimmischung, Milchbrei und Zwieback allmählich wieder auf die gewohnte Kost über.

Die Durchfallerkrankungen nehmen entsprechend der überragenden Bedeutung des Ernährungsvorganges im ersten Lebensjahr im Säuglingsalter den größten Raum ein. Zu erwähnen wäre noch, daß bei einer Reihe von Brustkindern der Stuhl mitunter häufiger als normal entleert wird. Er erscheint in jeder Windel und zeigt eine etwas schleimige grünliche Beschaffenheit. Diese Erscheinung ist durchaus harmlos, wenn Befinden und Gedeihen ungestört sind. Sie bedarf im allgemeinen keiner Behandlung. Im Zweifelsfalle frage man den Arzt.

Verstopfung: Sie ist im Säuglingsalter meist leicht zu beheben. Die Zufügung von einem großen Eßlöffel Malzextrakt zu einer oder wenn nötig auch 2 Flaschen pro Tag stellt gewöhnlich schnell die gewünschte Stuhlbeschaffenheit her. Bei längerer Verabreichung setzt man dafür die gewohnte tägliche Zuckermenge um 10 g pro Löffel Malzextrakt herunter. In ganz hartnäckigen Fällen verabreicht man statt der gewöhnlichen Milchmischung „Malzsuppe". Das Rezept für 1 l Nahrung lautet: In ½ l Milch werden 30 g Weizenmehl (= 3 gehäufte Teelöffel) sehr sorgfältig eingequirlt. In ½ l heißen Wassers werden 5 Eßlöffel Malzextrakt (= 100 g) aufgelöst. Beides zusammen wird 5 Minuten gekocht.

Die Verstopfung im Kleinkindesalter ist so gut wie immer durch falsche Ernährung bedingt (Semmel, helles Weizenbrot, zu wenig Obst). Richtige Ernährung behebt die Störung.

Das Speien: Fast jeder Säugling bringt nach dem Trinken ab und an ein wenig Nahrung heraus, die beim Liegen ohne eigentliches Würgen aus dem Mündchen herausläuft. Oft kommen die kleinen Mengen mit einem „Rülpserchen" nach oben, ein Zeichen, daß das Kind viel Luft mit verschluckt hat. Dieses „Ausschütten" kann man meist erheblich einschränken oder ganz beseitigen, wenn man während des Trinkens alle 5 Minuten unterbricht, das Kind hochnimmt und, sein Köpfchen auf die Schulter der Mutter legend, so lange klopft, bis ein kurzes Aufstoßen erfolgt.

Nimmt das „Ausschütten" stärkere Formen an, so sprechen wir von „Speien", bei dem Milch in größeren Mengen, unter Umständen im Bogen, erbrochen wird. Die Kinder sind dann unmittelbar nach dem Trinken oft unruhig. Ohne daß sie direkt schreien, merkt man ihnen ein allgemeines Unbehagen, eine allgemeine Unruhe an, bis nach Entleerung des Magens in der verkehrten Richtung zunächst eine sichtliche Erleichterung eintritt, die dann freilich meist bald durch Hungerschreien abgelöst wird.

Wodurch diese Störung in der Tätigkeit der Magenmuskulatur und des Magenschließmuskels zustande kommt, ist schwer zu erklären. Sie steigert sich unter Umständen bis zu dem gefürchteten Magenschließmuskelkrampf *(Pylorospasmus)*, der bei Versagen der üblichen Ernährungsbehandlung schließlich eine Operation erforderlich machen kann. Dieser Eingriff wird meist auch vom jungen Säugling gut vertragen, wenn man nicht zu lange gewartet hat, d. h. das Kind durch zu starke Gewichtsabnahme und zu starken Wasserverlust nicht bereits zu elend geworden ist.

Stärkeres Speien mit Gewichtsstillstand oder -abnahme macht stets ärztliche Behandlung, und zwar in diesem Falle unbedingt durch einen fachlich besonders in Kinderheilkunde bewanderten Arzt erforderlich. Die Behandlung ist oft sehr schwierig, da sie außer der Erfahrung des leitenden Arztes auch ein ganz besonderes Fingerspitzengefühl für Zeit und Menge der zu verabreichenden Nahrung von seiten der Pflegerin erfordert. Die hierzu nötige Ruhe und Erfahrung bringt auch eine sorgsame Mutter nur selten auf. Sie kann im allgemeinen nur in langer Krankenhaustätigkeit erworben werden. Bei schweren Fällen sollte man daher nicht zögern, das Kind in eine Fachklinik zu geben, so schwer das einer Mutter bei einem Kind in diesem Alter auch fällt.

Solange das Speien nicht zu einer Beeinträchtigung der Gewichtszunahme führt, ist es harmlos. Man darf sich dann bei dem alten Volkswort „Speikinder sind Gedeihkinder" beruhigen und hat nur die Unannehmlichkeit einer stark vermehrten Wäsche zu tragen. Um dem zu entgehen, kann man eine etwas konzentriertere Nahrung geben, d. h. eine Nahrung, die in einer kleineren Flüssigkeitsmenge die gleiche Menge von Nährstoffen bietet. Diese Nahrung wird auch denjenigen Fällen meist gerecht werden, in denen das Speien mit einer unternormalen Gewichtszunahme einhergeht.

Die eine dieser Nahrungsarten wird in der Kinderheilkunde mit „Dubo" bezeichnet, d. h. „doppelt", weil sie etwa den doppelten Kalorienwert hat wie die Muttermilch und die gewöhnlichen Milchmischungen. Sie ist in der Herstellung denkbar einfach. Man fügt ½ l Vollmilch rund 80 g Zucker zu, und zwar am besten ½ Soxleth–½ Naturzucker, da die Nahrung sonst sehr süß wird. Damit ist die Nahrung fertig. Wir lassen sozusagen bei Herstellung unserer gewöhnlichen Halbmilch einfach das Wasser fort, und statt 3 % Mehl und 5 % Zucker fügen wir 8 % Zucker zu. Von dieser Nahrung braucht man theoretisch nur die Hälfte der üblichen Menge zu verabreichen. In der Praxis sind aber meist ⅔–¾ der üblichen Menge erforderlich. Wir geben also statt 5mal 160 g etwa 5mal 100 bis 120 g pro Fläschchen.

Die andere Nahrung, die meist auch dort noch zum Erfolg führt, wo „Dubo" versagt, ist eine „eingedickte Buttermilchsuppe". Dieses Eindicken kann man bei Verwendung von Buttermilchpulver leicht erreichen, indem man weniger Wasser verwendet und den Zuckerzusatz erhöht. Das Rezept lautet: 70 g Buttermilchpulver werden genau abgewogen und in einen Kochtopf getan. 600 g Wasser werden mit der Grammflasche abgemessen und mit dem Buttermilchpulver bis zur vollkommenen Lösung verquirlt. Sodann fügt man 45 g Traubenzucker hinzu und kocht das Ganze langsam auf. In die aufwallende Milch werden 20 g Mondamin, die vorher in 50 g Wasser glattgerührt wurden, eingequirlt. Das Ganze läßt man 2–3 Minuten gar kochen. Vor dem Abfüllen ins Fläschchen muß man jedesmal gut umrühren.

Auch von dieser Nahrung gibt man etwa ⅔–¾ der üblichen Menge. Man sollte bei diesen konzentrierten Gemischen die erforderlichen Mengen an Zucker, Mehl usw. genau mit der Waage abwiegen. Eventuell beschafft man sich eine kleine Brief- oder Chemikalienwaage, die schon billig zu haben ist.

Beide Nahrungen kann man, wenn nötig, wochenlang in genau der gleichen Weise, also mit Fruchtsaftzusatz und Beikost, wie die Normalnahrung verwenden. Man muß sich nur streng der Tatsache bewußt bleiben, daß es sich um „angereicherte" Nahrungsgemische handelt. Es dürfen also nicht die vollen gewohnten Mengen verabreicht werden, weil sonst ein Schaden durch Überernährung an die Stelle des durch Unterernährung verursachten tritt. Also das Kind regelmäßig wiegen!

Säuglingsekzem

Das Säuglingsekzem wird auch „Milchschorf" genannt und ist uns in seinen letzten Ursachen wissenschaftlich nicht sicher erfaßbar. Die Störung ist offenbar die Folge einer unrichtigen Säftemischung, bei deren Zustandekommen Überempfindlichkeiten des einzelnen Kindes eine große Rolle spielen. Diese – oft ererbten – Überempfindlichkeiten richten sich mitunter gegen artfremdes Eiweiß. Auch der Name Milchschorf gibt der Volksmeinung Ausdruck, daß die Tiermilch als Ursache vermutet wird. Wir schließen das daraus, daß manchmal die Krankheitserscheinungen ganz oder doch zum großen Teil verschwinden, wenn man alle tierischen Stoffe aus der Nahrung ausschaltet. Daß das tierische Eiweiß nicht immer die Ursache ist, ergibt sich schon daraus, daß auch Brustkinder mitunter sehr erheblich an Ekzem erkranken.

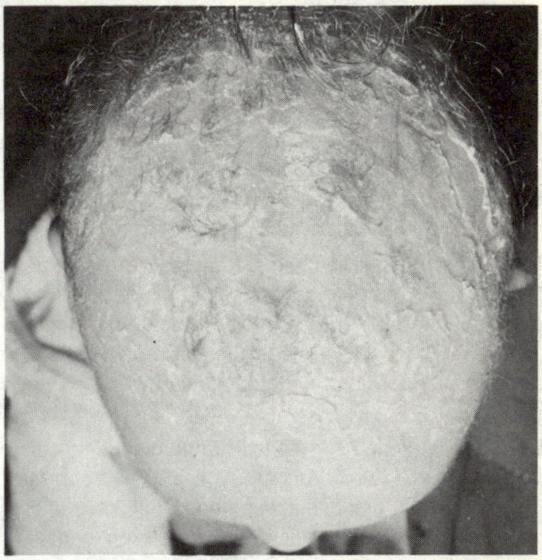

Milchschorf

Das Ekzem tritt in verschiedenen Formen auf. Die leichteste ist geringe trockene Schuppen- und Borkenbildung auf dem behaarten Teil des Kopfes oder leichte, trockene, juckende Rötung der Wangen oder sonstiger Körperteile. In schweren Fällen beginnen diese roten Stellen zu nässen. Die hierbei ausgeschiedene klebrige Flüssigkeit trocknet dann leicht zu gelblich grünlichen Borken ein, bei deren mechanischer Entfernung leicht blutende, „rohe", wunde Hautstellen in Erscheinung treten.

Bei der Behandlung sei man sich grundsätzlich bewußt, daß es sich bei der Absonderung der nässenden Stellen aller Wahrscheinlichkeit nach um Ausscheidung unbrauchbarer oder gar schädlich wirkender Stoffwechselprodukte handelt. Es ist also ganz unzweckmäßig, durch zu reichliche Verwendung von Salben oder Verbänden diesen natürlichen Heilvorgang zu hemmen. Man sollte lediglich durch gute milde Hautcreme (z. B. Vasenolpaste) die trockene Haut etwas geschmeidiger machen und durch gelegentliche Vaselineverbände für eine Nacht auf stark verborkte Stellen die Ablösung der starken Schorfbildungen erleichtern. Kamillen- oder Kleieabkochungen (2–3 Hände voll in einem Beutel in 2 l Wasser kochen und die Abkochung dem Badewasser zusetzen!) wirken wohltuend auf die Haut ein. Alle diese äußeren Mittel vermögen wohl gewisse Erleichterungen zu bringen, ausheilen aber kann das Ekzem nur „von innen". Erst wenn der innere Stoffwechsel wieder in Ordnung ist, schließen sich die von der schöpferischen Weisheit an der Haut geschaffenen Ausscheidungspforten.

Wir werden versuchen, dieser Stoffwechselumstellung auf dem Wege der Ernährungsumstellung zu Hilfe zu kommen. Dazu gibt es wieder eine Reihe von Wegen, über die man im einzelnen seinen Arzt befrage. Ich will hier nur zwei Möglichkeiten erwähnen.

Manchmal erfolgt eine prompte Besserung, wenn man statt der gewöhnlichen Halbmilch oder künstlichen Muttermilch Buttermilchsuppe verabreicht. Das Rezept haben wir bereits kennengelernt (S. 422). Man gibt nur statt dort 3 % hier 5 % Zucker und kann gewöhnlichen Naturzucker verwenden (im Rezept für ½ l Nahrung also statt wie dort angegeben 15 g hier 25 g Zucker).

Hat das keinen Einfluß, so versuche man es mit der tierfreien Ernährung, für die uns zwei Wege zur Verfügung stehen: die Ernährung mit Mandelmilch und Fruchtsäften (nach Bircher-Benner) oder die Sojamehlsuppe. Als Ausgangsmaterial für die Mandelmilch benutzt man das in jedem Reformgeschäft erhältliche Nuxo-Mandelmus. Jedes Fläschchen wird einzeln hergestellt durch Verrührung des Mandelmuses mit Wasser. Man nimmt auf 100 g Wasser jeweils 10 g Mandelmus, 3–5 g Zucker und 20–50 g (langsam ansteigend) frischen, roh gepreßten Saft von Früchten. Bei älteren Säuglingen tritt wie üblich die Beikost hinzu, nur verwendet man keine Butter, sondern Palmin oder ein anderes reines Pflanzenfett. Das Rezept für die Sojasuppe lautet: Anderthalb gestrichene Eßlöffel (15 g) Reismehl mit 200 g kaltem Wasser anrühren und langsam zum Kochen bringen. Vier gestrichene Eßlöffel (40 g) Sojamehl mit 400 g kaltem Wasser verrühren und zu dem kochenden Reisschleim schütten. Das Ganze unter ständigem Schlagen zum Kochen bringen und dann 10 Minuten auf kleiner Flamme fortkochen lassen und währenddessen 5 gestrichene Eßlöffel (50 g) Natur- oder Traubenzucker, 2 Prisen Kochsalz und ⅔ Teelöffel Olivenöl (3 g) unter kräftigem Rühren und Quirlen tropfenweise zusetzen. Vor der Verabreichung jeder Flasche 1–2 Teelöffel Zitronensaft zufügen.

Reines Sojamehl kann man nicht benutzen, da es Bitterstoffe enthält, die es ungenießbar machen. Das Mehl ist also, wenn auch sehr schonsam, so doch chemisch bearbeitet, mithin Prozessen ausgesetzt, die es in seinem natürlichen energetischen Wert herabsetzen. Man muß deshalb besonders sorgfältig auf Verabreichung von Fruchtsäften, Rohgemüse, rohem Apfelmus usw. neben dem Fläschchen bedacht sein.

Nutzen auch diese Maßnahmen nichts, so bleibt meist nichts übrig als das Abwarten in Geduld. Das Leiden – so unangenehm es durch Juckreiz und Unsauberkeit der Schorfbildung auch sein mag – ist an sich ungefährlich und heilt mit Sicherheit aus. Bei der weit überwiegenden Mehrzahl der Kinder verschwindet das Ekzem um die Wende des ersten Lebensjahres. Nur wenige nehmen es noch ins zweite Lebensjahr mit hinüber, spätestens im dritten verlieren sie es endgültig.

Bei sehr starkem Juckreiz ist es mitunter nötig, die Hände mit leinenen Fausthandschuhen zu versehen oder durch Anlegen von steifen Pappröllchen, die von der Schulter bis zum Handgelenk reichen, das immerwährende Blutigkratzen zu verhindern. Die Papprölichen läßt man sich evtl. vom Buchbinder nach Maß herstellen und verhindert durch ein Bändchen, das von der einen Rolle hinter dem Nacken des Kindes zur anderen geht, das Abrutschen.

Bei Wundsein durch Liegen in Stuhl- und Urinwindeln, das bei manchen Kindern sehr leicht auftritt, empfehle ich als eine vorzügliche Decksalbe die „Desitinsalbe". Man legt sie ziemlich dick über die wunden Stellen und pudert darüber. Wer aber das Kindchen fleißig in Licht, Luft und Sonne baden läßt, wird darüber kaum zu klagen haben.

Rachitis (englische Krankheit)

ist die verbreitetste aller Säuglingskrankheiten. Durch die intensive Aufklärung der Bevölkerung ist sie in ihren schweren Folgen verschwunden. In den leichtesten Formen erkrankt immer noch die Mehrzahl der Säuglinge, obwohl das nicht nötig wäre.

Das Wesen der englischen Krankheit besteht in der Unfähigkeit des Körpers, den aus der Nahrung aufgenommenen und durch die Blutbahnen ins Gewebe eingebrachten Kalk im Knochen anzubauen. Es handelt sich also nicht um einen Kalkmangel, sondern um die verlorengegangene Fähigkeit, den vorhandenen Kalk zu verarbeiten. Eine richtig zusammengesetzte Nahrung enthält schon mehr Kalk, als der Körper verarbeiten kann.

Die Ursache der Rachitis liegt im Mangel an Vitamin D. Vitamin D wird in der Haut aus einer Vorstufe mit Hilfe ultravioletter Strahlen der Sonne synthetisiert. Die Krankheit tritt daher in tropischen oder subtropischen Ländern mit starker Sonneneinstrahlung nicht auf, sondern vorwiegend in der gemäßigten Zone, und hier besonders in den lichtarmen Jahreszeiten. Die wesentlichste Aufgabe von Vitamin D ist die Förderung der Kalzium- und Phosphatresorption im Magen und den Einbau von Kalksalzen in den Knochen. Es muß aber auch eine angeborene Bereitschaft (Disposition) für die Rachitis angenommen werden.

Sie beginnt im allgemeinen zwischen dem 4. und 6. Lebensmonat, hauptsächlich im Herbst und Winter, erreicht zu Beginn des Frühjahrs ihren Höhepunkt und verschwindet im Sommer. Sie kann dann allerdings im folgenden Herbst und Winter wieder aufflackern. In der Regel heilt sie im 2., spätestens im 3. Lebensjahr aus. Da der Körper als Folge der Erkrankung nicht in der Lage ist, das Skelett ausreichend zu verkalken, kommt es zu Erweichungen der Knochen, die zu starken Veränderungen und Verkrümmungen führen können.

Beim Säugling zeigen sich vorwiegend am Hinterhaupt weiche Stellen, aber auch der ganze Schädel kann eine mangelhafte Verknöcherung aufweisen. Andererseits lagert sich an anderen Teilen des Kopfes, vor allem an den Stirn- und Scheitelhöckern, Bindegewebe auf, das später verkalkt, so daß der Schädel, besonders wenn das Hinterhaupt durch die Erweichung abgeplattet ist, eine quadratische Form bekommt. Als weitere Erscheinungen findet man beim Säugling Verdickungen an den Enden der Rippenknorpelknochen, die man als „Rosenkranz" bezeichnet. Durch die Weichheit der Rippen und infolge des Seitendrucks der Arme und der Atembewegungen kann sich auch die Gestalt des Brustkorbes verändern. Vom 2. Lebensjahr an zeigen sich die Störungen vor allem an den Gliedmaßen. Die Knochen der Arme und Beine werden krumm, es können sich hochgradige X- oder O-Beine bilden. Im allgemeinen erkranken bei der Rachitis besonders die Knochen, die sich im stärksten Wachstum befinden. Ferner kann es zu krankhaften Veränderungen am Becken und an der Wirbelsäule sowie zu Störungen in der Zahnbildung kommen. Charakteristisch ist außerdem eine verstärkte Schweißabsonderung, aber auch starke Stimmungsschwankungen, Unlust an Bewegung und Spiel deuten auf Rachitis hin. Dadurch lernen rachitische Kinder später sitzen, stehen und laufen als gesunde.

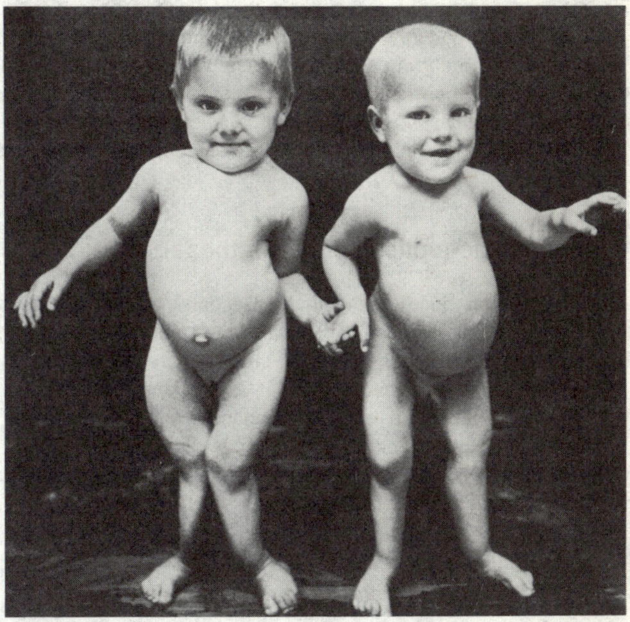

Rachitische Kinder

Außer der Säuglingsrachitis unterscheidet man noch eine Form, die die Kinder in der Reifezeit befällt. Auch hierbei verkrümmen in erster Linie die Beine, es können aber auch Veränderungen am Brustkorb, am Schlüsselbein und an der Wirbelsäule auftreten. Der Schädel bleibt jedoch meist frei. Gewöhnlich ist mit dieser Spätrachitis eine allgemeine körperliche und geistige Entwicklungshemmung verbunden.

Da die Krankheit auf einem Mangel an Vitamin D beruht, das der Körper normalerweise einmal mit der Nahrung erhält, zum anderen aber aus einer Vorstufe, dem Provitamin, unter dem Einfluß der ultravioletten Sonnenstrahlen selbst aufbaut, besteht die Behandlung in der Verabreichung des Vitamins (Vigantol). Selbstverständlich spielt auch die richtige Ernährung eine große Rolle. Zur Vorbeugung sind Vigantol und Sonnenbäder die besten Mittel.

Krämpfe

Der Wutkrampf darf mit den spasmophilen Krämpfen nicht verwechselt werden. Bei leicht erregbaren, „labilen“ Kindern greifen seelische Erregungen aller Art, besonders Ärger, Zorn und Angst auf den ganzen Körper über. Die Kinder beginnen heftig zu schreien, evtl. auf den Boden zu stampfen. Sie laufen vor Wut blau an. Am Ende eines ganz lang ausgedehnten Schreies schließt sich plötzlich krampfhaft die Stimmritze wie beim Stimmritzenkrampf (siehe unten). Die Kinder fallen unter Umständen bewußtlos zu Boden. Nach einer Minute löst sich der Krampf in einer tief seufzenden, schluchzenden Einatmung, und sie kommen wieder zu sich. Oft besteht hinterher eine gewisse Müdigkeit.

Diese Krampfanfälle sind vollkommen ungefährlich. Ihre Behandlung ist eine rein erzieherische Angelegenheit. Wird das nicht richtig erfaßt, oder werden – wie das leider sehr häufig geschieht – unzweckmäßige pädagogische Ratschläge befolgt, so tyrannisiert das Kind mit Hilfe der halb unbewußt hervorgerufenen Anfälle die ganze Familie, oder es erleidet durch brutale körperliche Züchtigung einen Charakterschaden für das ganze Leben.

Die erste Grundbedingung bei der Behandlung ist für den Erzieher: Selbst nicht die Nerven verlieren, sich nicht selbst in Wut oder Zorn durch die „ungezogene“ Verhaltungsweise treiben lassen! Mit vollkommen ruhiger ernster Freundlichkeit, aber eiserner Beharrlichkeit dem Kinde gegenübertreten. Leider ist das zwar leicht gesagt, aber für die betreffenden Eltern oft schwer getan, da das Kind vielfach nur ein Spiegelbild der Erregbarkeit und Reizbarkeit seiner Eltern ist, die ihre Anlage auf es vererbt haben. Es gibt aber keinen anderen Weg als das richtige erzieherische Verhalten, um zu einer Überwindung dieser Zustände zu kommen. Macht das Kind wiederholt die Erfahrung, daß es seinen Willen auch mit Hilfe der Wutkrämpfe nicht durchzusetzen vermag, ja sich nur die Unannehmlichkeit zuzieht, etwa hinterher einige Stunden im Bett liegen zu müssen, „da an Krämpfen leidende Kinder eben krank sind und ins Bett gehören“, so wird das Eintreten des Krampfes vom Kinde selbst sehr bald abgebremst.

Krampfanlage (spasmophile Diathese)

Auch hier treten durch mangelhafte Besonnung und falsche vitamin- und nährsalzarme Ernährung bei Kindern mit einer gewissen angeborenen Veranlagung Verschiebungen im Stoffwechselgleichgewicht auf, die eine „Krampfbereitschaft“ schaffen. Sie ist dem ungeschulten Beobachter verborgen, bis, ausgelöst durch einen äußeren Anlaß, plötzlich ein Krampfanfall auftritt. Der Anlaß kann ein Schnupfenfieber, ein Unbehagen infolge Zahndurchbruchs, ein großer Schreck oder ähnliches sein. Aber diese Dinge sind nie die eigentliche Ursache. Wir unterscheiden einen starren (tonischen), einen zuckenden (klonischen) und einen auf die Stimmritze beschränkten Krampfzustand.

Beim starren Krampf werden Händchen und Beinchen des Kindes steif, die Fingerchen strecken sich und legen sich krampfhaft spitz zusammen, die Augen werden starr und teilnahmslos, das Köpfchen biegt sich oft starr nach hinten.

Beim zuckenden Krampf sind die Fäustchen geballt, Arm-, Bein- und Gesichtsmuskulatur machen ganz ungeordnete ausfahrende Bewegungen, die Augen sind verdreht, die Atmung ist stoßend. Das Kind sieht bläulich verfärbt aus und hat Schaum vor dem Mund. Der Stimmritzenkrampf macht sich meist vor dem Ausbrechen eines schweren Anfalls dadurch bemerkbar, daß – besonders im Zustande einer gewissen Erregung – bei der Einatmung ein leichtes quietschendes Ziehen entsteht, wie man es normalerweise hört, wenn ein Kind in großer Freude aufjauchzt, „vor Vergnügen quietscht“. Der ausgesprochene Anfall führt zum Stillstand der Atmung. Das Gesicht läuft dabei blau an. Der beängstigende Zustand dauert bis zu 1 Minute, um sich dann meist mit einem tiefen ziehenden Seufzer zu lösen.

Krampfzustände erfordern stets umgehende ärztliche Hilfe.

Besteht Fieber, ist sofort eine kalte Dreiviertelpackung anzulegen, die bei Temperaturen über 39° nach 10 bis 15 Minuten erneuert wird. Es gibt Kinder, die bis zu den Entwicklungsjahren fast bei jeder hochfieberhaften Erkrankung zu Beginn einen Krampfanfall bekommen. Daraus ist deutlich zu sehen, daß auch die angeborene Veranlagung eine Rolle spielt. Hält man durch entsprechende Packungen die Temperatur unter 39°, so bleiben die Krämpfe weg.

In jedem Fall von Krämpfen ist sofort die Nahrungszufuhr vollständig auszusetzen und nur dünner Tee oder Traubenzuckerlösung wie bei einem Durchfall zu verabfolgen. Alles weitere ordnet der sofort hinzuzurufende Arzt an, dem auch die Aufgabe zufällt, nach Möglichkeit festzustellen, ob andere Ursachen für Krämpfe (es gibt deren noch eine ganze Reihe) in Frage kommen.

Die eben beschriebenen Arten von Krämpfen heilen bei richtiger Behandlung vollkommen aus. Diese Sicherheit lasse man sich zum Trost gereichen. Die einzelnen Anfälle sehen meist gefährlicher aus als sie sind. Bei sorgfältiger Ernährung und ausreichender Besonnung sind sie mit Sicherheit vermeidbar (bis auf die erwähnten Ausnahmen bei einigen Kindern im Beginn hohen Fiebers).

Die Kinderkrankheiten

Eine Reihe von Infektionskrankheiten faßt man mit der Bezeichnung Kinderkrankheiten zusammen, da sie in unserem Kulturkreise so verbreitet sind, daß fast alle Menschen sie bereits im Kindesalter durchmachen. Wer diese Krankheiten einmal überstanden hat, ist einer neuen Ansteckung im allgemeinen nicht mehr ausgesetzt, da der Körper während der Krankheit Schutzstoffe bildet, die eine Neuansteckung verhindern.

Die Masern (Morbilli)

sind die häufigste Kinderkrankheit. Ihr Erreger ist ein Virus. Die Krankheit befällt fast alle Kinder im Laufe der Kindergarten- oder Schulzeit. Säuglinge erkranken während der ersten 3 Monate nicht. Sie besitzen von der Mutter noch einen spezifischen Masernschutzstoff im Blut. Ältere Säuglinge können dagegen schon angesteckt werden. Sie haben die Krankheit oft besonders schwer. Da kranke Säuglinge und Kinder in ihrer Abwehrkraft besonders geschwächt sind, sollte man sie vor einer Maserninfektion schützen. Der Arzt kann dies heute mit der Verabfolgung von Gammaglobulin tun (Gammaglobulin ist die Eiweißfraktion im Serum, die die Antikörper enthält). Man kann so den Ausbruch – bei frühzeitiger Gabe – verhindern oder den Verlauf der Maserninfektion abschwächen.

Die Erkrankung beginnt regelmäßig mit Husten und Schnupfen und einer Entzündung der Augenbindehäute, die zu einer gewissen Lichtscheu führt. Die Augen sind dabei in keiner Weise gefährdet. Typisch dafür, daß es sich nicht um eine Erkältung, sondern Masern handelt, sind die sogenannten *„Koplikschen Flecken"*, die sich – wenn auch nicht in allen Fällen – etwa 2 Tage vor Beginn des Ausschlages an der Backenschleimhaut zeigen. Auf der entzündlich geröteten Schleimhaut sind winzige weiße Flecken sichtbar.

Erst am 2. bis 3. Krankheitstage erscheint dann der charakteristische Masernausschlag, der sich rasch über den ganzen Körper ausbreitet. Er beginnt mit ganz kleinen hellroten Stippchen, die rasch an Größe zunehmen und zu zahllosen kleinen, scharf voneinander getrennt stehenden, runden und ovalen roten Flecken sich vergrößern. Der Ausschlag steht meist 2–3 Tage in voller Blüte, blaßt dann in weiteren 6–8 Tagen ab und verschwindet wieder. Die Fieberperiode dauert im ganzen etwa 5 Tage, falls keine Komplikationen eintreten.

Es ist eine alte Sitte, Masernkinder 14 Tage im Bett zu halten. Außerdem muß man die Kinder vorsichtig halten, insbesondere vor Erkältungen und Ansteckungsmöglichkeiten mit anderen Erkrankungen (besonders Tuberkulose) schützen. Nach Ablauf der Masern ist nämlich zunächst die allgemeine Widerstandskraft des Körpers deutlich herabgesetzt.

Die Hauptansteckungszeit liegt unmittelbar vor Ausbruch des Ausschlages. Die Ansteckung erfolgt sehr leicht, aber nur von Kind zu Kind. Pflegepersonen können nach Waschen von Gesicht und Händen und Kleiderwechsel ohne Gefahr zu anderen Kindern gehen. Geschwister, die Masern schon durchgemacht haben, können die Schule weiter besuchen. Waren sie dagegen noch nicht masernkrank, sind sie zu Hause zurückzubehalten, da sie dann als Träger von Infektionsstoff anzusehen sind. Eine Trennung von Geschwistern nach Ausbruch des Ausschlages ist fast immer zwecklos. Die Zeit zwischen Ansteckung und Ausbruch der Krankheit

Krankheit	Ansteckung	Inkubationszeit	Meldepflicht	Verhalten	Maßnahmen
Diphtherie 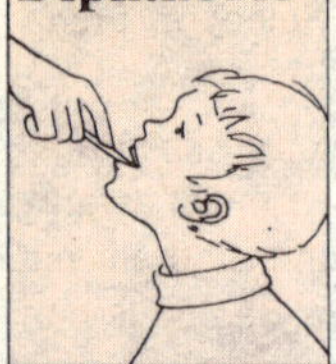	Tröpfcheninfektion	1–10 Tage	ja	Bettruhe, Fieber messen, Halswickel, Mundspülungen. Sofort Arzt rufen!	Auch bei Verdacht sofort hohe Dosen Diphtherieserum. Krankenhauseinweisung.
Masern 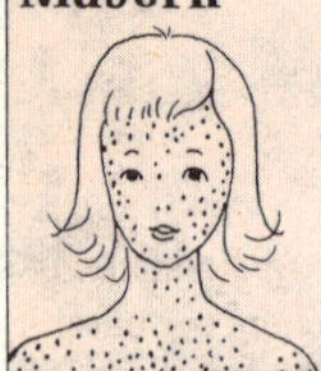	Direkte Übertragung vom Kranken auf den Gesunden	8–14 Tage	nein	Bettruhe, Augenentzündung beachten.	Sauberkeit. Sorgfältige Pflege, Brustwickel gegen den Hustenreiz. Brust und Rücken mit Pertussin-Balsam einreiben.
Windpocken 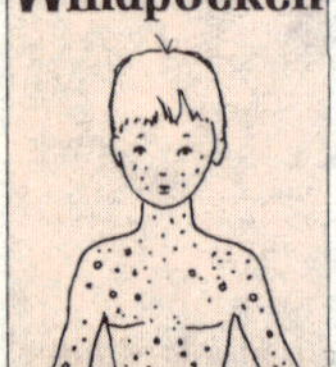	Direkte Übertragung auch auf große Entfernung in Richtung der Luftströmung	2–3 Woch.	nein	Bettruhe während des Fiebers.	Hautjucken nur mit Puder, nicht mit Salbe behandeln.
Mumps 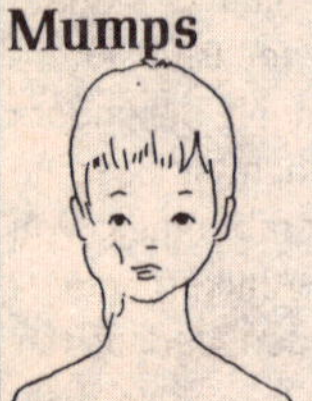	Kontakt-Übertragung	2–3 Woch.	nein	Bettruhe, Drüsenschwellung mit Salbe und warmen Wickeln behandeln.	Flüssige Kost. Kinder von dem Patienten fernhalten.
Röteln 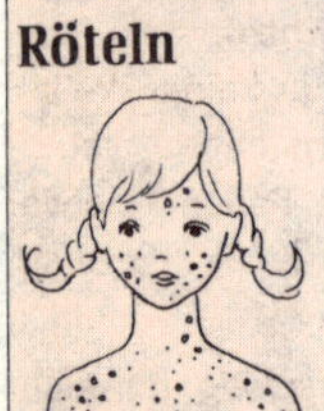	Tröpfcheninfektion	14–23 Tage	nein		Puderbehandlung des Ausschlags.
Scharlach 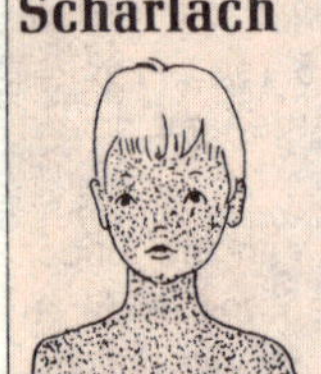	Tröpfcheninfektion	1–9 Tage	ja	Bettruhe, Fieber messen, strenge Isolierung. Sofort Arzt rufen!	Penicillinbehandlung. Herz, Kreislauf und Niere sorgfältig überwachen.
Keuchhusten 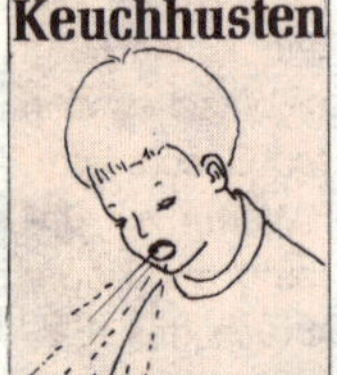	Übertragung durch Husten oder Auswurf	3–21 Tage	ja	Hustenlindernde Präparate. Sofort Arzt rufen!	Vorsicht vor Erstickungsanfällen. In schweren Fällen Krankenhauseinweisung.

beträgt 1–2 Wochen. Die Schwere der Epidemien schwankt. Meist verlaufen sie leicht. Komplikationen, insbesondere Mittelohrentzündungen und Lungenentzündung, sind allerdings häufig recht unangenehm. Neuerdings werden Kinder gegen Masern geimpft.

Die Behandlung entspricht vorwiegend der bei Infektionskrankheiten üblichen Allgemeinbehandlung (S. 403). Das ansteigende Bad bringt den Ausschlag oft besonders schön heraus. Ein starker Ausschlag ist im allgemeinen ein gutes Zeichen für die Abwehrkraft des Körpers. Er ist besonders auch keine Gegenanzeige für die kalten Packungen. Der harte Husten kann durch Verabreichung von Fenchelhonig, Bienenhonig und in etwas heißer Milch oder ähnlichem einer schnelleren Lösung zugeführt werden.

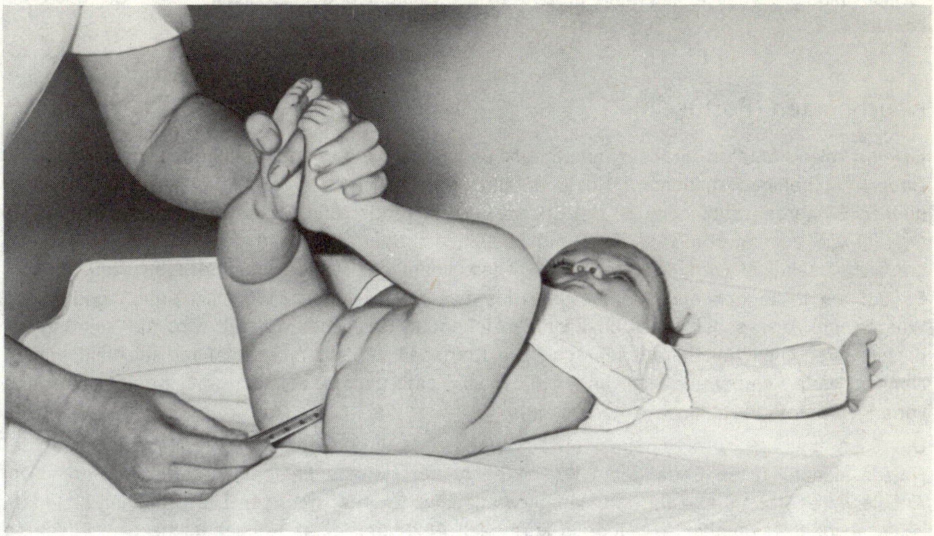

Fiebermessung bei Kindern im After

Röteln (Rubeola)

sind eine den Masern oft zum Verwechseln ähnliche, aber sehr viel seltenere Erkrankung. Sie verlaufen meistens leichter und schneller als jene und sind bei weitem nicht so ansteckend. Kinder, die angeblich zweimal Masern durchgemacht haben, haben meist einmal Röteln und einmal Masern gehabt. Auch der Arzt kann – besonders in Einzelfällen außerhalb einer Epidemie – mitunter beide Krankheiten nicht mit Sicherheit trennen. Die Rötelviren schädigen in den ersten 3 Monaten der Schwangerschaft den Embryo. Es treten Mißbildungen auf (Herzfehler, Taubheit und Augenfehler). Deshalb müssen schwangere Frauen jeden Kontakt mit Kindern, die Röteln haben meiden. Besser ist es, wenn junge Mädchen vor der Eheschließung die Röteln durchgemacht haben, denn sie hinterlassen einen lebenslänglichen Schutz.

Windpocken (Varizellen)

sind außerordentlich ansteckend. Es gibt auch hier einzelne ernste Fälle. Im ganzen aber sind die Windpocken eine leichte Erkrankung, die fast alle Kinder durchmachen.

Sie beginnen mit leichtem Fieber und dem Aufschießen kleiner runder Bläschen an den verschiedensten Körperstellen, die rasch zu kleinen hellen, später eitrigen Bläschen auswachsen, von einem roten Hof umgeben. Die Bläschen trocknen ein und heilen wieder ab. Man findet in einem ausgesprochenen Fall alle Stadien dieses Vorganges gleichzeitig am Körper vertreten. Auch auf dem behaarten Kopf und im Mund finden sich gleichartige Erscheinungen. Werden die Bläschen mit schmutzigen Fingern aufgekratzt, können sich hinterher hartnäckige verborkende Ausschläge bilden. Man tut daher gut, wunde Stellen sogleich mit etwas Hansaplast zu überkleben.

Sonst sind Komplikationen recht selten. Das akute Stadium dauert etwa 5 Tage. Dann ist evtl. auftretendes Fieber geschwunden. Bis die letzten Reste des Ausschlages abgeheilt sind, vergehen allerdings oft 2–3 Wochen. Von Kindergarten- und Schulbesuch ist bis dahin abzusehen.

Die Zeit zwischen Ansteckung und Ausbruch der Krankheit beträgt 2–3 Wochen. Eine Trennung von Kindern, die bis zum Ausbruch der Erkrankung zusammen waren, ist zwecklos.

Die Behandlung ist, wenn Fieber besteht, die gleiche wie bei den anderen Infektionskrankheiten. Ist kein Fieber vorhanden, genügt Einpudern der Pusteln und evtl. Pflasterverbände, wie eben erwähnt.

Keuchhusten (Pertussis)

ist eine relativ häufige und die bei weitem unangenehmste Kinderkrankheit. Durch ihre lange Dauer, die heftigen quälenden Hustenanfälle und die oft starke Beeinträchtigung des allgemeinen Ernährungszustandes ist die Erkrankung für Kinder und Mütter recht unangenehm. Sie beginnt wie ein gewöhnlicher Erkältungshusten, der aber durch die gewöhnliche Behandlung gar nicht beeinflußt wird. Nach etwa 14 Tagen nimmt der Husten krampfartigen Charakter an. Es tritt am Ende des einzelnen Anfalls das bekannte schluchzende Hochziehen und häufig Würgen und Ausbrechen eines hellen fadenziehenden Schleimes auf. Oft wird die Nahrung bei dieser Gelegenheit mit herausgebracht. Die Krankheit verläuft manchmal mit leichtem Fieber. Nennenswerte Temperatursteigerungen (über 38°) sind stets Anzeichen einer Komplikation und verlangen sofortige ärztliche Untersuchung.

Die Dauer beträgt im allgemeinen etwa 8 Wochen. Während der ersten 4 Wochen nimmt der Husten allmählich ab. Ende der 4. Woche pflegt der Höhepunkt überschritten zu werden. Die Anfälle werden dann an Zahl und Heftigkeit allmählich wieder geringer. Die Krankheit hinterläßt keine absolute Immunität. Tritt jedoch kurz nach Abklingen eines Keuchhustens eine Erkältung ein, so nimmt der hierbei auftretende Husten infolge des im Unterbewußtsein aufbewahrten Erinnerungsbildes leicht wieder den Keuchhustencharakter an. Das rasche Abklingen zeigt aber, daß es sich diesmal nicht um einen echten Keuchhusten gehandelt hat. Die Ansteckung erfolgt durch direktes Anhusten, niemals durch dritte Personen. Da sie bei weitem nicht so groß ist wie bei Masern und Windpocken, wird man erkrankte Kinder sorgfältig von den gesunden abtrennen. Kindergarten- und Schulbesuch ist bis zum völligen Abklingen des Hustens untersagt. Dauert der Husten allerdings ausnahmsweise länger als 10 Wochen, ist eine Ansteckungsfähigkeit nicht mehr anzunehmen. Die Zeit zwischen Ansteckung und Ausbruch der Krankheit beträgt 4–14 Tage.

Bei der Behandlung des Keuchhustens ist ein wichtiger Faktor die frische Luft. Die Zahl und Schwere der Anfälle ist deutlich geringer, wenn die Kinder im Freien sind und zu Hause Tag und Nacht ein Fenster offensteht bzw. im Winter fortwährend gelüftet wird. Nachts ziehe man in der kühlen Jahreszeit den Kindern im Bett ein Wolljäckchen usw. an und lasse das Fenster offen. Man wird eine sehr viel ruhigere Nacht haben. Im Vordergrund steht die Antibioticatherapie. Das Zweitwichtigste ist die richtige seelische Behandlung. „Betut" man die Kinder zu viel, bedauert sie, hält bei jedem Anfall das Köpfchen usw., so husten sie doppelt so oft, als wenn man sie möglichst allein mit dem Anfall fertig werden läßt und sie ermuntert, „nicht so viel zu husten". Es ist ein Riesenunterschied, ob ein Kind sich hemmungslos in den Anfall hineingleiten läßt oder sich bemüht, den Reiz zu beherrschen. Die Fälle mit der endlos langen Dauer treten fast immer bei verwöhnten und empfindsamen Kindern auf. Das Wesentliche ist und bleiben Frischluft und seelische Beeinflussung. Bäder und Packungen haben in den fieberlosen Fällen nach meiner Erfahrung keinen wesentlichen Einfluß auf den Verlauf. Schaden können sie aber nicht und im Anfang, solange die Diagnose noch unsicher ist, wird man im allgemeinen ruhig mehrere Tage nacheinander ein Bad mit folgender ¾-Packung machen. Der berühmte „Luftwechsel" ist in seiner Wirkung sehr zweifelhaft. Im Beginn der Erkrankung ist er völlig zwecklos. Man verschleppt nur die Infektion nach anderen Orten. Nach Ablauf von 4 Wochen hat man oft den Eindruck einer schlagartigen Wirkung. In dieser Periode setzt aber auch ohne Luftwechsel oft eine sehr rasche Besserung ein. Auch spielt die seelische Wirkung des Ortswechsels mit seinen vielen neuen, ablenkenden Eindrücken sicher eine große Rolle. Immerhin kann man zu diesem Zeitpunkt – falls die Geldmittel vorhanden sind – zu einem Ortswechsel raten.

Solange auf der Höhe der Erkrankung der Appetit fehlt, quäle man die Kinder nicht mit dem Essen. Man beschränkt sich ruhig auf etwas Obst, Milch und Vollkornzwieback. Eine Gewichtsabnahme ist bei stärkerem Keuchhusten unvermeidlich. Nach dem Abklingen stellt sich dann aber mit größter Regelmäßigkeit eine regelrechte „Freßperiode" ein, die diesen Verlust in kürzester Zeit wieder ausgleicht.

Mumps oder Ziegenpeter (Parotitis epidemica)

nennt man eine mit oder ohne Fieber durch ein Virus hervorgerufene entzündliche Schwellung einer oder beider Ohrspeicheldrüsen. Der Name stammt von dem unförmigen Aussehen des Gesichtes. Die Schwellung der Wangen verleiht leicht ein etwas blödes Aussehen, daher der Name „Ziegenpeter".

Die Krankheit ist im allgemeinen gutartig und macht, abgesehen von dem Spannungsgefühl an den Bäckchen, kaum Beschwerden. Die Zeit zwischen Ansteckung und Ausbruch der Erkrankung beträgt 2 bis 3 Wochen. An Komplikationen treten in seltenen Fällen manchmal Entzündungen des Hodens auf.

Die Behandlung besteht bei Fieber in Bettruhe und Anwendung von Packungen. Das Spannungsgefühl wird durch Auftragen von etwas warmem Speiseöl auf die geschwollenen Wangen und Anlegen eines wärmenden Watteverbandes gemildert.

Nervöse Kinder

Das nervöse Kind zeichnet sich durch starke Unruhe, gesteigerte Empfindlichkeit gegenüber Schmerzen, gestörten Schlaf und große Schreckhaftigkeit aus. Es ist leicht ermüdbar, unkonzentriert und zerfahren. Oftmals treten Appetitlosigkeit, Brechen, Durchfall, Leib- und Kopfschmerzen auf, ohne daß eine Erkrankung des Magens, des Darms oder eine andere organische Störung vorliegt. Diese Erscheinungen können sich schon beim Säugling bemerkbar machen; sie gehören zu dem Bild der *vegetativen Dystonie* des Kindesalters.

Die Kinder bereiten oftmals Erziehungsschwierigkeiten. In der Schule passen sie schlecht auf, sie sind leicht abzulenken, ihre Leistungen schwanken, trotz ihrer oft überdurchschnittlichen Intelligenz.

Die nervösen Störungen haben mehrere Ursachen. Man findet sie vor allem bei Kindern, die ein labiles Nervensystem geerbt haben, aber auch bei Einzelkindern und Nachkömmlingen, wenn sie zu viel mit Älteren und Erwachsenen zusammen sind. Da sie sich vornehmlich mit sich selbst beschäftigen und manchmal sehr verwöhnt werden, neigen gerade die letzteren dazu, ihr kleines Ich für das Wichtigste auf der Welt zu halten; sie werden selbstsüchtig und sehr empfindlich.

Ruhe, ein harmonisches Familienleben, geduldige und verständnisvolle Erziehung sind ein guter Ausgleich; aber gerade eine solche Umwelt fehlt ihnen oft, weil ihre Eltern sie ihnen wegen der eigenen Arbeitsüberlastung, Nervosität oder Erschöpfung nicht geben können. So tritt zu der Veranlagung noch der Einfluß einer Umwelt hinzu, die keineswegs geeignet ist, ein Kind zu beruhigen. Auch im modernen Großstadtleben ist eine der Ursachen zu sehen. Lärm und Hetze, Radio und Fernsehen wirken dauernd als starke Reize auf das Kind ein, dessen Nervensystem ihnen nicht gewachsen ist. Die Enge vieler Wohnungen, schulische Überbelastung und überfüllte Klassen – alle diese Umstände können eine nervöse Veranlagung stärker hervortreten lassen.

Eine weitere Ursache sind seelische Konflikte, in die das Kind z. B. durch eine zerrüttete Ehe geraten kann. Damit verbunden sind oft grobe Erziehungsfehler, die vor allem auf die Inkonsequenz, Ungeduld und mangelnde Ausgeglichenheit der Eltern zurückzuführen sind. Ermahnungen, Schimpfen und Strafen können ein gutes Vorbild nicht ersetzen.

Das beste Mittel, auf nervöse Kinder beruhigend einzuwirken, ist eine Änderung der Lebensweise, die schon bei den Eltern beginnen muß. Übermäßige Nervenreize sind auszuschalten. Die Kinder müssen in einer Umwelt leben, in der sie ohne seelische Belastungen aufwachsen können. Gut ist es, wenn sie viel mit nervengesunden Spielgefährten zusammen sind; so lernen sie leichter, sich in eine Gemeinschaft einzufügen, und ihr Egoismus wird in Schranken gehalten. Viel Bewegung in Licht, Luft und Sonne und eine rohkostreiche, gesunde Ernährung sind besonders für das nervöse Kind sehr wichtig. Auch wechselwarme Bäder oder Waschungen sind zu empfehlen, vor allem wenn das Kind schlecht einschläft. Bei nervösen Leibschmerzen tun Wärme und Bettruhe gut, gegen Kopfschmerzen helfen Kompressen. Von größter Bedeutung ist jedoch die Erziehung. In besonders schweren Fällen sollte man erwägen, das Kind eine Zeitlang aus seiner bisherigen Umgebung ganz herauszunehmen und es zu erfahrenen Pädagogen in eine Heim- oder Internatserziehung zu geben. Der Ortswechsel, das Zusammenleben mit Gleichaltrigen, die verständnisvolle Leitung durch den Erzieher sind oft von äußerst günstigem Einfluß.

Da nervöse Kinder aus jeder Erkrankung infolge ihrer Erregbarkeit eine dramatische Angelegenheit machen können, organisch aber meist völlig gesund sind, kommt eine Behandlung durch Medikamente kaum in Frage. Gelegentlich wird wohl der Arzt Beruhigungsmittel oder leichte Tees verordnen, sie sollen jedoch nur über kurze Zeit gegeben werden, keinesfalls dauernd. Bei hochgradigen nervösen Störungen oder ausgesprochen schwer erziehbaren Kindern muß unter Umständen ein Psychotherapeut hinzugezogen werden.

Bettnässen (Enuresis)

Wenn ein Kind, das seine Harnentleerung bereits zu beherrschen gelernt hatte, diese Fähigkeit wieder verliert, spricht man vom Bettnässen. Es kommt dann, meistens in der Nacht, aber auch bei Tage, zu unfreiwilligen Entleerungen. Diese Erscheinung geht im allgemeinen nicht auf eine Erkrankung der Harnorgane zurück, sie kann verschiedene Ursachen haben. Sie tritt besonders bei nervösen, labilen Kindern auf. Häufig stellt sie sich nach Krankheiten ein, die eine längere Bettruhe notwendig machten, oft fehlt aber auch scheinbar jeder äußere Anlaß. Je nach seiner Entwicklung wird das Kind bereits in seinem ersten Lebensjahr zur Sauberkeit erzogen. Es wird auf den Topf gesetzt und mit einem immer wiederkehrenden Laut so lange zur Harnentleerung aufgefordert, bis es Wasser läßt. Zu Anfang dauert es etwas länger, bis das Kind begreift; aber durch die ständige Wiederholung reagiert es nach und nach immer schneller, bis schließlich durch den bekannten Laut sofort die Blasenentleerung ausgelöst wird. So entsteht ein sogenannter „bedingter Reflex", der sich um so fester einprägt, je häufiger er geübt wird. Jeder bedingte Reflex kann aber gestört werden oder wieder verlorengehen, daher ist die dauernde Wiederholung sehr wichtig.

Die Fähigkeit der Kinder, solche Reflexe zu behalten, ist sehr unterschiedlich. Eine Gruppe verliert sie nur schwer, eine andere sehr leicht. Zu den letzteren gehören die Bettnässer. Die *Enuresis* beruht also auf einer vom Normalen abweichenden Nervenreaktion, sie ist keine organische Erkrankung. Es können natürlich auch schwere Schädigungen des Gehirns oder Rückenmarks vorliegen, die eine Beherrschung der Blasenfunktion ausschließen. Solche Kinder sind aber nie sauber gewesen.

Da die geregelte Harnentleerung durch Erziehung erreicht wird, muß man durch sie auch die Störungen beseitigen. Oft ist ein sehr gründliches und tiefes Eingreifen erforderlich, denn meistens sind die Bettnässer auch in ihrem sonstigen Verhalten hemmungslos. Wenn man dem Kind erlaubt, sich gehen zu lassen, darf man sich nicht wundern, wenn es sich erst gar nicht bemüht, seine Blasenfunktion unter seine Kontrolle zu bringen. Bei einem Ortswechsel, in einer neuen Umgebung kann das Bettnässen oft leichter geheilt werden als zu Hause; dazu mag beitragen, daß ein fremder Erzieher vielleicht größere Autorität über das Kind gewinnt als die Eltern. Bei der Behandlung ist die Harnentleerung des ganzen Tages zu beaufsichtigen. Mit größter Geduld muß der verlorengegangene Reflex wieder hergestellt werden. Die Übung erfordert volle Konzentration, die bei den leicht ablenkbaren Kindern oft nur schwer zu erreichen ist. Vor allem muß dafür gesorgt werden, daß die Blase unabhängig von dem Füllungszustand zu bestimmten Zeiten entleert wird, die aber dann auch unbedingt eingehalten werden müssen, auch nachts. Gerade der letzte Punkt wird häufig nicht beachtet. Viele Eltern nehmen das Kind nachts nur auf, wenn sie gerade das Schlafzimmer betreten oder selber zufällig wach werden. Damit wird meistens nichts erreicht. Immer zur selben Stunde muß das Kind geweckt werden, und es ist wichtig, daß es auch wirklich ganz wach wird. Das Abhalten im Halbschlaf hat keinen erzieherischen Wert.

Strafen und Vorhaltungen sind nicht geeignet, um einen gestörten Reflex wieder in Ordnung zu bringen, der vielleicht aus seelischen Ursachen verlorenging. Auch ärztliche Behandlung mit Spritzen und Medikamenten ist erfolglos. In schweren Fällen, in denen alle Erziehungsmaßnahmen versagten, kann lediglich der Psychotherapeut helfen.

Im übrigen gehört jeder Bettnässer zuerst in die Hand eines Nierenfacharztes, da Bettnässen auch ein Zeichen für Mißbildungen der Nieren und ableitenden Harnwege sein kann.

KREBS

Allgemeines

Für den modernen Menschen ist der Krebs das, was die Pest, die Cholera für unsere Vorfahren früherer Jahrhunderte waren. Mit diesem kurzen Wort verbinden sich oft größere Ängste als mit dem Begriff „Atombombe"; denn fast jeder hat es ja schon in seinem Familien- oder Bekanntenkreis erlebt, daß die Krankheit bei scheinbar gesunden Menschen festgestellt wurde und trotz aller Fortschritte der Medizin im schlimmsten Fall zum Tode führte.

Heute ist jeder 6. Tote in Deutschland ein Opfer des Krebses. In der Reihenfolge der Todesursachen folgt er den Herz- und Kreislauferkrankungen dicht auf den Fersen.

Das war nicht immer so. Noch um die Jahrhundertwende starben die meisten Leute an Tuberkulose, und nur ein kleiner Teil starb an Krebs. Er begleitet jedoch den Menschen schon seit mehreren Jahrtausenden. Im Altertum war er bekannt, wurde behandelt und manchmal sogar geheilt. Im Mittelalter wußte man zwar wenig von ihm, aber das mag daran liegen, daß durch Kriege, Seuchen und andere Krankheiten viele Menschen hinweggerafft wurden, ehe sie das krebsgefährdete Alter erreichten. Er hat aber die Menschheit nicht mehr verlassen, und zu seinem größten Schlag holte er in den letzten 7 bis 8 Jahrzehnten aus. Die Zahl der Krebskranken hat unzweifelhaft ständig zugenommen. Zwar mag die Verbesserung der Erkennungsmöglichkeit auch dabei eine Rolle spielen, ebenso die Tatsache, daß heute viel mehr Menschen ein höheres Alter erreichen als früher; aber trotz allem ist nicht nur eine absolute, sondern auch eine relative Ausbreitung festzustellen. Besonders auffällig ist der steile Anstieg der Zahl der Lungenkrebse. Anscheinend bestehen enge Beziehungen zwischen dieser Krankheit und dem modernen Leben, zumal man erkannt hat, daß sie nicht überall gleichmäßig zunahm. So werden Naturvölker und weniger zivilisierte weitaus seltener befallen als die hochindustrialisierten weißen Rassen, die Südeuropäer weniger häufig als Nordeuropäer und Amerikaner.

Ist der Krebs also eine Zivilisationskrankheit? Wie so manche andere ist auch diese Frage nicht eindeutig zu beantworten. Wir wissen zwar heute sehr viele Einzelheiten über seine Entstehung, aber letzten Endes können auch wir genausowenig wie Hippokrates mit Sicherheit sagen, wie es zum Krebs kommt.

Das äußere Krankheitsbild ist seit der Antike bekannt. Unter Krebs verstehen wir eine bösartige Geschwulst, die sich im Gegensatz zu der gutartigen in das umgebende Gewebe strahlenförmig hineinfrißt und es schließlich zerstört. Sie kann sich in jedem Teil des menschlichen Körpers ansiedeln, in der Haut, den Schleimhäuten, den Knochen, dem Gehirn, den inneren Organen und Drüsen usw. Wir bezeichnen sie entweder als *Carcinom* oder als *Sarkom,* je nachdem, ob sie sich im Epithel- oder im Bindegewebe befindet. Betrachtet man einen *Tumor* (Krebsgeschwulst) unter dem Mikroskop, so stellt man fest, daß er aus Zellen besteht, die noch Ähnlichkeit mit denen des umgebenden gesunden Gewebes haben und zweifellos aus diesem hervorgegangen sind. Sie verhalten sich aber anders und haben auch andere Eigenschaften. Sie sind entartet. Im gesunden Organ ist jede neu gebildete Zelle genauso wie ihre Mutterzelle mit den gleichen Eigenschaften und Funktionen ausgestattet. So wird z. B. eine Leberzelle sich niemals anders verhalten, als es ihr vom Bau- und Funktionsplan des Körpers vorgeschrieben und von der Mutterzelle vererbt worden ist.

Beim Krebs nun entsteht plötzlich eine Zelle, die sich von allen anderen unterscheidet. Sie verhält sich anders als ihre Mutterzelle und entspricht nicht mehr dem natürlichen Bauplan. Sie beginnt ein Eigenleben, das dem Organismus feindlich ist. Das Verhängnisvolle ist, daß diese Zelle ihre entarteten Eigenschaften an alle weiteren vererbt, die aus ihr entstehen. Aus einer Krebszelle entwickeln sich nicht mehr normale Gewebezellen, sondern immer nur wieder entartete.

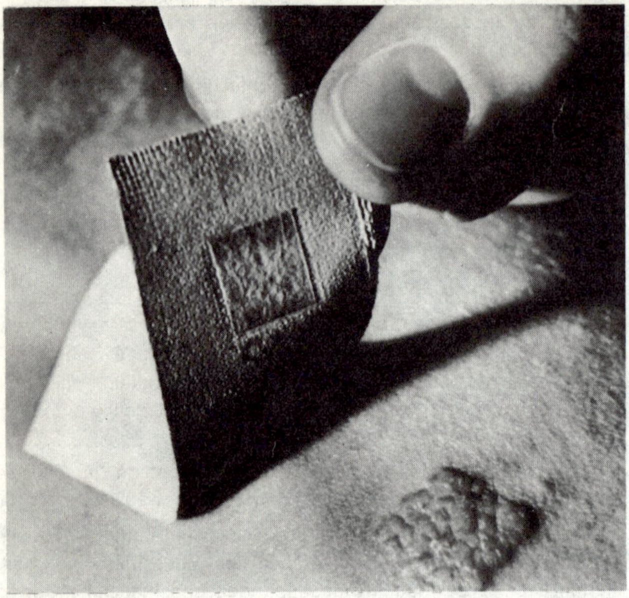

Eine Krebswucherung

Ein charakteristischer Unterschied zwischen Gewebe und Geschwulst besteht im Stoffwechsel. Die normale Zelle verbrennt beim Vorhandensein von Sauerstoff Kohlehydrate zu Kohlensäure und Wasser. Bei seinem Fehlen baut sie sie durch Gärung zu Milchsäure ab. Aus diesen Vorgängen schöpft sie ihre Energie. Die Krebszelle nun ist grundsätzlich nur zur Bildung von Milchsäure aus den Kohlehydraten fähig, gleichgültig, ob Sauerstoff vorhanden ist oder nicht. Das Unvermögen zur vollständigen Kohlensäure-Wasser-Verbrennung scheint der Krebszelle dem Gewebe gegenüber zum Vorteil zu gereichen. Sie ist zu einer weitaus schnelleren Vermehrung fähig, die zu chaotischen wilden Wucherungen führt. Sie hat aber darüber hinaus noch die Möglichkeit, wie ein Schmarotzer alle Nahrungsstoffe an sich zu reißen, so daß die umgebenden Zellen allmählich unterernährt werden und verkümmern. Doch begnügt sie sich damit noch nicht, sie ist auch imstande, durch Fermente die schon geschädigten Gewebezellen ganz zu vernichten. Diese Stoffe können sogar zum Verfall des Tumors selbst führen, ohne ihn jedoch abzutöten. Dieser Prozeß kann sich über Jahre erstrecken. Die Geschwulst hat aber auch noch stärkere Kräfte. Sie kann einzelne Zellen von sich absprengen, die über den Lymph- oder Blutweg in benachbarte Lymphdrüsen und von dort aus in ganz entfernte Teile des Körpers wandern, sich festsetzen und unabhängig von der Muttergeschwulst als sogenannte *Metastasen* (Tochtergeschwülste) ein neues Zerstörungswerk beginnen. Ist dieses Stadium erreicht, wird eine vollständige Heilung des Kranken schon sehr schwer.

Nicht nur in ihrem Stoffwechsel und in ihrem starken Wachstum unterscheiden sich die Krebszellen von den gesunden. So sind sie widerstandsfähiger gegen Gifte und Kälte, aber anfälliger z. B. gegenüber Strahleneinwirkungen, und gerade das macht man sich in der Behandlung mit Radium- und Röntgenbestrahlung zunutze. Durch sie werden die Krebszellen angegriffen, die gesunden Zellen aber verschont.

Die Vorgänge, die sich im Körper abspielen, die Ursachen, die eine bis dahin normale Zelle veranlassen, plötzlich zu entarten, liegen noch im dunkeln. Zwar wissen wir schon viele Einzelheiten, unter welchen Voraussetzungen besonders leicht Krebs entsteht. Es sind auch schon verschiedene Theorien und Hypothesen aufgestellt worden, die viele Teilerscheinungen erklären.

Aber alle diese Erkenntnisse sind wie Mosaiksteinchen, die sich noch nicht zu einem Bilde fügen lassen. Wie die Erfahrung zeigt, werden vom Krebs vorwiegend Menschen befallen, die die Vierzig überschritten haben. Am häufigsten tritt er zwischen dem 5. und 6. Lebensjahrzehnt auf. Doch immerhin erkranken auch viele jüngere Menschen, ja sogar Jugendliche und Kinder. Und gerade bei ihnen nimmt er meist einen sehr bösartigen und raschen Verlauf. Außerdem scheinen Frauen im allgemeinen gefährdeter zu sein als Männer, jedoch werden bei ihnen vorwiegend die der Eigenart ihres Geschlechtes entsprechenden Organe befallen: Gebärmutter und Brust. Während man sich die Häufigkeit des Auftretens im Alter mit dem Schwinden der allgemeinen Abwehr- und Widerstandskräfte des Organismus zu erklären versucht, scheinen bei den typisch weiblichen Krebsen hormonale Probleme eine Rolle zu spielen. So kann man gerade auch beim weiblichen Brustkrebs durch männliche Hormone begrenzte Heilwirkungen erzielen, während umgekehrt manchmal der Prostatakrebs des Mannes auf eine Behandlung mit weiblichen Hormonen günstig anspricht.

Nach den Erfolgen der Medizin bei der Aufspürung immer neuer Krankheitserreger und dem Sieg über die Infektionskrankheiten war schon bald der Gedanke aufgetaucht, ob nicht auch der Krebs durch einen Erreger verursacht würde. In dieser Annahme bestärkt wurden die Forscher durch die Beobachtung, daß der Krebs in bestimmten Familien häufig auftrat. Die Suche war aber vergeblich. Weder in einer Geschwulst noch im Körper eines Kranken ließen sich den Bakterien ähnliche Keime auffinden. Die neuere Zeit hat jedoch gelehrt, daß bestimmte Viren krebsähnliche Veränderungen hervorrufen, und ebenso hat man durch sie ganz eindeutig bestimmte Formen von Krebs an Versuchstieren erzeugen können. Ob sie aber auch bei der Erkrankung des Menschen eine Rolle spielen, konnte noch nicht nachgewiesen werden. Eine andere Entstehungstheorie sieht in der entarteten Zelle eine nicht ausgereifte „Urzelle", die in dem Zustand verharrte, den sie vor der Geburt des Menschen im Mutterleib hatte. Zwischen den fötalen (vorgeburtlichen) und den Krebszellen bestehen zwar tatsächlich gewisse Ähnlichkeiten; z. B. haben sie die Fähigkeit zu besonders schneller Vermehrung gemein, aber voll befriedigen konnte dieser Erklärungsversuch auch nicht.

Von weitaus stärkerer Beweiskraft hat sich dagegen die „Reiztheorie" erwiesen, die auf Rudolf Virchow zurückgeht. Sie besagt, daß eine gesunde Zelle krebsig entarten kann, wenn über genügend lange Zeit ein bestimmter Reiz ständig auf sie eingewirkt hat. So könne auch ein allzu starker Druck Krebs erzeugen. Erhärtet wird diese Behauptung durch die Tatsache, daß z. B. bei Pferden durch das Scheuern der Trense bösartige Geschwülste in den Maulwinkeln entstehen können; ebenso führte man den sogenannten Schuster- und Schneiderkrebs, der die Daumen befällt, auf Druckwirkung durch die Schere o. ä. zurück. Aber nicht nur mechanische, auch chemische Wärmereize können krebsauslösend oder krebsfördernd wirken. So findet man bei den Bewohnern Kaschmirs den sog. „Kangrikrebs", der dadurch entsteht, daß man dort im Winter eine mit glühender Holzkohle gefüllte Wärmeflasche (Kangri) unter den Kleidern auf dem Leibe trägt. Die so mißhandelte Bauchdeckenhaut reagiert zunächst mit Verbrennungswunden, auf deren Narben später ein Krebs entstehen kann. Ähnliche Beobachtungen machte man bei Lokomotivheizern, Hochofenarbeitern, also an Menschen, bei denen bestimmte Körperteile einem dauernden Wärmereiz ausgesetzt sind. Auch übermäßige Sonnenbestrahlung kann unter Umständen krebsbegünstigend wirken, wobei es dahingestellt sein mag, ob die Wärme- oder die Ultraviolettstrahlen die größere Rolle spielen. Bei Bauern und Seeleuten tritt an den Händen, die am meisten der Sonne ausgesetzt sind, häufig ein Hautkrebs auf. Daß Röntgen- und Radiumstrahlen Krebs heilen, ist bekannt. Sie können ihn aber auch hervorrufen. Viele der ersten Röntgenärzte, die die Gefährlichkeit der Strahlen noch nicht kannten, wurden Opfer des Krebses.

Die weitaus stärkste Wirkung haben jedoch chemische Reize, die von den sogenannten canzerogenen Stoffen ausgehen. Die ersten Hinweise, daß äußere Ursachen bei der Entstehung des Krebses mitwirken müssen, gewann man aus den Berufskrebsen. Man beobachtete, daß z. B. Teer-, Anilin- und Arsenarbeiter besonders häufig davon befallen wurden. Durch Teer sind auch die ersten im Versuch künstlich erzeugten Krebse hervorgerufen worden. Zwei japanische Forscher pinselten Versuchstiere damit ein, die dann an Krebs erkrankten.

Heute weiß man, daß besonders die aromatischen Kohlenwasserstoffe Krebs auslösen können, die aber nicht nur im Teer, sondern auch in vielen technischen Ölen, im Benzin, Benzol usw. enthalten sind. Die Liste der krebsfreundlichen Substanzen ist recht lang geworden. Zu ihnen gehören auch das Buttergelb und andere Anilinfarben, zahlreiche weitere chemische Verbindungen, aber auch natürliche Stoffe, wie Säfte bestimmter Pflanzen, die nie mit der Retorte eines Chemikers in Berührung kamen. Aus dieser Tatsache erklärt sich, warum der Krebs in Großstädten häufiger ist als auf dem Lande. Die Luft enthält durch die Fabriken, die Auspuffgase der Motoren der Autos einen hohen Anteil an Kohlenwasserstoffen.

Auch der „Raucherkrebs", der mit dem Anwachsen des Zigarettenverbrauches getreulich Schritt gehalten hat, ist ein Teerkrebs. Bei der Verbrennung des Tabaks entstehen Kohlenwasserstoffe, die zunächst die Schleimhäute des Mundes, die Luftröhre, die Bronchien und die Lunge chronisch entzündlich reizen und dann später zu Krebs führen können. Daher sind gerade die Geschwülste an der „Rauchstraße" bei Männern so häufig, die Unterlippen-, Zungen-, Mund-, Kehlkopf-, Luftröhren-, Bronchien- und Lungenkrebse. Tritt eine dieser Formen bei Frauen auf, so handelt es sich meist um Raucherinnen.

Vielleicht gehören auch hochprozentige alkoholische Getränke zu den canzerogenen Stoffen; denn erfahrungsgemäß sterben sehr viele Gastwirte, wenn sie überhaupt die Fünfzig erreichen, an Krebs und zwar vorwiegend an Speiseröhren- und Magen-Darm-Tumoren. Aber auch das Vorhandensein solcher Substanzen erklärt noch nicht die Entstehung des Krebses; denn es erkranken ja nicht alle Menschen, die den gleichen chemischen oder sonstigen Reizen ausgesetzt sind. Es genügen also nicht nur äußere Faktoren, es muß eine bestimmte innere Krebsbereitschaft hinzukommen. Eine gewisse Anfälligkeit ist erblich, daher das besonders häufige Auftreten in bestimmten Familien. Jedoch erkranken auch hier keineswegs alle Familienmitglieder. Interessante Ergebnisse hat in diesem Zusammenhang die Zwillingsforschung erbracht. Man hat vielfach beobachtet, daß bei echten (eineiigen) Zwillingen bestimmte Geschwülste zur selben Zeit und an den gleichen Organen auftraten. Außer dieser angeborenen Disposition gibt es aber auch noch eine erworbene. Hier spielen wahrscheinlich Stoffwechselstörungen im Organismus eine Rolle, zumal auch ein besonderes Kennzeichen der Krebszelle ihr abnormer Stoffumsatz ist.

Heute sieht die Medizin auch im Krebs eine Krankheit, die den ganzen Menschen erfaßt, die örtliche Geschwulstbildung ist nur ein äußeres Symptom. Man muß auch annehmen, daß der Mensch schon krank ist, bevor eine Zelle ihre alle Ordnung sprengende Wucherung beginnt. Die Zusammenhänge sind im einzelnen aber noch dunkel.

Auch die Frage, welche Bedeutung der Nahrung bei der Entstehung des Krebses und seiner Verhütung zukommt, ist noch nicht eindeutig geklärt. Es steht jedoch fest, daß besonders falsche Ernährung und Lebensweise den Stoffwechsel schwer beeinträchtigen und zu Ablagerungen von Schlacken in Geweben führen können. Durch künstliche Düngung, Schädlingsbekämpfungsmittel, durch industrielle Verarbeitung, durch das Haltbarmachen mit Hilfe chemischer Substanzen, durch Farbstoffe und sonstige Zusätze ist unsere Nahrung so weit „denaturiert", daß das natürliche Gleichgewicht der Stoffe, das ursprünglich in der Pflanze vorhanden war, gestört ist. Außerdem werden durch die Art der Zubereitung weitere empfindliche Vitamine und Spurenelemente zerstört. Aber auch unser Kostanteil tierischen Ursprungs ist durch die modernen Formen der Bodenkultur und Tierhaltung schon verändert. Geflügel und Großvieh fressen das mit Hilfe von Kunstdünger gezogene Korn oder Gras, dem bestimmte Stoffe fehlen, die der oft übersäuerte Boden nicht mehr hergibt. Dies wirkt sich auch auf die Zusammensetzung der Milch oder der Eier aus. Durch das Stehen im Stall fehlen dem Vieh die natürlichen Lebensbedingungen: Licht, Luft, Sonne und Bewegung. Ihren Wert zeigt ein Vergleich der Milch von Weide- und Stallvieh. Die erstere ist nicht nur fett- und eiweißreicher, sie enthält auch mehr Vitamine, Mineralsalze und Spurenelemente. Wir zwingen unser Nutzvieh zu einem noch weit unnatürlicheren Leben, als wir es selbst führen. Besonders deutlich wird dies bei der Mast. Während der Mensch bestrebt ist, bei einer bestehenden Fettsucht zum mindesten aus Eitelkeit einige Pfund zu verlieren oder wenigstens nicht weiter zuzunehmen, tun wir bei der Schweinemast gerade das Gegenteil. Durch übermäßiges Füttern wollen wir in kürzester Zeit ein möglichst hohes Gewicht der Tiere erreichen. Wie weit ein schlachtreifes Schwein, das den größten Teil seines Lebens in einem schlecht gelüfteten, dämmerigen Stall stehend oder liegend verbracht hat, sich von dem ursprünglichen Bild der Natur entfernt hat, wird uns erst klar, wenn wir es mit einem ausgewachsenen Wildschwein vergleichen. Den Erfolg der Mast erzielen wir auf Kosten einer schweren, künstlich herbeigeführten Stoffwechselstörung im Tier. Die Folgen, die Ablagerung von Schlacken und Giften im Organismus, sind bei Mastvieh genauso schwerwiegend wie beim Fettsüchtigen.

Ob nun alle diese negativen Eigenschaften unserer heutigen Nahrung speziell die Entstehung des Krebses begünstigen, kann man noch nicht sagen. Vielleicht tragen sie aber dazu bei, ihm

Krebsstatistik

Organe	männl. weibl.	1961	1963	1965	1967
Magen	m	14 316	14 367	14 360	13 485
	w	11 588	12 139	11 998	11 583
Darm	m	5 775	6 563	7 142	7 451
	w	6 217	7 122	8 125	8 719
Gallenwege und Leber	m	3 269	3 441	3 588	3 396
	w	5 865	5 868	6 195	6 177
Bauchspeicheldrüse	m	1 801	2 024	2 260	2 359
	w	1 720	1 968	2 150	2 307
Luftröhre, Bronchien, Lunge	m	13 454	14 877	15 960	17 051
	w	2 288	2 481	2 787	2 865
Brustdrüse	m	98	96	101	108
	w	7 846	8 889	8 966	9 518
Gebärmutter	w	5 595	5 860	6 038	6 419
Eierstöcke und sonstige weibliche Geschlechtsorgane	w	6 440	6 528	7 150	6 614
männliche Harn- u. Geschlechtsorgane	m	8 163	8 910	9 656	10 051
Prostata	m	4 339	4 703	5 059	5 374
Hoden und andere männl. Geschlechtsorgane (ausschl. Prostata)	m	395	474	476	482
Niere, Harnblase und sonstige Harnorgane	m	3 429	3 733	4 121	4 195
	w	1 649	1 925	2 084	2 230
Haut	m	564	602	702	707
	w	684	695	730	876

Todesfälle durch bösartige Neubildungen an verschiedenen Organen bei Männern und Frauen bezogen auf die Einwohnerzahl (rund 60 Mill.) der BRD einschließlich Berlin-West.

einen günstigen Boden zu bereiten. Die Frage ist um so schwieriger zu entscheiden, als man weiter festgestellt hat, daß auch unveränderte und natürliche Stoffe unserer Nahrung ebenfalls krebsfördernd oder -hemmend wirken. Zu der ersteren Gruppe sollen das fettähnliche Cholesterin, das besonders in der Butter vorkommt, und Vitamin B gehören, zur letzteren z. B. das Lezithin. Noch weniger leicht zu deuten sind weitere Beobachtungen, daß nämlich der gesunde Körper selbst sowohl krebsfreundliche als auch krebsfeindliche Stoffe erzeugt. So sollen Substanzen aus der Magenschleimhaut wachstumsanregend, bestimmte Stoffe aus der Milz wachstumshemmend wirken. Die letztere wird auch fast nie von Geschwülsten befallen, während sie an der Magenschleimhaut häufig sind. Daher hat man auch schon früher aus Milzextrakten gewonnene Medikamente mit gewissen Erfolgen bei der Krebsbekämpfung eingesetzt.

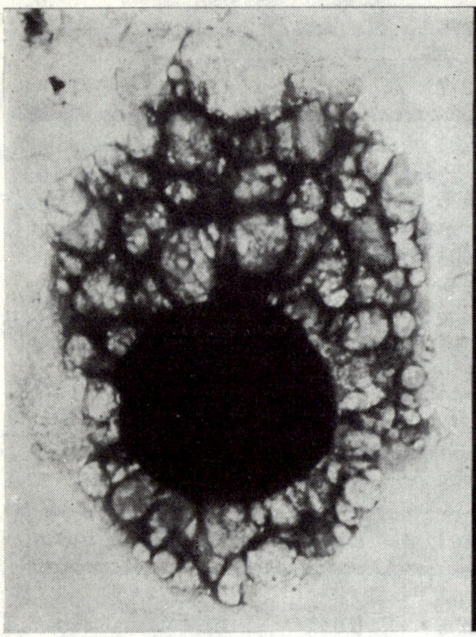

Mikroskopisch vergrößerte Krebszelle

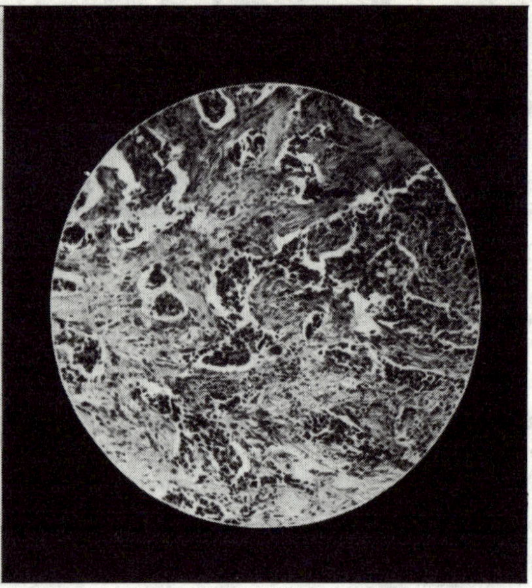

Gewebeschnitt durch eine Krebsgeschwulst

Wir können heute mit einiger Bestimmtheit sagen, daß es für die Entstehung des Krebses mehrere Ursachen gibt. Es müssen verschiedene Faktoren zusammentreffen und bestimmte Voraussetzungen erfüllt sein, ehe sich eine Geschwulst bilden kann. Das Nachlassen der Widerstandskraft im Alter, ererbte oder erworbene Krebsbereitschaft, hormonale und Stoffwechselstörungen, die dauernde Einwirkung äußerer und chemischer Reize, vielleicht auch das Vorhandensein eines virusähnlichen Organismus – alle diese Ursachen, die für sich allein nicht ausreichen, können wechselseitig ihre schädlichen Auswirkungen steigern und zusammen schließlich die Krankheit auslösen. Mit Sicherheit weiß man aber, daß sich Krebs vorwiegend an früher schon geschädigten oder geschwächten Körperstellen und Organen ansiedelt, z. B. auf altem Narbengewebe und auf dem Boden chronischer Entzündungen. Auch können gutartige Geschwülste plötzlich bösartig werden.

Die Erscheinungsformen der einzelnen Krebse werden in den Abschnitten der Kapitel beschrieben, die die Erkrankungen der Organe behandeln; so ist z. B. der Magenkrebs unter den Erkrankungen der Verdauungsorgane ausführlicher dargestellt (S. 185).

Trotz der vielen Lücken in unserem Wissen und der noch immer zahlreichen Todesfälle können wir heute sagen: der Krebskranke ist zu heilen! Wir haben zwar noch kein Mittel, die entarteten Zellen wieder in gesunde zu verwandeln, wir können aber die Geschwülste, die äußeren Auswirkungen der Krankheit, beseitigen oder sie am Weiterwachsen hindern. Es sind auch schon äußerst seltene Selbstheilungen beobachtet worden in Fällen, in denen der Organismus dem Angriff der wuchernden Zelle trotzte, ihr Wachstum hemmte und sie schließlich zum Absterben brachte. Es müssen also im menschlichen Körper noch unbekannte Kräfte schlummern, die auch diesen tödlichen Feind besiegen können. Sie zu mobilisieren, den Organismus in den Stand zu versetzen, aus sich selbst mit der Krankheit fertig zu werden, sie zu heilen, das ist das

Fernziel, dem die Krebsforschung zustrebt. Leider sind wir noch nicht so weit, und Selbstheilungen sind äußerst selten. Wir haben jedoch die uns bisher bekannten und bewährten Behandlungsmethoden so vervollkommnet, daß wir zwar nicht die Krankheit, aber sehr viele Kranke heilen können. Voraussetzung jeder erfolgreichen Behandlung ist *die möglichst frühzeitige Diagnose.* Der Krebs muß erkannt werden, bevor sich Tochtergeschwülste (Metastasen) in anderen Organen gebildet haben.

Auch hier sind wir ein Stück weitergekommen. Infolge der verstärkten Aufklärung achten viele Menschen im fortgeschrittenen Alter besonders aufmerksam auf Anzeichen, die auf eine Krebserkrankung hindeuten, und begeben sich sofort in Behandlung. Außerdem gibt es in allen Teilen Deutschlands Krebsberatungsstellen, die kostenlos jeden untersuchen. Es kann nicht oft genug empfohlen werden, von diesen Möglichkeiten Gebrauch zu machen. Eine regelmäßige Untersuchung im Abstand von 1–2 Jahren, auch wenn keine äußeren Anzeichen bestehen, ist jedem älteren Menschen dringend nahezulegen, ganz besonders, wenn er aus einer krebsgefährdeten Familie stammt oder viel in seinem Leben mit canzerogenen Stoffen und anderen Reizen in Berührung gekommen ist.

Auch die Methoden der ärztlichen Diagnostik haben sich verfeinert. Vor allem durch die verbesserte Spiegeltechnik lassen sich heute schon im frühesten Stadium Geschwulstbildungen erkennen. Mit Hilfe besonderer Instrumente kann man krebsverdächtigem Gewebe sogar Stückchen entnehmen, um sie untersuchen zu lassen. Das früher notwendige, sehr zeitraubende besondere Präparieren der Gewebestücke für die mikroskopische Untersuchung ist durch ein vereinfachtes Verfahren ersetzt worden. So kann heute der Chirurg, der die Bauchhöhle geöffnet und mittels Probeschnitt verdächtiges Gewebe entnommen hat, gleich auf das Untersuchungsergebnis warten und, wenn sich der Verdacht bestätigt, den Tumor sofort entfernen.

Die Behandlung

Je früher der Krebs erkannt wurde, um so besser sind die Heilungsaussichten. Die wissenschaftlich begründete Behandlung bedient sich dreier Methoden: der Operation, der Bestrahlung und der Chemotherapie. Dazu kommen noch bestimmte, unterstützende Maßnahmen wie Regelung der Ernährung und der allgemeinen Lebensweise. Auch die seelische Beeinflussung des Kranken durch den Arzt spielt eine große Rolle. Den größten Erfolg verspricht eine Radikaloperation und Nachbestrahlung. Das ganze krebserkrankte Organ wird nach Möglichkeit entfernt, und gleichzeitig werden die benachbarten Lymphknoten ausgeräumt. Ist das befallene Organ unbedingt lebenswichtig, wird nur die Krebsgeschwulst tief im gesunden Gewebe herausgeschnitten. Ist auch das nicht mehr möglich, bleiben dem Chirurgen nur noch Linderungsoperationen übrig, z. B. das Anlegen eines künstlichen Afters oder einer Magenfistel. Bei nicht zu operierenden Krebsen hat die Behandlung mit Röntgenstrahlen eine sehr große Bedeutung. Außerdem bedient man sich auch der Strahlung des Radiums oder der radioaktiven Elemente. Da nicht alle drei Strahlenarten des Radiums gleichmäßig einen langen Weg zurücklegen können, hat man eine große Elektronenschleuder entwickelt, die eine bestimmte Strahlung noch beschleunigt und so an den Herd heranbringt. Durch die Bestrahlungsbehandlung kann man bestimmte Krebsformen auch völig vernichten.

Die Bekämpfung des Krebses mit Hilfe von Medikamenten steht noch am Anfang einer erfolgversprechenden Entwicklung. Auch weiß man, daß gewisse Tumoren, wie z. B. der Krebs der Prostata des Mannes und der Brustkrebs der Frau, auf Hormonbehandlung ganz besonders gut reagieren und bei unterstützender operativer oder Strahlenbehandlung oftmals vollkommen heilen.

Außer den Hormonen gibt es noch ganz bestimmte Stoffe, die das Zellenwachstum oder die Kernteilung der Krebszelle vermindern oder verhindern, die sogenannten *Zytostatika.* Diese Präparate wendet man vor allem beim Blutkrebs, der Hodgkinschen Erkrankung, und bei den Krebsen der Lymphdrüsen z. T. mit Erfolg an. Auch besteht die Hoffnung, daß in nicht allzuferner Zeit diese Mittel immer weiter verbessert und in großem Umfang auch bei anderen bösartigen Geschwülsten eingesetzt werden können. Jedoch ist durch alleinige Verwendung von Medikamenten ohne Operation oder Bestrahlung eine endgültige Heilung kaum zu erzielen. Sie können aber das Leben des Kranken oft erheblich verlängern und seine Beschwerden verringern. Bei einigen Krebsformen bringen auch Bluttransfusionen eine vorübergehende Linderung. Als letztes bleiben dem Arzt dann noch die Schmerzmittel.

Eine Allgemeinbehandlung, die die Widerstandskraft des Körpers stärkt, ist für den Erkrankten wichtig. Am besten ist eine natürliche Lebensweise, die sich auf dem goldenen Mittelweg hält und jedes Übermaß vermeidet. Für den Kranken gilt, daß jeder starke Reiz schädlich ist, z. B. lang ausgedehnte Sonnenbäder, heiße oder kalte Wasseranwendungen. Hingegen können milde Reize sein Befinden und seine Kräfte heben.

Körperliche und geistige Überanstrengung, heftige Erregung, seelische Erschütterungen verschlimmern oft das Leiden. Jegliche Überernährung ist von Übel. Die Kost soll leicht, vitamin- und mineralsalzreich sein und frei von krebsfördernden Stoffen. Denaturierte Lebensmittel, Genußgifte, Kochsalz, scharfe Gewürze sind stark einzuschränken oder ganz fortzulassen. Von größter Bedeutung ist die seelische Haltung des Kranken. Furcht und Resignation sind gute Bundesgenossen des Krebses, während Glaube, Hoffnung und Lebenswille die Heilkräfte des Körpers in ungeahnter Weise unterstützen können.

Diätvorschlag für eine naturgemäße Lebensweise

Allgemeines:

Jede Diät-Behandlung hat nicht nur die Beseitigung krankhafter Stoffwechselvorgänge zum Ziel, sondern auch die Unterstützung der normalen Organtätigkeit. Um dies zu erreichen, ist es zunächst nötig, jede Überernährung zu vermeiden. Gewichtszunahme von Normalgewichtigen ist nicht wünschenswert. Deshalb sind Kohlehydrate (Mehl, besonders Zucker) einzuschränken. Auch eine allgemeine Einschränkung des Eiweißes und des tierischen Fettes, vor allem Mastfettes (Schweineschmalz, Gänsefett u. a.), ist zu empfehlen. Statt dessen sollen natürliche, kaltgepreßte Pflanzenöle verwendet werden.

Im ganzen soll die Kost also kalorienarm sein. Zeitweilig soll, wenn das Gewicht zunimmt, vom Morgenfasten (nur Pflanzen- und Obstsäfte) Gebrauch gemacht werden. Allein schon durch Vermeidung übermäßiger Nahrungszufuhr werden die Verdauungsorgane entlastet, die Anhäufung von Stoffwechselschlacken wird vermieden. Wichtig ist aber die richtige Auswahl der Nahrung. Man verwende ausschließlich natürliche, nützliche Nahrungsstoffe, meide alle schädlichen. Zu letzteren gehören alle Lebensmittel, denen Konservierungsmittel zugesetzt sind. Die gesamte Kost soll überhaupt möglichst oft durch frisch gepreßte Frucht- und Gemüsesäfte ergänzt werden. Teerfarbstoffe, teerhaltige Räucherwaren, auch alle Röstprodukte, zu starkes Erhitzen des Fettes über 270 Grad auf der Gasflamme und dem Elektroherd führen zur Bildung krebserzeugender Stoffe und sollen deshalb möglichst unterbleiben. Beachtet man diese Ratschläge, so vermeidet man eine überflüssige Reizung der Schleimhäute der Verdauungsorgane. Leichte Kost macht den Verdauungssäften die Arbeit nicht so schwer. Im übrigen sind die folgenden Diätvorschläge auch noch darauf abgestellt, die Darmentgiftung und die Entgiftungsfunktion der Leber zu fördern und weiterhin eine reiche Vitaminzufuhr zu gewährleisten.
Deshalb ist täglich wenigstens eine Rohkostspeise einzunehmen.

Ist somit die Vermeidung schädlicher und die Bevorzugung nützlicher Nahrungsmittel das Wesen der Diät, so ist nicht minder wichtig eine zweckmäßige Zusammenstellung der Nahrung, da man auf diese Weise sehr viel zur Steigerung des Appetits und der Verwertung der Nahrung beitragen kann. Hier ist der Phantasie des Kochkünstlers viel Spielraum gelassen. Er muß nur die verbotenen Speisen und Zubereitungen weglassen. Zu diesem Zwecke ist es wichtig zu wissen, daß nur natürliche Gewürze verwendet werden sollen (Paprika, Schnittlauch, Zwiebel, Knoblauch, Petersilie, Wacholder, Majoran, Anis, Zimt, Lorbeerblätter, Speisewürze, die aus vitaminreicher Hefe hergestellt wird, zum Beispiel Extr. faecis spissum, Alete-Würz-ABC).

Salz ist nur wenig zu gebrauchen (am besten Kristall-Meersalz).

Als Fette sind Öle, besonders Sonnenblumenöl, Leinöl, Haselnußmus, Vitagen, Diäsan, gewonnen aus vollwertigem Rohmaterial (unraffiniert, kaltgeschlagen), zu empfehlen. Geschwächte Patienten sollen außerdem zur Förderung der Magentätigkeit Salzsäurepräparate (z. B. Acidolpepsin) vor, während und nach dem Essen verwenden oder Hylac-Tropfen in Mineralwasser.

Allgemein ist zu beachten:

Alle Speisen und Getränke sind weder zu heiß oder zu kalt zu genießen. Starke Temperaturunterschiede führen zu Schleimhautreizungen und Entzündungen und letztlich zu mehr oder minder hartnäckigen Verdauungsstörungen. Kleinere Eßportionen sind gegenüber seltenen größeren zu bevorzugen. Vor allen Dingen ist es nötig, langsam zu essen, gut zu kauen, damit die Speisen mit genügend Speichel vermengt werden können. Auch bei folgsamer Beachtung der Diät ist der Kontrolle durch den Hausarzt nicht zu entraten, welcher unter anderem bei mangelnder Vitaminaufnahme im Gefolge einer Stoffwechselstörung durch den Magen-Darm-Kanal Vitamine künstlich zuführen muß.

Die einzelnen Mahlzeiten

Morgens früh nüchtern:

Täglich abwechselnd: Dickmilch, Sauerkrautsaft oder Sauerkraut (aber nicht künstlich gesäuert mit Weinstein), Grapefruitsaft, Endiviensaft, Joghurt mit 1 Eßlöffel Sanddorn-Vollfrucht, Donath-Apfelsaft (naturrein, nicht mit Konservierungsmitteln hergestellt), Buttermilch, Eidotter mit Zitrone, Haferflocken mit einem Eidotter, Getreideschleim mit Keimdiät.

Vormittags:

1 bis 2 Likörglas Panaktiv (lebendige Bierhefe Metz), gemischt mit 2 Teelöffel Aktiv-Kalk, 2 Teelöffel „Keimnuß-Mus" und 1 Teelöffel Honig oder Quark, evtl. dazu 10 Tropfen Mohnöl oder Nußöl und Weizenkeime oder eine Tasse Joghurt mit Keimdiät „Bircher-Müsli" oder Sauermilch oder Buttermilch mit Fruchtsaft und Keimdiät.

Mittags:

Knochensuppe, Leber-Milz-Suppe (geschabt), Gemüsesuppe, Kartoffelsuppe mit Kümmel, Haferflockensuppe, Mondamin-Haferschleimsuppe, Graupensuppe, Grießsuppe, Fischsuppe und Knoblauchsuppe, reichlich mit Grünzeug. Anstatt Suppe frisches Obst. Rohes Obst als Salat, Äpfel, Weintrauben, Orangen, Zitronen, Birnen als frisches Kompott, Beeren (schwarze und rote Johannisbeeren, Himbeeren, Brombeeren), Rhabarber, Kirschen, Hagebutten, Holunder, Zuckermelonen und Wassermelonen. Besonders sind zu empfehlen: Vollsojamehl, grober Grieß, Maisgrieß, grober Weizen, Haferflocken, Mondamin-Haferschleim, Grütze, Pellkartoffeln, Topfennudeln, Topfenknödel, Keimdiät-Safran-Nudeln.

Hülsenfrüchte: Linsen, Erbsen und Bohnen nur passiert.

Fleisch: Hammelfleisch, Kitzfleisch, mageres Kalbfleisch, Kalbsleber, Milz, Bries, Kalbsknochensulzen, Rindfleisch und Wildbret (Hase, Hirsch, Reh).

Geflügel: Fasan, Rebhuhn, Taube, Huhn (gesotten, nicht gebraten), Geflügel- oder Wildbrethaschee.

Fische: Seefische, Flußfische, blaugesotten mit Kartoffeln, besonders Pellkartoffeln. Kein Räucherfisch!

Als Salat oder Gemüse: Karotten, rote Rüben, frische Erbsen, grüne Bohnen sauer, rohes Sauerkraut, Sellerie, Tomaten, Porree (Lauch), Meerrettich, Brennesseln, Dill, Spinat, roh mit Öl und Zitrone angemacht, Gemüseomelett. Grüne Salate: Endiviensalat, Nesselsalat und Feldsalat. Auch Chicoree, Löwenzahn und Salatwegerich.

Alle Nahrungsmittel werden mit Öl: Olivenöl, Sonnenblumenöl, Vitagen, evtl. Frischbutter (nicht gefärbt) in ganz kleinen Mengen zubereitet.

Säuern nur mit Zitrone oder Molkereiessig, evtl. Weinessig, stark verdünnt.

Nachmittags:

Magermilch, Buttermilch, Molke, Obstsäfte (Grapefruitsaft) oder Malzkaffee. Es empfiehlt sich, mit reinem Bienenhonig oder braunem Zucker oder Dextropur, nicht mit gebleichtem Zucker zu süßen.

Als Brot kommt in Frage: Schwarzbrot, Vollkornbrot mit Kümmel, nicht frisch. Bei Unverträglichkeit von Schwarzbrot etwas Weißbrot oder Zwieback.

Kekse: Haferkeks, Haselnußkeks und Vollkornkeks.

Abends:

Weichkäse, Schimmelpilzkäsesorten, magerer Hartkäse, Pellkartoffeln mit Quark und Vitagen-Speisefett mit Zwiebeln, Petersilie, Grießmus mit Obstsäften, Getreidebrei, Datteln, Trockenpflaumen, Nüsse (Haselnüsse, Walnüsse, Paranüsse), Mandeln, Fruchtmilch aus Mandeln oder Haselnüssen, rohe Karotten, grüne Salate, frisch gepreßte Gemüsesäfte.

Getränke: Reine Obstsäfte aller Art. Donath-Friate, Weizenbier (Weißbier) mit Zitronensaft, Nährbier, Mineralwasser, ein wenig Wein (Rotwein, leichter Moselwein, Most, Süßmost, Molke usw.).

Tee: Hagebuttentee, Pfefferminztee, Kamillentee, Apfelschalentee, Brennesseltee, Johanniskrauttee und Matetee naturgrün. Süßen nur mit naturreinem Honig, Fruchtzucker, braunem Zucker, Kandiszucker oder (Dextropur) Traubenzucker.

Übersicht
über die erlaubten und verbotenen Nahrungsmittel, Gewürze und Getränke:

Verboten	Erlaubt
Fleisch und Fisch	
Schweinefleisch, Gänse- und Entenfleisch, Hirn, Schinken, Wurst, Räucherwurst, überhaupt geräuchertes Fleisch, Speck. Mayonnaise, Karpfen, Aal, Krebse, Salzheringe, Räucherfische und konservierte Fische.	Mageres Rind- und Hammelfleisch, mageres Kalbfleisch, Kalbsleber, Milz, Kitzfleisch, Kalbsknochensulzen, Huhn, Taube. Wildbret (Hase, Hirsch, Reh, Fasan, Rebhuhn). See- und Flußfische, gekocht und gedünstet. Fischrogen und gelierte Fische (frisch hergestellt).
Gemüse und Salate	
Weißkraut, Rotkraut, Blumenkohl, Kohlrabi, Rosenkohl, Spargel, Pilze, Schwarzwurzeln, Mehlzusatz zum Gemüse (Einbrenne), Bratkartoffeln, Kartoffelsalat.	Junge Karotten (auch roh gerieben), junge Erbsen, junge Bohnen, junge Bohnen sauer, zarte rote Rüben (auch roh gerieben), rohes Sauerkraut (aber nicht künstlich gesäuert mit Weinstein), Spinat (auch roh, fein geschnitten), Meerrettich, Tomaten, Porree, Brennesselsalat, Radieschen, Endivien, Feldsalat, Kopfsalat, Löwenzahn, Salatwegerich, Chicoree.
Obst	
Unreifes Obst.	Grapefruit, Orangen, Zitronen, Himbeeren, Johannisbeeren, Brombeeren, Melonen, Birnenkompott, Rhabarberkompott, Hagebutten, Sanddorn-Vollfrucht Donath, Walnüsse, Haselnüsse, Mandeln, Datteln, Mohn.
Nährmittel	
Glasierter Reis, Linsen, Erbsen, Bohnen (Hülsenfrüchte).	Grober Grieß, Maisgrieß, Schwarzmehl, Vollsojamehl, Haferflocken, Keimdiät-Safran-Nudeln, Mondamin-Haferschleim, Grütze, unglasierter Reis, Graupensago, Hülsenfrüchte nur passiert.
Brot- und Mehlspeisen	
Frisches Brot, frische Semmeln, Mehlspeisen, frische Hefespeisen, Backpulver.	Schwarzbrot, Knäckebrot, Vollkornbrot, Simonsbrot, Grahambrot, Weizenkeimbrot, Steinmetzbrot, Hefespeisen vom Tag vorher, altbacken.

Verboten	Erlaubt
Landwirtschaftliche Erzeugnisse	
Harte Eier, Kalkeier, Schlagsahne.	Pellkartoffeln, Quark, weicher Schafkäse, Schimmelpilzkäsesorten, weiche Eier, Magermilch, Joghurt, Dickmilch, Molke.
Süße Genußmittel	
Speiseeis, Zuckerwaren, weißraffinierter Zucker, Schokolade, Torten, Sahne, Kakao, Konfekt.	Reiner Bienenhonig, brauner Zucker, Kandiszucker, Traubenzucker (Dextropur).
Fette	
Schweinefett, Gänse- und Entenfett (jegliches Mastfett), industriell gehärtete Fette und Öle.	Sonnenblumenöl, Leinöl, Keimöl, Vitagen, Keimnuß-Mus, Diäsan, Olivenöl und Frischbutter.
Gewürze und Würzen	
Pfeffer, Senf, Suppenwürze, Suppen- und Soßenpulver, künstlicher Essig, Essiggurken, Gewürzgurken.	Paprika, Kümmel, Knoblauch, Petersilie, Zwiebel, Majoran, Wacholder, Anis, Lorbeerblätter, Muskatnuß, Vanille, Estragon, Thymian, Hefewürzen, z. B. Extr. faecis spissum (v. Fa. Zyma-Blaes) oder Alete-Würz-ABC, Zitronensaft, Molkenessig, Weinessig verdünnt.
Getränke	
Liköre, Schnäpse, Weinbrand, starker Bohnenkaffee, starker Tee.	Naturreiner Apfelsaft, Orangensaft, Grapefruitsaft, Donath-Natursäfte, Donath-Friate, Endiviensaft, Mineralwasser, Weizenbier, Nährbier (alkoholarme Biersorten), Buttermilch, wenig Rotwein, leichter Moselwein, Malzkaffee, Hagebuttentee, Apfelschalentee, Brennessel-, Kamillen-, Pfefferminz-, Johanniskrauttee und Mategold naturgrün.

Zur Bekämpfung von Verdauungsstörungen, wie Durchfall, Verstopfung, Blähungen und den damit verbundenen Folgen, wie Kopfweh, Müdigkeit empfehlen wir:

Hylac-Tropfen für eine mehrwöchige Kur, und zwar dreimal täglich vor dem Essen 15 bis 20 Tropfen. Durch Hylac oder Hylac forte können sich die normalen Darmbakterien entwickeln. Auf diese Weise kommt es zu einer guten Darmentgiftung.

Ferner bei Stuhlverhaltung zusätzlich zu den Hylac-Tropfen 8 bis 10 Trockenpflaumen oder Feigen, abends in einer Tasse Wasser eingeweicht und früh nüchtern genommen – oder zweimal täglich 1 bis 2 Kaffeelöffel Leinsamen mit einem Glas Wasser. Bei Durchfall: Hylac-Tropfen oder getrocknete Heidelbeeren, in Wasser oder Rotwein gekocht, oder Tierkohle mit ungesüßtem schwarzem Tee oder Donath-Darmdiät.

Zur Steigerung der Abwehrkräfte: Sanddorn-Vollfrucht Donath, dreimal täglich 1 Eßlöffel, oder „Granoton" oder Panaktiv (lebendige Bierhefe Metz) in etwas Fruchtsaft und „Keimnuß-Mus" oder mit Quark; eventuell dazu 10 Tropfen Mohnöl oder Nußöl und Keimdiät.

Meerwasser-Trinkkur: 1 Teelöffel auf ½ Glas Wasser (Juister Meerwasser oder Biomaris).

Bei Magerkeit, geistiger und körperlicher Erschöpfung mit Nervosität „Granoton", Glutametten, Bioglutan, zweimal täglich 1 Teelöffel mit Wasser oder Suppe oder Gemüse zu nehmen.

Ein bewährter Speisezettel

1. Frühstück: Joghurt (frisch hergestellt) mit 1 Eßlöffel Sanddorn-Vollfrucht Donath (bei Verstopfung 1 Eßlöffel frisch gemahlenes Leinsamenschrot darübergestreut). Fruchtmilch (hergestellt aus Fruchtsäften und „Keimnuß-Mus"). Vollkornbrot, Butter und Honig, oder: rohes Sauerkraut oder Sauerkrautsaft früh nüchtern, oder: 2 Eßlöffel Haferflocken (frisch geschroteter Weizen), am Abend in wenig Wasser eingeweicht, mit geriebenem Apfel, Zitronensaft, Honig und Frischmilch angemacht, Tee, Vollkornbrot und Honig, oder: Tee mit Milch, Zwieback, oder: Milch-Malzkaffee, Schwarzbrot mit Marmelade.

2. Frühstück: Magerquark, etwas „Keimnuß-Mus", ein Eßlöffel Sanddorn-Vollfrucht Donath und etwas frisch geriebener Meerrettich oder auch Zwiebeln. 1 Glas Buttermilch, Quark mit Zwiebeln, Eidotter und Levurinose oder Eidotter mit Zitronensaft, Keimdiät „Bircher-Müsli" (führt nicht zu Blähungen), oder: Haferflocken mit Eidotter, oder: Schleimsuppe mit einem Eidotter, Toast mit roh geriebenem Gemüse.

Mittagessen: Suppe (Knochensuppe), Leber-Milz-Suppe, Kartoffelsuppe mit Kümmel usw., oder: statt Suppe Obst oder Rohkost. Mageres Fleisch, gekocht oder gedünstet, Gemüse, Kartoffelgemüse mit Kümmel oder Fisch, gekocht, und Kartoffeln (nach Möglichkeit Pellkartoffeln oder gedünstet) mit grünem Salat.

Nachmittags: Malzkaffee mit Milch, dazu Knäckebrot oder Vollkornbrot mit Butter oder Magermilch, oder Buttermilch statt Kaffee.

Abends: Pellkartoffeln mit Quark, Keimöl und Zwiebeln oder Brei (abwechselnd) mit Kompott, eventuell Auflauf mit Kompott, dazu Tee mit Vollkornbrot und Vitagen-Speisefett. Weichkäse. Schimmelpilzkäsesorten und magerer Hartkäse.

Mit diesem Diät-Schema können sich auch die empfindlichsten und die geschwächtesten Kranken ernähren, wenn sie sich das Bekömmlichste aus den erlaubten Speisen auswählen.

Alles Verbotene müssen ganz besonders diese Patienten aus der Kost weglassen.

Es kann nicht genug empfohlen werden, das Rauchen einzuschränken oder ganz zu unterlassen.

Krebs ist heilbar

Mit freundlicher Genehmigung des „Deutschen Zentralausschusses für Krebsbekämpfung e.V." bringen wir dessen ausgezeichnete Aufklärungsschrift „Kampf dem Krebs" nachstehend zum Abdruck:

Der Krebs ist heilbar, wenn er früh erkannt und der Kranke einer sachgemäßen Behandlung zugeführt wird.

Zweierlei ist notwendig, um dich zu sichern:

1. Achte auf Früherscheinungen!
2. Bemerkst du etwas Verdächtiges, so gehe sofort zu deinem Arzt!

Zwei Drittel aller Krebskranken suchen den Arzt zu spät auf. Je früher du kommst, um so sicherer vermeidest du das „Zu spät".

Hüte dich vor Gleichgültigkeit! Denke nicht, daß der Krebs nur ältere Leute befällt. Auch mit 30 und 40 Jahren bist du nicht ungefährdet. Krebs kann auch in noch jüngerem Alter auftreten.

Bedenke: Jeder 5. bis 6. Todesfall beruht z. Z. auf Krebs.

Was mußt du beachten?

An der Haut: Langsam wachsender, flacher Knoten oder schlecht heilendes, verkrustetes Geschwür, hauptsächlich im Gesicht und auf dem Handrücken.

An der Brustdrüse: Kleine, schmerzlose Knoten und Verhärtungen in der Brust, Verziehung der Brustwarze, Einziehung der Haut der Brust. Geschwüre folgen erst in fortgeschrittenem Stadium.

Auf den Lippen oder der Zunge: Langsam wachsender derber Knoten, der später geschwürig zerfallen kann.

Im Rachen oder Kehlkopf: Heiserkeit, blutiger Auswurf, Schluckbeschwerden, chronischer Katarrh.

An der Schilddrüse: Plötzliches Größer- und Härterwerden eines schon längere Zeit bestehenden Kropfes.

In den Bronchien und der Lunge: Hartnäckiger Husten, blutiger Auswurf.

In der Speiseröhre: Schluckbeschwerden, vor allem zunehmende Schwierigkeit, feste Speisen zu schlucken.

Im Magen: Druck- und Völlegefühl, Appetitlosigkeit, Widerwillen gegen Fleisch, Aufstoßen, Erbrechen, zunehmende Blässe, Abmagerung.

Im Darm: Darmkrämpfe, Wechsel von Verstopfung und Durchfall, Blutbeimengungen zum Stuhl (frisches Blut oder altes Blut als schwärzliche Massen).

Im Mastdarm: Stuhldrang ohne richtige Stuhlentleerung. Abgang von rötlicher, übelriechender Flüssigkeit oder Schleim, Blutbeimengungen zum Stuhl.

In der Niere und Blase: Blutbeimengungen zum Urin.

An den Unterleibsorganen der Frauen: Unregelmäßige Blutungen, besonders Blutabgang zwischen den Monatsblutungen oder nach Aufhören derselben. Blutungen nach Geschlechtsverkehr, bräunlicher oder fleischwasserfarbener Ausfluß.

An der Vorsteherdrüse (Prostata) der Männer: Beschwerden beim Wasserlassen, häufige Blasenentleerung von nur wenig Urin.

Krebsverdächtige Allgemeinerscheinungen sind: Zunehmende Blässe, starke Ermüdbarkeit, fortschreitende Gewichtsabnahme.

Alle diese Anzeichen müsen nicht unbedingt Vorboten einer Krebserkrankung sein, aber sie sind ein „Alarmsignal" für dich.

Krebs ist nicht unheilbar

Er ist dauernd und vollständig heilbar, wenn er frühzeitig erkannt und richtig behandelt wird. Der einzige Weg, den Krebs dauernd zu heilen, ist die frühzeitige Operation, die Strahlenbehandlung oder, in geeigneten Fällen, auch die Behandlung mit Hormonen und anderen, das Wachstum der Zellen beeinflussenden Arzneimitteln. Über die Anwendung der Mittel kann aber nur der Arzt entscheiden. Je früher du zu ihm kommst, um so größer sind die Heilungsaussichten.

Darum keinen Aufschub – auch nicht einen Tag! Denke daran, daß sich der Krebs schnell im Körper verbreitet. Bei allen verdächtigen Anzeichen sofort zum Arzt!

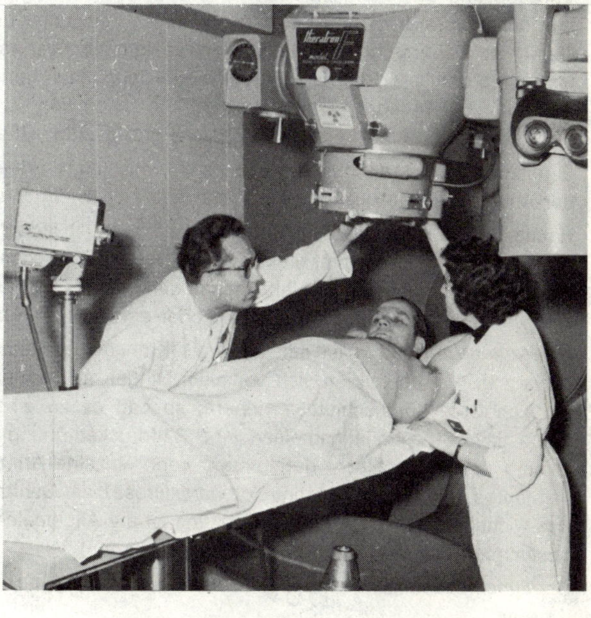

Das Teratron „F" wird für die Behandlung von Tumoren eingesetzt

ATOM- UND STRAHLUNGSSCHÄDEN

Seit der Behandlung mit Radium- und Röntgenstrahlen ist uns bekannt, daß derartige Bestrahlungen in entsprechender Dosierung unter Vorsichtsmaßnahmen dem Heil des Menschen zu dienen vermögen und andererseits ihm größte Schäden zufügen können. In Hiroshima ist leider nur zu deutlich geworden, welcher Art die Schäden sein können, die als Folge von Atombombenangriffen auftreten können. Augenblicklich ist die Feststellung von großer praktischer Bedeutung, inwieweit auch die Atombombenversuche zwangsläufig Menschen in aller Welt schädigen können. Die internationale Wissenschaft ist bemüht, diese Fragen zu klären und dabei gleichzeitig in allen Ländern ständig zu überprüfen, welchen Umfang die radioaktive Verseuchung der Luft und der Lebensmittel durch den Atombomben-fall-out annimmt. Andererseits werden auch die Möglichkeiten radioaktiver Lebensmittelbestrahlung zwecks Konservierung untersucht.

Radioaktive Niederschläge nach Atombombenversuchen können zur Anreicherung von radioaktiven Abfallprodukten, etwa Strontium 90, im Boden und in Pflanzen führen, die für die menschliche Ernährung bestimmt sind, und dadurch bei ihrem Genuß innerhalb des Organismus Schaden anrichten, vor allem auch bei werdenden Müttern in den Embryo übergehen und Mißgeburten verursachen.

Nach einem Atombombenangriff findet man nichtverseuchtes Wasser etwa in Mineralwasserflaschen im Kühlschrank, oder durch Auftauen der Eiswürfel erhält man einwandfreies Wasser, das man auch Wasserspeichern entnehmen kann. In Konservendosen, Saftflaschen usw. bleiben die Lebensmittel verwendbar. Auch Reis, Getreide, Nudeln, Rosinen, Trockenobst, Mehl und Zucker, Milchpulver und Büchsenmilch, Öl in Flaschen und Dosen usw. bleiben in Verpackung einwandfrei und genießbar. Bei Vorratshaltung solcher Lebensmittel ist nur daran zu denken, daß sich manche Nahrungsmittel, z. B. Mehl, bei längerem Lagern verändern können und daher öfter ausgewechselt werden müssen.

ALTERN UND KRANKHEIT

Das Altern ist ein sehr individueller und unterschiedlicher Prozeß, der bei den einzelnen Menschen nicht gleichmäßig abläuft. Streng genommen beginnt er schon bei der Geburt. Wie wir wissen, hat jede Zelle nur eine begrenzte Lebensdauer. Nach einer gewissen Zeit altert sie, stirbt ab und wird durch eine neue ersetzt. Diesen Vorgang bezeichnet man als *Regeneration.* In der Jugend werden nun mehr neue Zellen gebildet als absterben. Daher kann der Organismus wachsen und ausreifen. Im Alter ist das Verhältnis umgekehrt. Der Beginn des Abbaues fällt nun durchaus nicht immer in ein bestimmtes Lebensalter des Menschen, das sich nach seinem Geburtsschein errechnen ließe. Die Schwankungsbreite, wann das „biologische Alter" einsetzt, ist außerordentlich groß. Die Unterschiede springen schon dem unbefangenen Beobachter ins Auge, denn wohl jeder kennt Menschen, die schon früh verbraucht erscheinen, während andere sich bis in das hohe Alter ihre körperliche und geistige Rüstigkeit bewahren.

Eigentliche Alterskrankheiten gibt es nicht, bestimmte Erkrankungen häufen sich jedoch infolge der Abbauvorgänge besonders im Alter und zeigen ein charakteristisches verändertes Bild.

Häufig tritt im Alter die Zuckerkrankheit auf. Sie ist jedoch weitaus harmloser als die jugendliche Form. Oftmals kommt man mit einer reinen Diätbehandlung ohne Insulin aus. Eine Gefahr für den Altersdiabetiker besteht immer dann, wenn es noch zu weiteren Krankheiten kommt, z. B. Lungenentzündung, Furunkulose oder einer anderen Infektionskrankheit.

Die Arterienverkalkung ist erst dann als Krankheit aufzufassen, wenn sie starke Beschwerden verursacht. Hierbei bilden sich vor allen Dingen an der Innenseite der Arterien Ablagerungen, die den Gefäßdurchschnitt verringern, so daß es zu einer Strombahnverengung kommt. Als Folge davon tritt im allgemeinen eine Blutdruckerhöhung auf. Weiterhin werden auch oft bestimmte Gebiete schlecht durchblutet, wenn einzelne Arterien, die wichtige Organe versorgen, verstopft sind, z. B. am Herzen *(Coronarsklerose),* am Gehirn, an den Nieren oder an den Beinen. Das wichtigste bei der Arterienverkalkung ist die Allgemeinbehandlung und die Einhaltung einer bestimmten Diät (→ Kapitel Kreislauferkrankungen).

Die *Lungenblähung* ist eine andere Alterserscheinung, bei der die Lunge ihre Elastizität verliert.

Sie wird dadurch starr und ihre Beatmung ist eingeschränkt. In schweren Fällen kann es dann zu einer Atemnot mit Kreislaufbehinderung kommen, da ja auch die Blutzirkulation durch die Lunge gestört ist (Behandlung → Erkrankungen der Atmungsorgane).

Eine häufige Erkrankung des alternden Mannes ist die *Prostatavergrößerung.* Dadurch kommt es zu einer Verlegung der Harnröhre und zu einer plötzlichen Urinsperre (Behandlung → Prostata-Erkrankungen).

Einen großen Raum nehmen die Altersveränderungen im Bereich der Knochen und Gelenke ein. In diesem Stadium treten an den Gelenken oder an den Wirbelkörpern Wülste auf, die Gelenkschmiere vermindert sich, Gelenk, Knorpel und zwischengeschaltete Knorpelscheiben trocknen ein und werden dünner. Dadurch läßt die Beweglichkeit der Gelenke nach, so daß das Gehen behindert wird. Durch die Verschmälerung der Bandscheiben wird die Wirbelsäule kürzer und die Krümmung der Brustwirbelsäule stärker, es bildet sich ein Altersrundrücken aus. Darauf ist auch das Kleinerwerden der Menschen in vorgerücktem Alter zurückzuführen.

Am Nervensystem treten ebenfalls Alterungsvorgänge auf, die sich nachteilig auswirken können. So kann es am Gehirn zu Durchblutungsstörungen kommen und dadurch zum Schwinden der Gehirnmasse, als deren Folge Vergeßlichkeit, Reizbarkeit, Konzentrations- und Gedächtnisschwäche sowie Persönlichkeitsveränderungen auftreten. Dieser Abbau kann so stark werden, daß man von einer Altersdummheit spricht.

Auch das Schütteln ist eine Erkrankung, die vorwiegend im Alter auftritt. Hier kommt es zu dauerndem Zittern, z. B. der Hände, das sich bei Erregung verstärkt. Der Abbau bestimmter Bewegungszentren im Gehirn kann solche Ausmaße annehmen, daß man von *Parkinsonismus* sprechen kann (→ *Parkinsonsche* Krankheit).

Linseneintrübungen am Auge hat fast jeder ältere Mensch. Erst bei krankhaft gesteigerten Veränderungen bildet sich der graue Star aus. Die Alterssichtigkeit beginnt oft schon früh und kann durch eine einfache Brille korrigiert werden.

Wenn alte Leute längere Zeit liegen müssen, sei es nach Operationen, bei Knochenbrüchen und sonstigen Erkrankungen, besteht immer die Gefahr einer Lungenentzündung. Die Krankenpflege muß also ganz besonders diesen Punkt berücksichtigen und für eine gute Durchlüftung des Zimmers sorgen. Die alten Patienten sollen dazu angehalten werden, mehrmals am Tage bei offenem Fenster tief durchzuatmen.

Viele Menschen fühlen sich aber trotz des Abbaues ihres Körpers gesund und voll leistungsfähig bis ins hohe Alter. Wir kennen zahlreiche Beispiele außerordentlicher Höchstleistungen von Greisen. Goethe z. B. vollendete mit 80 Jahren seinen „Faust", und Tizian schuf in diesem Alter noch unvergängliche Kunstwerke. Künstler, Dichter, Wissenschaftler, Staatsmänner, Priester und viele andere versehen ihr Amt noch über Jahrzehnte hinaus, wenn der Durchschnittsmensch sich längst zur Ruhe gesetzt hat.

Besonders einschneidend wirkt sich oft die Pensionierung aus, der plötzliche Übergang von einem tätigen Leben in den Ruhestand. Leider wird die unterschiedliche und ganz individuelle Leistungsfähigkeit nicht genügend berücksichtigt. Viele Menschen könnten noch über das Rentenalter hinaus voll ihre beruflichen Pflichten erfüllen, und gerade sie werden oft am meisten durch den jähen Wechsel betroffen. Sie werden plötzlich amtlich für alt erklärt und fühlen sich nun auch so.

Frauen haben es im allgemeinen leichter. Bei ihnen gibt es selten solch einen scharfen Einschnitt zwischen Arbeit und Ruhestand. Sie können ihren häuslichen Pflichten auch noch als hochbetagte Greisinnen nachgehen, und im Haushalt ihrer Kinder ist die Hilfe der Großmutter meistens sehr erwünscht. Der alternde Mann muß sich eine Beschäftigung suchen, die seine Zeit in Anspruch nimmt, wie etwa die Betreuung des eigenen Gartens. Zu der Freude an dem Geschaffenen kommen noch die Vorteile der Bewegung in frischer Luft. Wo das nicht möglich ist, findet sich vielleicht eine ehrenamtliche Tätigkeit in einem Verein oder einer Organisation. Im übrigen bieten die vielen Steckenpferde und Liebhabereien ein weites Feld für die verschiedensten Arten der Betätigung.

Der oberste Grundsatz sei ein regelmäßiges Leben. Aufstehen und Schlafengehen, die Einnahme der Mahlzeiten sollen sich nach der Uhr richten. Das stete Gleichmaß dieser sich immer wiederholenden Verrichtungen schont die Kräfte. Aber zwischen diesen feststehenden Zeiten soll der Tagesablauf so abwechslungsreich und anregend wie möglich sein, ohne jedoch große körperliche Beanspruchungen mit sich zu bringen.

Ein wichtiger Punkt ist die Ernährung. Sie soll beim alten Menschen so knapp wie möglich sein. Jedes Pfund Übergewicht belastet das Herz. Wichtig ist, daß das Gebiß in Ordnung ist oder eine gutsitzende Zahnprothese getragen wird, damit die Speisen gut gekaut in den Magen gelangen und auch noch Vollkornbrot und frische Salate gegessen werden können, die besonders vitaminreich und wertvoll sind.

Tierische Fette sind möglichst zu meiden, der Verbrauch an Butter ist wegen des Gehaltes an Cholesterin, das die Akterienverkalkung begünstigen soll, einzuschränken. Wer sein Leben lang Kaffee, Tee, Bier oder Wein getrunken hat, sein Pfeifchen geraucht und alles gut vertragen hat, braucht auch im Alter nicht ganz darauf zu verzichten, wenn nicht bestimmte Krankheiten den Genuß strikt verbieten. Es gilt auch hier nur das Maß.

Eine wesentliche Rolle spielt auch der Hormonhaushalt. Durch die Funktionsminderung der Keimdrüsen ändert sich das hormonale Gleichgewicht. Manche Forscher sahen in dem Versiegen der geschlechtsspezifischen Hormone die Hauptursache für den Altersabbau. Als erster versuchte Woronow, Keimdrüsen von Affen auf Menschen zu verpflanzen. Dadurch erreichte er, daß sich seine Patienten zunächst tatsächlich „verjüngt" fühlten, aber die verpflanzten Drüsen starben nach einer gewissen Zeit ab. So war die „Verjüngung" nur von kurzer Dauer. Steinach hat als erster bei Männern durch Unterbindung des Samenstranges die Hormonproduktion der Keimdrüsen anzuregen versucht. Aber auch seine Erfolge waren nur vorübergehend. Auf der gleichen Linie liegt die *Frischzellentherapie* nach Niehans, die aber nicht nur Keimdrüsen, sondern auch das Gewebe anderer Hormondrüsen und der Plazenta verwendet. Auch diese Methode wird hauptsächlich im Krankheitsfalle angewendet und nicht gegen das natürliche Altern eingesetzt.

Die Serumbehandlung nach *Bogomoletz* wird heute viel genannt. Das Serum wird von embryonalen Zellen gewonnen und wirkt wie eine Impfung, vor allem auf das Bindegewebe; aber auch auf die Organe, deren Funktion angeregt werden soll.

Das Serum wird aber noch erprobt und erst die Zukunft kann lehren, ob man damit in größerem Umfange Altersschäden am Organismus verhüten kann.

Um den Bedarf des alternden Körpers an bestimmten Vitaminen zu decken, sind spezielle Vitaminkomplexpräparate entwickelt worden, die – kurmäßig über lange Zeit verabreicht – zwar nicht das Altern verhindern, aber doch eine günstige Stoffwechsellage schaffen und wesentlich das allgemeine Befinden verbessern können.

Letzten Endes kann aber nur der Mensch selbst durch seine geistige und seelische Vitalität das Altern verzögern. Im übrigen kommt es nicht darauf an, ob unser Leben sehr lang währt, sondern daß es – getragen von Mühe und Arbeit, Freude und Leid – seine Erfüllung gefunden hat.

DIE HEILWEISEN UND DIE HÄUSLICHE BEHANDLUNGSTECHNIK

Vorbemerkung

Die moderne Medizin ist so vielseitig und hat so zahlreiche Möglichkeiten, daß heute bei einem Kranken kaum nur eine einzige Heilweise angewendet wird. Sogar der Chirurg verwendet zusätzlich andere Heilmethoden, etwa zur Vorbereitung des Kranken, damit er die Operation besser übersteht, oder später anläßlich der Nachbehandlung, damit der Patient sich besser erholt oder sonstige Krankheits- oder Folgeerscheinungen schneller beseitigt werden können. Oft wird es von der beruflichen Belastung oder von anderen Umständen abhängen, welche Heilweise im einzelnen Krankheitsfall bevorzugt wird. Weitgehend aber wird auch die Einstellung des Kranken eine erhebliche Rolle dabei spielen, und es ist ja auch ganz natürlich, daß eine Heilweise um so wirksamer für den einzelnen Menschen ist, je mehr Vertrauen er ihr entgegenbringt. So finden wir unter den Patienten ausgesprochene Anhänger der Homöopathie oder Biochemie, des Naturheilverfahrens oder anderer Heilweisen, und es ist ganz einleuchtend, daß der Gesundungsprozeß und der Heilwille beim einzelnen Kranken um so mehr angeregt werden, wenn er der vom Arzt gewählten Behandlung sein persönliches Vertrauen entgegenbringt.

Aus der historischen Entwicklung der Medizin haben sich aber bestimmte Heilverfahren herauskristallisiert, die auch heute noch bei veränderten wissenschaftlichen Voraussetzungen ihre Berechtigung haben bzw. erst innerhalb der modernen Medizin anerkannt worden sind. Weitgehend entscheiden auch äußere Umstände über die Anwendung verschiedener Heilweisen, sei es, daß ein beruflich überlasteter Mensch gezwungen ist, so schnell wie möglich seine lästigen Krankheitssymptome zum Verschwinden zu bringen, oder sei es, daß nun der Betreffende wieder mehr Zeit hat, innerhalb seines Urlaubs, etwa durch eine Kur, gründlich eine Verbesserung des Gesundheitszustandes zu erstreben.

Die moderne Krankenbehandlung stellt heute weitgehend ein Mosaik verschiedener Heilverfahren dar, und auch die früher bestehenden Gegensätze zwischen den einzelnen Heilverfahren haben sich weitgehend verwischt. Ein Gesichtspunkt hat sich als besonders tragend durchgesetzt, das ist der Gedanke der Allgemeinbehandlung des kranken Menschen. Diese Auffassung besagt, daß es nicht nur darauf ankommt, ein gerade lästiges Krankheitssymptom zu unterdrücken oder sich mit der Behandlung nur an das jeweils erkrankte Organ zu wenden, vielmehr sucht man heute durch die Regulierung der ganzen Lebensweise den gesamten Organismus zu beeinflussen. Diese Auffassung gründet sich vor allem auch auf die Erkenntnis, daß eine große Zahl unserer heute behandelten Krankheiten Zivilisationserscheinungen darstellen, das heißt, daß sie hervorgerufen werden durch die gesundheitliche Belastung, die durch unsere moderne Lebensweise bedingt ist.

Die Veränderung der Lebensbedingungen zur Beeinflussung des kranken Körpers ist aber seit altersher der Hauptinhalt des naturkundlichen Heilverfahrens. Die Auffassungen und Maßnahmen der Naturheilkunde bedeuten darum im wesentlichen gleichzeitig auch die Grundlage einer Allgemeinbehandlung schlechthin. Aus diesem Grunde erscheint es berechtigt, die Besprechung des Naturheilverfahrens an den Anfang dieses Kapitels zu setzen.

GRUNDLAGEN DER VERSCHIEDENEN HEILVERFAHREN

Das Naturheilverfahren

Mit Vincenz Prießnitz (1799 bis 1851) beginnt die Geschichte des modernen Naturheilverfahrens. ihm gelang es zum erstenmal, einen großen Kreis von Menschen um sich zu sammeln, die damals mit der Schulmedizin und ihren Anwendungen unzufrieden waren. Das Prießnitzsche Verfahren war an sich relativ einfach, es bestand weitgehend in Maßnahmen der Wasserkur. Es wurden nicht nur kalte Anwendungen, sondern zum Teil auch warme und Schwitzprozeduren in den Behandlungsplan eingebaut. Im übrigen aber wurde ein einfaches Leben unter anfangs recht primitiven Bedingungen von den Kurgästen verlangt. Die Wasserbehandlung war robust, und man kann wohl sagen, daß sie für die Menschen der damaligen Zeit richtig gewesen sein mag. Aber schon in der zweiten Hälfte des vorigen Jahrhunderts war die Wasserkur nicht mehr in dem gleichen Maße verträglich. Es ist das Verdienst von Pfarrer Kneipp, aus dem übernommenen Wasserheilverfahren allmählich eine Form entwickelt zu haben, die sich durch eine weitgehende Milderung der einzelnen Maßnahmen auszeichnete.

Die Absichten des Naturheilverfahrens werden am treffendsten charakterisiert durch das Wort, das seinerzeit von dem Arzt des Kanzlers Bismarck, Schweninger, geprägt wurde: man solle nicht die Krankheit behandeln, sondern den kranken Menschen. Dieses Wort ist oft mißbraucht oder auch falsch verstanden worden. Es wurde fälschlich so ausgelegt, als ob bei der naturheilkundlichen Behandlung die klinische Diagnostik nebensächlich sei. Man muß aber vielmehr seine Forderung so verstehen, daß zusätzlich zur klinischen Diagnose auch eine funktionelle erforderlich ist, um im Einzelfall die Ansprechbarkeit (Reaktionsvermögen) des einzelnen Menschen kennenzulernen, um danach die Behandlung so individuell abzustufen, daß sie den höchsten Wirkungsgrad erreicht.

Der Grundgedanke des Naturheilverfahrens ist, daß es nicht so sehr darauf ankommt, die Krankheitserreger oder die Krankheitssymptome anzugehen, sondern vielmehr die vorhandenen natürlichen Heil- und Regulationskräfte zu mobilisieren. Durch die naturgemäßen Maßnahmen sollen diese natürlichen Fähigkeiten aufs neue entwickelt, angeregt und gekräftigt werden. Es ist also eine Behandlungsform, die den Menschen in eine bessere körperliche Verfassung bringt, damit er von sich aus die Belastung der Krankheit leichter überwinden kann. Im Gegensatz dazu gehen wir bei anderen Heilverfahren mehr von den Krankheitserscheinungen aus, um sie in erster Linie zu beeinflussen und zu beseitigen. Wir erleben es oft bei einer gut durchgeführten naturgemäßen Behandlung, daß in einem bestimmten Stadium die Krankheitssymptome verschlimmert sind. Das liegt teilweise daran, daß wir in den Krankheitserscheinungen Zeichen sehen, die nach Auffassung der Naturheilkunde als der Ausdruck des natürlichen Heilbestrebens zu gelten haben. Ich darf das an einem einfachen praktischen Beispiel erläutern. Denken wir einmal an einen Durchfall, so wie er als Verstimmung des Magen-Darm-Kanals häufiger vorkommt. Man behandelte früher einen solchen Fall, sagen wir einmal im vorigen Jahrhundert, durch Verabreichung von Opium-Tropfen und erreichte damit, daß der Durchfall zum Stillstand kam, das heißt, durch die Opiumtropfen trat eine vorübergehende Lähmung der Darmfunktion ein. Die naturheilkundliche Auffassung vertritt dagegen den Standpunkt, daß wir im Durchfall doch nicht die Störung sehen sollten, sondern vielmehr den Ausdruck eines natürlichen Heilbestrebens. Es komme dem Körper vielmehr darauf an, die ihn krankmachenden Stoffe durch eine beschleunigte Entleerung aus dem Darm und damit aus dem Körper wieder zu entfernen. Nun hat man im vorigen Jahrhundert in der materialistisch-naturwissenschaftlichen Medizin eine solche Deutung nicht gern gesehen und grundsätzlich abgelehnt, ja man hat sogar ein sinnvolles Handeln des Körpers bestritten. Erst in der modernen Medizin sind solche Gedankengänge wieder aufgekommen. Das Entscheidende bei der naturgemäßen Behandlung des Durchfalls ist also die Unterstützung des Körpers bei der Entgiftung. Wenn wir schon medikamentös behandeln wollten, müßten wir vielleicht eher ein Abführmittel geben, um in derselben Zielrichtung mit Hilfe des Medikamentes anzusetzen, wie es ursprünglich vom Körper beabsichtigt war. Man kann aber auch den Durchfall dadurch behandeln, daß man eine Entgiftung des Darminhalts durch Aufschwemmung von weißem Ton, pulverisierter Heilerde oder durch Kohletabletten anstrebt.

Diese sogenannte Adsorptionstherapie, die eine Bindung der Darmgifte bezweckt, hat sich in der Medizin heute durchgesetzt. Daneben haben wir noch ein andersgeartetes Heilverfahren, die Behandlung mit roh geriebenem Apfel. Diese Rohapfeldiät wird sogar bei sehr schwerwiegenden Krankheitsformen, z. B. dem Brechdurchfall der Kinder, angewandt und ist so erfolgreich, daß man auch dafür schon natürliche Präparate zur Verfügung hat, wenn einmal aus jahreszeitlichen oder sonstigen Gründen ein Rohapfel nicht greifbar ist. Wir erkennen an diesem Beispiel gleichzeitig die Wandlung der modernen Medizin, die sich erheblich den Vorstellungen der Naturheilkunde genähert hat. Betrachten wir solche Krankheitssymptome als den Ausdruck eines natürlichen Heilbestrebens, also den Versuch, über den Darm möglichst schnell die schädigende Substanz zu entfernen, so werden wir auch aus dieser Blickrichtung heraus in vielen anderen Erscheinungen sehr oft den Versuch des Körpers erkennen können, sich gewissermaßen selbst zu helfen. Diese Vorstellung drängt sich geradezu auf, wenn man aus einer längeren Erfahrung und großen Übersicht heraus den Ablauf naturgemäßer Behandlungsformen kennengelernt hat und überschaut. Bei einer ausgesprochenen Kur- oder auch Krankenhausbehandlung erleben wir zumeist gegen Ende der zweiten oder am Anfang der dritten Woche eine Reihe von Erscheinungen, die unter dem Namen der Heilkrise zusammengefaßt werden.

Wir beobachten vor allem eine Zunahme der Ausscheidungsbemühungen des Körpers, wir finden an der Haut oder den Schleimhäuten oder auch an anderen Häuten des Körpers eine verstärkte Absonderung, wir beobachten im Urin eine Vermehrung der Schlackenstoffe, kurzum, der Körper bietet das Bild einer gesteigerten Ausscheidung. So sehen wir sehr häufig eine Furunkulose oder auch andere Erscheinungen auftreten, die der Patient und manchmal auch in diesem Behandlungsverfahren unerfahrene Ärzte direkt als eine Verschlimmerung ansprechen. Ich denke etwa daran, daß bei einer chronischen Kniegelenkentzündung im Laufe der Behandlung der Erguß größer und stärker wird, so daß wir plötzlich wieder wie bei einem akuten Krankheitsfall eine prall gespannte Haut über dem geschwollenen Kniegelenk mit Schmerzen und Bewegungsbehinderung beobachten können. Und doch lehrt die Erfahrung, daß es sich hier nicht um eine Verschlechterung des Krankheitszustandes handelt, sondern daß offenbar der Körper nunmehr durch die verstärkten örtlichen Entzündungsvorgänge sich bessere Heilmöglichkeiten schafft. Man kann auch sagen, daß bei einem chronischen Leiden sehr oft durch die naturgemäße Allgemeinbehandlung der Körper wieder die Möglichkeit des akuten Krankheitszustandes bekommt, der offenbar die besten Chancen für die Überwindung des gesundheitlichen Schadens birgt. Prof. Much nannte ja solche Krankheitsformen „Plus-Krankheiten", und wir haben viele Beispiele dafür, daß die moderne Medizin derartige Äußerungen des Körpers als eine verstärkte Abwehr betrachtet. Wir sprechen heute von Heilentzündung, Heilfieber und dergleichen und betonen damit das Positive an diesen Erscheinungen. Es wäre also falsch, bei einer auftretenden heftigen Reaktion die Behandlung abzubrechen und womöglich zu einem anderen Verfahren überzugehen, vielmehr ist es nun die Aufgabe des Arztes, durch eine vorübergehende Milderung des Behandlungsregimes diesen aktiven Abwehrvorgang des Körpers so weit zur Auswirkung kommen zu lassen, daß damit tatsächlich für die weitere Zukunft eine Verbesserung des Zustandes möglich wird. Diese Vorgänge zeigen mit aller Deutlichkeit, wie notwendig es ist, bei schweren Krankheitsprozessen derartige Behandlungsverfahren unter ärztlicher Leitung durchzuführen. Es sieht zwar sehr einfach aus, mit ein bißchen Wasser oder ein paar Umschlägen eine Behandlung durchzuführen, aber die dadurch wachgerufenen Regenerationskräfte des Körpers vermögen eben doch auch Zustände herbeizuführen, die es erforderlich machen, daß ein in diesen Dingen erfahrener Arzt für eine gute Auswirkung solcher manchmal sehr heftigen Reaktionsvorgänge innerhalb des Körpers sorgt.

Die naturgemäße Allgemeinbehandlung beschränkt sich grundsätzlich niemals auf die Beeinflussung des erkrankten Organes, daher erstreckt sich auch die Untersuchung des Kranken auf alle natürlichen Funktionen des Körpers. Auch wenn eine Erkrankung innerer Organe vorliegt, ist für den Arzt beispielsweise die Untersuchung der Hauttätigkeit von großer Bedeutung; er wird sich weiter darum kümmern, wie die Atmung bei dem betreffenden Kranken abläuft. Auch wird er sich für die Zirkulationsbedingungen interessieren, ob kalte Hände, kalte Füße vorliegen. Kurzum, es kommt bei der Behandlung darauf an, die ungenügend entwickelten natürlichen Funktionen des gesamten Körpers wieder auf das Höchstmaß ihrer biologischen Leistungsfähigkeit zu bringen.

Die Frage, ob Medikamente verwandt werden dürfen oder welcher Art diese Heilmittel zu sein haben, ob homöopathisch, allopathisch, biochemisch oder wie immer, ist durchaus von zweitrangiger Bedeutung. Entscheidend ist der Versuch, durch eine Regulierung der allgemeinen Lebensabläufe das Vermögen des Körpers zur Überwindung von Krankheitsvorgängen zu stärken.

Streng genommen gehört natürlich zum Naturheilverfahren auch die Regulierung der Nahrungszufuhr. Doch hat sich die Ernährungsbehandlung heute in einem derartigen Maße vervollkommnet, daß es gerechtfertigt erscheint, sie besonders zu betrachten.

Formen der allgemeinen Grundbehandlung

Bei Berufstätigkeit

In der warmen Jahreszeit

werktags:

morgens Trockenbürsten, kalte oder laue Ganzwaschung, Vollatmung bei geöffnetem Fenster;

nachmittags, notfalls abends, Spaziergang, Sport, Turnen oder Gymnastik, Licht-, Luft-, Sonnenbad, Gartenarbeit, Vollatmung im Freien, Kneippsches Armbad;

abends kalte Ganzwaschung, Hautölung, Wassertreten;

sonntags:

Licht-, Luft-, Sonnenbad, Wandern, Sport, Spaziergang, Gartenarbeit, Freiluftaufenthalt, Taulaufen, Wassertreten.

Außerdem zweckentsprechende Kostverordnung.

In der kalten Jahreszeit

werktags:

morgens im gut durchlüfteten Zimmer, möglichst bei geöffnetem Fenster, Trockenbürsten, Vollatmung, wechselwarme Ganzwaschung in Teilwaschungen, Gymnastik;

nachmittags oder abends Spaziergang, Turnen oder Gymnastik, ein- oder mehrmals wöchentlich Bürstenhalbbad, künstliche Höhensonne, Wechselfußbäder;

sonntags:

morgens ansteigendes Teilbad zum Schwitzen mit anschließender Dreiviertelpackung (30–60 Minuten) und lauwarmer Nachwaschung, tagsüber Spaziergang, Wandern, Wintersport;

abends laue oder kalte Ganzwaschung.

Außerdem zweckentsprechende Kostverordnung mit reichlich Rohkost oder Frischsäften.

Ohne Berufstätigkeit

In der warmen Jahreszeit

morgens Tautreten, Gymnastik, Trockenbürsten, kalte Ganzwaschung;

tagsüber Wandern, Sport, Spaziergänge, Luft- und Sonnenbäder, Ruhepausen im Freien, Gartenarbeit, Freiluftspiele;

vor- und nachmittags Kneippgüsse, kaltes Armbad, 10–15 Sekunden; abends Wassertreten; außerdem zweckentsprechende Kostverordnung.

In der kalten Jahreszeit

morgens zwei- bis dreimal wöchentlich entweder im Hause ansteigendes Teilbad zum Schwitzen mit nachfolgender Dreiviertelpackung und lauwarmer Nachwaschung oder in der Badeanstalt Lichtbad, russisch-römisches Bad, Dampfbad oder Sauna usw. mit Schwitzpackung oder Nachdünsten;

an den übrigen Tagen Trockenbürsten, wechselwarme Ganzwaschung in Teilwaschungen, unter Umständen künstliche Höhensonne;

tagsüber Spaziergänge, Wandern, Wintersport, Vollatmung, Kniegüsse;

abends Wassertreten, laue oder kalte Ganzwaschung. Außerdem zweckentsprechende Kostverordnung mit betonter Frischkost- oder Frischsaftzulage.

Bei Bettruhe

Mit Fieber

morgens kalte, laue oder wechselwarme Ganzwaschung, Vollatmung bei geöffnetem Fenster, anschließend kalter Schal nach Kneipp, Kneippscher Brustwickel;

vormittags Kneipp-Wickel, meistens als Lendenwickel oder auch, namentlich bei Kopfbeschwerden, Wadenwickel oder nasse Socken oder, besonders bei Herzbeschwerden, Unterarmumschlag oder Armwickel.
In diesen Fällen auch kühle Herzauflage oder Herzkühler;
nachmittags Wiederholung der Ganzwaschung oder eine Teilwaschung, anschließend Umschläge oder Wickel entweder wie vormittags oder absichtlich an einem anderen Körperteil;
abends Herzkühler oder kalte Herzauflage, kühler Stirnaufschlag;
nachts ableitender Wadenwickel.
Kost besteht anfangs nur aus Fruchtsäften oder Obst, gegebenenfalls Honigwasser oder Tees.

Ohne Fieber
morgens wechselwarme Ganzwaschung und möglichst mehrmals wöchentlich statt dessen Teilbad, am häufigsten Bürstenhalbbad;
nachmittags Trockenbürsten;
abends bei Bedarf Ganz- oder Teilwaschungen;
nachts Lendenwickel oder Wadenwickel.
Kost: Milch-Pflanzen-Kost oder strengere Form, wie Rohkost, Obsttage, Safttage, Fasten.

Die Kneippkur

Es gibt Kranke, die ein gelindes Grauen ankommt, wenn ihr Arzt ihnen eine Kneippkur empfehlt; denn sie halten dabei die überwiegende, wenn nicht ausschließliche Verwendung von kaltem Wasser für das Entscheidende. Andere wieder stimmen mit Begeisterung zu. Das sind die erfahrenen „Kneippianer", die an sich oder ihren Familienangehörigen erlebt haben, wie sich nach Durchführung einer Kneippkur die Gesundheit eindeutig und nachhaltig gebessert hat. Was also ist daran wahr?

Pfarrer Kneipp (1821–1897) wirkte vornehmlich in Bad Wörishofen (Allgäu) und schuf seine Kur aus Not, um seine eigene, von den Ärzten seiner Zeit als unheilbar erklärte Lungenerkrankung doch noch zu kurieren. Das gelang ihm tatsächlich, nachdem ihm das Büchlein eines „Wasserarztes" Hahn aus Schweidnitz in die Hände gekommen war. Was Kneipp in seinem Prediger-Seminar in Dillingen an der Donau zuerst an sich versuchte, war die starke, fast brutale Wasserkur der alten Zeit, für den Menschen ein Jahrhundert früher gedacht. Denn die erste Auflage dieses Buches von Johann Sigismund Hahn „Unterricht von der Kraft und Wirkung des frischen Wassers bei dessen innerlichem und äußerlichem Gebrauch" erschien schon im Jahre 1738. Eigenartig, daß dieses Buch und andere des Vaters und Bruders so wenig zur Ausbreitung des Wasserheilverfahrens in damaliger Zeit beitrugen. In England waren in der zweiten Hälfte des 18. Jahrhunderts Wasserkuren üblicher. In Deutschland wurden sie erst durch die Erfolge bekannt, die Vincenz Prießnitz auf dem Gräfenberg, etwa von 1821 an bis zu seinem Tode im Jahre 1851, bei seinen Patienten erzielte, und die von vielen ärztlichen Augenzeugen geschildert worden sind.

Kneipp nun fand ein solches Buch just zur rechten Zeit und hat daraus erst für sich, dann aber dank seiner Genialität für die gesamte Menschheit den rechten Nutzen gezogen. So war der Ausgangspunkt auch für Kneipp tatsächlich die Kaltwasserkur alter Schule; aber es ist ja gerade eines seiner besonderen Verdienste, erkannt zu haben, daß die Vorstellung „Viel hilft viel" im Leben nicht zu Recht besteht, daß hier nicht allein der Anstoß, der Reiz – wie der Mediziner sagt – entscheidet, sondern vielmehr das Vermögen des Körpers, diesen zu verarbeiten, die Reaktion. Kneipp erkannte sehr schnell, daß die Menschen seiner Zeit, vor allem, wenn sie aus den Städten kamen, viel anfälliger waren, nicht nur den Krankheitsursachen gegenüber, sondern auch in ihrem Verhalten auf die Reize der Behandlungsmaßnahmen. So verrät Kneipp, daß er dreimal seine Kur von Grund auf geändert, und zwar jeweils gemildert habe. Während früher langdauernde kalte Bäder und stark wirkende Fallduschen im Freien angewandt wurden, wie etwa bei Prießnitz und seinen späteren Anhängern in den Wasserheilanstalten, so ging Kneipp zu kurzfristigen Teilanwendungen über, eben seinen typischen Güssen oder sekundenlangen Teilbehandlungen. Ehe der Kranke es recht gewahr wird, ist die Behandlung schon vorüber – die Behandlung, nicht aber die Wirkung. Nun setzt erst richtig und vollkommen die Reaktion ein, das heißt die Wiedererwärmung des kurz abgekühlten Körperteils. Der kalte Reiz verengt die Gefäße, und in der nächsten Wirkungsphase erweitern sich diese wieder und führen zur Abwehr der Kälte große Blutmengen aus dem Innern des Körpers heran. Die Durchblutung wird infolgedessen bei dieser Behandlung wesentlich gefördert.

Es gehört zu den selbstverständlichen Regeln der Kneippkur, eine Kaltwasserbehandlung nur dann durchzuführen, wenn der Körper, vor allem der durch die vorgesehene Behandlungsmaßnahme im besonderen erfaßte Körperteil genügend durchwärmt ist bzw. genügend Eigenwärme besitzt. Ist das nicht der Fall, wird vorher für Erwärmung gesorgt, entweder aktiv durch Muskelarbeit, durch einen Spaziergang, Bürstenmassage, Frottieren oder dgl. oder passiv durch ein warmes Teilbad oder eine sonstige warme Vorbehandlung. Die Erfahrung lehrt, daß ungeübte und ältere Menschen meistens einer warmen „Ankurbelung" bedürfen, so daß sich daraus die Übung vieler heutiger Kneipp-Ärzte entwickelt hat, Kuren bei Neulingen mit wechselwarmen Anwendungen – vielleicht die warmen Monate des Jahres ausgenommen – zu beginnen. Zumindest mag man daraus ersehen, daß sich die Behandlungsreize schon temperaturmäßig abstufen lassen und in hohem Grade den individuellen Bedürfnissen angepaßt werden können.

Dasselbe gilt auch von dem Umfang der Anwendung. Der Arzt beginnt etwa zur Prüfung der individuellen Reaktionsfähigkeit seines Patienten mit einem Knieguß, läßt dann bei der Wiederholung in ein, zwei Tagen den Guß als Schenkelguß bis zur Hüfte führen und schließlich – bei guter Verträglichkeit – wohl auch bis zur Gürtellinie in einen Unterguß ausweiten. Ebenso kommen am Oberkörper zuerst Armguß, später Brustguß und schließlich Oberguß, dabei eventuell anfangs nur wechselwarme Güsse, und zur Krönung nach Abhärtung der kalte Guß. Immer verfolgt die Behandlung unter ärztlicher Beobachtung die Wirkung, die Anpassungs- und Reaktionsfähigkeit des Körpers.

So wird aus einem ängstlichen Neuling im Laufe der Kur der begeisterte Kneippianer. Natürlich muß bei Bettlägerigen noch vorsichtiger begonnen werden. Da sind es dann die milden oder wechselwarmen Teilwaschungen, mit denen vorsichtig der Kreislauf belebt wird; weiterhin die Wickel, die in individueller Abstufung angelegt werden, einfachste Teilbäder neben dem Bett oder wie es im Einzelfall zweckmäßig erscheint.

Oft hört man die Frage, ob wohl in diesem oder jenem Fall überhaupt eine Kneippkur in Betracht käme. Grundsätzlich ist dazu zu sagen, daß nicht der Patient den Anforderungen einer Kur nachzukommen hat, sondern die ärztlich verordnete und überwachte Kur richtet sich nach den Fähigkeiten des jeweiligen Organismus. Das sind Grenzen, die nicht nur durch die üblichen Namen einer Diagnose gesteckt werden, sondern darüber hinaus viel eingehender und individueller durch die Beobachtung des Reaktionsvermögens und der sonstigen Funktionsprüfung bei dem Kranken erkannt werden. Die Beurteilung gründet sich nicht nur auf technische Untersuchungen, sondern vielmehr auf die laufende Kontrolle und Beobachtung des behandelnden und in diesen Dingen erfahrenen Kurarztes.

Darum wird man auch finden, daß gerade bei diesen Kuren unterschiedlich gearbeitet wird, und daß in verschiedenen Stadien die einzelnen ihre Hilfe bei anderen Behandlungsmöglichkeiten suchen. Nun beschränkt sich die Kneippkur schon gar nicht auf die Wasserbehandlung. Kneipp hat im besonderen auch die Verwendung von Heilkräutern gelehrt. Wir haben demnach schon eine Möglichkeit zur wesentlichen Erweiterung der Kur – vor allem auch in schweren Krankheitsfällen – ohne jede zusätzliche Belastung durch Verabfolgung von herzwirksamen oder anderen Kräutern, die auf die Entwässerung oder sonstige allgemeine Funktionen des Körpers einwirken. Ob Maiglöckchen, Fingerhut, Weißdorn, ob Oleander, Birke, Wacholder usw., das ergibt sich für den behandelnden Arzt aus dem Kurablauf und dem Befund. Jedenfalls steht uns eine Reihe gut wirksamer Spezial-Kneipp-Kurmittel neben der ganzen Kräuterwelt zur Verfügung. Des weiteren hat schon Kneipp auf die Einhaltung besonderer Kostformen während der Kur geachtet und auch in seinen regelmäßigen Vorträgen vor den Kurgästen in Bad Wörishofen zumindest eine einfache bäuerliche Kost, wie sie in seiner Zeit üblich war, empfohlen; das bedeutete damals eine von Reizstoffen freie fleischarme Milch-Pflanzen-Kost mit reichlich Vollkorngerichten, also Bauernbrot, Schrotgerichte, Grütze, Kraftsuppe usw. Schwarzbrot und Sauermilch galten als eine der besten Abendmahlzeiten, die den Schlaf nicht durch Träume stören. Alkohol und Rauchen sollten während der Kur möglichst vermieden, zumindest aber stark eingeschränkt werden. Bekannt ist Kneipps Ausspruch: „Saufa wölle se alle, aber sterba will koiner." Über die jetzt allzu verbreitete Unsitte des unmäßigen Rauchens konnte sich Kneipp gar nicht äußern, aber er schreibt über das, was sich zu seiner Zeit schon tat, das folgende:

„Wer gar nicht raucht, tut am besten, weil er seiner Natur keine nachteiligen Stoffe zuführt und zugleich nicht wenig Geld erspart, das er sonst recht gut verwerten kann." Und an anderer Stelle sagt er: „Das traurigste aber ist, daß man sich das Rauchen leicht dermaßen angewöhnt, daß man nicht mehr ohne dasselbe sein kann und zum Sklaven des Tabaks wird. Ziemt sich das für einen Menschen, bei dem doch die Vernunft die Herrschaft führen sollte?"

Diese Zitate sind Kneipps Buch „So sollt Ihr leben" entnommen, das von dem Wörishofener Kneipparzt Dr. Christian Fey überarbeitet und modernisiert wurde, wo das durch die stürmische Entwicklung der Medizin notwendig erschien. Aber wir ersehen aus diesem umfangreichen Buch, daß Kneipp eben nicht nur der Mann der Wasserkur war, sondern vollkommen den Standpunkt vertrat und lehrte, den wir heute mit Ganzheitsauffassung bezeichnen würden. Es war die Erkenntnis, daß das Naturgeschöpf Mensch auch dem Naturgesetz untertan, und daß die Gesundheit nur zu erhalten oder wiederzugewinnen ist, wenn dieser Abhängigkeit von den Naturgesetzen so weitgehend wie möglich entsprochen wird. Darum Pflege der Atmung, der Bewegung, der Haut, der natürlichen Funktionen und der Organe des Körpers überhaupt mit natürlichen Mitteln, wobei die Zufuhr frischer Luft genauso wichtig ist wie die gesunde Ernährung, die Ausscheidung und Entgiftung ebenso bedeutsam wie die Zufuhr von Säften und Kräften aus Kräutern und Lebensmitteln.

So ist für uns Kneipp nicht nur der geniale Krankenbehandler, sondern weit darüber hinaus der Gesundheitslehrer, der die Wege gewiesen hat, durch Einordnung in den Rhythmus von Allmutter Natur die Eigenkräfte des Körpers mit natürlichen Mitteln zu stählen. Sein Weg ist nicht der einer passiven Krankenbehandlung, die sich am Körper vollzieht, sondern der Aufruf des ganzen Menschen, der Appell an seine Einsicht und Mitarbeit, seine innere Bereitschaft, in aktiver Gesundheitspflege die natürlichen Regulations- und Heilkräfte mehr und mehr zu entwickeln und zu entfalten, die das gesundheitliche Gleichgewicht schließlich wiederherstellen. Es ist kein Wunder, wenn aus solch starker Mitarbeit des Kranken mit allen seinen Kräften des Geistes und des Gemütes ein größerer Erfolg entsteht als bei bloßer Einverleibung synthetischer Präparate.

Grundbehandlung zur Abhärtung

morgens:	Kalte Teilwaschung oder Teilwickel
vormittags:	Wechselwarme Teilgüsse, von kleinen Anwendungen zu ausgedehnteren fortschreitend, 1–2mal wöchentlich Bürstenhalbbad oder Kräuterbad oder einmal ansteigendes Halbbad
mittags:	Ruhen mit kalter Herzauflage oder Lendenwickel
nachmittags:	Kaltes Armbad
gegen Abend:	Wassertreten
zusätzlich:	Sandalengehen, morgens Taulaufen, Atemschulung, Sport, Wandern
Diät:	Rohkostreiche, fleischarme Milch-Pflanzen-Kost.

Die Ernährungsbehandlung

Auf Grund der Erkenntnisse der modernen Ernährungslehre kann man heute weitgehend von einer speziellen Ernährungsbehandlung sprechen. Den Anstoß zu dieser Entwicklung gab der Züricher Arzt Bircher-Benner, der damals völlig neuartig als Grundlage für die Krankenbehandlung eine besondere Ernährungsform zusammenstellte, die in der Hauptsache aus ungekochten Pflanzen bestand. Diese Rohkost nach Bircher-Benner konnte durch Zuhilfenahme von kalorienreichen Fetten, Milchprodukten, Nüssen und Mandeln so gestaltet werden, daß nicht zwangsläufig damit bei einem normalgewichtigen Menschen eine Abmagerung verbunden sein mußte. Auch untergewichtige Menschen konnten bei dieser Form der Bircher-Bennerschen Rohkost zunehmen und auf ihr Normalgewicht kommen, während andererseits bei übergewichtigen Menschen Entwässerung und Fettabbau in dem Maße erfolgten, daß sich auch bei ihnen das Gewicht schließlich normalisierte. Man konnte durch diese Ernährungsbehandlung gleichermaßen zunehmen oder auch abnehmen. Soll die Rohkost zur Gewichtsminderung verwandt werden, haben wir es selbstverständlich in der Hand, sie so kalorienarm zu gestalten, daß sich das Tempo der Abnahme beschleunigen läßt. Im Gegensatz und im Vergleich zu der reinen Fastenkur bietet die Rohkostbehandlung gewisse Vorteile. Sie stellt den Darm nicht ruhig, sondern im Gegenteil, durch die zahlreichen Ballaststoffe der pflanzlichen Rohkost wird eine Anregung der Darmfunktion bewirkt und damit auf die Dauer eine Regulierung der Darmtätigkeit erreicht.

Darüber hinaus enthält aber die Rohkost eine Fülle von wertvollen Wirkstoffen, von denen wir wissen, daß sie hitzeempfindlich sind und daß sie infolgedessen in der üblichen gekochten Nahrung nicht mehr vorhanden sind. Dieser Umstand spricht sehr dafür, die Rohkostbehandlung in allen Fällen einzusetzen, in denen zwar eine krasse Umstellung der Stoffwechselvorgänge erwünscht ist, aber vielleicht eine strenge Fastenkur nicht vertragen wird oder aus persönlichen Gründen schwer durchführbar ist. Denn eine Rohkosternährung schafft ja immerhin ein Sättigungsgefühl und ist daher gerade auch für den Berufstätigen durchführbar, während man im allgemeinen eine Fastenkur nur in den Ferien und unter ärztlicher Kontrolle wird durchführen können, da immerhin allerlei Zwischenfälle möglich sind, die eine dauernde ärztliche Aufsicht notwendig machen. In neuerer Zeit hat sich eine andere Form der Entziehungsbehandlung durchgesetzt, das ist die Weizenbreikur nach dem griechischen Arzt Dr. Cusazs. Sie hat im Gegensatz zur Fastenkur ebenfalls einen Sättigungswert, der den Patienten die Durchführung erheblich erleichtert. Ein weiterer Vorteil ist der, daß auch Menschen mit empfindlichen Verdauungsorganen eine solche Breikur sehr gut und ohne Beschwerden durchführen können. Weiter ist als eine Abwandlung der Rohkostkur die Behandlung mit der flüssigen Rohkost, also mit Rohsäften zu erwähnen. Diese Säftekur, die im allgemeinen 8–10–14 Tage dauert, ist ebenfalls für verdauungsschwache Personen geeignet und ist besonders beliebt auch zur Entwässerung bei Herzkranken, bei denen ja zumeist ebenfalls in fortgeschrittenen Krankheitsstadien eine erhebliche Belastung der Verdauungsorgane vorliegt. Es wäre aber völlig falsch, wenn wir etwa die Gewichtsminderung des Übergewichtigen in den Vordergrund rücken wollten. Neben dieser quantitativen Entlastung ist gerade durch die Ernährungsbehandlung eine qualitative Beeinflussung des Stoffwechselgeschehens möglich. Ganz besonders bedient man sich in diesem Zusammenhang der fleischlosen Kostformen und erreicht dadurch gewisse Vorteile, einmal eine Entlastung des Stoffwechsels, aber auch zum anderen eine Verbesserung der allgemeinen Durchblutungsverhältnisse. Wir wissen aus kapillar-mikroskopischen Untersuchungen, die zuerst schon Bircher-Benner veranlaßt hat, daß gerade in den Endstücken des Gefäßsystems, den Gefäßknäueln der sogenannten haarförmigen Gefäße oder Kapillaren, durch eine fleischreiche Kost gewisse Hemmungen in der Durchblutung auftreten können, die den Stoffaustausch erheblich erschweren. Andererseits können bei einer fleischlosen Kost diese Schaltstücke des Gefäßsystems sich wieder regenerieren.

Die Wirkung der pflanzlichen Rohkost beruht nicht nur auf ihrem großen Gehalt an Vitaminen, Enzymen und sonstigen Wirkstoffen, es spielt auch der Mineralsalzgehalt eine erhebliche Rolle. Ganz besonders interessiert in diesem Zusammenhang das Verhältnis der beiden Gegenspieler, Natrium und Kalium. Während der Natriumgehalt der durchschnittlichen Nahrung relativ hoch ist und das Natrium eine große Wasserbindung innerhalb des Gewebes bewirkt, enthält die pflanzliche Rohkost in erheblichem Umfang Kalium, das eine entwässernde Wirkung hat. Wir erkennen aber gleichzeitig an diesem Beispiel, daß die Ernährungsbehandlung in ihrer Wirkung auf den Organismus durchaus neben die medikamentöse Behandlung zu setzen ist. Darauf beruhen in der modernen Medizin die sich immer mehr einbürgernden verschiedenen Ernährungsformen bei verschiedenen Krankheiten. Wir dürfen aber nicht in den Fehler der Spezialisierung verfallen und glauben, daß nun unbedingt bei jeder Diagnose auch eine andere Kostform anzuwenden ist, sondern der Gedanke der Allgemeinbehandlung gilt ganz besonders auch für die Ernährung.

Es war das große Verdienst von Bircher-Benner, Ernährungsbehandlungen eingeführt zu haben, die nicht spezialistisch aufgeteilt sind. Vielmehr hat er von Anfang an den Gedanken vertreten, daß die Rohkost nicht zu spezialisieren ist gegenüber der Krankheitsdiagnose. Sie stellt kein Mittel dar, um bestimmte Krankheitsprozesse spezifisch anzugehen, sondern sie schafft durch eine vollwertige Ernährung für den Körper die denkbar besten Voraussetzungen, damit er durch seine ihm eigenen Regulations-, Regenerations- und Heilvorgänge auf die verschiedenen krankhaften Störungen spezifisch einwirken kann. Die einzelnen Kostformen, die er zur Verfügung hatte, unterschieden sich nur in der technischen Zubereitungsform; aber schließlich war die Rohkost schlechthin in ihrer milden oder in ihrer strengeren Form für ihn die Heilkost überhaupt.

Gerade durch eine über lange Zeit eingehaltene veränderte Ernährung, die ja nicht nur in dem strengen Sinne der Rohkostbehandlung zu verstehen ist, haben viele Menschen mit chronischen

Krankheiten die Möglichkeit, die allgemeine Regenerationsfähigkeit ihres Körpers wachzurufen und aufs neue zu entwickeln. Je langwieriger bisher der Krankheitsprozeß war, um so wichtiger erscheint mir eine solche Ernährungsumstellung. Dabei wird man meistens, sobald man sich zu einer Dauerbehandlung entschließt, als die Hauptgrundlage die sogenannte Milch-Pflanzen-Kost, die lakto-vegetabile Diät durchführen. Das heißt, man wird neben einem ausreichenden Rohkostanteil – fest oder flüssig – in der Nahrung ausgiebig Pflanzenkost genießen. Auch die Frage der Zubereitung ist sehr wichtig, denn von ihr hängt ja die Erhaltung der gesundmachenden Wirkstoffe ab. Die Einschränkung im Genuß von Fleisch, Fisch, Wurstwaren führt zu einer Verringerung der Eiweißzufuhr; aus diesem Grunde sind, um einen Eiweißmangel zu vermeiden, in verstärktem Umfang Milch in jeder Form, Milchprodukte, Sojamehl und andere vollwertige Eiweißspender, wie Grünpflanzen in der Kost zu berücksichtigen. Über die richtige Zubereitung wird an anderer Stelle gesprochen. Bei einer solchen Ernährung ist weiterhin für die Wirkung innerhalb des Körpers die Verschiebung der Stoffwechsellage von der sauren zur basischen entscheidend. Der Basenüberschuß einer solchen Kostform ermöglicht es, abgelagerte saure Stoffwechselschlacken wieder zu mobilisieren, in Lösung zu nehmen und den Ausscheidungsorganen, insbesondere den Nieren zuzuführen, die für die Entfernung aus dem Körper sorgen.

Aus all diesen Gründen verwendet auch die klinische Medizin die Ernährungsbehandlung in zunehmendem Umfang. Die Wundheilungstendenz und die Regenerationsfähigkeit nach schweren Krankheiten werden durch diätische Maßnahmen, wie man nun erkannt hat, erheblich beschleunigt.

Eine Sonderstellung – wenn man so will – in der Ernährungsbehandlung nehmen die Pflanzen ein, die wir als Wildgemüse oder auch Wildkräuter bezeichnen, z. B. Brunnenkresse oder junge Brennesselsprossen. Wir haben hier gewissermaßen einen fließenden Übergang von der Ernährungsbehandlung zur Pflanzenheilkunde bzw. zur Behandlung mit Heilkräutern. Doch erscheint es gerechtfertigt, diese Fragen in einem besonderen Kapitel zu besprechen.

Die Kräuterheilkunde

Zweifellos ist die Verwendung von Heilkräutern so alt wie die Medizin überhaupt. Wir finden schon frühzeitig Beschreibungen der Heilpflanzen und ihrer Wirkungen. Dabei waren zweifellos mystische Vorstellungen mit im Spiel, und das mag der Anlaß gewesen sein, daß später die naturwissenschaftlich orientierte Medizin nicht mehr viel von den Heilkräutern wissen wollte. So hat sich die Kenntnis über die Wirkung der Kräuter weitgehend in der Volksmedizin erhalten; aber wir wollen nicht vergessen, daß bestimmte Kräuter zu jeder Zeit einen festen Platz in der Medizin gehabt haben, z. B. Pfefferminztee oder Birkenblättertee oder Zusammenstellungen von harntreibenden Kräutern. Die Entwicklung der Chemie hat es zwar dann ermöglicht, die besonderen Wirkstoffe der einzelnen Heilpflanzen zu analysieren und kennenzulernen, und damit wurde schließlich auch der wissenschaftliche Beweis für die Wirkungsmöglichkeit bestimmter Heilpflanzen geliefert. Aber gleichzeitig war die Entwicklung der Chemie für die Heilkräuterkunde nicht gerade günstig, weil man nun die einmal erkannten Wirkstoffe synthetisch herstellen konnte und glaubte, daß diese isoliert und rein hergestellten Chemikalien einen Vorteil gegenüber den pflanzlichen Wirkstoffen darstellten. Man nannte die übrigen Begleitstoffe in der Pflanze Ballaststoffe, wenn nicht gar Verunreinigungen, und versprach sich von rein dargestellten Stoffen eine bessere Wirksamkeit.

Pflanzensäfte sind sowohl als ein Nahrungsmittel aufzufassen, das dem Körper bestimmte Wirkstoffe zuführt, als auch als Mittel der Heilpflanzentherapie, wobei bestimmte Stoffe mit spezifischen Wirkungen benutzt werden, um z. B. den Husten zu lindern, einen Darm-Katarrh zu beeinflussen, auf die Niere heilkräftig einzuwirken oder die Funktion des Herzens zu verbessern.

Über die Einzelheiten der Anwendung wird nachstehend ausführlicher berichtet werden. Wir wollen hier festhalten, daß auch die Kräuterheilkunde durch die Fortschritte der Naturwissenschaft gegenüber den modernen Heilverfahren berechtigter Weise ins Hintertreffen geraten ist und daß ihre innere wie ihre äußere Anwendung heute nicht mehr zum Bestandteil der modernen Behandlung gehört.

Die Homöopathie

Mit Homöopathie bezeichnen wir ein Heilverfahren, das von dem deutschen Arzt Samuel Hahnemann, der von 1755 bis 1843 gelebt hat, begründet wurde. Das für den Laien Auffällige an der Behandlungsform ist die Verwendung sehr geringer Dosen. Aber das ist nicht das Entscheidende, wesentlich ist vielmehr das sogenannte Ähnlichkeitsprinzip.

Die Auswahl des Medikamentes erfolgt nach dem Ähnlichkeitsgesetz, es besagt, daß eine Krankheit durch das Mittel geheilt wird, das in einem gesunden Körper ähnliche Erscheinungen hervorruft. Dieses Ähnlichkeitsgesetz wird auch heute noch angezweifelt, da man mit Hilfe exakter Laboratoriums- und Röntgenmethoden die Krankheit ganz anders diagnostizieren kann. Sicher scheint zu sein, daß schon in früherer Zeit Hippokrates davon Kenntnis hatte und auch Paracelsus im Mittelalter als erster die Medizin freimachte von dem Wust mittelalterlichen Mystizismus. Er wandte nur das Mittel an, von dem er wußte, wie es wirkte. Man verlangt heute sehr genaue Prüfungen, bis ein Arzneimittel angewendet werden darf. Vor allem muß bekannt sein, was das wirksame Prinzip ist. Das Ähnlichkeitsgesetz kann nicht mit einer Erfolgsstatistik aufwarten. Die Anwendung beruht auf einem Vergleichsakt, d. h. wir vergleichen das Krankheitsbild des Patienten mit dem Arzneibild des Mittels, das wir anwenden wollen. Es gibt über 200 verschiedene in der Homöopathie angewandte Mittel. In Wirklichkeit wenden wir nur einige wenige an, in besonderen Fällen bedienen wir uns auch der ausgefallendsten.

Hahnemann verlangte von der klassischen Homöopathie, die auch heute noch ihre Vertreter hat, nur ein einziges Mittel, das wohl nach einigen Tagen, wenn sich das Krankheitsbild geändert hatte, gewechselt werden konnte, oder das erste Mittel kann in geänderter Potenz weitergegeben werden.

Die homöopathischen Arzneien werden rein und unvermischt verordnet, um die Eigentümlichkeiten der einzelnen Mittel nicht abzuändern und zwar als Pulver, als Flüssigkeit und als Körnchen. Die Ursubstanzen und Urtinkturen werden nur selten angewandt; meist verdünnt man sie durch Dilution (d. h. Verdünnung mit Alkohol) oder durch Trituration (d. h. Verreibung mit Milchzucker) im Verhältnis 1 : 10 und spricht dann von sogenannten Dezimalpotenzen. Früher hatte man auch im Verhältnis 1 : 100, also in Zentesimalpotenzen gearbeitet, doch das ist in der modernen Homöopathie im allgemeinen nicht mehr gebräuchlich. Welche Potenz und welche Gabenhäufigkeit jeweils in Frage kommt, wird in den entsprechenden Kapiteln angegeben.

Wir haben Mittel zur Verfügung aus dem Pflanzenreich (z. B. Aconit, Belladonna usw., dem Mineralreich z. B. Causticum (Soda), Natrium muriat (Kochsalz), 2 Mittel von Hahnemann geschaffen, in höherer Potenz von erstaunlicher Wirkung, aus dem Tierreich z. B. Sepia, dem Sekret des Tintenfisches, oder Spinnengiften, in Verdünnung wirksam bei Rheuma. Um es gleich vorwegzunehmen: Die Gifte wirken in Verdünnung, je nach dem Grad als Heilmittel, z. B. Quecksilber bei Mercurialismus, das durch Amalgam in das Körpergewebe gelangt ist, dort jahrelang unerkannt schwerste Gesundheitsstörungen hervorruft, wie Nervenlähmung, Multiple Sklerose. Und doch führt uns das Ähnlichkeitsgesetz auf die richtige Spur, wenn wir die letzten Spuren des Quecksilbers im Gewebe beseitigen wollen, geben wir Verdünnungen bis zur 400. Potenz und darüber.

Mittel, die vielseitig angewendet werden und große Unterschiede in der Potenz haben, heißen nach Hahnemann Polychreste, z. B. Sulfur, das verschiedene Wirkung hat in der Tief- oder in der Hochpotenz. Tiefpotenzen gehen etwa bis D 6, mittlere bis etwa D 15. Darüber hinaus kommen die Hochpotenzen, deren die gebräuchlichste die D 30 ist. Die Wirksamkeit der Hochpotenzen wird von der Schule sehr bezweifelt, hierüber kann natürlich keine Statistik aussagen. Es werden Potenzen von D 200, 40, ja bis 50 000 gegeben und sogar handgeschüttelt, welch ungeheure Leistung, es gibt dafür zwar Maschinen. Die Methode der Handverschüttelung soll verläßlicher sein.

Wir wissen, daß ab der Lohschmidtschen Zahl, der D 23 und auch schon vorher keine Materie in einem homöopathischen Mittel mehr vorhanden ist und doch werden gerade von diesen Potenzen erstaunliche Erfolge angegeben. Die Wirkung scheint dadurch erklärt, wie die der Wirkung von elektromagnetischen Wellen, es wirkt nicht mehr der Stoff, sondern Elektronen.

Tiefpotenzen werden öfter am Tage gegeben, mittlere einmal oder jeden 2. Tag, Hochpotenzen frühestens in 14 Tagen, man gibt sie trotzdem öfter; Hochpotenzen nur alle 4 Wochen und noch seltener.

Als Regel gilt: Je älter ein Leiden, desto höher die Potenz, desto größer die Pausen zwischen den einzelnen Arzneigaben.

Die Verwendung der kleinen Dosen ist wie gesagt nicht zum Wesen der Homöopathie zu rechnen. Eine verhältnismäßig große Arzneigabe kann, wenn sie nur nach dem Ähnlichkeitsprinzip gewählt ist, genauso homöopathisch wie eine ganz kleine sein. Je tiefer die Reaktionsfähigkeit der Zelle gesunken ist, desto kleiner muß der Reiz sein, also um so vorsichtiger muß dosiert werden, um Heilwirkungen auszulösen; darum wird die wirksamste Dosierung zumeist nach der Erfahrung und der Beobachtung des jeweiligen Kranken bestimmt.

Früher wurde die Homöopathie wegen dieser kleinen Dosierung abgelehnt. Man sagte, es sei völlig unmöglich – und es war ja auch schwer zu glauben –, daß so geringe Mengen eines Heilstoffes noch imstande sein sollten, innerhalb des Körpers Heilwirkungen zu erzeugen. Diese Auffassung hat sich dann geändert, als die fortschreitende Naturwissenschaft die Wirkungen der Vitamine und der Hormone neben anderen bedeutungsvollen Stoffen erkannt hatte. Auch diese Stoffe wirken im Körper in kleinster Menge, und der Ausfall etwa eines Hormons führt zu den größten Veränderungen, so wie aus Vitaminmangel heraus ebenfalls wesentliche Störungen innerhalb des Körpers zu beobachten sind.

Erleichtert wurde die Anerkennung der Homöopathie, nachdem der Greifswalder Pharmakologe Hugo Schulz im Jahre 1887 sein biologisches Grundgesetz, die sogenannte Arndt-Schulzsche Regel aufgestellt hatte. Diese besagt, daß kleine Reize die Lebensfähigkeit entfachen, mittelstarke sie fördern, starke sie hemmen, stärkste sie aufheben; aber es ist individuell, was im einzelnen Falle als schwacher, mittelstarker und stärkster Reiz angesprochen werden muß.

Wird eine arzneibedingte Symptomverstärkung, also die sogenannte Erstverschlimmerung beobachtet, setzt man mit dem Mittel aus. Es ist darum sehr wichtig zu unterscheiden, ob die Verschlimmerung durch die Arzneiwirkung oder durch den Krankheitsverlauf bedingt ist. Man versteht unter Arzneiverschlimmerung die Verstärkung der Symptome, die durch das verabreichte homöopathische Mittel beim gesunden Menschen ausgelöst werden. Auf diese günstig zu beurteilende Erstverschlimmerung folgt gewöhnlich eine Besserung, wenn man weniger oder seltener oder bisweilen auch gar nicht mehr einnehmen läßt. Tritt diese Besserung ein, kehrt man so lange nicht zur Verabreichung des Medikamentes zurück, wie sie anhält. Fällt der Kranke nach der vorübergehenden Verschlimmerung aber in den alten Zustand zurück, so gibt man das Mittel weiter oder sucht eines, das vielleicht der Konstitution des Kranken besser entspricht. Schlägt das gewählte Mittel nicht an, so muß man entweder die Potenz wechseln oder ein Reaktionsmittel geben, wie etwa Sulfur, oder auch gleichzeitig ein Konstitutionsmittel, etwa Calcaria verabfolgen.

Die Biochemie

Die Biochemie wurde begründet von dem deutschen Arzt Wilhelm Heinrich Schüßler (1821 bis 1898), einem Zeitgenossen von Pfarrer Kneipp. 1874 erschien Schüßlers grundlegendes Werk unter dem Titel „Eine abgekürzte Therapie, Anleitung zur biochemischen Behandlung der Krankheit". Das Heilverfahren der Biochemie beruht auf der Annahme, daß die Krankheiten auftreten als eine Folge von Veränderungen im Salzgehalt der Körperzellen. Die biochemischen Mittel, die ohne jeden Zusatz eingenommen werden, sollen bei richtiger Auswahl und Dosierung genügen, Krankheiten innerlich auszuheilen. Die Biochemie ist wie die Homöopathie, darum von Haus aus den sogenannten Komplexmitteln nicht gewogen. Sie unterscheidet sich von der Homöopathie, da sie die Anwendung des Ähnlichkeitsgesetzes nicht benötigt. Die Biochemie verwendet aber die anorganischen Salze in Verdünnungsstufen, die den physiologischen Verhältnissen im Körper angepaßt sind und ungefähr den homöopathischen Arzneiverdünnungsstufen entsprechen. Die Auswahl der biochemischen Mittel erfolgt nach den Ergebnissen der physiologischen und pathologischen Chemie. Die zugeführten biochemischen Heilmittel sollen die Heilung dadurch erreichen, daß das im Organismus vorhandene Defizit dieses Stoffes behoben wird. Da der Gehalt an Mineralstoffen in der Zelle sehr klein ist und die dargereichten Salze im Magen-Darm-Kanal nicht verändert werden sollen, werden diese in derart verdünntem Zustand gegeben, daß ihre freigewordenen Moleküle schon durch die Schleimhaut des Mundes und des Schlundes in das Blut aufgenommen werden können.

Inzwischen hat die fortschreitende Forschung Dr. Schüßler insofern recht gegeben, als tatsächlich die ausreichende Zufuhr von Mineralsalzen und Spurenelementen, aber natürlich auch die von Vitaminen, Enzymen und anderen Wirkstoffen, für die Gesunderhaltung des Körpers von entscheidender Bedeutung ist. Man ist aber im allgemeinen in der Medizin dazu übergegangen, diese Gefahr eines Mangels an Mineralsalzen nicht nur durch biochemische Mittel zu decken, sondern aus dem Mineralsalzgehalt der Pflanzen. Dies birgt den weiteren Vorteil, daß die Mineralsalze in einem bestimmten natürlichen Zusammenhang mit anderen Wirkstoffen vielleicht für den einzelnen Menschen auch eine größere Heilkraft entfalten können. Trotzdem hat sich die biochemische Behandlung einen nicht kleinen Kreis von Freunden erhalten, und wir haben in den Behandlungskapiteln auch entsprechende Ratschläge über die Anwendung biochemischer Mittel erteilt.

Die Allopathie (Schulmedizin)

„Allopathie" ist eine von dem Gründer der Homöopathie, Samuel Hahnemann, geprägte Bezeichnung für alle Medikamente, die nicht nach dem Prinzip der Ähnlichkeitsregel wirken. Heute Umfaßt dieser Begriff alle Maßnahmen, die von der Schulmedizin angewendet werden und setzt die uralte Tradition der gelehrten Medizin fort. Natürlich hat sich in ihrer geschichtlichen Entwicklung durch die Fortschritte der Naturwissenschaft ihr Gesicht sehr gewandelt. Im Laufe der Zeit haben ihr verschiedene Anschauungen über die Krankheiten und deren Entstehung das Gepräge gegeben.

Während nach dem französischen Philosophen Descartes eine strenge Trennung zwischen Leib und Seele bestand und die Krankheit als ein rein örtliches Geschehen aufgefaßt wurde, hat sich heute auch in der Schulmedizin die Ganzheitsauffassung allgemein durchgesetzt. Sie hat Anregungen aus der Naturheilkunde in ihre Methoden eingebaut. So spielt in ihr z. B. auch die Diät eine große Rolle. An erster Stelle steht jedoch die Behandlung mit Medikamenten und mit physikalischen Mitteln. Ihr Grundsatz ist es, sich nicht nur, wie es die Homöopathie tut, auf die Stärkung der eigenen Heilkräfte zu verlassen, sondern die Krankheit unmittelbar zu bekämpfen. Wenn z. B. eine Wunde eitert, so regt sie den Körper nicht zu einer noch stärkeren Eiterbildung an, sondern versucht durch Abtöten der eingedrungenen Erreger die Entzündungserscheinungen zu beseitigen. Es ist also eine Heilmethode, die in möglichst kurzer Zeit das Verschwinden der Krankheit und ihrer Symptome anstrebt. Nach diesen Grundsätzen werden auch heute die meisten Kranken behandelt.

Die allopathischen Medikamente werden an Versuchstieren erprobt, um die Wirkungsweise zu erkennen. Die Versuchsergebnisse werden auf den menschlichen Körper bezogen, genau umgerechnet und unter den bekannten anatomischen und funktionellen Voraussetzungen in speziellen Krankenhäusern oder großen Instituten geprüft. Der Ursprung aller Arzneien ist letztlich das Pflanzen-. Tier- und Mineralienreich. Während man in der Kräuterheilkunde die ganze Pflanze verwertet, sie z. B. zu Tee verarbeitet oder einen Auszug macht, hat man sich in der Allopathie bemüht, in den Laboratorien die einzelnen Bestandteile zu isolieren und in ihrer besonderen Wirksamkeit rein darzustellen. Nur durch diese unermüdliche und bis ins kleinste gehende Arbeit waren die Erfolge der heutigen Chemotherapie möglich. Ebenso sind ihr die Entdeckung der Vitamine und Hormone zu verdanken.

Während früher der Arzt sehr lange Rezepte schreiben mußte, die genaue Angaben für den Apotheker über Art und Menge der Arzneien enthielten, gibt es heute unzählige Medikamente, die von der chemischen Industrie fertig auf den Markt gebracht werden, und die die entsprechenden Wirkstoffe in der richtigen Menge enthalten. Oftmals ist ein und derselbe Stoff in den Präparaten der einzelnen Firmen unter verschiedenen Namen erhältlich. Leider gibt es immer noch kein Arzneimittelgesetz, das verhindert, daß täglich neue Medikamente auf den Markt kommen und der Arzt in einer Überfülle von Präparaten erstickt. Die amtliche „rote Liste" führt allein 8000 geprüfte und bewährte Arzneimittel auf. Die meisten allopathischen Mittel werden heute synthetisch hergestellt, aber ein erheblicher Teil muß aus pflanzlichen und tierischen Substanzen gewonnen werden. Die Medikamente können, je nach der Krankheit und dem Zustand des Patienten, dem Körper in verschiedener Form zugeführt werden.

Es gibt die rein äußerliche Anwendung als Einreibung oder Umschlag. Sehr viele Medikamente werden als Pulver, Tabletten, Tropfen oder in flüssiger Form durch den Mund eingenommen.

Außerdem stellt man Zäpfchen her, die in den After eingeführt und besonders magenempfindlichen Kranken verordnet werden.

Eine weitere Methode ist das Einspritzen entweder in oder unter die Haut, in die Muskulatur oder in die Venen. Daneben gibt es noch viele rein örtliche Anwendungen, z. B. das Einatmen von bestimmten Dämpfen, um Heilwirkungen an den Atmungsorganen hervorzurufen, oder das Einträufeln von Substanzen in das Auge oder die Nase. Auch das Einbringen von Medikamenten in die Blase oder die Scheide ist hier zu erwähnen.

Im Hinblick auf ihre Wirkungsweise unterscheiden wir zunächst die Gruppe der Medikamente gegen Infektionen, z. B. die Sulfonamide und die Antibiotika, die unbestritten Wunderbares geleistet haben und einen wesentlichen Fortschritt der Medizin bedeuten. Hierhin gehören z. B. auch das Chinin und das Salvarsan. Eine andere große Gruppe bilden die fiebersenkenden und schmerzlindernden Präparate, wie z. B. Aspirin, Pyramidon, Salizylsäure. Ferner sind die Betäubungsmittel zu nennen, die zumeist aus dem Opium gewonnene Alkaloide sind (Opiate). Ihre Verordnung ist gesetzlich geregelt. Die Schlaf- und Beruhigungsmittel sind ebenfalls sehr zahlreich. Da sind z. B. Barbitursäure-Abkömmlinge und Bromverbindungen zu nennen. Die Vitamin- und Hormonpräparate sind noch ziemlich jung, haben aber bereits große Bedeutung erlangt. Auch diese Verbindungen kann man zum Teil schon synthetisch aufbauen. Sie haben die gleiche Wirksamkeit wie die natürlichen Substanzen und können in der jeweiligen Form äußerlich oder innerlich als Spritze verordnet werden. Außerdem gibt es Mittel, die auf die Funktion der inneren Organe einwirken, z. B. schleimlösende oder herzbeeinflussende (z. B. Digitalispräparate, Strophantin).

Diese Aufzählung ließe sich noch lange fortsetzen. Selten wird der Arzt nur ein einzelnes Mittel verordnen, sondern meistens Mischungen von mehreren Substanzen, die sich unterstützen und gegenseitig steigern, bzw. die unerwünschte Nebenwirkungen eines Stoffes ausschalten. Auch hier hat die chemische Industrie einfach einzunehmende oder anzuwendende Präparate, die sogenannten Komplexmittel entwickelt, die mehrere verschiedene Wirkstoffe in einer Tablette oder Salbe usw. enthalten. Als Einreibung haben sich Kampfer und Franzbranntwein bewährt, ferner die vielen Salben, wie Zink-, Bor- und Desitinsalbe usw. Allopathische Präparate sind auch die Seren und Impfstoffe zum Bekämpfen von Infektionskrankheiten. Eines der jüngsten Verfahren ist die Einspritzung von Tierdrüsen als Frischzellen.

Zu den physikalischen Möglichkeiten der klinischen Medizin gehört die Strahlenbehandlung (Röntgen-, Radium-, Ultraviolett-, Wärmebestrahlung).

Dazu kommt mediko-mechanische Behandlung durch Massagen und Krankengymnastik. Ferner ist die Klimatherapie ein fester Bestandteil der allopathischen Maßnahmen. Hierunter versteht man die Behandlung durch bestimmte klimatische Reize. So unterscheidet man z. B. Nordsee- und Hochgebirgsklimata, Mittelgebirgs- und Flachlandklimata, die eine besondere Wirkung auf den Organismus ausüben. Außerdem gehören hierzu auch Trink- und Badekuren in Kurorten. In den Rahmen der klinischen Medizin gehört auch die unterstützende Behandlung durch Hilfsmittel, wie Bruchbänder, Brillen, Einlagen, Schienen, Verbände, Prothesen, Stützapparate usw.

Die Humoralpathologie

Sie ist auf der Vorstellung gegründet, der menschliche Körper enthalte krankhafte Säfte, die ausgeschieden werden müßten. Die Humoralpathologie ist so alt wie die Medizin überhaupt.

In gewissem Gegensatz dazu hat später die Zellularpathologie die Auffassung vertreten, das krankhafte Geschehen nehme von den Zellen aus seinen Anfang.

Für die Krankenbehandlung ist die Humoralpathologie insoweit von entscheidender Bedeutung geworden, als sie den Menschen als Ganzes in den Mittelpunkt stellt, – anders als die „Solidarpathologie", die zwangsläufig zur Behandlung der Krankheit als solcher verführte. Seit Virchow ist es – allerdings zu einem großen Teil aus mißverstandenen Auffassungen seiner Lehre – immer selbstverständlicher geworden, stets zuerst nach örtlichen Gewebeveränderungen als Sitz der Krankheit zu suchen. Logische Folgerung für die Behandlung aber war es, mit den technisch-chemischen Mitteln einzugreifen, die von der jungen, aufstrebenden pharmazeutischen Industrie dargeboten und von den Ärzten gutgeheißen wurden. Mit der örtlichen Behandlung der

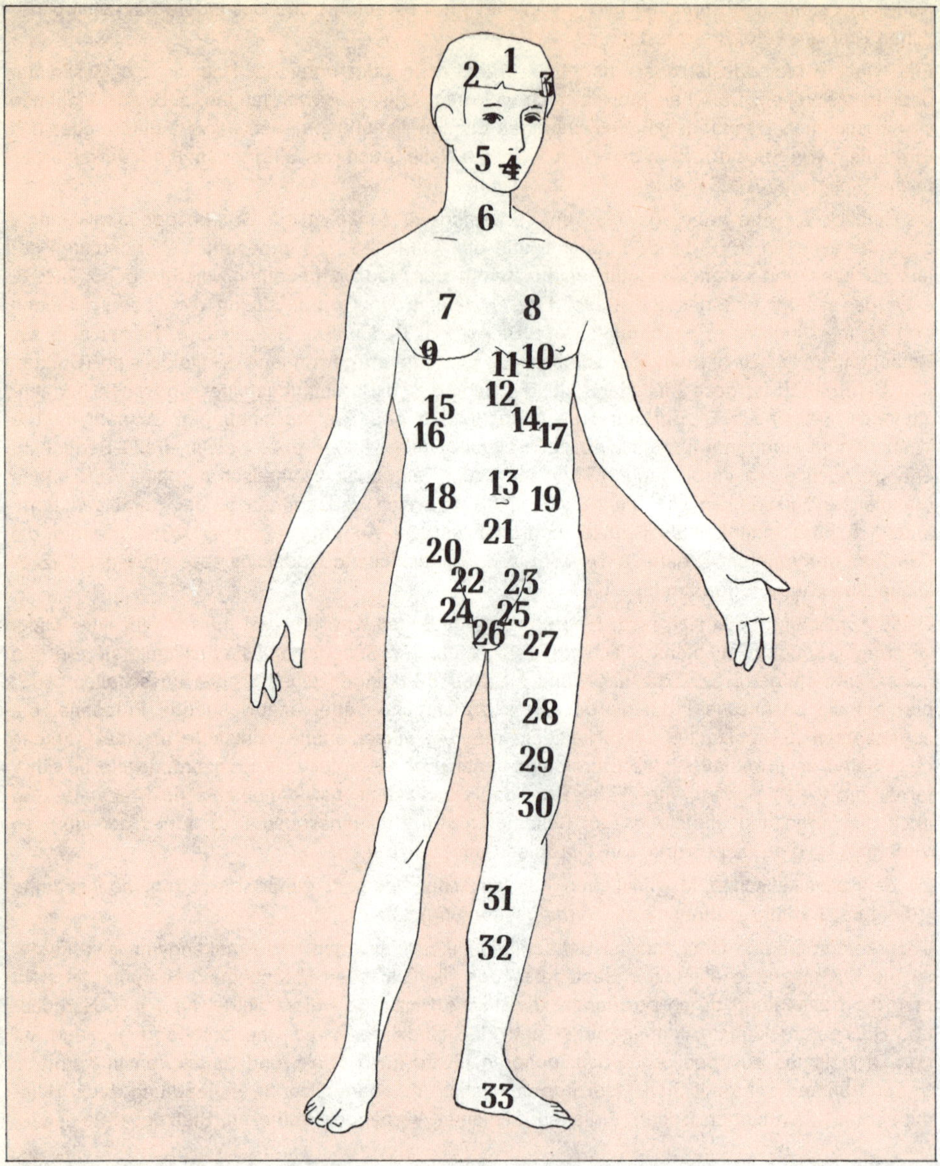

Typische Schmerzpunkte:
1, 2 + 3) Kopfschmerzen; 4 + 5) Zahnschmerzen und Trigeminusneuralgie; 6) Luftröhrenkatarrh; 7 + 8) Lungenentzündung, Lungengeschwulste; 9 + 10) Brustdrüsenentzündung bei der Frau, Mastitis; 11) Herz, organische Herzstörungen, Angina pectoris, Infarkt; 12 + 13) Bandscheibenschäden (Schmerzpunkte im Rücken); 14) Magenschleimhautentzündung, Magengeschwür, Magenkrebs; 15) Leber und Galle (Gallenblasenkolik); 16 + 17) Nierenkolik, Nierenbeckenentzündung (Schmerzpunkte im Rücken); 18 + 19) Dickdarmen zündung; 20) Blinddarmentzündung; 21) Harnleiterentzündung; 22 + 23) Eierstockentzündung bei der Frau; 24 + 25) Leistenbruch; 26) Blasenentzündung, Blasensteine; 27, 28 + 29) Ischias (Schmerzpunkte sind hinten); 30) Kniegelenkentzündung; 31 + 32) Krampfadern; 33) Senkfuß.

kranken Nase, des kranken Magens usw. ging damit für die Wissenschaft – im Gegensatz zur Volksmedizin – der Zusammenhang mit der Ganzheitsbehandlung verloren.

Erst nach langem Widerstand der herrschenden Anschauungen gelang es, dem Ganzheitsbegriff in der Medizin erneut Eingang zu verschaffen. Folgerichtig mußte der nun von neuem eingeschlagene alte Weg zu Behandlungsmöglichkeiten im Sinne der Humoralpathologie führen. So ist es nicht verwunderlich, daß nun auch die alten Methoden den Fortschritten des Wissens und der Technik angepaßt und in modernem Gewande zur Geltung gebracht worden sind. Die alte humoralpathologische Medizin unterschied in der Hauptsache folgende Methoden der Behandlung, die allerdings weder logisch noch praktisch scharf voneinander zu trennen sind, sondern sich in ihren Wirkungen mannigfach überschneiden:
blutreinigende, umstimmende Methoden,
auflösende, entlastende Methoden,
ausleerende Methoden,
entzündungswidrige Methoden,
auf die Haut ableitende Methoden,
harntreibende Methoden.

Diese Methoden entsprechen durchaus unserem naturärztlich-biologischen Denken. Wenn wir es z. B. für selbstverständlich halten, einen Katarrh der Atmungsorgane oder einen akuten Darmkatarrh nicht zu unterdrücken, sondern als eine zweckmäßige Entlastungsaktion zu betrachten und daher zu unterstützen, so kommen wir dem natürlichen Heilbestreben des Körpers entgegen.

Mit diesen Methoden sind wir u. a. in der Lage, überlastete und dadurch arbeitsunfähig gewordene Organsysteme tatsächlich zu entlasten, z. B. die Haut durch Ableitung auf den Darm oder die Nieren durch Ableitung auf die Haut.

Diese Methoden fügen sich ohne weiteres in die Vorstellungen ein, die wir uns heute von dem Stoffwechselgeschehen im Organismus, von der Zurückhaltung ausscheidungspflichtiger Stoffe usw. machen.

Operative Behandlung

Die Chirurgie ist schon mehrere tausend Jahre alt; denn seit es Wunden und Kriege gibt, braucht Ursprung ist die Wundheilung. So gehört auch heute noch die Heilung von Verletzungen, Blutungen und Knochenbrüchen in den Aufgabenbereich der Chirurgen. Weiterhin hat der Chirurg die zur Eiterung führenden Entzündungen zu behandeln; dieses Gebiet ist die „septische Chirurgie". Die „Geschwulstchirurgie" beseitigt durch Schnitt oder Ausglühen Geschwüre und Auswüchse. Die „Organchirurgie" schließlich löst alle übrigen Aufgaben, die überhaupt mit einem Eingriff angegangen werden können.

Die Chirurgie ist schon mehrere tausend Jahre alt, denn seit es Wunden und Kriege gibt, braucht die Menschheit die „Wundarznei", wie sie früher hieß. Der große Aufschwung der Chirurgie begann am Ende des 19. Jahrhunderts, nachdem zwei wesentliche Voraussetzungen erfüllt waren, die Einführung der Narkose und der Anti- und Asepsis. In unserer Zeit haben sich die chirurgischen Methoden durch die allgemeine Weiterentwicklung der Medizin weiter verbessert und neue Möglichkeiten sind erschlossen worden. So sind z. B. die Sulfonamide und die Antibiotika zur Verhütung einer Wundinfektion nicht mehr wegzudenken. Auch die Verwendung von blutstillenden Mitteln, von gerinnungshemmenden Substanzen, von Blutersatzstoffen, die Einführung von Blutkonserven bedeuten in der Chirurgie weitere entscheidende Fortschritte. Verfeinerte medizinische Technik, die Entwicklung von Spezialinstrumenten, die Röntgen- und Radiumstrahlen – alle diese modernen Errungenschaften haben auf die Chirurgie und ihre Methoden einen großen Einfluß gehabt. Man kann heute Operationen ausführen, an die vor fünfzig Jahren noch niemand zu denken wagte.

Trotzdem ist die Chirurgie in vielen Fällen erst das letzte Mittel, wenn andere Behandlungsmethoden erfolglos waren. Da jeder Eingriff ein Risiko in sich birgt, soll man stets früh genug operieren, wenn noch eine Heilungschance durch Operation besteht und nicht Zeit durch sinnlose Behandlungsmethoden vertun, die doch zu keinem Erfolg führen.

Beim Krebs z. B. steht die Operation am Anfang der Behandlung; denn je frühzeitiger eine

Geschwulst entfernt wird, desto besser sind die Heilungsaussichten. Im Zuge der allgemeinen Spezialisierung hat sich die Chirurgie in viele Sondergebiete verzweigt, die ihre eigenen Methoden entwickelt haben. So geht man heute mit Erkrankungen am Gehirn oder Nervensystem, die operiert werden müssen, zum Neurochirurgen, einen Star dagegen behandelt der Augenarzt. Der Hals-, Nasen- und Ohrenarzt nimmt die Mandeln heraus, macht einen Trommelfellschnitt bei Mittelohrentzündungen oder räumt eine Nasennebenhöhle aus. Der Lungenchirurg kann bei Tuberkulose Lungenteile entfernen und damit eine Ausheilung bewirken. Der Herzchirurg erweitert Herzklappen, die verengt sind, oder beseitigt angeborene Herzfehler. Die Chirurgie des Bauchraumes ermöglicht es, die Gallenblase samt ihren Steinen zu entfernen und durchgebrochene Magen- oder Darmgeschwüre zu vernähen. Beim Mastdarmkrebs wird sogar ein künstlicher After angelegt und dadurch das Leben des Patienten oft um Jahre verlängert. Der Urologe operiert an den Nieren und Harnorganen, der Frauenarzt operiert Geschwülste in der Gebärmutter und macht den Kaiserschnitt bei schweren Geburten. Der Orthopäde beseitigt Fehler am Skelett und am Bewegungsapparat.

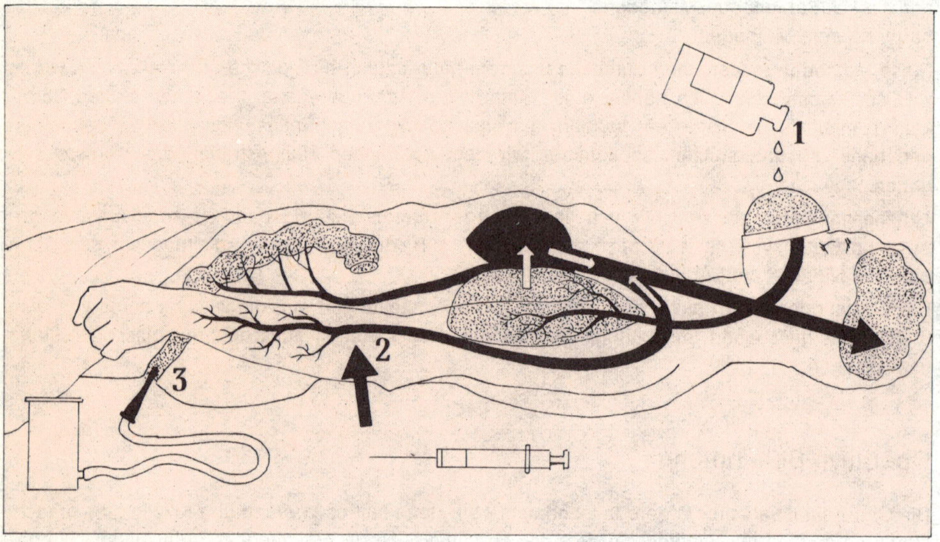

Möglichkeiten der Vollnarkose
1) Inhalations-Narkose
2) Intravenöse Narkose
3) Rektale Narkose

So hat sich eine Fülle von speziellen Operationsmethoden entwickelt, die nur in einer Fachklinik durchführbar sind. Die Ausschaltung des Schmerzes ist eine wesentliche Voraussetzung jeder Operation. Wir unterscheiden die örtliche Betäubung oder Lokalanästhesie und die Allgemeinbetäubung oder Vollnarkose. Zum ersteren gehört die Oberflächenanästhesie, wobei die Betäubungsmittel aufgepinselt oder die Behandlungsstellen vereist werden. Außerdem gibt es die Infiltrationsanästhesie (das Umspritzen des Operationsfeldes) sowie die Leitungsanästhesie (die Betäubung des zuführenden Nervs, der das Gebiet versorgt, an dem der Eingriff vorgenommen werden soll). Die Lumbal- und die Periduralanästhesie verwenden Spritzen, mit denen Betäubungsmittel in die Nervenwurzel am Rückenmark eingebracht werden.

Bei der Vollnarkose versinkt der Patient in einen schlafähnlichen Zustand und verliert vorübergehend das Bewußtsein. Zur Erreichung dieser Allgemeinbetäubung gibt es verschiedene Mittel, z. B. gasförmige, wie Lachgas, oder dampfförmige, wie Äther, Chloräthyl, früher auch Chloroform. Die am häufigsten angewendete Methode ist die Einspritzung von Schlafmitteln, wie Evipan, Eunarcon oder Trapanal in die Vene (s. Abb. oben). Die modernen Narkose-Apparate gewährleisten eine ganz einwandfreie Dosierung und Steuerung.

Man braucht heute, nach der Einführung der muskelerschlaffenden Mittel, die sich vom Curare, dem Pfeilgift der Indianer ableiten, viel geringere Mengen an Narkotika als früher. Die Narkosetechnik hat sich zu einem wichtigen Spezialgebiet der Chirurgie entwickelt, und in jeder Klinik gibt es heute besondere Fachärzte für Anästhesie.

Der Chirurg ist aber nicht nur für die Ausführung von Operationen verantwortlich, sondern zu seinen Aufgaben gehört ebenso die Vor- und Nachbehandlung. Eine nur örtliche Einwirkung auf ein Organ, die nicht gleichzeitig den Gesamtzustand des kranken Menschen berücksichtigt, ist nicht mehr denkbar. Durch die allgemeine Vorbereitung wird dafür gesorgt, daß der Patient ruhig und ausgeglichen zur Operation kommt. Der Darm muß vor dem Eingriff entleert sein, daher wird am Tage vorher meist nur flüssige Kost gegeben. Am letzten Abend und kurz vor der Operation bekommt der Kranke ein Schlafmittel zur Beruhigung.

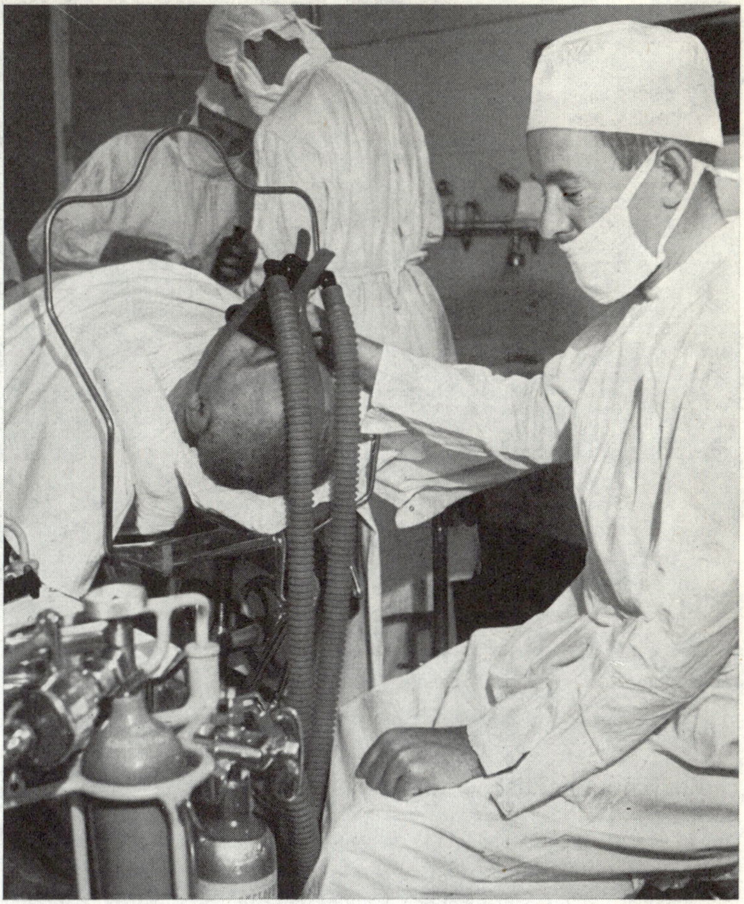

Vollnarkose durch ein gasförmiges Betäubungsmittel

Die spezielle Vorbereitung ist noch viel weitgehender. So werden bei Operationen im Bauchraum die Patienten am Tage vorher bis zum Mittag leicht ernährt und bleiben anschließend nüchtern. Sehr wichtig ist eine gute Abführung des Darmes zur Vermeidung postoperativer Darmlähmung. Auch die bestehenden sonstigen Erkrankungen sind vom Chirurgen zu berücksichtigen. So müssen Patienten mit Herzleiden besonders vorbereitet werden, ebenso Darm- oder Nierenkranke, auch kann z. B. ein Kranker mit Leberschaden nicht jede Narkose vertragen. Oft ist aber eine Vorbehandlung nicht mehr möglich, nämlich wenn sofort operiert werden muß, um eine drohende Lebensgefahr abzuwenden. Dies ist am häufigsten der Fall bei schweren Verkehrs- oder Arbeitsunfällen, bei plötzlichem Geschwürdurchbruch, bei einer akuten Blinddarmentzündung usw.

Mit der Operation ist die Arbeit des Chirurgen nicht beendet. Wenn nötig, muß die verlorene Blutflüssigkeit ersetzt, ebenso müssen Wundschmerzen gelindert werden, die Operationswunde muß gut verheilen, der Kreislauf den Operationsschock gut überwinden, so daß keine Komplikationen, wie Lungen- und Brustfellentzündungen oder Thrombosen entstehen. In der Hand des Chirurgen liegt es auch, wann der Patient wieder aufstehen darf.

Das Gelingen einer Operation ist aber nicht nur von den technischen Voraussetzungen, der

Kunst des Chirurgen und den Medikamenten abhängig, sondern der Gesundheitswille des Patienten und seine Haltung gegenüber den Anweisungen des Arztes sind entscheidend für den Erfolg und die Überwindung der Krankheit.

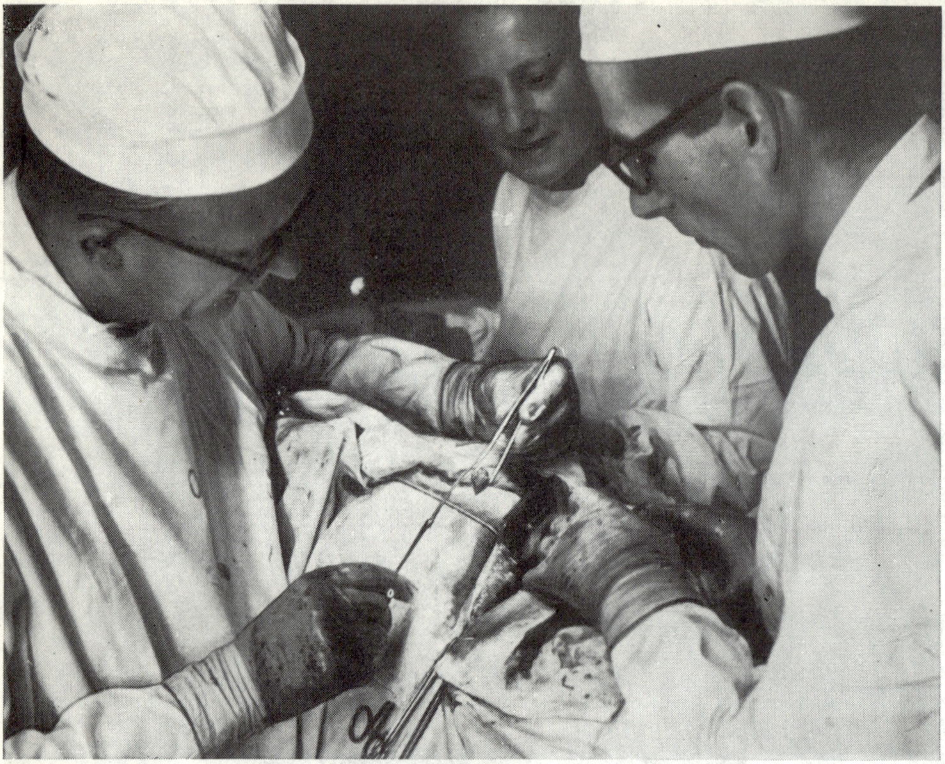

Nierenoperation – Entfernung eines Nierensteines

Die psycho-somatische Medizin

Unter diesem Begriff kann man im weitesten Sinne alle Heilverfahren zusammenfassen, die Seele (Psyche) und Körper (Soma) des Kranken als eine Einheit ansehen und körperliche Erscheinungen durch seelische Beeinflussung des Kranken behandeln. Sie fußen auf der Erkenntnis, daß jede Krankheit nicht nur den Körper betrifft, sondern sich auch auf die Psyche auswirkt, und daß umgekehrt seelische Störungen und Belastungen zu organischen Krankheitserscheinungen, den „Neurosen“ führen können.

Um diese zu heilen, gibt es verschiedene Methoden, z. B. für schwere Fälle die Psychoanalyse, deren Anwendung sich über Jahre hinziehen kann. Sie ist ein Teilgebiet der allgemeinen Psychotherapie. Auch die Suggestion und Hypnose gehören hierzu. Nach Sigmund Freud, dem Begründer der Analyse, entstehen Neurosen durch Verdrängungen von Trieben ins Unterbewußte, die durch die körperlichen Krankheiten „kompensiert“ werden, mit anderen Worten ausgedrückt: Unbewußte seelische Konflikte treten als körperliche Krankheitszeichen nach außen in Erscheinung.

Von dieser psychischen unterscheidet man die „vegetative Neurose“, die durch Fehlsteuerungen des unbewußten Nervensystems (vegetative Dystonie) zu wirklichen Organerkrankungen führen kann. Diese Fehlsteuerung hängt auch mit seelischen Störungen eng zusammen, die aus dem „Unbehagen in der Kultur“, wie Freud es einmal ausgedrückt hat, erwachsen. Der Mensch leidet also an seiner Umwelt, die ihn überfordert, nicht nur an sich selbst und seinen verdrängten Trieben. Bei den vegetativen Neurosen setzt nun die eigentliche „Psycho-Somatik“ ein, die als enggefaßter Begriff eine bestimmte Arbeitsrichtung darstellt.

Einer ihrer Begründer in Deutschland war der Arzt und Philosoph Viktor von Weizsäcker. In der Deutung der Krankheit steht sie auf dem Boden einer Weltanschauung, der Existenzphilosophie. Sie bezieht in ihre Betrachtung die ganze soziologische Situation des Menschen ein, d. h. seine Stellung in und gegenüber der Gesellschaft. Dementsprechend ist auch die Behandlung so umfassend wie möglich. Sie versucht sogar „Situations-Therapie" zu betreiben. In Gesprächen mit dem Kranken wird ergründet, ob er irgendwelche Konflikte mit seinen Vorgesetzten oder Arbeitgebern, mit staatlichen Institutionen, mit dem Hauswirt, der Frau, den Freunden oder den Eltern hatte. Man bemüht sich, seine politischen und allgemeinen Ansichten und Meinungen kennenzulernen. Dann wird versucht, in enger Gemeinschaftsarbeit zwischen dem Arzt und dem Kranken seine Situation klarzustellen. Es geht darum, den Patienten dazu zu bringen, daß er sich mit Lebensumständen, die nicht zu ändern sind, abfindet, daß er seine eigenen Fehler einsieht und abstellt und daß er eine positive Einstellung zu seiner Umgebung gewinnt. Wird das erreicht, verschwindet auch die Krankheit. Der Arzt bemüht sich sogar, auf die äußeren Umstände, die zu der Neurose führten, einzuwirken. Er schreibt an Arbeitgeber und Behörden, spricht mit der Frau oder anderen Familienangehörigen usw. Natürlich werden gleichzeitig auch andere psychotherapeutische Maßnahmen durchgeführt und die Organveränderungen auch örtlich behandelt. Ein weiterer wichtiger Faktor der psychosomatischen Behandlung ist die Gruppentherapie. Die Kranken leben zusammen in einer Gemeinschaft, besprechen auch untereinander ihre Probleme und lernen so auch die Nöte des anderen kennen. Daraus erwächst die Erkenntnis, daß jeder in seinem Leben auf Schwierigkeiten stößt und in Konflikte gerät, mit denen er sich auseinandersetzen muß. Diese Einsicht trägt sehr zum Behandlungserfolg bei.

Die Psychotherapie

So vielgestaltig die seelischen Krankheitsbilder sein mögen, die seelische Behandlung ist ein einheitlicher Vorgang, nämlich die Erweckung des Mutes, des Vertrauens und der Lebensbejahung. Die Wege, die zu diesem Ziele führen, sind trotz äußerer Verschiedenheit immer die gleichen. Es handelt sich stets darum, den Patienten erleben zu lassen, daß er ein selbständig handelnder, vollverantwortlicher und richtig reagierender Mensch ist. Der Unterschied in den Methoden liegt darum mehr in der Tiefe und Intensität des Einwirkens als in den Mitteln, die dazu angewandt werden. Also ist die Persönlichkeit des Arztes und seine kritische Einstellung wichtiger als die Methode, nach der er behandelt. Je schwerer die Erkrankungen sind und je länger sie bestehen, um so tiefer muß die Behandlung eindringen. Aber sie ist ihrer Art nach die gleiche bei Angstzuständen wie bei Hemmungen, bei Hysterien wie bei Zwangsneurosen. Sie besteht in den leichteren Fällen aus Beratung, Entspannung und Suggestion, in den schwereren Fällen aus Hypnose oder Analyse. Fast immer tut man gut, sie durch Gymnastik, Arbeit und Spiel und wenn möglich durch Gruppenleben zu ergänzen.

Grundsätzliche Aufgabe

Der gemeinsame Kern aller Neurosen ist die Flucht des Menschen vor der Wirklichkeit. Aus dieser Tendenz ergeben sich gewisse Krankheitszeichen. Der Patient will zwar geheilt werden, aber er kann sich nicht aus seiner Vorstellungswelt befreien. Er sträubt sich gegen die Forderungen des gesunden Lebens, obwohl er seine Krankheit bekämpft. Aus dieser Tatsache ergibt sich die häufigste und seltsamste Erscheinung in der Psychotherapie: der Widerstand des Patienten. – Unter den Maßnahmen der seelischen Behandlung ist die Änderung der Einstellung zur Umwelt die wichtigste. Je näher ein Kranker dem Arzt kommt, um so stärker wirken sich diese unbewußten Regeln aus. Darum solle der Patient zum Arzt so stehen, wie er als Kind zum Vater oder zur Mutter gestanden hat. Er überträgt damit unbewußt seine Vergangenheit auf den Arzt.

Übertragung: Vor allem sind es zwei Formen oder Beurteilungen, mit denen man als Kind den Erwachsenen begegnet. Entweder rechnet man auf ihre Freundlichkeit, Hilfe oder gar Verwöhnung, dann bedient man sie wie Gönner, die man nicht entbehren kann, kindlich gesprochen wie „weiße Riesen". Oder aber man fürchtet sie wie herrische, feindliche oder gar boshafte Dämonen, man versteckt sich vor ihnen, belügt und hintergeht sie wie „schwarze Riesen". Am häufigsten aber erscheinen beide Formen mit allen Übergängen. Man spielt das artige, anschmiegsame Kind, aber man bleibt stets auf der Hut, ist mißtrauisch und, sobald sich eine

Veränderung andeutet, übermäßig entsetzt und entrüstet. Dabei geht es stets um das ganze Leben, die Erregungen bewegen sich vom höchsten Entzücken bis zur tiefsten Verzweiflung.

Diese kindlichen Überlegungen mit dem weißen oder schwarzen Riesen übertragen sich zwangsläufig auf den Arzt. Der Patient erwartet von ihm alle Fähigkeiten, alles Wissen und auch alle Macht. Er möchte geheilt werden, ohne eigenes Zutun, und fühlt sich schon verraten, wenn er zur Mitarbeit aufgefordert wird. Sobald der Arzt den Widerstand des Kranken zu stark herausfordert, wird er aus der Rolle des weißen in die des schwarzen Riesen versetzt. Das Wechseln mancher Patienten von Arzt zu Arzt und ihr fanatischer Glaube an diese oder jene Heilweise kommen so zustande. Aber dieser Glaube wirkt nur anfangs heilend, auf die Dauer erschwert er die Behandlung mehr, als er sie fördert, da ja das Ende der Kur auch das Aufhören des Glaubens und die Loslösung vom Arzt mit sich bringt. Jede positive Übertragung ist eine Täuschung, ein fauler Zauber, der eines Tages in die negative Übertragung umschlagen muß. Der Arzt ist kein Herrgott, sondern ein gewöhnlicher Mensch, der sich nach Kräften bemüht, zu helfen.

Man weise dem Patienten von Anfang an die richtige Rolle zu; er steht dem Arzt nicht wie ein Zwerg dem Riesen, sondern als gleichberechtigter und vollwertiger Mitmensch gegenüber, der auch da noch ernst genommen werden muß, wo er Fehler macht.

Widerstand: Die unbewußte Forderung, die der Patient stellt, heißt ausnahmslos: Befreie mich von den Zwangserscheinungen, aber zwinge mich nicht in zu schwere Aufgaben hinein; nimm mir nicht nur die Qual der Krankheit ab, sondern erleichtere mir auch die Last des Lebens schlechthin! Der Arzt dagegen muß dem Patienten zeigen, daß er sich von seinem Leiden nicht befreien kann, wenn er nicht lernt die Unbilden des Lebens zu ertragen. Er muß dem Kranken eine Belastung zumuten und ihm beweisen, daß er dieser auch gewachsen ist. In der kleinen Psychotherapie tut der Kranke dies unmittelbar, indem er die gegebenen Möglichkeiten besser ausnützen lernt. Hier wird nur die Einstellung zum Leben vervollständigt.

Ganz neue Möglichkeiten tauchen damit auf. Was man bisher ablehnte, erweist sich nun als segensreich, es erfolgt eine Umkehrung aller Werte, aber diese Erweiterung der Umwelt wirkt zunächst beängstigend auf den Kranken. Darum richtet sich sein Widerstand hier sowohl gegen die äußere wie auch gegen die innere Zumutung; er ist in der großen Psychotherapie unvergleichlich stärker als in der kleinen.

Kleine Psychotherapie

Beratung: Es ist unvermeidlich, daß der Arzt – und besonders der Hausarzt – immer wieder als Lebensberater in Anspruch genommen wird. Lebensberatung aber ist schon Psychotherapie; sie muß mit Widerständen und Übertragungen rechnen, sonst stiftet sie Unheil. Als Erziehungsberater muß der Arzt nicht nur entscheiden helfen, welche Schule das Kind besucht, sondern er muß die Fehler in der Erziehung erkennen, wenn zuviel Nachgiebigkeit oder Härte der Erzieher den kindlichen Charakter gefährden. Dadurch wird der Arzt nicht nur zum Heilpädagogen, sondern auch zum Erzieher. Er muß etwaige Charaktermängel der Eltern zu ändern versuchen, weil sie sonst auf die Kinder übertragen werden. Hier kommt es vor allem darauf an, die unvermeidlichen Widerstände geschickt zu überwinden.

Eine wichtige Aufgabe des Arztes, die unter normalen Umständen besser den Eltern überlassen bleibt, ist die sexuelle Aufklärung des Kindes, vor allem, wenn es sich um Abwegigkeiten handelt, angefangen von der einfachen Onanie bis zu den schweren Perversionen. Hier muß der Arzt heilpädagogisch eingreifen, klären, ablenken und behandeln. So wird er auch zum Eheberater, und zwar nicht nur in den Fragen des Geschlechtsverkehrs, sondern auch in solchen der seelischen und geistigen Gemeinschaft. Auch hier gilt es, falschen Erwartungen entgegenzutreten, Mißverständnisse zu beseitigen und Übertragungen aufzulösen. Schließlich gehört auch die Berufsberatung in besonderen Fällen zum ärztlichen Aufgabenbereich. Schwierigkeiten innerhalb eines Berufes haben oft charakterliche Mängel als Voraussetzung, die sich psychotherapeutisch beseitigen lassen.

Durch diese Behandlung soll der Patient wieder lebensfroh werden. Genügt die Klärung und gegebenenfalls die Änderung der Situation nicht, muß die psychische Behandlung weitergeführt werden.

Entspannung: Viele Menschen leben so angestrengt oder glauben, sich so anstrengen zu müssen, daß allmählich ein seelischer Dauerkrampf entsteht, der zu Schlaflosigkeit, schlechter Blutzirkulation und vielen unangenehmen Folgeerscheinungen führt. Der Patient schnürt sich selbst von den Quellen seiner Lebenskraft ab. In leichteren Fällen gelingt es, ihn durch Ruheübungen und Wachsuggestionen zur Entspannung zu bringen, so daß er sich „wie neugeboren" fühlt. Man bettet ihn bequem, so daß er gut liegt, verdunkelt das Zimmer und bespricht mit ihm den Vorgang der körperlichen und seelischen Entspannung bis in alle Einzelheiten. Oft tauchen Widerstände auf, die der Lebensangst des Patienten entstammen. Er glaubt, er müsse ständig wachsam sein. Und wenn der Arzt ihn von dieser Angst befreit und entspannt, muß eine sehr starke positive Übertragung entstehen. Der Patient gewinnt zunächst noch nicht das Vertrauen zum Leben, sondern nur das Vertrauen zum Arzt. Der Patient muß lernen, auch ohne den Arzt zur Entspannung zu kommen, das Vertrauen zu seinem eigenen Dasein und zum Leben schlechthin muß steigen, kurz: der Arzt muß sich so bald wie möglich überflüssig machen.

Die Technik der Ruheübung ist einfach, doch gehört Geduld zu ihrer Anwendung. Der Patient legt sich bequem hin, lockert alle Gelenke und entspannt alle Muskeln, so daß die Glieder und auch Rücken und Kopf nur ihrer eigenen Schwere gehorchen. Dann schließt er die Augen, schickt seine Gedanken „auf Urlaub" und richtet seine Aufmerksamkeit zwanglos auf einen einfachen körperlichen Tatbestand, z. B. auf die Wahrnehmung, daß seine Hand warm und etwas schwer auf dem Oberschenkel liegt. Dieser Trick, der dem → autogenen Training entstammt, verhindert die störenden „Quergedanken", die sonst aufzutreten pflegen. Auch das Lauschen auf die eigene Atmung kann als Hilfe dienen, wenn nur der Atemrhythmus dabei zwanglos und natürlich bleibt. Nach kurzer Zeit erhebt sich der Patient, atmet tief, reckt sich und geht seiner Arbeit nach.

Suggestion: Schon in den Ruheübungen kommt man nicht ganz ohne Wachsuggestion aus. Man sagt etwa: „Sie spüren jetzt ein wohliges Versinken in die Ruhe, die Gelenke entspannen sich, das Bewußtsein wird leer" usw. Je stärker sich die Suggestionen verwirklichen, um so weiter kann man gehen. Auf diesem Wege lassen sich Darmstörungen, Gefäßkrämpfe, Unregelmäßigkeiten der Menstruation und zahlreiche andere seelisch bedingte Funktionsstörungen ziemlich rasch beseitigen. Auch für die Examensangst, Lampenfieber und leichtere Hemmungen aller Art gilt das gleiche. Doch vergesse man nie, daß der Arzt hier stets noch als Bürge für die Zuverlässigkeit des Lebens auftritt. Jeder Mißerfolg wird ihm zugerechnet, und er bleibt als „weißer Riese" von der Verwandlung in einen „schwarzen Riesen" bedroht.

Darum sind gründliche Besprechungen vor der Suggestion im Sinne einer Lebensberatung und danach in weltanschaulichem Sinne notwendig, so daß der Patient sich schließlich auf eigene Faust, ohne den Arzt, mit der Wirklichkeit auseinandersetzen kann. In schweren Fällen wird die Übertragung so stark, daß es ratsamer ist, von vornherein einen anderen Weg einzuschlagen, nämlich den analytischen.

Große Psychotherapie

Die Hypnose sowohl wie die tiefenpsychologischen Analysen bedeuten Eingriffe in das Leben des Patienten, die wegen ihrer Wirksamkeit und Gefährlichkeit mit chirurgischen Operationen verglichen werden müssen. Darum ist zu fordern, daß sie nur durch Fachärzte ausgeführt werden. Das Wesentliche ist auch hier die Übertragung, die oft geradezu krankhafte Formen annimmt. Und daraus entsteht die Gefahr, daß die Symptome ersetzt werden durch ein „Hängen am Arzt", das den Patienten ebenso lebensunfähig macht wie jede andere Neurose.

Das Kennzeichen der Hypnose ist die völlige Willensentäußerung des Patienten, der durch den „Rapport" gleichsam zu einem Organ des Hypnotiseurs wird. Praktisch beginnt sie mit der Suggestion „Schlafen Sie jetzt ein", aber tatsächlich handelt es sich nicht um Schlaf, sondern um Ausschaltung der Freiheit und der Verantwortung. Und hierin liegt die Gefahr, denn der Patient, der doch selbständig werden soll, wird in stärkstem Maße seines Willens enthoben. Der Arzt nimmt eine beherrschende Stellung ein, die Loslösung von ihm sowie der Abbau der Übertragung gestalten sich äußerst schwierig. Doch lassen sich oft rasche Erfolge großen Maßstabes erzielen, etwa in Examensnöten, bei Lampenfieber, Alkohol- und Nikotinsucht usw. Früher gab man in der Hypnose einfache Suggestionen zur Beseitigung der Symptome. Heute stellt man vorher die seelische Situation genau fest und richtet die Suggestionen gegen die Ursache der Erscheinungen. Man sieht, daß der richtige Ansatz nur durch tiefenpsychologisches Eindringen in den Sinn der Symptome gefunden werden kann, so daß die Analyse unentbehrlich wird. Da der Patient wie ein Organ des Hypnotiseurs funktioniert, kann er nur ausführen, was diesem Organ möglich ist. Eine Dichtung z. B. könnte nur geschaffen werden, wenn der Hypnotisierte ein Dichter wäre. Dadurch sind die Grenzen der hypnotischen Wirkung bestimmt. Was dem unbewußten Willen des Patienten entzogen ist, bleibt ihm unmöglich, auch wenn er sich völlig in den Dienst des Hypnotiseurs stellt. Die Hypnose sollte nur zu Heilzwecken von entsprechend ausgebildeten Ärzten durchgeführt werden. Jede Laienhypnose ist abzulehnen, da schwere Schäden entstehen können und unter Umständen der Hypnotisierte mißbraucht werden kann.

Tiefenanalyse: Das Verfahren, das Sigmund Freud als Psychoanalyse beschrieben hat, kann als überholt gelten. Auch die Individualpsychologie Alfred Adlers ist überwunden. Im Vordergrund des Interesses steht die analytische Psychologie C. G. Jungs. Er hat unter dem Namen „Charaktertherapie" ein Verfahren ausgearbeitet, das die brauchbaren Bestandteile der verschiedenen Schulen in sich zu vereinigen sucht. Im folgenden sei der Gang dieser kombinierten Therapie kurz angedeutet.

Der Beginn gleicht einer Lebensberatung. Die Schwierigkeiten und Symptome werden auf ihre Ursachen zurückgeführt. Die Kindheitseinflüsse erweisen sich neben der Erbmasse meist als die Hauptursachen des Leidens. So wird die Aufgabe geklärt. Sie heißt Nacherziehung und bessere Ausnutzung der vorhandenen Möglichkeiten. Inzwischen wird die Übertragung schon akut. Der Arzt soll helfen, während ihm der Patient die volle Verantwortung überträgt.

Darum muß der Gesundheitsbegriff geklärt werden, der Patient muß sich mit den Pflichten seines Gesundseins vertraut machen. Dagegen lehnt er sich auf und empfindet den Zwang zur täglichen Auseinandersetzung mit den Anforderungen des Lebens als untragbare Zumutung. Die Behandlung vollzieht sich in ruhigen Besprechungen von gleich zu gleich. In leichteren Fällen reicht sie aus, um die Heilung zu erzielen.

Liegt der Fall schwerer, so läßt sich die Übertragung durch bewußte Gedankenarbeit nicht mehr meistern. Der Arzt erscheint als Engel oder Teufel, der Patient gerät in kindliche Zweifel, die zu seinem Charakter nicht passen. Angstträume stellen sich ein, Ausbrüche von Wut, Verzweiflung und leidenschaftlicher Liebe sind recht häufig. Der Patient wiederholt noch einmal Zug um Zug die Erlebnisse seiner Kindheit. Und er erlebt zum ersten Male, daß der Arzt sich anders benimmt, als der Patient erwartet. Der Arzt bleibt freundlich trotz aller Beleidigungen und kühl trotz aller Liebesbeweise. Nicht mehr verstandesmäßig, sondern in unmittelbarem Erleben vollzieht sich daraufhin ein Reifungsprozeß im Patienten. Er lernt die Menschen und das Leben von einer ganz neuen Seite kennen. Aber der Arzt als erster Mensch dieser neuen Art wird nun zum Herrgott. Und die Auflösung dieser Übertragung gelingt auf dem Wege dieses Erlebens durchaus nicht immer. In diesem Teil folgt die Arbeit der Methode Freuds, doch unter Ausschaltung seiner materialistischen und pansexualistischen Theorien.

Gelangt man hier noch nicht zum Ziele, so müssen die Urformen des menschlichen Charakters analysiert werden, wie es C. G. Jung, Zürich, als erster gelehrt hat. Schon die Übertragung bedient sich mythischer Bilder. Der Arzt wird als Dämon oder als Engel erlebt, und zwar in sagenhaften Gestalten, die mit überwältigender Macht aus dem Innern des Patienten hervorbrechen. Träume und Phantasien tauchen auf, die weit über den bisherigen Horizont des Patienten hinausgreifen. Er zeichnet Bilder, die ihn selbst erstaunen lassen, und er gewinnt – auch wenn er der trockenste Geschäftsmann ist – eine dichterische Auffassung, die sein Leben verändert. Diese Urbilder müssen bewußt verarbeitet, bewältigt und eingegliedert werden, so daß der Patient unterscheiden lernt, was draußen in der Realität vorhanden ist und was er von innen her nur nach außen projiziert. Aber er entdeckt dabei auch draußen in seinen Mitmenschen die tieferen Schichten, die sich in ihm selber bemerkbar machen.

Er wird ein Menschenkenner großen Stils. Und die letzten Erfahrungen, die es geben kann, das „Selbst" des Einzelmenschen, das „Wir" des Volkes und das „Du" der Gottesanschauung, machen sich auf dem Grunde der Seele bemerkbar. Aber in diesen Auseinandersetzungen geht es um Dinge, die weit wichtiger sind als alle Erscheinungen und Übertragungen und auch als der private Rückzug aus der Wirklichkeit. Wer so den letzten Fragen gegenübersteht, kann sich nicht mehr zurückziehen. Die Wirklichkeit hat ihn gestellt. Der Mut ist da, weil die Feigheit sich als Irrtum erwiesen hat.

Weitere Heilverfahren

Spagyrische Arzneimittel

Sie haben heute keine Bedeutung mehr und sollen nur der Vollständigkeit wegen genannt werden.

Das Wort Spagyrik ist abgeleitet aus dem griechischen spaein = trennen, lösen und ageirein = vereinigen, binden. Ein Spagyriker war demnach ein Mensch, der einen Ausgangsstoff zerlegte und die Teile nach Ausscheidung unerwünschter oder schädlicher Anteile zu einer neuen Einheit zusammenfügte. Im Grunde also das gleiche, was der Chemiker heute als Analyse oder Synthese bezeichnet. Die Spagyrik diente hauptsächlich zur Herstellung von Arzneimitteln; ihre bedeutendsten Vertreter waren Paracelsus von Hohenheim, van Helmont und Rudolf Glauber. Dem letztgenannten verdanken wir die „Pharmacopoea spagyrica", die der deutsche Arzt Dr. med. et phil. Friedrich Zimpel (1800–1878) zur Ausarbeitung seiner Vorschriften benützt hat.

Nach dem von Dr. Zimpel entwickelten Verfahren werden frische, blühende Wildkräuter, wie sie auch zur Herstellung von homöopathischen Tinkturen dienen, benutzt. Sofort nach dem Sammeln werden sie zerkleinert und nach Zusatz einer besonderen Hefeart der alkoholischen Gärung überlassen. Die dabei frei werdenden aromatischen Stoffe destilliert man nach Abschluß der Gärung vorsichtig ab. Der verbleibende Rückstand wird verascht, die Asche mit dem Destillat ausgezogen. Auf diese Weise werden auch die pflanzeneigenen Mineralsalze Bestandteil der spagyrischen Essenz. Eine längere Lagerzeit läßt die Essenzen nachreifen, ähnlich wie einen guten Weinbrand.

Der Sinn dieser Verarbeitung, die sich wesentlich von der in der Homöopathie üblichen Mazeration unterscheidet, ist die Gewinnung ätherischer Öle, Pflanzenäther und Ester, die einen hohen therapeutischen Wert haben.

Der Wert der Mineralsalze für den Stoffwechsel ist heute unbestritten. Dr. Zimpel hat nun – fußend auf der Lehre Hahnemanns – immer mehrere spagyrische Essenzen zu neuen Einheiten verbunden, von denen jede für sich auf eine bestimmte Konstitution eingestellt ist. Die Praxis hat bewiesen, daß seine Überlegungen richtig waren: in über 50 Jahren haben sich die spagyrischen Arzneien als Konstitutionsmittel bewährt, ohne daß an ihrer Zusammensetzung etwas geändert worden wäre. Als Ergänzung der natürlichen Pflanzensalze hat Dr. Zimpel eine Reihe von Mineralien seinem Heilschatze beigefügt, wobei er Verbindungen wie die Quellsalze der Aquae Pozuoli bei Neapel oder bestimmte Schwefelantimon- und Schwefelarsen-Verbindungen bevorzugte. Giftig wirkende Bestandteile sind sowohl in den spagyrischen Essenzen als auch in den mineralischen Mitteln nicht unter der 4. homöopathischen Dezimalverdünnung enthalten, so daß die sämtlichen Arzneimittel nach Dr. Zimpel praktisch als unschädlich anzusehen sind.

Die Akupunktur

In neuerer Zeit hat man auf diese alte, aus der chinesischen Volksmedizin stammende Methode, die dort seit 4000 Jahren besteht, wieder zurückgegriffen. Die Akupunktur stellt ein Gleichgewicht zwischen zwei Polen dar, die mit Yang und Yin bezeichnet werden. Zwischen beiden besteht ein Spannungszustand, der als Quelle der Energie anzusehen ist. Im Falle einer Krankheit ist diese Energie gestört und kann mit Hilfe der Akupunkturnadel, die an bestimmten Punkten, den Akupunkturpunkten eingestochen wird, geregelt werden. Die AK-Punkte befinden sich bei jedem Menschen an derselben Stelle unter der Haut in 2–4 mm Tiefe und sind durch Meridiane, die gedachte Linien darstellen, untereinander verbunden. Wir unterscheiden 6 dem Yang und 6 dem Yin zugeordnete Meridiane. Oder 1 Yang- und 1 Yin-Meridian, die nebeneinanderliegen, bilden zusammen ein Paar. Die Meridiane gehen von den Enden der Fußzehen bzw. der Finger oder auch in umgekehrter Richtung oder enden in Brusthöhe (z. B. der Kreislauf-, Herz-, Lungenmeridian). Der längste Meridian ist der Blasenmeridian, vom Kopf reichend über den Rücken (hier in zwei Ästen), zum Endpunkt an der kleinen Zehe vor dem Nagelfalz endend; der zweitlängste, der Gallenmeridian, vom Kopf über die seitliche Brustseite über den Oberschenkel zur 4. Zehe. Beide Meridiane regeln die Schmerzempfindungen und geben wichtige Hinweise über den Sitz der Krankheit und ihre Behandlung mit der Nadel, z. B. am Auge, der Gallenblase oder bei Arthrosen. Keinesfalls soll hier der Schmerz mit einem Antischmerzmittel bekämpft werden. Der Stich mit der Nadel geschieht heute mit ganz dünnen Japannadeln aus Stahl, Gold oder Silber, die kaum wehtun; sie werden doppelseitig am linken und rechten

Meridian gegeben oder wenn nur ein Meridian in der Mitte des Körpers (der Gouverneur und das Conzeptionsgefäß) vorhanden ist. Es wird auch über ein Sekundärgefäß oder einen Lo-Punkt d. i. ein Durchgangspunkt eines Meridians auf einem anderen Meridian, von der gesunden Seite die kranke Seite behandelt, z. B. bei einer Lähmung.

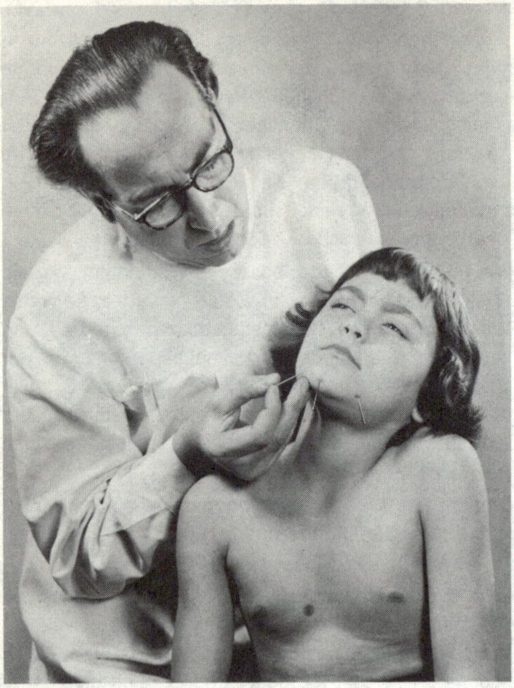

Akupunktion:
Einstecken kleiner, versilberter Nadeln in die Haut an bestimmten Nervenpunkten

Etwa 200 Ärzte in der Bundesrepublik haben sich der AK verschrieben und sind in der Internationalen Gesellschaft für Akupunktur in München „zusammengefaßt".

Es soll noch ein Wort über die Art der Behandlung gesagt werden: Sie ist heute noch die Methode bei einem schweren Schmerzanfall wie bei einer schweren Kolik, es kann dabei ohne Morphium ausgekommen werden bei einem Asthmaanfall oder Infarkt, aber nicht zur Behandlung des Krebses, wohl aber zur Behandlung der hier bestehenden Schmerzen. Die Kunst der Behandlung besteht darin, mit möglichst wenig Nadeln auszukommen und nicht zu früh wieder dieselben Nadeln zu setzen. Nichts zu tun hat die AK mit der Homöopathie, wohl aber kann sie sehr gut miteinander verbunden werden, deswegen Homöopathie, da sie sich wegen der vielen möglichen Mittel und Potenzen abstufen läßt. Ebenso hat sie nichts zu tun mit der Segmenttherapie oder „Nervenbehandlung" wie viele glauben, die Meridiane sind keine Nervenbahnen. Die Segmenttherapie nach Huneke ist etwas ganz anderes, hier werden Impletol oder andere ähnliche Mittel tief an den Grenzstrang des Sympaticus mit langer Nadel gebracht und der Schmerz für eine Zeitlang ausgeschaltet. Erfahrungsgemäß kommt er nach einigen Stunden oder Tagen wieder, die Behandlung stellt keinen Dauererfolg dar. Nur Huneke selbst und einige andere haben mit einer gewissen Intuition solche Dauererfolge gehabt; er nannte das ein Sekundenphänomen und war mit einer Dauer von 24 Stunden zufrieden, aber den Patienten war damit nicht geholfen.

Die Elektroakupunktur

Eine Weiterentwicklung der AK stellt die Elektroakupunktur nach Voll dar, von Dr. Voll und dem Dipl.Ing. Dr. Werner erarbeitet, der das dazugehörige Gerät, den Diatherapunkteur konstruiert hat, mit dem man zum erstenmal nach einem Zeigerstand feststellen kann, ob das getestete Medikament für den Körper geeignet ist oder nicht. Als Grundlage diente die klassische Akupunktur-Lehre und die Möglichkeit der elektrischen Widerstandsmessung an den AK-Punkten. Die bei der Messung teilweise auftretende Änderung des Widerstandes führte im Zusammenhang mit den konstanten Meßwerten zu einer völlig neuen Diagnostik, zu der Elektroakupunktur.

Seit ihrem Bestehen in den letzten 15 Jahren wurden nicht nur die energetischen Vorgänge im Körper erkannt und durch Messungen festgelegt, es wurden die gefundenen Ergebnisse zu einem System ausgearbeitet, mit dem jetzt 500 Ärzte und Zahnärzte arbeiten.

Zur Behandlung benutzte Dr. Voll erstmalig die Kippschwingungen im Bereich von 0,9 – 10,0 Hertz, ein Hertz ist die Anzahl der Schwingungen in der Sekunde. Die Feststellung, daß Medikamente in der Lage sind, den Körperwiderstand zu ändern, führte zu der Entdeckung der Medikamententestung, einer Methode, die in der Medizin einmalig dasteht und deren Bedeutung bis heute noch kaum erfaßt sein dürfte.

In der Herdforschung gilt heute die Elektro-AK als das sicherste Verfahren, akute und latente Herde zu erkennen. Die Beziehungen zwischen Zähnen und den Organsystemen wurde von Voll in Zusammenhang mit einem Zahnarzt weitgehend geklärt. Die Bedeutung der Lymphe im Krankheitsgeschehen wurde von ihm erkannt, ein Gefäß für deren Steuerung gefunden und zur Elektroakupunkturdiagnostik verwertet. Es wurden Allergiepunkte gefunden, an denen Gifte, Spritzmittel, sogenannte Insekticide und Konservierungsmittel getestet und Mittel zu deren Unschädlichmachung gefunden. Wie überhaupt Gifte z. B. der Infektionskrankheiten, die sich mitunter jahrelang im Körper befinden und dessen Lebenskraft schädigen, aufgespürt und durch getestete Mittel unschädlich gemacht werden können.

Es soll noch einiges über Nosoden gesagt werden. Nosoden sind homöopathisch potenzierte Gifte, die in starker Verdünnung als Heilmittel wirken und von ungeahnter Wirkung sind. Sie wurden bei allen chronischen Krankheiten schon von Hahnemann eingesetzt, nach ihm benannt ist z. B. das Psorinum oder auch Medorrhinum, Pyrogenium, um nur einige zu nennen. Voll hat zum erstenmal empfohlen, die getesten Mittel in Spritzenform zu geben. Die Mittel wurden früher zum Einnehmen gegeben, dabei hat sich gezeigt, daß sie heute nicht mehr so wirksam sind. Es sollen sogar möglichst viele getestete Mittel auf einmal gegeben werden, was der Lehre der klassischen Homöopathie widerspricht. Daneben werden auch Komplexmittel gegeben, die aus 5–20 verschiedenen Einzelmitteln bestehen. Diese sind manchmal ungemein wirksam, obwohl die Übersicht über das Arzneibild der einzelnen Mittel nicht mehr besteht. Homöopathische Mittel können sehr stark wirken, deswegen ist hier eine gewisse Vorsicht geboten.

Schlaf und Heilschlaf

Der Schlaf ist eine Funktion, der sich der Körper jeden Abend unterziehen muß. Völliger Schlafentzug führt nach spätestens einer Woche zum Tode. Wir wissen genau Bescheid über den Ablauf des Schlafes und seine verschiedenen Phasen, aber nicht, warum der eine einen guten Schlaf hat und der andere nicht. Die Zahl der Schlafgestörten ist ständig im Zunehmen begriffen, seelische Einflüsse, Krankheiten, körperliche Dispositionen spielen dabei mit. Viele nehmen jahrelang ihre mehr oder weniger harmlosen Schlaf- und Beruhigungsmittel und kommen damit aus. Soviel scheint sicher, die seit 40 Jahren bestehenden Barbiturate kommen auch heute noch in Betracht. Sie sind teilweise heute ersetzbar durch eine große Anzahl neu entstandener Tranquilizer, Antidepressiva, Sedativa usw. Auch diese sollen nicht längere Zeit genommen werden, wohl schläft man damit, aber niemals wird der schlaflose Zustand damit behoben, täglich muß wieder eingenommen werden. Autoritäten haben auf den Kongressen den Ärzten empfohlen, bei den altbewährten Mitteln zu bleiben. Angestrebt wurde schon seit langem der medikamentenlose Schlaf. Kneipp hat dafür Ratschläge erteilt, homöopathische Mittel gibt es in Fülle, trotzdem tritt der Schlaf nicht ein. Es wurde etwas anders, als vor 15 Jahren das russische Heilschlafgerät nach Deutschland kam, auf die Schule Pawloffs zurückgehend. Bei uns wurden bald ähnliche Geräte eingeführt. Mit dem schon erwähnten Vollschen Gerät kann man eine solche Schlafbehandlung ausführen, dabei hat sich die Frequenz von 2,5 Hertz bewährt. Von den Russen wurden zwischen 5 und 25 Hertz angewandt, stets Gleichstrom mit Rechteckimpulsen. Nur ein Arzt kann die Behandlung durchführen, da Blutdrucksenkungen eintreten können und die Atmung überwacht werden muß. Mit Hilfe der Vollschen Medikamententestung können spezifisch wirksame Potenzen getestet werden, die am nächsten Morgen ein optimales Gefühl des Ausgeruhtseins und Tatendranges hinterlassen. Der Heilschlaf ist die serienmäßig angewandte Schlafbehandlung. Es hat sich gezeigt, daß dabei andere bestehende Krankheiten wie Asthma, Ekzem, Magen- und Darmulcus verschwinden, die Wasserausscheidung wird stark gefördert. Die Anlegung der Elektroden geschieht hierbei zweckmäßig an Stirn und Nacken. Anwendung versuchsweise bei psychosomatischen Erkrankungen.

DIE BEHANDLUNGSMITTEL UND DIE BEHANDLUNGSTECHNIK

Das Wasserheilverfahren

Die Kneippkur

Im Rahmen der Kneippkur steht eine Fülle von Behandlungsmöglichkeiten zu Gebote, die eine weitgehende individuelle Anpassung erlauben. Je nach dem Reaktionsvermögen eines Kranken wird auch die Temperatur des bei der Behandlung verwendeten Wassers festgesetzt. Es muß nicht unbedingt immer eine Kaltwasserkur sein. Auch temperierte, „abgeschreckte", oder warme oder gar heiße Behandlungsformen gehören zum Kneippverfahren. Aber das ist eine der Grundregeln:

Auf eine warme oder heiße Behandlung muß abschließend eine kurze kalte folgen, um Wärmestauungen oder Erkältungen zu vermeiden.

Aus dieser Erfahrung heraus haben sich die von vornherein als wechselwarme Anwendung bezeichneten Behandlungsmaßnahmen entwickelt. Eine selbstverständliche Voraussetzung bei der Ausführung von kalten Behandlungsformen ist die ausreichende Durchwärmung des zu behandelnden Körperteils. Bei kalten Füßen wird eben kein kalter Knieguß verabreicht, sondern erst einmal für Erwärmung gesorgt. Das kann in diesem Fall etwa durch einen Spaziergang vor der Behandlung erreicht werden, durch Rubbeln oder Bürstmassage des Beines oder durch ein warmes Fußbad.

Wir wollen uns deshalb die weitere Grundregel merken: Kaltwasserbehandlung nur bei durchwärmtem Körper! Nur dann hat die Behandlung mit kalten Temperaturreizen überhaupt einen Sinn; sonst kommt es gar nicht zu der erforderlichen „Resonanz" des Körpers. Das Wärmegefühl der Menschen ist so unterschiedlich, wie sie selbst es sind. Entscheidend ist die jeweilige Beschaffenheit des Körpers. Manche Menschen reagieren von Haus aus besser auf die Kaltwasserkur als auf warme Behandlungsformen, andere wieder sprechen auf „Wärmekultur" sehr viel besser an, wenn nicht überhaupt nur darauf. Doch ein urspünglich wärmebedürftiger Körper kann durch die Abhärtung bei einer Kur schließlich ausgezeichnet auf kalte Behandlungsformen reagieren. Selbstverständlich spielt auch die Jahreszeit eine Rolle bei der Wärmeempfindung des einzelnen. Aber wichtig ist, daß kaltes Wasser nur einen kurzen Reiz auf den Körper ausüben, gewissermaßen nur den Anstoß dazu geben soll, daß der Körper in der Abwehr der Kälte zur Erwärmung, zur Reaktion kommt. Somit bezweckt auch die kalte Behandlung gewissermaßen die Erwärmung. Es ist eine aktive Erwärmung des Körpers aus eigener Leistung, im Vergleich zur passiven Form durch Heranbringen der Wärme mit dem warmen Wasser.

Nach einer kalten Behandlungsform soll man für eine anhaltende Erwärmung durch Bewegung (Spaziergang usw.) sorgen, nach der warmen Behandlung hingegen zumeist ruhen, nach größeren Anwendungsformen wie Bädern am besten im Bett. Bei Frauen werden während ihres monatlichen Unwohlseins oft nur kleine Teilanwendungen am Oberkörper vorgenommen.

Zu der eigentlichen Wasserkur gehören eine Reihe von Maßnahmen, die uns nicht nur abhärten, sondern auch gleichzeitig die im modernen Leben so belasteten Füße kräftigen. Das Barfußgehen oder mindestens das Barfußlaufen in Sandalen gehört in Kneipp-Kurorten zu den selbstverständlichen Gewohnheiten der Kurgäste.

Das Tautreten oder Gehen im nassen Grase wird morgens, oft gleich nach dem Aufstehen, etwa 3–5 Minuten lang durchgeführt. Anschließend soll man trockene Socken anziehen und sich reichlich bewegen.

Das Schneegehen kommt mehr für Geübte in Frage. Mit warmen Füßen laufen sie hinaus in den frisch gefallenen weichen Schnee, gehen einige Sekunden auf und ab, dann – zurückgekehrt in das warme Haus – reiben sie sich Füße und Unterschenkel trocken, ziehen warme Strümpfe an und gehen im Zimmer eine Weile hin und her.

Das Wassertreten ist eine typische Anwendung der Kneippkur und wird je nach der Jahreszeit in Wassertretbecken im Freien oder in der Kuranstalt durchgeführt. Zu Hause läßt man die Badewanne halb vollaufen, dann stapft man im Storchenschritt durch das kalte Wasser, zuerst

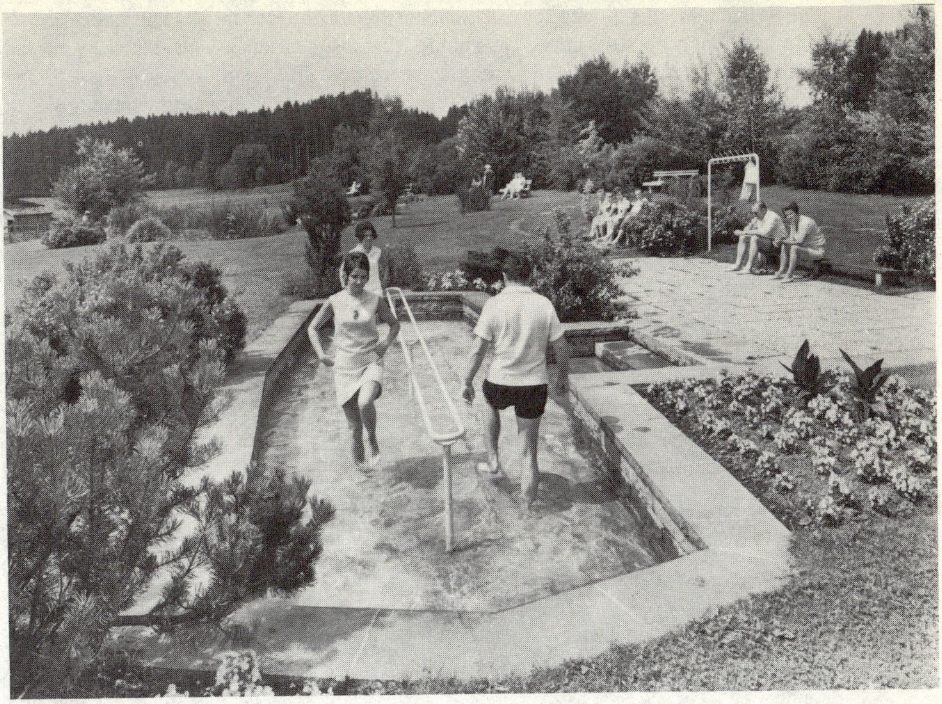

Wassertreten

½–1 Minute, bei entsprechender Gewöhnung und je nach Wärmegefühl auch bis zu 2 Minuten lang. Anschließend streift man das Wasser mit den Händen wieder ab, zieht trockene Strümpfe an und macht einen Spaziergang. Man kann auch unterwegs, am Strand oder in Bädern, Wasser treten.

Kneippsche Waschungen

Neben manchen kleineren Wickeln (s. S. 478) bewirken die Waschungen einen der mildesten Reize der Wasserkur. Außer den Einzelwaschungen, die meist morgens, beim Bettlägerigen gegebenenfalls mehrmals täglich vorgenommen werden, gibt es auch Serienwaschungen, und zwar mit kaltem Wasser im Abstand von 20–25 Minuten vier- bis sechsmal hintereinander. Das tut man bei Fieber, um den Körper durch Schweißausbrüche zu entlasten. Wenn er auch schon schwitzt, verträgt er die nächste fällige Waschung. Viele Kranke bevorzugen solche Serienwaschung, wenn vielleicht sonst übliche Wickel ein beklemmendes Gefühl auslösen.

Wie jede Kaltwasserbehandlung ist auch die Waschung nicht erlaubt, wenn der Kranke friert oder kalte Füße hat. Außerdem darf der feuchte Körper nicht in ein kaltes Bett zurück. Vor der Waschung soll das Fenster möglichst geschlossen sein. Das Kältegefühl ist jedoch geringer, wenn dem Wasser ein hautreizender Zusatz beigegeben wird, wie z. B. Essigwasser: 1 Weinglas voll Weinessig zu 1 Liter Wasser. Auch Arnika-Zusatz ist beliebt: 1 Eßlöffel Arnika-Tinktur auf 1 Liter Wasser.

Die Waschungen werden als Ganz- oder als Teilwaschung verordnet. Bei letzterer werden meist der Ober- oder der Unterkörper behandelt, bei kleineren Teilwaschungen die Glieder oder der Leib. Die Gliederwaschungen werden gern „ableitend" vorgenommen, so etwa als heiße, kalte oder wechselwarme Armwaschung bei Stauungen im Brustkorb durch Erkrankungen von Herz, Bronchien oder Lungen, und als kalte Unterschenkel- oder Beinwaschungen bei Fieber und Kopfschmerzen. Leibwaschungen, kreisförmig um den Bauchnabel mit kaltem Wasser, sind für viele bei Schlafstörungen zu einer wertvollen Hilfe geworden. Man verwendet das nasse Tuch zu jeweils sieben kreisförmigen Waschungen, macht es wieder mit kaltem Wasser naß, wringt es aus und wiederholt den Vorgang zwei- bis dreimal.

Bei der Oberkörperwaschung wird ein mehrfach zusammengelegtes grobkörniges Handtuch in kaltem Wasser angefeuchtet und dann leicht ausgedrückt. Man beginnt am rechten Handrücken, streicht an der Außenseite des Armes bis zur Schulter hinauf, an der Innenseite zurück in die Hohlhand und dann innen herauf in die Achselhöhle, die ausgewaschen wird. Mit der anderen Seite des Tuches wird der Hals, in 4–5 Längsstrichen werden Brust und Leib sowie die Seiten bis zur Gürtellinie gewaschen. Dann wird das Tuch wieder angefeuchtet, der linke Arm wie vorher der rechte und schließlich der Rücken wie vorher die Vorderseite des Körpers gewaschen. Wer sich selbst wäscht, faltet das nasse Handtuch auseinander, faßt es mit beiden Händen an den Enden und zieht es mehrmals über den Rücken, bis er überall feucht ist. Nach der Oberkörperwaschung wird das vorher bereitgelegte Hemd, ohne daß man die Haut abtrocknet, wieder übergezogen und der Körper im Bett, gut zugedeckt, trockengedünstet.

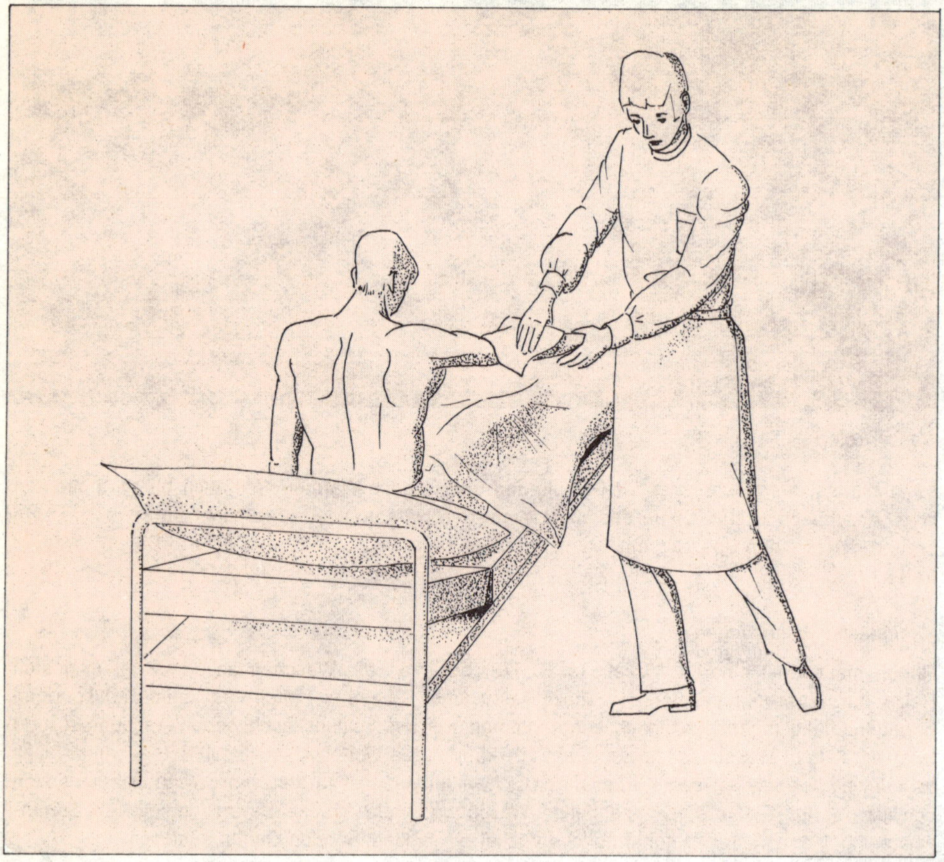

Oberkörperwaschung

Bei der Unterkörperwaschung wäscht man vom rechten Fußrücken an der Außenseite des Beines bis zur Gürtellinie und zurück über die Leistengegend innen hinunter zur Fußsohle, die mehrmals bestrichen wird. Nach Umwendung des Tuches wird die Rückseite des Beines herauf und hinunter gewaschen, das Bein zugedeckt, das Tuch frisch naß gemacht und ebenso das linke Bein vorgenommen. Dann gut zudecken zum Trockendünsten.

Die Ganzwaschung wird beim liegenden Patienten in der Reihenfolge Oberkörperwaschung – Unterkörperwaschung vorgenommen. Sonst wird im Stehen gewaschen, mit den Armen beginnend, dann Hals, Brust, Seiten in raschen, langen Strichen hinunter bis zu den Füßen; nach Anfrischung des Tuches lange Striche über den Rücken zu den Füßen, abschließend über die Fußsohlen. Den Körper gut zugedeckt im Bett trockendünsten oder – in der warmen Jahreszeit – anziehen und warmlaufen, wenn man es dem Patienten zumuten darf.

Kneippsche Wickel

Werden nasse Tücher in bestimmter Behandlungstechnik um einzelne Körperzonen herumgelegt, spricht man von Wickeln oder auch Umschlägen. Hüllen die Tücher größere Bezirke des Körpers ein, so sind das Packungen. Aufschläge oder Auflagen werden den Körperbezirken von einer Seite her aufgelegt; man nennt sie auch Kompressen.

Der kalte Wickel besteht wie jeder Kneippsche Wickel aus einem nassen Tuch, das unmittelbar auf dem Körper liegt und am kleinsten ist, einem größeren Zwischentuch, das porös und luftdurchlässig sein muß, sowie aus einem warmen Woll- oder Flanelltuch als äußerer Bedeckung.

Beim wärme-entziehenden kalten Wickel wird das nasse Tuch aus porösem Leinen nur leicht ausgedrückt. Es bleibt nur bis zur Erwärmung liegen; meistens wird es öfter erneuert. Dieser kurzzeitige Wickel wird vor allem bei Fieber angewandt.

Beim wärme-stauenden kalten Wickel wird das nasse Tuch mit aller Kraft ausgewrungen. Dieser Wickel erwärmt sich am Körper und bleibt 3/4 bis 5/4 Stunden liegen, soll aber abgenommen werden, bevor der Körper Schweiß bildet. Wird dieser Wickel als Leibwickel, z. B. als Schlafmittel verwendet, darf er ruhig über Nacht liegen bleiben, oder er wird bei gelegentlichem Erwachen – meistens ist er dann getrocknet – abgenommen. Da die Wirksamkeit dieser Wickelform auf der Wärme beruht, spreche ich nicht gern vom kalten Wickel, sondern lieber vom kalt angelegten Wickel.

Der schweißtreibende Wickel wird in derselben Art kalt angelegt, also sehr gut ausgewrungen, bleibt aber bis zur Schweißbildung (also etwa 1½ bis 2 Stunden) liegen. Der warme Wickel wird seltener angewandt, meist nur bei reaktionsschwachen Menschen als eine Übergangslösung oder auch dort, wo schroffe Reize nicht vertragen werden, z. B. bei Nervenentzündung. Im allgemeinen strebt man dann aber im Verlauf der Behandlung die kalt angelegten Wickel an, weil sie eine größere Tiefenwirkung haben.

Niemals darf ein kalter Wickel angelegt werden, wenn der Patient fröstelt oder kalte Füße hat. Sein Körper muß dann unbedingt vorher gewärmt werden, und zwar durch eine Wärmflasche, ein heißes Teilbad oder andere Wärmemaßnahmen. Bettruhe ist vorgeschrieben. Vorher sind Blase und Darm zu entleeren. Beim Anlegen der Wickel ist unbedingt darauf zu achten, daß die trockenen Tücher das feuchte Tuch überragen. Am angenehmsten ist es, wenn das Zwischentuch das größte Tuch ist, damit das abschließende Wolltuch nicht die Haut berühren kann.

Wenn die kalten Wickel warm werden und warm bleiben sollen, müssen sie fest um den Körper gezogen werden, damit keine Luftlöcher entstehen, durch die es zu einer Auskühlung kommt. Der Körper soll zugedeckt sein; auch die Arme sind unter der Bettdecke zu halten.

Das Abnehmen der Wickel muß schnell gehen. Anschließend soll noch eine halbe Stunde geruht werden.

Bei heißen Wickeln werden die trockenen Tücher in Bereitschaft gehalten, damit sofort nach dem Anlegen des nassen, heißen Wickeltuches der Abschluß durch die trockenen Tücher erfolgen kann und keine unnütze Abkühlung eintritt. Das nasse Tuch muß unter Umständen in einem trockenen Handtuch ausgewrungen werden, damit es recht heiß gemacht werden kann.

Nicht immer verwendet man für die Wickel klares Wasser. Um den Hautreiz zu verstärken oder eine zusätzliche Tiefenwirkung zu erreichen, nimmt man als Zusatz zum Beispiel gern:

Essigwasser:	1/3 Weinessig in 2/3 Wasser.
Lehmwasser:	Pulverisierter Lehm in 2–3 Liter Wasser zu dicker Suppe aufschwemmen.
Heublumen- und Haferstrohabsud:	Etwa 2 Handvoll in 4 Liter Wasser ½ Std. kochen, dann durchseihen und diese Flüssigkeit zum Eintauchen des Wickeltuches verwenden.
Zinnkrautabsud:	Etwa 2 Handvoll in 3 Liter Wasser kochen.
Kamillenabsud:	Badekamille, 1 Handvoll in 2 Liter Wasser aufbrühen.
Eichenrinden-Abkochung:	1 Handvoll in 2 Liter Wasser mindestens 30–45 Minuten kochen. (Vorsicht! Wäscheflecke!)
Salzwasser:	100 g Salz in 5 Liter Wasser auflösen.
Senfmehl:	3 Eßlöffel Senfmehl in einem Topf mit Wasser von etwa 50° übergießen (Vorsicht, Augen gefährdet!), einige Minuten ziehen lassen und heiß auflegen bis zu starker Hautröte, etwa 10–15 Minuten.

Größe der Wickeltücher:

Armwickel . . . . 60 × 90 cm

Handwickel	60 × 60 cm
Beinwickel	80 × 130 cm
Fuß-, Waden-, Unterschenkel-, Kopfwickel	80 × 80 cm
Schal	150 × 150 cm
Ganzpackung, Unterwickel	190 × 210 cm
Halswickel	10 × 60 cm*)
Brustwickel, Lendenwickel, Aufschläge	40 × 180 cm*)
Kurzwickel	80 × 180 cm*)

*) Bei den bezeichneten Maßen ist die Breite doppelt zu nehmen.

Besonderheiten der häufigsten Wickelformen

Lendenwickel, Leibwickel: Der Kneippsche Lendenwickel ist breiter als der Prießnitz-Leibumschlag und reicht vom unteren Rippenbogen bis zur Mitte der Oberschenkel. Dadurch ist die Wirkung auf Bauch- und Beckenorgane besonders durchgreifend. Man kann sich diesen Wickel nach der allgemeinen Beschreibung auch selbst gut anlegen. Die Wickeltücher müssen aber dabei unbedingt straff um den Körper gezogen werden.

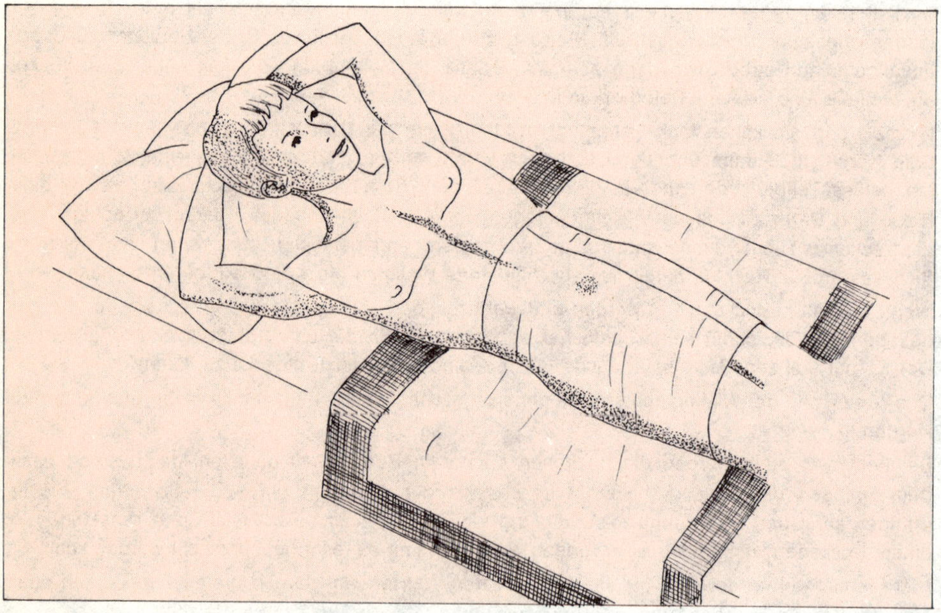

Lendenwickel

Kurzwickel, Halbwickel, Rumpfpackung: Dieser Wickel reicht von der Achselhöhle bis zur Mitte der Oberschenkel und läßt die Arme frei. Diese Bewegungsfreiheit macht den Wickel überall da besonders vorteilhaft, wo eine Ganzpackung zu anstrengend oder aus anderen Gründen nicht zumutbar erscheint. Es ist beim Einpacken darauf zu achten, daß die Beine eng aneinander liegen, damit das Wickeltuch unten gut anliegt.

Brustwickel: Dieser Wickel reicht von den Achselhöhlen bis unter die Rippenbögen und wird bei mittlerer Atemstellung angelegt. Man breitet die vorbereiteten Tücher hinter dem Rücken des aufgerichtet im Bett sitzenden Patienten aus, er legt sich dann schnell auf die Tücher, die man nach den allgemeinen Vorschriften fest um den Körper zieht.

Halswickel: Eine befeuchtete Serviette wird handbreit zusammengelegt und zweimal um den Hals geschlungen. Die übliche poröse Zwischenlage und ein Wollschal schließen den Wickel trocken ab. Man kann zuunterst auch ein Handtuch nehmen, das nur zur Hälfte naß gemacht wird, so daß die trockene Hälfte gleich das Zwischentuch abgibt. Man richtet sich eben danach, was gerade zur Hand ist.

Kreuzwickel: Dieser Wickel wird am Brustkorb über Kreuz angelegt, nicht etwa tief am Kreuz,

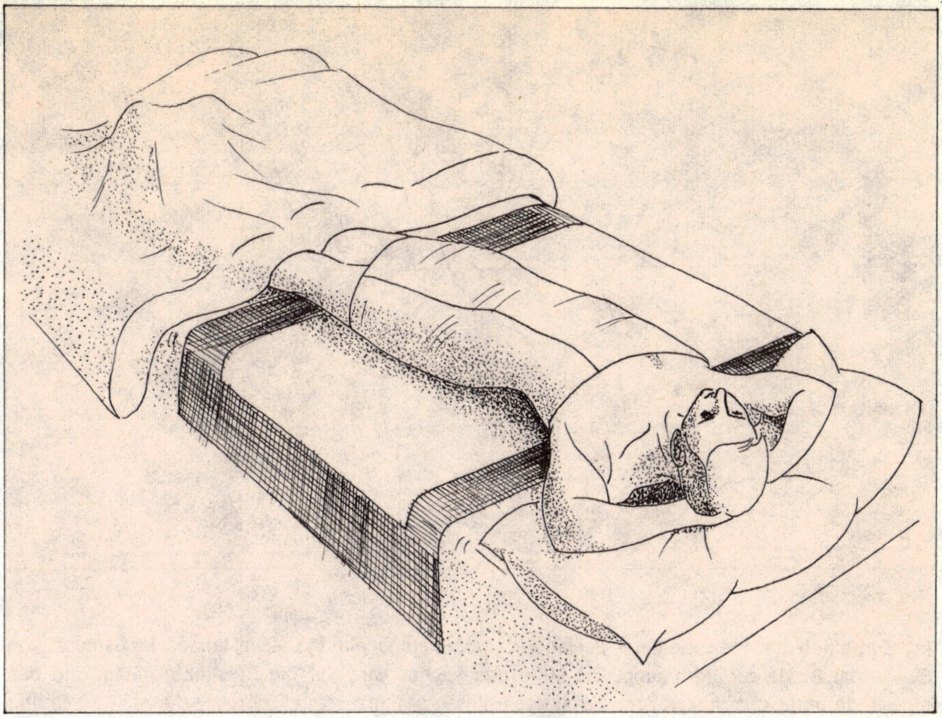

Kurzwickel

wo der Lendenwickel seinen Platz hat. Der Kreuzwickel verstärkt die Wirkung des Brustwickels. Man verwendet 3 Handtücher, die ziemlich lang sein müssen, wenn es sich nicht um Kinder handelt. Das eine Tuch wird wie der Brustwickel angelegt, die beiden anderen legt man von jeder Achselhöhle aus schräg über den Rücken über die entgegengesetzte Schulter nach vorn zur Brustmitte. Ebenso werden die trockenen Tücher umgelegt und festgezogen.

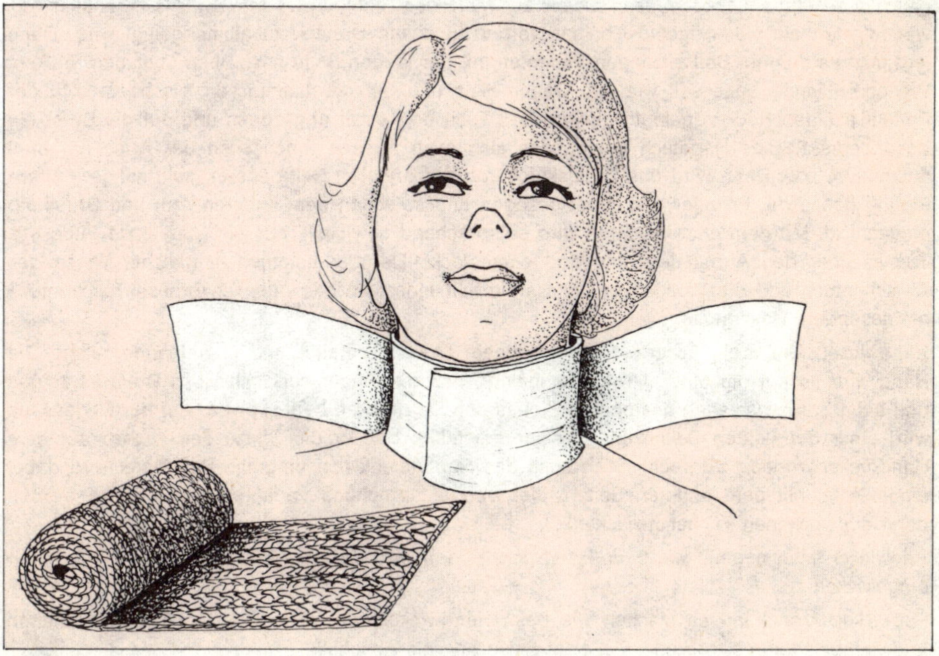

Halswickel

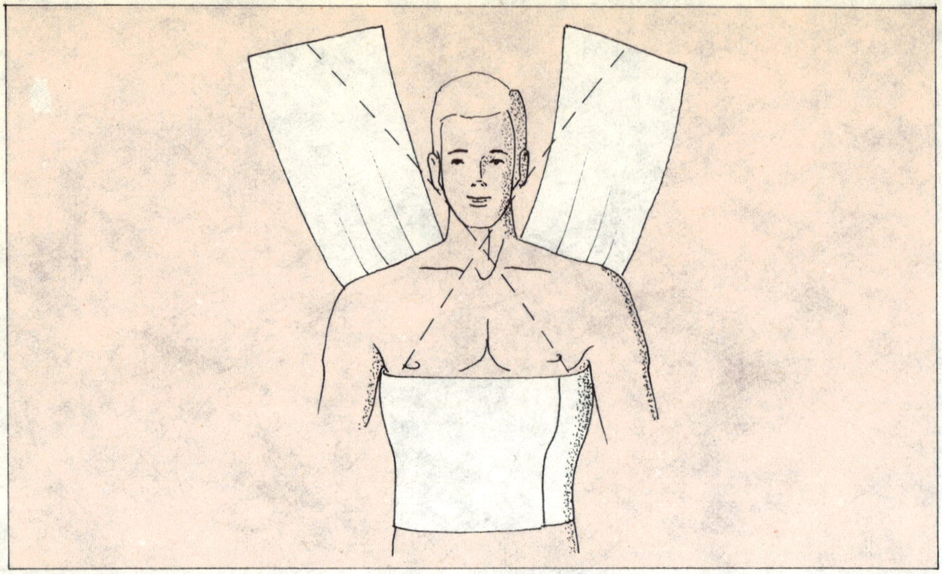

Kreuzwickel

Im Kurbetrieb hat man statt der 3 Handtücher meistens ein 1½–2 m langes Leinentuch von 30–40 cm Breite zur Verfügung. Die Mitte des Tuches wird auf die Brustmitte gelegt und das eine Ende unter dem linken Arm durch nach hinten geführt, schließlich über die rechte Schulter nach vorn. Das andere Ende wird an der Gegenseite entsprechend angelegt, und dann werden wie üblich die trockenen Tücher darüber fest um den Körper gezogen.

Schal: Der Schal ist ebenfalls ein erweiterter Brustwickel, aber in der Technik noch schwieriger und darum im Hausgebrauch nur von Geübten richtig anzulegen. Die Wickeltechnik ist entscheidend für die Wirkung. Darum lieber einen einfachen Wickel gut anlegen als einen komplizierten unsachgemäß.

Zwischentuch und Wolldecke werden am oberen Rand etwa handbreit nach hinten umgeschlagen und sollen dem Kranken bis zur Mitte des Hinterkopfes reichen. Als Innentuch verwendet man ein viereckiges Tuch, das vorher zu einem Dreieck zusammengelegt wird. Dann legt man es dem im Bett sitzenden Patienten mit der langen Seite nach oben über den Rücken. Die obere lange Seite soll wie ein Kragen Hals und Schultern umfassen. Nachdem sich der Patient auf den Rücken gelegt hat, wird das Tuch dort straff angezogen und auf die Brust ein besonderes nasses Handtuch gelegt, das sich auch zu den Innenseiten der Arme hin breit ausdehnen soll. Dann wird das Dreiecktuch von der anderen Seite aus in mehrmaliger Faltenlegung über Arm, Schulter und Brust gezogen und zwischen dem anderen Arm und Brustkorb eingesteckt. Mit dem anderen Ende wird entsprechend gewickelt, nur wird das letzte Ende des Tuches über den Arm gelegt und dort eingesteckt. Darüber kommen in gleicher Weise das Zwischentuch und die Wolldecke. Der Hals erhält eine Serviette oder ein großes Taschentuch als besondere Halskrause.

Handwickel: Die drei Tücher werden zu einem Dreieck gefaltet und übereinandergelegt. Die Hand wird so auf die Mitte der Tücher gelegt, daß die Finger zur Spitze des Dreiecks zeigen und beim Zurückschlagen des oberen Zipfels der Handrücken bedeckt wird. Auf der Gegenseite wird einer der beiden Seitenzipfel so herumgefaltet, daß er die Spitze des Tuches auf dem Handrücken zudeckt und schließlich auch das Handgelenk fest umgreift. Der Zipfel wird dabei eingesteckt. Mit dem anderen Seitenzipfel wird entsprechend verfahren, und ebenso werden dann die trockenen Tücher gewickelt.

Armwickel: Man beginnt wie beim Handwickel, dann wird der übrige Arm bis über die Schulter eingewickelt.

Fußwickel: Man kann es machen wie beim Handwickel oder einfach nasse Socken anziehen und darüber längere trockene, vielleicht Skisocken als Abschluß.

Wadenwickel: Ein zur Hälfte etwas angefeuchtetes Handtuch wird, wenn man nicht besondere

Wickeltücher besitzt, von der Fußknöchelgegend bis zur Kniekehle gelegt und die trockene Hälfte gleich als Zwischentuch verwendet. Abschließend wie immer ein Wolltuch.

Fuß-Waden-Wickel: Er ist eine Kombination von Fuß- und Wadenwickel. Die Wickelung mit viereckigen Tüchern beginnt am Fuß und führt bis zum Knie herauf.

Beinwickel: Man braucht für ihn viereckige Tücher, beginnt mit der Wickelung am Fuß und führt weiter über das ganze Bein bis zur Leistengegend, wo man für einen guten Abschluß sorgen muß.

Unterwickel, Dreiviertelpackung: Der Körper wird von den Achselhöhlen bis über die Fußspitzen eingepackt. Die freien Arme und Schultern müssen aber mit der Bettdecke oder notfalls mit einem besonderen Tuch gut zugedeckt werden. Im Gegensatz zum Ganzwickel ist der Unterwickel für den Kranken weniger anstrengend und wesentlich angenehmer, besonders für einen, dem die Kneippkur neu ist. Er hat beim Unterwickel das beruhigende Gefühl, sich jederzeit ohne fremde Hilfe aus den Tüchern befreien zu können. – Man legt für den Unterkörper eine Wolldecke der Länge nach in das Bett und eine andere der Breite nach für den Oberkörper. Darauf kommt das Zwischentuch, ein altes dünnes Laken oder ähnliches und dann ein nasses grobes Laken. Der Patient legt sich mit erhobenen Armen schnell darauf und wird zuerst am Oberkörper eingepackt, dann weiter am Rumpf, wobei die Tücher straff angezogen und entsprechend in Falten gelegt werden, damit sie gut am Körper sitzen. Die Beine werden wie beim Beinwickel von den Füßen her eingepackt, und eine Falte des nassen Tuches wird zwischen die Beine gelegt.

Der Unterkörperwickel („Hosenwickel"): Dr. med. Christian Fey, Bad Wörishofen, gab in den „Kneippblättern" folgenden Hinweis:

> „In Baumgartens wertvollem Buch ‚Ein Fortschritt des Wasserheilverfahrens', 1901 erschienen, finden wir auf Seite 225 eine Abart des Unterwickels, die Kneipp ‚Hosenwickel' nannte.
>
> [Nicht unerwähnt darf bleiben, daß Kneipp gelegentlich als Ersatz für den Unterwickel (der gewöhnlich von den Zehenspitzen bis unter die Achseln reicht) ein in Wasser eingetauchtes Unterbeinkleid (praktisch eine lange Unterhose, wie sie Männer zur Bekleidung gebrauchen) anzuziehen empfiehlt; ein Verfahren, welches seiner Einfachheit wegen jedenfalls Beachtung verdient und sich manchmal als recht praktisch herausstellen dürfte. Er gab diesem den Namen ‚Hosenwickel' (Kneipp, Öffentl. Vorträge III, 28)].
>
> In der bisherigen Kneippschen Wickellehre ist der ‚Hosenwickel' oder besser Unterkörperwickel nicht erwähnt, es dürfte sich aber empfehlen, ihn wieder einzuführen.
>
> Dieser Wickel wird wie alle anderen mit drei Tüchern: nasses Innentuch aus rohem Leinen, trockenes Zwischentuch aus feinerem Nesselleinen und Wolldecke für außen angelegt. Das nasse Tuch wird entweder in einfaches Wasser oder Essigwasser getaucht, es kann auch als Warmwickel, mit Kräuterabsuden getränkt, angewendet werden."

Ganzwickel, Ganzpackung: Man legt die Tücher wie beim Unterwickel (s. oben) an, aber das quer gelegte Tuch höher hinauf, damit es bis zur Mitte des Hinterkopfes reicht. Zur besseren Abdichtung wird hier außerdem noch eine Falte nach außen umgeschlagen. Über die Brust legt man im allgemeinen noch ein besonderes nasses Handtuch. Das Einpacken beginnt am Hals, dann kommt der Rumpf unter Einschluß der Arme, und schließlich werden die Beine wie beim Unterwickel eingepackt.

Spanischer Mantel: Für diese Abart des Ganzwickels gibt es lange, vorn geöffnete mantelartige Leinengewänder mit Ärmeln, wobei Füße und Hände überragt werden. Vor dem Bett stehend, zieht man das nasse Gewand schnell an und legt sich dann auf die vorbereiteten trockenen Wickeltücher, die wie beim Ganzwickel um den Körper gelegt werden.

Nasses Hemd: Hier bleiben, im Gegensatz zum spanischen Mantel, die Hände und Füße frei vom nassen Tuch; sonst wird in derselben Weise verfahren. Besondere Formen des nassen Hemdes sind:

1. Das Salzhemd, das kalt oder warm angelegt werden kann. In 5 Liter Wasser löst man 250 g Salz. Im allgemeinen bleibt der Kranke 45–60 Minuten in dem Salzhemd liegen, dann wird er rasch ausgepackt – wenn man will, schnell abgewaschen – und wieder in trockene Tücher eingepackt.

2. Das Heublumenhemd wird heiß angelegt, nachdem es zusammengerollt und in einen heißen

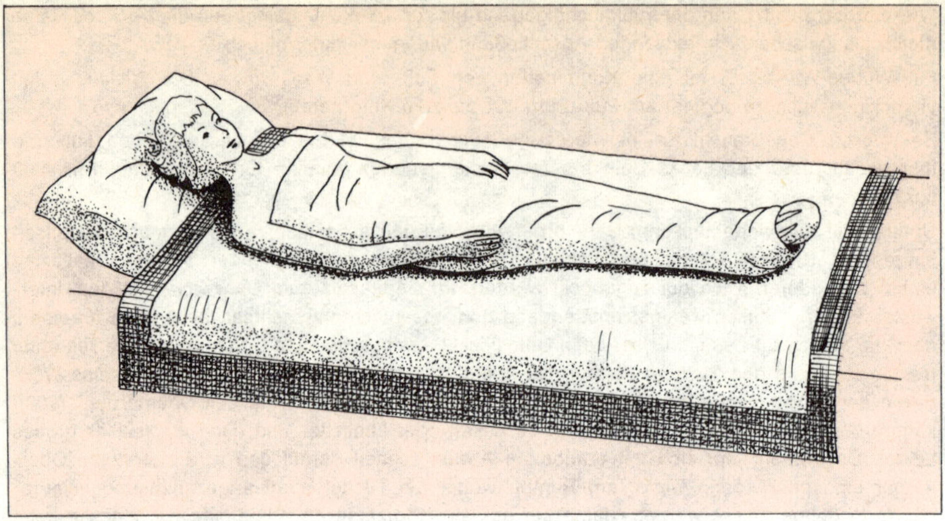

Ganzwickel

Absud von 2 Doppelhandvoll Heublumen in 5 Liter Wasser eingetaucht wurde. Um eine Auskühlung zu vermeiden, muß sehr schnell hantiert werden.

3. Das Lehmhemd wird mit einem dünnflüssigen Lehmbrei durchtränkt.

Oberaufschläger: Die Vorderseite des Körpers wird vom Hals bis zu den Knien mit einem großen nassen Wickeltuch bedeckt, während die trockenen Wickel diesen Körperabschnitt rundherum einhüllen.

Unteraufschläger: Die Rückseite des Körpers wird von den Schultern bis zu den Kniekehlen von einem großen nassen Wickel bedeckt, während die trockenen Tücher rundherum um diesen Körperabschnitt gewickelt werden.

Leibauflage: Vom Rippenbogen bis zur Hüfte wird ein 4- bis 8fach zusammengelegtes Wickeltuch heiß oder kalt über den Leib gelegt, während die trockenen Tücher um den ganzen Mittelkörper gewickelt werden.

Kompressen sind kleine Auflagen aus einem 4- bis 8fach gefalteten Leinentuch, das zumeist kalt aufgelegt wird, etwa als Herz- oder Stirnkompresse.

Dampfkompressen: Ein Leinentuch wird mehrfach zusammengefaltet, in heißes Wasser gelegt, mit einem Holzlöffel oder ähnlichem Gegenstand wieder herausgenommen und in einem trockenen Tuch ausgewrungen. Das heiße Tuch wird nun so in ein Wollflanelltuch eingeschlagen, daß an einer Seite nur eine Stofflage vorhanden ist. Dann legt man die Dampfkompresse mit dieser heißen Seite direkt auf die Haut. In der üblichen Weise werden die trockenen Tücher rund um die behandelte Körperpartie gewickelt. Nach Abkühlung wird die Dampfkompresse – zumeist mehrmals – erneuert.

Heusack, Heublumensack: Ein je nach Bedarf größerer oder kleinerer Leinensack wird zu zwei Drittel mit trockenen Heublumen gefüllt, dann mit etwas Wasser besprengt und in einem Kartoffeldämpfer, Sieb oder Durchschlag über kochendem Wasser durch den aufsteigenden Dampf erhitzt. Der Heusack wird dann in ein Gummituch und eine Wolldecke gehüllt, je nach der ärztlichen Verordnung an den betreffenden Körperteil herangebracht und mit trockenen Wickeln wie üblich festgehalten. Doch muß anfangs geprüft werden, ob die Temperatur erträglich oder ob unter Umständen noch eine Wollzwischenlage anzubringen ist. Der Heusack bleibt dann 45–60 Minuten liegen, anschließend wird 30–60 Minuten geruht.

Kartoffelsack: Statt der Heublumen kann man im Haushalt sehr gut auch ungeschälte, weichgedämpfte Kartoffeln verwenden. Nach Füllen des Sackes werden die Kartoffeln breitgedrückt.

Leinsamen-Auflage: 5–10 Eßlöffel Leinsamen werden unter Rühren zu einem dicken Brei gekocht und – in ein Leinentuch eingeschlagen – wie eine Dampfkompresse aufgelegt.

Auflage mit Bockshornkleesamen *(Foenum graecum):* 4–8 Eßlöffel pulverisierter Samen werden unter Rühren bis zum Kochen erhitzt und der heiße Brei wie Leinsamen verwendet.

Lehmpflaster, Lehmpackung: Im allgemeinen wird ein kalter Lehmbrei – bisweilen auch ein heißer – etwa 3 mm dick auf die vom Arzt bestimmte Körperpartie gestrichen und mit den Wickeltüchern (naß und trocken) abgedeckt.

Quarkauflage, Topfenauflage: Der Quark wird fingerdick auf den der Verordnung entsprechenden Körperteil gestrichen und mit den Wickeltüchern festgehalten.

Ölwickel: Im Wasserbad erhitztes Öl läßt man in Watte einziehen, dann wird die Watte ausgedrückt und auf den der Verordnung entsprechenden Körperteil gelegt. Nach Abdichten mit Billroth-Batist wird die Watte durch einen trockenen Wickel festgehalten.

Kneipp-Güsse

Die vor Kneipp übliche Kaltwasserbehandlung wurde von ihm wesentlich gemildert und unterschiedlich abgestuft. Die von ihm neu erarbeiteten Güsse mit ihrem kurzen Temperaturreiz und der abstufbaren Beschränkung auf einzelne Körperabschnitte ermöglichen es, auch den empfindlichen und verweichlichten Patienten allmählich abzuhärten und an eine kräftigere Behandlungsform zu gewöhnen. – Eine weitere Möglichkeit der individuellen Anpassung ist durch die unterschiedliche Wasserwärme gegeben. Kalt oder abgeschreckt, heiß oder wechselwarm – man hat viele Wege zur Verfügung, um sich nach der Körperbeschaffenheit, dem Alter, dem Kräftezustand oder sonstigen Besonderheiten des Patienten zu richten. – Für den Kneipp-Guß ist es typisch, einen nahezu drucklosen, ununterbrochenen Strahl auf einzelne Körperteile oder den ganzen Körper zu richten, wobei der begossene Abschnitt mantelförmig umspült wird. Lediglich bei den sogenannten Blitzgüssen trifft das Wasser mit einem Druck auf die Haut, so daß zu dem Temperaturreiz noch der mechanische Reiz hinzukommt.

Für die einfachen Kneipp-Güsse schließt man den Schlauch meistens an der Wasserleitung an. Er hat eine lichte Weite von 18–20 mm (Größe der Öffnung) und ist etwa 2 m lang.

Behelsmäßig dient die Gießkanne, mit der ja auch Kneipp hantiert hat, und die deshalb heute als das Symbol für Kneippkuren gilt. Natürlich muß die Brause abgenommen werden. Bei kalten Güssen darf man nicht die Regel vergessen, daß nur ein warmer Körper kaltes Wasser verträgt. Bei wechselwarmen Güssen beginnt man mit dem heißen Guß (im allgemeinen 38 Grad Celsius) und läßt den kalten Guß unmittelbar folgen. Auch hier kann man verschiedene Reizstufen erreichen, wenn man in den Fällen, in denen die mildeste Behandlung erforderlich ist, nur einmal die Wassertemperatur wechselt, während im durchschnittlichen Fall ein zweimaliger Wechsel üblich ist. Um besonders kräftig auf den Körper einzuwirken, kann man auch drei- oder viermal die Temperatur des Gusses wechseln.

Bei Teilgüssen wird meist nur der zu behandelnde Körperteil entkleidet, das Wasser nach dem Guß mit den Händen abgestreift und die Kleidung ohne weiteres Abtrocknen wieder angelegt. Nur Gesicht und Hände werden immer abgetrocknet, bei Empfindlichen am besten auch die Kreuzgegend. Im Badezimmer oder Gießraum soll die übliche Zimmertemperatur von durchschnittlich 18 Grad herrschen. Knie-, Schenkel-, Unterguß und Armgüsse, aber schließlich sogar einen Vollguß kann man sich sehr gut auch selbst verabreichen. Es ist am einfachsten, wenn man in die Badewanne einen Holzrost legt, sich darauf stellt und mit einem Schlauch abgießt. Zum Armguß kann man sich vor die Badewanne stellen, sich mit einem Arm in die Wanne stützen und diesen mit der anderen Hand begießen.

Knieguß: Er beginnt am rechten Fuß hinten, dann begießt man den seitlichen Fußrücken, führt den Wasserstrahl zur Ferse und seitlich über die Waden bis oberhalb der Kniekehle, dann nach einer Weile an der Innenseite des Beines wieder zur Ferse hinab. In derselben Weise wird das linke Knie begossen, nur mit dem Unterschied, daß man bei Erreichung des höchsten Punktes den Strahl kurz zur Kniekehle des rechten Beines herüberlenkt und erst dann an der linken Wade hinab. Anschließend dreht sich der Patient um, und wir beginnen den Guß vorn am rechten Unterschenkel und führen den Strahl seitlich aufwärts bis über die Kniescheibe, die wir ein wenig umspülen, ehe wir wieder an der Innenseite des Beines zur Ferse hinabgehen. Wir bevorzugen dabei die blutreichen Muskelpartien und gehen schonend über die Schienbeine. Ebenso verfahren wir dann links, auch dabei mit einem „Abstecher" vom linken zum rechten Knie, ehe der Strahl an der Innenseite des linken Unterschenkels zur Ferse hinuntergeführt wird.

Schenkelguß: Der Unterkörper ist entblößt, der Strahl beginnt wie beim Knieguß, geht aber höher hinauf, bis zur Hüftgegend. Auch hier wieder kurzes Verweilen (etwa 8 Sekunden) und dann unterhalb der Gesäßmuskeln an der Innenseite des Beines abwärts zur Ferse. Dementsprechend wird dann das linke Bein begossen, auch hier kurz unterhalb des Gesäßes zur rechten Seite herüberwechseln, bevor der Strahl wieder links nach unten gelenkt wird. Der Patient dreht sich dann und wird nun von vorn begossen, wobei der Strahl bis zur Hüftbeuge hochgeführt wird und nach Herüberwechseln auf die rechte Seite wieder an der Innenseite des linken Beines abwärtsgeht. Blase und Unterleib werden aber beim Überwechseln nicht begossen. Anschließend werden die Fußsohlen abgegossen.

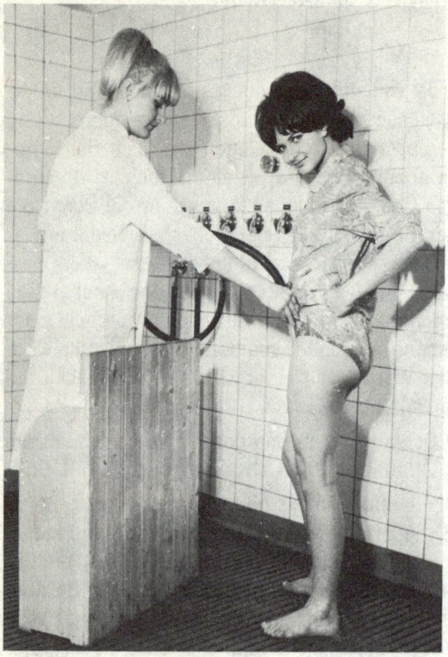

Schenkelguß

Schenkelguß mit Leibguß: Hier wird auch der Leib mitbehandelt, wobei das Wasser in Uhrzeigerrichtung kreisförmig um den Nabel gegossen wird.

Unterguß: So wie der Schenkelguß gewissermaßen die Verlängerung des Kniegusses darstellt, wird beim Unterguß der Strahl noch höher hinaufgelenkt, und zwar hinten bis etwa unter den Rippenbogen und vorn ebenso bis in die Höhe des Rippenbogens. Das Wasser soll breit über Bauch und Beine hinabfließen.

Armguß: Bei entblößtem Oberkörper werden beide Arme bis zur Schulter hinauf begossen. Der Patient legt mit leicht gebücktem Körper die Arme auf eine Stütze und wird – am rechten Handrücken beginnend – über den rechten Arm zur Schulter hinauf abgegossen. Von dort aus läßt man etwa 10 Sekunden lang das Wasser, den Arm umspülend, hinabfließen. Dann folgt derselbe Guß an der linken Körperhälfte. Bei der sich anschließenden Wiederholung wird der rechte bzw. linke Arm nach außen gedreht, um die Innenfläche von Hand und Arm zu begießen. – Behelfsmäßig kann man den Guß auch selbst unter dem Strahl einer Wasserleitung durchführen, wobei man zuerst die Handflächen benetzt und dann den Strahl bis zur Schulter hochklettern läßt. Bei Neigung zu Schwindelgefühlen usw. setzt sich der Patient während des Armgusses (siehe Abb. Seite 487).

Der verlängerte Armguß: Er entsteht dadurch, daß der Strahl auf beiden Seiten des Körpers bis über die Rippen weitergeführt wird, ohne dabei den Rücken zu begießen. Das Wasser soll vielmehr über Arme und Brust abfließen.

Brustguß: Wie beim Armguß werden zuerst die Arme begossen, anschließend umspült man kreisförmig die Brust und dabei auch den Hals.

Oberguß: Hierbei muß sich der Patient so weit bücken, daß die Kreuzbeingegend höher als die Schultern steht und das Wasser richtig abfließen kann. Der Kopf wird dabei ohne Verkrampfung hochgehalten und soll zur Lockerung der Muskeln gedreht werden, gewissermaßen wie beim Neinsagen. – Der neben dem Patienten stehende Helfer lenkt den Strahl von der rechten

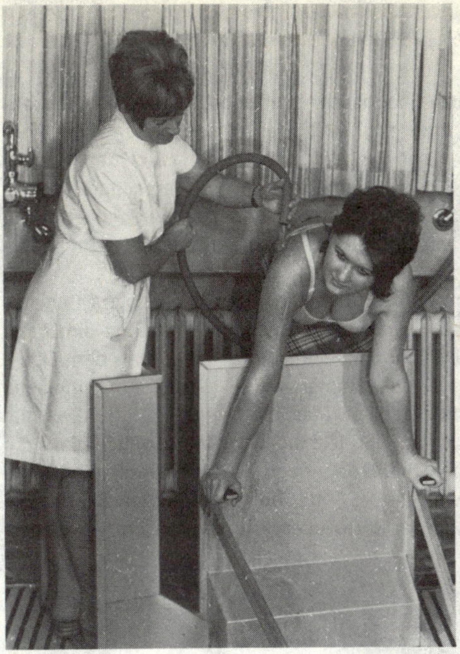

Armguß

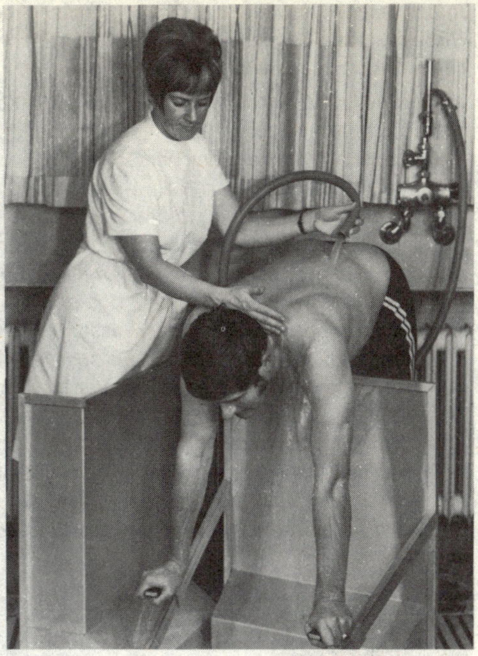

Oberguß

Handfläche über die Innenseite des rechten Armes zur Schulter hoch, verweilt dort kurz und führt den Strahl an der Außenseite des Armes wieder zur Hand zurück. Anschließend wird der Schlauch unter dem rechten Arm hindurch zur linken Hand gezogen, der Strahl dann bis zur Achselhöhle heraufgelenkt und anschließend die Brust in Kreisen oder in Form einer Acht begossen. Weiter geht es langsam von der rechten Brustseite zur rechten Rückenseite, wobei das Wasser breit über den Rücken abfließen soll. Der Patient soll hier gut durchatmen. Nun wird der Strahl leicht kreisend über den Rücken geführt, ohne die Wirbelsäule direkt zu treffen. Der Gießende schützt mit seiner freien Hand die Kopfhaare vor Nässe und sorgt dabei für ein Abfließen des Wassers über beide Schultern. Sobald die Haut gerötet ist, wird der Strahl am linken Arm wieder nach unten geführt, und der Helfer streift abschließend mit beiden Händen das Wasser vom Rücken über die Schultern ab. Nach raschem Ankleiden werden Hände, Nacken und Haare abgetrocknet.

Gesichtsguß: Dieser Guß wird gern im Anschluß an Brust- oder Oberguß verordnet, er kann aber auch für sich genommen werden. Der Patient beugt sich nach vorne, stützt sich auf und legt vorher ein Handtuch um den Hals. Der schwache Strahl beginnt rechts, unterhalb der Schläfe und umkreist langsam das Gesicht, führt einige Querstriche über die Stirn und – von rechts nach links wandernd – Längsstriche über das Gesicht, abschließend mit einem Kreisbogen, zwischendurch immer mal Gelegenheit zum Atmen lassend. Danach ist das Gesicht gründlich abzutrocknen.

Rückenguß: Dieser Guß ist sehr anstrengend und wird erst nach vorbereitender Kur als Steigerung des Behandlungsreizes gegeben, sofern man ihn für erforderlich hält. Der völlig entkleidete Patient wird vom rechten rückwärtigen Fußrand wie beim Schenkelguß nach oben hin begossen, ohne den Strahl bei der Hüfte anzuhalten; er geht sofort wieder an der Innenseite des Beines abwärts. Anschließend kommt das andere Bein an die Reihe.

Bei kalten Güssen gibt man Wasser in die linke Hand des Patienten, damit er die Herzgegend vorher etwas abkühlen kann. Währenddessen wäscht der Gießende kurz den Rücken, dann führt er den Wasserstrahl mit hochgehaltenem Schlauchende an der Außenseite des rechten Armes nach der Schulter hoch, ohne daß das Wasser über die Schulter auf die Vorderseite des Körpers fließt; es soll sich lediglich fächerförmig über die rechte Rückenseite verteilen. Am höchsten Punkt verweilt man etwa 8 Sekunden, dann geht der Strahl wieder abwärts und unter dem Gesäß durch zur linken Hand, am linken Arm hoch und so weiter wie vorher rechts, bis das Wasser die linke Rückenhälfte benetzt, über die Schulterblätter von hüben nach drüben und zurück, wieder abwärts, oder auch bei Empfindlichen nicht über die Schulterblätter und die Wirbelsäule zur Gegenseite, sondern unter dem Gesäß. Beim Gießen soll man den Patienten zu gutem Durchatmen auffordern.

Vollguß: Außer dem Kopf wird hier der ganze Körper begossen. Man beginnt wie beim Rückenguß, doch läßt man hier über jede Schulter hinweg ein Drittel der Wassermenge nach vorn fließen und zwei Drittel über den Rücken. Bevor aber der Strahl nach oben über den Rücken geführt wird, bekommt der Patient Wasser in die Hand, damit er sich die Herzgegend vorher waschen kann. Der Helfer wäscht den Rücken mit der Hand vor, wobei er den Patienten zu gründlichem Durchatmen auffordert. Dann wechselt der Strahl zwischen den Schultern mehrmals hin und her, wobei über die jeweilige Schulter auch nach vorn Wasser überlaufen soll. Jetzt dreht sich der Patient um, und der Strahl wird nun von der Hand über den Arm zur Schulter hochgeführt, wobei ein Drittel der Wassermenge zum Rücken überfließt, der Rest über die Brust. Hier geht man an der rechten Brustseite abwärts zur Leistengegend, quer über den Oberschenkel zur linken Hand und über den Arm hoch zur Schulter, wobei wieder ein Drittel des Wassers nach hinten, zwei Drittel nach vorn ablaufen sollen. Man führt den Strahl ein paarmal über das Brustbein quer hin und her und dann von der rechten Schulter abwärts über die linke Brustseite zur Leistengegend. – Bei Selbstbehandlung begießen wir zuerst die Beine wie beim Schenkelguß oder besser Unterguß, dann beide Arme, gehen im Zickzack über die Brust und lassen auf beiden Seiten das Wasser über die Schultern nach vorn und hinten herunterfließen.

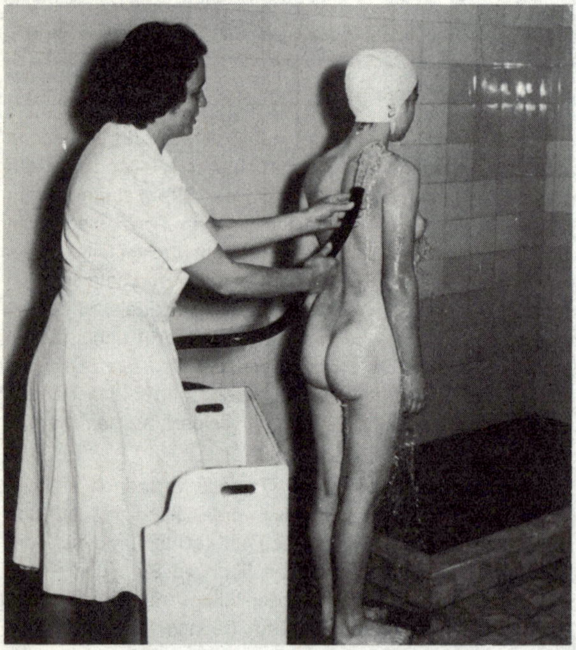

Vollguß

Einfache Abgießung nach warmer Vorbehandlung: Die auf eine warme Anwendung folgende kalte Abgießung beschränkt sich bei Teilanwendungen meistens auf den vorbehandelten Körperteil. Die Anwendungsweise gleicht, vor allem in der Strahlführung, den regulären Kneippschen Güssen; nur wird der Strahl schneller geführt und durch Zusammendrücken des Schlauchendes oder Vorhalten eines Fingers fächerförmig verbreitert.

Um Schockwirkungen zu vermeiden, wird man gegebenenfalls erst kalt vorwaschen, also auch in solchen Fällen ganz individuell behandeln. Will man z. B. im Anschluß an ein Voll- oder Halbbad nicht gleich einen Vollguß geben, kühlt man zuerst das Badewasser im ganzen ab (absteigendes Bad), oder man begießt nur den Unterkörper und beschränkt sich am Oberkörper auf eine Waschung. Man wird meistens mit der schwächsten Reizform beginnen und gegen Schluß der Kneippkur wesentlich kräftiger vorgehen können.

Nach der kalten Schlußbehandlung wird abgetrocknet, wenn nicht ausdrücklich ein Trockendünsten verordnet wird.

Kneippsche Blitzgüsse: Diese Druckstrahlgüsse werden mit einem Gießschlauch ausgeführt, der ein besonderes Blitzgußventil hat, ein Mundstück, das aus einem sich konisch verengenden Metallrohr besteht. Dadurch kommt zu dem Temperaturreiz noch der mechanische Reiz hinzu. Der Wasserdruck ist dann richtig, wenn der Strahl bei waagerecht gehaltenem Schlauchende aus 1 m Höhe nach etwa 6 m den Boden erreicht. Der Gießende soll mit seinem rechten Zeigefinger den Druck abschwächen oder den Strahl in Sprühregen zerteilen können.

Knieblitz: Die Behandlung des völlig entkleideten Patienten beginnt mit einem Sprühregen auf die Rückseite der Beine. Bei Krampfadern muß der Strahl besonders stark abgeschwächt werden; im allgemeinen verzichtet man überhaupt in solchen Fällen auf Blitzgüsse.

Ähnlich wie beim Knieguß ist die Strahlführung hier beim Knieblitz; zuerst rückwärts, 3–4mal wiederholt, geht es anschließend mit schnellen Strichen über die Unterschenkel. Der Patient dreht sich dann um, und der Druckstrahl wird von vorn ähnlich wie beim Knieguß geführt, zur Schonung der empfindlichen Schienbeinkanten, aber an der Innenseite der Unterschenkel mit dem Zeigefinger abgeschwächt. Nunmehr macht der Patient nur eine Viertelwendung und bringt die Füße in Schrittstellung, damit die Außenseite des rechten Unterschenkels von der Ferse bis über das Knie abgeblitzt werden kann, etwa in zweimaliger Strahlführung. Anschließend wieder Abpeitschen in schnellen Strichen. In dieser Stellung bekommt die Innenseite des linken Unterschenkels den abgeschwächten Strahl und bleibt von der Peitschung ausgenommen. Nach Kehrtwendung, also bei umgekehrter Schrittstellung, wird die andere Seite ebenso behandelt. Zum Schluß werden beide Fußsohlen abgeblitzt, und die Behandlung wird mit Sprühregen endgültig beendet.

Schenkelblitz: Wie beim Knieblitz wird mit Sprühregen begonnen, der Strahl aber bis zur Hüfte hochgeführt. Über dem Gesäß wird er einige Male kreisförmig geführt, und wie beim Knieguß werden die Striche wiederholt, abschließend die Peitschungen vorgenommen. Bei der Abblitzung von vorn werden die Kniescheiben mehrmals umkreist. Sonst verläuft die Behandlung wie beim Knieblitz, nur die Höherführung des Strahls bis zur Hüfte bildet den Unterschied.

Vollblitz: Man beginnt von hinten an den Fersen wie beim Schenkelblitz, läßt wie beim Vollguß die Herzgegend vorwaschen und führt den Strahl wie beim Rückenguß über den rechten Arm zum Schulterblatt, das dreimal umkreist wird. Über den rechten Arm wird der Strahl dann wieder nach unten geführt und der Patient dann auf der linken Seite in derselben Art behandelt. Anschließend wird vom Gesäß zum Hals die rechte und dann die linke Rückenhälfte abgeblitzt, danach der ganze Rücken im Zickzack von unten nach oben und wieder zurück und zuletzt am linken Bein zur Ferse hinunter. Der Patient dreht sich jetzt um und man beginnt vorn wieder mit Sprühregen, dann Abblitzen der Beine bis zur Leistengegend. Weiter führt man den Strahl am rechten Arm nach unten und wechselt über die Oberschenkel zur anderen Seite, dann links ebenso. In Schrittstellung wird bei hochgehaltenem Arm zuerst die rechte und danach die linke Körperseite bis zur Achselhöhle abgeblitzt, wobei der Strahl an empfindlichen Körperstellen abgeschwächt wird. Beide Seiten werden ebenfalls abgepeitscht, dann erfolgt das Abblitzen der Fußsohlen, und zum Schluß dreht sich der Patient im Sprühregen.

Rückenblitz: Man führt hier nur den Teil des Vollblitzgusses aus, bei dem der Rücken behandelt wird.

Bäder

Bäder können kalt, warm, heiß, wechselwarm oder temperaturansteigend und ebenso auch -absteigend verabreicht werden.

Kalte Bäder werden meistens als Teilbäder verordnet. Der kalte Temperaturreiz soll aber nur sekundenlang einwirken, im allgemeinen 8–12 Sekunden, um nicht zu einer Auskühlung, sondern zu einer Wärmereaktion des Gefäßsystems zu führen. Davon ist auch letztlich die Dauer der jeweiligen Anwendung abhängig. Der Patient soll im Anschluß an die kalte Behandlung ein Gefühl wohliger Erwärmung haben.

Ist die Reaktionsfähigkeit des Patienten zu Beginn der Kur nicht ausreichend, beginnt man mit einer wechselwarmen Anwendungsform oder temperaturansteigend mit nachfolgender kalter Anwendung. Voraussetzung für kalte Anwendungen ist stets die ausreichende vorherige Durchwärmung. Auch nach der Behandlung ist der Körper durch Bewegung oder Bettruhe zu durchwärmen. Die Erfahrung lehrt, daß größere Anwendungen am besten morgens aus dem warmen Bett heraus vertragen werden und nachmittags zumeist kleinere bekömmlicher sind. Im allgemeinen wird das Wasser so verwendet, wie es aus der Leitung kommt; es soll beim Temperieren nicht wärmer als 15 Grad C werden.

Bei warmen Bädern rechnet man mit Körpertemperatur, also 36–37 Grad, bei einer Badedauer von 10–15 Minuten. Heiße Bäder haben 38–40 Grad, sehr heiße auf Verordnung auch höhere Wärmegrade. Es ist für die Kneippkur selbstverständlich, daß die Wassertemperatur individuell unterschiedlich ist.

Bei wechselwarmen Bädern wird mit warmen oder heißen Bädern von 5–10 Minuten Dauer begonnen, anschließend 8–10 Sekunden kalt gebadet und ein- oder zweimal wiederholt, wenn nicht ein häufigerer Wechsel verordnet wird.

Ansteigende Bäder beginnen meist mit Körpertemperatur oder etwas niedriger, und im allgemeinen wird die Temperatur innerhalb 20 Minuten, gegebenenfalls auch 30 Minuten, allmählich Grad für Grad durch Zulauf oder Nachgießen von heißem Wasser zum Ansteigen gebracht. Aber oft kann auch eine kürzere Badedauer (etwa 10–15 Minuten) ausreichend sein. Nach solchen Bädern muß ganz besonders darauf geachtet werden, daß der Patient gut eingepackt eine Zeitlang ruht. Diese Bäder werden auch zu schonenden Schwitzkuren verwandt.

Badezusätze: Durch die speziellen Wirkungen ihrer Inhaltsstoffe verstärken sie oft die Badewirkung erheblich. Sie werden für den Hausgebrauch am einfachsten gebrauchsfertig bezogen und in der vorgeschriebenen Menge verwendet, z. B.:

Fichtennadelextrakt zur Beruhigung und Stoffwechselbelebung;
Baldrian zur Schlafförderung und Beruhigung;
Heublumen bei rheumatischen Beschwerden;
Kleie zur Linderung von Hautentzündungen;
Kamille zur Wundbehandlung;
Schachtelhalm, Zinnkraut bei Beingeschwüren;
Eichenrinde bei Weißfluß und Hämorrhoiden;
Senfmehl zum kurzfristigen Hautreiz;
Salz zur Stoffwechselbelebung und Steigerung des Hautreizes;
Kalmus zur Umstimmung des Körpers;
Schmierseife zu starkem Hautreiz und Stoffwechselanregung;
Neydhartinger Moorschwebstoff bei Rheuma, Nervenentzündung und Frauenleiden wie Menstruations- und Wechseljahr-Beschwerden sowie zur Stoffwechselbelebung und anderem.

Armbäder nimmt man in der Kneippschen Armbadewanne oder auch behelfsmäßig im Waschbecken oder in einer großen Schüssel, in der die Arme bis zur Mitte der Oberarme eingetaucht werden können. Besonders häufig wird das Kneippsche kalte Armbad von 10 bis 30 Sekunden Dauer verordnet. Nach dem Bad werden die Hände abgetrocknet, von den Armen wird das Wasser nur abgestreift; sie werden durch Pendeln endgültig getrocknet. Nach der Mittagsruhe, vor dem Spaziergang, ist die gebräuchlichste Zeit für diese Anwendung.

Das ansteigende Armbad (allmähliche Temperaturerhöhung innerhalb 15–20 Minuten von 36 auf 40 Grad und höher) hat sich zur Entlastung bei Herzkranken sehr bewährt.

Fußbäder nimmt man am besten in der hohen Kneippschen Fußbadewanne oder behelfsmäßig in Eimern, nicht in flachen Schüsseln.

Das kalte Fußbad – nur bei warmen Füßen – dauert 15 Sekunden bis 2 Minuten. Danach wird das Wasser mit den Händen nur abgestreift, nach dem Ankleiden wird möglichst gelaufen. Das wechselwarme Fußbad wird in zwei Gefäßen genommen: 5–10 Minuten warm (36–38–40 Grad), 8–10 Sekunden kalt, 2–3mal wechseln, immer kalt aufhören.

Sitzbäder: Als kaltes Sitzbad 6–10 Sekunden; Erwärmung durch Bettruhe oder Bewegung.

Wechsel-Sitzbad wie beim Fußbad; sind nicht zwei Sitzwannen vorhanden, genügt für die kalte Anwendung behelfsmäßig eine Schüssel.

Halbbäder: Das Wasser reicht bei dem in der Badewanne sitzenden Patienten nur bis zur Nabelhöhe.

Das kalte Halbbad (12–18 Grad) dauert 6–12 Sekunden. Der Patient „schleicht" sich in das Wasser, indem zuerst das Gesäß auf die Fersen gesetzt wird und dann die Beine ausgestreckt werden. – Das ansteigende Halbbad ist für häusliche Schwitzkuren zur allgemeinen Entschlackung und Krankheitsverhütung besonders wertvoll.

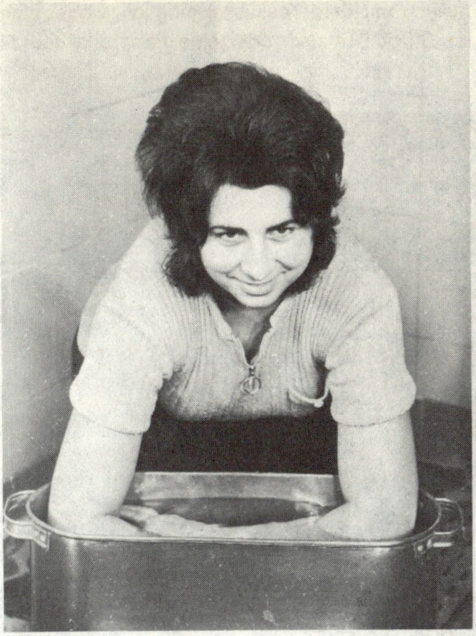

Armbad

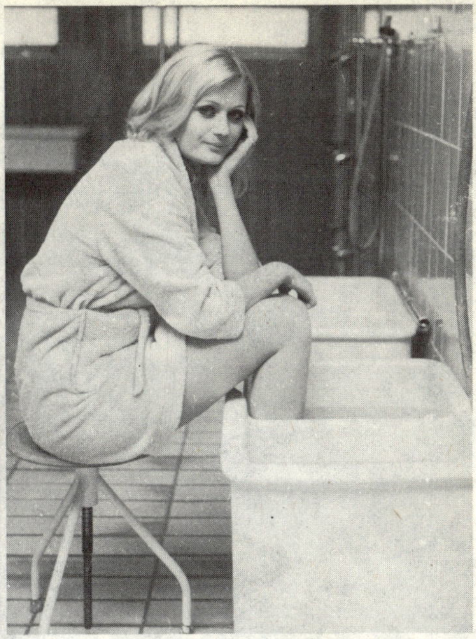

Beinbad

Das Bürstenhalbbad ist für die Stoffwechselbelebung und eine durchgreifende Kreislaufbeeinflussung sehr zweckmäßig. Bei der Selbstbehandlung wird der Körper im Wasser gründlich mit einer Massagebürste bearbeitet. Abschließend kalte Nachbehandlung und Bettruhe.

Teilbäder mit Güssen: An Stelle von wechselwarmen Güssen oder wechselwarmen Teilbädern ist es sehr gebräuchlich geworden, warme, heiße oder ansteigende Teilbäder durchzuführen und mit kalten Güssen abzuschließen. Diese Anwendungen sind vor allem bei Patienten beliebt, deren Kreislaufsystem gewissermaßen erst erzogen werden muß. – So kann man auf ein warmes Fußbad einen Knieguß, später einen Schenkelguß folgen lassen, auf ein warmes Armbad einen Armguß oder einen Brustguß.

Eine sehr durchgreifende Stoffwechselbelebung wird durch das

Blitzgußmassagebad nach Dr. Fey, Bad Wörishofen,

erzielt. Man beginnt mit einem knappen Vollbad (Dreiviertelbad) mit Heublumen oder Fichtennadelextrakt, 37 Grad, 5 Minuten Dauer. Der Patient steigt dann aus der Wanne und erhält einen heißen → Rückenblitz, badet 5 Minuten weiter, erhält den zweiten Rückenblitz und abschließend einen kalten Sprühregen. Danach ist strenge Bettruhe von 2–3 Stunden einzuhalten.

Dämpfe (heute nicht mehr gebräuchlich)

Die Kneippschen Dämpfe lassen sich auch im Haushalt behelfsmäßig recht gut anwenden. Sie werden vor allem als Teildämpfe ausgeführt. Anschließend werden die angedampften Körperpartien kurz kalt abgewaschen.

Kopfdampf: Ein Topf mit frisch gebrühtem Kräuterabsud wird auf einen Hocker oder Stuhl gestellt. Der Patient setzt sich davor und stützt die Hände auf den Hockerrand. Vom Rücken her werden ihm ein Laken oder Badetuch und eine Wolldecke übergelegt, so daß der aufsteigende Dampf zusammengehalten wird. Durch einen Topfdeckel oder einen Teller kann man den Austritt des Dampfes regulieren.

Unterleibs- oder Gesäßdampf: Der Patient sitzt auf einem Leibstuhl, einem Stuhl mit herausgenommener Sitzfläche, Bidet oder dergleichen, auf dem ein Ring aus einem zusammengerollten Badetuch liegt. Die Füße setzt man auf einen Topf mit frisch gebrühtem Kräuterabsud, der mit einem Holzrost abgedeckt ist, während ein zweiter Topf unter den Stuhl gesetzt wird. Das Ganze wird mit umgelegten Laken und Wolltüchern bis zur Körpermitte herauf abgedichtet.

Andampfungen einzelner Körperbezirke: Sie sind auch mit dem Teekessel möglich, wobei man den Dampf durch ein über die Tülle geschobenes Stück Schlauch oder eine Papprolle überall nindirigieren kann.

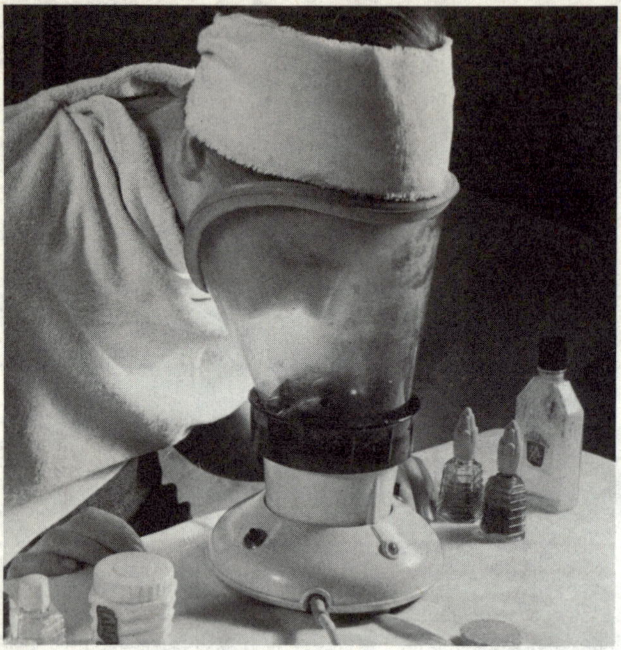

Gesichtsdampfbad

Andere Formen der Wasserbehandlung

Waschungen

Außer den auf Seite 477 dargestellten Waschungen hat sich in der naturgemäßen Krankenbehandlung auch die folgende Form bewährt:

Trieftuchabreibung: In dieser Sonderform der Ganzwaschung wird ein in einen Eimer Wasser getauchtes Bettlaken, das an einer Schmalseite von einer Hilfsperson mit beiden Händen zusammengerafft wird, rasch vom Rücken her um den stehenden Patienten gelegt und dann schnell mit beiden Handflächen von den Füßen bis zu den Schultern an den Körper geklatscht. Anschließend erfolgt entweder Trockendünsten im Bett, wobei der Kranke in ein trockenes Tuch gehüllt wird oder Trockenfrottieren mit einem rauhen Handtuch.

Duschen

Während bei der Kneippkur nur Güsse üblich und Duschen verpönt sind, werden im allgemeinen Wasserheilverfahren Duschen in verschiedener Form angewendet, vor allem bei einer schlechten Durchblutung der Haut und überhaupt bei Kreislaufstörungen wie auch zur Belebung des Stoffwechsels, etwa bei Übergewicht.

Vorsicht ist geboten bei Bluthochdruck, Arterienverkalkung und stärkeren Herzkrankheiten.

Grundsätzlich soll der Strahl der Dusche nicht direkt auf den Kopf, sondern nur auf den Rumpf treffen.

Regendusche: Der Körper wird mit dem feststehenden Brauseansatz aus 1 bis 2 m Höhe heiß, kalt oder wechselwarm geduscht.

Strahlendusche: Ein starkwandiger Metallschlauch mit Brauseansatz wird auf die zu behandelnden Körperstellen gerichtet, so daß man vor allem ansteigend heiße oder heiße Duschen für die örtliche Behandlung durchführen kann.

Fächerdusche: An dem Gießschlauch wird ein Mundstück angebracht, wie es bei Gartenspritzen üblich ist, oder der austretende Wasserstrahl durch Vorhalten der Fingerkuppe gebrochen, so daß dadurch der mechanische Reiz verringert wird und gleichzeitig größere Körpergebiete getroffen werden. Die Fächerdusche ist weniger anstrengend als etwa der Kneippsche Blitzguß. Sie wird daher bei nervösen und empfindlichen Personen bevorzugt. Besonders beliebt ist die wechselwarme Verabreichung.

Umschläge

Neben den bereits beschriebenen → Wickeln der Kneippkur haben sich im allgemeinen Wasserheilverfahren auch andere Formen von Umschlägen erhalten. Wie die Wickel bestehen sie aus einem feuchten Tuch aus Leinen, Nessel oder Rohseide, das in kaltes Wasser getaucht und dann sehr kräftig ausgewrungen wird. Es kommt unmittelbar auf die Haut. Darüber wird eine dichtere Umhüllung aus Wolle oder Flanell angelegt. Wasserdichter Stoff als Zwischenlage oder Abschluß nach außen darf im allgemeinen nicht verwendet werden. Die Wirkung der Umschläge beruht gerade auf der Möglichkeit des Abdunstens. Nur in einigen besonderen Fällen ist ein wasserdichter Abschluß erforderlich; so etwa bei Alkohol-Umschlägen, um das vorzeitige Verdunsten zu verhindern, bei Wasser-Umschlägen in Fällen, in denen eine erweichende oder quellende Wirkung auf die Haut angestrebt wird, z. B. zur Beschleunigung des natürlichen Durchbruchs von Furunkeln und Abszessen.

Am bekanntesten ist der nach Prießnitz benannte Umschlag. Vincenz Prießnitz lebte von 1799–1851 auf dem Gräfenberg bei Freiwaldau (früher Österr.-Schlesien) und ist der Begründer der Wasserheilkunde. Er übte sie in einer von ihm errichteten Kuranstalt aus, die nicht nur von vielen Patienten aus aller Welt aufgesucht wurde, sondern auch eine starke Anziehungskraft auf einen großen Kreis zeitgenössischer Ärzte und Naturheilpraktiker hatte. Viele von ihnen gründeten nach ihrem Besuch auf dem Gräfenberg eigene Wasserkuranstalten. Die Umschläge werden in ähnlicher Weise den verschiedenen Körperteilen angepaßt, wie es bei den Kneipp-Wickeln beschrieben wurde. Darüber hinaus sind einige besondere Formen gebräuchlich:

Leibumschlag: Je nach der Größe des Kranken verwendet man Handtücher oder ähnliche Leinenstücke oder auch besondere Umschläge aus Rohseide und schlägt sie auf die richtige Breite ein, so daß der obere Rand unterhalb des Rippenbogens und der untere Rand oberhalb der Beckenschaufel liegt. Der trockene Teil soll den feuchten um mindestens zwei Querfinger überragen. Für die Wirkung des Leibumschlages ist die richtige Technik des Anlegens von entscheidender Bedeutung. Der feuchte Teil muß stark ausgewrungen werden und soll fest um den Körper liegen; dazu muß das breitere trockene Tuch fest angezogen werden, damit keinerlei Luftlöcher entstehen. Man kann es entweder durch Bänder festhalten oder auch durch zwei bis drei Sicherheitsnadeln, die senkrecht zur Zugrichtung der Tücher eingesteckt werden müssen, um ein Nachrutschen und damit eine Auskühlung des Umschlags zu verhindern. Der richtig angelegte Umschlag wird in kurzer Zeit körperwarm und in ein bis zwei Stunden trockengedünstet.

Schmaler Leibumschlag: Bei Herzkranken und Asthmatikern wird der übliche Leibumschlag und erst recht der Lendenwickel oft als beklemmend empfunden. In solchen Fällen soll man den feuchten Teil des Leibumschlags nur handbreit anlegen, und zwar so tief, daß sich der Nabel etwa in der Mitte des Umschlages befindet.

T-förmiger Umschlag: Den Tüchern, die man sonst für den Leibumschlag verwendet, wird ein schmales Ansatzstück als Durchzug zwischen den Schenkeln angenäht, so daß das ganze Stück dadurch T-förmig wird. Diese Umschlagform hat eine intensivere Wirkung auf die Durchblutung der Blase und der Unterleibsorgane bei Mann und Frau als der Leibumschlag.

T-förmige Binde: Hier wird das Ansatzstück an einen schmalen Leibumschlag genäht.

Unterarm-Umschlag: Im Gegensatz zum Kneippschen Armwickel wird in diesem Fall nur der Unterarm in derselben Weise mit einem Umschlag versehen, wie es beim → Wadenwickel beschrieben wurde.

Oberschenkel-Umschlag: Die Umschlagtücher werden in der üblichen Weise um den Oberschenkel gelegt.

Auflagen, Kompressen, Aufschläge: Außer den für die Kneippkur typischen, auf Seite 484 beschriebenen Möglichkeiten sind auch die folgenden Formen gelegentlich wertvoll:

Longetten-Verband nach Winternitz: Ein zwei Meter langer, etwa 5 bis 6 cm breiter Leinwandstreifen wird wie ein Umschlagtuch in kaltes Wasser getaucht, kräftig ausgedrückt und um den vom Arzt angegebenen Körperteil, meistens ein erkranktes Gelenk, gewickelt. Aus einem triefenden Schwamm oder einem Irrigator wird ständig für eine anhaltende Feuchtigkeit des Verbandes gesorgt, wodurch der behandelte Körperteil ständig ausgekühlt wird. Im allgemeinen dauert die Behandlung eine Stunde. Die Unterlage wird durch eine Zwischenlage aus Gummi vor Durchnässung geschützt. Nach der Behandlung wird dieser Körperteil in ein Wolltuch gehüllt.

Alkohol-Aufschläge: Die zu behandelnde Körperstelle wird mit einer Schicht Watte bedeckt, die durch dünnes Butterbrotpapier und eine locker herumgeführte Binde festgehalten wird. Darauf gießt man von oben her Alkohol und schließt nach außen mit wasserdichtem Stoff ab.

Kältebehandlung

Außer der gelegentlich auch noch angewendeten Kältebehandlung mit Eisbeuteln werden zur stärkeren Abkühlung bestimmter Körperteile in Sonderfällen Kühlschläuche aus Aluminium oder Gummi verwendet. Die Schläuche werden in spiralenförmigen Windungen festgehalten und auf die zu behandelnde Körperstelle – meistens Kopf, Nacken oder Herz – gelegt. Das zur Kühlung dienende frisch-kalte Wasser fließt entweder direkt von der Wasserleitung zu oder kommt aus einem höher stehenden Eimer. Das Abflußrohr mündet meistens in einen am Fußboden stehenden Eimer. Der Zufluß des Wassers kann durch eine Klemme so reguliert werden, daß ein Eimer Wasser für eine halbe Stunde ausreicht.

Kopfhaube: Zur Verhütung von Blutandrang, insbesondere bei Bluthochdruck, wird der Kopfkühlschlauch bei Verwendung heißer Auflagen oder Bäder gelegentlich vorsorglich durchgeführt.

Nacken-Kühlschlauch: Bei starkem Nasenbluten und als Beruhigungsmittel, vor allem bei Herzjagen und Basedow, wird in der Nackengegend, oft auch unter Einschluß der oberen Brustwirbelgegend, ein Kühlschlauch angelegt.

Herz-Kühlschlauch: Der in Spiralen zusammengefaßte Herz-Kühlschlauch wird bei herzempfindlichen Patienten gern im Anschluß an heiße Bäder oder sonstige Hitzebehandlung für durchschnittlich eine Viertelstunde auf die Herzgegend gelegt oder auch für sich bis zu einer Dauer von einer halben Stunde bei Herzjagen oder sonstigen Herzbeschwerden verwendet. Bei manchen Herzanfällen werden aber die Beschwerden bisweilen durch heiße Herzkompressen schneller bzw. günstiger beeinflußt; statt dieser Kompressen können in solchen Fällen auch ansteigend heiße Armbäder (vgl. Seite 490) sehr dienlich sein.

Mastdarm-Sonde nach Atzberger: Ein 7 bis 8 cm langer hohler und leicht gekrümmter Metallzapfen mit Zu- und Abfluß wird leicht eingefettet und in den Mastdarm eingeführt. Der Durchlauf des Wassers dauert im allgemeinen 10 bis 15 Minuten. Während die Kühlung zumeist bei inneren Hämorrhoiden angewendet wird, ist hier auch ein Durchlauf von heißem Wasser möglich und besonders üblich bei Erkrankungen der Blase, der Vorsteherdrüse, der weiblichen Unterleibsorgane oder auch des Mastdarms.

Wärmebehandlung

Die Wärmebehandlung läßt sich im allgemeinen ohne große Mühe auch im Haushalt des Kranken in vielfältigen Formen durchführen. Vor allem sind gebräuchlich heiße oder ansteigend heiße Teilbäder, Ganzbäder, Duschen, heiße Waschungen, Aufschläge und Wickel, Dampfkompressen, Andampfungen und Spülungen.

Oft werden zu Wärmehaltung statt des Wassers auch andere Naturstoffe verwendet, z. B. Lehm, Moor, Schlamm, Paraffin, erhitztes Öl, heißer Sand oder heißer Brei aus Leinsamen oder Bockshornkleesamen usw. Auch ein Gemisch aus Moor und Paraffin, das wasserfreie Moor-Paraffin, hat sich gut eingeführt, weil es die Wärme lange zu halten vermag.

Elektrische Heizkissen: Wegen ihrer Bequemlichkeit sind sie recht beliebt, doch sollte man bei der Krankenbehandlung grundsätzlich eine wasserdichte Hülle verwenden. Die Tiefenwirkung ist aber nicht so groß wie bei feucht-heißen Kompressen oder Schlammauflagen und dergleichen. Auch der nachfolgend beschriebene heiße Sandsack ist oft vorteilhafter, weil sich das Heizkissen der unregelmäßigen Körperoberfläche nicht gut anpaßt und manchmal eine wärmeisolierende Luftschicht zwischen Heizkissen und Haut entsteht.

Heißer Sandsack: In einem Gefäß macht man Sand, wie er etwa für Aquarien gebräuchlich ist, heiß und schüttet ihn in einen Beutel, den man sich z. B. aus einem Streifen Nessel näht. Der

Sandsack wird so zugebunden, daß er nicht ganz prall ist, damit sich der Sand gut an die unebene Körperoberfläche anschmiegen kann. Auf diese Weise werden Wärmeverluste durch ein dazwischenliegendes Luftpolster vermieden. Deshalb ist der Sandsack zweckmäßiger als ein Heizkissen.

Wärmflaschen, Wärmbeutel: Mit heißem Wasser gefüllte Spezial-Steinkrüge oder behelfsmäßig Bierflaschen werden besonders gern im Bett zum Erwärmen der Füße oder auch zum Anlegen für Schwitzpackungen verwendet. Wärmbeutel dagegen, ebenfalls mit heißem Wasser gefüllt, werden entweder zur Erzeugung trockener Wärme auf die vom Arzt angegebenen Körperpartien gelegt, z. B. auf den Leib, oder bei Verordnung feuchter Wärme von außen auf heiße Kompressen, um deren Wärmeverlust möglichst lange zu vermeiden. Die feuchte Wärme hat zumeist eine größere Tiefenwirkung und ist auch stärker krampflösend und schmerzlindernd.

Heißwasser-Durchlaufapparate: Man verwendet dafür Kühlschläuche oder die Atzbergersche Mastdarm-Sonde, durch die man heißes Wasser mit einer Temperatur von 42–44° C laufen läßt. Bei Gewöhnung und entsprechender Verträglichkeit kann es auch einige Grade heißer sein.

Dampfanwendungen: Außer den auf Seite 491 geschilderten Formen sind gelegentlich auch andere üblich.

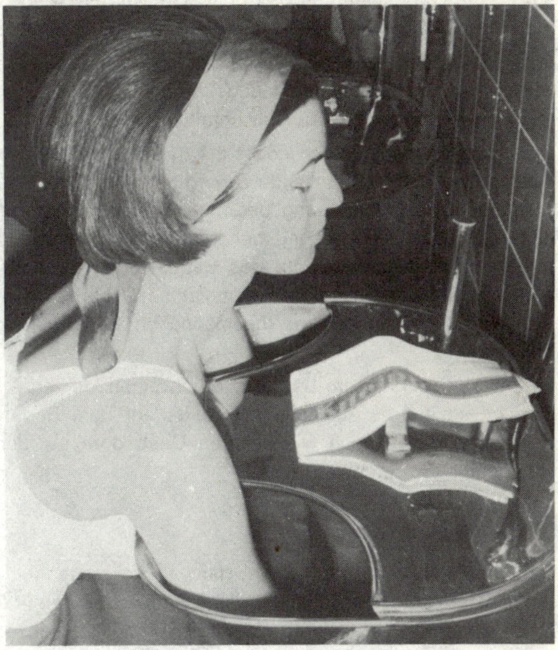

Ansteigendes Armbad

Dampfstrahl: Im Haushalt läßt er sich behelfsmäßig mit einem Teekessel durchführen. Damit man den Dampf an die zu behandelnde Körperstelle leiten kann, schiebt man ein Stück Gummischlauch über die Tülle und bestreicht diese Körperpartie mit dem ausströmenden Dampf. Man kann auch behelfsmäßig steifes Packpapier zu einer Röhre zusammenrollen, mit einem Bindfaden zusammenhalten und den Dampf durch diese Papprröhre leiten. Das Andampfen von Furunkeln, geschwollenen Drüsen oder rheumatischen Schmerzstellen läßt sich auf diese Weise bequem zu Hause durchführen.

Bäder

Außer den bei der Kneippbehandlung gebräuchlichen Bädern (s. Seite 489 ff.) hat sich eine Reihe von Sonderformen erhalten bzw. durchgesetzt.

Heißes Tauchbad: Bei einer Temperatur von 40 bis 50° C – je nach individueller Wärmeempfindung – taucht man einige Sekunden in das Vollbad, trocknet sich rasch ab und sorgt nach dem unmittelbar folgenden Ankleiden für Bewegung. Bei Störungen an Herz und Gefäßen ist diese Badeform verboten.

Ansteigende Teilbäder: nach Schweninger-Hauffe haben sich auch in den Kliniken gut eingeführt. Prof. Schweninger war in Berlin der Leibarzt von Bismarck und Prof. Hauffe sein Schüler, der an der Berliner Charité zuerst die Wirkung dieser Bäder wissenschaftlich untersucht hat. Ob als ansteigendes Armbad, Fußbad oder Sitzbad – immer beginnt die Badetemperatur mit Körperwärme, also 36° C. Durch langsames, allmähliches Zugießen von heißem Wasser soll die Badetemperatur innerhalb von 15 bis 20 Minuten je nach Wohlgefühl auf 42 bis 45° C erhöht werden. Behelfsmäßig werden Armbäder nach Schweninger-Hauffe zu Hause im Waschbecken durchgeführt, während man sonst besondere Armbadewannen bevorzugt. Bei Herzkranken und Bettlägrigen werden zur Schonung Armbäder oft einseitig angewendet. Man kann damit auch herzschonende Schwitzanwendungen ausführen, wenn der entkleidete Patient mit Badetüchern zugedeckt wird. Fußbäder nach Schweninger-Hauffe können im Haushalt behelfsmäßig mit zwei Eimern oder einem anderen Gefäß etwa in der Größe eines Weckapparates ausgeführt werden.

Schöpfbad, Planschbad: Der Patient sitzt in einem Halbbad (Wasser bis zum Nabel, Temperatur etwa 35° C), und eine Hilfsperson überspült mit einer Schüssel Badewasser den ganzen Rücken. Dabei reibt sich der Badende selbst kräftig die vordere Rumpfpartie. Nach einigen Minuten läßt man kaltes Wasser zulaufen, bis die Temperatur um 5 bis 8° gesenkt ist, und frottiert dem nunmehr flach in der Wanne liegenden Patienten möglichst kräftig die Arme und Beine. Dann setzt sich der Patient, die Schöpfgüsse werden wiederholt, abschließend Brust und Rücken kurz und kräftig mit der Hand gerieben. Dieses Bad dauert 5 bis 15 Minuten.

Bürstenbad: Der Patient sitzt in einem körperwarmen (36° C) Halbbad und wird von einer Hilfsperson, an den Füßen beginnend, mit zwei Badebürsten über den ganzen Körper hin kräftig abgerubbelt. Badedauer durchschnittlich 10 Minuten.

Bewegungsbad: Dafür verwendet man im allgemeinen breitere Holzbadewannen, in denen die Gliedmaßen eine ausreichende Bewegungsmöglichkeit haben. Durch den Auftrieb des Wassers und durch die Entspannung des Gewebes infolge der Wärme kann man in den Bewegungsbädern oft auch eine Übungsbehandlung der Gelenke und Gliedmaßen in den Fällen durchführen, bei denen außerhalb des Bades sonst allzu starke Schmerzen oder Verkrampfungen eintreten. Die Temperatur beträgt meistens 37 bis 38° C. Zur Verstärkung des Hautreizes werden Badezusätze verwandt, bei rheumatischen Beschwerden insbesondere Neydhartinger Moor-Schwebstoff.

Luftperlbad: Bei diesem Bad wird durch einen kleinen Apparat erzeugte Preßluft in das Wasser geleitet, so daß es aus einem Verteiler auf dem Boden der Wanne perlförmig aufsteigt. Die Wirkung beruht ähnlich wie bei den Gasbädern auf der zarten Massagewirkung, die auf die Hautgefäße ausgeübt wird.

Warme Dauerbäder

Dauerbäder in Japan: An diese ganz in Vergessenheit geratene geschichtliche Überlieferung anknüpfend, berichtet Bälz über seine Beobachtungen in dem in der Provinz Djooshiu gelegenen Gebirgsbad Kawanka, einem Warmbad von 36,2°. Hier bleiben die Patienten tage- und wochenlang bei Tag und Nacht im Wasser, das sie nur gelegentlich verlassen, um ihre Notdurft zu verrichten oder um sich ein wenig zu bewegen. Der Körper befindet sich in halb liegender, halb sitzender oder sonst einer bequemen Stellung, Hinterkopf und Nacken lehnen sich an den Rand des hölzernen, allen Patienten gemeinsamen Badebeckens. Damit im Schlafe der Körper nicht an die Oberfläche kommt, legen sich die Badenden einen mehr oder weniger großen Stein auf den Schoß. Der Besitzer des Bades, ein 70jähriger Greis, bringt fast den ganzen Winter im Wasser zu und fühlt sich so ohne Kleider und ohne Ofen behaglich und warm, während draußen der Schnee 4 oder 5 Monate nicht schmilzt. Das Dauerbad wirkt nach Bälz weder reizend noch schwächend; die Körperfunktionen werden in keiner Weise beeinträchtigt. Daß z. B. der Appetit nicht leidet, zeigen die im 15. Jahrhundert und später üblichen Badesitten in deutschen Thermalbädern, wo mit stundenlangen Dauerbädern sogar üppige Tafeleien verbunden wurden.

Heilanzeige: Nach Bälz kommen vorzugsweise folgende Krankheitszustände für die Behandlung mit natürlichen Dauerbädern (in entsprechender Abwandlung der Dauer usw.) in Betracht: Rheumatische und sonstige Krankheiten des Bewegungsapparates, Verbrennungen, schlechtheilende Wunden und Geschwüre, chronische Ekzeme, Pemphigus u. dgl. Bei Gelenkleiden könne man sich von der Verbindung von Massage und Dauerbad, bei Hautkrankheiten von örtlicher Behandlung und Dauerbad viel versprechen.

Dauerbäder in der Klinik bei äußeren Erkrankungen: Gewisse Hautkrankheiten hat Hebra durch das körperwarme verlängerte bzw. Dauerbad behandelt. Das nach ihm benannte „Wasserbett" ist allerdings eine Erfindung des Londoner Arztes Neil Arnott. Es gestattet, den Kranken zur Stuhlentleerung usw. jederzeit aus dem Wasser zu heben, ist aber umständlich und kostspielig, so daß es meist durch einfachere Vorrichtungen ersetzt wird. Wichtig ist nur, daß der Kranke möglichst nicht auf dem Boden der Wanne liegt, sondern auf einem unter Wasser ausgespannten Tuch. Der Kopf wird durch ein Gummikissen gestützt. – Der Vorteil des Dauerbades, das Hebra bis zu 9 Monaten ununterbrochen hat fortsetzen lassen, beruht vor allem darin, daß Schmerzen, z. B. bei quälenden Hauterkrankungen, stark nachlassen und die Stimmung besser wird. Der Kranke kann sich freier bewegen, der Appetit, die Nachtruhe und damit das Allgemeinbefinden werden besser. Borken werden erweicht, in Zersetzung begriffene Absonderungen entfernt, neue Borken können sich nicht bilden. Auf entzündete Hautstellen, Wunden, Geschwüre wirkt das Dauerbad heilend. Wegen jener entspannenden, schmerzstillenden, die Bewegungen erleichternden Wirkung leistet das Dauerbad auch bei eitrigen, mit Eröffnung behandelten Gelenkinfekten Ausgezeichnetes. Ebenso ist das warme Dauerbad bei schwerem Gelenkrheumatismus mit gutem Erfolg angewendet worden.

Dauerbäder zur Beeinflussung des Stoffwechsels: Aus ganz anderen Gründen als Hebra hat Prof. Mariano Semmola verlängerte warme Bäder zur Behandlung gewisser Hautkrankheiten (Ekzeme) empfohlen. Er ging von der Vermutung aus, daß bei Ekzemen die Hautausscheidung von Stoffwechselschlacken, die sich durch zu reichliche Nahrung oder falsche Lebensweise im Körper ansammeln, eine Rolle spielt. Daher versuchte er die reinigende Tätigkeit der Haut, die vor allem in der kalten Jahreszeit verringert ist, zu steigern und verordnete zu Beginn des Herbstes Bäder von 30–50°C Wärme und je 2–3 Stunden Dauer, anschließend schottische Duschen. Diese Bäder sollten vier Wochen lang regelmäßig genommen werden, die schottischen Duschen aber den ganzen Winter über. Dazu empfahl er fleisch- und eierarme Kost, um auch die Bildung von Darmgiften zu verringern. Solche uns heute wieder sehr naheliegenden Gedankengänge gründen sich auf alte Erfahrungen. Die Badereaktion und der Badeausschlag, der früher geradezu als wichtigster Maßstab für die Wirkung von Thermal- und Mineralbädern angesehen wurde, liegen ganz auf der gleichen Linie. Aber auch schon das gewöhnliche körperwarme Vollbad von 20–30 Minuten Dauer ruft nicht selten eine deutliche Reaktion hervor, besonders dann, wenn es in nicht zu kurzen Abständen genommen wird. Abgesehen von der unmittelbaren beruhigenden, schlaffördernden Wirkung beobachtet man dann am nächsten Tag Müdigkeit, Kopfschmerzen, örtliche Reaktionen an alten rheumatischen Herden – ganz ähnliche wie nach Schwitzanwendungen und anderen eingreifenderen Allgemein-Maßnahmen. Diese Wirkungen können durch das verlängerte oder das Dauerbad verstärkt werden.

Ein amerikanischer Arzt, M. Ferrin, empfiehlt, dieses Bad etwa 2mal wöchentlich in der Dauer von je 3 Std. zu nehmen, nach Bedarf aber auch öfter und länger, bis zu 3 Tagen ununterbrochen. Die Technik, die er angibt, ist im wesentlichen die der sonstigen Dauerbäder. Die Wirkung soll vor allem auf einer Entgiftung beruhen. Oftmals soll sich das Badewasser nach etwa 5 Stunden gelb und braun färben und einen widerlichen Geruch annehmen. Bis anderweitige Beobachtungen vorliegen, sind diese Angaben jedoch nur mit Vorbehalt anzunehmen. Bemerkenswert erscheint unter diesem Gesichtspunkt auch die Behauptung von Ferrin, daß rheumatische Ablagerungen schneller zum Schwinden gebracht würden, wenn man nach einer Badedauer von 2 bis 6 Stunden dem Badewasser 3 bis 4 Pfund Bittersalz zufügt und dann noch mindestens ½ Stunde im Bade verbleibt. Durch solche Salzzusätze können Ausscheidungsvorgänge zustande kommen, doch kommt es dabei auf die Konzentration der Salzlösung an. Die angegebenen Mengen dürften zu gering sein, um nennenswerte Wirkungen auszuüben. Die überaus einfache Anwendungsweise sollte jedenfalls Veranlassung sein, diese Angaben vorurteilslos nachzuprüfen und auf eine wissenschaftlich-erfahrungsgemäße sichere Grundlage zu stellen.

Dauerbäder in der Psychiatrie: Die beruhigende Wirkung warmer Bäder ist seit alter Zeit bekannt. Als verlängerte Bäder, 1–2 Stunden lang (Temp. 34–35°) am Abend verabreicht, werden sie bei Nervosität, leichten Verstimmungen und Angstzuständen auch heute noch mit Erfolg zur Erleichterung des Einschlafens usw. angewendet. Dauerbäder, mehrere Tage und Wochen hindurch fortgesetzt, sind vereinzelt auch früher schon zur Behandlung erregter Kranker angewendet worden, so z. B. von den alten französischen Nervenärzten (Brierre de Boisment). Später haben sie durch Scholz, Kraepelin u. a. außerordentlich an Verbreitung gewonnen und das Bild, zumal der Unruhigen-Abteilungen, erheblich umgestaltet. Um sie Tag und Nacht fortsetzen zu können (mitunter monatelang), mußten erst die notwendigen technischen Einrichtungen geschaffen werden.

Technik: Nach Kraepelin sind am geeignetsten Feuertonwannen mit schräger Neigung der Kopfwand. Schwache und gebrechliche Kranke werden auf ausgespannte Tücher gelegt. Dazu kommen Luftkissen, z. B. in Tücher eingenähte Ballen von nicht entfetteter Watte oder Gummischwämme zur bequemen Lagerung des Kopfes. Daß die gesamte Einrichtung des Baderaumes, die Anbringung der Wasserhähne, die Regelung des Zuflusses, namentlich des heißen Wassers, den Erfordernissen der Irrenpflege entsprechen müssen, ist selbstverständlich. Zweckmäßig sind, um die Gefahr zu hoher und zu niedriger Wassertemperaturen auszuschalten, elektrische Temperaturregler.

Wirkung: Das warme Dauerbad ist in seiner Wirkung allen anderen bekannten Verfahren unvergleichlich überlegen. Deshalb verdient es immer wieder Beachtung, auch wenn es in den letzten 1–2 Jahrzehnten durch das Aufkommen neuer Behandlungsverfahren (Cardiazol, Insulin usw.) etwas in den Hintergrund gedrängt wurde. Die Wirkung zeigt sich darin, daß die Kranken in der behaglichen Wärme ruhiger werden, besser essen und schlafen. Sehr viel macht es aus, daß sie sich verhältnismäßig frei auch ohne Beengung durch Kleidungsstücke bewegen können, keiner Gewaltanwendung ausgesetzt sind und mit ihrer Umgebung nicht so leicht in Zwiespalt geraten. Dadurch werden sie weit weniger gereizt und gewalttätig. Die beruhigende Wirkung vergleicht Kraepelin mit dem ausgesprochenen Müdigkeitsgefühl, das beim Gesunden im warmen Bad auftritt. – Puls, Atmung und Körperwärme werden wenig beeinflußt. Der Blutdruck nimmt rasch ab, was z. B. bei den regelmäßig mit Blutdrucksteigerung verbundenen Zuständen des manisch-depressiven Irreseins von Bedeutung sein kann. Ziel der Behandlung ist, den Kranken zur Bettruhe zu bringen. Danach ist deshalb vor allem die Dauer des Bades einzurichten. Als wertvolle Ergänzung bzw. Ersatz dienen auch feuchte Packungen.

Heiße Bäder

Von altersher sind bei den verschiedensten Völkern heiße Bäder auch von längerer Dauer angewendet worden – vor allem an natürlichen heißen Quellen –, und immer wieder haben auch Ärzte ausgezeichnete Erfolge damit erzielt.

Besonders eingehende und umfangreiche Beobachtungen über heiße Bäder hat Bälz in Japan angestellt und sehr klare und einleuchtende Regeln dafür angegeben, die leider völlig in Vergessenheit geraten sind. Im folgenden sei deshalb eine Zusammenfassung des wesentlichsten Inhalts seiner einschlägigen Veröffentlichungen gegeben.

Arten des heißen Bades: Bälz unterscheidet in zweckmäßiger Weise zwei Stufen des heißen Bades: „mäßig heiß" von 38–42° C und „sehr heiß" über 42°, sowie nach der Dauer kurze Bäder von ¼–½ Stunde und prolongierte, also verlängerte Bäder bis zu 3 Stunden. Was darüber hinausgeht, bezeichnet er als Dauerbad.

Technik des heißen Bades nach Bälz: Raum gut lüften! Angenehm und vorbeugend gegen Kreislauf- und Hirnerscheinungen wirkt beim mäßig heißen Bad ein kalter Aufschlag auf den Kopf. Beim sehr heißen Bad am besten vor dem Einsteigen mehrmals heißes Wasser über den Kopf gießen. Im Bad sitzende Haltung einnehmen. Bei Schwindel nach dem Bad sofort flach hinlegen, mit kaltem Wasser an Kopf und Nacken bespritzen, gegebenenfalls Herzmittel.

Bei heißen Bäderkuren genügt in der Regel 1 Bad am Tage nicht. Man beginnt mit 2 Bädern von 40° und je 10 Minuten Dauer, steigert auf 3, manchmal sogar 4–5 Bäder (je 5 Minuten lang). Bei höherer Temperatur ist die Dauer entsprechend kürzer. Badezeit: am besten 10 Uhr vormittags und 5 Uhr nachmittags, bei 3 Bädern 9, 3 und 7 Uhr. Nie früher als 1½ Stunden nach einer Mahlzeit, aber auch nie ganz nüchtern baden!

Das heiße Bad der Japaner: Auf Grund umfassender Erfahrungen in Japan, auch am eigenen Leib, hat Bälz eingehend über das heiße Bad als Maßnahme der vorbeugenden Gesundheitspflege berichtet. In den außerordentlich stark besuchten öffentlichen Badeanstalten, z. B. in Tokio, wird gemeinsam in einem Becken gebadet, dessen Wasser durch ständigen Zu- und Abfluß erneuert wird. Diese Form des Badens empfiehlt sich aus wirtschaftlichen Gründen, aber auch der Geselligkeit halber. Dem noch Ungewohnten wird durch das gemeinsame Bad der doch etwas unangenehme Anfang erleichtert. Die Temperatur der Bäder ist fast durchweg 45°, nie unter 42° C. – Vor dem Bade wäscht man sich außerhalb des Beckens mit heißem Wasser, geht dann für 3 Minuten und länger in das Bad. Dadurch kommt es zu einer starken Durchblutung der Haut. Danach wäscht man sich außerhalb des Beckens nochmals gründlich, übergießt sich mit heißem Wasser und steigt nochmals für einige Minuten ins Bad. Das japanische Bad läßt sich vereinfacht auch zu Hause durchführen. Man benützt zwei nebeneinanderstehende Wannen, die eine ist nur bis etwa Handspannenhöhe mit Wasser von etwa 40° gefüllt, die andere als Vollbad hergerichtet. Der Patient wird stehend in der ersten Wanne mehrere Male am Kopf übergossen, steigt rasch in die andere Wanne und bleibt darin etwa 2 Minuten liegen. Dann kehrt er in die erste Wanne zurück, wird noch einmal übergossen und beendet nach 2–3 Minuten in der zweiten Wanne das Bad.

Anschließend kleidet er sich sofort an, ohne sich auszuruhen oder nachzuschwitzen.

Fieberbäder nach Walinski (Physikalische Überwärmung): Seit vielen Jahren hat F. Walinski (Berlin) mit einem eigenen Verfahren der Hyperthermie (Überwärmung) an zahlreichen Kranken beachtliche Erfolge erzielt. Dem Kranken werden 10 ccm einer 20%igen Kochsalzlösung in die Vene eingespritzt. Nach 5 Minuten steigt er in ein Bad, dessen Temperatur von anfangs 37–38° C in etwa 10 bis 30 Minuten auf 40–41° erhöht wird. Während des Bades steigt die Körpertemperatur, die im Munde gemessen wird, auf die gewünschte Höhe an. Dann wird der Patient in ein Flanell-Laken und 5 darüber gelegte Wolldecken fest eingepackt, damit die im Körper angestaute Wärme nicht abgegeben wird. In dieser Packung erhält er Tee oder Kaffee, der um 5–10° heißer als die Körpertemperatur ist. – Das Kochsalz dient dazu, die Schweißabsonderung zu vermindern und damit das künstliche Fieber zu erhöhen und zu verlängern. Von verschiedenen anderen Untersuchern wird die Notwendigkeit der Kochsalzeinspritzung bestritten. Walinski hat aber bei ausgedehnten Nachuntersuchungen seine ersten Ergebnisse bestätigt gefunden. Wohl gebe es eine Anzahl Kranke, die diese Kochsalzwirkung vermissen ließen, das Kochsalz sei aber trotzdem zweckmäßig, zumal es auch stets herzberuhigend wirke.

Die durch die Überwärmung ausgelösten Wirkungen im Körper entsprechen weitgehend dem Geschehen beim Infektionsfieber.

Die Schlenz-Kur

Eine Nichtärztin, Frau Maria Schlenz (Innsbruck-Hungerburg), hat ein Heilverfahren entwickelt, das in der Hauptsache aus langdauernden heißen Kräuterbädern besteht. Die Veröffentlichung von Frau Schlenz gibt zu sehr erheblichen Bedenken Anlaß. Starke Übertreibungen haben auch behördliche Maßnahmen gegen eine uferlose Laienwerbung für die Schlenz-Kur notwendig gemacht. Das darf aber den kritischen, verantwortungsbewußten Arzt nicht abhalten, sich eingehender mit dieser Behandlungsweise zu befassen. Abgesehen davon, daß der wichtigste Teil der Kur, das heiße Bad, nicht erst von Frau Schlenz entdeckt, sondern nur in ein bestimmtes System gebracht worden ist, liegen auch Berichte von Ärzten vor, die – in Übereinstimmung mit anderen ärztlichen Beobachtungen über das heiße Bad – den Erfolg des Verfahrens beweisen.

Bad: Eine Eigentümlichkeit des Bades nach M. Schlenz besteht darin, daß sich auch der Kopf – mit Ausnahme von Nase und Mund –mit unter Wasser befindet. Eine weitere Besonderheit ist die verhältnismäßig lange Dauer bei hoher Badetemperatur.

Technik: Möglichst körperlange Wanne, durch entsprechende Umhüllung möglichst gegen Abkühlung geschützt, ebenso oben mit Holzdeckel und Wolldecke abgedeckt. Das Eintauchen des Kopfes macht anfangs oft Schwierigkeiten. Technisch erleichtert wird es durch Kissen oder Gurte, die unter den Nacken gelegt werden. Wenn es nicht vertragen wird, kann man sich mit Kräutersäckchen helfen, die – von einem Ohr zum andern reichend – vorn wie eine Haube über die Stirn gelegt werden. Wiederholtes Eintauchen in heißes Wasser ist notwendig. Keinesfalls darf man kalte nasse Tücher auf den Kopf legen. – An Kräutern verwendet Frau Schlenz Heublumen oder geschnittenes Heu, fein zerhackte Fichten-, Föhren-, Latschen-, Wacholderzweige, Birken-, Walnußblätter, Haferstroh oder Mischungen davon, und zwar 2 kg je Bad.

Selbstverständlich kann man auch gute käufliche Pflanzenextrakte verwenden.

Man beginnt beim ersten Bad mit 36–37°, beim zweiten mit 38° heißem Wasser und läßt nach 10 Minuten die Temperatur auf 39 bzw. 40° C ansteigen. Die Körpertemperatur folgt dem Anstieg langsamer nach. Jedoch ist es gut, von der höchsten Temperatur jeweils wieder auf 37° herunterzugehen. Etwas abkühlend und erleichternd – zumal in einer kurzen Wanne – wirkt es, wenn der Badende zeitweilig die Beine anzieht, die Füße herausstreckt, den Kopf aus dem

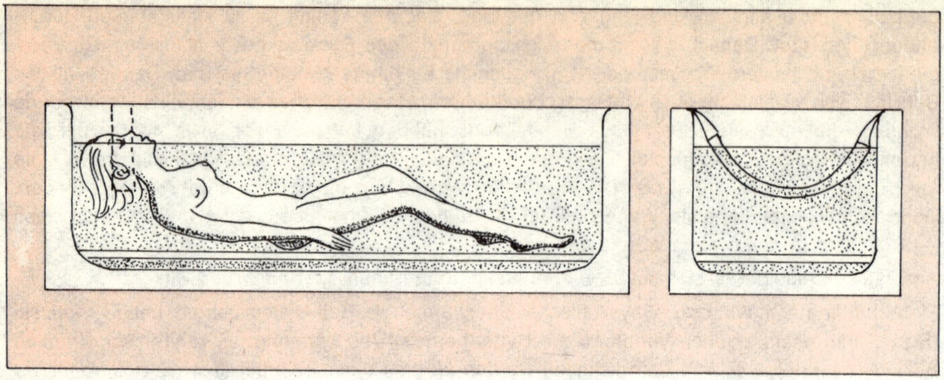

Einrichtung eines Schlenzbades

Wasser nimmt, sich aufsetzt usw. Bürsten der Haut im Bad erleichert die Beseitigung von Stauungen. Das Bad dauert mindestens 1 Stunde, es kann aber auch auf 2 und mehr Stunden verlängert werden. In der 2. Stunde braucht die Badetemperatur nur noch 38° zu betragen. Die Wirkung in Gestalt von Schweißausscheidung beginnt nach etwa 15 Minuten. – Das Bad wird natürlich zumal am Anfang nicht nur als angenehm empfunden. Abgesehen von Heilkrisen treten leicht Herzklopfen, Druck- und Angstgefühle auf, auch kann es einmal zu einer Ohnmacht kommen. Bei etwaigen Angstgefühlen läßt man den Badenden aufsitzen. Selbstverständlich darf der Kranke im Bad nie allein gelassen werden (Klingelzug). Besonders beim Verlassen des Bades ist aufzupassen.

Den Kreislauforganen ist natürlich schon vor dem Bad besondere Aufmerksamkeit zu schenken, bei Kreislaufgeschädigten ist größte Vorsicht geboten. Als Reaktion beobachtet man u. a. Ohrenschmerzen, Schwellungen und Druckempfindlichkeit im Gehörgang und außen am Ohr, zeitweilig Schwerhörigkeit, ferner bei Störungen an den Organen Ohrenfluß, stärkere Schleimausscheidung aus Nase und Rachen, Schmerzen, die auch oft diagnostisch wichtig sind.

Wickel: Einleitung am besten durch heißes Bad von 40–42°. Temperatur des Wassers zum Eintauchen der Tücher so heiß wie möglich, etwa 60–70°. Bei Abkühlung Wickel wechseln, d. h. alle 10–20–30 Minuten. Durch Wärmeflaschen, Heizkissen usw. bei geschlossener Umhüllung Abkühlung vermindern, aber nicht übermäßig Wärme zuführen, da eine gewisse zeitweilige Abkühlung vorteilhaft ist .Wickeltücher möglichst mehrmals erneuern, um die ausgeschiedenen Stoffe zu entfernen. Zugabe heißer Getränke erleichtert den Schweißausbruch. – Zur leichteren Anwendung hat Frau Schlenz den Ganzwickel in 3 Teile geteilt, Oberwickel, Fußwickel und Kopfwickel. Der Oberwickel reicht vom Nacken bis über das Kreuz und schließt Schultern und Arme mit ein, der Fußwickel, jedes Bein für sich, bis zu den Oberschenkeln. Für den Kopfwickel, auf den Frau Schlenz besonders großen Wert legt, und der auch nach dem Ganzwickel für sich allein gemacht werden kann, hat sie eine besondere Form angegeben. Er besteht aus drei ineinandergelegten, miteinander vernähten Doppelschichten in Form einer den ganzen Kopf und den Hals umschließenden Haube. Sie reicht vorn über die Augen, bedeckt auch weitmöglichst die Wangen, so daß nur ein Teil der Nase und der Mund zu sehen sind; im übrigen wird durch entsprechendes Abnähen für die nötige Anpassung an Hinterkopf und Nacken Sorge getragen. Die innerste Hülle – aus Baumwollgarn gestrickt oder aus Frotteestoff gefertigt – wird angefeuchtet, die beiden äußeren Schichten dienen zur Bedeckung.

Die heiße Dauerbrause

Ein amerikanischer Arzt, Dr. Benedikt Lust, seiner eigenen Angabe nach ein Schüler von Kneipp, hat als besondere Form der Wärmebehandlung die heiße Dauerbrause, das „Bad der Blutwäsche", ausgebildet. Ähnlich wie bei der Schlenz-Kur haben sich aus berechtigten Gründen Ärzte noch kaum mit dem Verfahren befaßt, wohl aber verschiedene von Heilpraktikern geleitete Heilanstalten; soweit erreichbar, sind ihre Erfahrungen im folgenden mit verwertet.

Nach Krumm-Heller, wohl dem ersten deutschen Arzt, der über seine Erfahrungen mit dem „Heißduschenbad" berichtet, soll das Verfahren schon den alten Mexikanern bekannt gewesen und in den Mysterien-Tempeln der Mayas und Inkas ausgeübt worden sein. Er hat es selbst in Mexiko mit großartigen Erfolgen angewendet. Dr. Lust führt seine Lehre auf die Entdeckung eines jungen Griechen, C. Parasvo zurück, der im Jahre 1918 eine schwere Hernie (doppelseitigen Leistenbruch) durch langdauernde heiße Brausen geheilt haben will. Zuerst 2, dann ununterbrochen bis zu 8 Stunden ließ er Wasser auf den Körper brausen. Dabei beobachtete er eine auffallend erfrischende Wirkung. Die Versuche, die Dr. Lust daraufhin an sich selbst vornahm, bestätigten ihm die Richtigkeit dieser Angaben und veranlaßten ihn, das Verfahren planmäßig auszubauen und anzuwenden. –

Die Bebrausung beginnt an den Beinen von unten herauf, geht dann langsam über den ganzen Körper unter besonderer Berücksichtigung von Brust, Bauch, Seiten, dann wieder vom Kopf abwärts bis zu den Zehen. Wo der heiße Strahl ein besonders angenehmes Gefühl erweckt, soll man länger verweilen. Vierzig vom Hundert der gesamten Zeit muß mehr oder weniger auf Magen und Verdauungswege einschließlich der Geschlechtsorgane, den After und das Gesäß verwandt werden, ohne daß die empfindlichen Teile des Körpers vergessen werden.

Während der Behandlung soll man keine Nahrung aufnehmen, nur bei Bedarf „weiches, warmes Wasser" trinken. Nach dem Bad nicht abtrocknen, sondern mit den Händen trockenreiben. Anschließend 1–2 Stunden ruhen, dann zweimal Einlauf oder leichtes Darmbad. Danach wenig Frischkost (Salat, Obst- und Gemüsesäfte) und wieder 2 Stunden Ruhe. Nachts mindestens 10 Stunden ruhen, gleichgültig ob man wirklich schläft oder nicht. Kost: überwiegend Rohkost.

Von anderen Ärzten, die Dr. Lust zuerst im Jahre 1923 in Chikago in sein Verfahren einführte, ist die Technik z. T. etwas abgeändert worden. So nimmt Dr. Lindlahr die Brause „groß genug, um etwa die Hälfte bis zwei Drittel des Körpers auf einmal zu bedecken". Dadurch erzielt er schnellere Erfolge, die Wirkung wurde verdoppelt.

Die Dauer der Anwendung wird in den deutschen Anstalten gegenüber den Vorschriften von Dr. Lust oft stark verkürzt. Gewaltkuren, wie sie der Amerikaner liebt, können zweifellos mehr schaden als nützen. Schon bei täglich einstündigem Brausen sind zumal bei schwachen, zarten Menschen gute Erfolge zu erzielen.

Durch zweckmäßige Diät (Rohkost), Massage, Darmreinigung, Absaugung der Mandeln, Kräutertees usw. kann die Kur in nicht zu schweren Fällen wesentlich abgekürzt werden. Das „Bad der Blutwäsche" oder, wie es mit amerikanischer Überschwenglichkeit auch genannt worden ist, das „Bad des Paradieses" will nicht als Allheilmittel gelten. Es wird aber noch umfassender ärztlicher Behandlung und Erfahrung bedürfen, um das bestmögliche und gleichzeitig schonendste Verfahren herauszuarbeiten.

Wirksam ist die Brause durch die leichte Dauermassage und zugleich die Wärme des auftretenden Wassers. Der Blutumlauf und der Stoffwechsel werden gefördert, dadurch Stoffwechselrückstände und Gifte „aufgelöst und fortgespült". Die Ausscheidung durch die Haut und die anderen Ausscheidungsorgane wird gesteigert. Die Körpertemperatur wird langsam erhöht, zeitweilig bis zum künstlichen Fieber. Auch das trägt zur Reinigung des Organismus bei, in der Lust die eigentliche Wirkung der heißen Dauerbrause sieht. Vorher harte und gespannte Gewebe werden erweicht. Hervorgehoben wird vor allem immer wieder das auffallende Gefühl der Erfrischung und Verjüngung, die größere Beweglichkeit und Lebenslust. In vielen Fällen ist es empfehlenswert, eine Naturheilkur, vor allem mit entsprechender Ernährung vorausgehen zu lassen und erst die eigentliche Heilkrise mit Hilfe der Blutwäsche zu beschleunigen.

Heilanzeige: Muskel- und Gelenkrheumatismus, Gicht, Ischias, Neuralgien, Schlaflosigkeit, chronische Kopfschmerzen, mangelhafte Hauttätigkeit, Kahlköpfigkeit, entzündliche Augen, Brechungsfehler der Augen, chronische Katarrhe, Schwerhörigkeit, Asthma, Heufieber, Verstopfung, Unterleibskrankheiten, Magenleiden, Magengeschwür, Gallen- und Nierensteine, Zuckerkrankheit, Fettsucht, Stoffwechselstörungen, Wunden, erhöhter Blutdruck, depressive Verletzungen, Eiterungen, Knochentuberkulose, Krampfadern, Geschwüre, Nachkur nach Infektionskrankheiten, besonders Grippe.

Gegenanzeige: Niedriger Blutdruck, schwere Anämie, Herzfehler, Lungentuberkulose usw.

Bäder mit Zusätzen

Kohlensäurebad: Der Vorzug der natürlichen Kohlensäue-Bäder liegt im gleichbleibenden Gehalt an CO_2 (Kohlensäure) und an Salzen usw., die die Wirkung unterstützen. Künstliche CO_2-Bäder wechseln dagegen stark in ihrem Gehalt an Kohlensäure, denn dieser ist abhängig vom

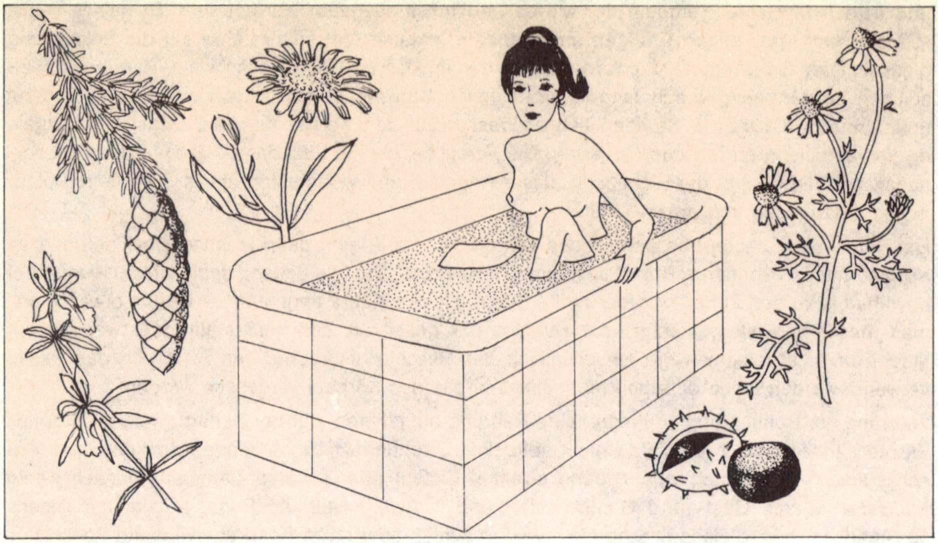

Druck, von der Temperatur, dem Salzgehalt des Wassers und anderen Umständen bei der Bereitung. Die im Wasser gelöste Kohlensäure setzt sich in punktförmigen Gasbläschen am Körper fest bzw. streicht an ihm vorbei; dicht nebeneinander liegende Stellen der Haut sind wechselweise von Wasser oder Gas bedeckt. Dadurch entsteht ein starker und eigentümlicher Hautreiz. Außerdem wird ein Bruchteil der Kohlensäure durch die Haut vom Körper aufgenommen, ein Teil des entweichenden Gases wird eingeatmet.

Die Temperatur der CO_2-Bäder schwankt zwischen 33 und 37° C. Die Wirkung ist um so stärker, je kühler das Wasser ist. Man beginnt die Kur zweckmäßig mit wärmeren Bädern und geht allmählich mit der Temperatur herab. Die Dauer des Bades beträgt 5–20 Minuten, sie muß namentlich bei Herzkranken sehr individuell abgestuft werden. Während des Bades muß man ruhig liegen, damit kräftiger Gasansatz am Körper entsteht. Nach dem Bade soll man sich abtrocknen und eingepackt längere Zeit ausruhen. Bei erregtem Herzen nach dem Bade sind kalte Kompressen oder Kühlschlauch zu empfehlen. 2–3mal wöchentlich ein Bad, möglichst vormittags, erscheint am wirkungsvollsten.

Hefebad: Von manchen Herzkranken werden die üblichen Kohlensäurebäder schlecht vertragen. In solchen Fällen kommt ein Hefebad in Frage. Die Badewanne wird mit Wasser von 40° C gefüllt, darin werden 1,5 kg Zucker oder, was wesentlich billiger ist, 4 kg Melasse eingerührt. Dazu gibt man etwa 8 l frische Bierhefe oder auch ³/₄ kg gut verrührte Preß- oder Bäckerhefe. Die Gärung setzt langsam ein. Das Bad wird nach etwa ³/₄ Stunden genommen, wenn sich die Badeflüssigkeit in starker Gärung befindet. Temperatur beim Bad beträgt etwa 35°, die Dauer 20 Minuten. Es ist nicht nur bei Herzkranken erfolgreich, sondern auch bei Rheumatismus, Ischias, trägem Stoffwechsel usw.

Sauerstoffbad: Sauerstoff löst sich zum Unterschied von Kohlensäure im Wasser nur sehr wenig. Das Leitungswasser ist zudem meist mit Sauerstoff ziemlich gesättigt. Der aus Gas-Flaschen durch das Bad geleitete Sauerstoff verläßt somit das Wasser sofort wieder, falls die Bläschen nicht eine Zeitlang am Körper haften bleiben. Der aus einer im Bade gelösten sauerstoffhaltigen Substanz entwickelte Sauerstoff dagegen wirkt vielleicht etwas nachhaltiger, weil er sich an der Haut in ihren feinsten Spalten festsetzen kann. Der Sauerstoff erzeugt nicht, wie die Kohlensäure, Hautrötung und Wärmegefühl. Deshalb wird die Badetemperatur im allgemeinen höher genommen (35–37°). Dauer des Bades: 15–20 Minuten. – Eine Aufnahme durch die Haut (Resorption) ist nicht nachgewiesen. Ob das Einatmen des aus dem Badewasser entweichenden Sauerstoffs irgendwelche Heilwirkung hat, sei dahingestellt, es ist aber unwahrscheinlich.

Wirksam bei: vasomotorischen Neurosen, klimakterischen Störungen, Thyreotoxikosen, Basedow, Appetitmangel und Schlaflosigkeit, Rekonvaleszenz nach Infektionskrankheiten.

Luftperlbad: Es wirkt sehr ähnlich wie das Sauerstoffbad, wird ganz entsprechend wie dieses mit Hilfe von komprimierter Luft (aus Flaschen) bereitet. Neuerdings wird auch oft eine nach dem Prinzip des Wasserstrahlgebläses gebaute Vorrichtung benutzt. Dabei wird die angesaugte Luft durch den Druck des Wassers komprimiert und durch einen Verteiler in die Wanne geleitet.

Aromatische Bäder: Fichtennadel, Arnika, Rosmarin, Kamille, Kalmus usw. Den Bädern werden Pflanzenextrakte zugesetzt, die aromatische Stoffe – häufig unbekannter chemischer Natur – enthalten. Am besten sind zweifellos unmittelbar bereitete Aufgüsse und Abkochungen der frischen oder trockenen Pflanzen. Ihre Herstellung ist aber meist schwierig und umständlich. Von vielen Firmen werden sehr gute Extrakte in den Handel gebracht, ihre Anwendungen sind aus den entsprechenden Vorschriften ersichtlich. Die Bäder zeichnen sich durch angenehm frischen Geruch aus, sie gelten als anregend und zugleich beruhigend. Die Wirkung erstreckt sich auf die Atmungsorgane und auf die Haut, die einen milden Reiz erfährt. Sicherlich spielt auch die psychische Wirkung eine Rolle. Die Bäder werden in einer Temperatur von 34 bis 37° C gegeben.

Fichtennadelbad: Es wird meist mit einem der käuflichen Fichtennadelextrakte hergestellt. Es enthält ätherische Öle, u. a. Terpentin, wirkt beruhigend auf das Nervensystem, anregend auf den Stoffwechsel und durch Einatmung der Dämpfe schleimlösend und -absondernd auf die Atmungsorgane.

Heilanzeigen: Nervenschwäche, Fettleibigkeit, Rheumatismus, Basedow, Katarrh der oberen Luftwege.

Arnikabad: Auf ein Bad nimmt man 2–4 Eßlöffel Arnikaessenz. Es wird angewendet bei entzündlichen Zuständen, subakutem Rheumatismus, Verletzungen, Quetschungen.

Kamillenbad: Das Bad wird am besten aus der Droge selbst bereitet. Für ein Bad werden ½–1 kg Kamille mit 4–6 l kochendem Wasser überbrüht. Nach halbstündigem Ziehen wird durchgesiebt und ausgepreßt, die Flüssigkeit wird dem Bade zugesetzt. Wirksam bei: Zirkulationsstörungen, katarrhalischen Zuständen, juckenden Ekzemen, tiefen Höhlenwunden und Fisteln.

Kalmus: ¼ kg geschnittene Kalmuswurzel wird mit 3 l Wasser kalt angesetzt, aufgekocht, die durchgeseihte Flüssigkeit einem Bade von 200 l zugesetzt. Für ein Kinderbad wird entsprechend weniger genommen. Gegen Bleichsucht und Rachitis.

Bäder mit mildernden Zusätzen

Kleiebad: Die Kleie soll den Hautreiz, den reines Wasser ausübt, mildern und die Haut weich machen. 1–2 kg Weizenkleie werden mit 4–6 l Wasser zum Kochen gebracht und dem Badewasser beigegeben. Temperatur des Bades 30° C, Dauer 20 Minuten. Angezeigt bei: Hautkrankheiten mit Neigung zur Entzündung, Akne, Psoriasis.

Malzbad: Das Malzbad wird in gleicher Weise hergestellt wie das Kleiebad. Auch ist seine Wirkung ganz ähnlich. Statt der Weizenkleie nimmt man hier geschrotetes Gerstenmalz.

Haferstrohbad: 1–1½ kg gehäckseltes Haferstroh wird mit 4–6 l Wasser kalt angesetzt, ½ Stunde gekocht und durchgeseiht, die Flüssigkeit wird einem Vollbad oder Sitzbad zugesetzt. Es lindert Unterleibs-, Nieren- und Blasenleiden, besonders bei schwächlichen und nervösen Patienten.

Bäder mit starker Reizwirkung

Senfbad: Frische Samen von schwarzem Senf werden möglichst kurze Zeit vor dem Gebrauch gemahlen. Das Mehl entwickelt mit Wasser, aber nur unterhalb 50°, das stark die Haut reizende Senföl. Bei zu langer Anwendung und bei Verwendung von zu viel Senfmehl bilden sich auf der Haut Blasen! Das Bad regt Herztätigkeit und Atmung an. 200 g Senfmehl werden mit lauwarmem Wasser zu einem dünnen Brei angerührt und ca. ½ Stunde stehen gelassen. Die Masse wird dann mit dem Badewasser gut verrührt. Temperatur des Bades 37°, Dauer etwa 10 Minuten. Nach dem Bade muß der Patient mit warmem Wasser abgewaschen werden. Angezeigt bei: Stauungen in der Lunge, bei Grippe und Bronchitis; Gefahr bei Pneumonie.

Ameisensäurebad: 150 g reine Ameisensäure werden in einer Badewanne gelöst (keine Metallwanne). Badetemperatur 35°. Dauer des Bades so lange, bis Juckreiz auftritt, aber höchstens 15 Minuten. Es empfiehlt sich bei rheumatischen und neuralgischen Erkrankungen.

Seifenbad: ½ kg Schmier- oder geschabte Kernseife wird in ½ Eimer heißem Wasser gelöst, die Lösung wird zum Bad gegeben. Es wird auch gern ein Teilbad angewendet, wobei ½ kg Seife in 1 l möglichst heißem Wasser gelöst wird. Wirksam bei bestimmten Hautkrankheiten, Eiterungen und Wunden, die sich schlecht reinigen.

Trinkkuren

Es ist bekannt, daß Prießnitz seine Patienten reichlich frisches Brunnenwasser trinken ließ, um eine gründliche Ausscheidung über die Nieren anzuregen. Von alters her werden an vielen Orten die Wässer von Heilquellen verwendet, um mit bestimmten, für die Zusammensetzung des Quellwassers eigentümlichen Mineralsalzen spezielle Heilwirkungen zu erzielen. Ebenfalls bei Trinkkuren mit Meerwasser will man durch die besondere Zusammensetzung des Meerwassers eine gezielte Wirkung auf den Organismus erreichen. Auch mit Leitungswasser, dem künstliche Mineralsalze oder ein Salzgemisch zugesetzt werden, kann man Trinkkuren zu Hause durchführen. Weiterhin sind in diesem Zusammenhang Kuren mit Fruchtsäften oder mit Heilkräuter-Aufgüssen sowie der Genuß von frischen Obst- und Gemüsesäften zu erwähnen.

Alle diese Verordnungen sollen dem Körper besondere Wirkstoffe zuführen und damit seine natürlichen Heil- und Regulationskräfte anregen und verstärken. Im engeren Sinne aber versteht man unter einer Trinkkur den Genuß bestimmter Heilquellen. Es besteht kein Zweifel, daß das Trinken an Ort und Stelle besser auf den Organismus wirkt als der Genuß des in Flaschen abgefüllten Quellwassers zu Hause.

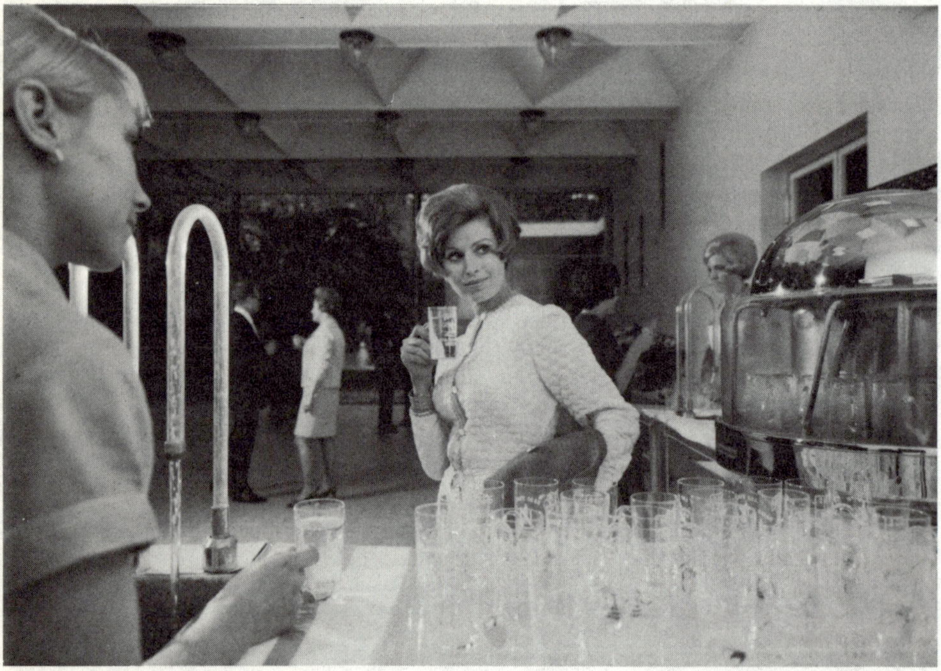

Trinkkur in Bad Neuenahr

Je nach der Zusammensetzung des Wassers der Heilquelle kommen bestimmte Einzelwirkungen auf die verschiedenen Organsysteme zustande, in erster Linie auf Magen-Darm, Leber-Galle oder auf Nieren und Harnwege. Die Verteilung der Mineralsalze des Quellwassers auf dem Blutwege wirkt aber auch allgemein auf das Nervensystem, die innere Sekretion und vor allem auf den Stoffwechsel, dabei besonders auf den Mineralstoffwechsel und den Wasserhaushalt.

Im allgemeinen ist die Wirkung eines Heilwassers am stärksten, wenn man es auf leeren Magen, insbesondere morgens nüchtern und in kleinen Schlucken trinkt. Bei Trinkkuren soll deshalb im Laufe des Tages, auch einige Zeit vor dem Essen, der Brunnen getrunken werden. Eine Ausnahme bilden eisenhaltige Brunnen, die meist nach der Mahlzeit besser vertragen werden.

Zur besseren Verträglichkeit, zumindest bei empfindlichen Kurgästen, ist es erforderlich, den

Brunnen nicht zu kalt zu trinken. Es ist darum üblich, bei sehr kalten Brunnen das Wasser etwas vorzuwärmen.

Andererseits bedeutet eine Trinkkur – wie jede größere Flüssigkeitszufuhr – für eine Reihe von Menschen eine Belastung. Vor allem haben Herz und Kreislauf sowie Nieren und Harnorgane eine größere Arbeit zu leisten. Bei schweren Störungen der Wasserausscheidung – insbesondere bei wassersüchtigen Schwellungen, gleichgültig, ob durch Herz- oder Nierenleiden bedingt – und bei schwereren Kreislaufstörungen sind Trinkkuren verboten.

Übersicht über die Heilanzeigen von Brunnenkuren

1. Einfache kalte Quellen: Harntreibende Wirkung, z. B. Lauchstädt.
2. Einfache Säuerlinge, kohlensäurehaltige Quellen: Tafelwässer, wertvoll bei schlechtem Leitungswasser, außerdem harntreibend mit günstiger Wirkung auf die Harnwege, z. B. Brükkenau (Wernazer Quelle), oder günstig für Magen-Darm, z. B. Fachinger Wasser.
3. Erdige Quellen: Günstig für die Harnwege, auch bei Nierensteinen, z. B. Wildungen (Georg-Viktor-Quelle).
4. Alkalische Quellen: Gut bei Erkrankungen von Magen-Darm, Leber-Galle, z. B. Neuenahr.
5. Kochsalzquellen: Zweckmäßig bei Magen-Darm-Leiden, z. B. Homburg v. d. H.
6. Bitterquellen: Vorteilhaft bei Erkrankungen von Magen-Darm, Leber-Galle, z. B. Mergentheim.
7. Eisenquellen: Günstig bei Blutarmut, z. B. Hersfeld (Lullusbrunnen).
8. Arsen-Quellen: Zweckmäßig bei Blutarmut, Erschöpfung und Hautleiden, z. B. Dürkheim (Maxquelle).
9. Schwefelquellen: Gebräuchlich bei Stoffwechselkrankheiten, Gicht, Diabetes, z. B. Aachen (Kaiserquelle).
10. Jodquellen: Günstig bei Gefäßstörungen, Alterskrankheiten, z. B. Heilbrunn/Obb. (Adelheidquelle).
11. Radioaktive Quellen: Gebräuchlich bei Drüsenstörungen, rheumatischen Erkrankungen und Altersveränderungen, z. B. Brambach.

Trinkkuren mit Meerwasser

Das Meerwasser stellt eine von der Natur ständig aufs neue geschaffene Mineralstofflösung dar, aus der letzten Endes alles Leben auf dieser Erde hervorgegangen ist. Es haben sich selbständige Lebewesen außerhalb des Meeres eigentlich nur dadurch entwickeln können, daß sie das Mineralsalzgefüge des Meeres innerhalb ihres Organismus als Nährlösung für ihre Zellen mitgenommen haben. Das Verhältnis der Mineralstoffe im Meerwasser gleicht im großen und ganzen der Zusammensetzung innerhalb des menschlichen Blutwassers. Lediglich die Konzentration und damit auch gewisse Wirkungen innerhalb des Körpers sind verschieden.

Das Meerwasser ist je nach seiner Herkunft unterschiedlich zusammengesetzt. Während beispielsweise der Kochsalzgehalt in der Ostsee 1,50 % nicht übersteigt und oft wesentlich geringer ist, beträgt er in der Nordsee um 2 %. Nachgewiesen wurde im Meerwasser eine große Menge von Elementen wie Natrium, Chlor, Kalium, Calcium, Magnesium, Lithium, Mangan, Silicium, Jod, Brom, Fluor, Arsen, Zink, Nickel, Kupfer, Silber, Gold, Thorium, Strontium, Rubidium, Caesium, und darüber hinaus werden andere wirksame Stoffe im Meerwasser vermutet.

Die Meerwasser-Erzeugnisse zu Trinkkuren werden aus durchgefiltertem, gereinigtem Wasser aus tieferen Schichten hergestellt.

Vor allem in den Seebädern haben sich Meerwassertrinkkuren immer mehr eingebürgert. Empfindlichen Patienten kann anfangs leicht übel werden, so daß man in solchen Fällen mit verdünntem Meerwasser beginnt (etwa 2–3 Eßlöffel auf ein Glas Wasser) und es über den Tag verteilt trinkt. Kaltes Meerwasser schmeckt besser, doch soll es – wie auch sonst bei Brunnenkuren üblich – von magenempfindlichen Kurgästen lieber angewärmt getrunken werden. Im allgemeinen trinkt man morgens nüchtern langsam ein Glas voll, also 200 bis 300 ccm Meerwasser, am besten bei geruhsamem Aufundabgehen. Man kann dann im Laufe des Tages, etwa vormittags zwischen 10 und 11 Uhr und nachmittags zwischen 5 und 6 Uhr, je nach Verordnung jeweils 120 bis 200 ccm zu sich nehmen.

Die Wirkung der Meerwassertrinkkuren beruht darauf, daß sie unmittelbar die Verdauungsorgane beeinflussen und besonders die Gallen- und Darmtätigkeit anregen. Außerdem wird der gesamte Mineralhaushalt des Körpers beeinflußt und damit in der Folge eine Vielfalt von Wirkungen erreicht, die sich im einzelnen noch gar nicht überblicken lassen.

Meerwassertrinkkuren werden vor allem bei Magen-, Darm- und Lebererkrankungen verordnet, zur Regelung der Magensäure-Absonderung, zur Anregung des Stuhlgangs, bei nervöser Erschöpfung und Übererregbarkeit, zur allgemeinen Kräftigung und Umstimmung des Organismus sowie zur Belebung des Stoffwechsels, besonders bei Rheuma, Gicht, Fettsucht, Diabetes, Hauterkrankungen, bei innersekretorischen Störungen, im Entwicklungs- und Rückbildungsalter und schließlich auch bei Blutkrankheiten.

Indirekt kann man eine Zufuhr von Meerwasser in den Organismus auch dadurch erreichen, daß man in der Küche statt des sonst üblichen Kochsalzes das Meerwasser bei der Zubereitung der Speisen zum Würzen verwendet. Zweifellos verbessern die im Meerwasser neben dem Kochsalz vorhandenen übrigen Mineralsalze die Verträglichkeit und verhindern Kochsalzschäden bei anfälligen Menschen.

Die Behandlung mit der Erde

Äußere Behandlung mit der Erde

Lehm und Heilerde

Natur-Lehm: Wo Gelegenheit dazu gegeben ist, nimmt man den Lehm (oder Ton) aus einwandfreien Gruben und läßt ihn vor dem Gebrauch in der Sonne trocknen. Um ganz sicher zu sein, daß er frei von Dungstoffen und Bakterien ist, empfehlen Kneipp u. a., ihn vorher 10 Minuten lang durch Erhitzen auf über 100° zu desinfizieren, dann zu trocknen und zu pulverisieren. Äußerlich kommt der Lehm in trockenem Zustand als Lehmpulver, mit Wasser angerührt als Lehmbrei und stark verdünnt als Lehmwasser zur Anwendung.

Heilerde: Da Natur-Lehm meist nicht ohne weiteres in einwandfreier Beschaffenheit zu erhalten ist, empfiehlt sich die Verwendung der überall erhältlichen Heilerde. Diese ist praktisch keimfrei, kann daher unbedenklich auch auf offene Wunden oder Geschwüre aufgebracht werden und verdient wegen ihrer einfachen Handhabung und vielseitigen guten Wirkung in der täglichen Praxis weitgehende Anwendung.

Lehm- und Heilerdebrei: Er ist oft nassen Kompressen bzw. Wickel vorzuziehen, weil er sehr lange feucht bleibt und eine nachhaltigere und tiefere Wirkung ausübt. Bei Entzündungen braucht er nicht so oft gewechselt zu werden, die Heilung wird erfahrungsgemäß günstig beeinflußt. Bei allen Packungen achte man auf warme Füße. Bei häufiger Anwendung muß, da der Lehm der Haut Fett entzieht, die Haut öfter eingefettet werden. Der Lehm kann, wenn er nicht durch Eiter usw. verunreinigt ist, bei demselben Kranken nochmals verwendet werden.

Lehm- und Heilerdebrei-Aufschläge: Lehm oder Heilerde wird mit Wasser, mit Essig oder einer Kräuterabkochung zu einem gebundenen Brei angerührt. Dieser wird gut fingerdick auf ein Tuch gestrichen. Man legt den Aufschlag mit der Lehm- bzw. Heilerdeseite unmittelbar auf die Haut und wickelt ihn mit einem wollenen Tuch oder Schal fest an. Wunden können vorher mit Salbe, behaarte und empfindliche Stellen mit feuchter Verbandgaze oder Watte bedeckt werden. – Im allgemeinen wird der Lehm- bzw. Heilerdebrei-Aufschlag kalt angewandt. Nach einer anfänglichen Kühle empfindet man rasch eine behagliche Wärme. Vorteilhaft ist vorausgehende Erwärmung des Körpers durch heißes Teilbad, heiße Kompressen o. ä. In einzelnen Fällen, z. B. bei Nierenerkrankungen, wird der Brei lauwarm verwandt, warm dagegen bei starken Schmerzen, z. B. Gallensteinkoliken. Der Brei bleibt liegen, bis er trocken oder lästig wird. – Er kann bei sehr vielen Erkrankungen angewendet werden, z. B. bei Entzündungen, Abszessen, Furunkeln, Insektenstichen, Schlangenbiß, Hautausschlägen, bei Nebenhöhlenerkrankungen und bei Akne; Halswickel bei Kehlkopfleiden und Mandelerkrankungen; Nackenaufschläge bei Schlaflosigkeit und Blutdruck zum Kopf; Brust- und Leibwickel bei Lungen-, Magen-, Leber-, Nieren-, Darm- und Unterleibskrankheiten.

Lehm- bzw. Heilerdewasser-Aufschläge: Man schwemmt so viel Lehm bzw. Heilerde in Wasser auf, bis es rahmartig wird. In dieses Wasser wird ein Tuch eingetaucht, leicht ausgedrückt und 2–6fach zusammengelegt. Es wird dann als Kompresse auf die betreffende Körperstelle aufgelegt und mit einem Wolltuch bedeckt und befestigt. Man verwendet ihn an Stelle des Lehm- oder Heilerdebrei-Aufschlages überall da, wo letzterer sehr schwer wird, z. B. auf der Brust, in der Herzgegend, an den Unterschenkeln.

Lehmbad: Es soll möglichst im Freien und am späten Vormittag genommen werden. Man gräbt eine Vertiefung von etwa 1,20 m Länge, 65 cm Breite und 60 cm Tiefe. Diese wird ungefähr 40 cm hoch mit Lehm angefüllt, der mit nicht zu kaltem Wasser zu einem schlammartigen Brei angerührt wird. In den Lehmbrei setzt man sich bis oberhalb des Nabels. Der Kopf ist vor der Sonne zu schützen, evtl. durch Bestreichen des Gesichts und Nackens mit Lehmbrei. Die Lehmgrube kann an den folgenden Tagen wieder benutzt werden, nachdem das nötige Wasser zugesetzt und verrührt worden ist. – Dauer bei warmem Wetter ½ Stunde, bei kühlem Wetter ¼ Stunde. – Angezeigt bei Unterleibserkrankungen, Verstopfung, Nervenschwäche, Stoffwechselstörungen, Hautkrankheiten. In entsprechender Weise können auch Heilerdebäder hergestellt werden.

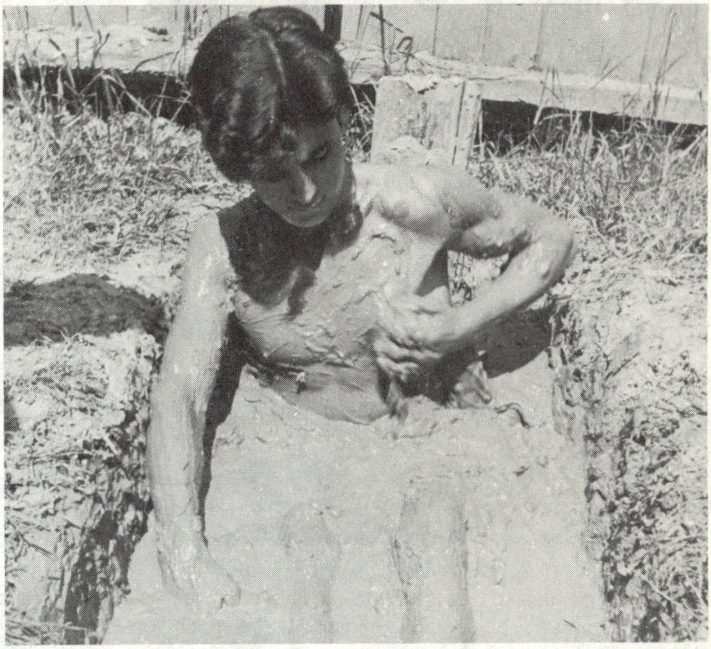

Lehmbad im Freien

Lehm und Heilerde trocken: Eine einfache und wirksame Anwendungsform ist die des trockenen, pulverisierten Lehms bzw. des Heilerde-Puders.

Lehmpulver bereitet man folgendermaßen: Man rührt Lehm oder Ton mit Wasser zu einem dicken Brei, formt daraus größere Kugeln und läßt diese auf der Herdplatte trocknen. Nach dem Erkalten zerstößt oder zerreibt man sie und gibt das Pulver noch einmal durch ein Sieb.

Schlammpackungen

Als Wärmeüberträger eignet sich besonders natürlicher Schlamm, der entweder aus dem Niederschlag von Mineralquellen, oder als Meer-, Fluß- oder Seeschlamm gewonnen wird. Am häufigsten wurde früher auch bei uns italienischer Schlamm verwendet, ebenso wie jetzt noch Pistyan-Schlamm. Dem italienischen gleichwertig ist der deutsche Fango aus der Eifel. Getrocknet ist er ein gleichmäßig feines Pulver, mit heißem Wasser angerührt ergibt er eine breiige Masse, die sich der Haut gut anschmiegt und – ohne die Haut chemisch zu reizen – die Wärme lange hält.

Das Wasser zum Anrühren muß sehr heiß sein. Es muß so lange umgerührt werden, bis der Schlamm etwa so zähflüssig wie dicker Pfannkuchenteig ist und eine Temperatur von 40–50° hat. Er wird am besten auf einem Gummituch ausgebreitet. Verwendet man dazu Leinen, so muß wenigstens wasserdichter Stoff darübergedeckt werden, um die Wärme zu halten; auch ist die Packung nach außen hin in jedem Falle mit einer Wolldecke sehr gut abzuschließen. Die aufgetragene Schlammschicht soll 3–4 cm dick sein, je nach Körpergegend. Anwendungsdauer: 20 Minuten bis 1 Stunde. In jedem Falle empfiehlt es sich, gleichzeitig mit der Teilpackung eine Trocken-Ganzpackung anzulegen, um einen ausgiebigen Schweißerguß in Gang zu bringen. Anschließend folgt lauwarmes Bad oder Dusche, dann ½–1 Stunde Ruhe. Die Packung soll täglich einmal bei kleinerer Ausdehnung, sonst 2–3mal wöchentlich angewendet werden. Sehr praktisch sind auch Schlammkompressen. In gleicher Weise wird Seewasser-Kreideschlamm von Saßnitz auf Rügen verwendet.

Heilanzeigen: Alle rheumatischen und gichtigen Erkrankungen, Gelenkentzündungen, Gelenkversteifungen, Gallensteinleiden, Rippenfellentzündungen, örtlichen Entzündungen und Schwellungen, Hauterkrankungen.

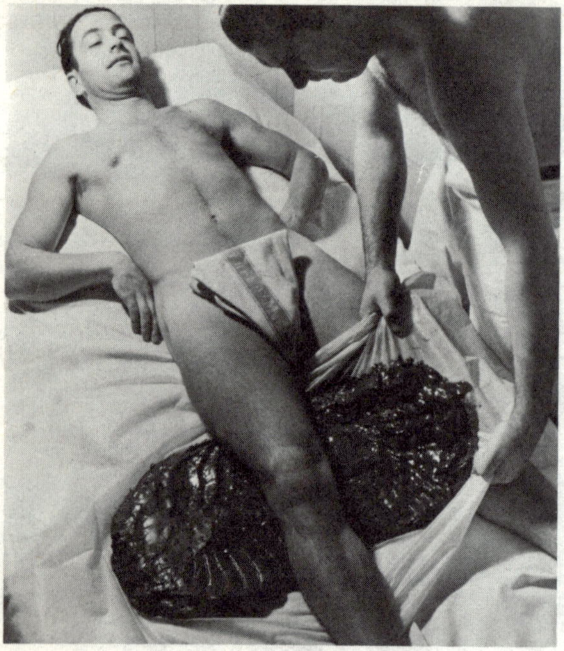

Fangopackung

Eifel-Fango pulverisiert: Es ist ein trockenes, feines, geruchloses, graues Pulver von basischer Reaktion, hergestellt aus natürlich-reinen Ablagerungen von früherer vulkanischer Tätigkeit und heißen Quellen. Vor dem Versand wird es bei 200° sterilisiert, ist daher – im Gegensatz zu dem früher viel verwendeten italienischen „Fango di Battaglia" – keimfrei. Die Radioaktivität ist die gleiche. Es kommt in Packungen zu 1,5 und 4,5, 25 und 50 kg in den Handel, auch in Form von Fangotherm-Kompressen. Diese enthalten das Fangopulver in Stoffsäcken, werden etwa 10 Minuten in Wasser von 80° erwärmt, so heiß wie möglich auf die zu behandelnde Körperstelle gelegt und mit Gummituch und Wolldecke zugedeckt.

Paraffin-Packungen

Die Einführung von Paraffin-Gemischen als Wärmeüberträger in die Heilkunde verdanken wir dem französischen Arzt Barth de Sandforth. Das Verfahren wird seit mehr als 30 Jahren angewendet, es ist seither wesentlich verbessert worden, vor allem in Deutschland. Paraffin ist ein schlechter Wärmeleiter, gibt also die aufgespeicherte Wärme nur langsam an die Umgebung ab. Es wird daher auch bei höheren Temperaturen keine unangenehme Hitze- und Schmerzempfindung ausgelöst. Während man Wasser als guten Wärmeleiter bis allerhöchstens 50° auf der Haut vertragen kann, wird Paraffin u. U. erst bei 70–80° als heiß empfunden und mitunter sogar in Temperaturen bis zu 90° ohne Verbrennung vertragen. Die Abkühlung vollzieht sich im Vergleich zu heißem Wasser oder Schlamm langsam. Die gespeicherte Wärmemenge ist zwar geringer als z. B. bei Wasser, doch kommt dafür bei der Abkühlung auch die latent gebundene

Schmelzwärme wieder zur Wirkung. Chemische Reize auf die Haut kommen nicht in Betracht, da die Paraffine als vollgesättigte Verbindungen so gut wie keine chemischen Reaktionen und auch geringeren Belastungsdruck als Moor, Fango usw. verursachen.

Nicht jedes Paraffin eignet sich zur Behandlung, sondern man verwendet zweckmäßig die im Handel befindlichen Mischungen, denen z. T. den Paraffinen chemisch nahestehende Wachse und auch noch andere Stoffe beigefügt sind.

Wesentlich ist völlige Wasserfreiheit der Masse, weil nur dadurch Sicherheit gegen Verbrennungen gegeben ist. Paraffin eignet sich sowohl zur örtlichen als auch zur Allgemeinbehandlung. Die Technik wird von den einzelnen Herstellern verschieden angegeben. Teils wird die Masse aufgespritzt, teils in flüssig-halbflüssigem Zustande mit Pinsel oder Tupfer aufgetragen. Durch dichte Umhüllung mit Watte, Wolle, wasserdichtem Papier, Billroth-Batist o. ä. wird die Wärmeabgabe verringert.

Parapack-Verfahren: Die nicht näher bekannte Paraffin-Masse wird mit einer Bürste bzw. mit der Hand aufgetragen. Die Genitalien erhalten einen besonderen Schutz. Die Masse verklebt kaum mit den Haaren, ist daher leicht abnehmbar. Vorheriges leichtes Einölen mit flüssigem Paraffin ist zweckmäßig. Nach Auftragen der Masse, die den ganzen Körper bis zum Hals umgibt – das Gesicht erhält nur einen dünnen Anstrich –, folgt eine Umhüllung mit einem Ledertuch, einem größeren Badetuch und zum Schluß mit Wolldecken. Wird das Einpacken des ganzen Körpers als lästig empfunden, kann z. B. die Herzgegend frei bleiben, auch die Arme können während des Schwitzens frei gemacht werden. In dieser Abstufbarkeit der Paraffin-Schwitzpakkungen liegt ein großer Vorzug gegenüber allen anderen Schwitzverfahren.

Dauer der Packung ½–¾–1 Stunde je nach Reaktionsfähigkeit, Empfindlichkeit usw. Nach Abnahme der Masse, die sehr leicht vor sich geht, etwa eine Stunde nachschwitzen.

Die Körpertemperatur während der Packung beträgt durchschnittlich 38,4°, doch kann sie auch bis über 39° klettern. Sie hängt wesentlich von der Konstitution und dem Krankheitszustand ab. Nicht selten steigt sie bei häufiger Wiederholung im Laufe einer Schwitzkur von Packung zu Packung etwas an. Der Blutdruck sinkt in der Regel um 15–20 mm Hg. Erhöhter Blutdruck wie auch geringer-gradige Herz- und Gefäßstörungen sind keine Gegen-Indikationen; Blutandrang zum Kopf, Herzbeschwerden usw. sind viel seltener als bei anderen Schwitzprozeduren. Astmatiker können ohne Gefahr auch im Anfall eine Packung erhalten.

Wirkung: Wie bei keinem anderen Verfahren verbindet sich bei der Paraffin-Ganzpackung die unmittelbare Durchwärmung der Körperdecken mit der allgemeinen Wärmesteigerung, der Schweißerzeugung und Rückstoßwirkung in den Körper hinein. Der Erfolg ist deshalb vor allem bei rheumatischen und ähnlichen Erkrankungen weiterreichend als sonst. Die für die Schwitzpackungen verbindlichen Indikationen gelten für Paraffin-Ganzpackungen in weitestem Maße. Insbesondere eignen sie sich zur Entlastung und Umstimmung.

Moor-Paraffin: Hierbei handelt es sich um ein bestimmtes Gemisch aus Moor und Paraffin, das völlig wasserfrei ist, und um 20° C heißer als Wasser vertragen wird. Die Abkühlungsdauer soll bei weitem länger sein als bei Paraffin, Moor und Schlamm. Um Verbrennungen zu verhüten, muß das geschmolzene Paraffingemisch vor dem Auftragen gut umgerührt werden, weil sich das schwerere Moor absetzt. Es wird wie Paraffin angewendet; es schmutzt nicht.

Die Felkekur

Ihren Namen trägt sie nach dem im Jahre 1856 geborenen „Lehmpastor" Erdmann Leopold Emanuel Felke. Bereits in jungen Jahren interessierte sich Felke lebhaft für Heilpflanzen und beobachtete auch, wie man verwundeten Haustieren Lehmpflaster auf die Wunden legte. Während seines theologischen Studiums in Berlin besuchte er nebenher naturwissenschaftliche und medizinische Vorlesungen. Das Interesse für medizinische Dinge behielt er auch während seiner seelsorgerischen Tätigkeit bei. In zunehmendem Umfang erteilte er Ratschläge zur Krankenbehandlung. Der Zuspruch von Kranken wurde mit der Zeit so groß, daß Felke im Jahre 1912 sein Pfarramt niederlegte, um sich ganz der Beratung seiner Kranken zu widmen. Im Jahre 1915 siedelte er nach Sobernheim an der Nahe über und gründete dort die berühmt gewordene Kuranstalt, die er bis zu seinem Tode im Jahre 1926 leitete.

Übrigens ist Felke auch ein ausgezeichneter Augendiagnostiker gewesen. Typisch für seine Behandlungsweise wurde indessen die Anwendung von Lehmumschlägen, Lehmwickeln und Lehmsitzbädern im Freien.

Darüber hinaus verordnete er Reibe-Sitzbäder, Licht-, Luft- und Sonnenbäder, biochemische und homöopathische Heilmittel, Massagen, Heilgymnastik, Magnetismus, Elektrizität, Hypnose und eine rohkostreiche Diät.

Das Reibe-Sitzbad findet vor allem Anwendung gegen Blähungen, Verstopfung, Gicht, Rheuma, Fettleibigkeit, Unterleibsleiden usw. Es ist außerdem eine sehr wirksame Erfrischung am Morgen. Das Felkebad wird am besten im Sommer im Freien bei Sonne oder zu Hause im warmen Badezimmer genommen.

Man braucht eine niedrige Wanne, etwa 20 cm hoch, 120 cm lang und 60–70 cm breit. Es genügt auch ein großer Waschbottich. Ungeeignet dagegen ist die übliche Badewanne, weil ihre Wände der Bewegung der Arme hinderlich sind.

Kaltes Wasser wird bis zu einer Höhe von etwa 10 cm in das Gefäß gefüllt. Der Patient setzt sich in dieses Wasser. Gesäß und Füße sind im Wasser, die Knie aber bleiben außerhalb des Wassers in Hockstellung. Nun schöpft man mit beiden Händen das Wasser zwischen den gespreizten Knien und wirft es mit leichtem Schlag an Bauch und Lende. Hierbei wird das Wasser mit kräftigem Massagestrich am Bauch schräg nach unten gerieben. Diese Reibmassage wiederholt sich von neuem. Anfangs werden etwa 100 Schläge, später 200 in drei bis fünf Minuten ausgeführt. Im Bade darf man sich nie kalt fühlen, sonst muß man das Bad verlassen. Kräftige Arbeit der Reibemassage bringt indessen meist eine schnelle Erwärmung. Während des Bades fühlt man eine deutliche Ableitung vom Kopf nach dem Unterleib hin. Dabei entweichen infolge der Bauch-Darm-Massage starke Winde. Häufig tritt anschließend eine Stuhlentleerung ein.

Nach Beendigung des Bades werden die Beine lang unter dem Wasser gestreckt, man wirft mit den Händen das Wasser über Schulter und Brust und legt sich zuletzt mit dem Rücken in die Wanne.

Danach setzt eine vollständige Selbstmassage in der Luft ein, verbunden mit abschließendem Dauerlauf und gymnastischen Übungen.

Innere Behandlung mit der Erde

Trinkkuren mit Neydhartinger Moor-Schwebstoff

Im Rahmen der klinischen Nachprüfung der Wirkungsweise von Neydhartinger Moor-Schwebstoff unternahm es Greif (Graz), die antibakterielle Wirkung nachzuweisen. Bei Patienten mit entzündlichen Beschwerden der Gallenblase bzw. der Gallenwege wurden Kulturen des mit der Sonde entnommenen Darmsaftes angelegt, um die Erreger zu ermitteln und ihre Empfindlichkeit gegenüber einzelnen Antibiotika zu überprüfen. Anschließend wurde eine Zeitlang eine Trinkkur mit Neydhartiger Moor durchgeführt, ohne dabei zusätzlich ein Antibiotikum zu verwenden.

Schon einige Tage nach Aufnahme der Kur mit dem Moor zeigten die angelegten Kulturen des Dünndarmsaftes einen wesentlichen Rückgang der krankmachenden Keime. Es ist dies eine Bestätigung der Ansicht, daß im Moor antibakterielle Wirkstoffe vorhanden sein müssen.

Bei der physikalisch-chemischen Wirkungsweise der Neydhartinger Moor-Trinkkur handelt es sich um eine Funktion der Oberflächenaktivität, Ab- und Adsorption. Es gelang, aus dem Neydhartinger Moor wasserlösliche Komplexe ungesättigter Fettsäuren (Vitamin F) zu gewinnen. Diese Fettsäuren können vom tierischen und menschlichen Organismus nicht gebildet werden, so daß die Zufuhr von außen notwendig ist. Im allgemeinen gelangen solche Fettsäuren mit der pflanzlichen Nahrung über den Darm in den Körper. Die pflanzlichen Formen des Vitamin F sind aber für den tierischen Organismus noch nicht voll wirksam, sondern bedürfen der Aktivierung durch Fermente.

Als bedeutungsvolle Wirkstoffe finden sich im Moor auch Hormone. Die im Moor gelösten Stoffe werden daher in verschiedener Weise wirksam, etwa durch eine entzündungswidrige Wirkung, durch antibakterielle Eigenschaften und nicht zuletzt auch durch hormonelle Einflüsse.

Die Huminstoffe besitzen eine hohe Aufnahmefähigkeit für Wasser, absorbieren gut Gase und zeichnen sich durch ihren Säuregrad aus. Während die Tierkohle Flüssigkeiten und Gase in größerem Umfang nicht festzuhalten vermag, können die Humusstoffe durch ihr Quellvermögen diese binden. Im Darm wirken sie wegen ihrer geringen Löslichkeit vor allem durch ihr Volumen in gleicher Weise wie zellulosereiche Substanz. Die schwachsaure Reaktion wirkt sich entzündungswidrig aus. Darum lag es nahe, auch bei Darmentzündung an eine innere Moorbehandlung zu denken.

Es ist interessant festzustellen, daß Patienten nach Gebrauch der Neydhartinger Moor-Trinkkur spontan angaben, daß sich die allgemeine Leistungsfähigkeit deutlich gebessert habe, und dies ist im Hinblick auf die zahlreichen Wirkstoffe und Pflanzenhormone im Neydhartinger Moor durchaus verständlich.

Angezeigt ist die Moortrinkkur bei Magen- und Darmschleimhautentzündungen, Magen- und Darmgeschwüren, Blähungsneigung, Gallenentzündungen. Ferner empfiehlt sich die Verordnung der Trinkkur zur Unterstützung der Behandlung bei Beschwerden in den Wechseljahren der Frau sowie überhaupt bei vegetativen Störungen zur allgemeinen Beruhigung.

Für eine Kur verwendet man im allgemeinen 4 Flaschen. Man nimmt täglich 3mal, und zwar morgens nüchtern und jeweils eine halbe Stunde vor dem Mittag- und Abendessen, 1 Teelöffel voll in Wasser, Kräutertee oder Milch.

Natürlich sind die allgemeinen Diät-Richtlinien zu beachten; von der 2. Woche an wird man aber feststellen, daß bei der Neydhartinger Moor-Trinkkur die Kost viel schneller normalisiert werden kann, als es sonst der Fall ist.

Die innere Anwendung der Heilerde

Heilerde spielt auch bei der inneren Reinigung des Körpers eine große Rolle.

Vor der Entdeckung des Diphtherie-Heilserums wurde sie oder feiner weißer Ton (Bolus alba) verordnet; mit Wasser wurde ein Brei angerührt und teelöffelweise viertelstündlich eingenommen. Auf diese Weise erreichte man eine gute mechanische Reinigung der Mandeln von Diphtherie-Belägen. Auch heute noch ist diese innerliche Anwendung der Heilerde oder des feinen weißen Tons gegen Mandelvereiterungen durchaus gebräuchlich.

Nicht weniger wichtig ist die Heilerde für die Verdauungsorgane. Sie dient vor allem gegen die Übersäuerung des Magens, indem sie die Säure aufsaugt und derart die Magensäfte neutralisiert.

Im Darm werden Giftstoffe gebunden. Heilerde oder Bolus alba ist deshalb mit Erfolg gegen Durchfälle zu verwenden. Umgekehrt wirkt sie bei chronischen Verstopfungen: als unverdaulicher Ballast regt sie den Stuhlgang an.

Die aufsaugende Wirkung der Heilerde läßt sich in ähnlicher Weise erreichen, indem Kaffee-Kohle innerliche Anwendung findet.

Bewegungs- und Übungsbehandlung, Massagen, Chiropraktik

Grundregeln für Übungstherapie und Leibesübungen

Mangel an Einfühlungsgabe beim Masseur, hastige oder gewaltsame Ausführung der Übungen, Überanstrengung des Patienten erzeugen auf allen Gebieten der Übungstherapie erhebliche Störungen und Schäden, die bei wirklich lebensgesetzlicher Handhabung meist zu vermeiden sind. Das bedeutet: Jede eingreifendere aktive oder passive Übung oder Massage, die nicht nach vielen Richtungen hin dem jeweiligen Zustand des Organismus angepaßt ist, bewirkt neben einem kleinen Erfolg entweder unmittelbar gewisse Ermüdungs- und Erschöpfungszustände, meistens aber auch die verschiedensten Abwehr-, Widerstands-, Verkrampfungs- und Überreizungsreflexe. Es handelt sich dabei teilweise um Zustände, wie sie bei jedem leichten Übertraining auftreten, meist jedoch auch um Störungen im vegetativen System und um Krämpfe der Muskulatur. Wenn also z. B. eine stärkere orthopädische Übung aktiver oder passiver Art zunächst scheinbar einen befriedigenden Erfolg etwa in bezug auf Lockerung, Beweglichkeit und Aufrichtung der Wirbelsäule und des Brustkorbes hat, so beobachtet man trotzdem häufig hinterher ein besonders starkes Zusammensinken und eine Verschlechterung der durchschnittlichen Haltung und Atmung trotz fleißiger Haltungs- und Atemübungen. Die Ursache ist in Überanstrengung der durchgeübten Muskulatur zu suchen. Häufig ist zu Beginn einer Behandlung auch eine rein willkürliche und sozusagen zwangsmäßige Ausführung der Bewegungs-,

Atmungs- und Stimmübungen notwendig. Am natürlichsten läßt sich dies in Spiel, Sport, Deklamation, Gesang und Arbeit durchführen, wenn die Bewegungen und die Atmung spielend und leicht vor sich gehen. Wir haben also zu unterscheiden zwischen Bewegungen, die sozusagen zwangsweise, mit falsch gerichtetem Willen und mit Anstrengung ausführbar sind und solchen, die natürlich, d. h. normal ablaufen. Bei normaler Muskelarbeit entsteht eine größere und doch nicht anstrengende Kraftauswirkung (siehe Naturvölker) als bei der üblichen, aber falschen Art, etwas leisten zu wollen.

Es handelt sich bei der Übungsbehandlung wie bei den gesamten Leibesübungen nicht nur um mechanische Gelenkprobleme oder um Zunahme der Muskelkraft, Willenskraft und Geschicklichkeit durch allmähliche gut abgestufte Steigerung der Anforderungen, sondern der ganze Mensch wird beeinflußt. So kommt es in besonderem Maße an auf die Atmung, auf Herz und Blutkreislauf, auf Drüsenfunktionen, Geschlecht, Alter, Temperament, Aufmerksamkeit, Verstandes- und Willenskräfte. Selbst Bodenbeschaffenheit, Höhenlage, Klima und Wetterlage sind für die Anforderungen, die eine Übungsbehandlung in oder außerhalb des Bettes an den Patienten stellt, maßgebend und mehr zu berücksichtigen als bei irgendeiner anderen Behandlungsform.

Infolgedessen muß während der Ausführung der Übungen der Behandelnde oft nach den verschiedensten Richtungen beobachtend tätig sein.

Grenzen und Gefahren der Übungsbehandlung

Gerade bei der Übungstherapie ist darauf hinzuweisen, daß sie immer im Zusammenhang mit anderen Heilmethoden in den Dienst der Krankenbehandlung gestellt werden sollte, sonst wird leicht zu viel geübt, und es treten unliebsame Übertrainings-Erscheinungen mannigfacher Art auf. Gerade der Patient, der zu fleißig und mit zu großer geistiger Willensanstrengung die verordneten Übungen aufgreift und dann meist in seinem Fleiß noch weit über diese Verordnungen hinausgeht, ist der Schrecken jedes Übungstherapeuten. Denn es kommt bei inneren, nervösen und seelischen Erkrankungen ebenso wie in der Orthopädie mehr darauf an, ob richtig und mit welcher seelischen Einstellung geübt wird, als auf die Häufigkeit der Übungen. Mit weniger wird dann unbedingt mehr erreicht und die Schäden des Übertrainings werden vermieden: schlechter Schlaf, vegetative Störungen und solche der inneren Sekretion, unerwünschte Gewichtszunahme durch Wasser-Speicherung und Vermehrung der Fettablagerung durch Stoffwechselstörungen, bei den meisten Konstitutionen rasche Abmagerung und Verlust des Appetits, Eingeweidesenkungen, Verdauungsstörungen, Durchfälle durch zu starke Darmbewegungen, Störungen von Atmung, Herz, Kreislauf und Temperatur, Reizungen der Schleimhäute der Atmungsorgane, Menstruationsstörungen; auf seelischem Gebiet: Depressionen, Apathien, Erregungszustände, Psychosen.

Diese Anzeichen, die beim Kranken selbstverständlich schneller entstehen als beim Gesunden, können einzeln oder auch in verschiedener Verbindung miteinander auftreten. Von manchen Seiten wird auch von Heilkrisen gesprochen, die im Verlauf der Übungsbehandlung auftreten. Wie weit es sich dabei um echte Krisen oder um Erscheinungen von Übertraining und Überanstrengung handelt, läßt sich oft schwer unterscheiden. Gerade deshalb sollten jedoch in der Übungsbehandlung Heilkrisen nach Möglichkeit vermieden werden. Störungen solcher Art pflegen aufzutreten, wenn falsche Übungen gewählt wurden, wenn richtige Übungen falsch oder zu häufig gemacht wurden und namentlich innerhalb der Atemübungen, wenn die falsche Atemangewohnheit sich zu weit von der normalen Atmung entfernt hatte. Erreicht man hierbei z. B. durch Massage, Bewegungs-, Atem- oder Stimmübungen verhältnismäßig schnell eine gute und richtige Zwerchfellatmung, so kann man sogar bei Gesunden – durch plötzliche Ohnmachtszustände, Schwindel und Übelkeit überrascht werden. Jeder zu große Schritt oder Sprung, der von der Gewohnheit und augenblicklichen Gleichgewichtslage abweicht, kann zunächst mit einer Gleichgewichtsstörung beantwortet werden, bis sich dann wieder ein neues Gleichgewicht einstellt.

Die durchschnittlichen willkürlichen Atemübungen weichen zwar für gewöhnlich noch nicht allzu stark von den falschen Atemgewohnheiten des Betreffenden ab, erzielen aber auch noch keine genügende Zwerchfellsenkung und Lungenfüllung. Sie können jedoch neben erwünschter Verbesserung des Stoffwechsels und neben einer gewissen Übung der Atemmuskulatur, wenn sie zu lange und zu intensiv ausgeführt werden, zu nervösen Reizerscheinungen, Kreislaufstörungen, Kopfschmerzen und Schwindel führen, unter Umständen auch zu Lungenblähungen und Bronchialkrämpfen. Bei Menschen mit anlagebedingter übersteigerter Auslösbarkeit der Muskelreflexe und der Gefäßspannung kann im Anschluß an Atemübungen auch ein zwangsweise länger anhaltendes zu häufiges Atmen einsetzen. Jedoch läßt sich solcher Atemzwang, der auch ohne eigentlichen Sauerstoffbedarf auftreten kann, durch kurzes willkürliches Anhalten des Atems meistens schnell wieder beseitigen.

In diesem Zusammenhang muß darauf hingewiesen werden, daß nur eine ganz bestimmte Menge von Sauerstoff vertragen wird und daß eine zu starke Ausatmung der Kohlensäure ebenfalls schädlich ist. Die Mengenverhältnisse sind individuell recht verschieden, sie wechseln bei ein und demselben Menschen und sind abhängig von den augenblicklichen Lebensgewohnheiten, dem Kräftezustand und der wechselnden Erregbarkeit des Atemzentrums. Wahrscheinlich ist dies auch die Ursache dafür, daß ein Kranker, der lange das Zimmer hüten mußte und seine Atmung nicht ausgiebig genug betätigt hatte, durch eine Liegekur im Freien, die meist eine Atemvertiefung zur Folge hat, zunächst verhältnismäßig sehr stark angestrengt werden kann.

Schon der Volksmund unterscheidet „kräftige" und „anstrengende" Luft, die auch für den Gesunden eine Rolle spielt. Hier handelt es sich um Luft, die infolge ihrer Kühle, ihrer Reinheit, ihrer Bewegung oder auch Höhenlage die Atmung besonders anregt. Von Einfluß hierauf sind ferner die Besonnung der Luft, ihre elektrischen Verhältnisse, ihr Feuchtigkeitsgehalt und ihr Wohlgeruch durch Salzgehalt oder ätherische Öle (z. B. Luft des Tannen- oder Laubwaldes).

Heilgymnastik

Die therapeutische Seite der Gymnastik im engeren Sinn vertritt die Heilgymnastik in Verbindung mit Massage. Anfang des vorigen Jahrhunderts legte der schwedische Fechtlehrer Ling den Grund zu einer Krankengymnastik. Fußend auf den gymnastischen Erfahrungen des Deutschen GutsMuths und des Dänen Nachtegall, wählte er bestimmte turnerische und sportliche Leibesübungen aus, die der Behebung von Zivilisationsschäden dienen sollten. Er unterschied erstmalig „neben pädagogischer und militärischer die medizinische Gymnastik, wodurch der Mensch entweder mittels seiner selbst oder mittels anderer Hilfe und einwirkender Bewegung die Leiden zu überwinden suchen soll" (nach Gebhard „Übungsbehandlung"). Seine Schüler arbeiteten theoretisch und praktisch „die Grundlagen der schwedischen Gymnastik" aus und formten ein System, das das Durchüben einzelner erkrankter oder deformierter Körperteile vorsieht. Die Übungen waren eingeteilt in passive, aktive und Widerstandsübungen und wurden großenteils unter Hilfeleistung des Krankengymnasten ausgeführt. Zander erfand die Hilfsapparate; Massage und Heißluft unterstützten das Verfahren. Deutsche studierten die Heilgymnastik in Schweden, und im Jahre 1900 gründete Dr. Lubinus in Kiel die erste staatlich anerkannte Ausbildungsanstalt für Heilgymnasten.

Mit der größeren Verbreitung der physikalischen Therapie fand auch die Heilgymnastik mehr und mehr Beachtung bei Ärzten, so daß sie in Deutschland weitgehend ausgebaut, umgeformt und bereichert wurde durch die Erfahrungen, die auf wissenschaftlichen, medizinischen und gymnastischen Gebieten gemacht wurden. Noch immer geben die mehr als hundertjährigen Erfahrungen Schwedens eine gewisse Grundlage für die Übungsbehandlung in Deutschland ab. Aber das schablonenhafte Durcharbeiten kleinerer Körpergebiete, durch mechanisches Üben und formelhafte Ausdrücke langweilig auch für den Lernenden, weicht mehr und mehr einer lebendigeren Arbeitsweise. Wir rechnen heute mit den organischen Zusammenhängen, mit der funktionellen Einheit der erkrankten und der gesunden Körperteile und gestalten die Arbeitsweise entsprechend. Es wird mehr eigene Aktivität vom Patienten und Schüler, allerdings auch mehr Lehrfähigkeit und Einführung vom Behandelnden verlangt.

Heilgymnastik und Massage mit ihren vielseitigen Übungsformen – Sport, Gymnastik, Atemlehre geben die Anregung – beschränken sich heute nicht mehr vorwiegend auf die Behandlung von Mißbildungen und Wachstumsstörungen der Knochen und Gelenke und auf Wiederherstellung der Gebrauchsfähigkeit der Glieder nach Operationen. Sie werden als kreislauffördernde Maßnahmen von hohem Wert den anderen physikalisch-therapeutischen Heilmethoden zugeordnet bei der Behandlung innerer Krankheiten, zur Wiederherstellung der Leistungsfähigkeit nach chirurgischen Eingriffen, bei bestimmten Frauenkrankheiten, Schwangerschaft und Wochenbett, bei Herz-, Lungen-, Stoffwechsel- und Nervenerkrankungen u. a. m.

Atmung, Nervenstrom, Kreislauf, An- und Abbauprozeß der Gewebe werden durch Heilgymnastik in starkem Maße beeinflußt. Auf Muskelzug, Stoß, Beklopfen reagiert der Knochen, gewinnt an Festigkeit und Gewicht und ist bei Kindern in Form und Wachstum weitgehend zu beeinflussen. Ziehen und Dehnen, bzw. Dehnung und Druck beeinflussen Bindegewebe und Knorpel. – Die quergestreifte Muskulatur hat eine eigene Aktivität, abhängig von Ernährung und anderen Faktoren. Diese wird gesteigert durch Übung in Schwung, Federung, Stoß, Widerstand; im Wechsel mit Entmüdungsmaßnahmen: Entspannen, Ausstreichen, Vibrieren, Walken (neben der Bade-, Schwitz-, Luft-, Licht- und Ruhekur). – Nerven werden geübt durch Einfahren neuer oder wenig gebrauchter Nervenbahnen mit Hilfe von Vorstellung und Einfühlung in die Gebrauchs- und Geschicklichkeitsbewegung, durch Mitüben der gesunden Seite, durch Massage und andere gefäßgymnastische Maßnahmen. Beruhigt wird das Nervensystem durch Entspannen, Atmen, Streichen, leises Vibrieren, psychischen Einfluß. Die Atmung reagiert auf Erschüttern, Dehnen, Pressen des Brustkorbs und des Bauch- und Lendengebietes, auf Verlangsamen der Aus- und Einatmung, Lautbildung und andere Mittel der Atmungstherapie sowie auf jeden Bewegungsreiz. Innere Organe und Haut beleben sich durch intensivere Blut- und Lymphströmung.

Neben Ausgleich von Körperfehlern, Organschäden und lokaler Leistungsbehinderung wird versucht, unter Rücksichtnahme auf Alter, Kraftzustand und Krankheitsform die Konstitution zu bessern und die gesamte geistig-seelische und körperliche Leistungsfähigkeit wiederherzustellen. Dazu ist es erforderlich, den Patienten sowohl zu beruhigen als auch zu aktivieren. Schon im Beginn der heilgymnastischen Behandlung, auch bei geschwächten oder überreizten Patienten und bei Erkrankungen, die keinen kraftvollen Bewegungsreiz erlauben, können wir den Kranken für selbständige Mitarbeit gewinnen. Dabei sammelt und beruhigt sich der Patient, sein Körpergefühl wird geweckt, das heißt, er entwickelt die Fähigkeit, Vorgänge und Wirkungen im Organismus zu empfinden. Die Atmung vertieft sich, in dem so entspannten Körpergebiet lockert sich das Gewebe, wird besser durchblutet, und eine erhöhte Reaktionsfähigkeit und Bewegungsbereitschaft tritt ein.

Die sogenannte konzentrative Tiefenentspannung wurde als „erlernbare Umschaltung der Blutgefäßnerven" auf dem Wege der Empfindungs- und vegetativen Nervenbahnen von J. H. Schultz als „autogenes Training" beschrieben. Mit Vorbehalt und unter erfahrener Leitung angewandt, hat es großen therapeutischen Wert.

Atempflege und Massage, Dehnung und Lockerung der Gebiete zwischen Rumpf und Gliedmaßen, Kopf und Hals, wirken am besten im Entspannungszustand. Nach Vorbereitungen solcher Art, die je nach dem Leiden über kürzere oder längere Zeit geübt, späterhin öfter wiederholt werden, setzt die heilgymnastische Wirkung ein.

Der Schüler wird angeleitet, sich auch außerhalb der Übungsstunde im Sinne der für ihn notwendigen Umstimmung und Umformung zu bewegen, z. B. Gangkontrolle bei Fußleiden, Atembeobachtungen bei Verdauungs- und Unterleibsstörungen, Bücken, Drehen, Greifen mit entsprechenden Gegenbiegungen der Wirbelsäule bei Rückgratverkrümmungen. Wichtig ist das Erlernen der Entspannung in der für den einzelnen günstigen Ruhe- und Schlaflage und des richtigen Sitzens, Stehens und Gehens bei normaler Atemfunktion.

Um das Gefühl des Patienten für diese Zusammenhänge zu wecken, ist es vorteilhaft, Massage oder Hilfsgriffe für die Atmung zu geben in den verschiedenen, dem Fall entsprechenden Körperstellungen oder -lagen, soweit der Zustand des Kranken es erlaubt und er genügend entspannt ist.

Bei der orthopädischen Rückgratsübung ist es ebenfalls sehr günstig, die lösende und formende Kraft der Atmung auszunutzen. Atemschulung ermöglicht es, mit Hilfe bestimmter Atmungsformen während der entsprechenden Lagerung oder umformenden Rumpfübung des Patienten eingesunkene Rippengebiete aufzufüllen, zu heben und elastisch zu machen.

Die ungünstigen Erfahrungen, die mit Stützkorsetts u. ä. gemacht wurden (Unterernährung und Erschlaffung der Gewebe, Verschlimmerung des Krankheitsbildes), sollten Ärzte und Patienten bestimmen, heilgymnastische Behandlung vor der Anschaffung solcher Apparate zu versuchen, zumindest aber die Hilfsapparate nicht zu verwenden, ohne den Hauptwert auf das Aktivieren und Beleben durch Übungsbehandlung zu legen.

Auswahl und Dosierung unter feinster Anpassung an Konstitution und augenblicklichen Zustand des einzelnen, der nahe psychische Kontakt zwischen Behandler und Patienten machen die Heilgymnastik zu einer Kunst, die nur in feinfühligen und fachkundigen Händen liegen sollte.

Morgengymnastik: Wert und Wirkung der Gymnastik auf Lunge, Herz, Stoffwechsel, Haut und Muskulatur stehen heute im Zeitalter der Stadien und Sportfeste jedem vor Augen. Die Gymnastik der Nacktübung des Körpers bildet die sinngemäße Fortsetzung unseres Morgenbades und der Selbstmassage. Jede sinnvolle Zweckgymnastik ist auch rhythmisch, harmonisch, ebenso wie jeder sinnvoll gegliederte Raum, wie jedes wirklich zweckvolle Instrument, Flugzeug, Automobil auch schön ist. Die hier zuerst angeführte Übungsfolge fußt auf langjähriger eigener Gymnastik.

Übungsgymnastik

Übungsfolge

1. Aufstehen möglichst bei Tagesanbruch.
2. Kräftiges Dehnen und Strecken im Bett; nach dem Aufstehen Dehnübung, möglichst bis zum Gähnen.
3. Reibesitzbad 1–2 Minuten.
4. Feuchte Selbstmassage 1 Minute.
5. Atemübung: Lockerer Stand, Arme einatmend seitlich aufwärts heben, Einatmung vollenden, Atempause, ausatmend Arme seitlich langsam senken! Bei jeder zweiten Einatmung in Schulterhöhe, Handflächen nach oben drehen, Einatmung vertiefen, Atempause, ausatmend Handrücken nach oben und Arme seitlich senken = 1 Minute.

6. Gymnastik

1. Übung: Grundstellung = Füße parallel, lockerer Zehenstand – aus leichter Kniebeuge federnd auf Zehen wippen bis zum Zehensprung, 10–20 leichte Sprünge mit lockeren Schultern, Knien und Rumpf.

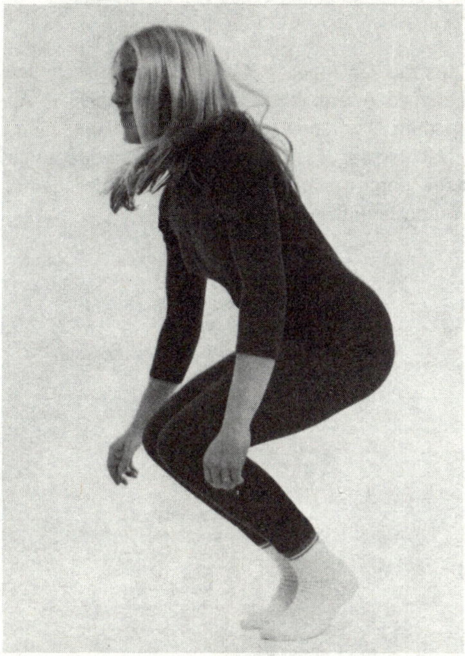

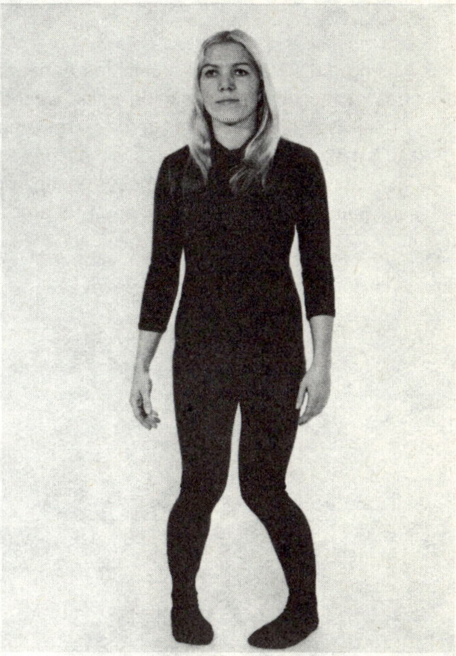

2. Übung: Lockerer Stand – Füße parallel; jetzt Hacken auswärts drehen, dann Zehen, dann wieder Hacken usw. in zickzackförmiger Bewegung, bis Beine in weitem Spreizstand – mit Sprung zur Grundstellung zurück, 5 mal.
3. Übung: Lockerer Stand – Sprung in Spreizstellung mit gleichzeitigem Hochschwingen beider Arme bis über den Kopf – Rücksprung in Grundstellung, 5–10 mal.
4. Übung: Der „Blasebalg“, das ist eine Atemübung mit tiefem Durchatmen der unteren Lungenlappen, des Lungengrundes: Spreizstand – Rumpf unter gleichzeitigem Aufwärts-

heben des linken Armes und tiefem Einatmen nach rechts seitlich neigen – Einströmenlassen der Luft in den erweiterten linken Lungenbrustraum – Atempause – langsames Aufrichten zur Grundstellung mit Senken des linken Armes und Ausatmen, je 5 mal.

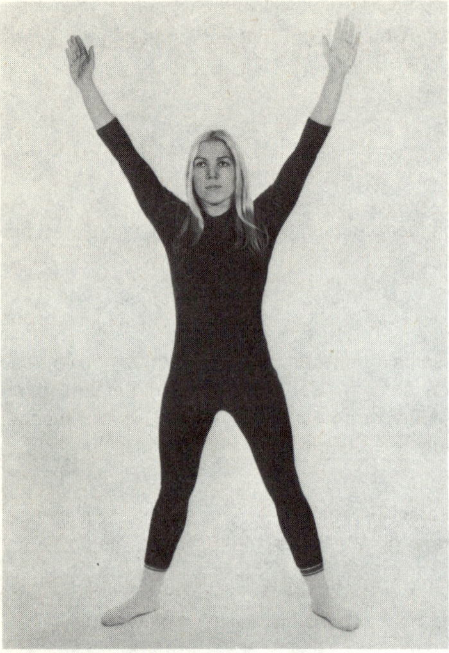

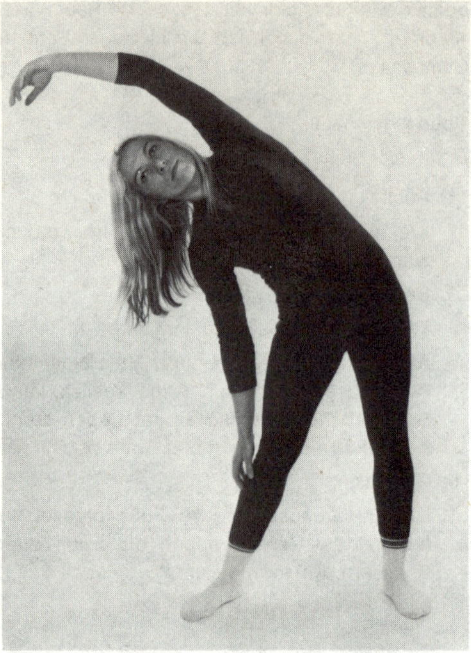

5. Übung: Lockerer Stand – leichtes Anheben des rechten Knies – sehr lockeres Ausschütteln des rechten Fußes, dasselbe links. Danach ebenso Ausschütteln der Unterschenkel – Anheben des rechten Knies mit Kreisen des rechten Unterschenkels nach außen und innen, je 3 mal. Diese Übungen sind nach dem Nachtschlaf und den ersten Beinbewegungsübungen wichtige Lockerungsübungen. Erst in jüngerer Zeit beginnen wir wieder gerade auf Bein- und Beckengymnastik größeren Wert zu legen.

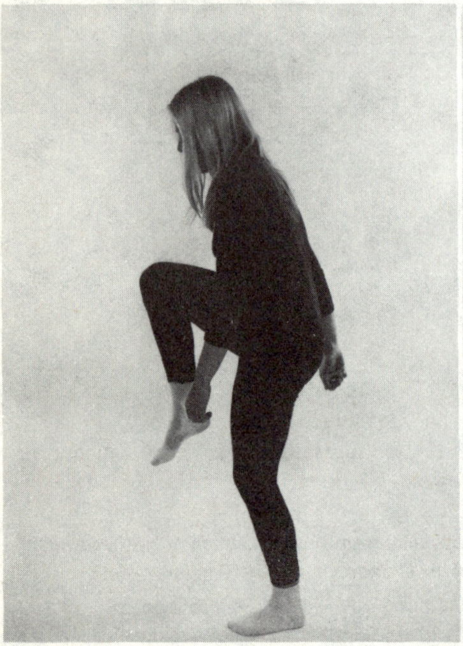

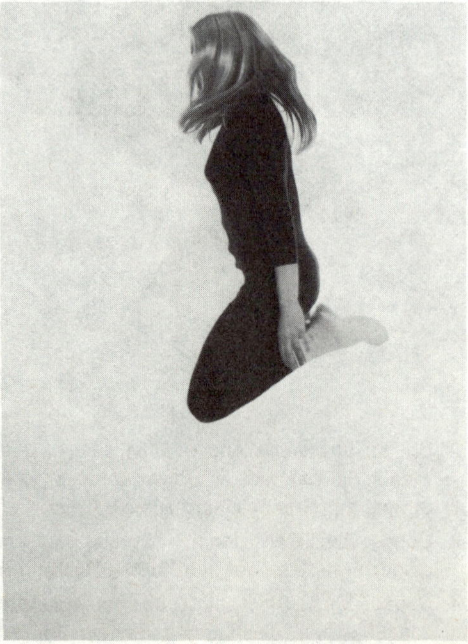

6. Übung: Laufsprung: federndes Anheben des rechten Knies bis zur Brust mit gleichzeitigem Hochhüpfen auf dem linken Fuß – beiderseits im Wechsel, je 5–10 mal. Das angehobene Knie muß schließlich an die Brust anschlagen. Als Gegenübung: Anschlagen der Hacke an das Gesäß, je 5 mal rechts und links. Danach Hochsprung mit Anschlagen beider Hacken ans Gesäß.

7. Übung: Lockerer Stand – Seitwärtsspreizen des rechten Beines bis zur Waagerechten, wobei die rechte Hand, leicht auf dem Schenkel liegend, beim Spreizen bis zum Knöchel gleitet. Senken des Beines zur Grundstellung, rechts und links je 5 mal.

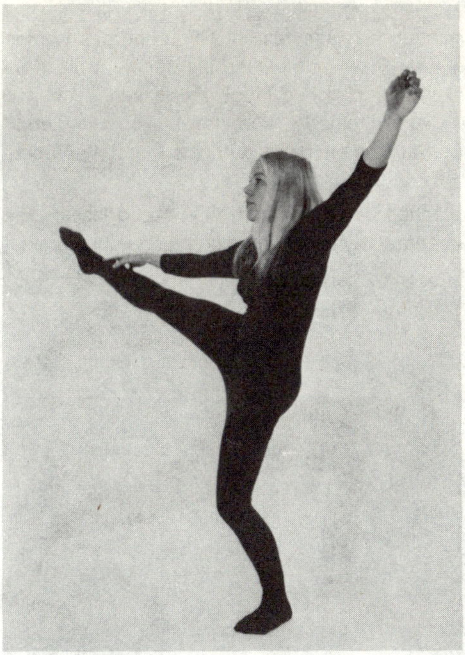

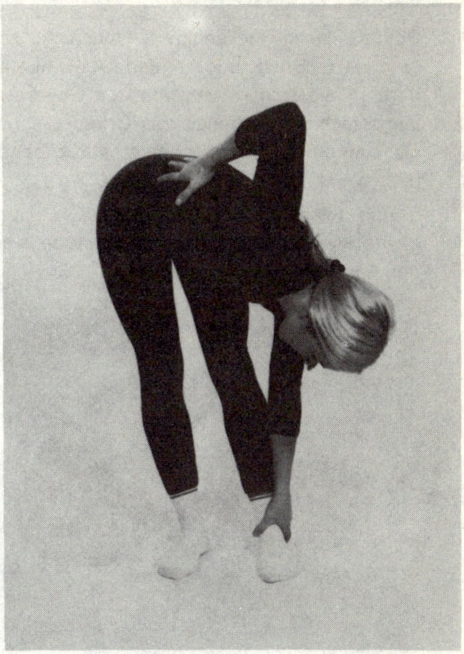

8. Übung: Hüft-Schenkel-Massage: lockerer Stand, Rumpf tief, ohne Drehung zur linken Seite neigen, wobei die linke Hand mit kräftigem Massagestrich bei gestreckten Knien möglichst tief nach unten fährt, die rechte Hand entgegengesetzt bis zur rechten Achsel nach oben streicht; rechte und linke Seite wechselweise je 5 mal.

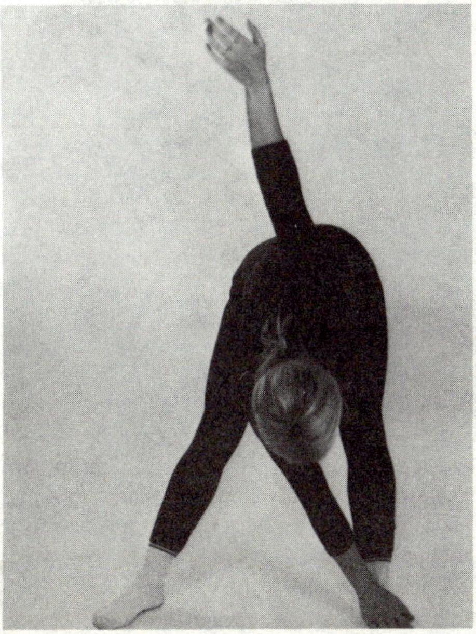

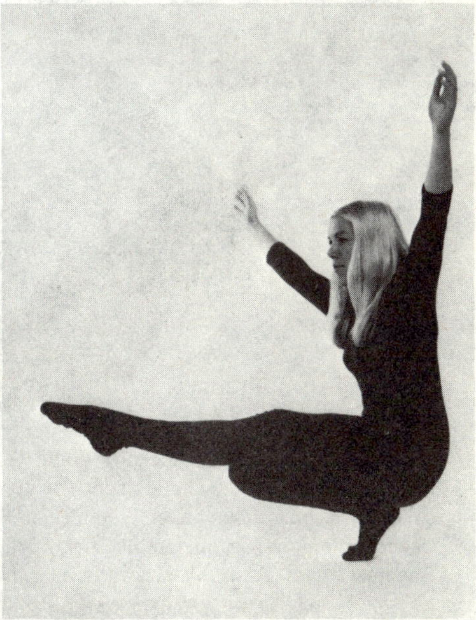

9. Übung: Windmühlenatemübung: breiter Spreizstand – Arme bei tiefem Einatmen seitlich bis zur Schulterhöhe heben – Atempause – Rumpf unter Führung des rechten Armes und Viertelseitendrehung nach links ausatmend so tief beugen, bis die rechte Hand neben dem Innenrand des linken Fußes den Boden berührt.

10. Übung: Tiefe Kniewaage: Auswiegen des Körpers auf einem Bein in tiefer Kniebeuge. Unter Vorwärtsstrecken des rechten Beines langsam auf dem linken Bein in tiefe Kniebeuge gehen, Körper in dieser Gleichgewichtsstellung auswiegen – aus der Kniebeuge wieder aufrichten und Heranziehen des rechten Beines zur Grundstellung. Rechts und links je 2 mal.

11. Übung: Flache Rückenlage – langsames Aufrichten des Rumpfes unter Führung des Kopfes über Hals-, Brust- und Lendenwirbelsäule bis zum Sitzen und weiter, bis der Kopf die Knie berührt; die Arme locker von den Oberschenkeln bis zum Fuß mitgleiten lassen – ebenso langsames Zurückgehen zur Grundlage unter Abwinkeln der Wirbelsäule von der Lende bis zum Kopf. Einatmen beim Zurückgehen – ausatmen beim Aufrichten und Vornüberneigen; 3 mal.

12. Übung: Körperstemmen: Liegestütz auf Handflächen und Zehenspitzen – Niederlassen des gestreckten Körpers bis zur Armbeuge – Wiederaufstemmen des Körpers durch Strecken der Arme; 3–5 mal. Kraftübung.

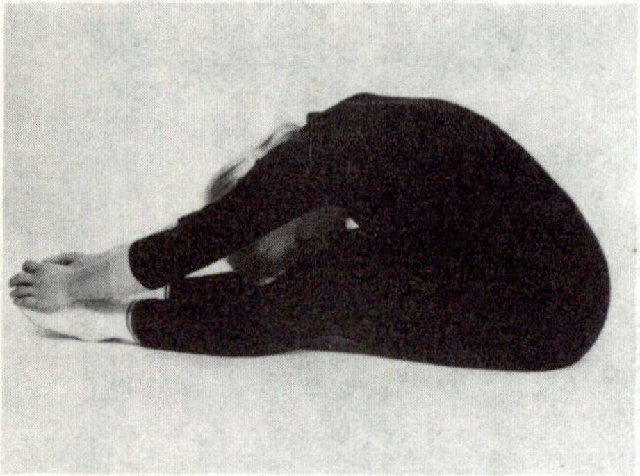

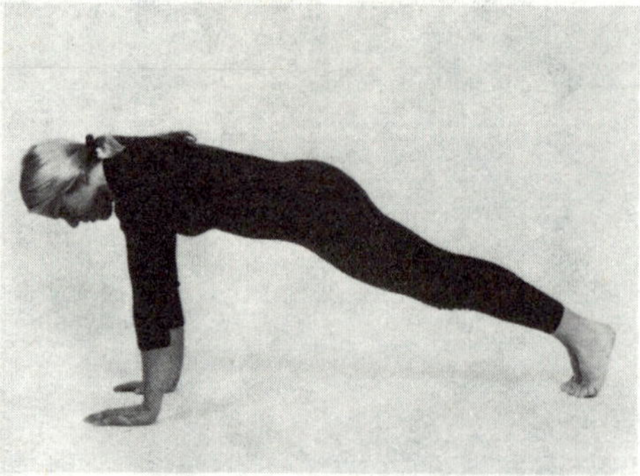

13. Übung: Die „Forelle“: Bauchlage – gleichzeitiges langsames Anheben der gestreckten Beine und Arme, wobei der ganze Körper balancierend auf dem Bauch ruht – langsam wieder zurück zur Grundlage; 3 mal.

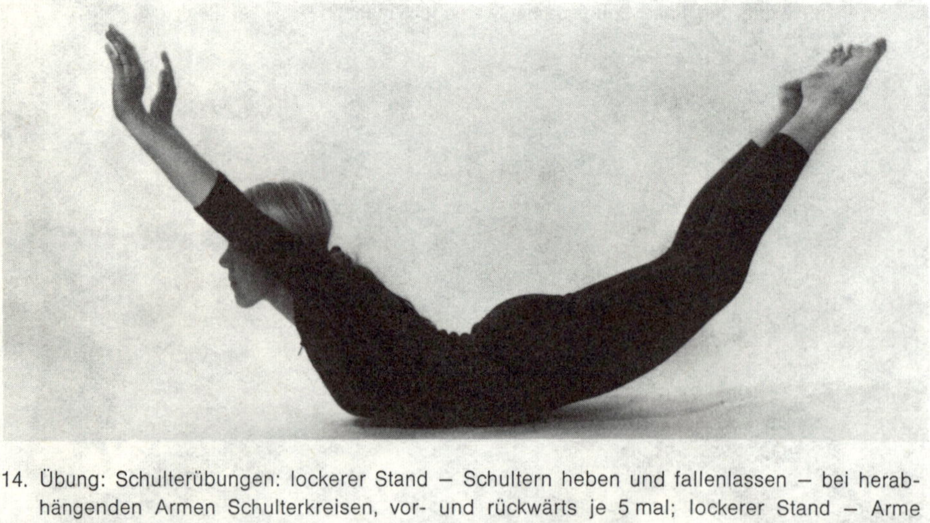

14. Übung: Schulterübungen: lockerer Stand – Schultern heben und fallenlassen – bei herabhängenden Armen Schulterkreisen, vor- und rückwärts je 5 mal; lockerer Stand – Arme seitlich in Schulterhöhe heben – in kleinen Flügelschlägen etwa 10 mal auf und ab bewegen. Danach die Arme in kurzen Strichen vor- und rückwärts bewegen – zuletzt Armkreisen waagrecht nach vorn und rückwärts, je 5 mal; Arme fallen lassen.

15. Übung: Großes Mühlkreisen der Arme: Spreizstand – leicht auf rechtem Bein den Körper

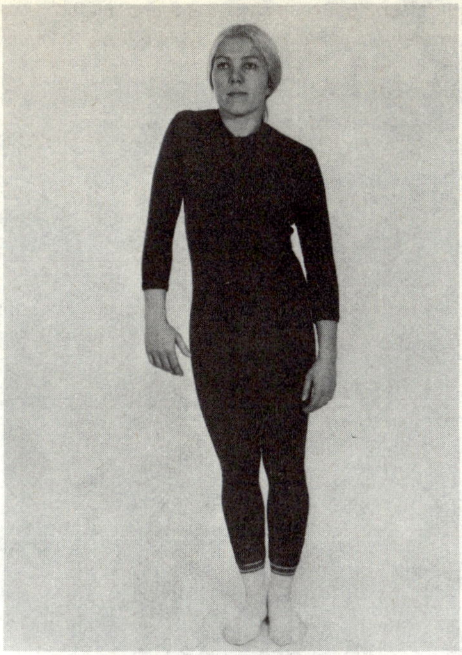

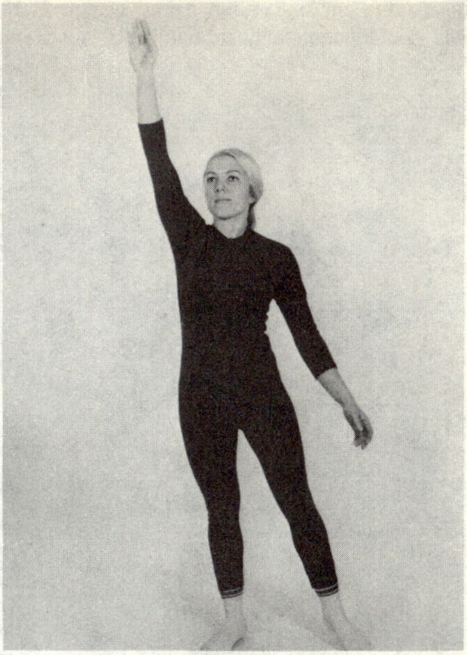

überwiegen, wobei sich das linke Bein streckt – rechten Arm senkrecht hochheben, dann ihn je etwa 5 mal im großen Kreis vor- und rückwärts schwingen. Hierbei möglichst viel das Fallgewicht, die Schwere des Arms ausnützen. Ebenso links.

16. Übung: Brustweiten: Spreizstand – auf Zehen heben – Arme seitlich zur Waagerechten – ausatmend mit gestreckten Armen die Hände vorn zusammenschlagen – dann einatmend die Arme rückwärts schwingen, bis die Handrücken aneinanderschlagen. 5–10 mal. Gute Dehnübung für den Brustkorb und Stärkung der Schulterblattmuskeln.

17. Übung: Halswirbel-Kopf-Übung: Kopf aus der Halswirbelsäule langsam nach hinten neigen – nach vorn lockern – wieder fallen lassen; etwa 3 mal. Dann Kopf je 3 mal nach links

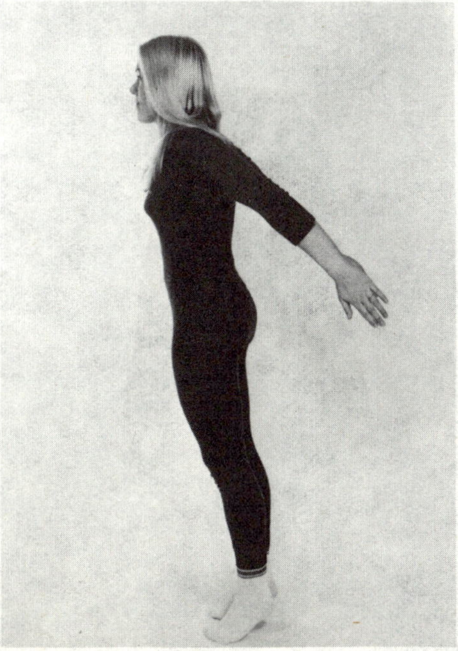

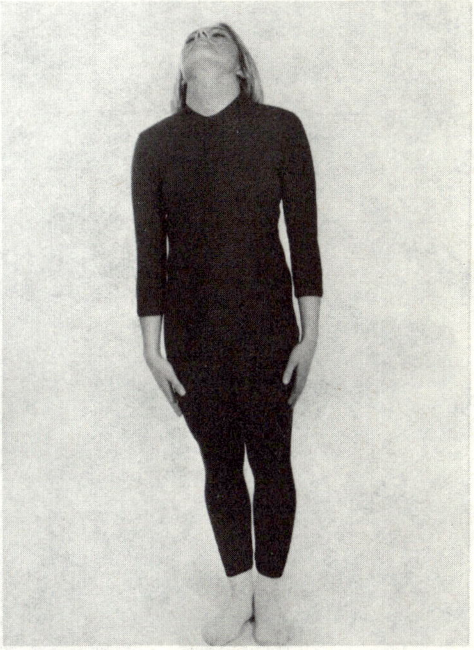

und rechts zur Seite drehen und neigen – Kopfkreisen je 2 mal nach vorn und hinten. Alle Kopfübungen langsam und locker ausführen. Augen schließen, sonst schwindelt es.

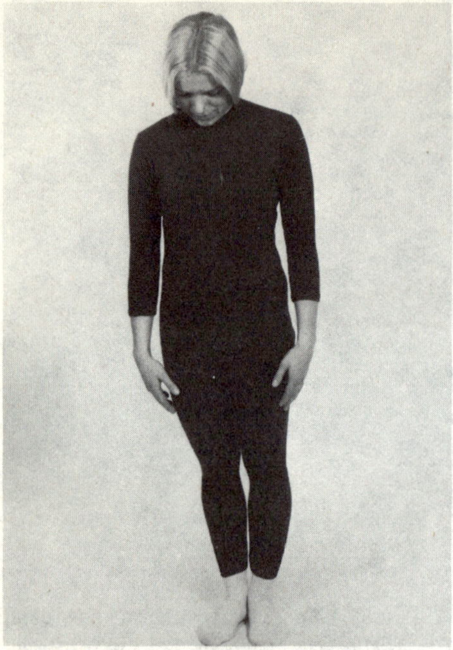

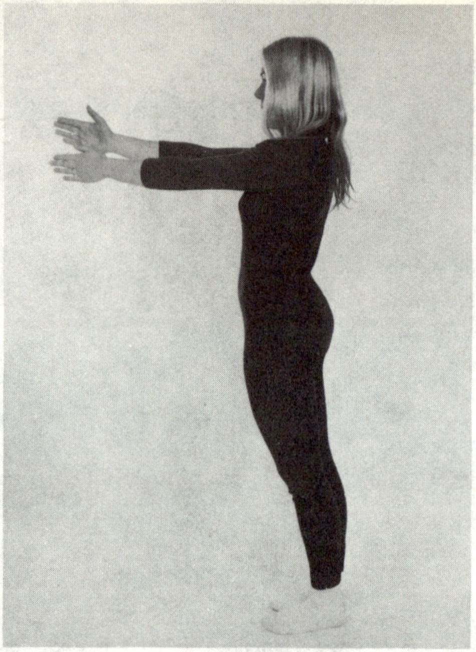

18. Übung: Blutableitung vom Kopf: Spreizstand – Hände nach vorn bis zur Schulterhöhe heben – jetzt aus der Schulter heraus bei durchgedrücktem Ellbogen die Hände vor- und rückwärts aneinander vorbeireiben, „abstreichen".
19. Übung: Lockerungsübung, die Körperschleuder: Spreizstand – den ganzen Körper um die Lendenwirbelsäule herumschleudern, so daß einmal bei der Linksdrehung die linke Hand an die linke Hüfte und die rechte Hand an die rechte Schulter schlägt und umgekehrt. Bei der Linksdrehung ist das linke Knie im Schwung leicht gekrümmt, das rechte scharf

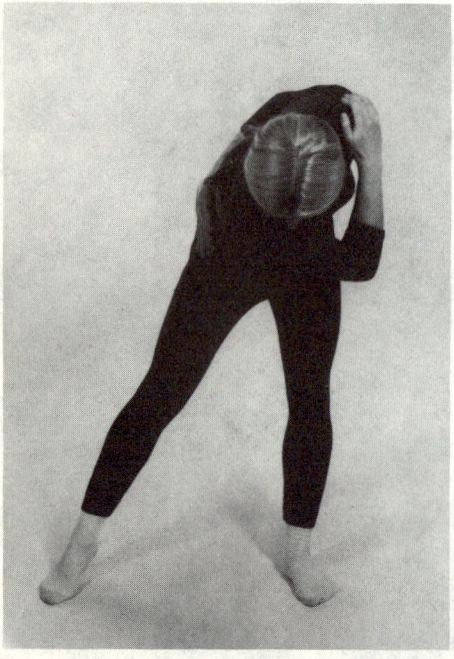

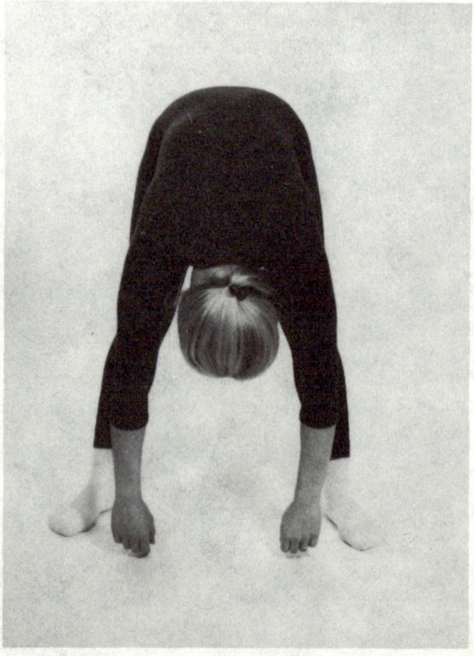

gestreckt, der ganze Körper bis zur Hüfte völlig gelockert, passives Schwungobjekt. Alle Bewegungen aus der Lendenwirbelsäule wie bei der Schwungmassage.

20. Übung: Der große Kreis: Spreizstand – ausatmend in tiefe Rumpfbeuge niedergehen – Atempause – einatmend langsames Aufrichten und Strecken des Körpers bis zum Zehenspitzenstand unter gleichzeitigem Heben der Arme von unten über die Brust bis zur Senkrechten über Kopfhöhe – Atempause – ausatmend in größtem Kreis seitlich die Arme senken bis zur tiefen Rumpfbeuge, 3 mal. Diese große Bewegungs- und Atemübung beschließt die Übungsfolge.

Die Zusammenstellung der Übungen erhebt in keiner Weise Anspruch auf Vollständigkeit. Sie will zu weiterer persönlicher Gestaltung anregen und stellt nur eine Grundlage zum Aufbau einer individuellen Gymnastik dar.

Atemgymnastik

Übungsfolge

Die im folgenden auch bildlich dargestellten Übungen sollen in erster Linie dazu dienen, die Ein- und Ausatmung in rhythmischer Weise zu beherrschen. Sie stellen gleichzeitig eine typische Morgengymnastik dar, die am besten im Freien, wenigstens aber bei geöffnetem Fenster durchgeführt werden sollte. Ihre Wirkung auf den ganzen Körper, besonders auf Lunge und Herz, ist bei andauernder Durchführung der Übungen erprobt. (Die Zahlen hinter den Übungen bedeuten die Zeiten des Ein- bzw. Ausatmens.)

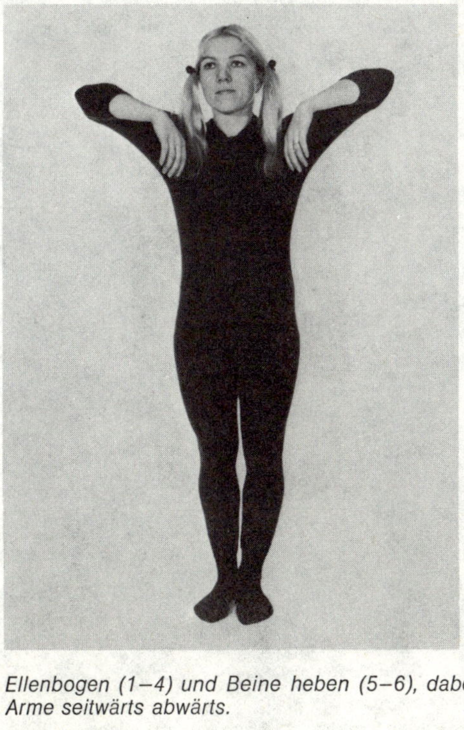

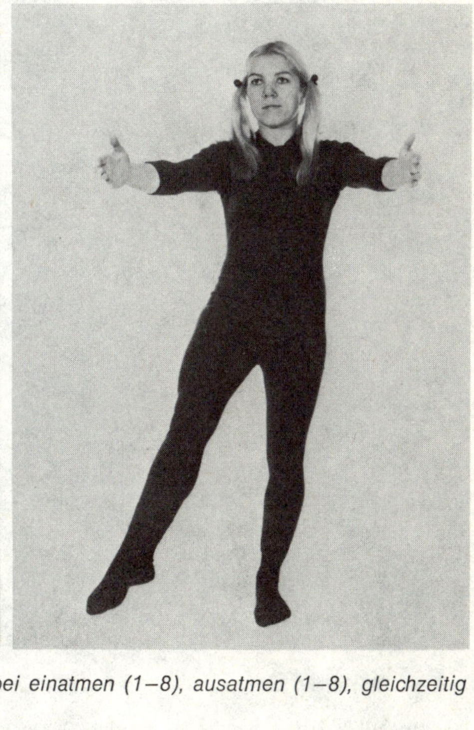

Ellenbogen (1–4) und Beine heben (5–6), dabei einatmen (1–8), ausatmen (1–8), gleichzeitig Arme seitwärts abwärts.

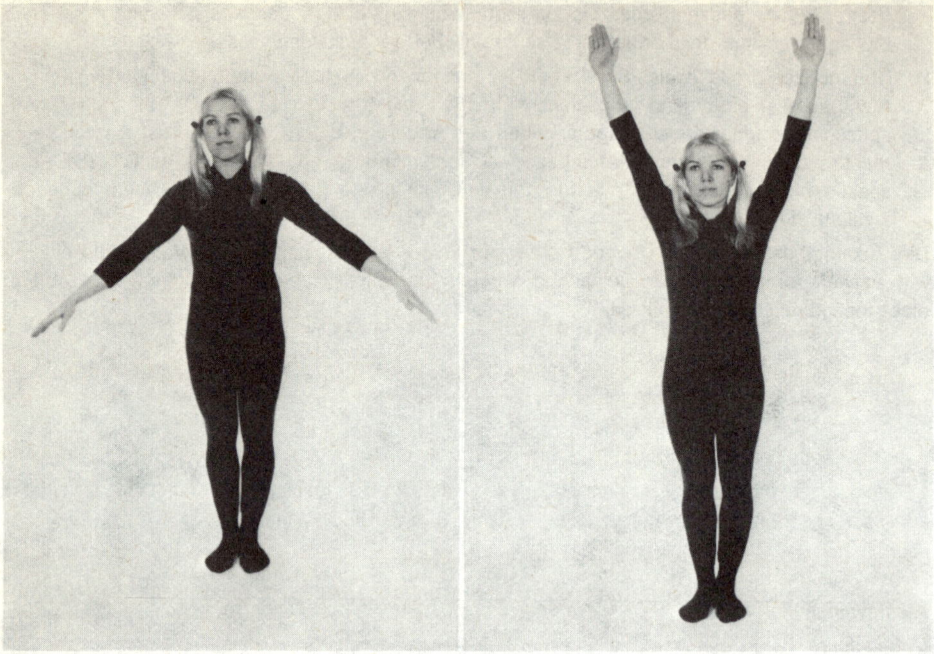

Stufenatmen

Arme seitwärts aufwärts, einatmen (1–8)

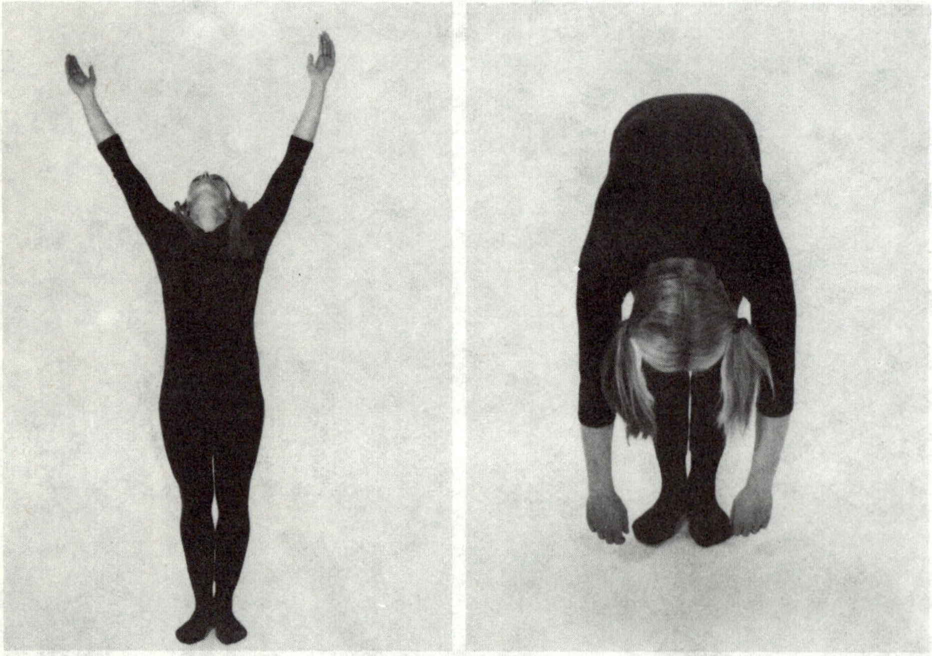

Arme seitwärts abwärts, Rumpf beugen, ausatmen (1–8)

Der Brustkorb ist aufs äußerste gefüllt. Durch das gleichzeitige Armheben wird diese Füllung verstärkt. Hierauf erfolgt die kräftige Ausatmung mit Vorbeugen des Körpers.

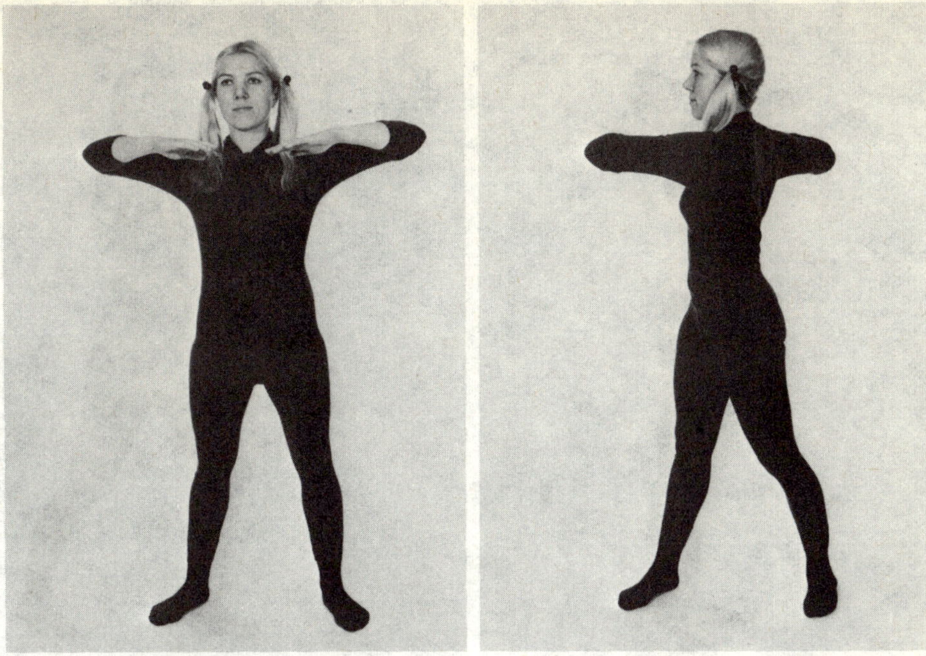

Rumpfdrehen (Arme in Schlaghalte) nach links und rechts, dabei einatmen (1–4), ausatmen (5–8)

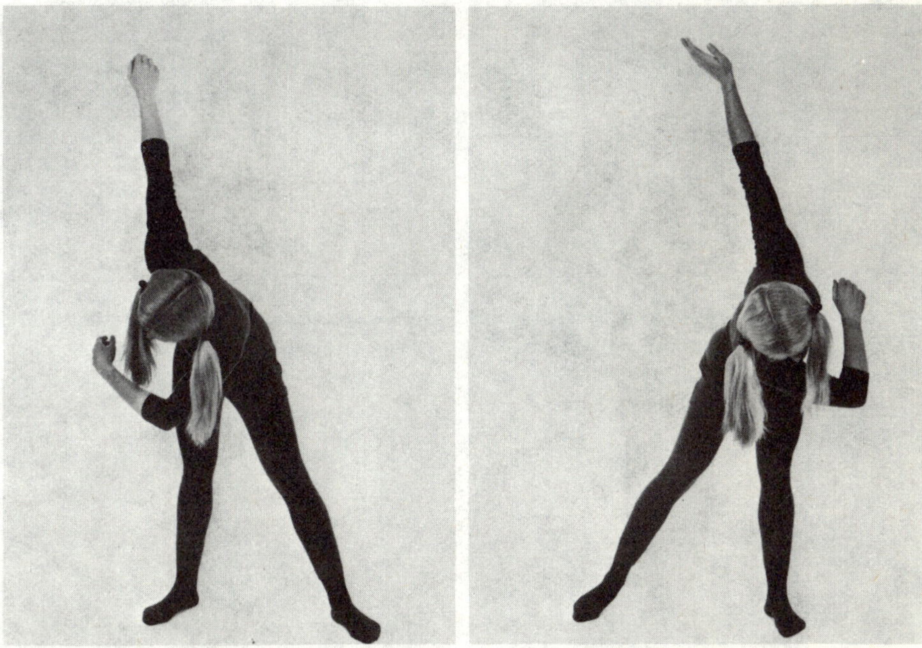

Schnitterbewegung nach rechts und links, einatmen (1–4), ausatmen (5–8)

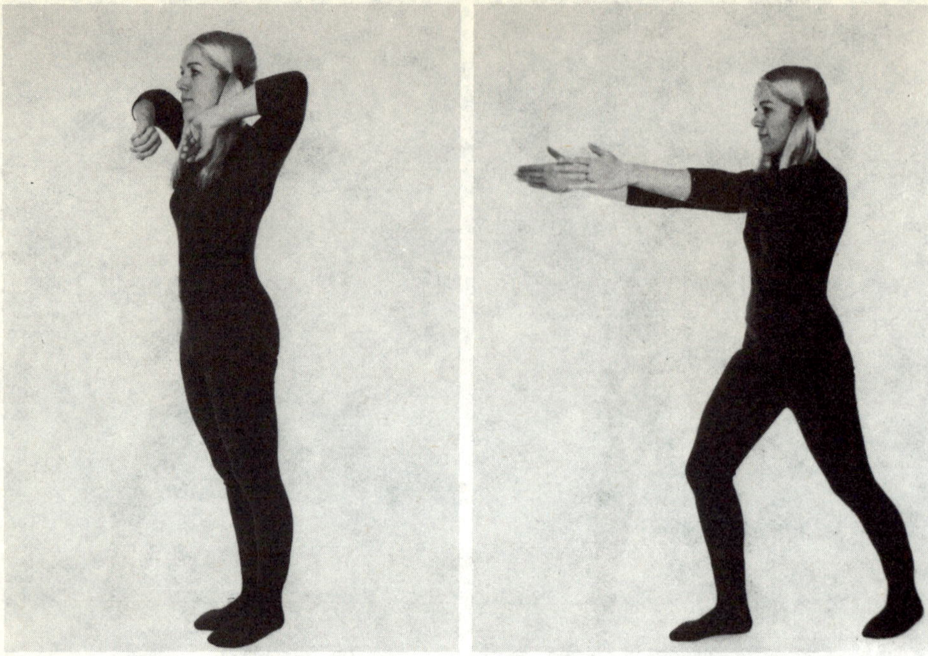

Ellenbogen heben mit Ausfall einatmen (1–8), ausatmen (1–8) und gleichzeitig Arme seitwärts abwärts.

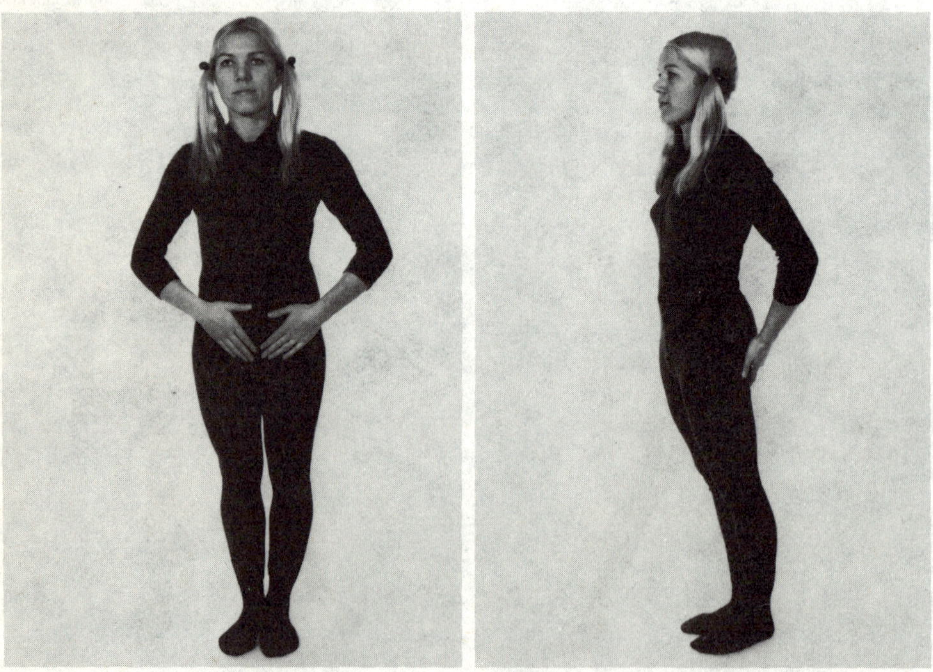

Wasch- und Frottierübungen

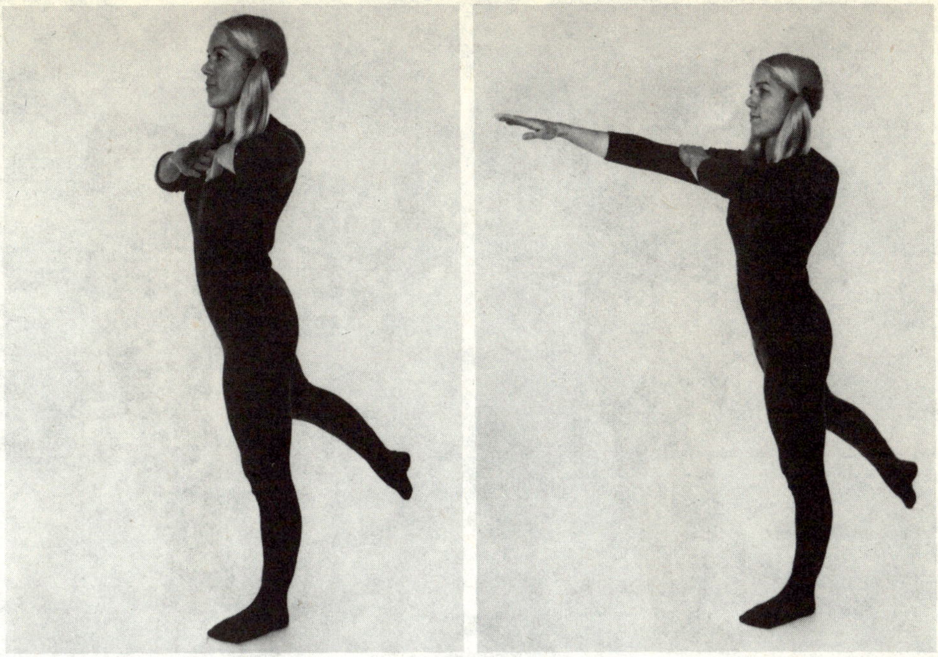

Abklatschen

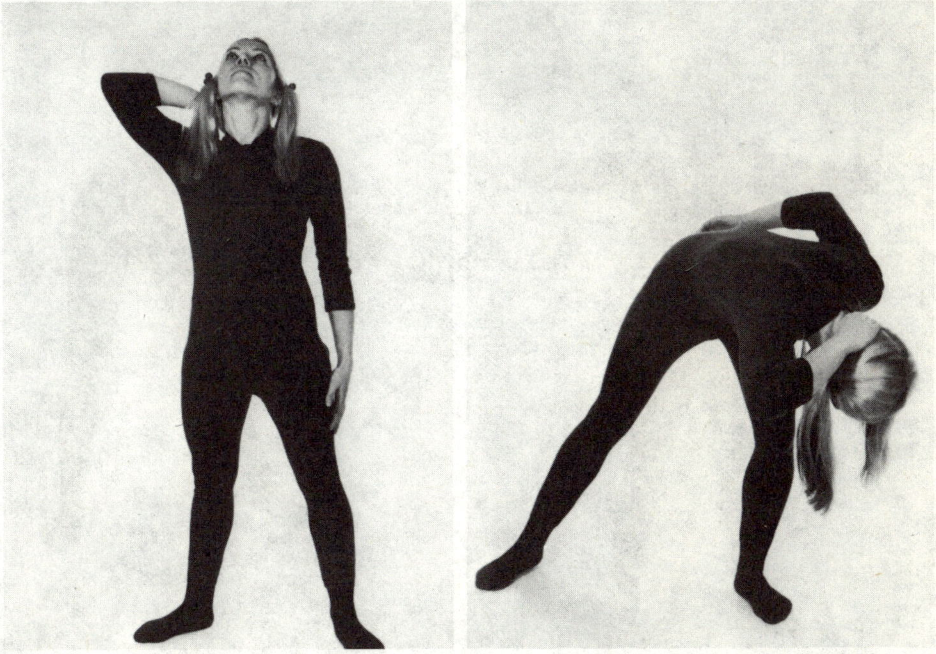

Rumpfauswinden, einatmen (1–4), ausatmen (5–8)

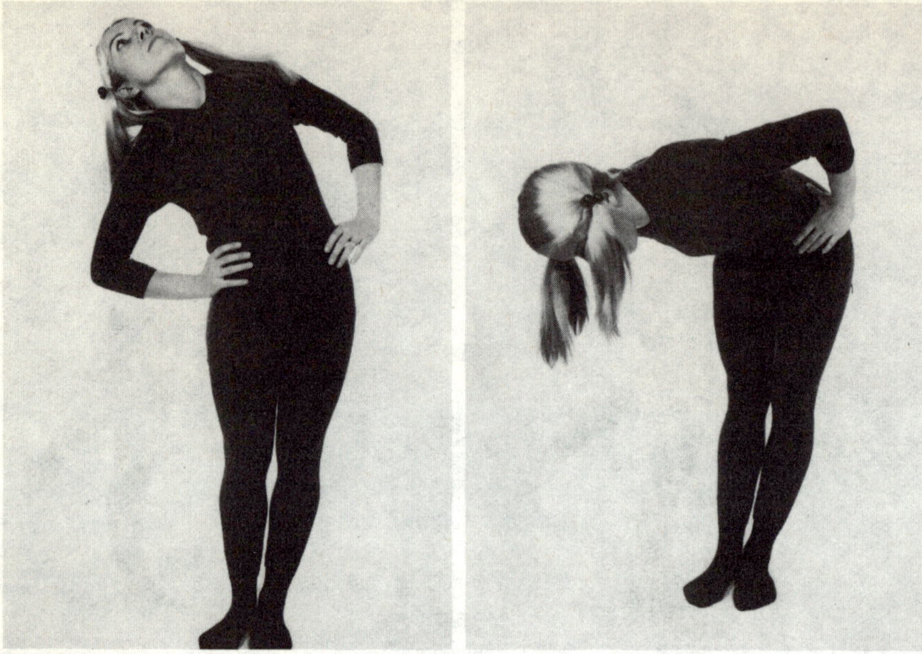

Rumpfkreisen, Arme in Hüftstütz, einatmen (1–4), ausatmen (5–8)

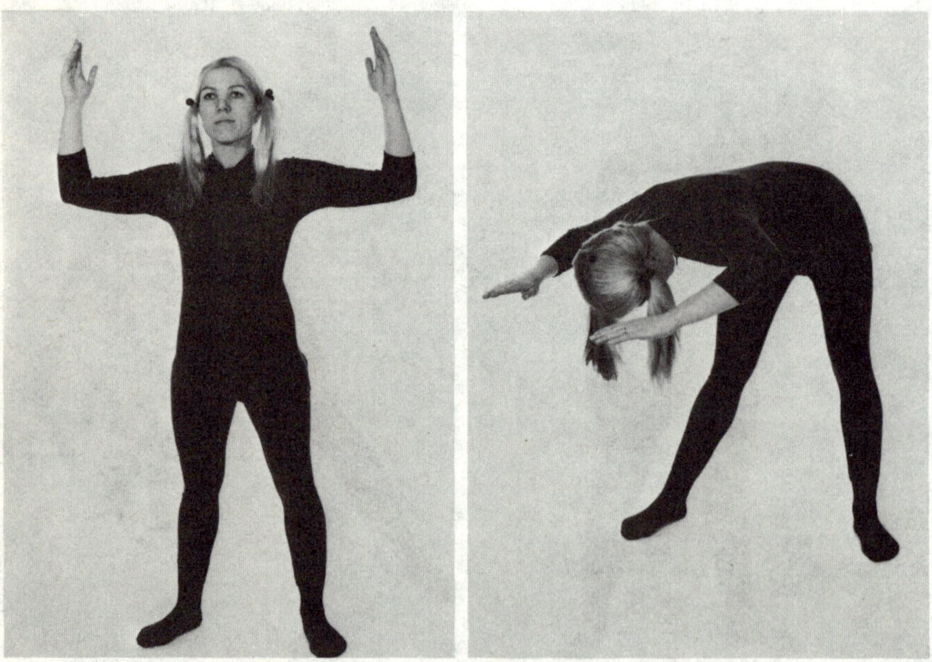

Rumpfdrehbeuge, Arme in Rechtwinkelstellung, einatmen (1–4), ausatmen (5–8)

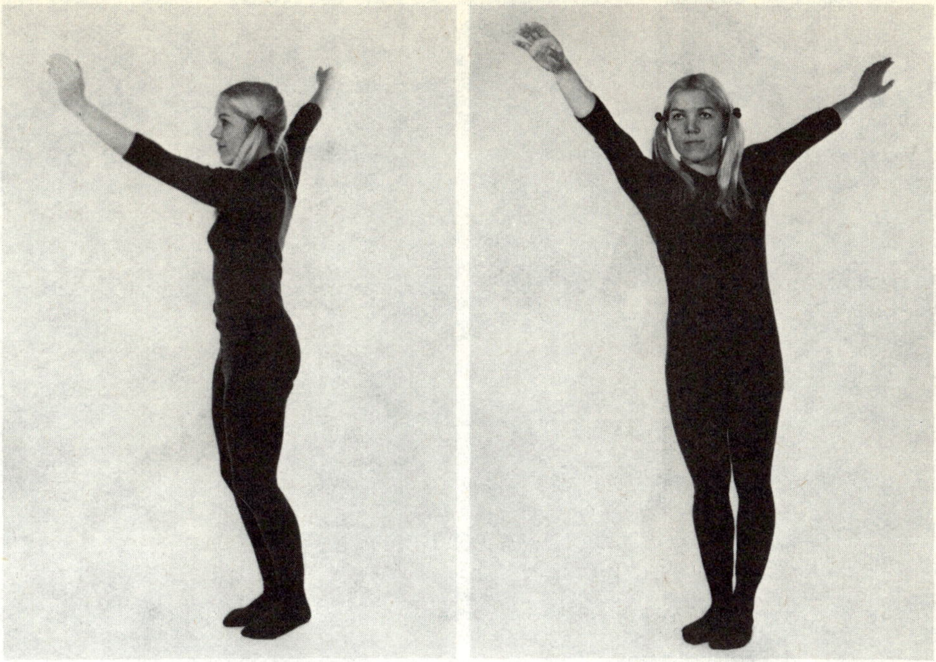

Wechselschwingen der Arme, einatmen (1–4), ausatmen (5–8)

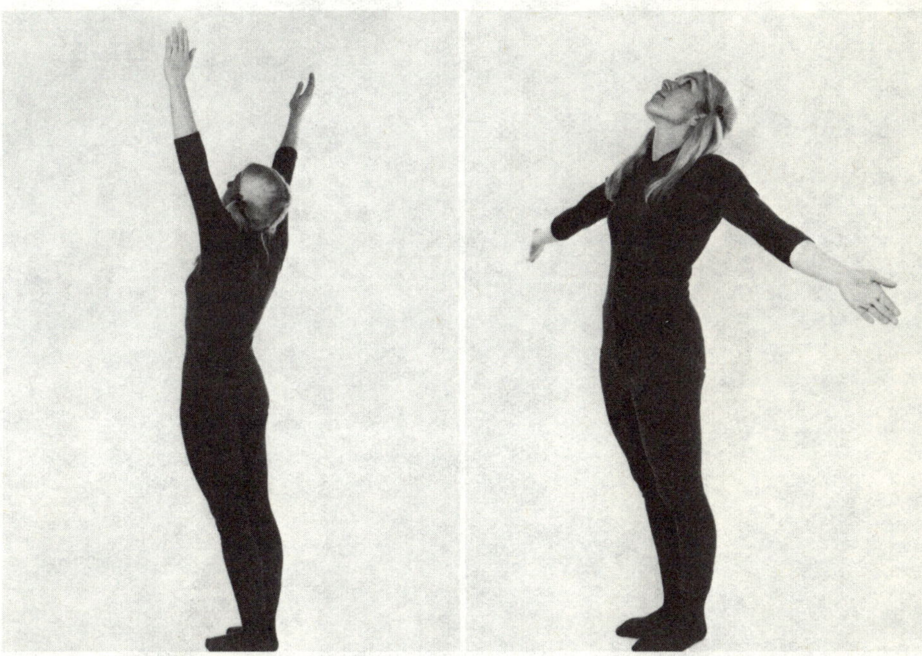

Arme langsam seitwärts aufwärts, einatmen (1–8), und wieder abwärts ausatmen (1–8)

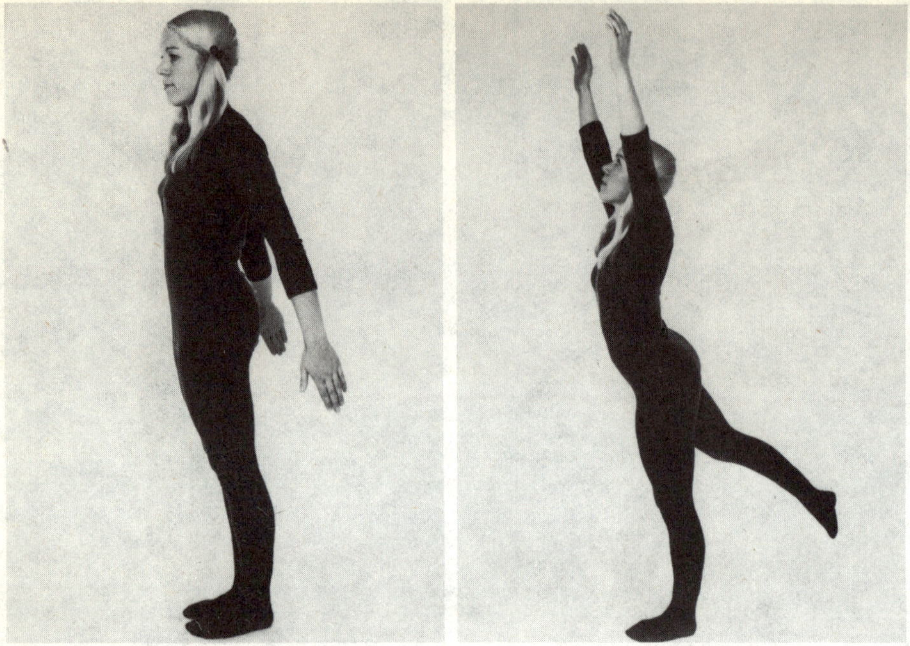

Viermaliges Armkreisen, Rückwärtsschwingen des Beines, einatmen (1–4), ausatmen (5–8)

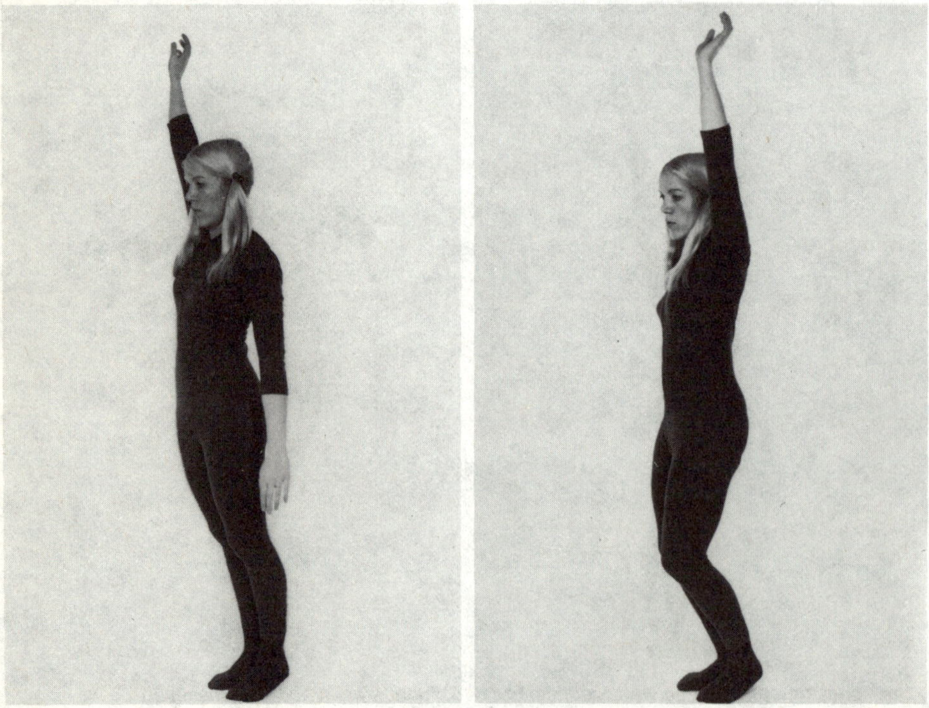

Mühle, einatmen (1–4), ausatmen (5–8)

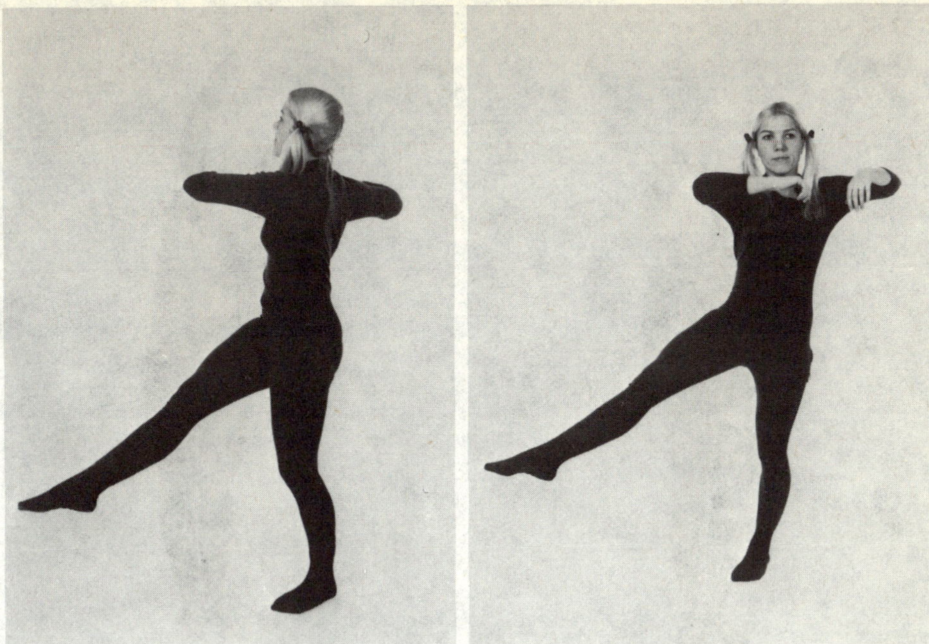

Rumpfdrehen mit Vorhalten des Beines, einatmen (1–4), ausatmen (5–8)

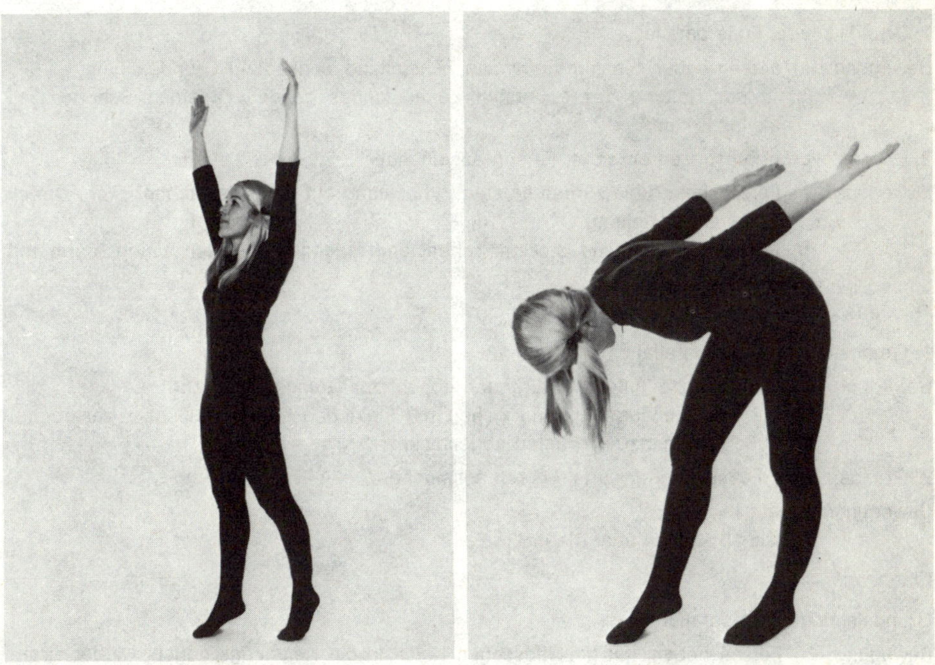

Vorhoch- und Vortiefschwingen, einatmen (1–2), ausatmen (3–6), einatmen (7–8), ausatmen (1–8)

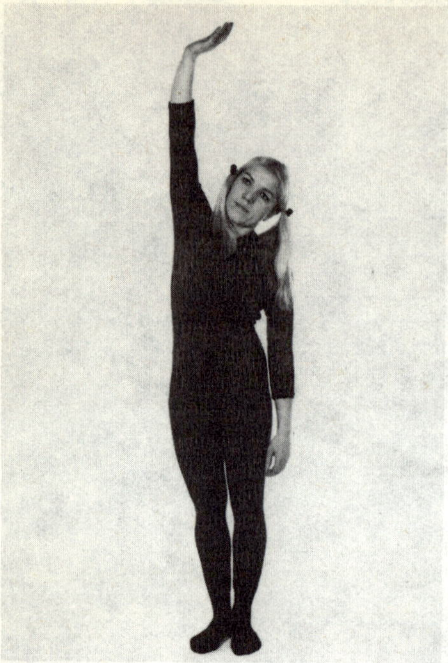
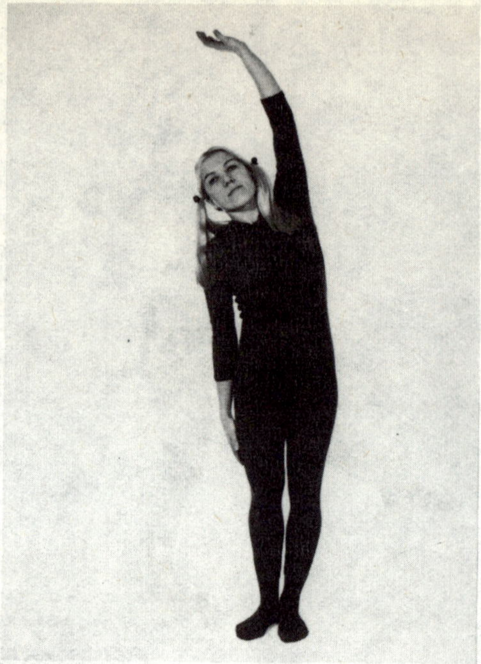

Einseitiges Atmen: einatmen (1–4), ausatmen (5–8)

Fußübungen

Fersenheben und -senken

1. Grundstellung: Füße parallel

Bewegung: a) Fersen heben bis zum äußersten Zehenstand, senken zur Grundstellung,
b) in der Haltung des äußersten Zehenstandes gehen in kleinen Schritten mit steifen Knien.

2. Grundstellung: Fußspitzen einwärts, Fersen auseinander

Bewegung: a) Fersen heben bis zum äußersten Zehenstand auf dem Kleinzehenballen, zurück in die Grundstellung.
b) leichtes Hüpfen aus diesem Zehenstand, zuerst mit steifen Knien, dann mit wippenden Knien.

Fußkippen:

1. Grundstellung: Füße parallel

Bewegung: a) Füße auf die äußeren Fußränder kippen, zur Grundstellung zurück,
b) auf dem äußeren Fußrand gehen mit kleinen Schritten (Fußsohle senkrecht), Fußgelenk ganz nach unten abgeknickt.

2. Grundstellung: Fußspitzen einwärts, Fersen auseinander

Bewegung: a) wie 1a
b) wie 1b (Gehen über die große Zehe).

Kniebeuge:

Grundstellung: Füße parallel

Bewegung: a) Fersen heben, mit geschlossenen Knien in die Kniebeuge gehen, wieder strecken, Fersen senken,
b) dasselbe mit gespreizten Knien.

Greifübung:

Grundstellung: Sitzen, Füße auf weiches Tuch oder Papier (Seidenpapier, etwa 30 x 30 cm groß) stellen, Fersen am hinteren Rand fest aufstellen.

Bewegung: Durch greifende Bewegungen die Unterlage unter dem Fuß zusammenknüllen. Erst mit einem Fuß allein, dann mit beiden zusammen. In entsprechender Weise Greifübungen mit kleinem Ball. Rollen zwischen den Fußsohlen.

Übungen im Liegen

Zehen beugen und strecken, Fußrollen.

Wasseranwendungen:

Wechselwarmes Fußbad, kalter Knieguß, Wassertreten und dgl.

Massage:

In Richtung von den Zehen nach dem Körper zu streichen, Walken und Kneten der Weichteile des Fußes und Unterschenkels, mit den Fingerspitzen besonders Fußsohle, Fußkanten und Knöchelgegend reiben.

Zur Beachtung: Ermüdung und Schmerzen in den Füßen nach längerem Gehen kann man wirksam durch federndes Gehen, jeweils mehrere Minuten lang, bekämpfen.

Massage

Sie hat für die Haut eine durchblutungsfördernde Wirkung, bei der Muskulatur wirken die Massagegriffe mehr mechanisch, indem sie den Blut- und Lymphabfluß fördern und damit auch den Stoffwechsel anregen.

Die durchblutungsfördernde Wirkung bleibt vorwiegend auf die Haut beschränkt, sie ist zu erkennen an einer deutlichen Vermehrung der Kapazität der Gefäße mit Temperaturerhöhungen der Haut. Dazu kommen Auswirkungen in entfernten Gebieten. So erleben sensible Patienten Empfindungen aller Art an Organen, die vom Ort der Massage entfernt liegen.

Die Wirkung auf die Muskulatur besteht hauptsächlich in einer Verbesserung des Blut- und Lymphumlaufs und damit einer Steigerung der Stoffwechselvorgänge. Durch beschleunigte Abfuhr der Ermüdungsstoffe wird die Leistungsfähigkeit gesteigert, und zwar erhöht sich nicht die Einzelleistung des Muskels, sondern es wird lediglich die Ermüdung verzögert und damit die Ausdauer vermehrt. Die Wirkung auf die Nerven ist wohl zunächst mechanisch aufzufassen. Druck auf die Nerven setzt sowohl örtliche wie ausstrahlende Empfindlichkeit herab, dieselbe Wirkung beobachteten wir bei der Dehnung der Nerven. Die Bewegungs-Nerven werden durch Massagegriffe beeinflußt. Die Tätigkeit der sekretorischen Drüsen wird angeregt, besonders wirken leichte Klopfungen und Erschütterungen nachweisbar auf die Absonderung von Magen, Leber, Speicheldrüsen, Nieren, Keimdrüsen, Tränen- und Schweißdrüsen.

Technik: Die fünf Grundgriffe der Massage sind Streichen, Reiben, Kneten, Klopfen, Erschüttern. Die Streichung befreit die Haut von angehäuften Oberhautschuppen und erhöht so ihre Durchlässigkeit und die Hautatmung; sie wirkt auf die Tätigkeit der Schweißdrüsen, auf die örtliche Hauttemperatur, auf die Blut- und Lymphbewegung in der Haut. Hierbei ist auch die mittelbare Wirkung der Massage von Bedeutung: wenn wir z. B. auch ein frisch verletztes Gelenk in der Regel nicht massieren können, so vermögen wir doch durch Massage der oberhalb des Gelenkes gelegenen Weichteile einen Gelenk- oder Bluterguß zur Aufsaugung zu bringen.

Die Reibung ist eine in beschleunigtem Tempo und kräftig ausgeführte Streichung. Sie löst auch krankhafte Verklebungen, lockert Narben und macht Krankheitsprodukte aufsaugfähig; an sie muß sich stets eine Streichung anschließen.

Bei der Knetung wird das zu massierende Gewebe von seiner Unterlage leicht abgehoben und gleichsam ausgedrückt; man umgreift so viel Haut- und Muskelmasse, wie die Hand zuläßt. Zur allgemeinen Durchknetung werden meist beide Hände gebraucht, die sich entgegenarbeiten.

Die Klopfung wird entweder mit der Handfläche und den Handrändern mit einer Hand allein oder wirksamer mit beiden zur Faust geballten Händen ausgeführt. Statt der Fäuste gebraucht man auch die gekrümmten Finger.

Bei der Erschütterung mit der Hand vibrieren wir entweder mit den Spitzen der Finger, wenn wir nur kleine Stellen beeinflussen wollen, oder mit der flach aufgelegten Hand bei größeren Flächen. Im Vergleich zu den Reibungen haben Vibrationen eine mehr örtlich-umschriebene, im Verhältnis zum Kraftaufwand aber doch recht erhebliche Wirkung, vor allem in die Tiefe.

Die Erschütterungen können auch durch mechanische Apparate ausgeführt werden.

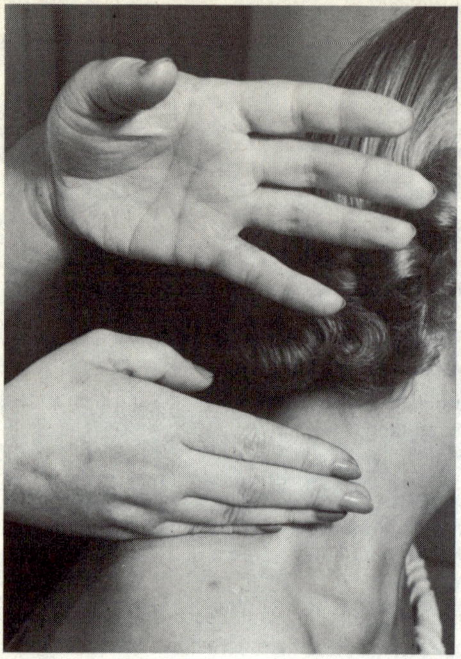

Klopfung

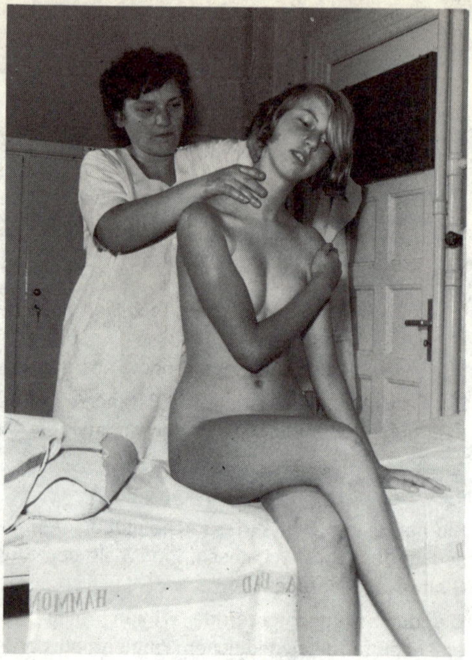

Knetung

Besondere Massage-Methoden

Nervenpunkt-Massage nach Cornelius: Ein „Nervenpunkt" ist nach Cornelius eine Stelle, wo ein an sich normaler Reiz krankhafte Reizfolgen hat. Er ist also nicht gleichzusetzen mit einem (Nerven-)Druckpunkt. Die Unbestimmtheit und Mißverständlichkeit des Begriffs ist einer Ausbreitung der von Cornelius ausgebauten, zweifellos sehr wirksamen (wenn auch oft unnötig harten) Behandlungsmethode sehr hinderlich gewesen.

Die hauptsächlich durch Druckschmerzhaftigkeit ausgezeichneten Nervenpunkte sind im allgemeinen dem Kranken nicht bewußt, sie werden durch Abtasten aufgesucht und bis zur Unempfindlichkeit massiert, wonach die Beschwerden des Kranken verschwinden. Es handelt sich also um eine ganz auf den einzelnen Fall ausgerichtete Behandlung von schmerzhaften Störungen auf dem Wege der Nervenbahnen. Ursachen der Entstehung von Nervenpunkten sollen mechanische und chemische Reize sein sowie Schwellungen und Ergüsse um die Nerven herum mit Ablagerungen aller Art.

Die schwedische Massage: Sie hat ihren Namen lediglich daher, daß der Schwede Henrik Per Ling (1776–1839) als erster systematische Körperbewegungen zur Beeinflussung von Krankheitszuständen benutzte und die Massagehandgriffe in ein System brachte. Er verwendete im wesentlichen die oben erwähnten Grundgriffe. Der schwedischen Massage eigentümlich ist die besondere Arbeit mit dem Daumen und dem Handballen, auch die wesentlich längere Dauer der einzelnen Massagen.

Die Müllersche oder Hartspann-Behandlungsmethode: Unter Muskelhärten oder Hartspann versteht man eine andauernde Überspannung einzelner Muskelgruppen. Die natürliche Anspannung des gesunden Muskels äußert sich als feines Vibrieren seiner Fasern und verstärkt sich beim tätigen Muskel zu feinen Zuckungen, durch die sich der Muskel zusammenzieht. Beim willkürlich tätigen Muskel lassen die Vibrationen nach vollendeter Zusammenziehung nach, beim überspannten Muskel dauern sie an und erzeugen einen örtlichen Muskelkrampf. Der Muskel wird hart, unelastisch, druckempfindlich. Man tastet einen Hartspann ab, indem man den Muskel zwischen Daumen und andern Fingern beider Hände zu fassen sucht und zusammendrückt; ist er überspannt, reagiert er hierauf mit deutlichem Schmerzgefühl. Ursache: Akute Muskelüberspannung durch infektiöse Gelenk- und Muskelentzündung, durch Überbeanspruchung einzelner Muskelgruppen, durch chronische Gelenkentzündungen, durch Nervenentzündungen, Rheuma, Alterserstarrung, psychische Muskelüberspannung.

Oertels Herzmassage: Die Oertelsche Herzmassage zur Behandlung bestimmter Kreislaufstörungen besteht in der Verminderung der Flüssigkeitsmenge, in methodischer Bewegung und in einer mechanischen Beeinflussung des Herzmuskels durch passive Verstärkung der Ausatmung mittels Massage des Brustkorbs.

Unterwassermassage: Sie wird sowohl mit der Hand wie mit dem Wasserstrahl ausgeführt bzw. während der Verabreichung von schottischen Dampf- und Strahlduschen. Die kranken Körperteile werden während des Duschens massiert, geknetet und bewegt. Zudem können wir den Duschestrahl auch in der Badewanne unter Wasser anwenden, wobei die Hand des Masseurs gleichzeitig die von dem Wasserstrahl betroffenen Körperstellen knetend und streichend bearbeitet. Vorteile: Leichtere Zugänglichkeit der im Bad entspannten Muskeln für die Massage: geringere Schmerzhaftigkeit, größere Wirkung, erhöhtes Wohlgefühl für den Kranken.

Bürstmassage: An Stelle des Wasserstrahls wird auch die Bürstung des Körpers im Bade als sehr angenehm und heilsam empfunden. Sie wird auch als Trockenbürstung der gesamten Körperoberfläche zur täglichen Körperpflege ausgeführt, etwa 5 bis 10 Minuten. Ihre Wirkung besteht in einer besseren Durchblutung der Haut, durch die alle Hautfunktionen in erhöhtem Maße angeregt werden.

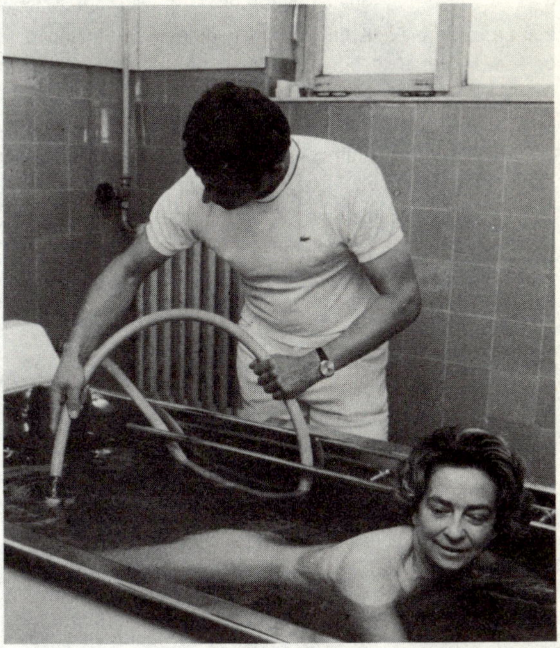

Unterwassermassage

Selbstmassage: Sie erfordert etwa 20–30 Minuten Zeit, für den einzelnen Körperteil durchschnittlich 3 Minuten und besteht vorwiegend aus den Grundgriffen der Massage. Sie kann teils im Stehen, teils sitzend ausgeführt werden. Man beginnt bei den Beinen, indem die Hände, über die Knöchel hinweg die Waden umfassend, herauf bis zum Knie streichen, reiben, kneten und klopfen, in gleicher Weise schließt sich die Massage der Oberschenkel an; es folgt die Massage des Leibes, beidhändig ausgeführt in halber Rückenlage, zunächst Streichungen, kreisförmig um den Nabel herum im Sinne des Uhrzeigers, verstärktes Streichen durch Auflegen der einen Hand auf die andere und in die Tiefe dringend, darauf Klatschungen und Klopfungen. Anschließend die Massage von Brust und Hals: kreisförmiges Streichen um die Brustwarzen herum, Reibungen auf- und abwärts, ein- oder beidhändig, Abheben und Auspressen der Brustmuskulatur, Klopfungen und Klatschungen mit der flachen Hand und mit den Fäusten. Am Hals Ausstreichen der vorderen Halsmuskulatur durch Übersetzen beider Hände bei leicht zurückgebogenem Kopf. Zur Massage des Nackens Kopf leicht vornüber beugen, Ausstreichen der Muskulatur nach vorn, Reibungen, Drückungen, Klopfungen und Klatschungen. Zur Rückenmassage werden die Hände hoch im Rücken angesetzt, um Streichung, Reibung, Klopfung, Knetung und Klatschung an beiden Seiten der Wirbelsäule hinunter bis zu den Hüften auszuführen. Bei der Armmassage verfahren wir ganz ähnlich wie bei der Beinmassage. Sämtliche Massagebewegungen werden in der Richtung nach dem Herzen zu ausgeführt und sollen mit einer beruhigenden Streichung schließen. Die Selbstmassage sollte täglich angewendet werden, um die Körperkräfte zu erhalten und die Gesundheit zu fördern. Blutarmen, Nervösen und allen Rheumatikern ist sie ganz besonders zu empfehlen, auch wird sie der Arzt zu seiner Entlastung gern seinen Kranken als Mittel zur Weiterbehandlung in die Hand geben.

Sportmassage: Die Selbstmassage ist gleichsam eine Vorstufe der Sportmassage, durch die gerade der Sportler seine Leistungen steigern kann. Ihre Aufgaben sind demnach, selbsttätig oder durch Helfer ausgeführt: a) allgemeine Körperpflege durch Förderung der Ausbildung der Muskulatur, Steigerung der Blut- und Lymphbewegung, Kräftigung der Nerven; b) als Trainingsmassage ist sie vorwiegend eine Vorbereitungsmaßnahme, bei der besonders die für die jeweilige Beanspruchung in Frage kommenden Muskelgruppen vorgenommen werden sollten; c) als Hochleistungsmassage unmittelbar vor den Wettkämpfen dient sie dazu, die Muskeln frei von hemmenden Stoffen zu machen und kraftvoll zu spannen; d) als Entmüdungsmassage soll sie dem abgekämpften und ermüdeten Körper, besonders den angestrengten Teilen, schnellstens die notwendige Erholung bringen; e) als Heilmassage: die Gefahren des Sportes, auch die Folgen der Überanstrengung machen zur Behandlung der typischen Sportverletzungen und Beschwerden Massagekenntnisse notwendig.

Für besondere Fälle gibt es auch eine frauenärztliche (gynäkologische) Massage. Ähnlich wie bei der frauenärztlichen Untersuchung wird die Gebärmutter durch bestimmte Griffe massiert. Diese Behandlung bleibt aber stets nur dem Facharzt vorbehalten.

Massage ist angezeigt überall, wo eine vermehrte Durchblutung als Heilfaktor eingeschaltet und der Rückfluß des Blutes und der Lymphe gefördert werden soll, um Stauungen aller Art zu bekämpfen. Demnach:

1. Zur allgemeinen Kräftigung des Körpers durch Ganzmassage.
2. Bei allen Schwächezuständen der Muskulatur.
3. Bei der Rachitis, nicht nur der kleinen Kinder; die Beseitigung der Muskelschlaffheit ist von wesentlicher Bedeutung für die Gehfähigkeit, Haltung und Gradrichtung der verbogenen Knochen.
4. Bei Haltungsanomalien und Schwächezuständen des Rückens.
5. Bei allen chronischen Muskelveränderungen.
6. Bei Veränderungen im Stützapparat der Gelenke.
7. Bei Krampfzuständen verschiedenster Art.
8. Bei den Lähmungen, da die Muskeln die Erfolgsorgane von Nerven sind.

Das Rödern

Die nach Dr. Heinrich Röder benannte Methode der Nasen-Rachen-Behandlung besteht aus 4 Maßnahmen:

1. Saugmassage-Behandlung der Gaumenmandeln,
2. Mandel-Massage mit dem Zeigefinger,
3. Durchwischen des Rachenraums mit besonderer Berücksichtigung der Rachenmandel,
4. Sonden-Massage der unteren Nasengänge.

Beziehungen zwischen Gaumenmandel und Gesamt-Organismus sind schon lange bekannt. So hat Trosseau im Jahre 1865 auf den Zusammenhang von Angina und Rheuma hingewiesen. Auch später war es – entsprechend der bakteriologischen Forschungsrichtung – die Rolle der Mandel als Infektionsherd, die die Wissenschaft bevorzugt beschäftigte.

Auch in der Nase gibt es Stellen, die als Auslösungspunkte vegetativer Störungen in anderen Organen angesehen werden können.

Das Rödersche Verfahren wird angewendet bei Nasen-Rachen-Erkrankungen, Mandelentzündungen, chronischer Bronchitis, Fokalinfektionen sowie bei Dysbakterie, schmerzhafter Regelblutungen, einigen Formen allergischer Krankheiten (z. B. Asthma, Heuschnupfen) und der vegetativen Dystonie.

Chiropraktik

Die Behandlungsweise beruht auf überlieferter (amerikanischer) Volkserfahrung, wonach bei Krankheiten einzelner Körperteile oder Organe das Richten, Stoßen, Strecken und Dehnen des

Rückgrats heilend wirkt. In Japan sollen seit etwa 2500 Jahren bei Gelenkverschiebungen dem Jiu-Jitsu ähnliche Griffe angewandt werden, heute wissenschaftlich ausgearbeitet als „Kuatsu". D. Palmer, ein amerikanischer Heilpraktiker, entdeckte 1895 das Verfahren neu. Sein Sohn B. J. Palmer brachte mit Dr. med. Gregory und anderen die Chiropraktik in ein lehrbares System.

Theorie: Wirbel können durch Unfall, schweres Heben usw. plötzlich, durch wiederholte Arbeitsbewegung allmählich aus ihrer Normallage gebracht werden. Die Verschiebung der Gelenkfortsätze übt auf den Inhalt des Zwischenwirbelloches einen Druck aus. Dadurch wird die Leitfähigkeit der betreffenden Nerven geschwächt, die von ihnen versorgten Körpergebiete werden funktionell oder organisch geschädigt oder für Krankheiten leicht empfänglich gemacht. Umgekehrt entstehen durch Erkrankungen von Körperteilen oder inneren Organen Störungen der entsprechenden Nervenwurzelgebiete. Die krankhaften Reize bewirken an den entsprechenden Abschnitten der Wirbelsäule Spannung und Schwellung der kurzen Muskeln und Bänder und ziehen die Wirbel aus ihrer Lage. Ebenso erfahren Kreuzbein und Steißbein Veränderungen in den Gelenken, und die Nervengebiete werden an den Austrittstellen geschädigt.

Durch Befreien der Nerven vom Wirbeldruck und von Spannungsreizen wird mit Hilfe der chiropraktischen Griffe die Funktion der erkrankten Körperteile gefördert und kräftig unterstützt. Soweit das Nervengebiet noch lebensfähig ist und Konstitution und Lebenskraft des Patienten die Heilung erlauben, gesundet der Körper durch die neue Zufuhr von Lebensenergie von selbst.

Praxis: Der Chiropraktor betastet mit den Fingerkuppen die einzelnen Wirbel, stellt die Art der Verlagerung und die Schmerzgebiete fest. Er setzt mit kurzem, kräftigem, ruckartigem Griff, meist unter Einsetzen des Erbsenbeins seiner Hand, die Wirbel zurecht (er „adjustiert" sie). Dornfortsätze und Querfortsätze werden hierbei als Hebel benutzt. Wenn ein knackendes Geräusch entsteht, hat der Wirbel sich bewegt. Ein Erfolg ist oft schon nach wenigen Adjustierungen da, in schweren oder veralteten Fällen nimmt die Behandlung längere Zeit in Anspruch.
Die Chiropraktik wird in Amerika an besonderen Schulen gelehrt. Diese Chiropraktoren müssen ärztlicherseits als Laien bezeichnet werden. In Deutschland gibt es derartige Ausbildungsstätten nicht, sondern die einzelnen Ärzte haben sich mit dieser Methode entweder in Amerika selbst, in der Schweiz oder in England vertraut gemacht und wenden sie selbst an. Dabei hat man sich von den theoretischen Vorstellungen der Chiropraktiker weitgehend freigemacht.

Behandlung mit Elektrizität

Bestrahlung mit künstlichen Lichtquellen

Das Sonnenlicht läßt sich durch ein Prisma in sein Spektrum zerlegen. Der sichtbare Teil des Sonnenlichtspektrums umfaßt Licht von der Wellenlänge 700 (Rot) bis 400 (Violett) millionstel Millimeter. Im unsichtbaren Teil des Spektrums liegen die ultraroten (oder infraroten) und die ultravioletten Strahlen. Die Quecksilberdampf-Quarzlampe gibt Strahlen mit noch kürzeren Wellenlängen, nämlich bis 150 millionstel Millimeter ab. Die langwelligen Strahlen bilden beim Auftreffen hauptsächlich Wärme; sie dringen durch viele Substanzen leicht hindurch und auch ziemlich tief durch die Haut in das Gewebe ein. Die kurzwelligen Strahlen hingegen haben eine chemische Wirkung, z. B. die Rötung und Pigmentbildung in der Haut; sie dringen weniger in die Tiefe und auch nur unvollkommen durch Glas, besser aber durch Quarz.

Jeder wichtige Teil des Spektrums kann heute durch besondere Lampenkonstruktionen zu mehr oder weniger intensiver Wirkung gebracht werden. Durch solche einseitige Auswahl werden freilich Reize ausgelöst, die nichts mehr mit dem natürlichen Gesamtlichteinfall gemein haben. Je wirksamer die betreffende Strahlenart ist (dies gilt besonders für die ultravioletten Strahlen), desto größere Vorsicht ist geboten. Auf jeden Fall ist es ratsam, für die Allgemeinbehandlung möglichst sonnenähnliche Strahlengemische zu verwenden, also etwa die künstliche Höhensonne mit einer Wärmelampe zu kombinieren.

Glühende Körper von hoher Temperatur enthalten viele kurzwellige Strahlen, z. B. das Sonnenlicht oder das Bogenlicht; Leuchtkörper niederer Temperatur bilden mehr Wärmestrahlen, z. B. die Kohlenfadenlampe. Anders verhalten sich glühende Gase in der Quecksilberdampf-Quarzlampe, die bei niederer Temperatur hauptsächlich kurzwellige Strahlen abgibt.

Wird Licht durch rote oder blaue Glasscheiben gefiltert, so geht nur ein Teil durch das farbige Glas hindurch. Gefiltertes Licht hat z. B. nie die Wärmewirkung wie ungefiltertes.

Blaulicht: Das filtrierte Blaulicht enthält kaum Wärmestrahlen, aber auch keine nennenswerten Mengen violetter oder ultravioletter Strahlen, da diese ja von dem Glasfilter geschluckt werden. Es wirkt schmerzstillend und beruhigend. Anwendung vor allem bei Gefäßstörungen, Erregungszuständen, Kopfschmerzen, Neuralgien und Gürtelrose.

Rotlicht: Das durch Filterung erzeugte rote Licht wirkt entzündungshemmend, juckreiz- und schmerzlindernd. Anwendung besonders bei Ekzemen, Wundrose, Blasen- und Pustelausschlägen, Gelenk- und Muskelrheumatismus, Katarrhen der Atmungsorgane, Furunkeln, Nebenhöhlenerkrankungen, Mittelohrentzündung und narbigen Verwachsungen.

Infrarotbestrahlung: Die Wirkung besteht in einer starken Tiefendurchblutung; hierdurch werden die Aufsaugung von Ergüssen und die Regeneration gefördert. Anwendung: Örtliche Bestrahlung wie bei Rotlicht, nur mit größerer Tiefenwirkung; außerdem bei Gicht, bei Entzündungen der Sehnenscheiden und Schleimbeutel, bei Unterfunktion der Eierstöcke.

Ultraviolettbestrahlung: Zur Erzeugung von ultraviolettem Licht dienen vorwiegend die Quecksilberdampf-Quarzlampen. Die Wirkungen des ultravioletten Lichtes bestehen in folgendem:

Die bestrahlte Körperstelle wird stärker durchblutet,

oberflächlich lagernde Bakterien werden abgetötet,

die Zellregeneration wird angeregt, z. B. auch die Überhäutung von Wundflächen,

gewisse chemische, für den Organismus wichtige Stoffe werden gebildet,

die Zahl der weißen Blutkörperchen und Lymphzellen wird vermehrt,

der Blutdruck wird gesenkt,

die Organtätigkeit wird allgemein angeregt, insbesondere auch der Stoffwechsel und der Appetit.

Anwendung bei Erschöpfungszuständen, Blutarmut, verzögertem Wachstum der Kinder, Rachitis, Tetanie, Skrofulose, Gicht, Zuckerkrankheit, Rekonvaleszenz nach schweren Krankheiten, Grippe, Rippenfellentzündung, Hautleiden, schlecht heilende Wunden und Durchblutungsstörungen.

Unzweckmäßig ist die Ultraviolettbestrahlung bei akut-fiebrigen Erkrankungen, insbesondere bei Lungentuberkulose, Bluthusten und nervösen Erregungszuständen. Die Ultraviolettbestrahlung gehört ebenso wie die natürliche Sonnenbestrahlung außerdem innerhalb der Krankenbehandlung zu den auf die Haut ableitenden Verfahren. Zur Hautreizbehandlung wird vor allem die Behandlung mit ultravioletten Strahlen durch künstliche Lichtquellen in Form der Felderbestrahlung verwandt. Dabei wird durch aufeinanderfolgende Bestrahlungen wechselnder Hautstellen jeweils eine starke Hautrötung erzeugt und damit die Durchblutung in den einzelnen Gefäßen verbessert. Die Größe der Felder beträgt 10 X 10 cm bis 12 X 18 cm bei einem Lampenabstand von 50–70 cm, während sonst 100 cm bei der Allgemeinbestrahlung mit künstlichen Lichtquellen üblich sind.

Die Dauer der Bestrahlung beträgt für die Felderbestrahlung anfangs 4–5 Minuten, bei Wiederholung wird auf das 1½fache, dann das 2-, schließlich das 3-, 4- und 5fache gesteigert. Allmählich wird der Abstand dann auf 40 und 30 cm herabgesetzt. Die Umgebung wird durch Tücher gut abgedeckt. Die Bestrahlung der nacheinander anzulegenden Felder wird nach Abklingen der jeweiligen Reaktion, aber mitunter auch schon jeweils einen Tag nach dem anderen fortgesetzt. Bei zu schwacher Reaktion wird das gleiche Feld am nächsten Tag nochmals bestrahlt. Die Nachbehandlung erfolgt unter gleichzeitiger Einreibung von Hautöl, Zinksalbe oder Lanolin.

Anwendung vor allem bei Hexenschuß, Ischias, Armneuralgie, Bronchialasthma, Angina pectoris, Leibschmerzen, bei Magengeschwüren und bei Gallenblasenentzündung.

Behandlung mit Bogenlicht: Das Kohlenbogenlicht ist unter allen künstlichen Strahlen das dem Sonnenlicht ähnlichste. Je höher die Stromstärke, um so höher ist der Anteil der ultravioletten Strahlen.

Anwendung vor allem bei Ischias, Neuralgien, rheumatischen Beschwerden, Gelenkentzündungen, Frauenkrankheiten, Furunkulose, Asthma, akuten und chronischen Erkrankungen der Nebenhöhlen, des Ohres, der Bronchien und des Rippenfells.

Glühlicht-Bestrahlungen: Hierbei handelt es sich vor allem um Wärmewirkungen. Die Behandlungen werden mit Kohlen- oder Metallfaden-Lampen oder Heizsonnen durchgeführt. Das elektrische Vollglühlichtbad wird im Holzkasten vorgenommen, der den ganzen Körper mit Ausnahme des Kopfes aufnimmt. In dem Kasten befinden sich zahlreiche Glühlampen. Hier erzielt man schneller als in Heißluftkammern einen kräftigen Schweißausbruch.

Zur Bestrahlung größerer Körpergebiete dienen Lichtbrücken. Als Rumpfbad, Armbad oder Beinbad werden sie mit gutem Erfolg angewendet.

Weitere Formen der Behandlung mit Elektrizität

Neben der Behandlung mit stark wirkenden Strahlen wie Röntgenstrahlen, Radium usw. hat in der allgemeinen Praxis das elektrische Gleichstrombad, das Stangerbad eine besondere Bedeutung erlangt. Es handelt sich dabei um eine Verbindung von Elektrizität und Wasserbehandlung. Die Einrichtung besteht in einer Wanne aus Edelholz, in deren Seitenwände für elektrische Vollbäder und größere Teilbehandlungen Platten-Elektroden aus Graphit eingelassen sind, und in einer Anzahl von Spezial-Einsatzelektroden zur Behandlung einzelner Körperteile. Dem Badewasser wird ein Extrakt aus exotischen Algen zugesetzt, dessen gerbstoffhaltige Bestandteile die menschliche Haut für den elektrischen Strom aufnahmefähiger machen. Andererseits verhindert der feine schleimige Überzug eine zu starke Reizung der Haut.

Der Vorzug des Stangerbades liegt in der Verbindung des Vollbades mit der Ganz- oder Teildurchströmung des Körpers mit galvanischem Strom. Die Temperatur des Badewassers kann dabei körperwarm oder etwas niedriger sein.

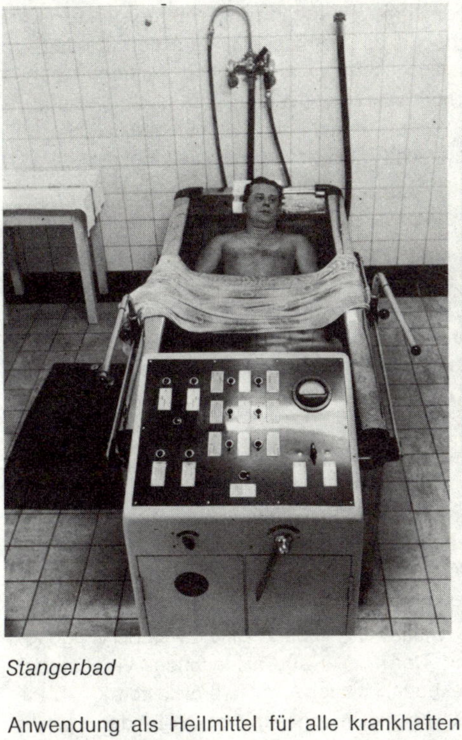

Stangerbad

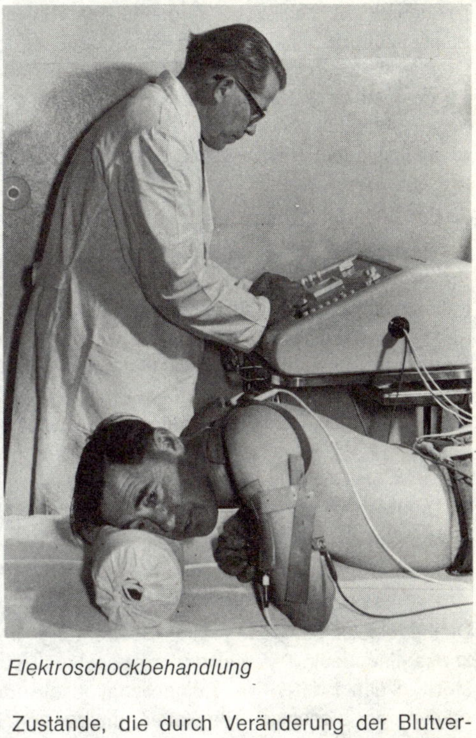

Elektroschockbehandlung

Anwendung als Heilmittel für alle krankhaften Zustände, die durch Veränderung der Blutverteilung im Körper und durch Anregung des Zellstoffwechsels unmittelbar oder durch elektrischen Reiz auf das Nervensystem mittelbar günstig beeinflußbar sind. Vor allem empfiehlt es sich bei chronischen Entzündungen jeglicher Art, bei Ischias und anderen Nervenentzündungen, bei Unterleibsentzündungen, Gelenkentzündungen, rheumatischen Beschwerden, bei Lähmungserscheinungen und schließlich auch bei Stuhlverstopfung, Lymphstauungen und dgl.

Die Anwendung der Elektrizität zu Heilzwecken (Elektrotherapie) erfolgt weiterhin unter Zuhilfenahme von Reizströmen. Dazu gehören der galvanische Strom (Galvanisieren) und die niederfrequenten Wechselströme, unter denen heute nur noch der faradische Strom (Faradisieren) benutzt wird.

Das Galvanisieren wird mit einem gleichmäßig fließenden elektrischen Gleichstrom von 40–60 Volt Spannung und mit einer Stromstärke von 2–30 mA vorgenommen. Als Stromquelle wird ein Batterie-Apparat benutzt, der mehrere hintereinandergeschaltete Zellen enthält. Ein Widerstand (Rheostat) gestattet die Regulierung der Stromstärke. Gleichzeitig ist ein Schlitteninduktor mit Hammerunterbrechung eingebaut, der auch faradische Ströme zu erzeugen vermag. Ebenso sind Netzanschlußgeräte im Gebrauch, die den gewöhnlichen Netzstrom auf die erforderliche Stärke transformieren. Der Strom wird dem Körper oder den Körperteilen mit Hilfe von Elektroden zugeführt, die durch Drähte mit der Stromstelle verbunden sind. Die Elektroden sind stoffüberzogene Metallscheiben, die durch Anfeuchten mit Wasser oder Kochsalzlösung für den elektrischen Strom leitfähig gemacht werden. An zwei verschiedenen Stellen angesetzt oder mit Binden angewickelt, stellen sie eine durch den Körper fließende elektrische Verbindung von Elektrode zu Elektrode her.

Der gleichmäßig fließende galvanische Strom wirkt beruhigend und schmerzstillend auf die Empfindungsnerven. Gleichzeitig wird die Erregbarkeit der Bewegungsnerven gesteigert. Ebenso werden die Nerven gereizt, die für die Durchblutung der Organe verantwortlich sind, so daß ein besserer Blutzufluß ermöglicht wird. Anwendung vor allem bei Nervenentzündungen und Muskellähmungen.

Man kann mit Hilfe des galvanischen Stromes auch Arzneimittel durch die Haut hindurchtreiben. Diese Behandlung wird Iontophorese genannt.

Anwendung vor allem bei Gelenkerkrankungen, bei Haut- und Schleimhautkrankheiten.

Unter dem Faradisieren versteht man das Durchströmen bestimmter Körperteile mit niederfrequenten Wechselströmen von 40–60 Volt Spannung und mit niedriger Stromstärke. Faradischer Strom wird mit Hilfe eines Induktionsapparates erzeugt. Die Induktion bewirkt im Gegensatz zu dem gleichmäßig fließenden galvanischen Strom einen ständig unterbrochenen Strom, also kurze Stromstöße in wechselnder Richtung. – Sehr geeignet sind auch die neuzeitlichen Schnellstrom-Apparate, die Stromstöße in zunehmender und abnehmender Stärke und in wechselndem Rhythmus abgeben und die natürliche Muskelzusammenziehung nachahmen, wie etwa der Tonisator.

Anwendung bei Behandlung gelähmter Muskeln, die dadurch zur Bewegung angeregt werden.

Als Galvanokaustik bezeichnet man die Verwendung von Glühhitze, die durch galvanischen Strom erzeugt wird; sie findet in der Chirurgie Verwendung. Man kann durch diese Methode außerordentlich hohe Hitzegrade auf eng umschriebene kleine Körperbezirke einwirken lassen, ohne das umgebende Gewebe zu schädigen (Verkochung). Man kann mit entsprechend gebauten Instrumenten unter Zuhilfenahme des galvanokaustischen Verfahrens auch in sonst schwer zugänglichen Körperhöhlen operieren. Der Vorteil besteht darin, daß der Blutverlust sehr gering ist. Deshalb bewährt sich diese Behandlung besonders bei der operativen Behandlung der Nase und der Nebenhöhlen des Kehlkopfes, der Blasen- und Mastdarmgeschwülste. An Stelle der Galvanokaustik werden heute häufig hochfrequente Ströme angewandt.

Hochfrequente Wechselströme, das heißt Ströme mit einer Frequenz von über 100 000 Wechseln in der Sekunde, wirken heilend infolge der Wärmebildung im durchströmten Gewebe. Man verwendet sie als Diathermie oder auch als Kurzwellenbestrahlung.

Diathermie ist eine Langwellen-Bestrahlung. Im Diathermie-Apparat sind zwei Schwingungskreise eingebaut, die aufeinander abgestimmt sind. Der Kranke wird als leitendes Verbindungsstück in den zweiten Kreis eingeschaltet; die Elektroden bestehen aus vernickelten Zinkblechplatten oder biegsamen Bleiplatten, die auf den Körperstellen angelegt und mit Binden befestigt werden.

Anwendung bei Rheuma, Neuralgien, Ischias, Erkrankungen der Gelenke und der weiblichen Unterleibsorgane.

Heute treten an die Stelle der Diathermie meist die Behandlungsformen der Kurzwellenbestrahlungen oder des Ultraschalls. Die Diathermie findet aber in der Chirurgie zur „Verkochung" des Gewebes verbreitete Anwendung. Vor allem zur Blutstillung und zur Beseitigung blutreicher Geschwülste bedient man sich ihrer, ferner zur Entfernung von gestielten Geschwüren, Polypen, Leberflecken und ähnlichen umschriebenen kleinen Veränderungen sowohl der äußeren Haut wie auch in Körperhöhlen, z. B. in der Blase.

Der besondere Vorteil der Elektro-Chirurgie liegt im blutungsfreien Operieren. Durch den elektrischen Reiz kommt es zu einem Krampf der Gefäßwand und zur Blutgerinnung.

Die ursprüngliche Form der Hochfrequenz-Behandlung wird heute längst nicht mehr in dem Umfang wie früher angewandt.

Als Schockbehandlung hat die Elektrizität auch bei Geisteskrankheiten ihre Bedeutung, so z. B. bei der Schizophrenie und der Melancholie.

Einspritzungen, Spülungen, Einläufe, Klistiere u. a.

Einspritzungen

Als Einspritzung oder Injektion bezeichnet man das Einbringen von gelösten Arzneimitteln in den Körper mit einer Spritze. Am gebräuchlichsten ist die Rekord-Spritze, die aus einem Glaszylinder mit Metallfassung und einem beweglichen Metallkolben besteht. Die Spritze, meist mit einem Fassungsvermögen von 1 bis 20 ccm, läuft in eine Hohlnadel, die Kanüle aus; sie ist spitz und dient zum Durchstechen der Haut. Die Nadeln sind entsprechend ihrem Zweck verschieden stark. Infolge Verschiebens des Kolbens wird die Flüssigkeit durch die Kanüle in den Körper getrieben.

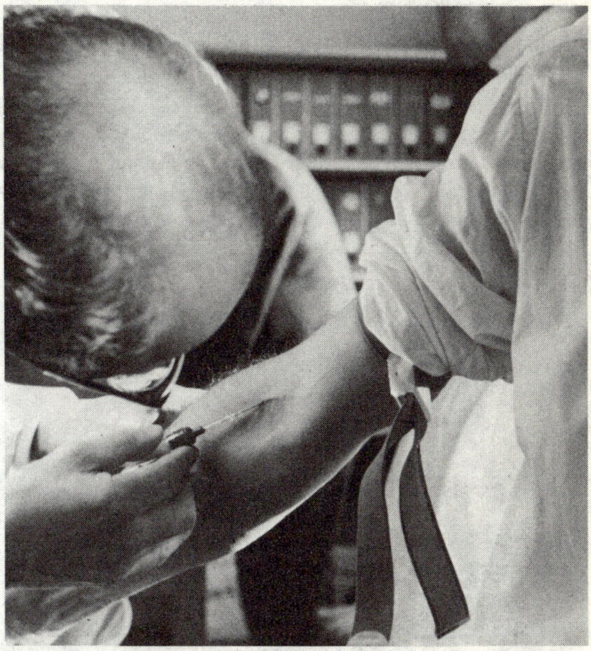

Die Injektion

Einspritzungen werden angewandt, um das Arzneimittel schnell und konzentriert in den Körper zu bringen oder um den Mund- und Magen-Darm-Kanal zu umgehen, weil manche Arzneimittel wegen des Verdauungsvorgangs vorzeitig abgebaut werden. Deshalb können viele moderne Heilmittel nur durch Einspritzungen dem Körper in wirkungsvoller Form zugeführt werden.

Als Infusion bezeichnet man die Einverleibung größerer Flüssigkeitsmengen in die Blutbahn. Die Infusion dient der raschen Auffüllung des Organismus mit Flüssigkeit nach starken Flüssigkeitsverlusten, wie sie infolge heftiger Durchfälle oder unstillbarer Erbrechen oder nach starken Blutverlusten auftreten können. Die Infusion wird mit einer Spritze oder im Wege der Dauer-Tropfinfusion vorgenommen. Die letztgenannte Form wird in allen den Fällen bevorzugt, wo eine langsame Flüssigkeitszufuhr unbedingt angebracht erscheint. Aus einem erhöht angebrachten Gefäß, dessen Schläuche am Ende eine Nadel tragen, die in eine Armvene eingestochen wird, läßt man Flüssigkeit in die Blutbahn tropfend gelangen. In besonderen Fällen kann die Zufuhr auch durch den After in den Dickdarm erfolgen, von wo aus die Flüssigkeit ebenfalls in die Blutbahn übertritt.

Ein Sonderfall der intravenösen Infusion ist die Bluttransfusion oder Blutübertragung. Sie soll nach großem Blutverlust oder bei starker Blutarmut im Verlauf chronischer Krankheiten dem Körper das erforderliche Blut zuführen, um ihm die wichtigsten Aufbaustoffe zu geben. Weiterhin dient die Blutübertragung der Blutstillung bei schwer beeinflußbaren inneren Blutungen. Sie soll auch eine entgiftende Wirkung, z. B. bei schweren Verbrennungen, bei Infektionskrankheiten, chemischen Vergiftungen usw., durch Zufuhr neuen Blutes entfalten.

Außerdem übt die Blutübertragung eine Umstimmung und eine Reizwirkung bei allergischen Erkrankungen wie Asthma, Ekzem, Colitis usw. aus; bei chronisch-schleppenden Krankheitsprozessen und bei der bösartigen Blutarmut (perniziöse Anämie) vermag sie einen wertvollen Auftrieb zu geben.

Man kann das Blut direkt vom Spender auf den Empfänger übertragen oder indirekt das vom Spender entnommene Blut zunächst durch Zusätze ungerinnbar machen und dann dem Empfänger einspritzen. Dabei ist die Bestimmung der Blutgruppe und des Rhesus-Faktors erforderlich, um Zusammenballungen der Blutkörperchen zu vermeiden.

An Stelle von Frischblut verwendet man heute auch weitgehend Blutkonserven, die den Vorteil bieten, jederzeit zur Verfügung zu stehen. Sie sind darüber hinaus frei von Krankheitskeimen.

Inhalationen

Man bezeichnet damit das Einatmen von Heilmitteln in Form von Gasen oder Dämpfen oder zerstäubten Flüssigkeiten. Auf Grund der guten Aufnahme vieler Substanzen durch die dünnwandigen Blutgefäße der Lunge hat sich die Inhalation auch zur schnellen Zuführung von Heilmitteln in das Blut bewährt. Man spricht in diesem Fall auch von Aerosol-Behandlung.

Die Inhalation kann mit Hilfe einer Maske bei der Narkose erfolgen, oder man kann einen bestimmten Raum (Inhalatorium) mit dem Flüssigkeitsnebel oder dem einzuatmenden Gas anreichern, so daß eine größere Zahl von Personen gleichzeitig inhalieren kann. Eine natürliche Inhalation erfolgt vor allem beim Aufenthalt an der Nordsee, durch ständige Einatmung kochsalzreicher Luft.

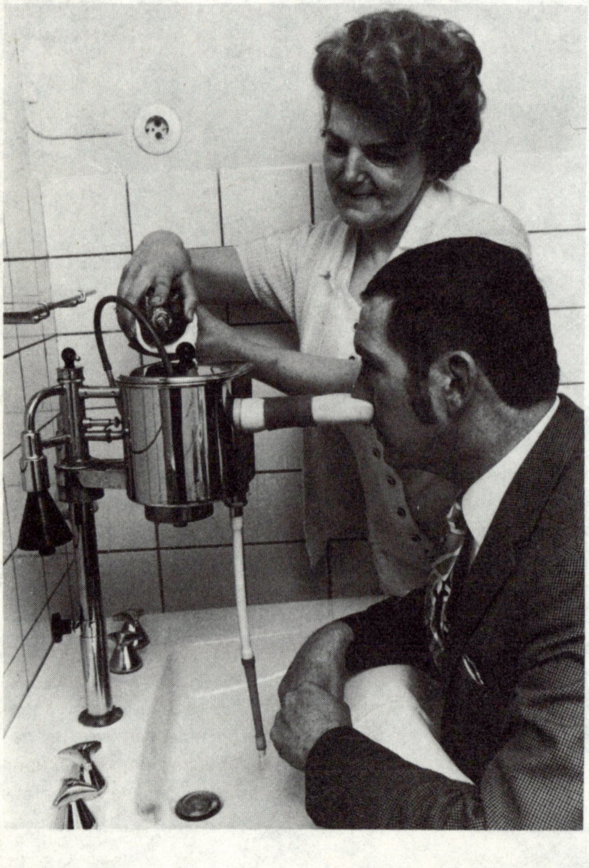

Inhalation

Im Haushalt verwendet man gemeinhin die Flüssigkeitsinhalation, wobei in einem Kessel Wasserdampf erzeugt wird, der aus einer feinen Düse unter Druck austritt. Vor allem bei Bronchitis oder Keuchhusten ist die stetige Anfeuchtung der Atemluft durch einen Bronchitiskessel für die Kranken sehr angenehm. Soll mit dem Wasserdampf zusammen ein Medikament inhaliert werden, dann darf man das Salz nicht in den Kessel tun, sondern muß es vorher in einem besonderen Behälter auflösen und den Wasserdampf mit Hilfe eines Schlauches durch diesen Behälter strömen lassen.

Bei der Trockeninhalation verwendet man statt des Wasserdampfes Preßluft, die durch ein handbetätigtes Gummigebläse erzeugt wird.

Spülungen

Neben Ausspritzungen, z. B. des äußeren Gehörgangs zur Entfernung von Ohrenschmalz, wendet man auch Nasenspülungen mit Hilfe der Nasenduschen an. Hierbei wird Salzwasser oder Salbeitee durch die Nase aufgesogen oder in die Nase eingegossen.

In früheren Zeiten wurden Scheidenspülungen sehr häufig angewendet. Inzwischen hat man aber erkannt, daß für die Gesundheit der Scheidenschleimhaut ein natürlicher Schleimgehalt mit den dazugehörigen Bakterien unerläßlich ist. Diese natürlichen Verhältnisse werden durch Spülungen erheblich gestört. Infolgedessen wird nur noch in besonderen Fällen davon Gebrauch gemacht. Keinesfalls soll also eine Spülung als regelmäßiges Reinigungsmittel der Scheide aufgefaßt werden.

Spülungen des Magen-Darm-Kanals

Magen: Eine Entlastung des Organismus von schädlichen Stoffen können wir nicht nur im Bereich des Darms, sondern auch schon im Magen erzielen, einmal durch Magenspülungen, zum anderen durch Brechmittel. Das „Purgieren nach oben" hat in der alten Medizin eine sehr viel größere Rolle gespielt als heute, wo Brechmittel fast nur noch verwendet werden, um den Magen von verdorbenen Speisen, Giften und dgl. zu befreien.

Durch das Brechen werden, abgesehen von der Entleerung des Mageninhalts, die Absonderung der Magen- und Speicheldrüsen usw. angeregt und krampfhafte Zustände gelöst, überhaupt wird eine Umstimmung in Gang gebracht. Über den Magen hinaus werden die Nachbarorgane (Leber, Gallenblase, Bauchspeicheldrüse, Milz) beeinflußt, vor allem aber greift die Wirkung auch auf die Luftwege über. Ebenso wie durch starkes Husten zumal beim Kind Würgen und Erbrechen ausgelöst werden können, gibt man Brechmittel, um Fremdkörper aus den Luftwegen zu entfernen. Gewisse Drogen, die auswurffördernd wirken, dienen auch als Brechmittel.

Darm: Eine im Vergleich zum Magen wesentlich größere Rolle für die Ausscheidung spielt der Darm, und zwar sowohl im Sinne der Ausstoßung unverwertbarer Speisenreste als auch der Abgabe überschüssiger Stoffe aus dem Stoffwechsel durch die Darmwand usw. Es sprechen Zeichen genug dafür, daß sich der Organismus auch durch die Schleimhäute Entlastung von ausscheidungspflichtigen Stoffen zu verschaffen vermag: hauptsächlich in Form von Katarrhen, etwa der Atmungswege. Der Darm kommt dafür bevorzugt in Frage sowohl in Anbetracht seiner sehr großen Oberfläche wie auch wegen der schon normalerweise recht beträchtlichen Absonderung der Verdauungsdrüsen. Aus der klinischen Beobachtung kennen wir z. B. kritische Durchfälle, die den Ausgleich für vorausgegangene Überlastung bilden und zu einer wesentlichen Hebung des Gesamtbefindens führen können, ferner stark stinkende Entleerung im Verlauf von Fastenkuren, nach Massagen insbesondere des Leibes, im Verlauf von Kuren mit Glaubersalz usw.

Daraus geht hervor, daß es sich hier nicht nur um Reste zugeführter Nahrungsmittel handeln kann, sondern daß hier echte Ausscheidungen vorliegen, beladen mit Stoffen, die aus dem Körper durch die Darmwand in den Darm gelangen. Bei Fastenkuren wird dies besonders deutlich. Infolgedessen versteht es sich von selbst, daß die verhältnismäßig große Ausscheidungsfläche des Darms nun auch planmäßig für eine ausscheidende Behandlung nutzbar gemacht wird. Man bedient sich dabei derselben Methode, die man auch zur Regelung des Stuhlgangs anwendet. An erster Stelle stehen Abführmittel pflanzlicher Natur, die z. T. unmittelbar, z. T. auf dem Wege über die Galle wirken. Daß ihre Reichweite begrenzt ist, versteht sich von selbst. Größere Bedeutung besitzen dagegen salinische Abführmittel wie das Glaubersalz

und Bittersalz. Mit ihrer Hilfe ist es möglich, den Darm von oben her mit einer Wasserwelle zu durchspülen und nicht nur Kotreste auszuschwemmen, sondern auch eine Ausscheidung aus dem Organismus in Gang zu bringen. Die salinischen Abführmittel sind schwer resorbierbar und halten nicht nur das Lösungswasser fest, sondern vermögen im Magen und Dünndarm sogar reichlich Wasser an sich zu ziehen. Außerdem üben sie einen starken Sekretionsreiz auf die Verdauungsdrüsen aus; auch die Entleerung der Gallenblase wird durch diese Salze beschleunigt. Dank dieser ausschwemmenden Wirkung eignen sie sich sowohl zur Entlastung aus dem Bauchraum wie auch zu einer gewissen Entwässerung des ganzen Organismus, wobei natürlich der Grad der Wirkung von dem Wasservorrat des Organismus abhängig ist.
Der ersten Eindickung des Blutes, die unmittelbar durch diesen Wasserentzug bewirkt und raschestens durch Mobilisierung von Wasservorräten im Organismus ausgeglichen wird, folgt nach etwa 12 Stunden eine zweite Eindickung, begleitet von einer Harnflut. Diese Spätwirkung tritt auch dann ein, wenn infolge reichlicher Wasserzufuhr die erste nicht zustande gekommen ist. Der Stoß ins System, den das Glaubersalz über den Wasserstoffwechsel hinweg bewirkt, wird auch erkennbar an Gesamtreaktionen, die denen bei Schwitzkuren und bei Aderlaß sehr ähneln und darum auch eine entsprechende Deutung und praktische Anwendung rechtfertigen.
Der Franzose Guelpa hat das Glaubersalz besonders reichlich angewandt in Verbindung mit Fastenkuren. Er empfiehlt aber größere Mengen und häufigere Wiederholung der Gaben als notwendig. Mit einer Lösung von 5 % in der Mindestmenge von 250–300 ccm, am besten morgens nüchtern, warm und schluckweise getrunken, erzielt man eine oder mehrere wässerige Stuhlentleerungen in 1–2 Stunden, meist ohne nennenswerte Beschwerden. Größere Mengen werden vom Kranken in der Regel nicht getrunken, auch wenn man den schlechten Geschmack durch Zusatz von Zitronensaft etwas verbessert. Längerer Gebrauch führt leicht zur Verstopfung. Da die Wirkung erst nach 12 Stunden und mehr eintritt, ist tägliche Verabreichung meist nicht notwendig; 2- oder höchstens 3mal wöchentlich ist das zweckmäßigste, am besten im Wechsel mit Schwitzanwendungen. Vorsicht ist angeraten bei stillenden Müttern. Durch das Glaubersalz geht die Milch zurück! Übrigens ist Glaubersalz sehr billig und in der Anwendung einfach.
Darm-Eingießungen: Zur Entfernung stockender Kotmassen aus dem Endabschnitt des Darmkanals und zur Anregung der Darmbewegungs- und Ausscheidungsfunktion – und auf diesem Wege auch zu einer Entlastung des Gesamtorganismus – dienen Darmeingießungen in den verschiedenen Formen und Abstufungen.

Einläufe, Klistiere

Reinigungs-Einlauf (lösender Einlauf, Klistier): Technik: Man benutzt das übliche Gerät mit Irrigator und Gummischlauch mit hartem Ansatz bzw. weichem Darmrohr. Von mancher Seite wird, zumal für Selbsteinläufe, die englische Klistierspritze bevorzugt. Sie besteht aus einem Gummischlauch, in den ein mit Klappen versehener, als Saug- und Druckpumpe wirkender Gummiballon eingeschaltet ist. Man kann damit das Wasser aus einem beliebigen Gefäß in den Darm pumpen. Für Kinder und zu Bleibeklistieren sind am zweckmäßigsten dünnwandige Gummibirnen mit weichem Ansatz.
Der Kranke liegt beim Einlauf mit angezogenen Beinen auf der linken Seite, am besten nahe dem Bettrand, Schwerkranke in Rückenlage, ein Kissen bzw. gleich die Bettschüssel unter dem Kreuz. Kinder ebenso, Beine etwas anheben.
Vorteilhaft ist, gesunder Kreislauf vorausgesetzt, Knie-Ellenbogen-Lage (Vorderkörper tief, auf die Unterarme gestützt, Gesäß hoch), weil dabei das Wasser weiter hinaufdringt.
Menge und Temperatur des Einlaufwassers richten sich nach Empfindlichkeit, Körpertemperatur usw. Man braucht ½ bis 1 bis 2 Liter Wasser – bei Kindern entsprechend weniger –, am besten mit Zusatz von 1 knappen Teelöffel Kochsalz je Liter, meist 25–30°, u. U. aber bis zu 45° warm. Das Endstück mit ein paar Tropfen Öl einfetten, ohne Gewaltanwendung leicht drehend einführen. Bei starkem, die Einführung des Rohrs verhinderndem Muskelspasmus u. U. kleines heißes → Bleibe-Klistier oder kleinen warmen Öleinlauf mit Gummiballen vorausschicken. Vor Einführung die Luft aus dem Schlauch durch Schütteln bzw. Durchlaufenlassen entfernen! Allmählich absatzweise einlaufen lassen, keine zu großen Mengen auf einmal, um unnötige Dehnung und Stuhlzwang zu vermeiden. Irrigator anfangs nicht zu hoch halten, erst allmählich den Druck steigern. Wasser möglichst lang halten lassen, bei Kindern Hinterbacken zusammendrücken. Bettschüssel griffbereit halten.

Wirkung und Anwendung des Einlaufes: Über die Entfernung des Kotes hinaus wirkt der Einlauf anregend auf die Darmschleimhaut. Da in der Regel ein Teil des Wassers im Organismus aufgesaugt wird, beeinflußt der Einlauf auch den Wasserhaushalt. Auch Fernwirkungen auf die Haut usw. sind zu beobachten.

Als wichtigstes Entlastungsmittel ist der Einlauf vor allem angebracht bei allen entzündlichen fieberhaften Erkrankungen. Bei Blinddarmentzündung und ähnlichen Erkrankungen ist selbstverständlich entsprechende Vorsicht geboten.

Einläufe mit Zusätzen

Kamilleneinlauf: Abkochung von Kamillenblüten in der üblichen Konzentration von etwa 1 Eßlöffel auf 1 Liter Wasser.

Öl-Seifen-Einlauf: Mit gründlich gereinigten Händen wird die Seife in warmem Wasser wie beim Waschen mit den Händen gerieben, das Wasser zu Schaum geschlagen, dazu 1–2 Eßlöffel warmes Olivenöl oder Öl und Glyzerin zu gleichen Teilen, gut verrühren. Löst verhärteten Kot besser, als es nur mit Wasser möglich ist.

Knoblauch-Einlauf: 1–2 Zehen = etwa 1 Teelöffel feingehackten Knoblauch in ½ l Wasser 10 Minuten lang kochen. Gegen Madenwürmer.

Bleibe- oder Behaltklistiere:

Wirkung und Anwendungsweise ist von der des Reinigungseinlaufs völlig verschieden. Anders als dieser wirkt er in erster Linie auf Tätigkeit, Durchblutungszustand usw. des Darms und seiner Umgebung und damit auf den Gesamtorganismus ein, erst in zweiter Linie (mittelbar) dient er auch der Regelung der Stuhlentleerung. – Technik: Gummibirne durch Aufsaugen mit Wasser füllen und langsam möglichst hoch hinauf in den Darm spritzen. Das Wasser verbleibt dort und wird allmählich aufgesaugt.

Heiße Bleibe-Klistiere wirken entspannend und schmerzstillend, kalte Bleibe-Klistiere ableitend und milde anregend auf die Darmtätigkeit. Verabreichung am besten nach dem Stuhlgang.

Hoher Einlauf (Darmwäsche): Man benutzt zur Ausführung ein weiches Darmrohr (vorn stumpf und mit seitlichen Löchern versehen), das am besten unter Einschaltung eines Glas-Zwischenstückes an den Irrigatorschlauch angesetzt und gut eingefettet, langsam 30 cm hoch in den Darm hinaufgeschoben wird, dabei – wenn es der Zustand des Kranken gestattet – Knie-Ellenbogen-Lage oder nacheinander linke Seitenlage, Bauchlage, rechte Seitenlage einnehmen lassen. Zweckmäßig ist es, dem hohen Einlauf einen gewöhnlichen kleineren Einlauf zur Reinigung des unteren Darmabschnittes vorauszuschicken. Er wird angewendet zur Auswaschung des Darms bei höheren Graden der Kotstauung und Selbstvergiftung vom Darm aus. Erleichterte gründliche Ausführung ermöglicht der Koloplytor – Darmwaschrohr nach Dr. A. Pfleiderer.

Blutentziehung, Eigenblut, Heilfieber

Aderlaß, Blutegel und Schröpfen – die 3 Hauptformen der Blutentziehung – gehören zum ältesten Rüstzeug ärztlicher Kunst, ebenso wie sie von jeher in Volksgebräuchen, nicht zuletzt auch als Vorbeugungsmittel, eine große Rolle spielten. Zeitweilig wurde die Anwendung des Aderlasses ungeheuerlich übertrieben. Vor allem französische Ärzte verfielen in einen förmlichen Blutrausch, und nicht wenige Menschen, darunter Persönlichkeiten wie Leopold II., Franz I., Lord Byron haben durch sinnlose Blutvergeudung ihr Leben eingebüßt, so daß führende Ärzte, u. a. Samuel Hahnemann dagegen Front machen mußten.

Infolge der Übertreibungen und unter dem Einfluß der Wiener „nihilistischen" Schule ist dann der Aderlaß etwa um die Mitte des 19. Jahrhunderts ganz in Mißkredit geraten, und wenn noch im Jahre 1834 auf Betreiben der Leipziger Fakultät ein Arzt wegen Mordes verfolgt wurde, weil er einen Kranken bei Pneumonie nicht zur Ader gelassen hatte, so hätte 50 Jahre später ein Aderlaß das gleiche zur Folge gehabt.

Erst verhältnismäßig spät hat sich die klinische Forschung diesem zweifelhaften Verfahren wieder zugewandt und schon für manche aus der Erfahrung bekannte Tatsache die theoretische Erklärung gefunden. Der Wirkung nach sind Aderlässe, Blutegel und blutiger Schröpfkopf einander gleichzusetzen, nur daß beim Aderlaß allgemeine, bei den anderen Methoden aber örtliche Wirkungen im Vordergrund stehen.

Aderlaß

Die Ausführung des Aderlasses erfolgte in früherer Zeit nur in Form der „Venaesectio", d. h. durch Anschneiden der Vene mit Lanzette, spitzem Skalpell oder Schnepper. Üblicher, weil bequemer und für den Kranken angenehmer, ist heute die Punktion der Vene mit der Hohlnadel. Durch allerlei praktische Hilfsgeräte sind jetzt beide Formen des Aderlasses technich sehr erleichtert.

Dem Aderlaß folgt meist ein allgemeines angenehmes Wärme- und Schwächegefühl, es besteht Neigung zum Schwitzen, später stellt sich Schlafbedürfnis ein. Entsprechend ist das Verhalten nach dem Aderlaß einzurichten. Am besten ist Bettruhe. Die Neigung zum Schweißausbruch ausnützend, schließt man zweckmäßigerweise eine Trockenpackung mit Verabreichung von Lindenblütentee an.

Wirkungen des Aderlasses: Durch den Blutentzug tritt eine Verwässerung des Blutes ein, indem an Stelle einer bestimmten Menge Blutes die vierfache Menge von Gewebswasser in die Blutbahn einströmen kann. Das Blut verwässert, körperfremde Stoffe werden ausgeschwemmt, Harn und Schweiß werden vermehrt ausgeschieden. Der Aderlaß hat damit eine entscheidende Entgiftung des Körpers zur Folge.

Die Zahl der weißen Blutkörperchen und Blutplättchen steigt rasch an, und schon nach einer Stunde sind auch reichlich neu gebildete rote Blutkörperchen anzutreffen. Die Durchlässigkeit der Gefäßwand wird vermindert, und damit steht wohl auch die erfahrungsgemäß von jeher festgestellte entzündungswidrige Wirkung des Aderlasses in Zusammenhang.

Der Blutdruck bleibt bei Kreislaufgesunden in der Regel unverändert, wenn der Aderlaß sich etwa in den Grenzen von 150 bis 300 ccm hält. Bei größeren Blutentziehungen sinkt er ab. Erhöhter Blutdruck geht bei Entnahme von mindestens 200 ccm in der Regel herunter, und zwar oft für etliche Tage und länger. Es handelt sich also nicht nur um eine mechanische Entlastung des Kreislaufsystems, sondern auch um eine Rückwirkung auf die Gefäßregulation. Als Zeichen der allgemeinen Entlastung und Umstimmung stellt sich auch beim Gesunden meist erhöhtes Wohlbefinden ein – wie nach mehrwöchigem Gebirgsaufenthalt.

Die zu entnehmende Blutmenge richtet sich weitgehend nach Alter, Konstitution und Krankheitszustand. Bestimmte Zahlen von allgemeiner Gültigkeit können deshalb nicht angegeben werden.

Wie oft der Aderlaß angewandt werden soll, das richtet sich nach dem Erfolg des ersten Males und nach dem Gesamtbefinden.

Blutegel

Verwendet werden ungarische Blutegel *(Hirudo offic.)*. Sie sind bis 20 cm lang und wiegen meist 1–3 g. Am Kopfende haben sie eine Haftscheibe. Der Biß erfolgt durch 3 mit zahlreichen Zähnchen besetzte Kieferplatten und ergibt eine dreieckige Wunde. Die Gerinnung des austretenden Blutes verhindert das Speicheldrüsensekret des Egels, das Hirudin. In 20 bis 90 Minuten saugt ein Egel 10 bis 15 ccm Blut, wird daumendick und fällt dann von selbst ab. Aus einer Bißwunde sickern noch stundenlang Blut und Lymphe ab, und zwar 20–50 ccm, bei 4 bis 6 Blutegeln in 4–8 Stunden also 200–300 ccm Blut, das entspricht einem großen Aderlaß. Man soll möglichst lange bluten lassen.

Eigenblutbehandlung

Zur allgemeinen Reiz- und Umstimmungsbehandlung wird oft an Stelle von körperfremden Stoffen Eigenserum und Eigenblut verwendet. Das Verfahren ist vielfach erprobt und in den verschiedensten Formen angewandt worden. Die umständlicheren, nur mit Hilfe eines Laboratoriums durchführbaren Methoden, wie z. B. Einspritzungen enteiweißten Blutes in die Vene, kommen für die allgemeine Praxis nur ausnahmsweise in Betracht, um so mehr dagegen die Injektion frisch gewonnenen unveränderten Eigenblutes in die Muskeln.

Die Nebenerscheinungen von Eigenbluteinspritzungen sind in der Regel geringfügiger als bei

Verwendung von Kunstmitteln. Von stärkerer Wirkung, dabei verhältnismäßig einfach, ist die Anwendung von aufgelöstem Blut.

Eine Ergänzung der Behandlung durch anderweitige Maßnahmen ist üblich.
Anwendung bei: Darniederlegen des Stoffwechsels, Diabetes, Infektionen, Entzündungen, Eiterungen (Furunkel, Abszesse), Drüsenentzündungen, Wundrose, Gelenkentzündungen aller Art, Ischias und anderen Nervenentzündungen, Nebenhöhlenerscheinungen, Angina, chron. Blinddarmentzündung, Sepsis, Grippe, Keuchhusten, Bronchitis, Darmgeschwüren, Gallenblasenerkrankungen usw., Frauenkrankheiten, Ekzemen, Allergien, Asthma u. a.

Behandlungen mit bestrahltem Eigenblut: Über die Wirkungen der üblichen Wiedereinspritzung von Eigenblut weit hinausgehende umstimmende Erfolge werden durch Einspritzung von Blut, Eiter, Rückenmarks- und anderer Körperflüssigkeit erzielt, sobald sie mit ultraviolettem Licht vorbestrahlt sind. Das Blut wird derart zum körpereigenen Medikament.

Fieberbehandlung

Bei einem großen Teil der im engeren Sinn als „unspezifische Therapie" bezeichneten Verfahren bewirken bestimmte einverleibte Stoffe biologischen Ursprungs, hauptsächlich artfremdes Eiweiß, Temperatursteigerungen geringeren oder höheren Grades. Diese haben sich offenbar als nützlich erwiesen und werden nun immer häufiger absichtlich hervorgerufen, daher spricht man hier von einer Fieberbehandlung. Man verwendet organische eiweißhaltige Produkte, wie Milch oder Teile der Milch und Extrakte aus einzelnen Organen, Eiweißspaltprodukte, Zellkernsubstanzen, Eiweiße verschiedener Bakterien, Vakzine, Enzyme, ätherische Öle u. a. m.

Die planmäßige Fieberbehandlung ist dem Wiener Psychiater Wagner v. Jauregg zu verdanken. Aufbauend auf der zufälligen Beobachtung, daß die Paralyse nach akuten Infektionskrankheiten Besserungen aufweist, führte er die Fieberbehandlung der spätsyphilitischen Erkrankungen des Nervensystems mit den Erregern der Malaria und des Rückfallfiebers ein.

Die mit dem Fieberablauf verbundenen Reaktionserscheinungen im Organismus gaben weiterhin die Grundlage ab für die Fieberbehandlung mit anderen, ungefährlicheren und leichter zu handhabenden Mitteln. Voraussetzung für den Erfolg sind höchste Körpertemperaturen von 39 bis 40° C.

Zuerst hat R. Schmidt (Prag) im Jahre 1916 über die Anwendung gewöhnlicher Kuhmilch zur „Proteinkörper-Therapie" berichtet und bald zahlreiche Nachahmer gefunden. Die Milch wird gekocht, auf Körpertemperatur abgekühlt und in einer Menge von 2–15 ccm in die Muskulatur (meist des Oberschenkels) gespritzt. Das Fieber steigt nach einer Spritze auf 40°–41° C an.

Milch hat den Vorteil, daß sie jederzeit zur Verfügung steht, ihr Nachteil liegt in der wechselnden Zusammensetzung und der deshalb nicht vorauszusehenden genauen Wirkung. Mitunter sind unangenehme Zufälle vorgekommen. Von mancher Seite wird auch Infektionsgefahr befürchtet. Um solchen Mängeln abzuhelfen, sind Präparate geschaffen worden, die nur bestimmte Anteile der Milch enthalten, z. B. Caseosan, Abijon, Aolan.

Pflanzenheilkunde (Phytotherapie)

Die *Heilkräuter* gehören zu den ältesten Heilmitteln der Menschheit. Es gab dann aber eine Zeit, in der die Medizin infolge der stürmischen Entwicklung der Chemie die synthetisch hergestellten Heilwirkstoffe bevorzugte. Man sah die übrigen Bestandteile der Pflanzen, denen man eine direkte heilende Wirksamkeit nicht zusprechen wollte, gewissermaßen als Verunreinigung an und glaubte, daß sie die Wirkung beeinträchtigen.

Heute wird mehr die Überzeugung vertreten, daß auch die Begleitstoffe der Pflanze für die Auswirkung der Hauptwirkstoffe nicht gleichgültig sind. Deshalb hat es sich bei der industriellen Auswertung der Heilkräuter weitgehend eingebürgert, Vollpflanzen-Auszüge aus frischen Pflanzen herzustellen. Im Gegensatz zu Medikamenten haben die Heilkräuter nicht nur eine auf ein bestimmtes Organ oder Symptom gerichtete Wirkung, sondern auch eine Allgemeinwirkung.

Zubereitung der Heilkräuter

Man kann die Heilpflanzen frisch zu Säften verarbeiten und industriell zu flüssigen oder festen Präparaten. Sie werden aber auch heute noch getrocknet und gern in Drogenform angewandt.

Je nach der Empfindlichkeit der Wirkstoffe werden die Heilkräuter verschiedenartig aufbereitet.

Kalte Auszüge: Durch diese Art der Zubereitung werden bestimmte Substanzen erhalten, die hitzeempfindlich sind. Man weicht die Pflanzen etwa 12 Stunden lang in der Menge Wasser ein, die später getrunken werden soll. Sennesblätter müssen auf jeden Fall so zubereitet werden, weil sie Harz enthalten, das sich bei höheren Temperaturen aus den Blättern herauslöst und zu Leibschmerzen führen kann. Dagegen müssen Wurzeln, Rinden und Stiele gründlich zerkleinert und 24 Stunden lang eingeweicht werden. Durchschnittlich rechnet man einen großen Eßlöffel voll Kräuter auf ¼ l Wasser. Beim kalten Auszug braucht man eine größere Menge Pflanzenmaterial als z. B. für einen Aufguß. Das Getränk kann dann kalt oder warm genossen werden. Wird es gewärmt – wenn irgend möglich im Wasserbad –, so soll die Temperatur nicht höher als die Körpertemperatur, höchstens aber 40° C sein, damit alle Wirkstoffe erhalten und nicht etwa durch Erhitzung nachträglich zerstört werden.

Aufgüsse: Der Teeaufguß ist die gebräuchlichste Art der Verwendung von Heilkräutern und speziell für Blätter und Blüten angebracht. Man übergießt sie mit der entsprechenden Menge kochendem Wasser und läßt sie zugedeckt ziehen: die ätherische Öle enthaltenen Blatt- und Blütendrogen – man erkennt sie leicht an ihrem aromatischen Geruch, z. B. Kamille, Lindenblüte, Pfefferminze – 3 bis 5 Minuten, die härteren ätherischen Ölsamen, z. B. Anis, Fenchel, Kümmel, etwa 10 Minuten. Bitterkräuter, wie Bitterklee, Enzian, Tausendgüldenkraut und Wermut dürfen nur ganz kurze Zeit ziehen, da der Tee sonst ungenießbar bitter wird. Für zusammenziehend wirkende Drogen wie Salbei gilt das gleiche. Nach dem Ziehen wird der Tee durchgeseiht.

Abkochung: Harte und holzige Pflanzenteile, also Wurzeln, Rinden und Stiele, auch getrocknete Hagebutten, müssen – um aus ihnen die notwendigen Wirkstoffe zu ziehen – abgekocht werden. Man setzt sie mit kaltem Wasser an, bringt sie zum Kochen und läßt sie etwa noch 5–10 Minuten mit kleiner Flamme weiter aufwallen. Danach ist der Tee sofort abzugießen. Man kann sie vorher auch in kaltem Wasser 12–24 Stunden einweichen. Dann werden sie in demselben Wasser 5–10 Minuten langsam gekocht und nach etwa 5 Minuten durchgeseiht. Besonderer Zubereitung bedarf das Isländische Moos. Es muß sorgfältig gereinigt, 6–8 Stunden eingeweicht, in frischem Wasser zur Hälfte eingekocht werden. Der Geschmack wird durch Zusatz von etwas Anis, Eibisch, Lungenkraut und Süßholz beim Kochen erheblich verbessert.

Aufweichen: Schleimige Pflanzen, wie Bockshornklee und Eibisch, läßt man ½ bis 1 Stunde in kaltem Wasser stehen, wobei man von Zeit zu Zeit umrührt. Man kann dann abgießen oder – besser – kurz erwärmen, aber nicht kochen.

Aufguß zusammengesetzter Kräutertees: Enthält das Teegemisch außer Blüten und Blättern auch Wurzeln und Rinden, so trennt man das harte von dem weichen Material. Wurzeln und Rinden werden abgekocht und der erhaltene Absud kochend über die Blätter bzw. Blüten gegossen. Nach 10 Minuten Ziehen gießt man den Tee ab. – Durch die Mischung verschiedener Heilkräuter wird die Wirkung jedes einzelnen gesteigert. Rezepte für solche Teemischungen finden Sie auf Seite 560 ff.

Trinktemperatur: Im allgemeinen läßt man Kräutertees warm trinken. Nur dann, wenn gleichzeitig eine schweißtreibende Wirkung erwünscht ist, trinkt man sie besonders heiß. An warmen Tagen und bei Fieber kann man die Kräutertees zur größeren Erfrischung stubenwarm verwenden.

Zusätze: Man sollte die Kräutertees so trinken, wie sie durch die Zubereitung entstanden sind. Besteht ein besonders großes Bedürfnis zum Süßen, dann soll nach Möglichkeit nur Honig oder Kandiszucker verwendet werden. Bei Erkrankungen der Verdauungsorgane ist aber grundsätzlich jedes Süßen zu vermeiden. Bei heißem Tee, der den Husten lindern soll, kann man ruhig Honig oder Kandiszucker zusetzen.

Trinkmenge: Von Kräutertees wird durchschnittlich 1- bis 3mal täglich je ¼ Liter getrunken. Für ¼ l Wasser braucht man 1 Teelöffel bis 1 Eßlöffel voll Kräuter; im allgemeinen nimmt man für Kinder nur die Hälfte. Besonders gut wirkt der Tee, wenn er morgens nüchtern oder abends vor dem Schlafengehen getrunken wird. Sonst gilt die Regel, ihn 1–2 Stunden vor oder nach dem Essen zu trinken.

Weitere Anwendungsmöglichkeiten: Heilkräuter werden nicht nur innerlich, als Getränk verwendet, sondern auch äußerlich, als Badezusatz, zum Gurgeln oder als Kräuterauflage, wobei meist ein Kräuterauszug hergestellt wird, in dem man Kompressen anfeuchtet. Für solche Zwecke muß der Auszug oder Tee allerdings stärker sein. Man rechnet 30–40 g auf 1½ l Wasser.

Übersicht über die gebräuchlichsten Heilpflanzen

Ackerschachtelhalm (Equisetum arvense L.)

Wirkung: Die harntreibende Wirkung ist allgemein anerkannt; Anreicherung der Gewebe mit Kieselsäure; blutstillend.

Heilanzeige: Nieren- und Blasenleiden, Wassersucht. Auch bei Lungentuberkulose empfohlen.

Anwendung: Abkochung des Krautes, Pulver, Preßsaft. Äußerlich in Form von Auflagen, Wickeln, Teilbädern bei Wunden, Geschwüren, Lidrandentzündung, Gerstenkorn. Als Gurgelwasser bei Mandelentzündung, Mund- und Zahnfäule, zur Zahnfleischmassage.

Adonisröschen (Adonis vernalis L.): siehe Frühlings-Adonisröschen.

Andorn (Marrubium vulgare L.)

Wirkung: Besondere Wirkung auf die Schleimhäute. Fördert den Auswurf. Fieber- und Bittermittel. Blutreinigend.

Heilanzeige: Chronische Katarrhe der Atemorgane. Zur Unterstützung bei Asthma, Lungentuberkulose, Katarrhen des Magens, des Darmes und der Gallengänge, Leberschwellung, Gelbsucht, Hautleiden als Folge von Stoffwechsel- und Ernährungsstörungen, Herzrhythmusstörungen.

Anwendung: Abkochung, Tinktur, Extrakt, Andorn-Wein; wird auch homöopathisch verwendet.

Anis (Pimpinella anisum L.)

Wirkung: Enthält als wichtigsten Bestandteil ätherisches Öl mit Anethol, wirkt blähungstreibend, krampflösend, milchabsondernd (für stillende Mütter).

Heilanzeige: Mit Blähungen und Kolik verbundene Verdauungsbeschwerden; löst Schleim, fördert Auswurf und die Milchabsonderung.

Anwendung: Aufguß der Samen; Öl homöopathisch.

Arnica (Arnica montana): siehe Bergwohl-Verleih.

Attich (Sambucus ebulus L.)

Wirkung: Stark harntreibend und schwach abführend. In größeren Dosen als Brechmittel.

Heilanzeige: Nierenkrankheiten, Wassersucht. Auch Rheumatismus.

Anwendung: Pulver der Wurzel; Abkochung; homöopathisch.

Augentrost (Euphrasia officinalis L.)

Wirkung: Bei Erkrankungen der Augen entzündungswidrig.

Heilanzeige: Erkrankungen der Bindehäute mit schleimig-eitriger Absonderung; Lichtscheu; Tränen und Überlaufen der Augen. Nach Überanstrengung beim Lesen oder Schreiben und hierdurch geschwächter Sehkraft. Sekretorische Störungen der Nasen- und Rachenschleimhaut.

Anwendung: Abkochung äußerlich und innerlich. Aufguß.

Bärentraube (Arctostaphylos uva ursi)

Wirkung: Blutstillend, Krankheitserreger an Wunden usw. abtötend, harntreibend; Hauptwirkstoff Glykosid Arbutin.

Heilanzeige: Als Harndesinfizienz besonders bei Colicystitis, ferner bei nächtlichem Bettnässen, zur Unterstützung bei chronischer Leukorrhöe und Gonorrhöe (Tripper).

Anwendung: Pulver der Blätter in Oblaten. Aufguß und Abkochung.

Bärlapp (Lycopodium clavatum L.)

Wirkung: Krampflösend, harntreibend, Lebermittel.

Heilanzeige: Schmerzhafte Blasenkrämpfe, Leber- und Gallenleiden.

Anwendung: Pulver. Aufguß. Homöopathisch.

Baldrian (Valeriana officinalis L.)

Wirkung: Enthält u. a. ätherisches Öl und Isovaleriansäure, setzt die Erregbarkeit des Zentralnervensystems herab, krampflösend.

Heilanzeige: Als beruhigendes Mittel, besonders bei nervös bedingter Schlaflosigkeit.

Anwendung: Pulver der Wurzel; Aufguß, Extrakt, Tinktur, Kaltmazerat.

Basilienkraut (Ocimum basilicum L.)

Wirkung: Blutreinigend, magenstärkend, fördert die Verdauung.

Heilanzeige: Chronische Gastritis, Magenkrämpfe.

Anwendung: Äußerlich die Blätter gegen Verletzungen aller Art. Würzkraut. Homöopathisch.

Beinwell (Symphytum officinale L.)

Wirkung: Stark allantoinhaltig; fördert bei Knochenbrüchen die Kallusbildung.

Heilanzeige: Knochenbrüche, Knochenerkrankungen. Ulcera. Wundheilmittel.

Anwendung: Wurzelpulver und Aufguß. Äußerlich auch Preßsaft. Homöopathisch.

Belladonna (Atropa belladonna): siehe Tollkirsche.

Benedikten-Karde (Cnicus carduus benedictus L.)

Wirkung: Appetitanregendes und die Spannkraft stärkendes Bittermittel.

Heilanzeige: Verdauungsstörungen, Appetitlosigkeit, Leber- und Gallenleiden.

Anwendung: Abkochung, Extrakt, Tinktur. Verreibung homöopathisch.

Berberitze (Berberis vulgaris L.), Sauerdorn

Wirkung: Enthält das Alkaloid Berberin, das eine spezielle Wirkung auf den Erreger der Orientbeule entfaltet und dem chinin-ähnliche Wirkungen zugeschrieben werden.

Heilanzeige: Leber- und Gallenleiden. Harnsäure-Diathese, Gelenkrheumatismus.

Anwendung: Abkochung der Wurzel, Aufguß der Rinde, Tinktur. Homöopathisch.

Bergwohlverleih (Arnica montana L.)

Wirkung: Kampferhaltig; schmerzlindernd, heilend, krampflösend, anregend.

Heilanzeige: Bei Verletzungen durch Schlag und Stoß, Quetschungen des Nagels, Verstauchungen. Besonders zur Rückbildung von Blutergüssen. Als Tonicum bei schweren Erschöpfungszuständen und Herzschwächen als Folge infektiöser Erkrankungen (Koronarinsuffizienz).

Anwendung: Tinktur, innerlich und äußerlich; Aufguß der Blüten.

Besenginster (Sarothamnus scoparius Wimmer)

Wirkung: Enthält neben dem Hauptalkaloid Spartein noch eine Substanz von adrenalinähnlicher Wirkung. Harntreibend.

Heilanzeige: Als Herzkräftigung, besonders bei verlangsamtem Puls.

Anwendung: Aufguß junger Blüten. Einer der herzwirksamen Bestandteile ist nur einige Stunden haltbar! Homöopathisch.

Bibernell (Pimpinella magna L.)

Wirkung: Regt die Absonderung der Schleimhäute und Hautdrüsen an. Schwach harntreibend.

Heilanzeige: Katarrhalisches Asthma, chronischer Lungenkatarrh. Magen- und Darmverschleimung.

Anwendung: Aufguß der Wurzel; Tinktur. Äußerlich der Saft der Wurzel zur Wundbehandlung. Würzkraut.

Bingelkraut (Mercurialis annua L.)

Wirkung: Abführend, Gallenfluß anregend und harntreibend, besonders geeignet für Syphilitiker und Melancholiker.

Heilanzeige: Verstopfung; bei Durchfall, der bei Wohnungswechsel (Reise, Kuraufenthalt) eintreten kann.

Anwendung: Preßsaft der frischen Pflanze. Homöopathisch.

Birke (Betula alba L.)

Wirkung: Harntreibend, schweißtreibend, blasensteinlösend, kräftigend.

Heilanzeige: Erkrankungen der Niere, Entzündungen der Blase. Wassersucht, Rheumatismus, Gicht.

Anwendung: Aufguß der getrockneten Blätter. Preßsaft der frischen Blätter.

Bitterklee (Menyanthes trifoliata L.), Fieberklee

Wirkung: Wirkt auf den Stoffwechsel.

Heilanzeige: Bei Appetitlosigkeit, als Fiebermittel, bei Kopfschmerzen und neuralgischen Erkrankungen.

Anwendung: Aufguß, Abkochung, Pulver, Tinktur. Homöopathisch.

Blutwurz (Potentilla tormentilla)

Wirkung: Blutstillend, zusammenziehend; reich an Gerbstoff.

Heilanzeige: Blutungen aller Art, Darmkatarrh, Ruhr, Hämorrhoiden, örtlich bei Entzündungen der Mund- und Rachenhöhle.

Anwendung: Gepulverter Wurzelstock. Abkochung. Homöopathisch.

Bockshornklee (Trigonella foenum graecum L.)

Wirkung: Stärkendes Bittermittel, schleimlösend.

Heilanzeige: Appetitmangel, Schwäche, Magerkeit, besonders bei Tuberkulösen und Kindern. An Stelle von Arsen, Phosphor und Eisen.

Anwendung: Gepulverte Samen, gemischt mit Honig, Olivenöl oder Apfelgelee. Äußerlich als warmer oder heißer Breiumschlag gegen Wunden, Abszesse, Furunkel. Homöopathisch.

Bohne (Phaseolus vulgaris L.)

Wirkung: Harntreibend, senkt den Blut- und Harnzucker.

Heilanzeige: Nieren- und Blasenleiden, als Unterstützungsmittel bei Diabetes.

Anwendung: Abkochung der Fruchtschalen.

Brennessel (Urtica dioica L.)

Wirkung: Blutreinigend und blutbildend, harntreibend. Regt die Tätigkeit von Magen, Darm, Bauchspeicheldrüse und Galle an. Einfluß auf den Blutzucker.

Heilanzeige: Harnsäure-Diathese, Gicht, Rheumatismus, sekundäre Anämie; zu Blutreinigungskuren, als Unterstützungsmittel bei Zuckerkrankheit.

Anwendung: Als Gemüse, Preßsaft; Aufguß der Blätter. Homöopathisch.

Bruchkraut (Herniaria glabra L.)

Wirkung: Beugt der Bildung von Harnsteinen vor, krampflösend.

Heilanzeige: Nieren- und Blasenkrankheiten.

Anwendung: Kalter Auszug, Aufguß, Abkochung. Zur Wundbehandlung das Kraut äußerlich als Auflage. Homöopathisch.

Brunnenkresse (Nasturtium officinale)

Wirkung: Blutreinigend, regt den Stoffwechsel an. Harntreibend, antiskorbutisch.

Heilanzeige: Chronische Katarrhe, Hautausschläge, Ekzeme. Blutreinigungskur. Soll bei Diabetikern den Harnzucker senken.

Anwendung: Am besten frisch essen als Salat. Preßsaft; Aufguß. Äußerlich zur Wundbehandlung. Homöopathisch.

Christrose (Helleborus niger L.)

Wirkung: Harntreibend.

Heilanzeige: Stauungserscheinungen, Herzinsuffizienzen.

Anwendung: Wurzelpulver, Tinktur.

Eberesche, Mährische Eberesche (Sorbus aucuparia L.)

Wirkung: Vitamin-C-Zufuhr.

Heilanzeige: Alle Zustände von Vitamin-C-Mangel.

Anwendung: Eignet sich gut als Marmelade.

Edelkastanie (Castanea vesca Gaertn.)

Wirkung: Krampfhustenstillend.

Heilanzeige: Keuchhusten, Darmkatarrh, Bluthusten, Nierenentzündung.

Anwendung: Fluidextrakt, täglich 2 Teelöffel der Blätter aufkochen.

Efeu (Hedera helix L.)

Wirkung: In kleinen Dosen gefäßerweiternd, in großen verengend.

Heilanzeige: Schleimhautkatarrh, zur Unterstützung bei Rachitis und Rheumatismus.

Anwendung: Kalter Auszug, Tinktur. Äußerlich Preßsaft der Blätter gegen Hornhaut, Hühneraugen und Schwielen. Homöopathisch.

Ehrenpreis (Veronica officinalis L.)

Wirkung: Schleimlösend, blutreinigend; umstimmend.

Heilanzeige: Bei Erkrankungen der Atmungsorgane mit starker Verschleimung, Husten und Heiserkeit.

Anwendung: Preßsaft. Homöopathisch.

Eibisch (Althaea officinalis L.)

Wirkung: Reizmildernd, entzündungswidrig.

Heilanzeige: Bei katarrhalischen Erkrankungen der Atmungsorgane.

Anwendung: Wurzelpulver kalt ausziehen und abseihen. Sirup. Bestandteil verschiedener Teearten. Frische Blätter als Auflage bei Geschwüren und Geschwülsten. Homöopathisch.

Eiche (Quercus robur): siehe Stieleiche.

Eisenhut (Aconitum napellus L.)

Wirkung: Schmerzstillend bei Nervenentzündungen, Verlangsamung der Herztätigkeit. In der Homöopathie wichtiges Fiebermittel. Fördert die Sekretion von Gallenblase, Speicheldrüsen, auch von Magen und Darm.

Heilanzeige: Nerven- und Muskelschmerzen, beginnende Erkältung und Infektionsfieber.

Anwendung: Gebraucht wird äußerlich die Tinktur. Vorsichtige Dosierung!

Engelwurz (Archangelica officinalis)

Wirkung: Sekretionsfördernd auf Magen-Darm-Kanal und Atemorgane.

Heilanzeige: Wirkt auswurffördernd.

Anwendung: Kalt ansetzen, heißes Wasser aufgießen. Oder kleine Mengen Pulver der Wurzel vor den Mahlzeiten.

Enzian (Gentiana lutea L.)

Wirkung: Fördert die Tätigkeit der Verdauungsorgane, besonders des Magens, steigert die Abwehrkräfte des Organismus. Galletreibend. Umstritten ist die Wirkung als Fiebermittel.

Heilanzeige: Appetitanregend, fördert die Verdauung; sekundäre Anämie.

Anwendung: Tinktur. Extrakt homöopathisch.

Erdrauch (Fumaria officinalis L.)

Wirkung: Blutreinigend, schweißtreibend, regt auch die Ausscheidung der Harn- und Verdauungsorgane und der Haut an.

Heilanzeige: Leber- und Gallenleiden, chronische Ekzeme, Hämorrhoiden, Hautausschläge.

Anwendung: Preßsaft, kalter Auszug.

Färber-Röte, Krapp (Rubia tinctorum L.)

Wirkung: Steinauflösend bei Nierensteinen, bes. Kalziumphosphatsteinen.

Heilanzeige: Hauptmittel bei Nieren- und Blasensteinen. In der Homöopathie bei Milzbeschwerden.

Anwendung: Pulver der Wurzel homöopathisch.

Faulbaum (Rhamnus frangula L.)

Wirkung: Abführend mit Wirkung auf die Gallensekretion. Keine Nebenwirkungen.

Heilanzeige: Chronische Verstopfung, Leberschädigungen, Gallenstauung.

Anwendung: Abkochung; für schwächere Wirkung Aufguß.

Fenchel (Foeniculum vulgare)

Wirkung: Schleimlösend, regt die Sekretion von Magen, Darm und Nieren an. Wurzel stark und rasch harntreibend.

Heilanzeige: Auswurffördernd, regt den Säftestrom an.

Anwendung: Gestoßene Früchte als Aufguß und Abkochung.

Fieberklee (Menyanthes trifoliata L.): siehe Bitterklee.

Fingerhut, roter (Digitalis purpurea L.)

Wirkung: Steigerung der Herzleistung. Vergrößerung des Schlagvolumens, Verlangsamung des Herzschlages.

Heilanzeige: Herzstörungen.

Anwendung: Aufguß, Tinktur, Pulver. Homöopathisch.

Fingerhut, wolliger (Digitalis lanata)

Wirkung: Schnellere Wirkung als Digitalis purpurea, geringere Gewöhnungsgefahr, stärkere harntreibende Wirkung.

Heilanzeige: Besonders Herzstörungen mit Erweiterung.

Anwendung: Blätter, nur in Fertigpräparaten.

Flachs, Lein (Linum usitatissimum L.)

Wirkung: Regt die Darmbewegungen an. Krampflösend, mild abführend. Äußerlich: entzündungswidrig, kühlend.

Heilanzeige: Chronischer Darmkatarrh, auch bei Geschwüren in Magen und Darm. Rachenkatarrh, Steinleiden, Koliken der Galle und Harnwege. Wundbehandlung, Ergüsse, Verbrennungen.

Anwendung: Geschrotener Samen, Aufguß, Öl. Abkochung des gemahlenen Samens mit Milch. Homöopathisch.

Frauenmantel (Alchemilla vulgaris L.)

Wirkung: Ausgesprochene Wirkung bei Frauenleiden. Darmberuhigend, harntreibend.

Heilanzeige: Ausfluß, Unterleibsentzündung, innerlich und äußerlich als Wundmittel.

Anwendung: Hauptsächlich als Tee. Der Aufguß auch äußerlich zur Wundbehandlung.

Frühlings-Adonisröschen, Teufelsauge (Adonis vernalis L.)

Wirkung: Harntreibend, reguliert die Herztätigkeit, pulsverlangsamend, gefäßverengend, allgemein beruhigend.

Heilanzeige: Nach vorangegangener Strophantin- bzw. Digitalisbehandlung, bei leichteren Formen der muskulären Herzstörungen. Angina pectoris.

Anwendung: Aufguß und Kaltwasserauszug.

Gänseblümchen (Bellis perennis)

Wirkung: Stoffwechselanregend.

Heilanzeige: Chronische Hautleiden, auswurffördernd, zu Blutreinigungskuren.

Anwendung: Im Frühjahr als Salat. Preßsaft, Tee. In der Homöopathie Essenz aus der frischen blühenden Pflanze bei Verletzungen, Quetschungen, Verrenkungen, Zerschlagenheitsgefühl.

Gänsefingerkraut (Potentilla anserina L.)

Wirkung: Krampflösend, stopfend, blutstillend.

Heilanzeige: Monatliche Beschwerden, krampflösend bei Koliken des Magen-Darm-Kanals.

Anwendung: Abkochung. Homöopathisch.

Geißraute (Galega officinalis L.)

Wirkung: Blutzuckersenkend, ferner harn- und schweißtreibend.

Heilanzeige: Zuckerkrankheit, besonders in Verbindung mit Insulin.

Anwendung: Aufguß aus Kraut und Samen. Extrakt.

Gichtrübe, auch Zaunrübe (Bryonia alba L.)

Wirkung: Stark abführend, brechreizerregend, reizt Haut und Schleimhäute. Fiebermittel.

Heilanzeige: Erkrankungen der serösen Häute, bes. Rippenfellentzündung, Rheumatismus.

Anwendung: Saft oder Sirup der frischen Rübe. Abkochung, Aufguß. Homöopathisch Verdünnungen der Tinktur.

Goldrute (Solidago virga aurea D. C.)

Wirkung: Harntreibend, löst harnsaure Blasen- und Nierensteine auf (auch Nierenfunktionsmittel).

Heilanzeige: Akute und chronische Nierenerkrankungen mit Eiweißausscheidungen.

Anwendung: Abkochung und Aufguß, homöopathisch.

Gundermann, Gundelrebe (Glechoma hederacea L.)

Wirkung: Schleimlösend, schwach harntreibend. Wirkt auf die Schleimhäute der Atmungsorgane und der Blase.

Heilanzeige: Chronischer Lungenkatarrh, Asthma, chronische Bronchitis. Bei Störungen der Verdauungsorgane.

Anwendung: Saft der frischen Pflanze.

Hafer (Avena sativa L.)

Wirkung: Beruhigend und kräftigend.

Heilanzeige: Schlaflosigkeit, Erschöpfungszustände, geistige Überarbeitung, Appetitlosigkeit. Auch zu versuchen zur Entwöhnung von Alkohol, Morphium und Tabak.

Anwendung: Tinktur; häufig enthalten in biologischen Schlafmitteln.

Hauhechel (Ononis spinosa L.)

Wirkung: Harntreibend.

Heilanzeige: Nieren- und Blasensteine; Gelenkveränderungen. Chronische Hautausschläge; juckende, trockene und nasse Ekzeme.

Anwendung: Abkochung der Wurzel.

Heckenrose (Rosa canina L.)

Wirkung: Harntreibend, ohne Reizung der Nieren. Schalen reich an Vitamin C.

Heilanzeige: Schalen zur Vitamin-C-Behandlung. Ganze Frucht (Hagebutte) bzw. Kerne bei Nieren- und Blasengrieß.

Anwendung: 10 Minuten abkochen und Aufguß. Schalen eignen sich zur Hagebutten-Marmelade.

Heidelbeere (Vaccinium myrtillus L.)

Wirkung: Die Beeren wirken darmreinigend; die Blätter sollen blutzuckersenkend wirken.

Heilanzeige: Getrocknete Beeren als Stopfmittel; Blätter zur Unterstützung bei Zuckerkrankheit.

Anwendung: Aufguß der Blätter; getrocknete Beeren. Äußerlich Saft der Beeren zu Spülungen und Gurgelungen bei Erkrankungen der Mundhöhle. Homöopathisch.

Herbstzeitlose (Colchicum autumnale)

Wirkung: Steigert die Harnsäureausscheidung.

Heilanzeige: Hauptmittel bei akuten Gelenkversteifungen. Harnsäure-Diathese.

Anwendung: Verreibung und Verdünnungen der Tinktur. Homöopathisch.

Himmelsschlüssel (Primula officinalis): siehe Schlüsselblume.

Hirtentäschel (Capsella bursa pastoris L.)

Wirkung: Blutungsstillend, besonders bei Unterleibsblutungen.

Heilanzeige: Uterusblutungen, ferner zur Unterstützung bei zahlreichen Erkrankungen wie Leber- und Gallenleiden, Rheumatismus.

Anwendung: Frische Pflanze, Preßsaft. Homöopathisch.

Holunder, schwarzer (Sambucus nigra L.)

Wirkung: Wurzel und Rinde harntreibend, Früchte schmerzstillend.

Heilanzeige: Wirkt günstig auf die Wasserausscheidung.

Anwendung: Preßsaft; Suppe und Marmelade aus den Früchten. Homöopathisch.

Hopfen (Humulus lupulus L.)

Wirkung: Setzt die Erregbarkeit des Zentralnervensystems herab.

Heilanzeige: Nervenberuhigend, bes. bei sexuellen Übererregungszuständen, Onanie, Schlaflosigkeit.

Anwendung: In Form von Pillen oder in Oblatenkapseln. Homöopathisch.

Huflattich (Tussilago farfara L.)

Wirkung: Schleimlösend.

Heilanzeige: Bei allen Erkrankungen der Atmungsorgane.

Anwendung: Abkochung der Blätter; Aufguß der Blüten. Homöopathisch.

Johanniskraut (Hypericum perforatum L.)

Wirkung: Entzündungshemmend, reizmildernd, sekretionsanregend, fördernd auf die Monatsblutungen.

Heilanzeige: Schnitt-, Stich- und andere Wunden, nervöse Kopfschmerzen. Äußerlich: als Wundmittel, besonders bei Verbrennungen.

Anwendung: Innerlich und äußerlich. Homöopathisch.

Kalmus (Acorus callamus L.)

Wirkung: Verdauungsfördernd.

Heilanzeige: Chronische Magenkatarrhe, äußerlich bei Knochenerkrankungen, Rachitis.

Anwendung: Abkochung, Auszug, Tinktur. Homöopathisch.

Kamille, echte (Matricaria chamomilla L.)

Wirkung: Krampf- und schmerzstillend, entzündungswidrig.

Heilanzeige: Magen- und Darmkoliken, schmerzhafte Menstruation, Zahnbeschwerden der Kleinkinder; äußerlich: Wundbehandlung, Hauterkrankungen.

Anwendung: Aufguß der Blüten. Äußerlich: Abkochung, Bäder. Homöopathisch.

Klette (Arctium lappa L.)

Wirkung: Harn- und schweißtreibend, abführend, blutreinigend.

Heilanzeige: Eiterungen und Ausschläge. Schlechtheilende Wunden und Beingeschwüre, Furunkel, Rheumatismus.

Anwendung: Innerlich und äußerlich.

Knoblauch (Allium sativum L.)

Wirkung: Regt die Verdauung an.

Heilanzeige: Akute und chronische infektiöse Magen-Darm-Krankheiten, Arteriosklerose, Hochdruck; Würmer, Tabakmißbrauch.

Anwendung: Kleine Mengen („Zehe“) roh langsam essen. Preßsaft, Sirup, selten Tinktur. Homöopathisch.

Königskerze, Wollblume (Verbascum thapsiforme)

Wirkung: Reizmildernd, schleimlösend, schweißtreibend.

Heilanzeige: Akuter und chronischer Bronchialkatarrh, Husten, Asthma.

Anwendung: Aufguß, durch ein Tuch seihen, da die Blütenhaare Reizungen hervorrufen können.

Kreuzblume, Ramsel (Polygala amara L.)

Wirkung: Bitterpflanze, wirkt schleimlösend.

Heilanzeige: Bei chronischer Bronchitis, trockenem Husten und Asthma bronchiale. Als Bitterstoff bei Magenstörungen.

Anwendung: Abkochung. Homöopathisch.

Kümmel (Carum carvi L.)

Wirkung: Beruhigt den Magen- und Darmkanal.

Heilanzeige: Magenschwäche, Blähsucht.

Anwendung: Reife Früchte zerkauen, Kümmelöl, Aufguß.

Kürbis (Cucurbita pepo L.)

Wirkung: Bandwurmmittel. Auch bei höheren Dosen keine Unannehmlichkeiten.

Heilanzeige: Als Wurmmittel besonders für Kinder geeignet.

Anwendung: Geschälte Kürbiskerne. Pastige Zubereitungen, stets 5 Stunden nach der Einnahme Rizinusöl.

Kuhschelle, Anemone (Anemone pulsatilla L.)

Wirkung: Setzt die Reizbarkeit und Übererregbarkeit des Zentralnervensystems herab.

Heilanzeige: Hauptmittel zur Beruhigung und bei Unterleibserkrankungen der Frau.

Anwendung: Fast ausschließlich von der Homöopathie verwendet.

Leberblümchen (Anemone hepatica L.)

Wirkung: Harntreibend, wirkt besonders auf Leber und Galle.

Heilanzeige: Leberstauung, Leberschwellung, Gallenleiden, Gallensteine, Nieren- und Blasenleiden. In der Homöopathie bei chronischer Bronchitis mit rauher, trockener Kehle.

Anwendung: Kalter Auszug.

Liebstöckel (Levisticum officinale)

Wirkung: Schweiß-, harn- und blähungstreibend. Schleimlösend, krampfstillend.

Heilanzeige: Verdauungsstörungen, Stuhlträgheit, Bronchitis, Nierenleiden.

Anwendung: Aufweichen und mit kochendem Wasser übergießen. Gewürzpflanze.

Linde (Tilia platyphyllos Scop.): siehe Sommerlinde.

Löwenzahn (Taraxacum officinale)

Wirkung: Leicht harntreibend und abführend, Bittermittel.

Heilanzeige: Bei Leber- und Gallenleiden, Gelbsucht. Zu Blutreinigungskuren.

Anwendung: Blätter als Salat. Preßsaft der frischen Wurzel. Homöopathisch.

Lungenkraut (Pulmonaria officinalis L.)

Wirkung: Schleimlösend, schwach harntreibend, reich an Mineralsalzen.

Heilanzeige: Heiserkeit, Husten, Luftröhrenkatarrh, Asthma, Lungenleiden.

Anwendung: Abkochung.

Mädesüß (Spiraea ulmaria): siehe Spierstaude.

Maiglöckchen (Convallaria majalis)

Wirkung: Stark harntreibend, Blutdruck steigernd.

Heilanzeige: Leichte und mittelschwere Formen der muskulären Herzstörungen, Herzwassersucht.

Anwendung: Tinktur, Verreibung.

Malve (Malva silvestris L.): siehe Waldmalve.

Mariendistel (Carduus marianus)

Wirkung: Galletreibend.

Heilanzeige: Akute und chronische Leber- und Gallenleiden; zur innerlichen Unterstützung der örtlichen Behandlung bei Krampfadern, Ulcera cruris.

Anwendung: Aufguß, Abkochung, Tinktur, Verreibung.

Meerrettich (Cochlearia armoracia L.)

Wirkung: Äußerlich Hautreizmittel (wie Senfpflaster). Innerlich Vitamin-C-Zufuhr.

Heilanzeige: Äußerlich Rheumatismus usw. (wie Senfmehl). Innerlich Vitamin-C-Mangelzustände; Asthma, chronische Bronchitis.

Anwendung: Frisch gepreßter Saft; äußerlich: frisch geriebener Brei.

Melisse (Melissa officinalis L.)

Wirkung: Krampfstillend, beruhigend, besonders bei nervösen, reizbaren Personen.

Heilanzeige: Nervöse Magenbeschwerden, Herzklopfen, Angina pectoris, Unterleibskrämpfe, Schwangerschaftsbeschwerden, Hysterie.

Anwendung: Aufguß der Blätter. Äußerlich Melissenöl gegen Rheumatismus, Würzkraut.

Mistel (Viscum album L.)

Wirkung: Blutdrucksenkend, digitalisartige Herzwirkung, setzt die Erregbarkeit des Zentralnervensystems herab.

Heilanzeige: Hochdruck, Arteriosklerose, Epilepsie, Uterusblutungen.

Anwendung: Pulver, Mazerat mit Wasser oder Wein. Homöopathisch.

Möhre, Mohrrübe (Daucus carota L.)

Wirkung: Träger von Vitamin A, B, C.

Heilanzeige: Madenwürmer, Vitaminmangelkrankheiten, chronische Mandelvergrößerung.

Anwendung: Rohgeschabte Rübe, Preßsaft.

Nelkenwurz (Geum urbanum L.)

Wirkung: Aromatisches Stärkungs- und Bittermittel, schmerzlindernd; regelt die Verdauung.

Heilanzeige: Erkrankungen der Verdauungsorgane, besonders fieberhafter Magen- und Darmkatarrh; zur Unterstützung bei Ruhr, Typhus. Auch Leber- und Gallenleiden. Entzündungen und Katarrhe der Mund- und Rachenhöhle.

Anwendung: Abkochung oder Aufguß der eingeweichten Wurzel. Homöopathisch.

Oleander (Nerium oleander)

Wirkung: Herzmittel zur Hebung der Herzenergie und Wiederherstellung der normalen Pulsfrequenz und -stärke. Harntreibend.

Heilanzeige: Herzkrankheiten, Hautkrankheiten, nässende Ekzeme.

Anwendung: Pulver in Pillen. Aufguß; Extrakt, Tinktur. Homöopathisch.

Osterluzei (Aristolochia clematis L.)

Wirkung: Resistenzsteigernd, blutreinigend. Beschleunigt die Heilung von Wunden, ohne daß Infektionen auftreten.

Heilanzeige: Wundheilungen, Eiterungen. Besonders empfohlen bei Unterschenkelgeschwüren mit Ekzemen.

Anwendung: Für innerlichen Gebrauch die Wurzel kalt ansetzen und einige Stunden ziehen lassen. Zu Umschlägen und Bädern das Kraut 10 Minuten kochen lassen. Homöopathisch.

Petersilie (Petroselinum sativum)

Wirkung: Enthält ätherisches Öl, harntreibend.

Heilanzeige: Blasenschwäche, Harnverhaltung, Wassersucht, Regelbeschwerden.

Anwendung: Aufguß von Wurzeln, Kraut und Samen.

Pfefferminze (Mentha piperita L.)

Wirkung: Magen- und nervenstärkend, regt die Sekretion an. Gärungswidrig, antiseptisch. Schmerzlindernd, krampflösend. Wirkt besonders auf die Galle.

Heilanzeige: Magenverstimmung mit Aufstoßen und Erbrechen. Leibschmerzen, Blähungen. Als Unterstützungsmittel bei Leber-, Gallen- und Nierenleiden.

Anwendung: Aufguß der Blätter. Äußerlich: Öl zu Einreibungen und als Zusatz zu Mundwässern, Zahnpasten.

Primel (Primula officinalis): siehe Schlüsselblume.

Quendel (Thymus serpyllum L.)

Wirkung: Hauptwirkstoff thymolhaltiges ätherisches Öl, wirkt schleimlösend und antiseptisch.

Heilanzeige: Husten, Keuchhusten, Bronchialkatarrh, Nervenschwäche, fieberhafte Lungenprozesse, Wurmmittel.

Anwendung: Aufguß.

Rainfarn (Tanacetum vulgare L.)

Wirkung: Als Wurmmittel ausländischen Drogen vorzuziehen. Wirkung auf den gesamten Stoffwechsel.

Heilanzeige: Gegen Würmer.

Anwendung: Pulver oder Aufguß von Samen und Blüten.

Ramsel (Polygala amara L.): siehe Kreuzblume.

Rettich (Raphanus sativus L.)

Wirkung: Sekretionsanregung auf die Verdauungs- und Atmungsorgane, speziell auf die Gallenabsonderung.

Heilanzeige: Katarrhalische Gelbsucht, Gallenblasenentzündung, Krampf- und Keuchhusten.

Anwendung: Geriebener Rettich, Preßsaft, Rettichsirup besonders für Kinder.

Ringelblume (Calendula officinalis L.)

Wirkung: Wundheilmittel.

Heilanzeige: Äußerlich: Wunden, Ulcus cruris, Verbrennungen, Frostschäden. Innerlich: bei Magengeschwüren.

Anwendung: Abkochung, Aufguß, Tinktur, Salbe. Homöopathisch.

Rosmarin (Rosmarinus officinalis L.)

Wirkung: Hautreizend, galletreibend.

Heilanzeige: Als Unterstützungsmittel bei Epilepsie und nervöser Unruhe.

Anwendung: Aufguß. Äußerlich: Preßsaft und Öl, schmerzlindernd. Homöopathisch.

Roßkastanie (Aesculus hippocastanum L.)

Wirkung: Bevorzugtes Mittel gegen Krampfadern.

Heilanzeige: Hämorrhoiden, Krampfadern in allen Stadien; äußerlich bei Rheumatismus.

Anwendung: Pulver von Rinde und Samen; auch Extrakt und Tinktur. Innerlich und äußerlich gebraucht. Darmzäpfchen. Homöopathisch.

Roter Sonnenhut (Echinacea purpurea)

Wirkung: Entzündungswidrig. Äußerlich: wundreinigend.

Heilanzeige: Örtlich: schlecht heilende Wunden, Ulcus cruris, Verbrennungen, Erfrierungen.

Anwendung: Extrakt, Frischpflanzenverreibung.

Salbei (Salvia officinalis)

Wirkung: Schweiß- und sekretionshemmend.

Heilanzeige: Nachtschweiß.

Anwendung: Aufguß und Tinktur. Äußerlich als Spülmittel bei Anginen und anderen entzündlichen Erkrankungen der Mundhöhle. Bei Wunden die Blätter als Auflage. Homöopathisch.

Sanddorn, Seedorn (Hippophae rhamnoides L.)

Wirkung: Vitamin-C-Zufuhr.

Heilanzeige: Alle Zustände von Vitamin-C-Mangel.

Anwendung: Früchte zerkauen. Marmelade.

Sandstrohblume (Gnaphalium arenarium)

Wirkung: Stark galletreibend, regt Magen und Pankreas zur Sekretion an.

Heilanzeige: Gallenleiden, Rheuma, Ischias, Blasenleiden.

Anwendung: Kalter Auszug, Frischpflanzenverreibung. Homöopathisch.

Sauerampfer (Rumex acetosa L.)

Wirkung: Leicht abführend, enthält u. a. Vitamin C.

Heilanzeige: Als mildes Abführmittel, Neigung zu Blutungen und anderen Vitamin-C-Mangelerscheinungen.

Anwendung: Salat, Preßsaft. Homöopathisch.

Sauerdorn (Berberis vulgaris L.): siehe Berberitze.

Schafgarbe (Achillea millefolium L.)

Wirkung: Blutreinigend, anregend für den gesamten Stoffwechsel.

Heilanzeige: Verdauungsstörungen aller Art.

Anwendung: Frisch als Salat oder Brotbelag. Preßsaft, Tee, seltener als Tinktur. Homöopathisch.

Schlangenknöterich (Polygonum bistorta L.)

Wirkung: Schleimhäute des Darms und der Blase; zusammenziehend auf die Blutgefäße.

Heilanzeige: Durchfall, Darmblutungen.

Anwendung: Abkochung der Wurzeln, Pulver; äußerlich zum Gurgeln.

Schlehe, Schlehdorn (Prunus spinosa L.)

Wirkung: Mild beruhigend; abführend, harn- und schweißtreibend.

Heilanzeige: Zur Blutreinigungskur, mildes Abführmittel.

Anwendung: Aufguß, Schlehenwein.

Schlüsselblume (Primula officinalis)

Wirkung: Schleimlösend, stoffwechselfördernd, umstimmend, leicht harntreibend und abführend.

Heilanzeige: Bei Rheuma und Gicht, Migräne.

Anwendung: Aufguß der Blüten. Äußerlich: die Wurzelabkochung bei Blutergüssen und Quetschungen. Homöopathisch.

Schöllkraut (Chelidonium majus L.)

Wirkung: Pulsverlangsamend, blutdrucksenkend.

Heilanzeige: Leberkrankheiten, Gelbsucht, Gallenleiden, entzündliche Erkrankungen der Gallenblase. Bei Magenkrebs zur Vermeidung der Schmerzen.

Anwendung: Extrakt, Tinktur, Verreibung mit Zucker. Äußerlich wird der Milchsaft zur Entfernung von Hautwarzen, Hühneraugen, Hornhaut empfohlen. Homöopathisch.

Schwarzer Senf (Brassica nigra L.)

Wirkung: Stark hautreizend.

Heilanzeige: Lungenerkrankungen, Bronchitis (Umschläge); innerlich: bei Asthma mit starker Schleimanhäufung, Keuchhusten, Magenschleimhautentzündung.

Anwendung: Als Senfbrei hautreizend, zu Umschlägen und Fußbädern. Homöopathisch.

Seifenkraut (Saponaria officinalis L.)

Wirkung: In erster Linie auswurffördernd, ferner auch schweiß- und harntreibend.

Heilanzeige: Erkrankungen der Atmungsorgane, als Blutreinigungsmittel bei Hautkrankheiten.

Anwendung: Kalt ansetzen, ziehen lassen, kurz aufkochen. Homöopathisch.

Sellerie (Apium graveolens)

Wirkung: Harntreibend.

Heilanzeige: Nieren- und Blasenleiden.

Anwendung: Am besten der Saft der frischen Pflanze. Auch Tee aus Kraut, Knolle und Früchten.

Sommerlinde (Tilia platyphyllos Scop.)

Wirkung: Schweiß- und harntreibend, Ableitungsmittel auf die Haut; krampfstillend, auswurffördernd.

Heilanzeige: Fieberhafte Erkältungskrankheiten, rheumatische Schmerzen.

Anwendung: Aufguß der Blüte. – Lindenkohle bei Darmkatarrhen, Leber- und Gallenkrankheiten.

Sonnenhut (Echinacea purpurea): siehe Roter Sonnenhut.

Sonnentau (Drosera rotundifolia L.)

Wirkung: Schleimlösend.

Heilanzeige: Krampf- und Reizhusten, Keuchhusten, Asthma.

Anwendung: Tinktur, Aufguß. Enthalten in vielen Keuchhustenmitteln. Homöopathisch.

Spargel (Asparagus officinalis L.)

Wirkung: Stark harntreibend.

Heilanzeige: Blasen- und Nierengrieß.

Anwendung: Frische Spargelsprosse, Preßsaft, Abkochwasser und getrocknete Sprosse.

Spierstaude, Mädesüß (Spiraea ulmaria L.)

Wirkung: Harn- und schweißtreibend. Reich an Salizylsäure.

Heilanzeige: Wassersucht, akuter Gelenkrheumatismus.

Anwendung: Aufguß. Homöopathisch.

Spitzwegerich (Plantago lanceolata L.)

Wirkung: Blutreinigend, magenstärkend, blutstillend; schleim- und krampflösend, gelinde abführend.

Heilanzeige: Erkrankungen der Atmungsorgane mit starker Verschleimung.

Anwendung: Frischer Preßsaft, Abkochung der Blätter, Wildgemüse. Homöopathisch.

Stiefmütterchen (Viola tricolor L.)

Wirkung: Blutreinigend, harn- und schweißtreibend, besonders bei Kindern gut anwendbar.

Heilanzeige: Hautausschläge, Milchschorf, Ekzeme, Skrofulose

Anwendung: Abkochung und Aufguß vom Kraut; Aufguß der Blüten. Homöopathisch.

Stieleiche (Quercus robur L.)

Wirkung: Zusammenziehend, blutstillend, reich an Gerb- und Bitterstoffen.

Heilanzeige: Magen-Darmkartarrh, Durchfall, Darmblutungen, Bettnässen, Hautkrankheiten, Frostbeulen, Wunden.

Anwendung: Kaltwasserauszug der Rinde; äußerlich: Abkochung der Rinde zu Spülungen bei Hämorrhoiden, kleinen Blutungen, Frostbeulen. Auch als Umschlag mit Lehm oder Bolus. Auch als Badezusatz zu verwenden.

Taubnessel (Lamium album L.): siehe Weiße Taubnessel.

Tausendgüldenkraut (Erythraea centaurium)

Wirkung: Bittermittel, magen- und darmstärkend, mild abführend.

Heilanzeige: Magenleiden und Magenschwäche nach schweren akuten Krankheiten, Stauungsleber, Hämorrhoidenbeschwerden.

Anwendung: Aufguß, Pulver, Tinktur, Extrakt.

Teufelsauge (Adonis vernalis L.): siehe Frühlings-Adonisröschen.

Tollkirsche (Atropa belladonna L.)

Wirkung: Krampflösend, Fiebermittel. Hauptwirkstoff ist das Atropin.

Heilanzeige: Die Wurzel als Heilmittel bei Parkinsonscher Krankheit, ferner bei Paralyse, Multipler Sklerose. Die Blätter hauptsächlich zur Lösung von Krampfzuständen der Verdauungs- und Harnorgane.

Anwendung: Saft, Extrakt, Pulver der Frischpflanze. Homöopathisch.

Veilchen (Viola odorata L.)

Wirkung: Schleimlösend, harn- und schweißtreibend, die Wurzel als Brechmittel.

Heilanzeige: Fieberhafte Erkrankungen der Atmungsorgane.

Anwendung: Abkochung, Aufguß. Homöopathisch.

Vogelbeere (Sorbus aucuparia L.): siehe Eberesche.

Vogelknöterich (Polygonum aviculare L.)

Wirkung: Stopfmittel, hoher Gehalt an Kieselsäure.

Heilanzeige: Auch bei Uterus- und Darmblutungen verwendet; bei chron. Darmkatarrh und Durchfällen. Zur Unterstützung bei Lungenbluten.

Anwendung: Aufguß von Kraut und Wurzel. Homöopathisch.

Wacholder (Juniperus communis L.)

Wirkung: Das im Wacholder enthaltene Öl beschleunigt die Herztätigkeit, wirkt harntreibend, verursacht in großen Dosen Hämaturie.

Heilanzeige: Nierenerkrankungen, Wassersucht, als Unterstützungsmittel bei Hautleiden.

Anwendung: Am besten frische Beeren. Wacholdersaft. Tee aus gequetschten Beeren, Aufguß. Äußerlich Öl als Einreibemittel bei Rheumatismus, Gicht und Nervenschmerzen.

Waldmalve (Malva silvestris L.)

Wirkung: Reizmildernd, schleimlösend, beruhigend, mild abführend, fieberwidrig.

Heilanzeige, Katarrhe der oberen Luftwege mit starker Schleimsekretion, Mandelentzündung.

Anwendung: Aufguß und Extrakt. Äußerlich Aufguß als Gurgelmittel. Homöopathisch.

Walnuß (Juglans regia L.)

Wirkung: Blutreinigend, magenstärkend, wurmwidrig.

Heilanzeige: Chronische Hauterkrankungen, bes. Akne.

Anwendung: Abkochung und Auszug der Blätter, Öl der Frucht. Äußerlich Abkochung als Badezusatz.

Wasserpfeffer (Polygonum hydropiper L.)

Wirkung: Hauptsächlich blutstillend, schmerzlindernd.

Heilanzeige: Magen- und Darmblutungen, Hämorrhoiden.

Anwendung: Wäßrige und Fluidextrakte, Pulver.

Wegerich, breitblättriger (Plantago major L.)

Wirkung: Harntreibend, allgemeines Volksmittel.

Heilanzeige: Durchfälle, chronische Katarrhe der Luftwege. Äußerlich bei Wunden, Verbrennungen, Geschwüren.

Anwendung: Frischer Preßsaft. Homöopathisch.
(siehe auch Spitzwegerich)

Wegwarte, Zichorie (Cichorium intybus L.)

Wirkung: Blutreinigend, sekretionsfördernd besonders für Magen-Darm-Kanal.

Heilanzeige: Rheumatismus und gichtische Beschwerden, Neuralgien, Migräne.

Anwendung: Blätter als Salat, Preßsaft aus Kraut und Wurzeln. Abkochung. Homöopathisch.

Weide (Salix alba L.)

Wirkung: Fieberwidrig, blutstillend, beruhigend bei sexueller Übererregbarkeit.

Heilanzeige: Rheumatismus und gichtische Beschwerden, Neuralgien, Migräne.

Anwendung: Pulver und Aufguß der Rinde, Fluidextrakt der Blüte.

Weißdorn (Crataegus oxyacantha L.)

Wirkung: Herz- und gefäßwirksames, regulierendes Beruhigungsmittel.

Heilanzeige: Herzschäden, beginnende Myokardschwäche, zur Nachbehandlung nach Digitalis- und Strophantinkuren, Hochdruck, Arteriosklerose, Angina pectoris.

Anwendung: Tinktur, Aufguß. Homöopathisch.

Weiße Taubnessel (Lamium album L.)

Wirkung: Reguliert die Funktion des Magen-Darm-Kanals und der Leber.

Heilanzeige: Ausfluß.

Anwendung: Aufguß der Blüten. Tinktur. Saft der frischen Pflanze. Äußerlich: Abkochungen der Pflanze als kühlende Auflage bei Brandwunden. Homöopathisch.

Wermut (Artemisia absinthium L.)

Wirkung: Reguliert die Funktionen des Magen-Darm-Kanals und der Leber.

Heilanzeige: Bei Ermüdungs- und Erschöpfungszuständen, zur Unterstützung der örtlichen Behandlung bei Ulcus cruris, chronischen Ekzemen; ferner Migräne, nach Alkoholmißbrauch und zur Nikotinentwöhnung.

Anwendung: Als Aufguß, Pulver in Oblaten, Tinktur, Extrakt.

Wollblume (Verbascum thapsiforme): siehe Königskerze.

Zaunrübe (Bryonia alba L.): siehe Gichtrübe.

Zichorie (Cichorium intybus L.): siehe Wegwarte.

Zinnkraut (Equisetum arvense L.): siehe Ockerschachtelhalm.

Zwiebel (Allium cepa L.)

Wirkung: Verdauungsfördernd, appetitanregend, schleimlösend, harntreibend, blutreinigend.

Heilanzeige: Magen- und Darmleiden, Verstopfung, Heiserkeit, Husten, Blutarmut, Wurmleiden.

Anwendung: Am besten roh, geschnitten oder gerieben. Preßsaft.

Heilkräuterrezepte

Afterblutknoten:

Ringelblume	20 g	Wegwarte	10 g
Taubnesselblüten	20 g	Wermut	10 g
Wacholderbeeren	10 g	Faulbaumrinde	30 g

Asthma:

Eibischblüten	15 g	Thymian	10 g
Huflattichblüten	15 g	Eibischblätter	15 g
Veilchenblüten	10 g	Huflattichblätter	15 g
Wollblumenblätter	20 g	Spitzwegerich	20 g

Augenkrankheiten:

Zu Augenbädern und zum Einnehmen

Salbei	20 g	Veilchen	15 g
Augentrost	30 g	Primel	20 g
Stiefmütterchen	15 g		

Basedowsche Krankheit:

Benediktenkarde	40 g	Baldrian	40 g
Thymian	20 g		

Blasenentzündung:

Ackerschachtelhalm	20 g	Kamille	10 g
Leinsamen	20 g	Bärentraube	30 g
Wacholder	20 g		

Blasenschwäche, Bettnässen:

Arnikablüten	20 g	Spitzwegerich	20 g
Odermennig	60 g		

Blutarmut:

Odermennig	20 g	Wegwarte	20 g
Stiefmütterchen	20 g	Wacholder	10 g
Pfefferminze	20 g	Enzian	10 g

Blutreinigung:

Wacholderbeeren	15 g	Wermut	20 g
Wegwarte	15 g	Tausendgüldenkraut	50 g
Salbeiblätter	20 g	Benediktenkarde	50 g
Schlehdornblüten	30 g		

Blutvergiftung:

Schlehdorn	20 g	Birkenblätter	20 g
Kreuzdorn	20 g	Attich	20 g
Holunder	20 g		

Brechdurchfall:

Pfefferminze	20 g	Eichenrinde	20 g
Kamille	20 g	Blutwurz	20 g
Heidelbeere	20 g		

Darmblähungen:

Pfefferminze	30 g	Baldrian	20 g
Kamille	30 g	Kümmel und Anis je	10 g

oder:

Kümmel	20 g	Enzian	15 g
Kamille	20 g	Benediktenkarde	15 g
Anis, Pfefferminze, Salbei, Koriandersamen je	5 g	Wacholderbeeren	10 g

Durchfall:

Wermut	10 g	Eichenrinde	30 g
Kamille	30 g	Heidelbeere	30 g

Englische Krankheit:

Kalmus	25 g	Eichenrinde	25 g
Kamille	25 g	Quendel	25 g

Erbrechen:

Kamille	20 g	Baldrian	20 g
Tausendgüldenkraut	20 g	Pfefferminze	40 g

Fieberhafte Krankheiten:

Bitterklee	30 g	Tausendgüldenkraut	30 g
Wegwarte	20 g	Wermut	20 g

Flechten:

Brombeerblätter	10 g	Stiefmütterchen	10 g
Sauerampfer	10 g	Taubnessel	10 g
Klettenwurzel	10 g	Walnußblätter	40 g
Kreuzdorn	10 g		

Gallensteinleiden:

Rhabarber	5 g	Faulbaumrinde	15 g
Salbeiblätter	5 g	Benediktenkarde	10 g
Enzianwurzel	5 g	Tausendgüldenkraut	15 g
Eichenrinde	10 g	Leberblümchenkraut	15 g
Wacholderbeere	10 g	Sennesblätter	10 g

Gelenkrheumatismus:

Hauhechel	10 g	Wacholderbeeren	10 g
Goldrutenblätter	10 g	Birkenblätter	30 g
Zinnkraut	30 g	Kalmus	10 g

Herzklopfen:

Maiglöckchenblüte	10 g	Kamille	10 g
Fenchel	20 g	Baldrian	40 g
Pfefferminze	20 g		

Herzkrämpfe:

Gänsefingerkraut	30 g	Malvenblüte	30 g
Kümmel	20 g	Baldrian	20 g

Keuchhusten:

Schlüsselblume	10 g	Fenchel	20 g
Sonnentau	10 g	Malve	20 g
Benediktenkarde	10 g	Baldrian	30 g

Kopfschmerz:

Primel	20 g	Pfefferminze	20 g
Lindenblüte	30 g	Baldrian	30 g

Leberleiden:

Enzian	10 g	Kalmus	10 g
Odermennig	10 g	Wacholderbeeren	5 g
Schöllkraut	20 g	Pfefferminze	25 g
Tausendgüldenkraut	20 g		

Luftröhrenentzündung:

Eibischwurzel	30 g	Wollblume	20 g
Isländisch Moos	30 g	Huflattich	20 g

Lungenblutung:

Hirtentäschel	20 g	Baldrian	20 g
Zinnkraut	20 g	Schafgarbe	30 g
Blutwurz	10 g		

Magengeschwür:

Kümmel	20 g	Wermut	5 g
Kamille	20 g	Schöllkraut	5 g
Zinnkraut	20 g	Pfefferminze	20 g
Tausendgüldenkraut	10 g		

Magenverstimmung:

Pfefferminze	30 g	Wacholder	10 g
Kalmus	10 g	Baldrian	20 g
Enzian	10 g	Tausendgüldenkraut	20 g

Nervenschwäche:

Bitterklee	20 g	Stiefmütterchen	10 g
Arnikablüte	10 g	Hopfenblüte	20 g
Mohnköpfe, reife	20 g	Baldrian	20 g

Nierenleiden:

Wacholderbeeren	30 g	Hauhechelwurzel	20 g
Petersilienwurzel	20 g	Holunderblüten	30 g

Schlaflosigkeit:

Malve	10 g	Baldrian	30 g
Holunder	20 g	Hopfenblüte	40 g

Verstopfung:

Schlehdorn	25 g	Aloe	5 g
Faulbaumrinde	25 g	Leinsamen	20 g
Sennesblätter	25 g		

Wassersucht:

Petersilienwurzel	20 g	Bohnenschalen	20 g
Hauhechelwurzel	20 g	Birkenblätter	20 g
Wacholderbeeren	20 g		

Arzneibehandlung, Heil- und Kurmittel

Als Arzneimittel oder Medikamente bezeichnet man pflanzliche oder tierische Drogen, die wirksame Substanzen zur inneren und äußeren Behandlung von Krankheiten enthalten. Fast alle Arzneimittel können heute synthetisch hergestellt werden; sie sind von gleicher Wirksamkeit wie die natürlichen Präparate.

Zum inneren Gebrauch werden die Arzneimittel durch den Mund (per os) eingenommen oder als Zäpfchen in den Darm (parenteral) eingeführt, sobald der Magen nicht belastet werden soll. In besonderen Fällen werden Arzneimittel auch durch Einspritzung verabreicht, entweder unter die Haut (subkutan) oder in die Muskulatur, meist in das Gesäß (intramuskulär), oder direkt in eine Blutader (intravenös). Viele Arzneimittel müssen wegen ihrer gewebeätzenden Eigenschaften direkt in die Blutbahn gespritzt werden. Sie werden im Blut sofort verdünnt, wodurch Schädigungen vermieden werden.

Ebenso können Medikamente direkt in den Rückenmarkkanal oder auch an andere Stellen, z. B. direkt in das Herz gespritzt werden.

Die meisten Arzneimittel werden in kurzer Zeit durch den Darm und die Nieren wieder ausgeschieden. Andere Arzneimittel wirken eine längere Zeit nach und steigern ihre Wirkung bei anhaltendem Gebrauch.

Die jeweils anzuwendende Menge wird als Einzelgabe oder Dosis bezeichnet. Die höchste gesetzlich zulässige Einzelgabe heißt Maximaldosis. Sie ist ebenso wie die größte Tagesgabe für jedes stärker wirkende Mittel genau vorgeschrieben.

Als Arzneiformen bezeichnet man die Zubereitungen der Medikamente, z. B. für den inneren Gebrauch, als Lösungen, Mixturen, Aufgüsse, Abkochungen oder dergleichen. Pillen nennt man Arzneizubereitungen in Kugelform von meist nur 0,1 g Gewicht. Besonders kleine Pillen heißen Körnchen.

Bei Tabletten wirken die gepulverten Stoffe allein oder zusammen mit Füll- oder Gleitmitteln in Form der Beigabe von Milch, Zucker, Stärke oder Talg in kleinen Mengen. Die wirksamen Stoffe oder deren Mischungen werden in kreisrunde, flache oder leicht gewölbte Täfelchen oder Zylinder gepreßt. Dragées werden mit Zucker, Schokolade oder ähnlichen Stoffen überzogen.

Arzneimittel haben nicht allein ihre eigentliche, d. h. beabsichtige Wirkung, sondern häufig eine unbeabsichtigte Nebenwirkung, die in Kauf genommen werden muß. Viele Menschen sind besonders empfindlich und vertragen bestimmte Arzneimittel nicht; sie bekommen z. B. Hautausschläge.

Die Arzneimittelindustrie (pharmazeutische Industrie) bemüht sich ständig, diese Nebenwirkungen auf ein Mindestmaß zu beschränken, indem sie ihr Augenmerk auf besonders sorgfältig erdachte Zusammenstellungen richtet. Manche Medikamente belasten z. B. die Nieren und können nur unter laufender Kontrolle des Harns verabreicht werden, wieder andere zerstören die gesunden Darmbakterien, weshalb eine Behandlung mit Medikamenten immer nur nach Verordnung des Arztes und unter ärztlicher Kontrolle erfolgen soll.

In zunehmendem Maße ist auch die moderne Medizin wieder auf die Verwendung der Heilkräuter und ihrer Präparate zurückgekommen. Die pharmazeutische Industrie prüft den Wirkstoffgehalt dieser Kräuterpräparate genauestens. Ihre Erzeugnisse haben also eine gleichmäßigere und sicherere Wirkung als die aus getrockneten Heilkräutern selbst hergestellten Drogen.

Maximaldosen der wichtigsten Arzneimittel

Ist eines der nachstehenden Mittel in einer Arznei zum inneren Gebrauch (Einnehmen, Einspritzen, Aufbringung auf die Schleimhäute in jeder Form) in solchen Mengen enthalten, daß bei dem vorgeschriebenen Gebrauch die nachstehend größte Einzelgabe oder größte Tagesgabe (bezogen auf 24 Stunden) überschritten wird, so darf der Apotheker die Arznei nur dann abgeben, wenn der Arzt durch ein der Mengenangabe des betreffenden Mittels beigefügtes Ausrufungszeichen (!) sowie durch wörtliche Wiederholung der verordneten Dosis zu erkennen gegeben hat, daß die Überschreitung der größten Gaben beabsichtigt ist.

Arzneimittel:	Größte Gabe Einzelgramm	Tagesgramm
Acidum arsenicosum	0,005	0,015
Amylium nitrosum	0,2	0,5
Apomorphinum hydrochloricum	0,02	0,06
Aqua Amygdalarum amarum	2,0	6,0
Atropinum sulfuricum	0,001	0,003
Cocainum hydrochloricum	0,5	0,15
Codeinum phosphoricum	0,1	0,3
Extractum Belladonnae	0,05	0,15
Extractum Filicis maris	10,0	10,0
Filmaronöl	20,0	20,0
Folia Digitalis	0,2	1,0
Liquor Kalii arsenicosi	0,5	1,5
Luminal	0,4	0,8
Luminal-Natrium	0,4	0,8
Morphinum hydrochloricum	0,03	0,1
Nitroglycerinum solutum	0,1	0,4
Opium pulveratum	0,15	0,5
Phosphorus	0,001	0,003
Pulvis Ipecacuanhae opiatus	1,5	5,0
Santoninum	0,1	0,3
Tart. stibiatus	0,1	0,3
Tinctura Jodi	0,2	0,6
Tinctura Opii simplex	1,5	5,0
Veronal-Natrium	0,75	1,5

Bei der Verordnung von Opiaten u. a. Betäubungsmitteln sind die Bestimmungen des Opiumgesetzes zu berücksichtigen.

Arzneidosen im Kindesalter:

Erwachsener	1,0	4jähriges Kind	0,2
14jähriges Kind	0,7	2jähriges Kind	0,15
12jähriges Kind	0,6	1jähriges Kind	0,1
10jähriges Kind	0,5	8monat. Kind	0,08
8jähriges Kind	0,4	6monat. Kind	0,06
6jähriges Kind	0,3	2monat. Kind	0,02

Etwa zu denselben Ergebnissen gelangt man, wenn man die Dosis für den Erwachsenen durch 20 dividiert und mit der Zahl der Lebensjahre multipliziert, z. B. für ein 10jähriges Kind 1:20 = 0,05 × 10 = 0,5, für ein 4jähriges Kind 1:20 = 0,05 × 4 = 0,2. Nur im ersten Lebensjahr stimmen die Zahlen nicht überein.

Maße und Gewichte für Arzneimittel:

1 Teelöffel (Kaffeelöffel) Flüssigkeit	= etwa 5 ccm
1 Kinderlöffel (Dessertlöffel)	= etwa 10 ccm
1 Eßlöffel	= etwa 15 ccm
1 Weinglas (kleines Wasserglas)	= etwa 125 ccm
1 Wasserglas (Tasse)	= etwa 200 ccm

Bei wässerigen Flüssigkeiten wiegt 1 ccm etwa 1 g. Tinkturen, Fett und mineralische Öle sind um etwa 10 % leichter, Sirup und konzentrierte Salzlösungen um etwa 25 % schwerer als Wasser.

1 Teelöffel Pflanzenpulver (gestrichen voll) wiegt etwa 0,5–1 g, 1 Teelöffel Salze, Zucker, Schwefel (gestrichen voll) = 2–3 g. 1 Teelöffel gehäuft voll wiegt etwa das 2–3fache, 1 Messerspitze (sehr ungenaues Maß) = etwa ¼–½ Teelöffel, 1 Prise (kleine Messerspitze) = ⅛–¼ Teelöffel.

Alte Arzneigewichte:

1 Libera (360 g) zu 12 Unzen (30 g) zu 8 Drachmen (3,7 g) zu 3 Skrupel (1,25 g) zu 20 Gran (0,06 g).

Die Zusammenfassung der Behandlungsmittel zu einem Heilplan

Abgesehen von den kleinen Alltagsübeln, für deren Behandlung eine kurzfristige Einwirkung eines einzelnen Behandlungsmittels ausreicht, ist es zur Heilung langwieriger chronischer Krankheitszustände erforderlich, die verschiedenen Behandlungsmittel in einem Heilplan zusammenzufassen. Ganz gleich, welches Organ in der Hauptsache erkrankt erscheint und für den Kranken durch die hervorgerufenen Beschwerden am wichtigsten ist, erstrebt die moderne Medizin die Allgemeinbehandlung.

Das bedeutet, daß wir in jedem Fall den kranken Menschen für seine Gesundung unter möglichst günstige allgemeine Lebensbedingungen setzen wollen. Wir verstehen darunter den Versuch, selbst bei berufstätigen Kranken dem Körper alle natürlichen Lebensreize zugute kommen zu lassen, die wir für einen glatten Ablauf der körperlichen Funktionen für unerläßlich halten.

Auf die einfachste Formel gebracht, können wir sagen, daß sich ein Kranker noch intensiver als der Gesunde darum bemühen soll, die Regeln einer gesunden Lebensweise zu befolgen. Dazu gehört in erster Linie eine ausreichende Anregung der Hautfunktion durch Bürstmassage, Teilbäder, Waschungen, Vollbäder oder sonstige Einwirkungen des warmen und kalten Wassers.

Weiterhin ist es selbst für körperlich arbeitende Menschen, die ja im allgemeinen nur immer ganz bestimmte Muskelgruppen beanspruchen, erforderlich, für körperliche Bewegung und Ausarbeitung zu sorgen, soweit die Erkrankung das möglich macht. Spaziergänge, gymnastische Übungen und was sonst nach Alter und Art der Krankheit durchführbar erscheint, gehören darum zum Tagespensum oder zum Wochenplan. Auch die Freizeit des Sonntags soll dazu ausgenutzt werden.

Häufiger Aufenthalt in frischer Luft ist ebenfalls wichtig. Die Wirkung wird verstärkt, wenn gleichzeitig durch Atemübungen für eine bessere Durchlüftung der Lunge gesorgt wird.

Von Fall zu Fall kann es zweckmäßig sein, dem Körper einen stärkeren Reiz zur Ausscheidung und Entgiftung durch verschiedene Schwitzmaßnahmen zu geben.

Auf dieser einfachsten allgemeinen Behandlungsgrundlage bauen sich dann die weiteren Maßnahmen auf. Am wichtigsten ist, ehe wir zu einer speziellen Beeinflussung des Krankheitsgeschehens kommen, die Regelung der Ernährung. Dabei kommt es nicht nur darauf an, mengenmäßig dem Körper alles Notwendige zur Verfügung zu stellen. In Krankheitsfällen ist es oft erforderlich, die Qualität der Ernährung im besonderen zu beachten. Darunter ist der besondere gesundheitliche Wert bestimmter Wirkstoffe der Nahrung zu verstehen. Die Gesichtspunkte, die hierfür gelten, sind unter den einzelnen Krankheitsabschnitten dargestellt.

Ergibt sich die Notwendigkeit, darüber hinaus eine besondere medikamentöse Behandlung durchzuführen, so sollte man auch in unserer technisch fortgeschrittenen Zeit nicht vergessen, daß von alters her viele Heilkräuter sehr wesentliche Inhaltsstoffe für die Heilung von Krankheiten zur Verfügung stellen. Während man früher vor allem die Heilkräuter in Form von Tees, Aufgüssen usw. für den Körper dienstbar machte, ist heute die Industrie weitgehend dazu übergegangen, frische Pflanzen zu verarbeiten. Als Säfte, Kräutertabletten oder in besonderen Auszügen werden die Pflanzen durch besonders schonende Verfahren aufgeschlossen. Dadurch ist ihr Heilwert oft größer als der der unkontrollierten Heilpflanzen, die wie üblich geerntet, getrocknet, gelagert und dann eines Tages bei der Herstellung von Kräutertees nochmals unsachgemäß behandelt werden.

Beachtung verdienen auch die biochemischen und homöopathischen Heilmittel, die ihren großen Anhängerkreis gefunden haben.

In allen Fällen, in denen ein stärkerer Eingriff unerläßlich erscheint, werden die stärker wirkenden Mittel herangezogen. Wir sollten uns daran gewöhnen, nicht immer mit Kanonen nach Spatzen zu schießen, denn es ist nicht zu leugnen, daß die Zufuhr chemischer Substanzen über eine längere Zeit im Körper nicht nur Heilwirkungen auslösen. Denn diese Stoffe haben eine ungewollte Nebenwirkung, die im Durchschnitt zu wenig beachtet wird. Der auf Gedankenlosigkeit und Bequemlichkeit zurückzuführende Arzneimittelmißbrauch kann durchaus eine endgültige Heilung vereiteln. Jedenfalls sollte man sich darüber klar sein, daß eine solche Behandlung immer auch eine Belastung des Organismus bedeutet, daß es also erst recht wichtig ist, in der allgemeinen Lebensgestaltung einen Ausgleich zu suchen. Abgesehen von geringfügigen Krankheiten, die mit wenigen Tabletten oder kurzen medikamentösen Kuren zu heilen sind, sollte man heute nicht mehr darauf verzichten, die Gesamtfunktion des Körpers durch eine Regelung der Lebensweise und der Diät zu verbessern. Je mehr wir erkennen, daß es leichter ist, Krankheiten zu verhüten als sie zu heilen, um so eher müssen wir einsehen, daß bei einer ausgebrochenen Erkrankung eine besonders zweckmäßige Lebensweise notwendig ist, um die Gesundheit wiederzuerlangen.

Doch ist es mit einer Zusammenstellung verschiedener ärztlicher Verordnungen zu einem Heilplan keineswegs getan. Entscheidend für die Wirkung aller Behandlungsmaßnahmen ist die Einstellung des Kranken. Ohne seinen Willen, gesund zu werden, und ohne sein Vertrauen auf die Wirksamkeit der geforderten Maßnahmen bleibt alles Stückwerk. Der Kranke soll nicht nur zum Arzt gehen, um sich gesund machen zu lassen, sondern er muß sein ganzes Sinnen und Trachten in den Dienst dieser Aufgabe stellen. So kann auch eine Krankheit sehr segensreich sein; sie kann den nachdenklichen und verantwortungsbewußten Kranken zu der Einsicht führen, daß er sein gesundheitliches Schicksal in der Hand hat. Je mehr der Kranke erkennt, daß er bestimmte grundlegende Gesundheitsgesetze erfüllen muß, um die Funktionen seines Körpers zu normalisieren, um so leichter wird er in der naturgemäßen Allgemeinbehandlung einen entscheidenden Weg sehen, nicht nur die augenblickliche Krankheit zu überwinden, sondern auch in Zukunft weitere Krankheiten zu vermeiden.

Der Aufbau einer naturgemäßen Allgemeinbehandlung

Grundsätzlich muß festgehalten werden, daß der Allgemeinbehandlung keine therapeutische Bedeutung zukommt. Eine Erkrankung kann nur durch die heute von der Naturwissenschaft und Medizin bestätigten Methoden geheilt, gebessert oder zum Stehen gebracht werden. Aber es kommt der Allgemeinbehandlung doch insofern eine Aufgabe zu, als sie eine als angenehm empfundene Wirkung auf den kranken Menschen ausübt, der sich subjektiv gekräftigt fühlt. Insofern hat sie ihre – wenn auch unbedeutende – Berechtigung.

Um die Auswahl der verschiedenen naturgemäßen Behandlungsmaßnahmen innerhalb eines Heilplanes folgerichtig vornehmen zu können, muß man sich das Behandlungsziel klar vor Augen halten: In den Anwendungsformen des Naturheilverfahrens haben wir keine Mittel vor uns, die spezifisch gegen eine bestimmte Krankheit oder ein vorliegendes Krankheitszeichen eingesetzt werden sollen. Es handelt sich vielmehr um Maßnahmen, die ganz allgemein auf die Regulierung bestimmter körperlicher Vorgänge gerichtet sind. Es gilt, ein Höchstmaß an einwandfreier Funktion aller Teile des Körpers zu erreichen, um dadurch die dem Menschen eigentümlichen Fähigkeiten zur Entfaltung der natürlichen Heilkräfte voll zu entwickeln. Es wird gar zu oft vergessen, daß beim zivilisierten Menschen unserer Tage die Voraussetzungen für eine ausreichende Auswirkung der natürlichen Heilkräfte nicht gegeben sind. Man muß sich immer wieder vor Augen halten, daß die Lebensführung weitester Volkskreise naturfremd, wenn nicht gar naturwidrig ist. Das bedeutet für den Arzt die Notwendigkeit, erst einmal für die Beseitigung der aus der unzweckmäßigen Lebensweise entstehenden Hemmungen zu sorgen.

Man findet häufig die Ansicht, daß es gewiß richtig sei, die natürlichen Heilkräfte weitgehend in den Dienst der Krankenbehandlung zu stellen, doch sei dies oft unzureichend, weil die Natur unvollkommen arbeite. Das eine Mal bringe sie die richtige Leistung nicht zuwege, das andere Mal arbeite sie in schädlichem Übermaß. Die Natur müsse also korrigiert werden. Diese Auffassung geht nicht auf den Grund der Dinge.

Wenn unsere Haustiere erkranken, wenn unsere Blumen nicht gedeihen, denken wir auch nicht daran, die Schuld in der Unvollkommenheit der Schöpfung zu suchen. Wir sehen die Dinge schlicht, wie sie sind. Die Pflege unserer Haustiere und Blumen entsprach nicht ihren natürlichen Bedürfnissen, wir hatten gegen das Naturgesetz verstoßen. Wir versuchen deshalb, die Lebensbedingungen den natürlichen Erfordernissen anzupassen. Nicht anders liegen die Verhältnisse beim Menschen. Der unzulängliche Heilverlauf ist nicht in der Natur begründet, sondern in unserer naturfremden Lebensführung. Der Ausspruch des Hippokrates besteht noch immer zu Recht: „Die Krankheiten überfallen uns nicht wie der Blitz aus heiterem Himmel, sondern sind die Folge fortgesetzter Sünden wider die Natur; erst wenn diese sich häufen, brechen die Krankheiten anscheinend plötzlich hervor." Die falsche, d. h. naturwidrige Lebensführung kann aber schon ein Fehler früherer Geschlechter gewesen sein, so daß auch Menschen, die naturgemäß leben, auf Grund ihrer angeborenen Funktionsschwäche erkranken oder nicht vollkommen gesunden können. Man muß sich auch hier zu dem Standpunkt bekennen, daß die ursprüngliche Leistung der Natur vollkommen ist. Die Behandlungsmaßnahmen des Naturheilverfahrens zielen auf eine Förderung aller körperlichen Verrichtungen ab. Das Maß dieser Kräfte bestimmt der Körper.

Naturgemäße Behandlung ausüben, das bedeutet in jedem Fall: sich zuerst auf die natürlichen Heilkräfte verlassen, sie zu entwickeln trachten. Weiterhin gilt es, sämtliche natürlichen Funktionen anzuregen als notwendige Voraussetzung für einen regelrechten Ablauf der eigenen Heilbestrebungen. Zu diesem Zweck werden die Behandlungsmaßnahmen für den einzelnen Kranken eingesetzt. „Naturgemäß", das bedeutet hier nicht, wie es immer wieder ausgelegt wird, „von der Natur hervorgebracht" (z. B. der Schierling sei ja auch ein natürliches Produkt und doch so schädlich). „Naturgemäß" will in diesem Zusammenhang immer bezogen sein auf den jeweiligen Organismus: der Natur des Menschen, der Natur des Haustieres, der Pflanze usw. gemäß. Man spricht daher auch von einer natur- und artgemäßen Heilweise. Die Behandlungsrichtlinien gelten demnach nicht unter dem Gesichtspunkt ihrer natürlichen Herkunft, sondern sie entsprechen der Beobachtung und Erkenntnis, daß sie der Natur des Menschen im allgemeinen und der des behandelten Kranken im besonderen zuträglich sind. Es handelt sich deshalb um Mittel oder Maßnahmen, die man als natürliche Lebensreize für den Menschen bezeichnen kann, oder um Reizwirkungen, die dem menschlichen Organismus angepaßt sind, auf die der Körper zu reagieren gewohnt ist. Der Vorteil einer solchen Auswahl der Behandlungsbehelfe liegt in der Gewähr, unbeabsichtigte Abwehrreaktionen vermeiden zu können.

Gleichgültig, ob allopathische, homöopathische, biochemische, chirurgische Behandlung vom einzelnen Arzt bevorzugt wird, immer kann er seine Maßnahmen auf der naturgemäßen Behandlung aufbauen. Das gilt namentlich für eine naturgemäße Lebensführung als notwendigen Ausgleich zu beruflichen Belastungen.

Der Arzt muß den Kranken zu der Einsicht bringen, daß die meisten Menschen naturwidrig leben. Die Haut wird Tag und Nacht den funktionellen Reizen von Luft, Sonne und Licht ferngehalten, Sauerstoffmangel und Fremdstoffbeimengung der Atmungsluft in Wohnungen und Arbeitsräumen verwehren die gesundheitlichen Vorteile des naturgemäßen Freiluftaufenthaltes, ungenügende oder einseitige körperliche Bewegung hemmen den Blutumlauf, die Stoffwechselvorgänge – besonders die Ausscheidung – und führen zu Stauungen und Verkrampfungen, Tempo und Berufsanforderungen belasten die Nerven, unzweckmäßige Freizeitgestaltung verhindert die notwendige Entspannung; gedankenlos zusammengestellte, eiweiß- und kochsalzreiche, mineralsalz- und vitaminarme sogenannte bürgerliche Kost oder das Gasthausessen, Reiz- und Rauschgifte belasten den Menschen in einer Weise, daß die Selbststeuerungsvorgänge des Körpers praktisch ausgeschaltet werden.

Die Aussprache mit dem Kranken gibt viele Möglichkeiten einer besonderen seelischen Beeinflussung. Verbesserte Lebensführung bedeutet verbesserte Gesundheit, die Befreiung des Körpers von den Fesseln zivilisatorischer Lebensführung bedingt freie Entfaltung der natürlichen Heilkräfte. Das sind Heilgedanken, deren Wert nicht unterschätzt werden darf. Anschließend sind die Maßnahmen zu besprechen, die für eine allgemeine Nervenpflege wichtig sind; denn die Auswirkungen der naturgemäßen Behandlungsmittel vollziehen sich selbstverständlich um so zielsicherer, je besser die Leistungsfähigkeit der Nerven ist. Hierher gehört das Verbot der Nervengifte, die durch Bohnenkaffee, schwarzen Tee, Alkohol oder Rauchen in den Körper gelangen. Wir verordnen eine Kost, die wenige Anforderungen an die Ausscheidungsorgane stellt, nicht ermüdend wirkt und genügend Aufbaustoffe in Form von vollwertigem Eiweiß, Mineralsalzen und Vitaminen enthält. Wir verlangen vom Kranken Freiluftaufenthalt mit körperlicher Bewegung, Luft-, Licht- und Sonnenbädern. Wir raten zur Entspannung durch vernünftige Geselligkeit, Unterhaltung, Beschäftigung und genügenden Schlaf. Schließlich sind alle Maßnahmen zur Hebung der übrigen körperlichen Funktionen für den Zustand der Nerven von Bedeutung.

Zu beachten ist, daß bei einer stärkeren Beteiligung des Nervensystem am Krankheitsgeschehen, besonders beim Nervenschwachen oder in Erregungszuständen, alle Reize in milder Form geboten werden müssen: nicht zu heiß, nicht zu kalt, nicht zu stark, nicht zu viel.

Der Förderung des Säfteumlaufes können in der Hauptsache dienen: Bewegung, wie Spaziergänge, Sport jeder Art, Gymnastik, Turnen, Gartenarbeit und andere Arbeit in sauerstoffreicher Luft, vollwertige Atmung, Licht-, Luft- und Sonnenbäder, Trockenbürsten, Frottieren, Waschungen, Güsse, Bäder, Umschläge, Wickel, Flüssigkeitsbeschränkung, harntreibende Maßnahmen, Schwitzmaßnahmen, Aderlaß. Weiterhin wirken die naturgemäßen Behandlungsmaßnahmen auf die Zusammensetzung der Körpersäfte, und zwar einmal durch Regelung der Stoffausfuhr durch Beeinflussung der Lungentätigkeit und Atemschulung, zum anderen durch Anregung der Darmtätigkeit, durch Darmpflege, wie z. B. Nahrungsentzug, Darmbäder, Abführmaßnahmen u. a. Auch eine stärkere Ausscheidung über die Nieren und eine gesteigerte Hautfunktion wirken in diesem Sinne.

Dabei ändert sich auch die Reaktionskraft des Menschen gegenüber Fremdstoffen, z. B. Medikamenten, je nach Art der Blutmischung. Nicht nur das Kind reagiert kräftiger, sondern auch der Vegetarier oder gar der Rohköstler. Wir haben es also auch, wenn der medikamentöse Eingriff notwendig erscheint, durchaus in der Hand, durch Einwirkung auf die Zuammensetzung der Blutsäfte bei stark wirkenden Medikamenten mit einer geringeren Dosis auszukommen. Die allgemeine Dosierung richtet sich nach den ungesunden, naturwidrigen bürgerlichen Lebenssitten der Vorkriegszeit. Die allgemeine Wandlung der Lebensweise, wie bessere Besonnung der Haut, reichlicher Freiluftaufenthalt, gründlichere Hautpflege, Umstellung der Ernährung im Sinne größerer Einfachheit, reichhaltigere Frischkostzufuhr, zunehmende sportliche Betätigung, lassen die Dosierungsvorschriften der Vorkriegszeit heute veraltet erscheinen.

Besonders zu beachten ist, daß die im wesentlichen erwünschte Steigerung der gesamten Ausscheidung des behandelnden Kranken zu Erscheinungen führen kann, die vom Kranken falsch gedeutet werden. Schweißausbrüche sind also nicht schlechthin Zeichen einer durch die Behandlung verursachten Schwäche; Furunkel oder Hautausschläge zeigen nützliche Reaktionen im Sinne gebesserter Selbststeuerungskräfte. Allzu leicht werden Schleimhautkatarrhe als durch Erkältung hervorgerufen gedeutet, obwohl die Erfahrung lehrt, daß Ausscheidungsprozesse über Bronchial-, Scheiden- und andere Schleimhäute als Ausdruck der erwachten aktiven Abwehr heilsame Erscheinungen sind. Bisweilen ist es notwendig, um allzu heftige Reaktionen zu vermeiden, in der Behandlungsstärke zurückzugehen.

Diese „Heilkrisen" können durch die starke Lösung und Überschwemmung des Kreislaufes mit alten Ablagerungen zu Übelkeit und Schwäche, zu Zuständen führen, die einer Vergiftung mit Alkohol, Nikotin oder Koffein ähneln, ja auch Fieber kann – namentlich bei Gelenkleiden – auftreten. Eine Heilkrise darf jedoch nicht dazu verleiten, die naturgemäße Behandlung aufzugeben; denn auch hier führen nur Ausdauer und Beharrlichkeit zum Ziel.

Behandlungspläne für die häufigsten Krankheitsgruppen

Musterbeispiele für die häusliche Allgemeinbehandlung in Ergänzung zur ärztlichen Behandlung sind in den Abschnitten über die Krankheitsgruppen enthalten. Besondere Beachtung verdient das Kapitel „Der kranke Mensch und seine Behandlung".

Abmagerung

Keine Erkrankung im eigentlichen Sinne, sondern lediglich ein Krankheitszeichen bei verschiedenen Leiden. Man denke an Tuberkulose, Krebs, Störungen der inneren Sekretion, bösartige Blutarmut, Schilddrüsenüberfunktion, Zuckerkrankheit, chronische Magen-Darm-Störungen, Erkrankungen der übrigen Verdauungsorgane und auch seelische Krankheiten. Nicht zuletzt kann natürlich auch eine Unterernährung an der Abmagerung schuld sein.

Die Behandlung richtet sich nach der Krankheitsursache. Zusätzlich folgende Maßnahmen:

Morgens wechselwarme oder laue Teilwaschungen des Körpers vom Bett aus.

Mittags Bettruhe mit Lendenwickel.

Nachmittags wechselwarmer Knieguß oder wechselwarmer Armguß im Wechsel. Nach Abhärtung auch kalte Güsse. Wassertreten.

Abends warmes Fußbad.

Einmal wöchentlich Halbbad bis Vollbad mit Fichtennadeln oder Rosmarin im Wechsel.

Zweimal wöchentlich ansteigend heißes Sitzbad mit kalter Nachwaschung, später nach Abhärtung auch wechselwarmes Sitzbad.

Weitere Anwendungen: Viel Freiluftaufenthalt mit Bewegung je nach dem Kräftezustand, Spaziergänge, Sport oder Gartenarbeit.

Bürstmassage möglichst täglich. In der warmen Jahreszeit in Verbindung mit Luftbädern und Teilsonnenbädern, besonders auf Leib und Beine.

Atemschulung, Singen, leichte Gymnastik.

Ernährung: Mastkost mit hochwertigem Fett- und Eiweißgehalt in häufigen kleineren Mahlzeiten mit Butter, Nüssen, Sahne, Öl, Milchprodukten, Mandeln, Sojamehl. Gleichzeitig viel Frischkost und Weizenkeime, Vollkornbrot, Honig, Malzextrakt, Malzmilch, Mandelmilch, Kalmusmus, Granoton.

Abszeß, Furunkel

Unter Abszeß versteht man eine Eiteransammlung in einem beliebigen Gewebe des Körpers. Die Stelle, an der die Eiterbildung auftritt, ist meist eine Geschwulst von rundlicher Form. In ihrer Mitte erscheint ein weißer Scheitel, auf dem sich die Haut bald zu öffnen beginnt. Auch wenn der Abszeß tiefer sitzt, ist der Körper oft noch imstande, den Eiter nach außen auszuscheiden. Vermag sich der Eiter seinen Weg nach außen nicht allein zu bahnen, dann ist ein chirurgischer Eingriff erforderlich. Viele Ursachen können zur Entstehung von Abszessen führen. Oft geben Entzündungen der Lymphgefäße und Drüsen den Anlaß zur Bildung von Abszessen in der Leistengegend oder in der Achselhöhle. Ebenso können Entzündungen am Knochengewebe die Ursache sein. Kalte Abszesse treten häufig als Folgeerscheinung von Knochentuberkulose auf.

Mehrmals täglich wird Bockshornklee-Samen (Foenum graecum) als heiße Kompresse fingerdick aufgetragen. Je häufiger dies im Laufe des Tages geschieht, desto schneller erfolgt der Durchbruch an der Stelle der Auflage.

Man kann in der Zwischenzeit mit einem Dampfstrahl aus dem Teekessel eine Zusammenziehung und den nachfolgenden Durchbruch begünstigen.

Weiterhin sind ansteigende Halbbäder zum Schwitzen, gegebenenfalls an einigen aufeinanderfolgenden Tagen zweckmäßig.

Im übrigen zur Kräftigung des Allgemeinbefindens:

Morgens Ganzwaschung, kalt oder wechselwarm, je nach Jahreszeit und Verträglichkeit.

Mittags Kneippsches Armbad, 15 Sekunden.

Spätnachmittags Wassertreten.

Nachts feuchter Wickel oder Quarkauflage in der Abszeßgegend.

Weiterhin: Im Sommer Teilsonnenbäder.

Ernährung: Rohkostreiche Milch-Pflanzen-Kost.

Anämie, Blutarmut

Die Allgemeinbehandlung ist bei allen Formen gleich. Bei der schweren Form, der perniziösen Anämie, werden zusätzlich Leberpräparate gegeben.

Morgens Bürstmassage mit nachheriger wechselwarmer oder lauwarmer Teilwaschung.

Mittags ansteigend heißes Armbad mit nachfolgender Ruhe.

Spätnachmittags ansteigend heißes Fußbad, anschließend kalter Kneippscher Knieguß.

Ein- bis zweimal wöchentlich Rosmarinbad oder Solebad.

Weiterhin: Licht-, Luft- und Sonnenbäder. In ungünstiger Jahreszeit Bestrahlung mit künstlicher Höhensonne.

Viel Aufenthalt in frischer Luft, Spaziergänge, Sport und Gymnastik.

Atemschulung.

Ernährung: Bei rohkostreicher Milch-Pflanzen-Kost viel Grünes wie Wildkräuter, Salate, Spinat usw., Äpfel und Aprikosen, rote Trauben oder Traubensaft, Aprikosensaft.

Angina pectoris, Herzangst

Die Beschwerden sind typische Zeichen für eine Verengung der Kranzgefäße des Herzens. Es handelt sich um einen anfallsweise auftretenden heftigen Schmerz in der Herzgegend und hinter dem Brustbein. Dieser Schmerz strahlt zuweilen bis in den linken Arm aus. Stärkere Anfälle gehen mit starkem Schweißausbruch und unerträglichem Angstgefühl einher.

Morgens wechselwarme Teilwaschung des Ober- und des Unterkörpers abwechselnd.

Mittags und spätnachmittags ansteigend heißes Armbad mit nachfolgender Ruhe.

Abends beim Zubettgehen ansteigend warmes Fußbad, 36–38° Celsius, 5 bis 7 Minuten.

Einmal wöchentlich Fichtennadelhalbbad, 35–36° Celsius, 10 Minuten.

Weiterhin: Viel Freiluftaufenthalt als Liegekur und mäßige Spaziergänge, Bürstmassage, Atemschulung.

Beim Anfall: Fenster öffnen, ruhig atmen, beengende Kleidungsstücke ablegen oder öffnen, Unterarme in heißes Wasser oder beim liegenden Patienten heiße Herzauflagen, ferner heiße Armwickel, Wärmflasche an die Füße.

Ernährung: Flüssigkeitsarme, kochsalzarme lacto-vegetabile Kost mit kleinen häufigen Mahlzeiten. Traubensaft, Granoton, Honig, Weizenkeime.

Rauchverbot, sehr wenig Alkohol.

Vergleiche auch Herzleiden.

Angstneurose

Außer der psychischen Behandlung ist zur Kräftigung des Allgemeinbefindens und zur Anregung des gesamten Organismus eine Allgemeinbehandlung erforderlich.

Morgens Bürstmassage mit nachfolgender lauer, später kalter Ganzwaschung.

Mittags kaltes Kneippsches Armbad.

Nachmittags Wassertreten.

Nachts Wadenwickel.

Zweimal wöchentlich Fichtennadelbad, 35–36° Celsius, 10–15 Minuten.

Weiterhin viel körperliche Ausarbeitung im Freien, Gartenarbeit, Sport, Spaziergänge, Wandern.

Licht- und Luftbäder mit Atemschulung.

Bei ausreichender Zeit vormittags abwechselnd Knieguß, Schenkelguß, Armguß, Oberguß.

Wechsel-Fußbäder und ansteigende Armbäder.

Ernährung rohkostreich, vorwiegend Milch-Pflanzen-Kost mit reichlich Weizenkeimen, Hefeextrakt, möglichst besondere Hefekur, Honig.

Apoplexie → Schlaganfall

Arteriosklerose, Arterienverkalkung

Morgens wechselwarme Teilwaschung, abwechselnd Ober- und Unterkörper.

Mittags ansteigend heißes Armbad mit nachfolgender Ruhe.

Spätnachmittags wechselnde Fußbäder. Bei ausreichender Zeit auch vormittags und nachmittags im Wechsel wechselwarme Knie- und Schenkelgüsse, wechselwarme Arm- und Brustgüsse, Wadenwickel und Armwickel.

Ein- bis zweimal wöchentlich Fichtennadelhalbbad, 36° Celsius, 10 Minuten.

Weiterhin viel Spaziergänge und Wanderungen sowie Freiluftaufenthalt. Atemschulung.

Ernährung: Einschränkung der Kalorien auf 2000 täglich, Einschränkung von Fleisch, Fisch und Eiern, dafür reichlicher Milch und Milchprodukte, vorzugsweise Buttermilch, Dickmilch, Quark und milder Käse, besonders Edelpilzsorten. Einschränkung oder Ausschaltung von Kochsalz, dafür in geringer Menge Meersalz; besser sind Küchenkräuter und Hefewürze. Einschränkung oder Ausschaltung von tierischem Fett, als Streichfett in geringem Umfang Butter, sonst Pflanzenöle, Sonnenblumenöl oder Vitaminöl. Die Pflanzenfette enthalten kein Cholestrin, das die Arterienverkalkung begünstigt. Besonders zuträglich sind Getreidekeimöle; sonstige Pflanzenfette dürfen bei der Herstellung nicht denaturiert worden sein. Bei der küchentechnischen Zubereitung soll Fett nicht zu stark erhitzt werden, weil dabei gesundheitsschädigende Stoffe entstehen können. Darum Vorsicht bei gebratenen Speisen. Im übrigen Rohkost, Milch-Pflanzen-Kost, viel Bienenhonig, Granoton, Traubensaft, Trockenfrüchte.

Kein Nikotin; Bohnenkaffee und Alkohol stark einschränken, am besten darauf verzichten!

Gelegentlich diätetische Entlastungstage: Obsttage, Safttage, Buttermilch-Obst-Tage usw.; auch Reis-Obst-Tage.

Asthma bronchiale, Bronchial-Asthma

Morgens Bürstmassage mit nachfolgender Teilwaschung, lauwarm oder wechselwarm, nach Abhärtung kalt.

Mittags ansteigende Armbäder mit nachfolgender Ruhe.

Spätnachmittags Wassertreten.

Abends bei kalten Füßen ansteigendes Fußbad.

Nachts Wadenwickel oder nasse Socken.

Einmal wöchentlich ansteigendes Halbbad oder Bürstenhalbbad.

Einmal wöchentlich Solebad oder Schmierseifenbad.

Weiterhin Atemschulung, viel Freiluftaufenthalt mit mäßiger Bewegung, Wanderungen, Spaziergänge, Sport je nach Alter und Konstitution.

Bei Anfällen ansteigend heißes Armbad, heiße Rückenauflagen oder heiße Heusäcke auf den Rücken.

Atemschulung, vor allem verlängerte Ausatmung, frische Luft, Beruhigung.

Außerdem wechselwarme Knie- und Schenkelgüsse, Arm-, Brust- und Obergüsse.

Ernährung rohkostreich und kochsalzarm, vorwiegend Milch-Pflanzen-Kost, kleine und häufigere Mahlzeiten. Bei Neigung zu Blähungen Fencheltee mit Kümmel, Heilerde innerlich oder Neydhartinger Moortrinkkur, zusätzlich Granoton, Traubensaft, Floradix-Kindertrank.

Beingeschwür → Unterschenkelgeschwür

Blasenentzündung

Beschwerden an der Blase werden meist durch kalte Füße verschlimmert. Darum auch außerhalb des Behandlungsplanes im Bedarfsfalle ansteigend heiße Fußbäder.

Morgens wechselwarme Teilwaschung.

Mittags ansteigendes Fußbad oder Wechselfußbad.

Abends warmes Sitzbad oder Halbbad.

Zweimal wöchentlich Vollbad mit Fichtennadeln.

Weiterhin wechselwarme Knie- und Schenkelgüsse, wechselwarme oder kalte Armgüsse. In hartnäckigen Fällen auch Sitzdampf.

Ernährung kochsalzarm, vorwiegend Milch-Pflanzen-Kost, Sojagerichte. Ab Nachmittag Flüssigkeitsbeschränkung.

Blutdruckstörungen

a) Hochdruck, Hypertonie

Morgens wechselwarme Teilwaschungen.

Mittags ruhen mit Wadenwickel.

Abends wechselwarmes Fußbad.

Nachts Wadenwickel.

Ein- bis zweimal wöchentlich Fichtennadel-Halbbad, 36° C. 10 Minuten, mit nachfolgendem Schenkelguß.

Weiterhin Atemschulung, Freiluftaufenthalt, Luftbäder, Spaziergänge.

Bei ausreichender Zeit vormittags wechselwarme Knie- und Schenkelgüsse, nachmittags wechselwarme Arm- und Brustgüsse.

Ernährung flüssigkeits- und kochsalzarm, jedoch rohkostreich, also Milch-Pflanzen-Kost, kleine und häufigere Mahlzeiten. Kein Alkohol, nicht rauchen, kein Bohnenkaffee, keine Sonnenbäder.

b) Unterdruck, Hypotonie

Morgens kalte Teil- oder Ganzwaschung, möglichst vorher kräftige Bürstmassage.

Mittags kaltes Kneippsches Armbad.

Spätnachmittags Wassertreten.

Bei ausreichender Zeit vormittags Kneippscher Knie-, Schenkel- oder Unterguß. Nachmittags Kneippscher Arm-, Brust- oder Oberguß.

Zweimal wöchentlich Bürstenbad mit nachfolgendem Vollguß.

Weiterhin viel Freiluftaufenthalt, Sport, Gartenarbeit; Bewegung und Spiel im Freien usw., Schwimmen, Seilspringen.

Ernährung rohkostreich, vor allem Milch-Pflanzen-Kost.

Bronchial-Asthma → Asthma bronchiale

Bronchitis acuta, Husten, Erkältung

Bei fieberhaften Prozessen Behandlung wie bei Grippe, Influenza. Bei Zuständen ohne Fieber:

Morgens Bürstmassage mit nachfolgender kalter Teilwaschung.

Mittags ansteigendes Armbad im Wechsel mit Kamillen-Kopfdampf.

Spätnachmittags ansteigendes Fußbad.

Abends Brustwickel.

Nachts Wadenwickel oder nasse Socken.

Zwei- bis dreimal wöchentlich ansteigendes Halbbad oder Bürstenbad mit Zusatz von Eukalyptusöl oder Pinimentholbad.

Wenn verträglich, einmal wöchentlich Sauna. Weiterhin Freiluftaufenthalt, Atemschulung.

Bronchitis chronica, Chronischer Katarrh der Luftwege

Morgens Bürstmassagen, nachfolgend wechselwarme Teilwaschungen.

Mittags ansteigend heißes Armbad im Wechsel mit heißen Heusäcken auf Rücken oder Brust.

Abends ansteigendes Fußbad.

Bei ausreichender Zeit zweimal wöchentlich Kurzwickel oder Schal mit Heublumen.

Vormittags wechselwarme Knie- oder Schenkelgüsse.

Nachmittags wechselwarme Arm-, Brust- oder Obergüsse.

Nach Abhärtung Übergang zu kalten Güssen.

Zweimal wöchentlich Kneipp-Thymian-Bad.

Weiterhin Bestrahlungen mit künstlicher Höhensonne oder natürliche Teilsonnenbäder, Bestrahlung mit Wärmelampen oder Heizsonnen.

Atemübungen, Freiluftaufenthalt, Kopfdämpfe mit Eukalyptusöl.

Ernährung rohkostreich, vorwiegend Milch-Pflanzen-Kost, heiße Zitronenlimonade mit Honig oder heißer Zinnkrauttee mit Honig.

Colitis → Darmleiden

Darmleiden

a) Darmkatarrh, Diarrhöe, Durchfall

Bei stärkeren Beschwerden Bettruhe, sonst Leib warmhalten mit Leibbinden.

Morgens wechselwarme Teilwaschungen.

Mittags Kneippsches Armbad.

Abends warmes Sitzbad im Wechsel mit Heusack (heiß) auf den Leib.

Bei Bettruhe vormittags und nachmittags Lendenwickel oder heiße Leibauflage oder Heusack auf den Leib.

Jeden zweiten Tag ansteigend heißes Halb- oder Sitzbad.

Ernährung: Teefasten mit Kamillentee oder Rohapfeldiät mit roh geriebenen Äpfeln, etwa 1½ Pfund auf der Glasreibe gerieben, über den Tag verteilt, ohne Zusatz von Zucker und ohne weitere Mahlzeiten oder Getränke; auch getrocknete Blaubeeren. Übergang über Reisschleim zu Wasserreis (ungezuckert, mit frisch geriebenen rohen Äpfeln unterzogen), Knäckebrot mit Butter und Quark, kochsalzlose Kartoffelsuppe und schließlich wieder normale milde Kost.

b) Colitis, Dickdarmentzündung

Morgens wechselwarme Teilwaschungen.

Mittags ansteigend heiße Sitzbäder mit nachfolgender Ruhe.

Abends heiße ansteigende Fußbäder oder Wechsel-Fußbäder.

Bei ausreichender Zeit heiße Heusäcke auf den Leib und Lendenwickel im Wechsel.

Zweimal wöchentlich Rosmarin- oder Heublumen-Bäder.

Weiterhin Spaziergänge an frischer Luft, Sport, Atemschulung usw.

Ernährung: Häufige kleine Mahlzeiten, bevorzugt Sauermilch, Joghurt, Quark und andere Milchprodukte, Weizenkeime, Leinsamen und Leinsamenschleim, Gemüsesäfte, Obstsäfte, roh geriebener Apfel, Banane, Trockenobst, Reis, Pellkartoffeln, Knäckebrot, außerdem je nach Verträglichkeit vorwiegend Milch-Pflanzen-Kost mit ausreichender Rohkost.

Durchblutungsstörungen, periphere

Morgens kräftige Bürstmassage mit nachfolgender wechselwarmer oder kalter Ganzwaschung.

Mittags ansteigend heißes Arm- oder Fußbad je nach Sitz der Störung.

Abends Bad wie mittags.

Bei ausreichender Zeit wechselwarme Arm-, Brust-Obergüsse, abwechselnd mit wechselwarmen Knie-, Schenkel-, Untergüssen vormittags und nachmittags.

Zweimal wöchentlich Rosmarinbad oder Bürstenbad.

Weiterhin: Viel Bewegung in frischer Luft, Sport, Spaziergänge usw.

Atemschulung; bei stärkeren Beschwerden auch nachts Wadenwickel, nasse Socken oder Armwickel.

Ernährung flüssigkeits- und kochsalzarm, jedoch rohkostreich, vor allem Milch-Pflanzen-Kost, Weizenkeime, Weizenkeimöl, Granoton.

Ekzem → Hautleiden

Fettsucht

Morgens kräftige Bürstmassage mit kalter Ganzwaschung.

Mittags Kneippsches Armbad.

Abends Wassertreten.

Einmal wöchentlich Sauna.

Ein- bis zweimal wöchentlich ansteigendes Halbbad zum Schwitzen oder Bürstenhalbbad.

Weiterhin reichlich körperliche Ausarbeitung im Freien, Schwimmen, Sport usw., Turnen, Gymnastik.

Ernährung kalorienarm, aber rohkostreich, vorwiegend Milch-Pflanzen-Kost mit wenig Kochsalz, Entziehungstage wie Milch-Obst-Tage, Reis-Obst-Tage, strenge Rohkosttage, fettarm unter Bevorzugung pflanzlicher Öle.

Ernährungsgrundlagen: Buttermilch, Vollkornzwieback, Frischkost, Pellkartoffeln, Quark.

Diese Kost ist auf die Dauer zuträglicher als eine fleischreiche Kost. Es kommt nicht auf den Gewichtsstand schlechthin, sondern vor allem auf die Besserung des Gesamtbefindens an.

Flechten → Hautleiden

Fieberhafte Krankheiten, Infektionskrankheiten

Die Grundbehandlung bei den fieberhaften Krankheiten ist überall die gleiche. Es kommt immer auf die natürlichen Heil- und Abwehrkräfte an. Sie müssen angeregt werden, um eine Leistungssteigerung des Körpers zu erreichen.

Bettruhe bei gut gelüftetem Zimmer, tagsüber sogar am besten im Freien. Keine Angst vor Erkältung!

Morgens kalte Ganzwaschungen.

Vormittags Armwickel.

Mittags Wadenwickel.

Nachmittags kalte Serienwaschung.

Abends Lendenwickel oder Wadenwickel.

Einmal wöchentlich 7 Minuten lang mildes Fichtennadelbad 35°.

Diese Behandlung gilt auch bei Erkrankungen mit Hautausschlägen wie Masern und Scharlach; bei Grippe oder Influenza zusätzliche Behandlung wie bei Bronchitis acuta.

Ernährung: Reichlich Obst, Fruchtsäfte, Zitronenlimonade mit Honig, Kamillentee mit frischem Orangensaft usw.; sonst rohkostreiche, aber kochsalzarme Milch-Pflanzen-Kost in kleinen Portionen. Kein Fleisch, keine Hülsenfrüchte, keine Eier, Sauermilch, Joghurt, Quark und milden Käse wie Gervais. Nur bei Appetit essen, sonst sind einige Fastentage günstig. In solchen Fällen Tee und Obstsäfte reichen, zum Süßen bevorzugt Honig verwenden! Bei Abneigung gegen Süßes frischen Zitronensaft oder frischen Orangensaft hinzufügen.

Häufig Mund mit frischem Wasser oder mit Kamillentee unter Zusatz von etwas Zitronensaft spülen! Je mehr und je ausschließlicher Obsternährung angewendet wird, desto besser! Erst nach Abklingen des Fiebers und auf Verlangen des Kranken ist die Kost zu erweitern.

Frostbeulen

Behandlung wie bei Durchblutungsstörungen; zusätzlich Einpacken der befallenen Gliedmaßen in Quark-Wickel, vor allem auch über Nacht. Die Wickel drücken nicht, trocknen nicht ein, werden also nicht hart. Sie lindern die Beschwerden und bringen die Schwellungen schnell zum Abklingen.

Furunkel → Abszeß

Furunkulose

Der gesunde Mensch ist im allgemeinen gegen furunkulöse Infektionen geschützt, da die Haut entsprechende Abwehrstoffe besitzt. Eine Furunkulose ist deshalb nicht nur eine örtliche Infektion. Sie wird vielmehr durch eine verminderte Widerstandskraft des Körpers ausgelöst und erfordert eine zusätzliche Allgemeinbehandlung.

Morgens wechselwarme Teilwaschungen.

Mittags kaltes Kneippsches Armbad.

Abends Wassertreten.

Zweimal wöchentlich ansteigendes Teilbad zum Schwitzen.

Weiterhin reichlich körperliche Ausarbeitung im Freien: Wandern, Gartenarbeit, Schwimmen, hornkleesamen (Foenum graecum).

Weiterhin reichlich körperliche Ausarbeitung im Freien, Wandern, Gartenarbeit, Schwimmen, Sport, Teilsonnenbäder, Licht-, Luft- und Sonnenbäder. In ungünstiger Jahreszeit ist Bestrahlung mit künstlicher Höhensonne (örtlich und allgemein) immer zu empfehlen.

Ernährung: Hefekur bei rohkostreicher, aber kochsalzarmer Milch-Pflanzen-Kost; Vollkornbrot, Weizenkeime, Sauermilch, Quark, Sauerkraut.

Gallenblasenerkrankungen, Gelbsucht

Bei akuten fieberhaften Erkrankungen Bettruhe und Allgemeinbehandlung wie bei fieberhaften Krankheiten.

Ernährung: Pfefferminztee mit Honig, Fruchtsäfte, u. U. verdünnt mit Haferschleim oder Leinsamenschleim oder in Milch verabreicht. Müsli, Vollreis mit Banane oder roh geriebener Apfel, Trockenobst, Knäckebrot mit Butter, Quark, Nußmus, Mandelmus, Mandelmilch, Kalmusmus und schließlich je nach Verträglichkeit bei Abklingen der Reizerscheinungen Übergang zu einer Milch-Pflanzen-Kost. Weiterhin mehrmals täglich heiße Leib- oder Leberauflagen oder Heusäcke auf die Leber-Gallen-Gegend, zwischendurch Lendenwickel.

Gelenkrheuma, Gicht → rheumatische Erkrankungen

Grippe, Influenza → fieberhafte Krankheiten

Hämorrhoiden

Morgens Bürstmassage mit kalter Ganzwaschung.

Mittags kaltes Sitzbad mit Zinnkraut und nachfolgendem Afterguß oder Wechselsitzbad.
Spätnachmittags Wassertreten.

Abends 1 bis 3 Minuten auf nassem Tuch sitzen.

Bei ausreichender Zeit vormittags und nachmittags abwechselnd Knie- oder Schenkelguß, Armguß oder Brustguß.

Zweimal wöchentlich Bürstenhalbbad mit Eichenrinde.

Weiterhin Atemschulung, viel Bewegung im Freien, Gartenarbeit, Wandern, Springen, Sport, vor allem Schwimmen.

Ernährung rohkostreich (Milch-Pflanzen-Kost).

Hautleiden

a) Flechten (Ekzem, Milchschorf)

Morgens kalte Teilwaschung.

Mittags Kneippsches Armbad.

Spätnachmittags Wassertreten.

Zweimal wöchentlich Vollbad mit Abkochung von Weizenkleie oder Kamille.

Weiterhin örtliche Verbände mit Quark oder Molke, auch Molketeilbäder oder Ölwickel mit Süßmandelöl.

Vormittags und nachmittags im Wechsel wechselwarme oder kalte Obergüsse und Schenkelgüsse bzw. kleinere Teilgüsse. In der warmen Jahreszeit Luftbäder, sonst Zimmerluftbäder. Auch Teilsonnenbäder und in der ungünstigen Jahreszeit Bestrahlungen mit künstlicher Höhensonne.

Ernährung kochsalzfrei, vor allem rohkostreiche Milch-Pflanzen-Kost unter Bevorzugung von Soja-Erzeugnissen.

b) Schuppenflechte, Psoriasis

Morgens kalte oder wechselwarme Ganzwaschungen.

Mittags Kneippsches Armbad.

Spätnachmittags Wassertreten.

Dreimal wöchentlich Bürstenbäder mit Heublumen, davon einmal wöchentlich mindestens als ansteigendes Bad zum Schwitzen. Auch Überwärmungsbäder.

Weiterhin reichlich Sonnenbäder oder Bestrahlungen mit künstlicher Höhensonne, am besten im Anschluß an die Vollbäder.

Bei ausreichender Zeit vor- und nachmittags wechselwarme oder kalte Teilgüsse des Oberkörpers oder Unterkörpers.

Weiterhin viel Freiluftaufenthalt mit kräftiger körperlicher Ausarbeitung. Wanderungen, Gartenarbeit, Holzsägen, Arbeitstherapie usw., Atemschulung.

Ernährung rohkostreich, vor allem Milch-Pflanzen-Kost mit Einschränkung der Fettzufuhr, nur pflanzliche Öle, Fettzufuhr auch durch Nüsse und Mandeln.

Herzleiden (→ auch Angina pectoris)

Die Allgemeinbehandlung kann bei den verschiedenen Formen der Herzleiden, soweit es sich nicht um schwere Formen mit Bettruhe handelt, einheitlich durchgeführt werden. Sie zielt im wesentlichen auf eine Zirkulationsförderung.

Morgens Trockenbürsten mit nachfolgendem wechselwarmem Teilwaschen, abwechselnd Ober- und Unterkörper.

Mittags in der heißen Jahreszeit kaltes Kneippsches Armbad, in der kühlen Jahreszeit ansteigend heißes Armbad mit folgender Ruhe.

Spätnachmittags in der heißen Jahreszeit Wassertreten, in der kalten wechselwarmes Fußbad, bei abgehärteten Kranken Wassertreten.

Vor dem Zubettgehen im Bedarfsfalle bei kalten Füßen ansteigendes Fußbad von 36–38° und 5 Minuten Dauer.

Nachts Wadenwickel oder Armwickel.

Ein- bis zweimal wöchentlich Bürstenhalbbad oder Rosmarinhalbbad.

Weiterhin Atemschulung, Freiluftaufenthalt mit mäßiger Bewegung, aber fortlaufendem Training.

Ernährung häufige kleinere Mahlzeiten, kochsalzarm, reichlich Frischkost, vorwiegend Milch-Pflanzen-Kost, reichlich Honig, Weizenkeimöl, Granoton; Entlastungstage und Saftfasten, Buttermilch-Obst-Tage, Reistage.

Husten → Bronchitis acuta

Influenza → fieberhafte Krankheiten

Ischias → rheumatische Erkrankungen

Kopfschmerzen

Die Ursachen sind vielgestaltig; das Grundleiden muß behandelt werden. Dabei ist folgende Allgemeinbehandlung zu empfehlen:

Morgens kräftige Bürstmassage mit nachfolgender kalter oder wechselwarmer Ganzwaschung.

Mittags kaltes Kneippsches Armbad, bei stärkeren Beschwerden ansteigend heißes Armbad mit nachfolgender Ruhe.

Spätnachmittags Wassertreten, bei kalten Füßen ansteigend heißes Fußbad. Die Wirkung wird durch nachfolgendes Ruhen mit Wadenwickel oder nassen Socken verstärkt.

Weiterhin viel Freiluftaufenthalt, Atemschulung, Bewegung im Freien, Sport, Wandern.

Zweimal wöchentlich Bürstenhalbbad oder ansteigend heißes Halbbad oder Rosmarinbad, möglichst alle 1–2 Wochen Sauna.

Ernährung kochsalzarm, aber rohkostreich, vorwiegend Milch-Pflanzen-Kost; Weizenkeime, Weizenkeimöl, Granoton, Honig, Sauermilch; häufige Einschaltung von Entziehungstagen wie Obsttagen, Buttermilch-Obst-Tagen, Safttagen, Obst-Reis-Tagen.

Krampfadern

Morgens wechselwarme Ganzwaschung.

Mittags Kneippsches Armbad.

Spätnachmittags Wassertreten.

Abends Wechselfußbad.

Bei ausreichender Zeit wechselwarme Knie- und Schenkelgüsse vormittags und nachmittags, bei geübten Personen kalte Güsse.

Weiterhin Schwimmen und Wandern.

Alle 1 bis 2 Tage Lehmwickel.

Bei Entzündungen und Schmerzen statt dessen Quarkwickel.

Ernährung kochsalzarm, aber rohkostreich, Milch-Pflanzen-Kost, reichlich Obst und entwässernde Gemüse, Sellerie, Petersilienwurzel, Kürbis usw.

Kreislaufschwächen, Kreislaufstörungen → Herzleiden

Leberleiden → Gallenblasenerkrankungen

Besonders heiße Auflagen oder Heusäcke auf die Lebergegend, zwischendurch Lendenwickel.

Magenleiden

Die Allgemeinbehandlung bei den verschiedenen Magenerkrankungen vollzieht sich nach folgendem Schema:

Morgens Bürstmassage mit nachfolgender kalter oder wechselwarmer Ganzwaschung.

Mittags möglichst Bettruhe mit heißem Heusack auf dem Leib oder Lendenwickel im Wechsel.

Bei Zeitmangel: Kaltes Kneippsches Armbad, in der kalten Jahreszeit bevorzugt ansteigend heißes Armbad.

Spätnachmittags Wassertreten.

Abends Heusack wie mittags.

Nachts Lendenwickel oder schmaler Leibwickel.

Zweimal wöchentlich Heublumen- oder Fichtennadelbad.

Weiterhin viel Bewegung in frischer Luft, Atemschulung; vor- und nachmittags bei ausreichender Zeit wechselwarme Schenkel- oder Brustgüsse.

Ernährung: Kleine, aber häufige Mahlzeiten; je nach Verträglichkeit als vollwertige Schleim-Brei-Kost oder als Milch-Pflanzen-Kost, wobei die Rohkost je nach der Verträglichkeit in Saftform, gegebenenfalls verdünnt mit Leinsamenschleim verabreicht wird. Muskatnuß und Ingwer sind magenstärkende Gewürze. Vorsicht mit Zucker und Zuckerwaren! Rohkost mindestens als geschlagene Banane, roh geriebener Apfel, notfalls in Flocken eingehüllt als Müsli oder Milchreis und dgl. Ohne Zufuhr von Frischkost ist eine anhaltende Gesundung nicht möglich. Wenn nötig, sind Mahlzeiten in kleinsten Mengen alle 1½ Stunden erlaubt.

Masern → fieberhafte Krankheiten

Migräne → Kopfschmerzen

Milchschorf → Hautleiden

Muskelrheuma → rheumatische Erkrankungen

Nervenentzündung, Neuralgie → rheumatische Erkrankungen

Nervöse Störungen, Neurosen → Angstneurose und vegetative Störungen

Neuralgie → rheumatische Erkrankungen

Nierenleiden

Die Allgemeinbehandlung kann bei den verschiedenen Formen von Nierenerkrankungen etwa nach folgendem Schema verlaufen:

Bei Bettruhe wie bei fieberhaften Erkrankungen, sonst Bürstmassage mit nachfolgender wechselwarmer Teilwaschung, täglich abwechselnd Ober- und Unterkörper.

Mittags ansteigend heißes Armbad, in der heißen Jahreszeit kaltes Kneippsches Armbad.

Abends wechselwarmes Fußbad.

Bei ausreichender Zeit vor- und nachmittags wechselwarme Teilgüsse (Arme und Beine), auch ansteigend heiße Fußbäder.

Viel Freiluftaufenthalt, mäßige Bewegung in frischer Luft, Atemschulung.

Ernährung kochsalzarm oder kochsalzfrei, vor allem rohkostreiche Milch-Pflanzen-Kost.

Obstipation → Stuhlverstopfung

Psoriasis → Hautleiden

Rheumatische Erkrankungen

Allgemeinbehandlung bei Nervenentzündung, Neuralgie, Gelenkrheuma, Gicht und Muskelrheumatismus:

Morgens kräftige Bürstmassage mit nachfolgender kalter oder wechselwarmer Ganzwaschung.

Mittags ansteigendes Armbad mit nachfolgender Ruhe.

Abends ansteigendes Fußbad.

Zwei- bis dreimal wöchentlich Heublumen-, Haferstroh- oder Bürstenbad oder Bad mit Zusatz von Neydhartinger Moor (Zusatz auch für Teilbäder).

Bei ausreichender Zeit vor- und nachmittags abwechselnd wechselwarme Knie- und Schenkelgüsse oder wechselwarme Arm-, Brust- oder Obergüsse.

Weiterhin einmal wöchentlich Sauna, wenn angängig auch Überwärmungsbäder, ferner viel körperliche Ausarbeitung und Bewegung im Freien, Sonnenbäder oder Bestrahlungen mit Wärmelampen sowie Lichtbäder.

Auf die Schmerzstellen Andampfungen, heiße Moorpackungen, heiße Lehmpackungen, heiße Heusäcke; Einreibungen mit warmem Öl, heiße Ölwickel, Massage, krankengymnastische Behandlung, Atemschulung.

Ernährung: Fastenkuren, Obstkuren, Traubenkuren. Safttage, einzelne Entziehungstage wie Obsttage, Milch-Obst-Tage, Buttermilch-Obst-Tage, Reis-Obst-Tage. Im übrigen vorwiegend rohkostreiche, aber kochsalzarme Milch-Pflanzen-Kost.

Scharlach → fieberhafte Krankheiten

Schlaflosigkeit

Morgens wechselwarme Teilwaschungen, abwechselnd Ober- und Unterkörper.

Mittags kaltes Kneippsches Armbad, danach Ruhe (sich nicht fürchten, sich nicht gegen den

Schlaf stemmen!). Je besser man sich tagsüber entspannt, um so leichter schläft man auch nachts.

Abends warmes Fußbad (mit kalten Füßen kann man nicht schlafen!)

Atemübungen im gut gelüfteten Zimmer oder am offenen Fenster.

Vor dem Hinlegen kurzer Spaziergang; keine Lektüre, tagsüber Bohnenkaffee und Nikotin meiden, Alkohol weitgehend einschränken!

Abends auch Halbbad mit Kamille oder Baldrian, 8–10 Minuten, 34° C. Oder vor dem Hinlegen kaltes Armbad, kalte Herzwaschung, kalte Leibwaschung und beim Hinlegen kalte Herzauflage.

Unmittelbar vor dem Hinlegen Traubensaft oder starken, mit reichlich Honig gesüßten Pfefferminztee trinken.

Nachts Wadenwickel oder schmaler Leibwickel.

Ernährung: Reizlose, kochsalzarme, aber rohkostreiche Milch-Pflanzen-Kost. Abendessen sehr zeitig und sehr mäßig, am besten nur etwas Obst und Joghurt mit Vollkornzwieback sowie Weizenkeimen. Bei offenem Fenster oder zumindest in sehr gut durchlüftetem Zimmer schlafen!

Schlaganfall

Bettruhe, viel frische Luft, mehrmals täglich wechselwarme Teilwaschungen.

Vor- und nachmittags abwechselnd ansteigendes Fußbad und ansteigendes Armbad.

Atemschulung, Bewegungsübungen, Teilmassagen, schließlich Ganzmassagen.

Ernährung: Milde, kochsalzarme, aber rohkostreiche Milch-Pflanzen-Kost, bei Kauunfähigkeit Rohkost in flüssiger Form; kleine, dafür häufigere Mahlzeiten. Knappe Ernährung! Honig, Granoton, Traubensaft.

Stuhlverstopfung

Morgens Bürstmassage mit nachfolgender Ganzwaschung, kalt oder wechselwarm.

Mittags kaltes Kneippsches Armbad.

Spätnachmittags Wassertreten.

Bei kalten Füßen abends Wechselfußbad oder ansteigendes Fußbad.

Zweimal wöchentlich Bürstenbad mit Heublumen oder Fichtennadeln.

Bei ausreichender Zeit vor- und nachmittags wechselwarme oder kalte Knie- oder Schenkelgüsse, Arm-, Brust- oder Obergüsse, abwechselnd mit Lendenwickel, sonst abends oder nachts Lendenwickel.

Weiterhin reichlich Bewegung im Freien, Spaziergänge, Sport, Seilspringen, Massage, Krankengymnastik, vor allem Atemschulung.

Ernährung: Viel Rohkost und viel Sauermilch im Rahmen einer Milch-Pflanzen-Kost; Beschränkung der Kochsalzzufuhr. Buttermilch-Obst-Tage, frischgeschroteten Leinsamen, morgens mit Bircher-Müsli oder abends in Buttermilch, morgens und abends eingeweichte Feigen, trockenes Obst wie Feigen und Backpflaumen, roher Sauerkohl.

Unterschenkelgeschwür

Morgens Bürstmassage mit wechselwarmer Teil- oder Ganzwaschung.

Mittags ansteigendes Armbad, im heißen Sommer kaltes Kneippsches Armbad.

Abends warmes Fußbad mit Osterluzei oder Kamille.

Nachts Wickel mit Osterluzei oder Kamille oder Quarkauflage.

Zweimal wöchentlich Kamillenhalbbad oder Vollbad, auch Zinnkrautbäder und Fußbäder mit Zinnkrautabkochung oder Wickel damit.

Bei ausreichender Zeit vor- und nachmittags abwechselnd wechselwarme Knie- oder Schenkelgüsse, Arm- oder Brustgüsse.

In der warmen Jahreszeit Luft- und Teilsonnenbäder; bei ungünstiger Jahreszeit örtliche Bestrahlungen der Wunde mit künstlicher Höhensonne sowie Ganzbestrahlungen.

Ernährung kochsalzarm, aber rohkostreich; vor allem Milch-Pflanzen-Kost, evtl. flüssige Rohkost. Bei Übergewicht Entziehungstage (Obst-, Buttermilch-Obst-, Reis-Obst-Tage usw.).

Vegetative Störungen

Morgens wechselwarme Teil- oder Ganzwaschung.

Mittags möglichst Bettruhe, abschließend 10 Sekunden kaltes Kneippsches Armbad.

Spätnachmittags Wassertreten.

Abends 5 Minuten langes warmes Fußbad von 37° C.

Ein- bis zweimal wöchentlich Kamillenbad oder Baldrianbad oder Fichtennadelbad. Weiterhin bei ausreichender Zeit wechselwarme Teilgüsse der Arme und Beine, viel Freiluftaufenthalt, Atemschulung, Spaziergänge, Sport und Spiel; zwischendurch Liegekuren im Freien oder auf der Terrasse. Keine pralle Sonne, jedoch wenn möglich ausgedehnte Luftbäder oder Freiluftliegekuren.

Ernährung rohkostreich, vor allem Milch-Pflanzen-Kost als Grundlage. Keine Reizstoffe, deshalb sind Bohnenkaffee, Nikotin und Alkohol zu meiden. Reichlich Traubensaft, Nüsse, Mandeln, Trockenobst, verschiedenartigste Frischkost, Honig, vorzugsweise auch frische Kräuter.

RICHTLINIEN FÜR DIE KRANKENPFLEGE

Zur Durchführung einer erfolgreichen Krankenpflege im Haushalt sind bestimmte Richtlinien zu beachten. Dabei ist es ein Unterschied, ob es sich um eine kurzfristige akute Erkrankung handelt oder ob bei einem chronischen Leiden ein Familienmitglied bettlägerig geworden ist und deshalb auf lange Sicht von einer Hilfsperson versorgt werden muß.

Die Pflegeperson muß sich in jedem Fall darüber klar sein, daß der Kranke in hohem Grade empfindlicher als der Gesunde ist. Das bezieht sich nicht nur auf die Notwendigkeit, Lärm und Unruhe fernzuhalten, sondern muß sich auch im ganzen Umgang mit dem Kranken auswirken. Er ist zumeist durch seine Hilflosigkeit und oft auch durch eine zusätzliche Verängstigung seelisch viel anfälliger. Man muß einem Kranken durch Zuspruch immer wieder Hoffnung und Mut machen, denn schließlich hängt die Aussicht auf Besserung und Genesung weitgehend vom Willen des Kranken ab, gesund zu werden.

Meist ist das Schlafbedürfnis, mindestens aber das Ruhebedürfnis, sehr viel größer als beim gesunden Menschen. Der Kranke soll und will zwischen den einzelnen Pflegemaßnahmen auch allein gelassen werden, damit er sich ausreichend entspannen kann. Darum halte man Besucher möglichst lange fern, auch wenn es sich um Nahestehende handelt. Schon die Beantwortung von Fragen und der Zwang, sich auf die Mentalität anderer Menschen einzustellen, verbraucht Kräfte des Kranken, die für die Genesung dringend erforderlich sind.

Die Einrichtung des Krankenzimmers

Während sich die Pflege bei einer kurzen akuten Erkrankung meistens im Schlafzimmer der Wohnung vollzieht, ist es bei einer Pflege auf längere Sicht infolge eines chronischen Leidens häufig erforderlich, die Wohnung umzuräumen und ein besonderes Krankenzimmer einzurichten.

Nach Möglichkeit soll man dafür ein sonniges Zimmer auswählen, mindestens muß es aber gut zu lüften sein. Das Bett wird erfahrungsgemäß am besten so aufgestellt, daß der Kranke nicht direkt ins Licht schauen muß. Dasselbe gilt auch für die Beleuchtung, für die man im allgemeinen eine Tisch- oder Nachttischlampe statt eines Oberlichts bevorzugen wird. Schwerkranke, nach denen man auch während der Nacht öfter sehen muß, benötigen eine abseitige gedämpfte Beleuchtung zur ausreichenden Orientierung der Pflegeperson; dadurch wird vermieden, daß der Kranke durch das Einschalten einer hellen Beleuchtung immer wieder aufgeschreckt wird. In der Umgebung des Krankenzimmers muß für Ruhe gesorgt werden.

Die gute Lüftung ist für das Wohlbefinden des Kranken von großer Bedeutung. Die reichliche und ununterbrochene Zufuhr von frischer Luft begünstigt als ein natürlicher Heilfaktor weitgehend die Heilvorgänge innerhalb des Körpers. Solange der Kranke richtig zugedeckt ist, d. h. auch die Arme unter der Bettdecke hat, braucht er auch im kalten Winter keine Angst vor der frischen Luft zu haben. Bei starker Winterkälte genügt jeweils eine kurze Lüftungsdauer, weil sich durch den großen Temperaturunterschied der Luftaustausch zwischen Zimmer und Außenwelt sehr rasch vollzieht.

Die Zimmertemperatur soll im allgemeinen unter der des Wohnzimmers liegen, also etwa 14–16° C betragen, je nach dem Wärmegefühl und dem Lebensalter des Kranken. Das Schlafen fällt meistens bei einer niederen Temperatur leichter; gerade auch nachts denke man an eine ausreichende Lüftung, weil der Kranke dadurch beruhigt und sein Schlaf vertieft wird.

In zentralbeheizten Räumen, aber auch häufig in geheizten Zimmern, wird die Luft für den dauernden Aufenthalt zu trocken und reizt die Scheimhäute des Kranken. Man schafft Abhilfe durch Aufstellen eines entsprechenden Wassergefäßes auf Heizung oder Ofen. Man kann die Zimmerfeuchtigkeit auch durch einen Topf mit offen kochendem Wasser verbessern. Bei Katarrhen der Atemwege, insbesondere bei Keuchhusten der Kinder, verdampft man auch über längere Zeit Wasser in einem sogenannten Bronchitis-Kessel.

Ist der Auswurf des Kranken oder sind seine sonstigen Ausscheidungen mit schlechtem Geruch verbunden, fügt man dem kochenden Wasser einige Tropfen Eukalyptusöl hinzu. Oft kann man damit gleichzeitig eine Inhalation für den Kranken verbinden, indem man den Topf auf einer Fußbank oder dergleichen dicht an das Bett setzt, so daß er die Möglichkeit hat, sich über den aufsteigenden Dampf zu neigen und tief einzuatmen, um den Schleim in seinen Atemwegen zu verflüssigen und zu lösen.

Bei pflegebedürftigen Kranken wird das Bett möglichst nicht an eine Wand gestellt, sondern frei in den Raum hinein, damit man bequem von beiden Seiten herantreten kann. Es ist darauf zu achten, daß das Bettlaken straff gespannt ist und frei von Krümeln und dergleichen bleibt, damit nicht Durchblutungsstörungen oder Verletzungen eine Geschwürsbildung, das sogenannte Durchliegen begünstigen. Bei schwachen und unreinlichen Kranken schützt man die Matratze durch eine Gummiunterlage, über die man unter Umständen noch eine aufsaugende Schicht aus Zellstoff oder altem waschfähigen Stoff legt, der häufig gewechselt wird.

Manche Kranken bedürfen der Hochlagerung des Oberkörpers, um die Atmung oder auch den Auswurf von Schleim zu erleichtern. Bei älteren Personen, die für längere Zeit bettlägerig sind, ist das gelegentliche Aufsetzen oder überhaupt die Lageveränderung besonders wichtig. Es besteht sonst die Gefahr, daß durch die ungenügende Durchlüftung und Entfaltung der Lungen Stauungen entstehen, die eine Lungenentzündung begünstigen. Deshalb sind solche Kranke nach gründlicher Lüftung des Zimmers mehrmals täglich zu einer vertieften Atmung aufzufordern. Bei Hochlagerung des Kranken muß man das Abrutschen des Körpers zum Fußende hin durch Einlegen einer Fußbank oder dergleichen verhindern. Die Kissen sind häufiger aufzuschütteln. Zum Zudecken verwende man leichte Daunendecken oder überzogene Wolldecken.

Bei Kranken, die sich nicht von allein aufsetzen können, ist es zweckmäßig, am Fußende des Bettes eine Wäscheleine zu befestigen, die bis zu den Händen reicht und zum besseren Anfassen mit einem Holz als Handgriff versehen wird. So kann sich im Bedarfsfall der Kranke auch selber aufrichten.

Auf dem Nachttisch neben dem Bett sollen für die Erfrischung des Kranken in der Zeit zwischen den Mahlzeiten klares Brunnenwasser, Fruchtsäfte, Sauermilch oder dergleichen je nach Verordnung und Geschmack oder auch frisches Obst in entsprechender Zubereitung stehen.

Bei Auswurf ist außerdem auch für ein Speiglas zu sorgen. In erreichbarer Nähe für den Kranken halte man eine Brechschale oder einen kleinen Eimer und auch eine kleine Waschschüssel mit einem Seifenschälchen und einem Waschlappen, damit sich der Kranke zwischendurch auch allein erfrischen oder säubern kann.

Bei längerer Liegezeit ist ein Bettisch sehr zweckmäßig, weil der Kranke dann bequemer seine Mahlzeiten einnehmen kann und auch beim Lesen entlastet wird.

Besondere Pflegemaßnahmen

Für die Entleerung von Stuhl und Harn stellt man Kranken, die ihr Bett nicht verlassen können, eine Bettschüssel (Stechbecken), Männern ein Uringlas, die sogenannte Ente zur Verfügung.

Das Krankenbett soll mindestens zweimal täglich gründlich gerichtet werden. Bei einem Schwerkranken, der nicht umgebettet werden kann, wird zum Lakenwechsel das Bettlaken am Kopfende und Fußende bis zum Gesäß zusammengerollt und durch Hochheben des Gesäßes aus dem Bett entfernt, wobei gleichzeitig das neue ebenso zusammengerollte Laken untergeschoben und dann nach oben und unten ausgerollt und straff gespannt wird. Zur Bekleidung des Bettlägrigen muß man bisweilen zu seiner Entlastung Hemden verwenden, die auf der Rückenseite aufgeschlitzt wurden und mit Bändern oder Knöpfen zusammengehalten werden. Auf diese Weise läßt sich der Wechsel mühelos durchführen.

Ein normales Hemd wird wie folgt angezogen: Der Kranke sitzt aufrecht und hebt die Arme; das Hemd wird über Arme und Kopf bis zu den Hüften übergestreift (bei behindertem Arm kommt dieser nach dem beweglichen Arm!); dann hebt der Patient kurz das Gesäß an, damit das Hemd auch über die Beine gestreift werden kann. Das Ausziehen erfolgt in umgekehrter Reihenfolge.

Während das Umbetten bei Kindern und leichten Erwachsenen durch eine Person möglich ist, indem sich der Kranke hochheben läßt und sich am Hals des Pflegers festhält, ist bei schwereren Personen meistens die Hilfe von zwei Helfern notwendig, von denen der eine den Kranken unter Nacken und Rücken, der andere unter Gesäß und Oberschenkel faßt. Man kann auf diese Weise einen Schwerkranken vorübergehend zum Richten seines Bettes auf ein anderes Lager legen oder in einen bequemen Sessel setzen, bei Bedarf unter Anlegen einer Wärmflasche an die Füße. Die Hautpflege bei Bettlägrigen ist besonders wichtig, einmal wegen der Gefahr des Durchliegens, zum anderen aber vor allem auch zur Anregung der Hautfunktion und der Durchblutung. In solchen Fällen werden die Waschungen zur besseren Reinigung auch mit lauwarmem Wasser und einer guten Pflanzenfettseife durchgeführt, wie man sie auch zur Kinderpflege benutzt. Solche Reinigungswaschungen schließen die zu Heilzwecken verordneten Teil- oder Ganzwaschungen nicht aus. Bei Kranken, die lange auf dem Rücken liegen müssen, hat sich auch das Abreiben mit Franzbranntwein oder Kampferspiritus bewährt. Vor allem bei älteren Leuten mit schlecht durchbluteter und funktionsuntüchtiger Haut verwendet man auch Wasserkissen. Diese bestehen aus einem flachen Gummibehälter, der mit lauwarmem Wasser gefüllt wird. Man muß darauf achten, daß das Kissen nicht zu prall gefüllt wird, weil der Kranke sonst darauf hin und her schaukelt. Bei richtiger Füllung paßt sich das Wasserkissen den Formen des Körpers an, so daß der Druck der Unterlage gleichmäßig und breitflächig über den Körper verteilt wird und auf diese Weise das Durchliegen vermieden wird. Wasserkissen, Wärmflaschen und Eisbeutel soll man nie auf die bloße Haut legen, sondern immer mit einem Leinentuch umhüllen.

Kontrolle des Kranken

Es ist auch für den behandelnden Arzt wichtig, daß die Pflegeperson das gesundheitliche Verhalten des Kranken regelmäßig kontrolliert und nach Möglichkeit aufzeichnet. Dazu gehören das Messen der Körpertemperatur und das Zählen der Pulsschläge. Beim Anlegen des Fieberthermometers ist darauf zu achten, daß die Quecksilbersäule durch kräftige Armbewegungen vorher heruntergeschlagen werden muß. Am genauesten ist die Messung durch Einführen des eingefetteten Thermometers in den After (rektale Messung); sonst mißt man wohl auch unter der Zunge, wofür es besonders geformte Thermometer gibt, während die Messung in der Achselhöhle (axillare Messung) am wenigsten zuverlässig ist; vor allem bei Kindern sollte man grundsätzlich rektal messen. Die Dauer der Messung beträgt 3 Minuten. Bei der Beurteilung der Temperatur muß beachtet werden, daß die rektale Temperatur durchschnittlich um 0,5° höher liegt. Bei der Achsel- und Mundmessung soll das Thermometer 5 Minuten liegen. Üblicherweise wird die Temperatur frühmorgens nach dem Erwachen und nachmittags zwischen 16 und 18 Uhr festgestellt. Bei Eintragungen in eine Fieberkurve ist es üblich, auch die Pulszahl, die Entleerungen von Harn und Stuhl, sowie die Verordnungen einzutragen.

Man zählt den Puls durch Anlegen von Zeige- und Mittelfinger einer Hand an der Daumenseite des Handgelenks beim Patienten. Man vergleicht am Sekundenzeiger der Uhr, wie viele Pulsschläge etwa in 20 Sekunden erfolgen und multipliziert diese Zahl mit 3, um den Wert für eine ganze Minute zu erhalten. Die Minutenwerte werden jeweils auf der Kurve vermerkt.

Unregelmäßigkeiten, Veränderungen und außergewöhnliche Beimengungen bei der Entleerung von Stuhl und Harn sollen notiert und evtl. Proben für den Arzt aufgehoben werden. Dasselbe gilt auch für den Auswurf. Auch Erbrochenes soll für den Arzt zur Verfügung gehalten werden.

Weiterhin interessieren Angaben über etwaige Schmerzen oder Bewegungsstörungen, über Krampfanfälle oder ähnliche Erscheinungen, sowie über Schlaf, Appetit und Allgemeinbefinden. Auch das Verhalten des Kranken im Anschluß an die Durchführung der verordneten Behandlungsmaßnahmen ist für die Beurteilung des Genesungsvermögens für den Arzt von Bedeutung.

Verabreichung von Arzneimitteln

Die verordneten Medikamente werden in der vorgeschriebenen Menge in fester oder flüssiger Form größtenteils eingenommen. Bei ungeschickten Personen und Kindern, die keine Tabletten schlucken können, verrührt man die zerbröckelten Tabletten in etwas Mus oder Brei, hierbei ist Pflaumenmus wegen seiner Anregung auf den Stuhlgang besonders geeignet.

Stark wirkende Arzneimittel müssen so aufbewahrt werden, daß sie für Kinder unzugänglich sind. Zum Schutz vor Verwechslungen werden Arzneimittel in flüssiger Form zum Einnehmen in runden Flaschen abgegeben, Medikamente für äußeren Gebrauch, die nicht eingenommen werden dürfen, nur in sechseckigen Flaschen mit 3 glatten und 3 geriffelten Flächen und mit rotem Etikett.

Bei Bewußtlosigkeit oder Schluckstörungen, bei Brechreiz oder Empfindlichkeit des Magens werden Medikamente auch als Stuhlzäpfchen (Suppositorien) einverleibt. Die Zäpfchen sollen möglichst tief in den After eingeführt werden, wobei die Pflegeperson den einführenden Finger mit einem Gummifingerling schützt. Bei Stuhlverstopfung und gefülltem Darm sollte vorher ein Einlauf gegeben werden, um die Wirkung des Medikamentes nicht abzuschwächen.

Die Einverleibung von Medikamenten durch Einspritzungen bleibt im allgemeinen Aufgabe des behandelnden Arztes.

Die verordneten Medikamente müssen selbstverständlich regelmäßig und zu den festgelegten Zeitpunkten eingenommen werden.

Pflegemaßnahmen bei ansteckenden Krankheiten

Hier sind für die Pflegeperson zur Vermeidung der eigenen Infektion oder der Übertragung der Erkrankung auf die übrigen Personen des Haushaltes besondere Reinlichkeits-Maßnahmen erforderlich. Dazu gehört vor allem das Anlegen eines waschbaren Schutzkittels im Krankenzimmer sowie die gründliche Reinigung und Desinfektion der Hände beim Verlassen des Zimmers. Meistens wird eine gründliche Säuberung der Hände mit warmem Wasser und Seife ausreichend sein, doch ist es in schweren Fällen besser, danach noch eine Desinfektionslösung, z. B. Sagrotan oder Lysoform o. ä., zum Nachwaschen zu verwenden.

Die Türklinken werden mit einigen Lagen Verbandmull umwickelt und mit einer Desinfektionslösung durchtränkt. Stuhl und Urin werden bei Ansteckungsgefahr vor dem Ausschütten in die Toilette mit der gleichen Menge Kalkmilch versetzt und nach Durchrühren mit einem Holzstäbchen mindestens zwei Stunden stehengelassen. Verschmutztes Verbandszeug wird am besten verbrannt. In besonderen Fällen müssen auch Geschirr, Bestecke usw. für den Kranken gesondert gehalten und durch Auskochen (5 Minuten) desinfiziert werden.

Die Reinigung des Fußbodens erfolgt zur Vermeidung von Staubbildung durch tägliches feuchtes Aufwischen mit heißem Seifenwasser oder Sodalösung.

Bei Verlegung in ein Krankenhaus dürfen ansteckend Kranke nicht im Taxi oder gar in öffentlichen Verkehrsmitteln befördert werden, sondern nur in einem Krankenwagen, der nach dem Transport desinfiziert wird.

Erste Hilfe bei Unfällen

Bei Unfällen soll nach Möglichkeit schnell ein Arzt herbeigerufen werden, der für eine sachgemäße Versorgung des Verletzten und seinen Abtransport die beste Gewähr bietet. Ehe man selbst einem Verunglückten durch unzweckmäßiges Handeln weiteren Schaden zufügt, warte man lieber in Ruhe ab, bis alle Voraussetzungen für einen sachgemäßen Transport zum Arzt oder in ein Krankenhaus gegeben sind. Überstürzte Maßnahmen bedingen oft weitere Komplikationen der Verletzung.

Ist ein Verletzter bewußtlos und muß eine längere Strecke getragen werden, fertigt man am besten mittels einer Decke eine Behelfstrage an. Das direkte Tragen eines Verunglückten soll nur über kurze Strecken erfolgen, z. B. in ein nahe stehendes Haus oder zum Krankenwagen. Bei Verdacht auf Knochenbrüche ist vor jedem Transport eine gut gepolsterte Behelfsschiene anzulegen. In solchen Fällen soll zur Vermeidung von Komplikationen die Behelfsschiene über der Kleidung angelegt werden, die damit gleichzeitig als Polsterung dient.

Vollständig auszuziehen sind jedoch Personen, deren Kleidung durchnäßt wurde, die Verbrennungen, Verbrühungen, Verätzungen oder Erfrierungen erlitten haben. Das Entkleiden soll im Liegen vorgenommen werden. Zur Erleichterung der Atmung sind beengende Kleidungsstücke zu lockern, vor allem Gürtel, Hosenträger, Halskragen, Rockknöpfe usw. Bei einseitig Verletzten wird zuerst die Bekleidung der gesunden Seite entfernt und dann erst schonend die der verletzten Seite. Der Kopf soll auf eine weiche Unterlage gebettet werden.

Schock

Bei schweren Verletzungen tritt oft eine lebensbedrohliche Störung des Allgemeinbefindens ein. Durch die Einwirkung der äußeren Gewalt, die erheblichen Schmerzen, den Schreck, den großen Blutverlust, kommt es zu krankhaften Veränderungen der Blutkreislaufverhältnisse im Körper. Die kreisende Blutmenge wird durch den Blutverlust nach außen geringer. Der Blutdruck ist stark erniedrigt, der Puls kaum fühlbar, die Atmung abgeflacht und die Haut ist blaß und kalt; das Gesicht sieht verfallen aus. Leerer Blick, deutliches Frieren und allgemeine Unruhe kommen hinzu. In diesem Zustand, dem Schock, darf der Verletzte keiner weiteren Belastung mehr ausgesetzt werden.

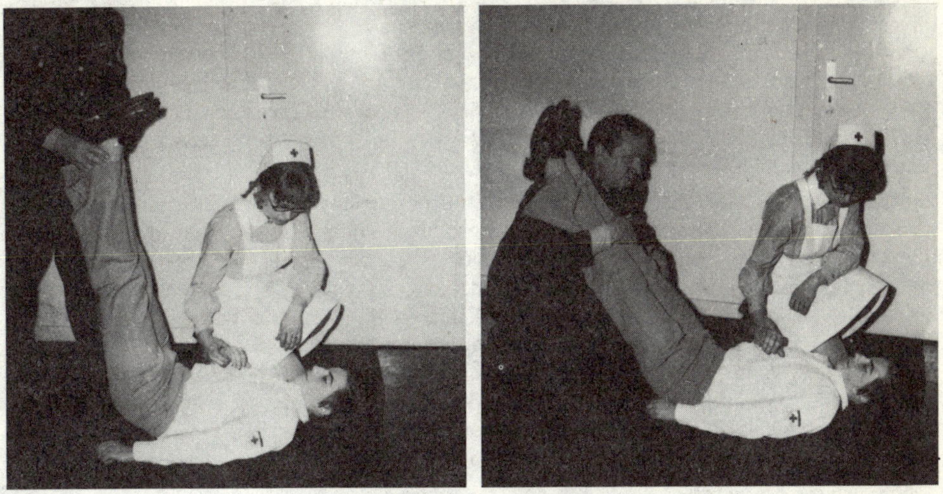

Lagerung bei einem Schock

Jeder Transport soll möglichst unterbleiben, ist er notwendig, muß er so schonend wie eben möglich erfolgen. Den Verletzten bequem lagern und mit einer Decke zudecken. Besteht wegen des großen Blutverlustes Lebensgefahr, dann werden nach Stillung der Blutung (Druckverband, Abbindung), Arme und Beine hochgelegt, damit das Blut aus den Gliedmaßen zurückfließt und dem Herzen dadurch wieder eine größere Blutmenge zur Verfügung steht.

Bei allen Verletzten, die sich im Schock befinden, ist ärztliche Hilfe bereits am Unfallort und vor dem Transport notwendig, wenn ein längerer Transport bevorsteht.

Augenverletzung: Bei Eindringen von Fremdkörpern, wie Ruß, Staubteilchen oder Insekten, das Auge am besten einige Minuten geschlossen halten. Nicht reiben! Das Oberlid an den Wimpern mehrmals leicht herunterziehen, da durch den Tränenfluß die Fremdkörper von selbst herausgespült werden. Bei festsitzenden, in die Hornhaut eingedrungenen Splittern und bei Verletzungen des Augapfels keine Selbsthilfe versuchen, sondern sofort den Arzt zu Rate ziehen. Bei Verätzungen sofortige Spülung mit lauwarmem Wasser und unverzüglich den Arzt aufsuchen.

Bewußtlosigkeit: Sofort einen Arzt zu Hilfe rufen. Solange die Ursache nicht geklärt ist, mit Hilfeleistungen zurückhalten. Erlaubt ist eine Seitenlagerung mit tieferliegendem Kopf; beengende Kleidungsstücke sind zu lockern. Ist kein Arzt zu erreichen, sachverständigen Transport in ein Krankenhaus veranlassen.

Blitzschlag: Bei Bewußtlosigkeit → künstliche Atmung versuchen, vorher Kleider öffnen, beengende Kleidungsstücke lösen; bei Wiederkehr des Bewußtseins heißen Bohnenkaffee oder andere anregende Getränke verabreichen. Brandwunden verbinden.

Brandwunden: → Verbrennungen.

Elektrische Unfälle: → Verletzungen.

Erfrieren: → Frostschäden.

Erhängen, Erwürgen: Sofort abschneiden und den Hals frei machen sowie alle beengenden

Kleidungsstücke öffnen, → künstliche Atmung durchführen, Arzt herbeirufen oder sofortigen Transport ins Krankenhaus, bis dahin Gesicht und Körper mit kaltem Wasser abreiben, Fußsohlen kräftig bürsten, evtl. an Salmiak riechen lassen.

Ersticken: Entsteht oft durch verschluckte Fremdkörper oder durch Verstopfung der oberen Luftwege. Aber auch durch Schleim und Erbrochenes, z. B. nach Unfällen (Gehirnerschütterung). Den Kopf tief lagern und auf die Seite legen, die Zunge mit dem Taschentuch kräftig vorziehen und durch Einführen eines Fingers in den Schlund Brechreiz auslösen. Man kann auch den Körper am Rumpf packen und mit nach unten hängendem Kopf kräftig schütteln. Sofort ins Krankenhaus bringen.

Ertrinken: Ein zusammengerolltes Taschentuch oder ein Stück Holz zwischen die Zähne pressen und die Kiefer spreizen; schnell den Oberkörper entkleiden und den Mund von Sand und Schlamm befreien. Das in die Atemwege und Lungen gedrungene Wasser schnell entfernen, indem man den Ertrunkenen über den Oberschenkel des Helfers legt und den Rücken beklopft. Man kann auch den auf dem Bauch liegenden Verunglückten mit beiden Händen an den Hüftknochen fassen und den Körper mehrmals daran heben und senken, damit das Wasser ausläuft. Dann → künstliche Atmung. Nach Wiederkehr des Bewußtseins den Verunglückten vollständig entkleiden und durch Einhüllen in warme Decken, Anlegen von Wärmflaschen und heiße Getränke durchwärmen.

Frostschäden: Bei drohender Unterkühlung nach Schneeunfällen wachrütteln des Verunglückten und Schläfrigkeit durch Unterhaltung bekämpfen; durch kräftige Bewegungen der Gliedmaßen für Erwärmung sorgen und möglichst schnell einen warmen Raum aufsuchen. Vorher keinen Alkohol verabreichen, weil dadurch die Schlafneigung verstärkt wird. In der Wärme entkleiden und warm reiben oder bürsten, dann in warme Decken einhüllen oder warmes Bad oder heiße Umschläge um Rumpf und Glieder anlegen. Wärmflaschen auflegen, bei Bedarf → künstliche Atmung. Nach Wiederkehr des Bewußtseins heiße Getränke, ggf. auch alkoholische. Örtlich begrenzte Frostschäden werden vor allem an unbekleideten oder schwächer durchbluteten Körperstellen beobachtet, wie Ohren, Nasenspitze, Zehen, Fingern, Fersen. Beengende Kleidungsstücke, Schuhe, Handschuhe und durchnäßte Kleidung entfernen.

Man unterscheidet verschiedene Grade der Erfrierung.

1. Grad: Zuerst Blässe, dann Rötung, Schwellung mit Hautjucken und Brennen.

Hilfe: Abreiben und Bewegen des erfrorenen Gliedes, Wechselbäder oder wechselwarme Teilwaschungen, warme, möglichst wollene Kleidungsstücke anlegen.

2. Grad: Blaurote Verfärbung mit Frostbeulen und Geschwüren.

Hilfe: In die Wärme bringen, heiße Getränke verabreichen, durchnäßte Kleidungsstücke entfernen und erfrorenes Glied sehr vorsichtig auftauen, am besten durch Teilbad von 0° C, dem allmählich warmes Wasser zugesetzt wird. Leichte Massage des Gliedes und Anlegen eines trockenen Verbandes. Arzt zuziehen.

3. Grad: Völlige Zerstörung des Gewebes (Nekrose) mit allmählichem geschwürigem Zerfall und Auftreten eines Frostbrandes. Die Umgebung ist geschwollen und bläulich verfärbt. Ohren, Nasenspitze z. B., die infolge Blutleere völlig weiß aussehen, können den 3. Erfrierungsgrad aufweisen.

Hilfe: Trockener Verband, keine Salben, sofortiger Transport ins Krankenhaus.

Gasvergiftung: → Kapitel „Vergiftungen durch Gase".

Gehirnerschütterung: Bei Erbrechen und Erstickungsanfall → Ersticken; sonst den Bewußtlosen nach Öffnung der beengenden Kleidungsstücke ruhig lagern und kalte Stirnkompresse auflegen. Sofort ins Krankenhaus transportieren.

Hitzschlag: Durch Überwärmung schwere Allgemeinstörung mit Kopfschmerz, Übelkeit, Erbrechen und schließlich Bewußtlosigkeit.

Hilfe: Kleider öffnen, an kühlen luftigen Ort bringen, kalte Abwaschungen oder Auflagen, kühle Getränke verabreichen. Bei Bewußtlosigkeit sofort Arzt rufen.

Hundebiß: → Wunden. Sofort zum Arzt oder in das Krankenhaus.

Insektenstich: Bei schwerwiegenden Stichwunden (Biene, Wespe, Hornisse) mit starker Schwellung den Stachel entfernen, mit Salmiakgeist oder Kölnischwasser betupfen oder in fließendem Wasser kühlen. Bei Stichen in die Zunge oder ins Gesicht sofort zum Arzt.

Kälteschäden im Wasser: Bei langem Aufenthalt in kaltem Wasser, namentlich im Anschluß an Unfälle, droht infolge des großen Wärmeverlustes Tod durch Unterkühlung.

Hilfe: Verunglückten schnell in die Wärme bringen, entkleiden und kräftig frottieren, möglichst sofort warm baden und Arzt rufen.

Knochenbruch: Das verletzte Glied ist bei geringster Bewegung überaus schmerzhaft, Schwellung über der Bruchstelle und eng begrenzter heftiger Druckschmerz, Bewegungsunfähigkeit und widernatürliche Stellung oder Lage des Gliedes.

Hilfe: Bei offenen Brüchen vorsichtige Wundversorgung, keine Bewegung! Ruhigstellung durch gutgepolsterte Behelfsschienen, wobei streng zu beachten ist, daß beide Gelenke neben der Bruchstelle in den Stützverband einbezogen werden. Als behelfsmäßige Schienen verwendet man starke Baumzweige, Zaunlatten, Skistöcke, Spazierstöcke und dergleichen. Man kann auch das verletzte Bein am gesunden Bein festbinden. Ebenso läßt sich ein verletzter Arm mit Binden oder Tüchern am Rumpf fixieren. Zur Polsterung verwendet man Watte oder Tücher oder behelfsmäßig Heu, Moos, Gras usw.

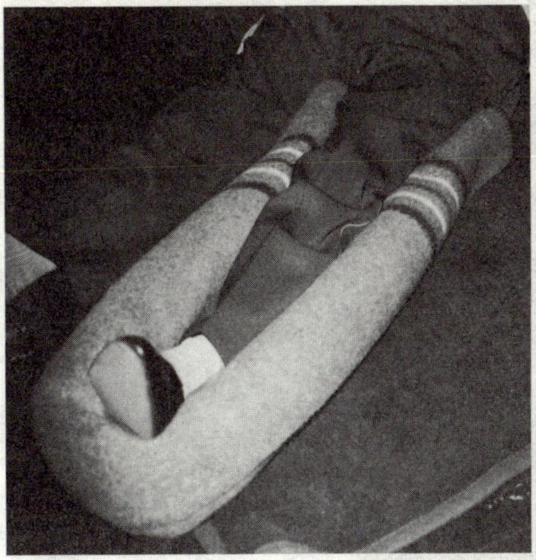
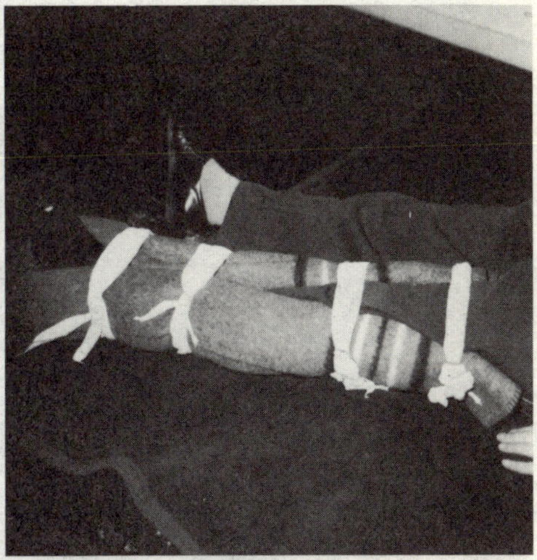
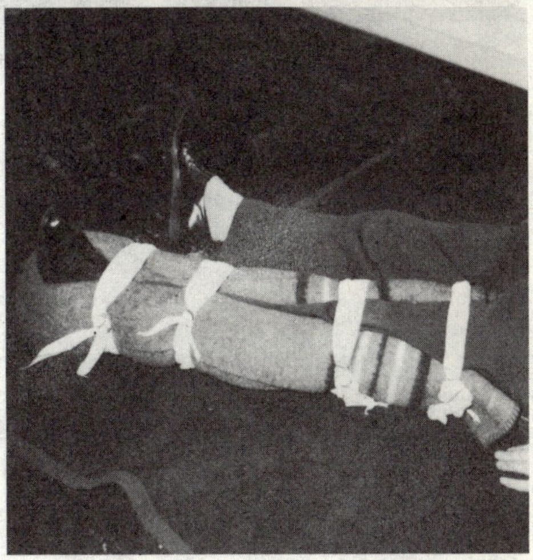

Anlegen von Behelfsschienen beim Knochenbruch

Anschließend den Verletzten vorsichtig zu einem Arzt oder ins Krankenhaus transportieren lassen.

Rauchvergiftung: → Kapitel „Vergiftungen durch Gase".

Schlangenbiß: Nach einem Kreuzotter-Biß soll das verletzte Glied mindestens eine Handbreit oberhalb (herzwärts) der Bißstelle kräftig abgebunden werden. Anschließend sofort zum Arzt oder ins Krankenhaus.

Sonnenstich: Entsteht durch direkte Strahlenwirkung der Sonne, Maßnahmen → Hitzschlag.

Verätzungen: Nach Anlage eines lockeren Notverbandes rasch den Arzt aufsuchen. → auch Augenverletzungen.

Verbrennungen: Man unterscheidet wie bei Frostschäden 3 Grade entsprechend der Schwere der Verletzung.

1. Grad: Rötung und Schwellung der Haut.

Hilfe: Kühlen mit Wasser oder Eis, später Brand-Gel (Aristamid Gel®).

2. Grad: Blasenbildung.

Hilfe: Arzt aufsuchen.

3. Grad: Gewebe verkohlt, offene Wunden.

Hilfe: Krankenhaus, keine Salben.

Verbrühungen: Unmittelbar nach dem Unfall, z. B. in der Küche, wird die verbrühte Hautfläche einige Minuten lang unter einen Strahl kalten Wassers gehalten und auf diese Weise sehr oft stärkere Beschwerden und Blasenbildung verhindert. Bei der weiteren Behandlung evtl. Aristamid Gel® auftragen.

Vergiftungen: → Kapitel „Maßnahmen bei Vergiftungen" (S. 600).

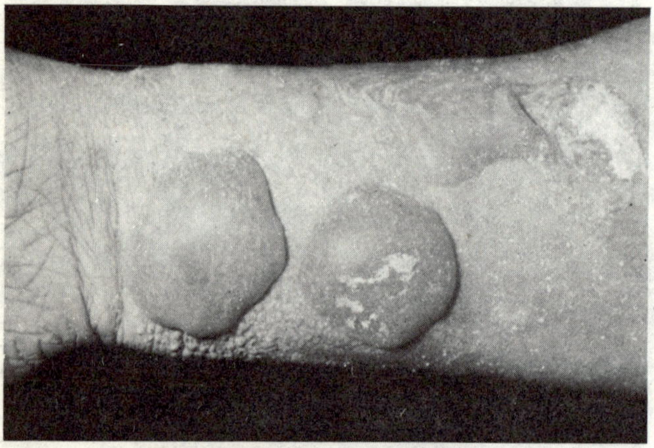

Verbrennung zweiten Grades

Verletzungen: Bei kleineren Verletzungen Anlegen von Notverbänden, bei schwereren zur Vermeidung von zusätzlicher Infektionsgefahr keimfreie Verbände, sofort Transport ins Krankenhaus.

Bei Schlagaderblutung ist wegen der Lebensgefahr infolge Verblutung sofortiges Handeln erforderlich. Kennzeichen: Hellrotes Blut quillt in reichlicher Menge aus der Wunde und verstärkt sich oft mit jedem Pulsschlag; bisweilen spritzt sogar ein Blutstrahl heraus. Durch den zunehmenden Blutverlust treten Schäche, Bewußtlosigkeit und körperlicher Verfall ein. Hilfe: Das verletzte Glied hochhalten und die Schlagader herzwärts der Verletzung stark zusammendrücken (vergleiche Abb. S. 589/90), dann starkes Abbinden mit Gummiband (Hosenträger, Gürtel, Strick oder dgl.). Für gut befestigten Druckverband sorgen und sofort ins Krankenhaus. Zettel mit genauem Vermerk, wann die Abbindung angelegt wurde, übergeben.

Bei Verletzungen durch Elektrizität zuerst den Strom abschalten.

Hilfe: Vor der Berührung des Verunglückten muß man sich selbst sichern und vor allem vom Erdboden durch eine Unterlage aus Holz, Gummi oder Glas isolieren. Hände mit trockenem Papier oder Seide umwickeln, wenn vorhanden auch Gummihandschuhe (Haushaltshandschuhe) anziehen. Bei Bewußtlosigkeit → künstliche Atmung, nach dem Aufwachen Kaffee oder andere anregende Getränke. Etwaige Wunden mit keimfreiem Verbandstoff verbinden, dann Transport ins Krankenhaus.

Verrenkung, Verstauchung: Keinen Versuch zur Einrenkung unternehmen, nicht auf Knochenbruch untersuchen.

Hilfe: Ruhigstellung des schmerzhaften Gliedes durch Tücher oder Behelfsschienen wie beim → Knochenbruch. Schnellstens ins Krankenhaus oder zum Arzt.

Erste Hilfe bei einer Wunde

1. Hochhalten des verletzten Gliedes. Die Blutung wird dadurch geringer; Verletzten hinlegen oder setzen.
2. Wunde mit keimfreiem Verband bedecken. Wenn möglich, keimfreies Verbandpäckchen verwenden. Vorsicht beim Öffnen des Päckchens, Gaze, die die Wunde bedecken soll, nicht berühren. Notfalls Innenseite eines sauberen, gebügelten Tuches (Taschentuch) nehmen.
3. Druckverband bei stärkerer Blutung. Über den keimfreien Verband zweites oder drittes elastisches Polster (Verbandpäckchen, Watte oder Zellstoff) auf die Durchblutungsstelle legen und fester anwickeln. Keine Stauung verursachen.
4. Abbindung nur im äußersten Notfall, wenn Druckverband nicht ausreicht und Verblutungsgefahr droht. Auf schnellstem Wege zum Arzt. Abbindung darf nur 1½ Stunden liegen bleiben. In verzweifelten Fällen direkt mit der Hand das blutende Gefäß in der Wunde abdrücken.
5. Wunden an Kopf, Brust und Bauch: an die Möglichkeit der Eröffnung dieser Körperhöhlen denken. Besondere Sorgfalt beim Verbinden und Transport, schonend zum Arzt.
6. Wunden in der Umgebung größerer Gelenke: Keimfreier Verband und Ruhigstellung des Armes oder Beines durch Schienen.
7. Der Verletzte mit einer Wunde soll sofort, möglichst aber innerhalb acht Stunden, vom Arzt versorgt werden.

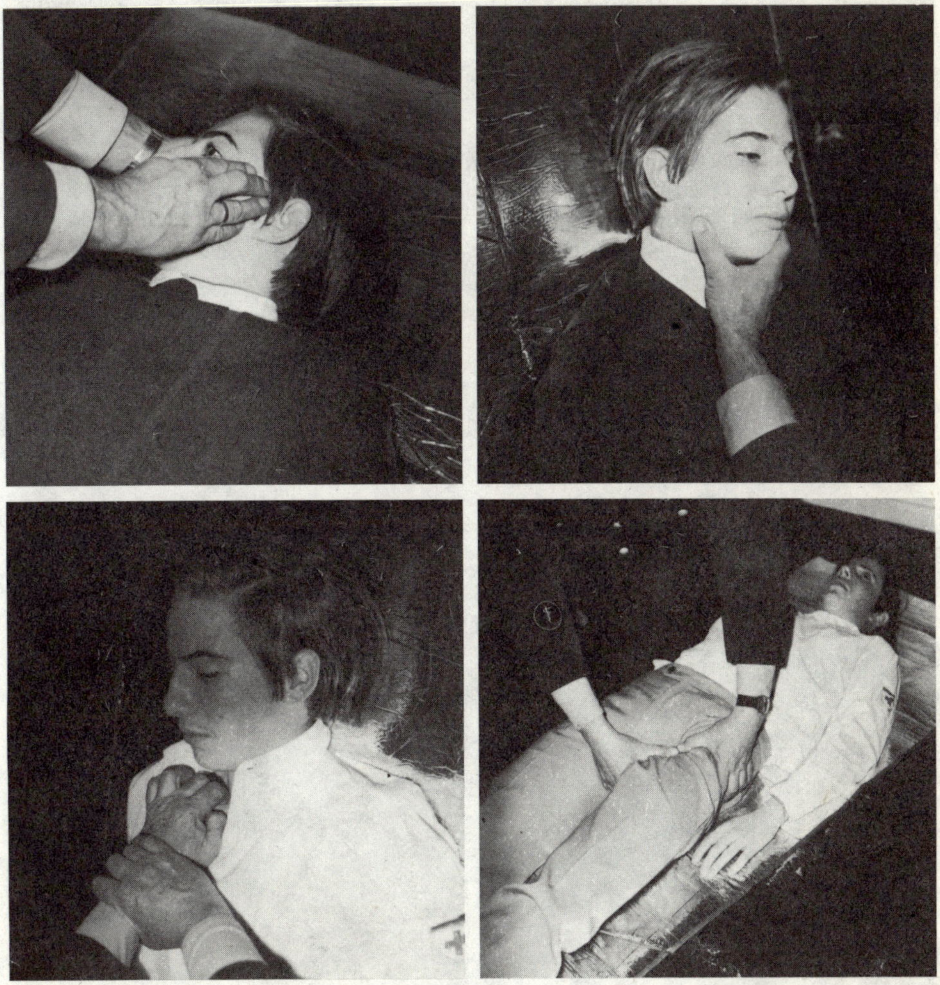

An den in der Bildfolge gezeigten Punkten werden die Hauptschlagadern abgedrückt:
1. Schläfe, 2. Unterkiefer, 3. Schlüsselbein, 4. Leistenbeuge,

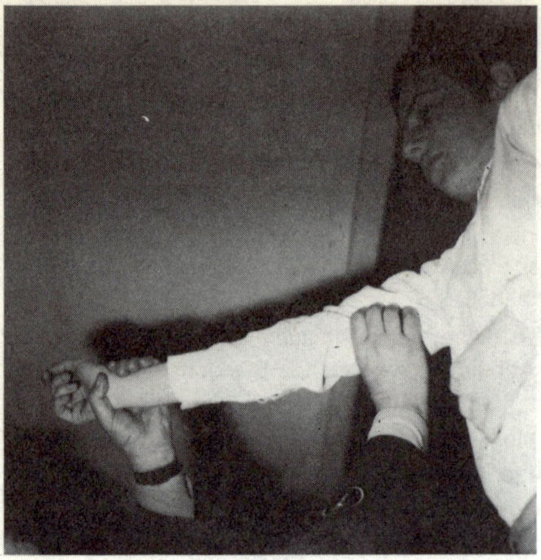

5. Oberarm.

Da äußerlich die Tiefe einer Wunde nicht zu erkennen ist, besteht bei allen Wunden an Kopf, Brust und Bauch wegen der Möglichkeit der Eröffnung dieser Körperhöhlen besondere Gefahr, ebenfalls bei Wunden in der Nähe größerer Gelenke (besonders Kniegelenk).

Die Blutung aus kleinen Gefäßen (Haargefäße) steht durch Gerinnung. Hochheben des verletzten Gliedes verringert eine Blutung.

Der Druckverband, bei dem über dem bereits angelegten Verband Watte, Zellstoff oder ein Verbandpäckchen unter vermehrtem Zug angewickelt werden, bringt meist auch größere Blutungen zum Stehen. Ein zu fest angelegter Druckverband verursacht eine Stauung, d. h., das durch die Schlagader in die Gliedmaße einströmende Blut kann durch die bereits abgedrückte Blutader nicht mehr abfließen, die Gliedmaße wird blau und die Blutung wird stärker.

Bei Schlagaderverletzungen (aus der Wunde spritzt stoßweise Blut) die zur Wunde führende Schlagader gegen den Knochen abdrücken, und dann durch zweite Person Druckverband anlegen lassen. Im äußersten Notfall in Oberarm- bzw. Oberschenkelmitte abbinden. Wegen Lähmungsgefahr ist das Abbinden im Bereich des Ellenbogengelenkes, des Kniegelenkes und im oberen Drittel des Unterschenkels verboten.

Zur Abbindung werden nur breite Binden, Schal oder Tücher benutzt, die nicht durch Einschnürung Schaden anrichten.

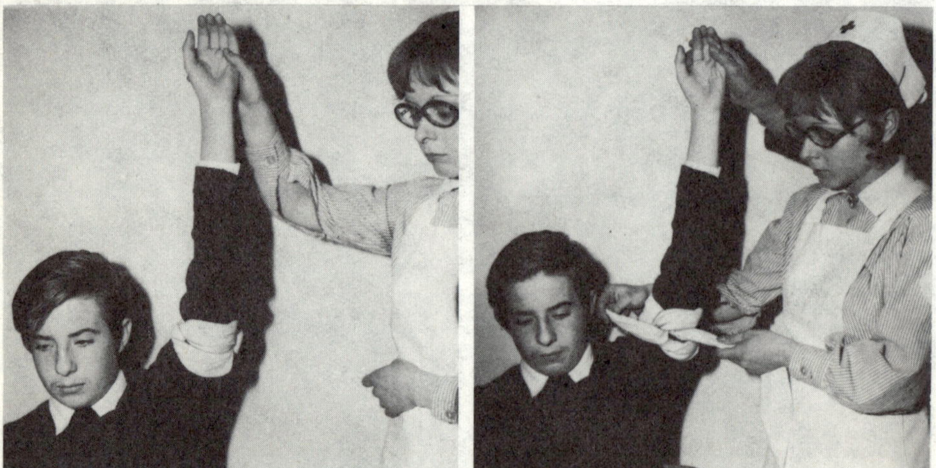

Abbinden einer Wunde im Oberarm

Die Abbindung, die nur in ganz seltenen Fällen nötig ist, darf nur $1\frac{1}{2}$ Stunden liegen bleiben (Absterben des Gliedes). Deshalb dringende Hilfe durch den Arzt. Ist innerhalb von $1\frac{1}{2}$ Stunden kein Arzt zur Stelle, vorsichtige Lösung der Abbindung für etwa 1 Minute, damit Gliedmaße wieder durchblutet wird. Der Helfer übt für die Zeit der Lösung der Abbindung einen zusätzlichen Druck auf den Verband über der Wunde aus. Dann Abbindung wieder anziehen.

Auf einem Begleitzettel sind einzutragen: Name und Adresse des Verletzten, Verletzung und wo, Zeitpunkt und Ort der Abbindung, Name und Adresse des Helfers.

In verzweifelten Fällen, bei denen keine Abbindung möglich ist, preßt der Helfer ohne Rücksicht auf die eingeschleppten Krankheitskeime ein Verbandpäckchen, ein Taschentuch, ähnliches oder nur die bloße Faust unmittelbar in die Wunde.

Lebensgefahr besteht beim gesunden Erwachsenen bei Verlust von $1\frac{1}{2}$ bis 2 Litern Blut, beim einjährigen Kind schon bei 200 ccm.

Künstliche Atmung

Bei tiefer Bewußtlosigkeit sowie nach Erhängen, Ersticken, Ertrinken und nach elektrischen Unfällen tritt bisweilen ein Zustand auf, den man als Scheintod bezeichnet. In all solchen Fällen ist sofort die künstliche Atmung einzuleiten.

Die Wiedererweckung des Lebens ist hier im wesentlichen von der Geistesgegenwart und Geschicklichkeit der Hilfsperson abhängig. Möglichst ist sofort eine weitere Person zum nächsten Arzt oder Krankenhaus zu schicken, um mit entsprechenden Apparaten und Medikamenten die Maßnahmen der künstlichen Atmung zu unterstützen.

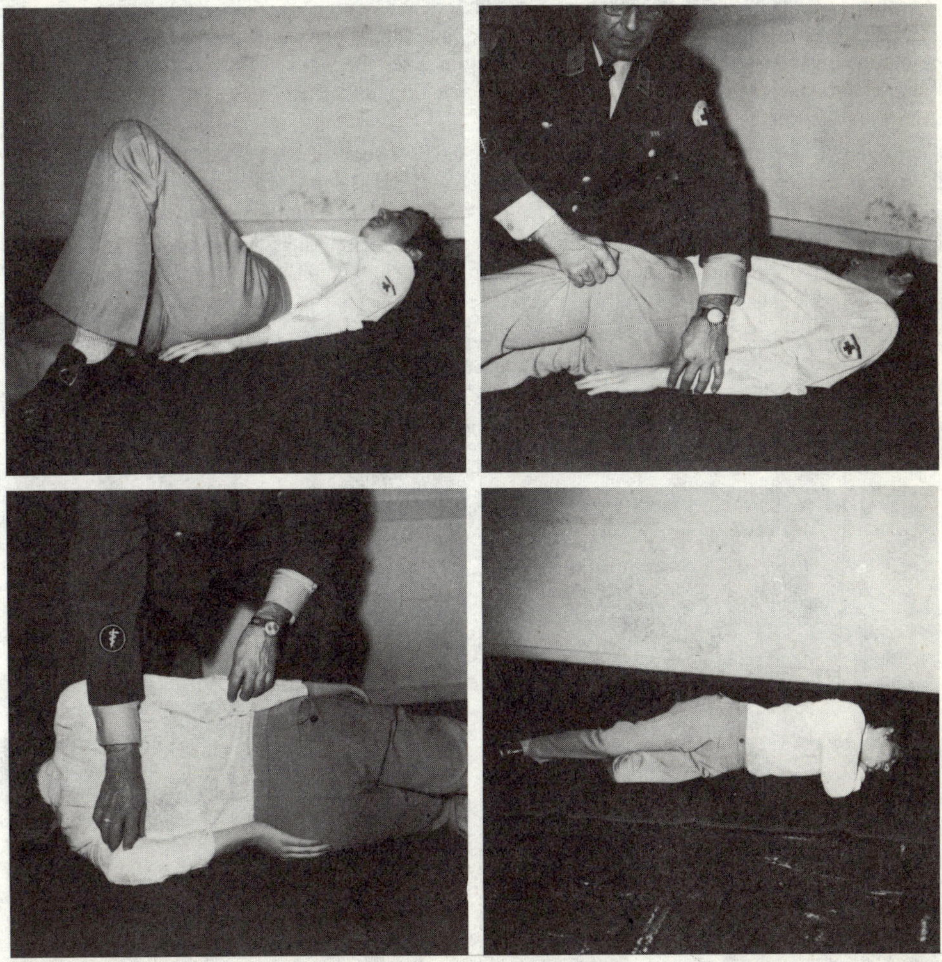

Seitenlagerung bei Bewußtlosigkeit (Fortsetzung folgende Seite)

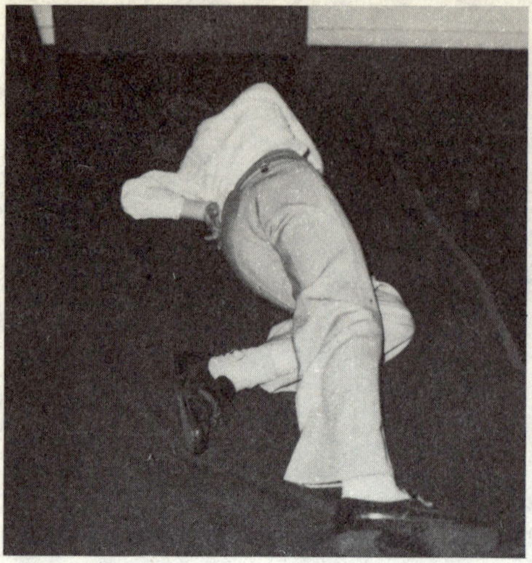 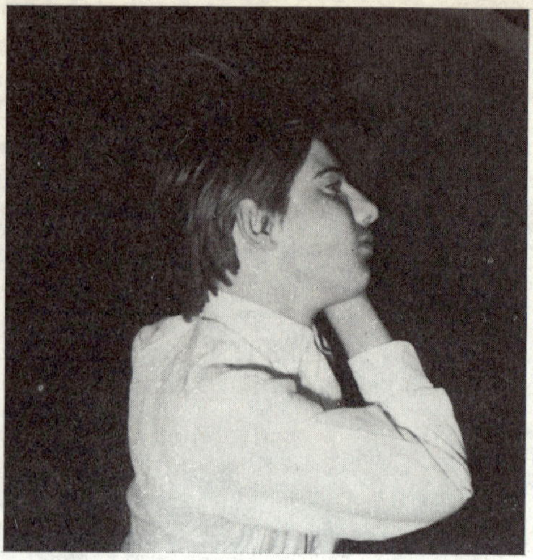

Seitenlagerung bei Bewußtlosigkeit

Der Bewußtlose ist zuerst in Seitenlage zu bringen. Der Kopf muß tiefer liegen, damit Blut, Erbrochenes usw. nach außen ablaufen kann. Die Mundhöhle ist von Erbrochenem und Fremdkörpern (Gebiß) zu säubern, sonst ist die Atmung behindert. – Seit einigen Jahren wird die Mund-zu-Mund- oder Mund-zu-Nase-Beatmung mit Erfolg als die einfachste und wirksamste Methode der Atemspende empfohlen. Es sei darum jedermann, besonders Autofahrern, dringend empfohlen, die Technik der Mund-zu-Mund-Beatmung und Erste-Hilfe-Maßnahmen in einem Roten-Kreuz-Kursus zu erlernen.

1. Lagerung auf den Rücken. Der Helfer kniet seitlich neben dem Kopf des Verunglückten und beugt dessen Kopf stark zurück. Dabei verschließt der Daumen der das Kinn hochschiebenden Hand den Mund des Scheintoten, die andere Hand hält den Kopf an der Stirn.
2. Der Helfer atmet tief ein, setzt dann seinen weitgeöffneten Mund trichterförmig auf das Gesicht des Verunglückten um die Nase herum fest auf und bläst seine Ausatmungsluft in dessen Lungen.
3. Dann hebt der Helfer seinen Kopf vom Gesicht des anderen ab und beobachtet, wie die Luft wieder entweicht. Atemgeräusch, Bewegung des Brustkorbs und Bauch beachten. Der Helfer atmet inzwischen wieder ein und beatmet von neuem. 15 mal in der Minute.

   Die ersten Beatmungsstöße sind entscheidend.

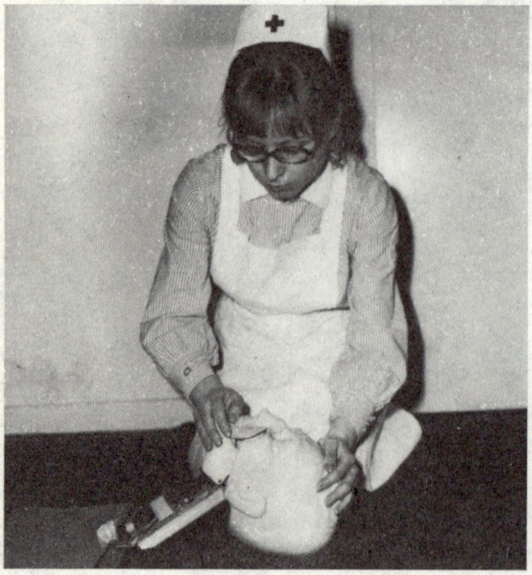 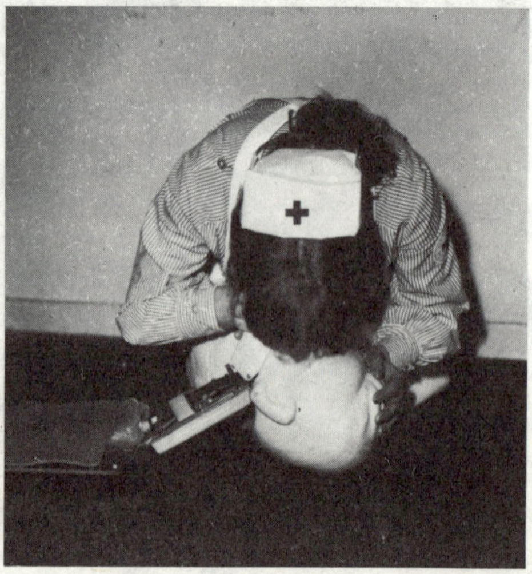

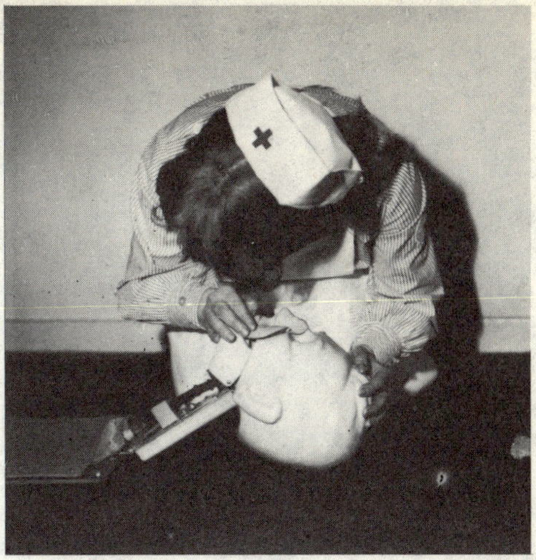

Künstliche Beatmung

Die häufigsten Verbände

Das Festhalten von Verbandstoffen auf einer Wunde oder von Schienen an verletzten Gliedern erfolgt nur durch Binden. Diese bestehen aus Mull, Gaze oder Trikotstoff, es können aber auch behelfsmäßig gebügelte Taschentücher o. ä. genommen werden. Zum Abschluß, zur Polsterung, dient Watte oder Zellstoff.

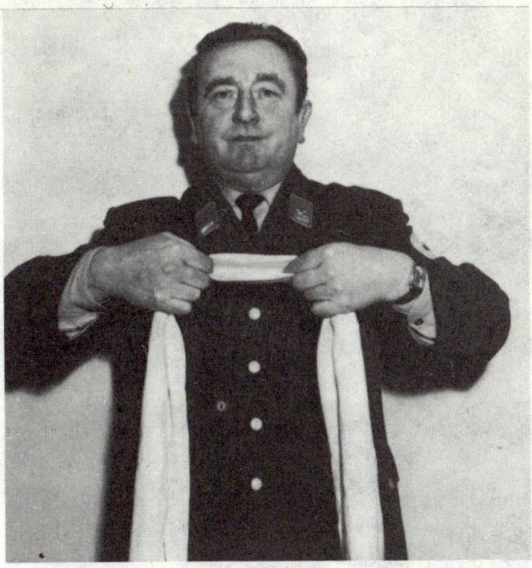

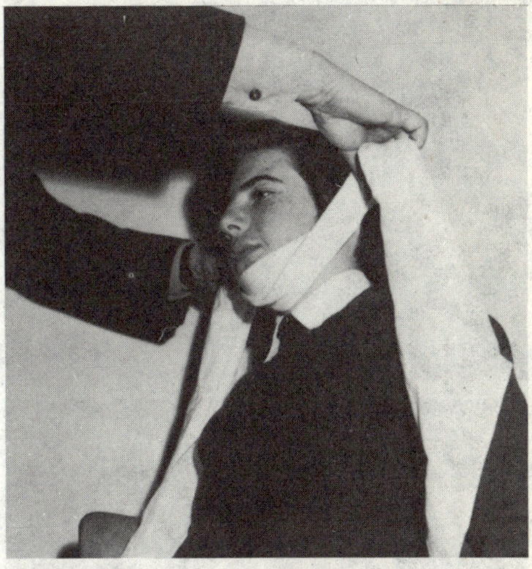

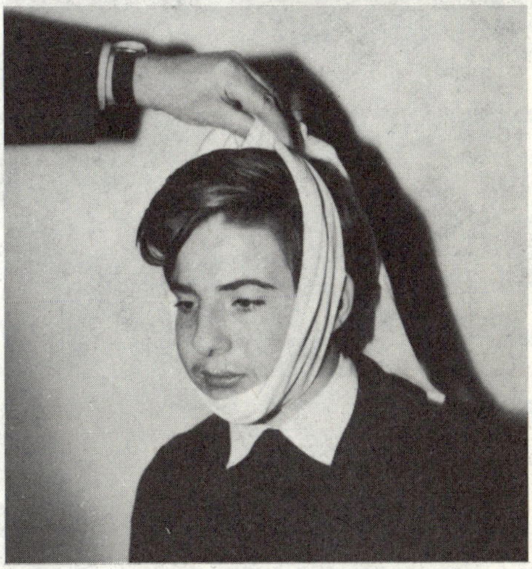

Kinnschutzverband

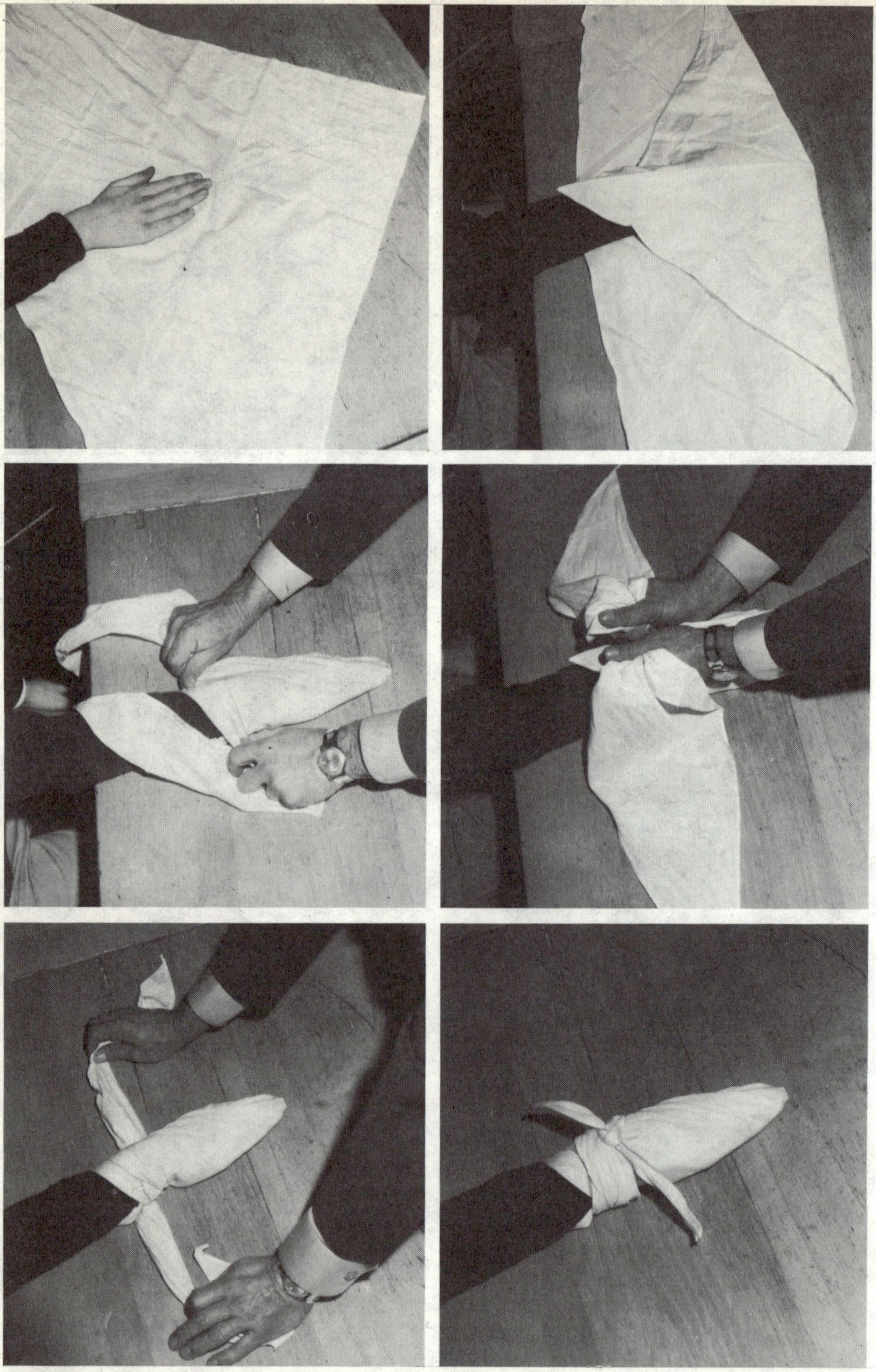

Handverband

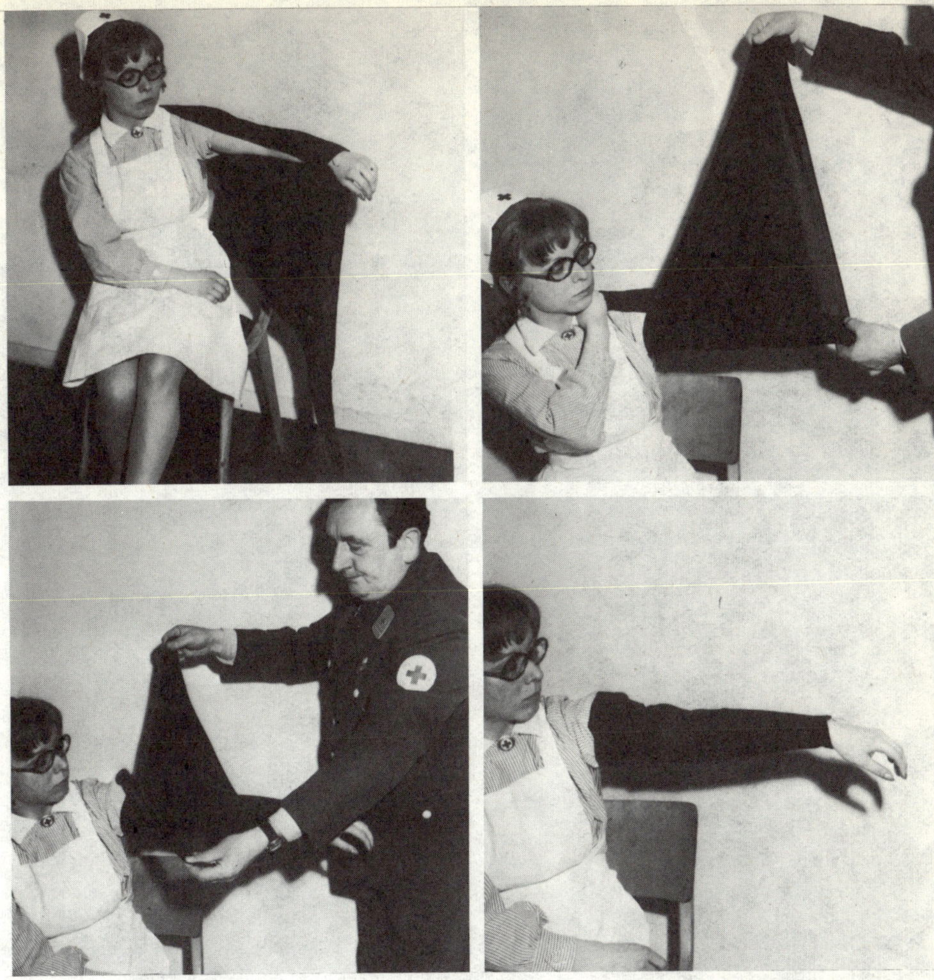

Armverband

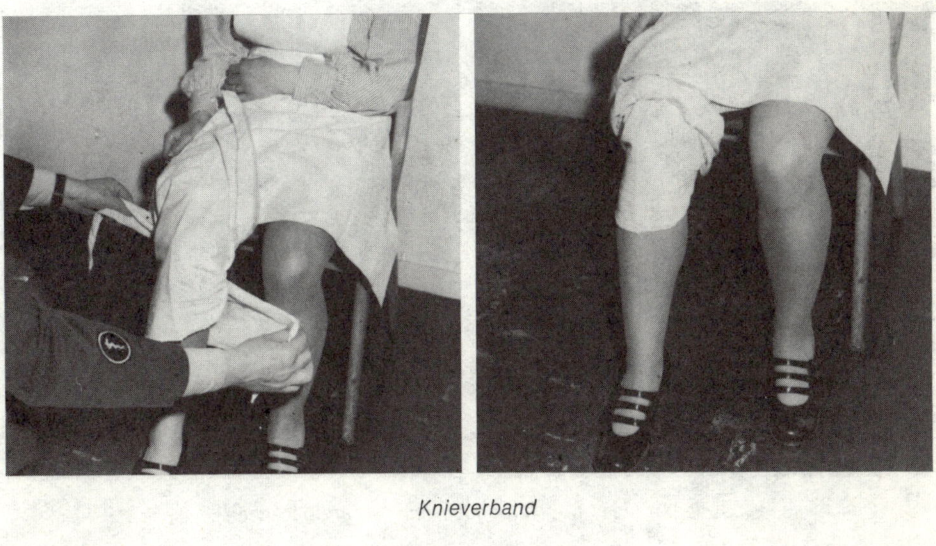

Knieverband

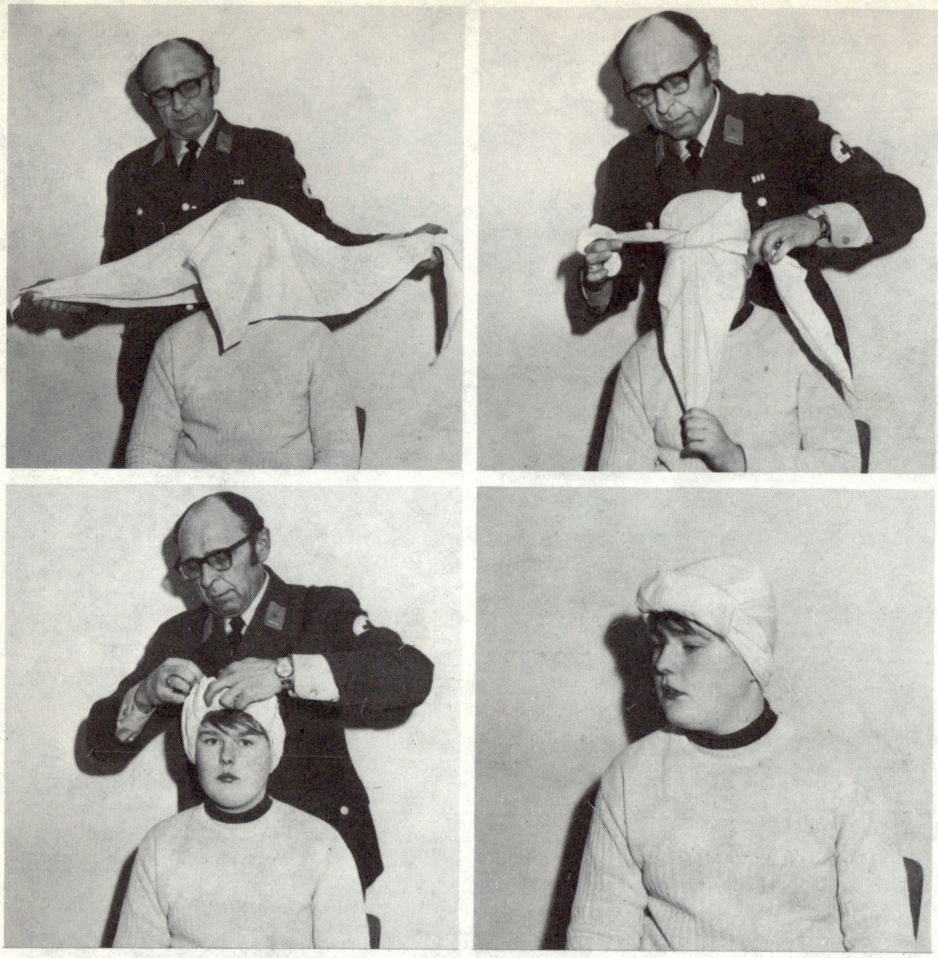

Kopfhaube

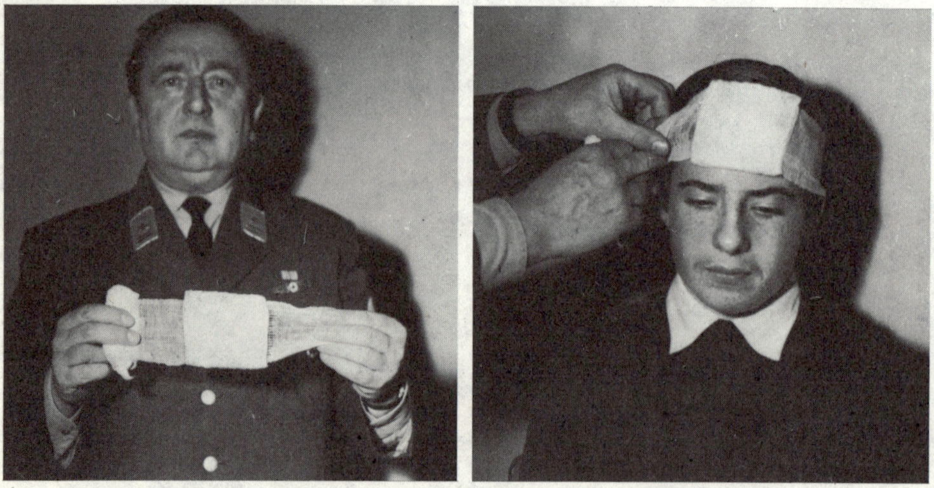

Anlegen eines Kopfverbandes mit Verbandpäckchen

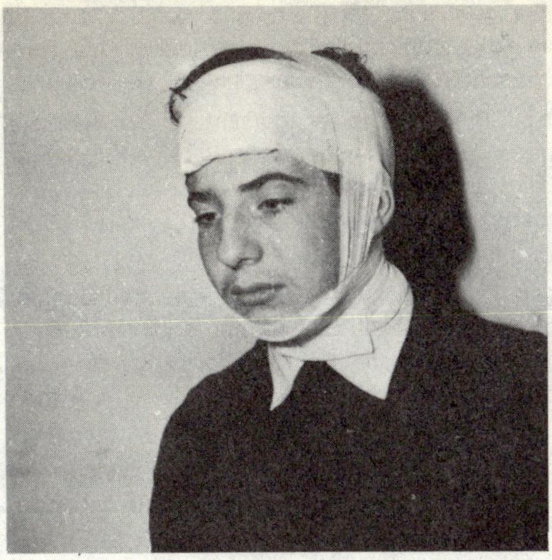

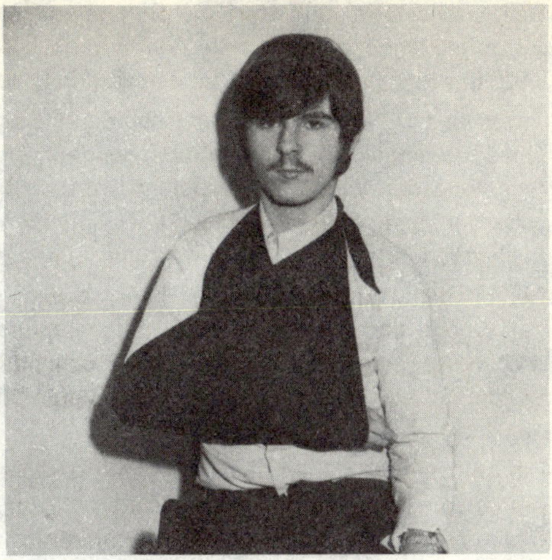

Kopfverband

Armtragebruch

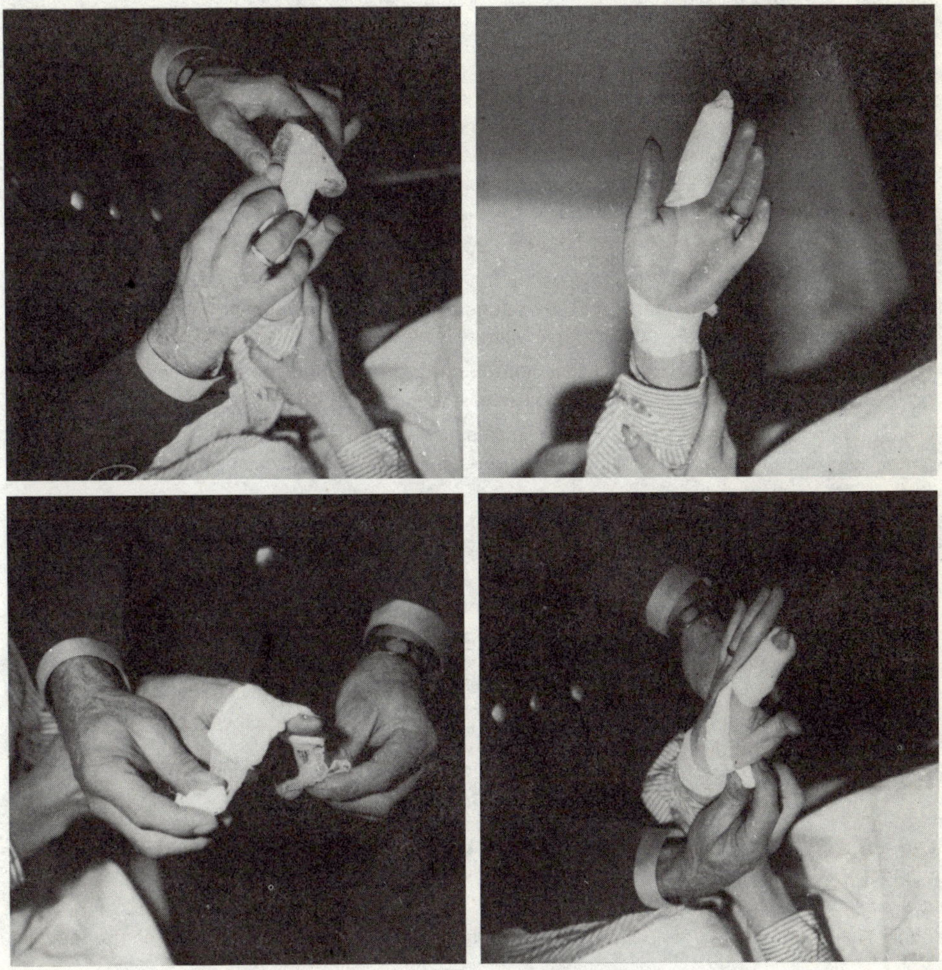

Fingerverband mit Verbandpäckchen

Beim Umwickeln muß man die Binden mit einem gewissen festen Zug um den betroffenen Körperteil legen, damit sich der Verband nach dem Anlegen nicht gleich wieder lockert. Andererseits darf die Durchblutung nicht etwa durch ein Abschnüren des Gliedes behindert werden.

Es ist für den Nothelfer nicht entscheidend, ob er die Binden ganz sachgerecht um das verletzte Glied herumgeführt hat, sondern vielmehr, daß es zweckentsprechend und mit vorsichtiger Schonung des Verletzten ausgeführt wurde. So sind auch in diesen Fällen der gesunde Menschenverstand, Geschicklichkeit und Verantwortungsgefühl am wertvollsten. Die erste Pflicht heißt: Nicht schaden.

Bei offenen Wunden kommt es hauptsächlich darauf an, daß nicht weitere Verschmutzungen der Wunde und mit ihr Infektionsgefahr verursacht werden, während es bei Knochenbrüchen wichtig ist, eine Verschiebung der Bruchenden als wesentliche Komplikation zu vermeiden. Endlich ist es in jedem Fall für jeden Verunglückten von entscheidender Bedeutung, daß man ihm nicht zusätzlich Schmerzen bereitet.

Die Hilfsperson soll nicht nur die erforderlichen Handgriffe durchführen, sondern gleichzeitig dem Verunglückten mit seinen Schmerzen und in seiner Verängstigung durch aufmunternde, tröstende Worte seelischen Auftrieb geben.

Verhalten bei plötzlichen Krankheitsfällen

Abort: → Fehlgeburt.

Atemnot: Bei Herzkranken ansteigendes → Armbad vorbereiten (für warmes Wasser sorgen), Patienten entkleiden und bequem lagern, für frische Luft sorgen, kalte oder heiße Herzauflage nach individuellem Wohlgefühl, heiße Armwaschungen oder vorbereitetes Armbad durchführen, Bohnenkaffee trinken lassen. Bei Asthma außerdem heiße Rückenauflagen oder heiße Teilwaschungen des Rückens und der Arme, danach Bürstmassage dieser Körperteile, im Bedarfsfall anschließend ansteigendes Fußbad.

Augenentzündung: Alle Maßnahmen, die im Kapitel Augenkrankheiten geschildert sind.

Bauchschmerz: siehe Leibkolik.

Bewußtlosigkeit: siehe Ohnmacht, bei Vergiftung → Kapitel „Maßnahmen bei Vergiftungen".

Bindehautentzündung: siehe Augenkrankheiten.

Blasenkrampf: Heißes Fußbad, anschließend Bettruhe, heiße Auflagen auf die Blasengegend oder Sitzdampf, heiße Getränke, z. B. Kräutertee aus Zinnkraut oder Kamille.

Blinddarmentzündung: Sofort Arzt holen, nichts essen, nur Flüssigkeit zuführen, kein Abführmittel, kein Morphium oder ähnliche Medikamente, kalter Leibumschlag, evtl. Eisbeutel, Bettruhe.

Blutbrechen: Bei einer Blutung aus dem Mund muß unterschieden werden, ob sie direkt aus Mundhöhle oder Rachen stammt, ob Bluterbrechen aus dem Magen oder *Blutsturz* aus der Lunge vorliegt. In diesem Fall wird das Blut durch Beimengung schaumig, während bei einer Blutung aus der Mundhöhle das Blut zumeist rot bleibt. Erbrochenes Blut, das aus dem Magen stammt, hat schon gewisse Veränderungen durchgemacht und ist nahezu schwarz (wie Kaffeesatz). Es kann aber auch Blut erbrochen werden, das aus Organen oberhalb des Magens stammt, also aus der Speiseröhre oder dem Rachen. Eine Ruhigstellung des Kranken durch Bettruhe ist unbedingt erforderlich, weiterhin muß sofort der Arzt geholt werden.

Blutvergiftung: → Kapitel „Blutvergiftung" (S. 414).

Bruch, eingeklemmter: Sofort den Arzt verständigen oder das Krankenhaus aufsuchen.

Darmverschluß: → Stuhlverhaltung.

Drüsenschwellung: Entweder als Infektionskrankheit an der Ohrspeicheldrüse → Mumps oder infolge Blutvergiftung → Lymphdrüsenschwellung.

Durchfall: Bettruhe, auf den Leib Wärmflasche oder heiße Auflage, Kohletabletten einnehmen oder Aufschwemmung von Heilerde viertelstündlich jeweils 1 Eßlöffel oder roh geriebenen Apfel.

Ersticken: → Atemnot.

Fehlgeburt: Sofort Arzt oder Hebamme rufen, bis dahin Bettruhe, Gummiunterlage.

Fieberanfall: → Temperaturerhöhung.

Gallenkolik: Bettruhe mit heißer Leibauflage oder ansteigend heißes Halbbad, heißen Pfefferminztee trinken, bei anhaltenden Beschwerden den Arzt rufen.

Gelbsucht: → Kapitel „Gelbsucht" (S. 207).

Hämorrhoiden-Blutung: Bettruhe unter Vorlage eines feuchten Kamillenlappens, bei starkem Blutabgang außerdem Zellstoff. Weitere Behandlung ist im Kapitel „Hämorrhoiden" (S. 201) nachzulesen.

Halsschmerzen → Katarrhalische Angina und → Diphtherie.

Harnverhaltung: Ansteigend heißes Beinbad, Sitzdampf oder auch ansteigendes Halbbad. Wenn der Harn sich nicht nach diesen Anwendungen selbsttätig entleert, Arzt benachrichtigen oder Krankenhaus aufsuchen zum Katheterisieren.

Hautausschlag: → Kapitel „Hautkrankheiten" (S. 283).

Herzanfall, Herzstiche: Verhalten wie bei → Atemnot, Ruhe bewahren, frische Luft. Ist das Allgemeinbefinden stark beeinträchtigt, sofort den Arzt rufen, sonst Hausarzt benachrichtigen oder in der Sprechstunde aufsuchen.

Hustenanfall: Heiße Getränke, am besten Hustentee, Einatmen heißer Dämpfe mit Eukalyptusöl. Bei anhaltendem Hustenreiz auch heiße Kompressen auf den oberen Brustkorb.

Kopfschmerz: Es gibt viele Ursachen, die Behandlung richtet sich nach dem Grundleiden. Als erste Maßnahme: Ansteigend heißes Beinbad, anschließend Bettruhe mit nassen Socken nach Kneipp oder Wadenwickel. Bei schlechtem Stuhlgang Abführmittel. Oft wird verdunkeltes Zimmer angenehm empfunden, stets aber frische Luft hereinlassen. Teefasten oder Traubensaft trinken; oft hat Bohnenkaffee eine schmerzlindernde Wirkung.

Krämpfe: Örtliche Krämpfe, wie z. B. Wadenkrämpfe, sind Folge einer Durchblutungsstörung. Hier sind ansteigend heiße Beinbäder oder heiße Wickel angezeigt. Allgemeine Krämpfe sind oft ein Zeichen für einen epileptischen Anfall. Für den hinzukommenden Laien bleibt nur die Aufgabe, ein Aufschlagen des Kopfes durch Unterlage eines Kissens oder eines behelfsmäßigen Polsters (zusammengerollte Jacke) zu verhindern und zwischen die Zähne einen Knebel aus dem Taschentuch oder dgl. zu schieben, damit weitere Zungenbisse vermieden werden, → Wundstarrkrampf (Tetanus), → Hundebiß (Tollwut) und → Tetanie.

Lähmung: Sofort den Arzt benachrichtigen, bei Verdacht auf Schlaganfall entscheiden das schnelle Erscheinen des Arztes und Einleitung der zweckentsprechenden Behandlung über den weiteren Verlauf und die Möglichkeit späterer Wiederherstellung. Ist der Arzt nicht schnell genug zu erreichen, Kranken sofort mit Krankenwagen ins Krankenhaus schaffen.

Leibkolik, Leibschmerz: Vielfältige Ursachen, am rechten Unterleib an → Blinddarmentzündung, → Gallenkolik, Magenkrampf denken. In unklaren Fällen bis zum Eintreffen des Arztes heißen Pfefferminz- oder Kamillentee trinken (ungesüßt) und heiße Leib-Kompresse auflegen. Nichts essen und ohne Rücksprache mit dem Arzt kein schmerzstillendes Medikament und kein Abführmittel einnehmen.

Leistenbruch: Vorfall bzw. Einklemmung → Bruchbehandlung.

Lymphdrüsenschwellung: Auf Grunderkrankung achten, z. B. → Sepsis, → Halskrankheiten.

Magenkrampf: siehe Leibkolik, Leibschmerz.

Migräneanfall: siehe Kopfschmerz.

Nasenbluten: Kalte Kompresse in den Nacken, notfalls Gazestreifen in die Nasenöffnung stopfen und erst nach einiger Zeit vorsichtig entfernen.

Nesselfieber: Am besten schwitzen in der → Sauna oder zu Hause mit einem ansteigenden Teilbad und nachfolgender Schwitzpackung. Bei anhaltenden Beschwerden zum Arzt.

Nierensteinkolik: Ansteigend heißes Fußbad, dann Bettruhe mit heißem Heusack, heiße Kompresse in die Lendengegend oder bei Badeeinrichtung ansteigend heißes Halbbad, möglichst nicht unter 30 Minuten. Bei empfindlichem Herzen gleichzeitig kalte Herzauflage, heißen Kräutertee trinken, z. B. Schafgarbe, Schachtelhalm oder Hagebutten. Danach Arzt aufsuchen oder bei anhaltenden Beschwerden um Arztbesuch bitten.

Ohnmacht: → auch Vergiftungen und → Hitzschlag. Viele Ursachen können einen Ohnmachtsanfall auslösen, daher in unklaren Fällen sofort einen Arzt zuziehen, sonst häufig Folge einer ungenügenden Durchblutung des Gehirns. Flach lagern, beengende Kleidungsstücke öffnen oder entfernen, für frische Luft sorgen, Füße warm reiben und Wärmflasche anlegen, evtl. Hautbürstungen, heiße Herzkompressen. Weitere Ursachen → Diabetes und → Schlaganfall.

Schlaganfall: siehe Lähmung.

Schluckauf: Hervorgerufen durch plötzliche Zusammenziehung (Verkrampfung) des Zwerchfells. Im allgemeinen durch rasches Trinken von Flüsigkeit oder durch tiefes Atmen (lautes Singen) zu lösen, in hartnäckigen Fällen heiße Auflage zwischen Brust- und Bauchhöhle. Es können auch Erkrankungen der → Speiseröhre in Betracht kommen.

Schüttelfrost: siehe Temperaturerhöhung.

Schwindelanfall: Viele Ursachen, oft infolge von Kreislaufstörungen. Bettruhe, frische Luft, knappe Kost. Wechselfußbäder, Arzt aufsuchen.

Stuhlverhaltung: In bedrohlicher Form bei → Darmverschluß sofort den Arzt holen oder Krankenhaus aufsuchen. Je eher die Einweisung erfolgt, desto leichter kann eine Operation vermieden werden.

Temperaturerhöhungen: Bei plötzlicher Temperaturerhöhung bis zu hohem Fieber tritt zumeist Schüttelfrost auf. Viele Ursachen für fieberhafte Erkrankungen, nicht immer im ersten Augenblick zu erkennen, das typische Krankheitszeichen erst im späteren Verlauf auftreten. In jedem Fall Arzt rufen und Bettruhe einhalten. Kalte Wadenwickel anlegen. Besondere Fieberdiät, anfangs am besten nur Fruchtsäfte und frisches Obst, bei fieberhafter Magen-Darm-Erkrankung nur Kräutertee, z. B. Kamille, Pfefferminze, Leinsamen oder Fenchel für sich oder in Mischung. Kühle Teilwaschungen und kalte Stirnauflagen wirken erfrischend. Für gute Lüftung des Krankenzimmers sorgen.

Zahnschmerz: Bisweilen nur vorübergehend ausstrahlend bei Erkältungskrankheiten usw. Sonst Zahnarzt aufsuchen.

Zittern: Verschiedene Ursachen, bei Aufregung Beruhigung durch Baldrian-Tee oder -Tropfen, auch Schüttelfrost (siehe Temperaturerhöhung).

Maßnahmen bei Vergiftungen

Vergiftungen durch Lebensmittel

Durch Nahrungsmittel können bestimmte Krankheitskeime auf den Menschen übertragen werden, z. B. Typhuserreger in der Milch oder Trichinen im Fleisch. Diese Erkrankungen sind auf die Mißachtung hygienischer Vorschriften zurückzuführen. Außerdem gibt es eine Lebensmittelvergiftung, die durch das Toxin des Botulismus-Bazillus hervorgerufen wird, das gegen Hitze nicht widerstandsfähig ist. Seine Giftstoffe werden daher durch Kochen zerstört und kommen nur beim Genuß ungekochter verdorbener Lebensmittel aus Konservenbüchsen zur Auswirkung. Die Krankheit kann durch verdorbene Obst-, Gemüsekonserven, Schinken, Wurst und Käse in Dosen ausgelöst werden, deren Deckel vorgewölbt ist ohne daß sich vorher Geschmacksveränderungen feststellen lassen.

Nach 12–48 Stunden kommt es dann zu schweren Magen-Darm-Erscheinungen mit Verstopfung oder auch Durchfall. Im weiteren Verlauf stellen sich Sehstörungen und Veränderungen an den Augen ein. Weiterhin bestehen Trockenheit im Mund, Schlucklähmungen, Atemnot und Heiserkeit. Die Temperatur ist meist normal, nur der Puls ist beschleunigt. Die Sterblichkeit ist groß.

Behandlung: Sofortige Magenspülung, dazu sofort den Arzt rufen oder den Kranken ins Krankenhaus transportieren, weil dort auch die diagnostische Klärung am sichersten und schnellsten erfolgen kann. Dort lassen sich auch die sonstigen Maßnahmen am sichersten durchführen.

Giftige Pilze verursachen ebenfalls schwere gesundheitliche Störungen. Einige von diesen, wie z. B. der Speitäubling oder der Kartoffelbovist, den man mit der Trüffel verwechseln kann, erzeugen im Magen-Darm-Kanal schwere Störungen, denen heftige Leibschmerzen und eine starke Beeinträchtigung des Allgemeinbefindens folgen.

Andere Pilze enthalten schwere Nervengifte, z. B. der Fliegenpilz, oder ein Blutgift wie die Lorchel. Sehr gefürchtet ist auch die schwere Vergiftung durch den Knollenblätterschwamm, der mit dem Champignon verwechselt werden kann. Pilzvergiftungen, die innerhalb 3 Stunden nach dem Essen einsetzen, gelten als verhältnismäßig leicht, solche nach 6–24 Stunden sind jedoch in jedem Fall als lebensgefährlich anzusehen und machen eine sofortige Krankenhauseinweisung erforderlich. Sofort den Arzt rufen, der über die Notwendigkeit einer Magenspülung und Krankenhauseinweisung zu entscheiden hat.

Auch Vergiftungen durch den Genuß von Miesmuscheln und Austern kommen häufig vor. In all diesen Fällen erfolgt am sichersten die Behandlung im Krankenhaus, in jedem Fall muß aber sofort ein Arzt zugezogen werden.

Vergiftungserscheinungen sind auch infolge Fischgenuß möglich, meistens wie bei Fleischkonserven als Botulismus auftretend, also auch entsprechend der obigen Darstellung zu behandeln. Schließlich kann auch nach dem Genuß von verdorbenem Käse eine Lebensmittelvergiftung auftreten.

Vergiftungen durch Nervengifte

Alkoholismus: Man unterscheidet akute und chronische Alkoholvergiftungen. Im akuten Rausch zeigen sich je nach der Schwere und der individuellen Reaktionsfähigkeit verschiedene Reizerscheinungen psychisch-nervöser Art. Am auffälligsten ist im Beginn der Wegfall der Hemmungen auf psychischem Gebiet, wie es z. B. Kraftfahrer nach Alkoholgenuß immer wieder demonstrieren: Sie fahren schneller und schätzen die Gefahren nicht richtig ein. Eine hochgradige akute Alkohlvergiftung kann zu einer plötzlichen Herz- und Atemlähmung führen. Es kommen aber auch die sogenannten krankhaften Rauschzustände zum Ausbruch, die sich von Aufregungs- und Dämmerzuständen bis zu Tobsuchtsanfällen steigern; nach dem Erwachen fehlt jede Erinnerung. – Bei chronischer Alkoholvergiftung kommt es schließlich zu anhaltenden psychischen und körperlichen Veränderungen. In solchen Fällen ist der vollständige Entzug des Alkohols unumgänglich notwendig. Entziehungskuren lassen sich mit Erfolg nur in speziellen Heilanstalten durchführen.

Nikotin-Vergiftung: Nikotin befindet sich in der Tabakpflanze und geht durch die Verbrennung der Tabakblätter beim Rauchen in den Körper über, so daß es zu Vergiftungserscheinungen geringeren oder größeren Ausmaßes kommen kann. Im allgemeinen treten nicht akute Vergiftungserscheinungen beim Raucher auf, sondern bei langjährigem M'ßbrauch je nach der Anfälligkeit des Rauchers verschiedenste gesundheitliche Störungen. Dazu gehören Wirkungen auf die Scheimhäute der Atemwege, angefangen von katarrhalischen Veränderungen (Raucher-Bronchitis) bis zum Lungenkrebs (Bronchialkarzinom). Weiterhin beobachtet man am häufigsten nachteilige Wirkungen am Herzen und den Blutgefäßen. Besonders werden Verkrampfungen der Gefäße ausgelöst, die zu schweren Durchblutungsstörungen einzelner Glieder führen können oder zur ungenügenden Blutversorgung des Herzmuskels selbst, so daß es hier zu schwerwiegenden Krankheitsfällen kommen kann. Andere Raucher wieder zeigen die Folgen einer chronischen Nikotinvergiftung an anderen Organsystemen, z. B. am Nervensystem oder am Magen-Darm-Kanal.

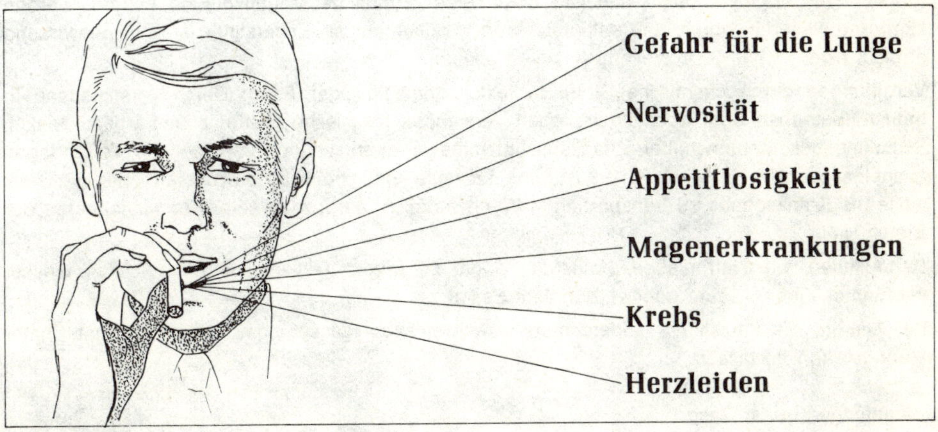

Langjähriger Mißbrauch des Nikotins kann die verschiedensten gesundheitlichen Störungen und sogar schwere Erkrankungen zur Folge haben.

Niemals kann man sagen, daß der Nikotin-Mißbrauch ohne schädliche Folgen geblieben ist, wenn auch die Krankheitserscheinungen im Augenblick noch nicht erkannt wurden.

Für die Behandlhung der chronischen Nikotinvergiftung ist der Verzicht auf weiteres Rauchen notwendig, sowie eine Allgemeinbehandlung, wie etwa bei Stoffwechselkrankheiten oder bei Nervenleiden (→ die entsprechenden Kapitel).

Kaffee und Tee enthalten einen chemisch gleichen Reizstoff, das Koffein bzw. Tein. Akute Vergiftungen durch Koffein infolge zu starker Aufgüsse von Kaffee können schon mit 4 Tassen Mokka hervorgerufen werden. Man beobachtet in solchen Fällen vor allem eine Pulsbeschleunigung mit Schwindelanfällen, Ohrensausen, Sehstörungen, Zittern und allgemeinen körperlichem Unbehagen, vor allem auch Herzbeschwerden und Atemnot. Die Erscheinungen können auch bis zu starker Unruhe und Krämpfen führen.

Die Beschwerden gehen bei Verzicht auf den Reizstoff, also z. B. auch bei koffeinfreiem Kaffee, zurück. Die Erholung erfolgt am schnellsten durch eine Entschlackung des Organismus, wie sie etwa als Allgemeinbehandlung für Stoffwechselkrankheiten oder für nervöse Störungen dargestellt ist.

Morphiumsucht: Die chronische Vergiftung entsteht als Folge des Morphium-Mißbrauchs, nachdem infolge starker Beschwerden in einem Krankheitsprozeß zur Schmerzstillung diese Präparate verordnet worden sind. Das gleiche gilt auch für ähnliche Medikamente, wie Dilaudid, Dikodid, Eukodal, ebenfalls auch für Opium in seinen verschiedenen Formen, als Tinktur genommen oder – wie im Orient – geraucht.

Bei der akuten Vergiftung treten Schwindelgefühle, starke Verengung der Pupille und Untertemperatur auf, schließlich Bewußtlosigkeit. Der Tod erfolgt nach schwerem körperlichem Verfall durch Atemlähmung.

Die Behandlung, in diesem Fall die Entziehungskur, kann aussichtsreich nur in einer Heilanstalt durchgeführt werden.

Atropin kennen wir nicht nur als Medikament, sondern vor allem auch als das Gift Hyoszyamin, einen Bestandteil der Tollkirsche, des Stechapfels und des Bilsenkrauts. 3–4 Beeren der Tollkirsche führen bei Kindern schon zu heftigen Vergiftungserscheinungen. Ein typisches Zeichen hierfür ist eine starke Trockenheit im Nasen-Rachen-Raum, die auch bei einer zu starken Dosierung von Atropin-Präparaten beobachtet wird. Weiterhin tritt ein kaum zu stillendes Durstgefühl auf, zu dem später Schluck- und Schlingbeschwerden kommen. Das Gesicht ist auffällig gerötet und heiß, die Pupillen sind stark erweitert. Die Kranken klagen über Schwindel und starken Kopfschmerz und erleiden oft heftigste Erregungszustände. Die schnelle Verlegung des Kranken in ein Krankenhaus ist dringend erforderlich.

Vergiftungen durch Medikamente: Durch zu reichliches Einnehmen stark wirkender Medikamente oder auch bei einer besonderen Überempfindlichkeit kommt es zu chronischen Medizinalvergiftungen, je nach Fall auch zu schweren akuten Vergiftungserscheinungen. Am häufigsten werden Schlafmittelvergiftungen beobachtet. In solchen Fällen muß sofort eine Verlegung ins Krankenhaus erfolgen, damit das Gift durch eine gründliche Magenspülung entfernt werden kann und weiterhin durch eine entsprechende medikamentöse Behandlung eine Gegenwirkung erreicht wird.

Vergiftungen durch chemische Stoffe in fester oder flüssiger Form: Durch verschiedene in Industriebetrieben oder auch im Haushalt verwandte chemische Stoffe, z. B. Farben, Benzin, Schädlingsbekämpfungsmittel, Pflanzenschutzmittel, Säuren, Laugen usw. können Vergiftungen ausgelöst werden. In allen Fällen ist eine schnelle ärztliche Hilfe einzuholen oder der Verletzte ins Krankenhaus zu transportieren. Wenn möglich, sorgt man sofort für Maßnahmen der Ersten Hilfe.

Bei Alkalien, wie Natronlauge, Kalilauge, Soda, sofortiges Trinken von mit reichlich Wasser verdünnter Zitronensäure oder verdünntem Essig.

Bei Säuren, wie Salzsäure, Salpetersäure usw., reichlich Wasser oder Wasser mit gebrannter Magnesia trinken lassen.

Vergiftungen durch Gase

Leuchtgas, Auspuffgase (Garage) und das aus einer schadhaften Ofenheizung entweichende Kohlenoxyd stellen die häufigste Vergiftungsursache dar. Je nach der Konzentration des Kohlenoxyds, das als farb- und geruchloses Gas besonders heimtückisch ist, sind die Vergiftungserscheinungen leichter oder schwerer. Der Verlauf der Vergiftung hängt von der Dauer und der Stärke der Gaseinwirkung ab. Eine ununterbrochene Einatmung von Leuchtgas bzw. Kohlenoxyd kann in wenigen Stunden zum Tode führen. Bei geringerer Konzentration des Kohlenoxyds in der Atemluft stellen sich Schwindelgefühl, Kopfschmerz, Herzklopfen und Atemnot ein. In fortgeschrittenen Fällen kommt es dann zu Lähmungserscheinungen, Bewußtlosigkeit und schließlich zum Tode durch Atemlähmung.

Hilfe: Bei der akuten Vergiftung sofort für frische Luft sorgen bzw. den Verunglückten nach draußen schaffen und → künstliche Beatmung mit Sauerstoff durchführen, Transport ins Krankenhaus veranlassen.

Bei Rauchvergiftung wird ebenso vorgegangen.

Vergiftung durch Kohlensäure kommt im allgemeinen nicht vor, da Kohlendioxyd an sich ungiftig ist. Lediglich bei einer sehr starken Anreicherung, wie sie in Weinkellern, vor allem in großen Weinfässern, und auch in Silos vorkommen kann, treten schwere Vergiftungen bzw. Todesfälle ein. Die Behandlung entspricht den Maßnahmen, wie sie bei Vergiftung durch Kohlenoxyd angegeben sind.

Tag und Nacht zu erreichende Gegengiftzentralen:

Berlin, Krankenhaus Westend, Telefon 030/3035466 oder 30352215; Berlin, Städtisches Kinderkrankenhaus Charlottenburg, Telefon 0311/3040311; Freiburg im Breisgau, Universitäts-Klinik, Telefon 0761/2013320 oder 2013321; Hamburg, Entgiftungszentrale und Informationsdienst, Telefon 040/6385346 oder 63851 (Zentrale); Homburg (Saar), Vergiftungsinformationszentrale, Telefon 06841/162257 oder 162846; Ludwigshafen/Rhein, Vergiftungsinformationszentrale, Telefon 0621/503431 oder 5031 (Zentrale); Mainz, II. Medizinische Universitätsklinik, Telefon 06131/192741 oder 192418; München, Städtisches Krankenhaus Rechts der Isar, Telefon 089/41402211 oder 41401 (Zentrale); Nürnberg, II. Medizinische Klinik der Städtischen Krankenanstalten, Telefon 0911/3982451 oder 3983881.

Behandlungsmaßnahmen bei akuten Vergiftungen: Die Erkennung der jeweiligen Vergiftung kann, namentlich wenn Reste des Giftstoffes nicht mehr auffindbar sind, bisweilen recht schwer sein, und nicht selten bleibt der Einzelfall auch ungeklärt.

Die allgemeinen Behandlungsgrundsätze haben wenigstens 5 Ziele zu verfolgen:

Eine weitere Giftresorption nach Möglichkeit zu verhindern oder zu verringern.

Bereits aufgenommene Gifte möglichst rasch zur Ausscheidung zu bringen.

Nach Möglichkeit Gifte in ungiftigere Verbindungen zu überführen.

Evtl. Gegengifte einzugeben.

Systematisch die einzelnen Vergiftungsfolgen behandeln.

Die besonderen Behandlungsmöglichkeiten der wichtigsten akuten Vergiftungen sind in der folgenden Tabelle zusammengefaßt.

Alkalien (Ätzkalk, Kali- und Natronlauge, Ammoniak)

Erscheinungen: Verätzungen an Mund und Rachen, schmierige Beläge, Brennen im Hals, Erbrechen von Blut, Koliken, blutige Durchfälle, Schüttelkrämpfe.

Behandlung: Äußerliche Verletzungen mit reichlich Wasser abspülen, verdünntes Essigwasser oder mit Wasser verdünnten Zitronensaft trinken.

Alkohol (alkoholische Getränke, Brennspiritus)

Erscheinungen: Aufregungs- und Dämmerzustände, Tobsuchtsanfall, Bewußtlosigkeit, Atemlähmung.

Behandlung: Jeder Alkoholvergiftete gehört in ärztliche Beobachtung und Behandlung.

Arsenik, Schweinfurter Grün, arsenige Säure

Erscheinungen: Starkes, unstillbares Erbrechen, Leibschmerzen, Durst, reiswasserartige Durchfälle mit schmerzhaftem Drang, kleiner Puls, Blaufärbung der Haut, Kollaps, Wahnzustände.

Behandlung: Krankenhausbehandlung.

Atropin (Stechapfel, Tollkirsche)

Erscheinungen: Trockenheit des Schlundes, Durst, Pupillenerweiterung, Sehstörungen, Pulsbeschleunigung, Hautrötung, rauschartiger Zustand mit Irresein und Wahnideen, tiefste Bewußtlosigkeit.

Behandlung: Magenspülungen, kalte Übergießungen, im übrigen Krankenhaus.

Blausäure (Zyankalium, bittere Mandeln)

Erscheinungen: Schwindel, Übelkeit, Kurzatmigkeit, Pupillenerweiterung, Schüttelkrämpfe, Schaum vor dem Munde, Herzklopfen, Geruch der Atmungsluft nach bitteren Mandeln.

Behandlung: Magenspülungen mit 2 Promille Kal. permang., künstliche Beatmung, Sauerstoffinhalation, im übrigen Krankenhauseinweisung.

Blei (Bleizucker, Bleiweiß, Bleimennige)

Erscheinungen: Trockenheit und Schmerzen in Rachen und Leib, Mundentzündung, krampfartige Leibschmerzen, Blutstühle, Nierenschädigung, Kreislaufzusammenbruch.

Behandlung: Krankenhauseinweisung.

Fisch- und Fleischvergiftungen

Erscheinungen: siehe Lebensmittelvergiftung.

Behandlung: Krankenhauseinweisung.

Knollenblätterschwamm

Erscheinungen: Beginnt erst nach 12 bis 24 Stunden, dann Übelkeit, Erbrechen, Durchfälle, Leibschmerzen, Wahnzustände, Kollaps, Bewußtlosigkeit, bei Überstehung Leberschwellung mit Gelbsucht, Nierenschädigung.

Behandlung: schnellster Transport in das Krankenhaus.

Koffein (Kaffee, Tee, Mate, Coca-Cola)

Erscheinungen: Harndrang, Brennen in der Harnröhre, Ohrensausen, Unruhe, Angstgefühl, Zittern, Kollaps, schneller Puls, Herzklopfen, Wahnvorstellungen, Kreislaufkollaps.

Behandlung: Brechmittel, Beruhigungsmittel, Krankenhauseinweisung.

Methylalkohol (Holzgeist, Verfälschung alkoholischer Getränke)

Erscheinungen: Übelkeit, Erbrechen, Durchfall, Leibkoliken, Schwindel, Sehstörungen bis zur Erblindung, Atemnot, Wahnzustände, Bewußtlosigkeit, Tod durch Atemlähmung.

Behandlung: Magenspülung, sofort 100 ml Schnaps trinken; Krankenhausbehandlung.

Phosphorsäureesther (Pflanzenschutzmittel)

Erscheinungen: Starke Schmerzen im Oberbauch, Erbrechen, Durchfälle, Speichel- und Tränenfluß, Schweißausbruch, langsamer Puls, Pupillenverengung, vermehrte Schleimabsonderung aus den Atmungsorganen, Krämpfe, Atemlähmung.

Behandlung: nur im Krankenhaus möglich.

Quecksilber (Sublimat, Kalomel)

Erscheinungen: Brennender Geschmack, Verätzung von Mundhöhle, Speiseröhre und Magen. Erbrechen, drangartiger Durchfall, Nierenentzündung mit Harnsperre. Bei chronischen Vergiftungen vor allem nervöse Störungen und Schädigungen der Schleimhäute.

Behandlung: Magen-Darm-Spülungen, Magnesia usta., Tierkohle, im übrigen Krankenhauseinweisung.

Säuren (Salpeter-, Salz-, Schwefel-, Chromsäure)

Erscheinungen: Höchstgradige Verätzung von Mund, Speiseröhre und Magen mit starken Schmerzen, Erbrechen blutiger Massen, Glottisödem, Gefahr des Magenrisses, Kreislaufkollaps.

Behandlung: Sofort reichlich Wasser trinken lassen, Magnesia usta, Krankenhausbehandlung.

Strychnin (Rattengift)

Erscheinungen: Unter Erhaltung des Bewußtseins heftige tetanische Krämpfe. Steigerung der Haut- und Sehnenreflexe, Kaumuskelkrampf, Starrkrampf mit Rückwärtsbeugung, kleiner Puls, Blausüchtigkeit. Tod meist durch Erstickung.

Behandlung: Magenspülungen, Brechmittel. Völlige Ruhe, künstliche Beatmung, Krankenhauseinweisung.

Schlangengifte: Für Deutschland kommen als giftige Schlangen praktisch nur folgende vier zur Familie der Vipern gehörende Arten in Betracht: Die gemeine Kreuzotter, die Sandviper, die Aspisviper und die Höllenschlange.

Erscheinungsformen der Vergiftung: An der Bißstelle treten in der Regel heftige Schmerzen und rasch zunehmende, sich weiter ausdehnende Schwellungen mit Blaufärbung der Haut auf. Bald danach Blutvergiftungserscheinungen mit erheblicher Beeinträchtigung des Allgemeinbefindens (Übelkeit, Angstgefühl, Atemnot, zunehmende Schwäche, kalter Schweiß, Durstgefühl, Kopfschmerzen, Schwindel, Ohnmacht, Krämpfe, Bluterbrechen, blutige Durchfälle, Lähmungen und Atemstillstand).

Behandlung: Hat der Biß z. B. den Unterschenkel oder den Arm getroffen, sofortige Abschnürung oberhalb der verletzten Stelle, ohne daß der Kompressionsverband länger als 2 Stunden liegen darf. Mit dem Ausbrennen der Wunde sei man vorsichtig, um den Schaden nicht zu vergrößern. Ruhigstellung des verletzten Gliedes (Schiene), Eiswasserbehandlung.

Im Vordergrund steht heute die Serumbehandlung, die in der Lage ist, die giftigen Stoffe weitgehend zu vernichten, zumindest aber zu mildern. Voraussetzung ist allerdings eine möglichst frühzeitige Spritzung mit dem Serum, das in fast allen größeren Städten Deutschlands vorrätig gehalten wird.

Die Hausapotheke und das Badezimmer

Für die erste Hilfe bei Unfällen und bei plötzlichen Erkrankungen sollte man bis zum Eintreffen des Arztes einige Hilfsmittel für die Pflege vorrätig haben. Dazu dient die sogenannte Hausapotheke. Ob man dafür ein Wandschränkchen einrichtet oder im Wäscheschrank oder sonstwo ein besonderes Fach bereit hält, ist gleichgültig. In jedem Fall aber muß die Unterbringung der Medikamente und Chemikalien so sicher erfolgen, daß unbefugte Personen, vor allem kleine Kinder, keinen Mißbrauch mit den Vorräten treiben können.

Die Einrichtung wird sehr verschieden sein, je nach den besonderen Bedürfnissen, die sich aus der Zahl der Familienmitglieder ergeben, ob kleine oder größere Kinder zum Haushalt gehören oder auch danach, ob die Wohnung in der Nähe einer Apotheke liegt oder sich weitab befindet.

Es ist auch nicht damit getan, nur einmal für den Vorrat einer Hausapotheke zu sorgen, sondern man muß natürlich auch die verbrauchten Materialien umgehend wieder ersetzen und auch häufiger nachprüfen, ob sich etwa flüssige Medikamente nicht zersetzt haben oder sonstwie verdorben sind.

Die Einrichtung kann etwa nach folgenden Richtlinien vorgenommen werden:

Gegenstände zur Krankenpflege

Fieberthermometer, Badethermometer, Verbandschere, 1 Satz Sicherheitsnadeln, Gummifingerlinge, Splitterpinzette, Gummibällchen für Bleibe-Klistier, Irrigator für Einläufe und Spülungen, Wickeltücher verschiedener Art, Gummiunterlage, Dreiecktücher, altes Leinen zum Zerreißen für Notverbände, Wickel usw., alter Wollschal, Seife, Handwaschbürste, Desinfektionslösung, z. S. Sagrotan o. ä.

Verbandmaterial

Heftpflaster und Schnellverband, Verbandpäckchen, Brandbinden, Verbandwatte, Verbandmull, Zellstoff, Mullbinden in verschiedener Breite, elastische Binde, 10 cm breit.

Arzneimittel zum Einnehmen

Baldriantropfen	bei Schlaflosigkeit und nervöser Unruhe
Hoffmannstropfen	bei Schwächeanfall und Ohnmacht
Kohletabletten, Heilerde	bei Durchfall und Magen-Darm-Beschwerden
Rizinusöl	zum Abführen
Fenchelhonig	bei Hustenanfällen
Doppeltkohlensaures Natron	bei Sodbrennen und saurem Aufstoßen
Kümmel Fenchel Pfefferminzblätter	einzeln oder in Mischung als Tee bei Blähungen, Leibschmerzen, Magen-, Darm- und Gallebeschwerden
Melabon oder Treupelsche Tabletten	bei Schmerzen aller Art, auch Menstruationsbeschwerden
Lindenblüten	als schweißtreibender Tee
Hamburger Tee	bei Stuhlverstopfung

Arzneimittel für die äußere Anwendung

Sepso-Tinktur	zur Desinfektion kleiner Wunden und der Haut
Arnika-Tinktur	zum Einreiben bei Muskelzerrungen, Rheuma und Reißen und als Zusatz für Wickel bei Verstauchungen
Kampfer-Spiritus und Franzbranntwein	Einreibemittel für Bettlägrige, bei Herzbeschwerden oder Hautjucken
Eukalyptusöl	zum Einreiben von Brust und Hals bei Erkältung, zur Inhalation durch Einträufeln in Badewasser oder Dampftopf
Borwasser, 3 %	zum Auswaschen der Augen
Borsalbe	als Wund- und Kühlsalbe
Wasserstoffsuperoxyd	verdünnt zum Gurgeln oder unverdünnt zum Lösen festgeklebter Verbände
übermangansaures Kali	als schwache Lösung (rötlich) für desinfizierende Bäder bei Eiterungen, Geschwüren usw.
Kamillen Zinnkraut	einzeln als Tee bei Magenbeschwerden, Blasenbeschwerden oder zu Bädern bei Hautwunden und Hautleiden sowie Entzündungen
Leinsamen	die Körner eingeweicht morgens nüchtern zur Darmregulierung, gekocht als Schleim nach Erbrechen und bei Magen-Darm-Beschwerden
Keimdiät-Kleiebad	zum Baden bei Sonnenbrand, Verbrennung, Hautjucken, Hautentzündung, Nesselfieber usw.
Salmiakgeist	gegen Mückenstiche usw.

Die Einrichtung des Badezimmers

In Wohnungen oder Häusern, in denen bereits ein Baderaum vorhanden ist, wird man im allgemeinen nur einige zusätzliche Geräte benötigen. Vor allem werden Freunde der Kneippkur dafür sorgen, daß sie neben dem üblichen Wasserhahn einen weiteren Hahn anbringen lassen, der eine Verschraubung besitzt, mit der man den Gießschlauch befestigen kann. Der Schlauch zur Ausführung der Kneippgüsse hat eine durchschnittliche Länge von 2 m und eine lichte Weite von 18–20 mm (3/4 Zoll). Die Güsse werden behelfsmäßig mit Hilfe der großen Badewanne ausgeführt, wobei sich der Patient auf einen dem Boden der Wanne aufliegenden Holzrost stellt oder sich für Arm-, Oberguß usw. über die Wanne bückt, so daß das Wasser immer durch den Ausfluß der Wanne ablaufen kann. Solange kein Schlauchanschluß vorhanden ist, kann auch behelfsmäßig eine Gießkanne zur Ausführung der Güsse verwandt werden. Schließlich hat ja auch Pfarrer Kneipp damit begonnen.

Wenn man nicht nur kalte Güsse ausführen will, sondern auch warme oder wechselwarme, benötigt man entweder einen Mischhahn oder man läßt sich vom Klempner eine behelfsmäßige Anlage schaffen.

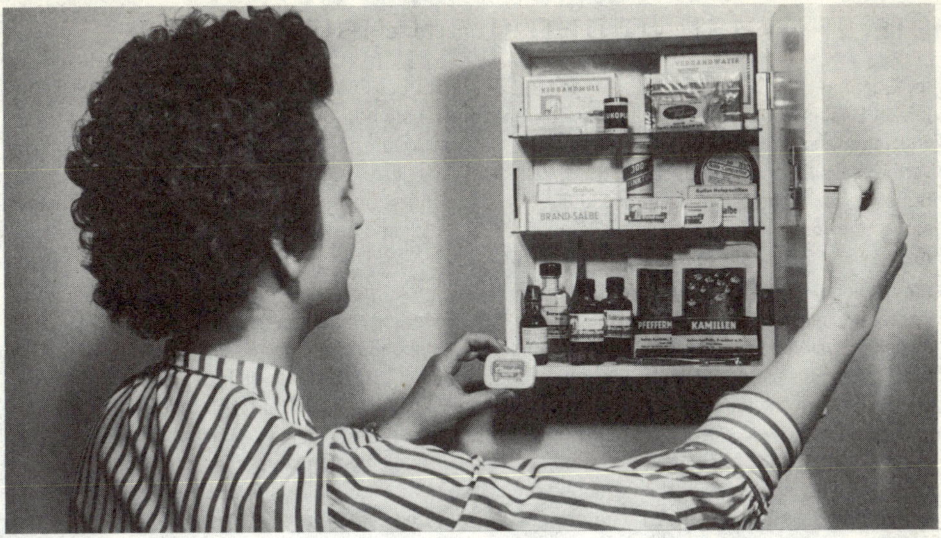

Die Hausapotheke

Wo kein Badezimmer vorhanden ist, lassen sich die Güsse auch in der Waschküche oder Küche, im Sommer auch im Garten, durchführen.

Wo ein Badezimmer mit einer großen Wanne ist, sind besondere Sitzwannen nicht unbedingt erforderlich. Statt der verordneten Sitzbäder kann man meistens ebenso gut, manchmal sogar bei Neigung zu kalten Füßen vorteilhafter, Halbbäder ausführen. Man muß nur darauf achten, daß der Wasserspiegel die Nabellinie nicht übersteigt. Diese Bäder in der großen Wanne haben überdies den Vorteil, daß für die Zubereitung des Bades und das Aufräumen danach kein besonderer Aufwand notwendig ist, wie er oft in den Haushaltungen mit der Bereitung von Sitzbädern verbunden ist.

Armbäder können behelfsmäßig im Waschbecken ausgeführt werden, wenn es nicht zu klein ist. In diesem Fall besorgt man sich eine Armbadewanne, in die man bequem beide Arme eintauchen kann. Bei wechselwarmen Armbädern kann man notfalls eine Wanne für das länger dauernde Warmbad verwenden und das Abkühlen auch in einem Eimer kalten Wassers durchführen.

Für die ansteigend heißen Fußbäder und Wechselbäder benötigt man zwei Fußbadewannen nach Kneipp, die so geformt sind, daß sie sich platzsparend ineinandersetzen lassen. Behelfsmäßig kann man statt dessen auch einen ausrangierten Weckapparat für die Warmbäder und bei Wechselbädern zusätzlich einen einfachen Eimer mit kaltem Wasser verwenden.

In jedem Fall sollte man bei der Neueinrichtung von Badezimmern, gleichgültig ob in Wohnung oder Eigenheim, die Möglichkeiten einer häuslichen Kneippkur durch eine entsprechende Anlage berücksichtigen. Wo man mit dem Platz nicht sparen muß, sollte man danach trachten, trotz der großen Wanne gleichzeitig eine Gießecke mit Bodenabfluß und Holzrost zu schaffen und nach Möglichkeit ebenso eine feststehende Sitzbadewanne mit Zufluß von warmem und kaltem Wasser und mit Wasserabfluß. Daneben soll aber ausreichender Platz sein, um für die Durchführung von Wechselsitzbädern eine weitere Wanne mit kaltem Wasser aufzustellen. Man könnte sich allerdings auch damit helfen, daß man statt des kalten Sitzbades in der Gießecke einen kalten Unterguß ausführt. Aber bei Neuplanungen sollte man doch daran denken, daß gerade Wechselsitzbäder eine sehr beliebte und erfolgreiche Behandlung auch in der Gesundheitspflege darstellen.

Ein Bidet sollte die Badeeinrichtung vervollständigen, weil man darin auch Sitzdämpfe durchführen kann.

DIE ERNÄHRUNG UND DIE NAHRUNGSMITTEL

Im Gegensatz zu Tier und Mensch besitzt die Pflanze die Fähigkeit, ihr Leben mittels der unbelebten Bestandteile der Natur zu erhalten. In den Bausteinen des Pflanzenleibes, in den Zellen, vollziehen sich geheimnisvolle Wunder. Unter dem Einfluß des lebenspendenden Sonnenlichtes vermögen die Zellen die der Luft, dem Wasser und der Erde entnommenen Bausteine in lebende Substanz zu verwandeln, in die vielfältigen Verbindungen der Eiweiß-, Fett-, Stärke- und Zuckerstoffe und in die feinen Wirkstoffe, die wir z. B. als Vitamine, Hormone, Wuchsstoffe, Fermente, Aroma- und Duftstoffe teilweise erforscht haben.

Eine solche Fähigkeit geht dem Tier- und Menschenkörper ab. Tier und Mensch sind daher in erster Linie auf die Pflanze als Spender der notwendigen Nährstoffe angewiesen. Das komplizierte System des menschlichen Organismus kann ohne die Zufuhr der lebensnotwendigen Nahrungsstoffe nicht existieren. Es gehört also zu den Aufgaben der Nahrung, unserem Körper die für seinen vielfältigen Betrieb erforderlichen Bausteine und Betriebsmittel zu liefern. Der dauernde Verschleiß von Körpersubstanz, der durch die Tätigkeit der Organe bedingt ist, und die Notwendigkeit zu steter Neubildung von Grundelementen des menschlichen Gewebes machen den Ersatz des verlorengegangenen Materials erforderlich. Für den geregelten Ablauf der körperlichen Verrichtungen sind aber auch Kraft und Wärme notwendig. Für diesen Energie-Stoffwechsel hat die Nahrung in erster Linie zu sorgen. Je größer die körperliche Arbeit, desto größer ist selbstverständlich der Nahrungsbedarf.

Die Hauptnahrungsstoffe und ihre Zusammensetzung

Ebenso wie sich der Körper von Pflanze und Tier aus einzelnen Grundelementen zusammensetzt, sind auch die Nahrungsmittel aus einer Vielzahl von Einzelstoffen, den Nährstoffen, zusammengesetzt. Davon wurden zuerst die drei mengenmäßig auffälligsten von der Forschung untersucht, und zwar die Eiweiß-, Fett- sowie die Stärke- und Zuckerstoffe, die auch Kohlehydrate genannt werden. Diese Hauptnährstoffe treten aber in der Natur nicht etwa allein auf, sondern immer nur in Gemeinschaft mit unentbehrlichen Begleitstoffen, wie Mineralsalzen, Vitaminen und all den anderen, die wohl bisher nur zum Teil der Erforschung zugänglich wurden.

Das Eiweiß ist der Baustoff der Zellen. Seiner chemischen Struktur nach besteht es aus komplizierten Verbindungen der chemischen Grundelemente, Kohlenstoff, Sauerstoff, Wasserstoff und Stickstoff, dir sich zu Bausteinen zusammensetzen, die Aminosäuren genannt werden.

Da der tierische und menschliche Körper einige notwendige Aminosäuren nicht selbst aufbauen können, ist die Zufuhr durch die Nahrungsmittel erforderlich. Die wichtigsten Eiweißspender sind Fleisch, Fisch, Milch, Käse, Eier, Getreidekörner, Hülsenfrüchte und Nüsse.

Die Fette haben den höchsten Brennwert. Bei Übergewicht ist also die Verringerung der Fettzufuhr besonders erfolgversprechend, bei Untergewicht eine Fettzulage besonders ergiebig. Tierische Fette genießen wir hauptsächlich als Butter, Schmalz, Margarine und fettes Fleisch, pflanzliche Fette als Öle, Pflanzenbutter, Nüsse und Mandeln.

Die Kohlehydrate bilden im allgemeinen den Hauptbestandteil der Kost. Beim Zuckerkranken muß ihre Zufuhr erheblich eingeschränkt werden. Zu den Kohlehydraten gehören insbesondere alle Zuckerarten sowie Stärke, die besonders reichlich in Getreidekörnern, Kartoffeln und Hülsenfrüchten enthalten ist.

Schutzstoffe

Ferner enthalten die Nahrungsmittel die Aroma- und Geschmacksstoffe und die Vitamine, die besonders bei Einwirkung von Hitze und durch längere Lagerung zugrunde gehen können, ferner Wasser und Mineralsalze. Schließlich sind in den Nahrungsmitteln noch Gerbstoffe, Bitterstoffe, Harze, Wachse und andere enthalten, über deren chemische Zusammensetzung wir z. T. noch nicht vollständig unterrichtet sind. Alle diese Stoffe, die zwar keine Kalorien liefern, wohl aber wichtige Schutzstoffe darstellen, gehören zu einer vollwertigen, gesunden Ernährung. Es ist die Hauptaufgabe der Küchenführung, dafür zu sorgen, daß alle diese Bestandteile in ihrer natürlichen Gemeinschaft möglichst ungeschmälert dem Körper zugeführt werden. Wir wissen, daß Vitaminmangel tiefgreifenden Einfluß auf das Verhalten des gesamten Körpers hat. Aber daneben gibt es eine Reihe anderer Schutzstoffe, die für die Gesundheit unerläßlich sind und auf die besonders Prof. Kollath nachdrücklich hingewiesen hat. Je naturreiner wir diese Stoffe in unseren Körper bringen, um so vollwertiger ist die Nahrung. Gerade bei Störungen des gesundheitlichen Gleichgewichts sind diese Gesichtspunkte besonders zu beachten.

Übersicht über die wichtigsten Vitamine

Vitamin A

Tagesbedarf

Männer		ca. 5000 I. E.*)
Frauen		ca. 5000 I. E.
Schwangere		ca. 6000 I. E.
Stillende		ca. 8000 I. E.
Kinder unter	1 J.	ca. 1500 I. E.
Kinder von	1–3 J.	ca. 2000 I. E.
Kinder von	4–9 J.	ca. 2500–3500 I. E.
Kinder von	10–12 J.	ca. 4500 I. E.
Mädchen von	13–20 J.	ca. 5000 I. E.
Jünglinge	13–15 J.	ca. 5000 I. E.
Jünglinge	16–20 J.	ca. 6000 I. E.

*) Internationale Einheiten

Aufgaben

Förderung des Stoffwechsels. Notwendig für Bildung von Sehpurpur, Aufbau und Funktionen von Horn- und Bindehaut des Auges sowie von Haut- und Schleimhäuten, Zahnschmelzbildung, Wachstum, Infektionsabwehr.

Mangelerscheinungen

Funktionelle Sehstörungen (Nachtblindheit, Lichtscheu), Augenschäden (Verhärtung, Infektion, Zerstörung von Horn- und Bindehaut, Augendarre), Haut- und Schleimhautschäden (Trockenheit, Abschuppung, Abszeßbildung, Epithelschäden), verminderte Infektionsabwehr, Zahnschäden (Schmelz- und Zahnbeinzerfall), Entwicklungsstörungen.

Vitamin B_1

Tagesbedarf

Männer			1,5–2,3 mg
Frauen			1,2–1,8 mg
Schwangere		ca.	1,8 mg
Stillende		ca.	2,3 mg
Kinder unter	1 J.	ca.	0,4 mg
Kinder	1–3 J.	ca.	0,6 mg
Kinder	4–9 J.		0,8–1,0 mg
Kinder	10–12 J.	ca.	1,2 mg
Mädchen	13–20 J.		1,2–1,3 mg
Jünglinge	13–20 J.		1,5–1,7 mg

Aufgaben

Aufbau eines Fermentes des Kohlehydratstoffwechsels. Notwendig für Energiegewinnung, Nerven-, Herz- und Darmfunktion, Schwangerschaft, Stillzeit und Entwicklung.

Mangelerscheinungen

Verminderte Leistungsfähigkeit, Nervenschäden (Degeneration), Herz- und Kreislaufstörungen, Störungen des Verdauungskanals, Appetitlosigkeit, Verstopfung, Schwangerschaftsstörungen, Entwicklungsstörungen, Beriberi.

Vitamin B_2

Tagesbedarf

Männer			2,2–3,3 mg
Frauen			1,8–2,7 mg
Schwangere		ca.	2,5 mg
Stillende		ca.	3,0 mg
Kinder unter	1 J.	ca.	0,6 mg
Kinder	1–3 J.	ca.	0,8 mg
Kinder	4–9 J.		1,2–1,5 mg
Kinder	10–12 J.	ca.	1,8 mg
Mädchen	13–15 J.	ca.	2,0 mg
Mädchen	16–20 J.	ca.	1,8 mg
Jünglinge	13–15 J.	ca.	2,0 mg
Jünglinge	16–20 J.	ca.	2,5 mg

Aufgaben

Aufbau von Fermenten des Kohlehydrat-, Fett- und Eiweißstoffwechsels. Notwendig für Energiegewinnung, Aufbau und Funktion von Haut- und Schleimhäuten und Blutbildung.

Mangelerscheinungen

Mattigkeit, Entwicklungsrückstand, Hautschäden (Faulecken, gesteigerte Talgsekretion), Schleimhautschäden (von Mund, Zunge und Darm), Augenstörungen (Bindehautentzündungen, Lichtscheu), Störung der Blutbildung.

Antipellagravitamin (P-P-Faktor, Nicotinsäureamid)

Tagesbedarf

Männer			12–20 mg
Frauen			10–15 mg
Schwangere		ca.	15 mg
Stillende		ca.	15 mg
Kinder unter	1 J.	ca.	4 mg
Kinder	1–3 J.	ca.	6 mg
Kinder	4–6 J.	ca.	8 mg
Kinder	7–9 J.	ca.	10 mg
Kinder	10–12 J.	ca.	12 mg
Mädchen	13–20 J.		12–13 mg
Jünglinge	13–20 J.		15–17 mg

Aufgaben

Aufbau von Fermenten des Kohlehydratstoffwechsels, notwendig zur Energiegewinnung, Aufbau und Funktionen der Haut, der Schleimhäute und Nerven.

Mangelerscheinungen

Hautschäden (Röten, Blasenbildung, Abschuppung), Magen- und Darmschäden (Appetitlosigkeit, Entzündungen, Durchfall), Nervenschäden (Schwindel, Verwirrtheit), Pellagra.

Pantothensäure

Tagesbedarf

10 mg

Aufgaben

Aufbau eines Stoffwechselfermentes. Wichtige Aufgabe im Kohlehydrat- und Eiweißstoffwechsel und für Entgiftungsfunktion der Leber; Schleimhautschutz gegen Infektionen.

Mangelerscheinungen

Wachstumsstörungen, Funktionsstörungen der Leber und der Nebennieren, der Nerven, des

Verdauungskanals, der Haut und der Schleimhäute, Katarrhe der Atmungsorgane, Haarwuchsstörungen.

Vitamin B_6

Tagesbedarf

ca. 2 mg

Aufgaben

Aufbau eines Stoffwechselfermentes im Eiweißstoffwechsel. Es ist noch unklar, ob es eine Rolle bei der Blutbildung spielt.

Mangelerscheinungen

Nervenschäden und Muskelschwund. Störungen der Blutbildung?

Vitamin H (Biotin)

Tagesbedarf

0,1–0,3 mg

Aufgaben

Aufbau von Fermenten des Kohlehydrat- und Fettstoffwechsels. Notwendig für Wachstum der Nervenzellen.

Mangelerscheinungen

Mattigkeit, Hautschäden, Appetitlosigkeit, Schwindel.

Inosit

Tagesbedarf

Durchschnittlicher Gehalt der Nahrung ca. 1 g täglich.

Aufgaben

Wirkungsweise noch unklar, möglicherweise Regulierung des Fettstoffwechsels.

Mangelerscheinungen

Mangelerscheinungen sind beim Menschen nicht bekannt.

Vitamin B_{12}

Tagesbedarf

0,001–0,002 mg

Aufgaben

Notwendig zur Ausreifung der roten Blutkörperchen, Beeinflussung des zentralen Nervensystems.

Mangelerscheinungen

Störung der Blutbildung, nervöse Störungen, perniziöse Anämie.

Vitamin C

Tagesbedarf

Männer		ca. 75 mg
Frauen		ca. 70 mg
Schwangere		ca. 100 mg
Stillende		ca. 150 mg
Kinder unter	1 J.	ca. 30 mg
Kinder von	1–3 J.	ca. 35 mg
Kinder von	4–6 J.	ca. 50 mg
Kinder von	7–9 J.	ca. 60 mg
Kinder von	10–12 J.	ca. 75 mg
Mädchen von	13–20 J.	ca. 80 mg
Jünglinge von	13–15 J.	ca. 90 mg
Jünglinge von	16–20 J.	ca. 100 mg

Aufgaben

Förderung der Zellatmung, beteiligt bei der Bildung einiger Hormone, Infektionsabwehr, Entgiftung, Blutbildung, Abdichtung der Blutgefäße, Zahn- und Knochenbildung.

Mangelerscheinungen

Schlechtes Allgemeinbefinden, verminderte Leistungsfähigkeit, erhöhte Anfälligkeit für Infektionen, Wachstumsstörungen, vermindertes Wundheilungsvermögen, Neigung zu Blutungen, Zahnschäden, Zahnfleischentzündungen, Lockerwerden der Zähne, Skorbut.

Vitamin D

Tagesbedarf

Erwachsene und Kinder	400–800 I. E.
Schwangere und Stillende	800–1000 I. E.
Frühgeburten	800–1000 I. E.
Kinder unter 1 Jahr	400–800 I. E.

Aufgaben

Förderung der Aufnahme von Calcium und Phosphat durch die Darmwand und richtige Verteilung dieser Stoffe, Ablagerung von Calciumphosphat in den Knochen, Schutz des Knochenkalks vor Auflösung, Förderung von Wachstum und Entwicklung der Knochen.

Mangelerscheinungen

Störung des Calcium- und Phosphorsäure-Stoffwechsels, Beeinträchtigung des Knochengewebes (Entwicklungsstörungen, mangelhafte Verkalkung, Formveränderungen, Erweichung, Schwund), Entwicklungsstörungen der Zähne, Rachitis.

Vitamin E

Tagesbedarf

Erwachsene	10– 25 mg
Schwangere	50–100 mg

Aufgaben

Regulierung des Stoffwechsels, notwendig für Aufbau und Funktion der Fortpflanzungsorgane, der Nerven, der Muskeln und des Bindegewebes.

Mangelerscheinungen

Stoffwechselstörungen, Fortpflanzungsstörungen, Nerven- und Muskelschäden, Schädigung des Bindegewebes.

Vitamin K

Tagesbedarf

Erwachsene	ca. 4 mg

Aufgaben

Notwendig für die Gerinnungsfähigkeit des Blutes (Bildung von Prothrombin in der Leber).

Mangelerscheinungen

Erhöhte Blutungsbereitschaft.

Vitamin P (Rutin)

Aufgaben

Abdichtung der Haargefäße (Kapillaren).

Mangelerscheinungen

Erhöhte Durchlässigkeit der Haargefäßwände (Mangelerscheinung beim Menschen nicht bekannt).

Aus dem vorstehenden erhellt, wie wichtig die verschiedenen Vitamine für unser Wohlbefinden sind. Aufgabe der Hausfrau ist es deshalb, durch richtige Zusammenstellung und Zubereitung der täglichen Mahlzeiten Krankheiten zu verhüten, die durch das Fehlen dieses oder jenes Vitamins entstehen. Ferner muß sie berücksichtigen, daß die meisten Vitamine durch zu langes Lagern zugrunde gehen, solche Nahrungsmittel also praktisch keinen Vitamingehalt mehr aufweisen. Nur das Vitamin E wird durch den Luftsauerstoff nicht zersetzt. Hitze vertragen alle Vitamine, nur Vitamin C nicht. Dennoch soll man alle vitaminhaltigen Nahrungsmittel nicht länger kochen als unbedingt nötig. Oberstes Gesetz für vitaminreiche Ernährung ist also, die Nahrungsmittel möglichst frisch und in rohem oder nur wenig gekochtem Zustand zu genießen.

Abschließend bringen wir die wichtigsten Vitamine in einer besonders klaren tabellarischen Übersicht, die wir einer Arbeit von Dr. Horst Labenzke entnehmen.

Vitamin A	Vitamin A ist in bestimmten Vorstufen in der Nahrung enthalten. Es wird im Körper zum eigentlichen Vitamin A umgebaut. In der modernen Medizin wird es gegen verschiedene Krankheiten eingesetzt.	Vitamin A ist in fast allen Gemüsesorten enthalten: Spinat, Kopfsalat, grüne Bohnen, Karotten, Erbsen, Petersilie und Grünkohl. Auch in Bananen, Hagebutten, Aprikosen, in Lebertran, Butter, Käse und Milch.	Bekannt ist die Wirkung von Vitamin A bei Augenleiden, besonders Nachtblindheit und Lichtblendung. Wichtig ist auch der Schutz vor Infektionen und Hilfe bei Ermüdung.
Vitamin B	Die Reihe der B-Vitamine reicht heute von B 1 bis über das B 15 hinaus. Als die wichtigsten dieser Sammelgruppe darf man die Vitamine B 1, B 6 und B 12 bezeichnen. Einige Wirkungsbereiche sind noch ungeklärt.	Vitamin B ist in vielen Früchten, besonders in Apfelsinen, Zitronen, Birnen und Äpfeln. Dazu in Mais, Spargel, Spinat, Eiern, Reis, Hülsenfrüchten, Nüssen, Leber, Herz, Nieren, Hirn. Auch in Getreide.	Vitamin B ist wichtig für den gesamten Stoffwechsel und die Zellatmung, es hilft also bei Ermüdung, Muskelschwäche, Nervosität und Nervenentzündungen, bei Blutkrankheiten, Wachstumsstörungen.
Vitamin C	Vitamin C ist das bekannteste unter allen Vitaminen. Der tägliche Mindestbedarf liegt über 30 Milligramm. Besonders bei Kindern und älteren Menschen sollte man stets für Nachschub von Vitamin C sorgen.	Vitamin C finden wir in nahezu allen frischen Gemüse- und Obstsorten. Zitronen, schwarze Johannisbeeren, Sanddorn, Salate, Fliederbeeren sind besonders reich. Ferner ist es in Leber, Nieren und Hirn.	Vor Erkältungskrankheiten und Infektionen aller Art schützt Vitamin C. Es hilft bei Blutungen und Erschöpfungszuständen und sollte besonders im Frühjahr als Schutz vor Krankheitskeimen viel genommen werden.
Vitamin D	Vitamin D reguliert den Kalkstoffwechsel im Organismus. In den natürlichen Nahrungsmitteln ist das Vitamin nur in geringeren Mengen vertreten.	Vitamin D ist im Gemüse und im Obst nur in unscheinbaren Mengen vorhanden. Der bekannteste Lieferant ist der aus Fischen gewonnene Lebertran. Es ist auch in Milch, Butter, Eigelb und Leber.	Das Vitamin D hilft gegen Rachitis. Es reguliert Knochenschäden.

Zusammensetzung unserer Nahrung

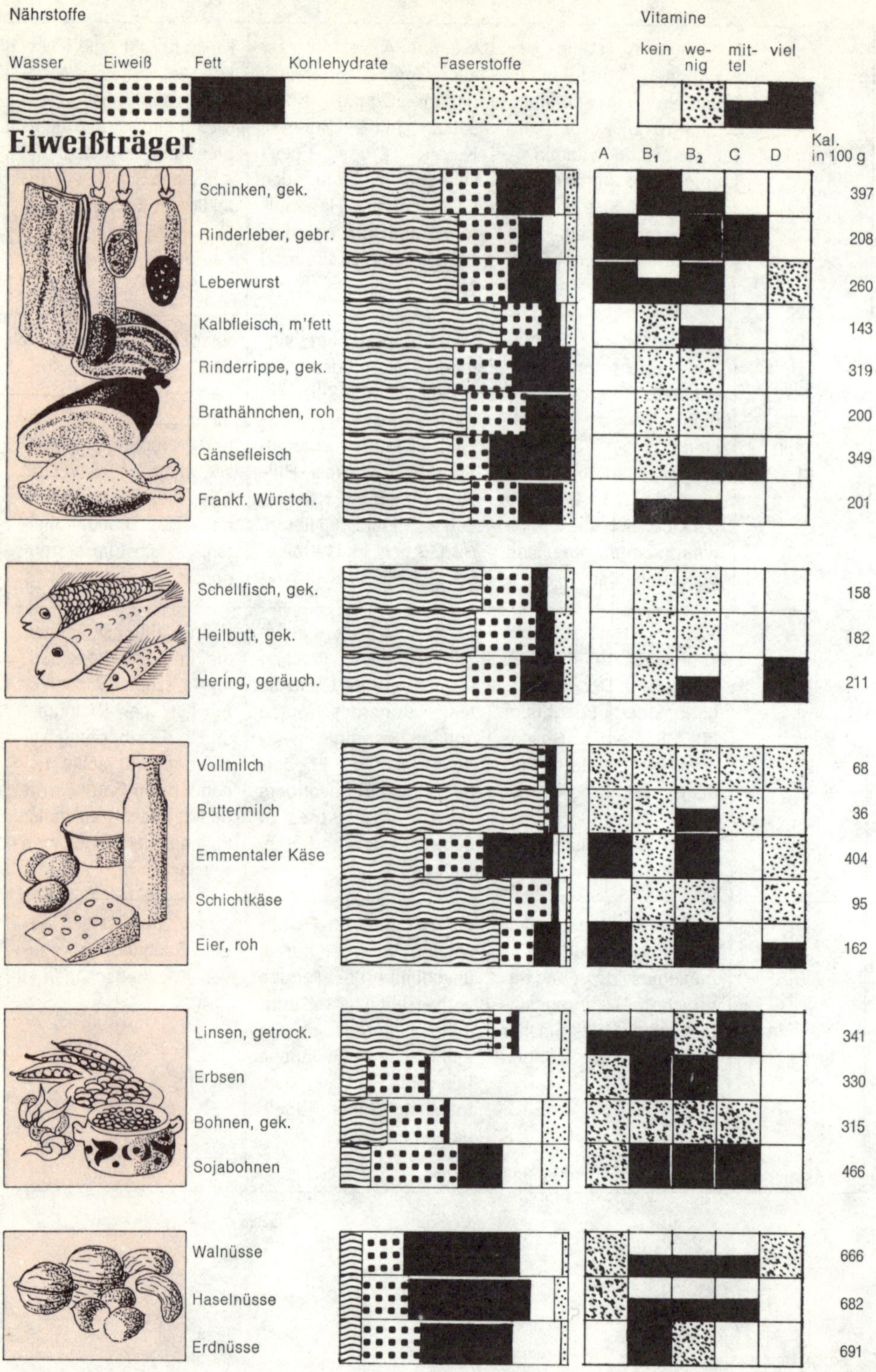

Fettträger

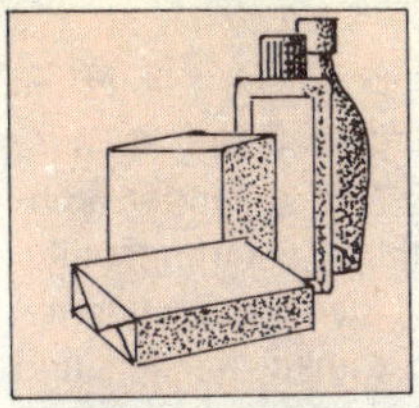

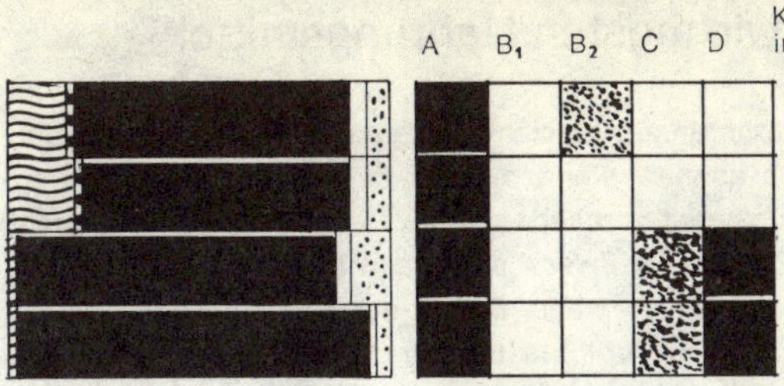

	Kal. in 100 g
Butter	716
Pflanzenmargarine	720
Olivenöl	925
Lebertran	869

Kohlehydratträger

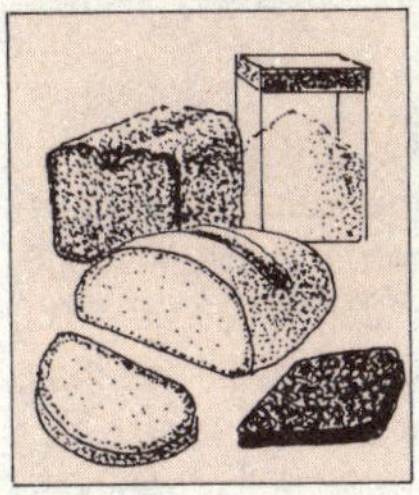

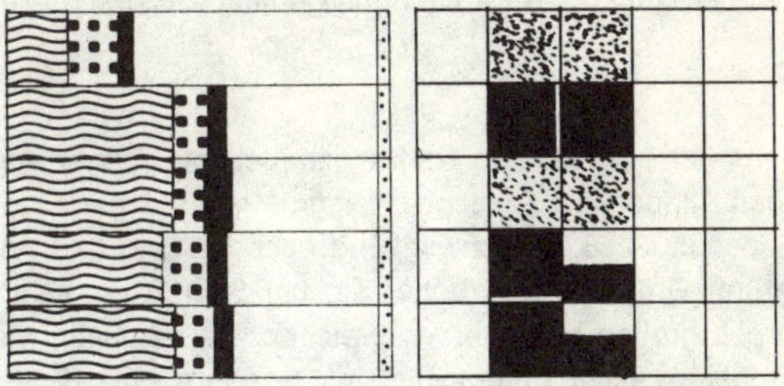

	Kal. in 100 g
Weizenmehl, weiß	364
Grahambrot	240
Weißbrot	260
Roggenbrot	244
Vollkornbrot	262

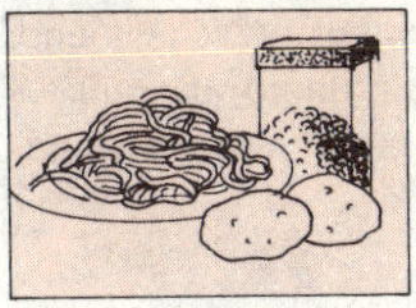

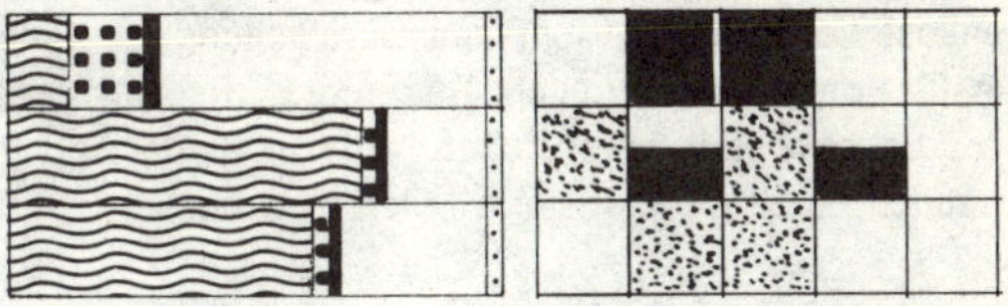

	Kal. in 100 g
Naturreis	364
Kartoff., oh. Schale	83
Spaghetti	149

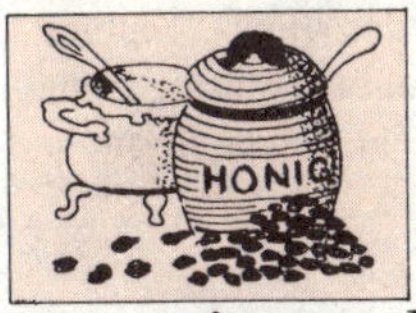

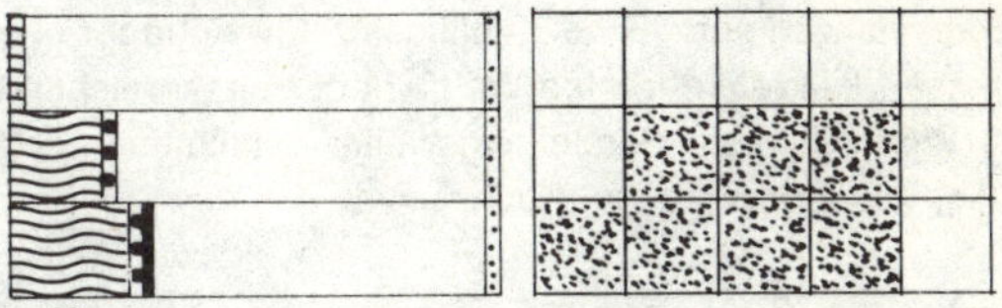

	Kal. in 100 g
Zucker	385
Honig	294
Rosinen	268

Vitamin- und Mineralträger

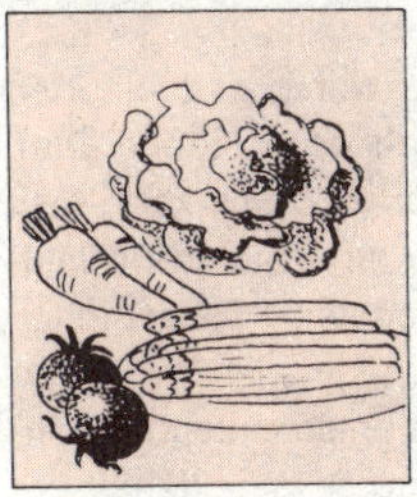

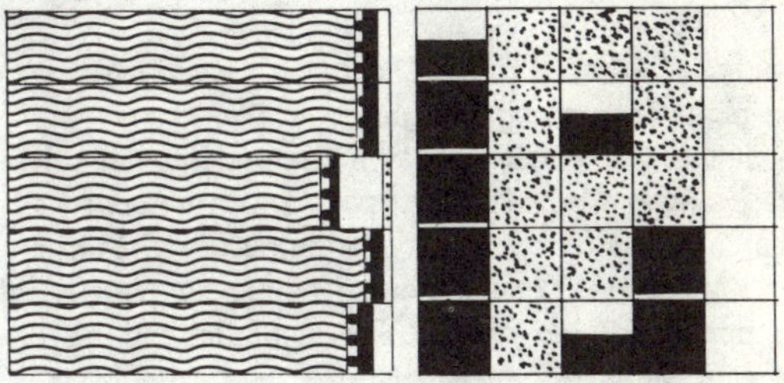

	Kal. in 100 g
Kopfsalat	15
Endivien	15
Mohrrüben, roh	42
Tomaten, roh	20
Spargel, gekocht	20

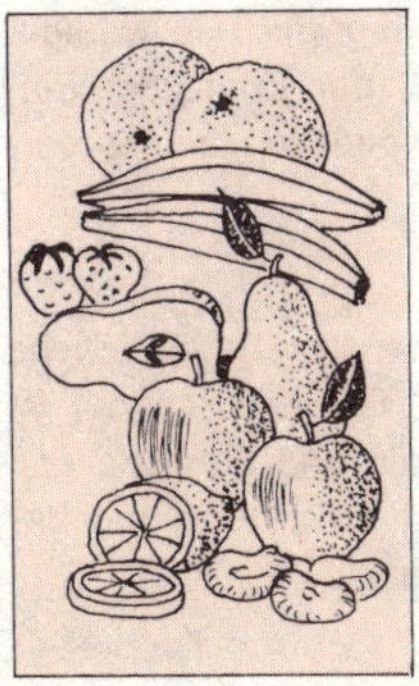

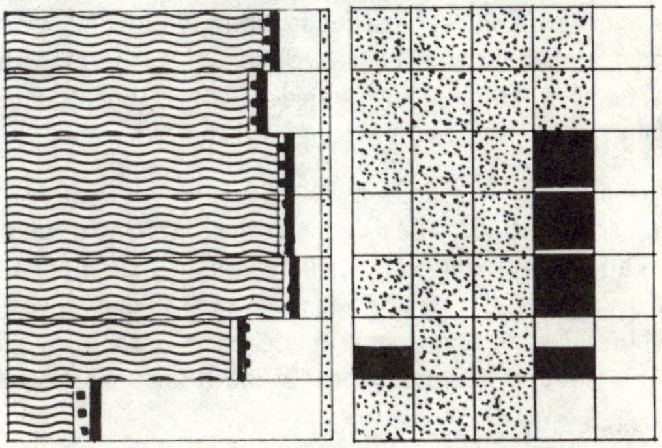

	Kal. in 100 g
Äpfel	58
Birnen	63
Apfelsinen	45
Zitronen	32
Erdbeeren	37
Bananen	99
Feigen, getrock.	317

Die wichtigsten Nahrungsmittel

Die Forderungen hinsichtlich der Zusammensetzung der Nahrung werden praktisch nur erfüllt werden können, wenn bei der Zubereitung der Nahrung dafür gesorgt wird, daß die im Ausgangsmaterial vorhandenen Wirk- und Inhaltsstoffe auch wirklich in den Körper gelangen können. Zu diesem Zweck müssen wir uns mit dem Grundaufbau der wichtigsten Nahrungsmittel vertraut machen, weiterhin mit der küchentechnischen Zubereitung und mit den verschiedenen Diätformen. Im übrigen sei darauf hingewiesen, daß in dem Kapital „Der kranke Mensch und seine Behandlung" die Diätvorschriften kurz dargestellt sind. Es empfiehlt sich daher in jedem Falle, in den folgenden Kapiteln die genaue Zusammensetzung einer Diät nachzulesen.

Milch

Außerordentlich wertvolles Nahrungsmittel mit vollwertigem Eiweiß und Überschuß an lebenswichtigen Aminosäuren, deshalb besonders zur Ergänzung von Brot vorteilhaft. Basenüberschuß, Vitamingehalt (A, B, C) schwankend nach Haltung und Fütterung der Tiere, Jahreszeit usw. Bei Weide und Grünfütterung höher als bei Stall- bzw. Heufütterung. Sättigt stark allein, deshalb nicht in zu großen Mengen verabreichen. Vom 2. Lebensjahr an nicht mehr als ½ l täglich. Als Schulfrühstück nicht unterschiedslos, sondern nur bei sonst unzulänglicher eiweißarmer Nahrung. Meist verstopfende Wirkung, seltener abführend, allein deshalb nur vorsichtig in der Krankenkost verwenden. Nicht zur Durststillung geeignet, wirkt im Gegenteil verschleimend. Vorteilhafte Formen: Sauermilch, Buttermilch (leichter verdaulich, stuhlgangfördernd). Genuß als Rohmilch an sich stets vorzuziehen, aber in Stadt- und Industriegebieten meist nicht einwandfrei erhältlich; auch pasteurisierte Milch wird besser kurz aufgekocht.

Quark, Käse

Reich an vollwertigem Eiweiß, billigster Eiweißträger, Fettgehalt verschieden (Fett-, Halbfett-, Magerkäse), kalkreich. Infolge Wegfalls der basenreichen Molke stets säureüberschüssig. Diätetischer Wert je nach Herstellungsweise verschieden. Häufig zu starke Fäulnisvorgänge und Würzung, besonders zu viel Kochsalz.

Fette

Pflanzenfette

In natürlicher Form als Öle. Die beste Qualität weisen Öle auf, die aus wenig zerkleinerten Samen ohne Erwärmung bei geringem Druck ausgepreßt werden (sog. kalt geschlagene Öle). Durch weitere Zerkleinerung des Rückstandes unter Erwärmung und stärkerem Druck kann man weitere, weniger wertvolle Öle gewinnen. In neuerer Zeit hat man gelernt, streichfähige Kunstfette herzustellen (Pflanzenfett, Margarine usw.). Solchen künstlich verarbeiteten Pflanzenfetten wird in Kreisen der Lebensreformer häufig der Vorzug insbesondere gegenüber der Butter gegeben, doch sind hier offensichtlich mehr Gefühls- als tatsächliche Gründe entscheidend. Pflanzenöle sind wertvolle Fette, meist aber völlig frei von Vitaminen (ein etwaiger Vitamingehalt der Früchte bleibt in den Preßrückständen, daher wertvolles Futtermittel). Zum Dünsten von Gemüsen sind die Öle technisch besonders vorteilhaft, weil sie sehr ausgiebig sind. Je weniger Fett man braucht, desto besser, denn um so geringer ist auch das Maß der Erhitzung. Einheimische Öle (Leinöl, entsäuertes Rüböl, Sonnenblumenöl) sind im Zweifelsfall immer vorzuziehen.

Butter

Reines, hochwertiges Fett. Vitamingehalt abhängig von der Fütterungsweise. Die natürliche gelbe Farbe ist in der Regel mit höherem Vitamingehalt (A) verbunden. Für Krankenkost ist Butter in der Regel vorzuziehen, und zwar besser frisch als erhitzt. Palmin und ähnliche erst bei höherer Temperatur schmelzende Fette werden im Körper weniger gut ausgenutzt und belasten Magen und Darm stärker. Für die Krankenkost scheiden sie völlig aus.

Schweinefett

ist biologisch das minderwertigste Fett. Übermäßige Fettablagerung durch Mästung, Mangel an Bewegung usw. sind ein pathologischer Vorgang, der vermutlich mit Ablagerung von Stoffwechselschlacken verbunden ist (naheliegende Analogie mit ärztlichen Erfahrungen am Menschen). Für Krankenkost kommen deshalb Schweinefett, Speck usw. nicht in Betracht.

Eier

Das Eiereiweiß hat auf den Organismus vielfach ähnliche Wirkungen wie das Fleisch. Besonders häufig Ursache von allergischen Störungen! Eier kommen deshalb bei vielen Krankheitszuständen nicht in Betracht.

Fleisch

Sehr reich an Eiweiß, zum Teil auch an Fett. Sättigt stark. Die bevorzugte Wertschätzung des Fleisches in der Nahrung beruht hauptsächlich darauf, daß es den Appetit bei vielen Menschen stark anregt und daß es hintereinander in großen Mengen genossen werden kann, ohne daß es zuviel wird, im Gegensatz zu den pflanzlichen Speisen, bei denen weit früher eine Sättigung eintritt. Beim Kranken muß der Fleischgenuß oft stark eingeschränkt werden (z. B. bei der Gicht). Die Schädlichkeit des Fleisches liegt vor allem im Fettgehalt bestimmter Fleischsorten. Nach Kruse und Hintze soll Fleisch mehr als Genußmittel denn als Nahrungsmittel benutzt werden. Nie soll es das Hauptgericht bilden, sondern zu den übrigen Nahrungsmitteln in einem vernünftigen Verhältnis stehen, z. B. Gemüse mit Fleischbeilage, nicht Fleisch mit Gemüsebeilage. Die alte Unterscheidung von weißem und dunklem Fleisch ist unbegründet und überholt. Insbesondere dem Geflügelfleisch in der Krankenkost einen Vorzug zu geben, ist wissenschaftlich nicht zu begründen. Wildfleisch, an sich der Gewinnung nach wertvoll, wird aber oft erst mit „haut goût“ (Fäulnis) verwendet.

Schinken, Wurst

Schinken, von früher her in der Krankenkost sehr beliebt, ist die biologisch minderwertigste Form von Fleisch überhaupt, deshalb für diesen Zweck nicht brauchbar; durch das Pökeln ist er reich an Kochsalz, in der Zusammensetzung seiner Mineralstoffe beeinträchtigt und in der Regel sehr fettreich. Wurst ist häufig ähnlich zubereitet, deshalb ebenfalls von der Krankenkost auszuschließen. Bedingung: frisch, wenig Kochsalz.

Fisch

Dem Fleisch an Nährwert etwa gleichzusetzen. Im allgemeinen fettärmer, daher geringerer Sättigungswert. Als Bewegungstier in einem vom Menschen unbeeinflußten Nahrungsmilieu lebend, ist der Seefisch als Nahrungsmittel zweifellos biologisch hochwertiger als im allgemeinen Stalltiere (und vielfach auch der Süßwasserfisch), z. Z. reich an Jod, ebenso an fettlöslichen Vitaminen (A, D).

Getreide und Getreideerzeugnisse

Eiweiß ist in der Gesamtsumme unvollständig. Hauptgehalt Kohlehydrate. Vollwertiges Eiweiß nur in den Randschichten, basische Mineralstoffe, Vitamine (A, B), Lipoide usw. nur in Randschichten und Keimling. Ein Zuviel an Getreide ist besonders wegen des Säureüberschusses nachteilig, um so mehr, wenn es in Form von weißem Mehl usw. Verwendung findet. Neben dem Brot dürfen deshalb Grütze, Grieß, Teigwaren, Flocken, Semmeln, Kuchen, Reis, Mais, Mehlspeisen, Puddings u. dgl. keine zu große Rolle spielen. In Form von Flocken (roh, halbroh oder gekocht) ist vor allem Hafer vorteilhaft verwendbar.

Brot

ist eines der wichtigsten Nahrungsmittel, Vollwertigkeit deshalb entscheidend wichtig. Also Vollkornbrot. Weißbrot belastet die Verdauungsorgane weniger, befriedigt aber alle anderen Nahrungsbedürfnisse ungenügend. Begünstigt, reichlich genossen, die Stuhlverstopfung. Gutes Brot muß schon ohne Aufstrich schmecken; es muß dunkel aussehen, gut durchgebacken sein, nur dann ist genügendes Kauen möglich. Rinde und Krume sollen ohne scharfe Grenze ineinander übergehen. Ob es mit Sauerteig oder Hefe zubereitet wird, ist ernährungshygienisch weniger wichtig. Zu saures Brot ist selbstverständlich nachteilig.

Reis

Diese Getreidefrucht Ostasiens wird ebenfalls oft durch weitgehende Beseitigung von Randschichten und Keimling entwertet. Ungeschälter Reis wird bei uns kaum gehandelt. Geschälter Reis enthält noch den Keimling, polierter Reis ist völlig frei von Kleie und Keimling.

Puffreis

wird hergestellt durch Einweichen, Schälen, Dämpfen unter Druck und plötzlicher Druckverminderung, dadurch Auftreibung. Wert entsprechend dem weißen Mehl aus unseren Getreidearten.

Hülsenfrüchte

Sättigen gut, sind aber schwerer verdaulich. Verhältnismäßig reich an Eiweiß, aber nicht vollwertig, ziemlich vitaminarm, säureüberschüssig. Für die Krankenkost deshalb großenteils nicht in Betracht kommend. Brauchbar z. B. in Form aufgeschlossener Mehle.

Kartoffeln

Hervorragend wichtiges, immer noch viel zu wenig gewürdigtes Nahrungsmittel. Höchst vorteilhaft zusammengesetzt, dabei sehr billig und gerade auch in der Krankenkost vielseitig verwendbar. Von allen wichtigen Stoffen fehlt nur Fett. Vollwertiges Eiweiß, ziemlich viel Kohlehydrate, ebenso Vitamin C, deshalb besonders im Winter wichtig (Verarmung erst im Frühjahr). Vorteilhaft ist der Basenüberschuß trotz verhältnismäßig hohem Nährstoffgehalt, deshalb gut verwendbar zur Bereicherung und Aufwertung einseitiger Kost.

Obst

Wertvolles Nahrungsmittel, nicht nur Genußmittel. Appetitanregend durch Fruchtsäuren, reich an Vitaminen, Basen, meist auch an Zucker. Hauptsächlich roh zu verzehren, aber auch zubereitet vielseitig verwendbar (Kompott, Fruchtsuppe, Süßmost), getrocknet sehr zucker- und mineralstoffreich.

Nüsse

Hasel-, Wal-, Para- und Kokosnüsse sind reich an Fett und vollwertig im Eiweiß. Kohlehydrate nur in der Eßkastanie reichlich. Als Nahrungsmittel leider etwas teuer, für naturgemäße Ernährung aber unentbehrlich. Erdnüsse sind keine Nüsse, sondern Hülsenfrüchte.

Pilze

Bezeichnung „Fleisch des Waldes" übertrieben. Der verhältnismäßig große Eiweißgehalt ist schwer verdaulich, nach Bircher-Benner biologisch minderwertig, weil aus zerfallenden Stoffen entstehend.
Beachtlich jedoch: Gehalt an Vitamin D.

Konserven

Können bei vernünftiger Zubereitung alle wertvollen Nährstoffe der frischen Nahrungsmittel enthalten, nur der Vitamingehalt ist in der Regel herabgesetzt bzw. ganz zerstört. Entscheidend ist das angewandte Verfahren und die Zuverlässigkeit des Erzeugers. Blanchiertes, d. h. gebrühtes und gebleichtes Gemüse weist große Verluste an Nährwert auf. Im Haushalt hergestellte (eingekochte) Konserven sind infolge starker, länger dauernder, mitunter auch wiederholter Erhitzung meist weniger wertvoll als gute Industrieware. Schönungs- und Konservierungsmittel sind abzulehnen, besonders sind Konserven von Obst (Marmelade, Saft) nur naturrein zu verwenden.

Zucker

Reiner Nährstoff, also nicht in natürlicher Mischung wie in anderen Nahrungsmitteln. Bei reichlicher Verwendung deshalb besondere Gefahr der Einseitigkeit. Nachteilig für das Gebiß. Sättigt stark, daher, zur Unzeit genossen, leicht Hindernis für zweckmäßige Nahrungsaufnahme. Also Süßigkeiten immer nur nach den Mahlzeiten! – Der braune Rohzucker enthält im Gegensatz zum raffinierten weißen Zucker noch Spuren von basischen Mineralstoffen, u. a. Melasse-Bestandteile. Diese entsprechen aber in ihrer Zusammensetzung in keiner Weise mehr der natürlichen Zusammensetzung der Zuckerrübe und sind außerdem der Menge nach belanglos. Dabei ist Rohzucker unverhältnismäßig teuer.

Die Ausnutzung der Nahrungsmittel und der Nahrungsbedarf

Die Ausnutzung und Verwertbarkeit der einzelnen Nahrungsmittel schwankt je nach der Art der Zubereitung, der Zusammenstellung der jeweiligen Mahlzeit und nach der verschiedenen Leistungsfähigkeit der Verdauungsorgane. Die Aufsaugbarkeit der Nahrungsstoffe ist demnach durchaus wechselnd und von den jeweiligen äußeren Umständen abhängig; sie unterliegt auch nervösen und seelischen Einflüssen. Ruhe und Entspannung vor und bei dem Essen fördern wesentlich die Verdauungsleistung, während hastiges Verzehren bei verkrampften oder erschöpften Menschen zu bedeutend schlechterer Ausnutzung der zugeführten Nahrung Anlaß gibt.

Sobald die Nahrungsstoffe von der Darmwand aufgenommen sind, ist ihre Verwertbarkeit allerdings gleichmäßig. Kohlehydrate und Fette erweisen sich als gut verwertbar, wenn nicht besondere Krankheitsprozesse vorliegen. Es bleibt daher dem einzelnen im allgemeinen die beliebige Wahl unter den kohlehydrat- und fetthaltigen Nahrungsmitteln.

Beim Eiweiß liegen die Verhältnisse nicht so einfach. Hier wechselt der Bedarf mit der verschiedenen Zusammensetzung der Eiweißstoffe. Am besten verwertbar sind die Eiweißarten, die alle für den Körper erforderlichen Bausteine enthalten. Solch vollwertiges Eiweiß liefern uns Fleisch, Eier, Milch, Kartoffeln, grüne Blätter von Gemüse und Salat. Sie decken unseren Eiweißbedarf

Wie lange bleiben bestimmte Nahrungsmittel im Magen

1–2 Stunden

Kaffee und Getränke

Gekochter Fisch
Milch
Eier

Reis
Obst
Gemüse

2 Stunden

Kompott
Brötchen

3–4 Stunden

Schwarzbrot

Schinken

Gekochtes Huhn

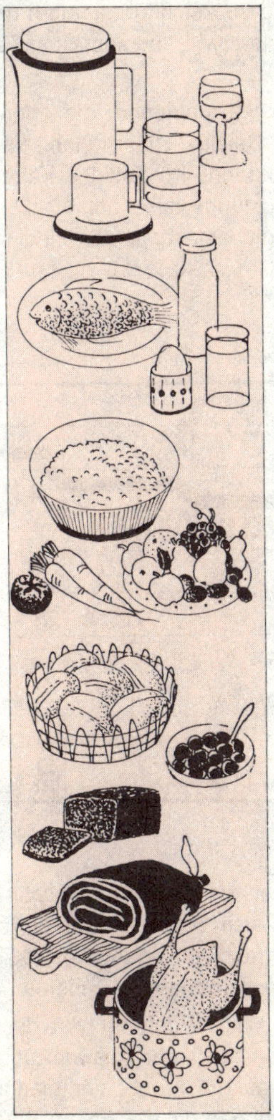

4 Stunden

gebratenes Fleisch

gebratene Taube

Erbsen

Schnittbohnen

5 Stunden

Torte

Gans

7–8 Stunden

Aal

Ölsardinen

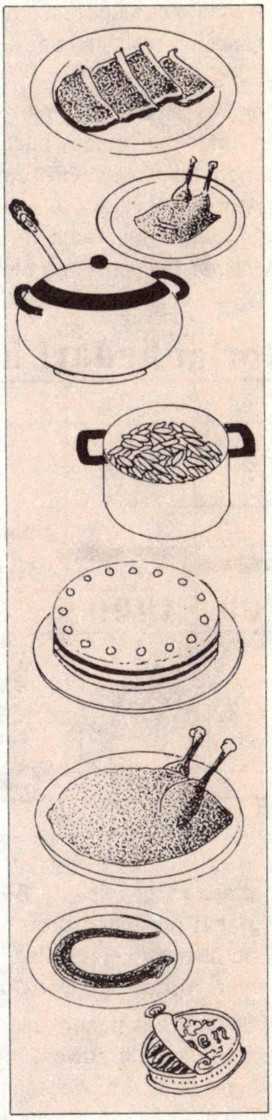

daher in verhältnismäßig geringer Menge. Dagegen sind die Eiweißstoffe im Getreidekorn, bei Früchten und Kohlsorten unvollständig.

Die Ausnutzung von Eiweiß ändert sich aber auch mit der jeweiligen Zufuhr von Mineralstoffen. Die Mineralstoffe gliedern sich nach ihrer chemischen Wirksamkeit in Basen und Säuren. Der Körper ist bestrebt, im Blut sein Säure-Basen-Gleichgewicht zu erhalten, weil ein Säureüberschuß auf die Dauer zu nachteiligen Folgen führt. Bei säureüberschüssiger Kost ist mehr Eiweiß erforderlich als bei basenreicher Ernährung.

Nahrungsmittel mit Basenüberschuß sind Feigen, Kopfsalat, Tomaten, Spinat, Karotten, Kartoffeln, Schnittbohnen und überhaupt die weiteren Gemüse- und Obstarten außer Rosenkohl und Preiselbeeren. Blut und Milch liefern ebenfalls Basenüberschuß.

Nahrungsmittel mit Säureüberschuß sind alle tierischen Nahrungsmittel außer Blut und Milch, also Fleisch, Fisch, Eier, Käse, Quark, Butter und Margarine.

Von pflanzlichen Nahrungsmitteln haben Säureüberschuß die Getreidekörner, Hülsenfrüchte, Nüsse, Kakao, Rosenkohl und Preiselbeeren.

Man sollte das Hauptaugenmerk auf diese Gesichtspunkte lenken, wenn man sich über den Nahrungsmittelbedarf klar werden will. Basenüberschuß, vollwertiges Eiweiß, Kohlehydrate und Fette in abwechslungsreicher Verbindung, ein Teil der Nahrung als pflanzliche Rohkost, um lebenswichtige, empfindliche Stoffe zu schonen, reguliert durch Hunger bzw. Sättigung, Kraftgefühl und Leistungsvermögen, das führt im allgemeinen zu einer ausreichend ausbalancierten Kost.

Wenn man diese bedeutungsvollen Umstände nicht berücksichtigt, sondern den Nahrungsbedarf mehr nach maschinellen Gesichtspunkten berechnen will, bedient man sich der Kalorienrechnung.

In der Physik versteht man unter einer Kalorie die Wärmemenge, die erforderlich ist, um die Temperatur von einem Liter Wasser um ein Grad Celsius zu erhöhen. Nach diesem Prinzip erzeugen 1 g Kohlehydrat und 1 g Eiweiß je 4,1 Kalorien, 1 g Fett 9,3 Kalorien. Den täglichen Kalorienbedarf veranschlagt man bei dieser Betrachtungsweise auf 30–35 Kalorien pro Kilo Körpergewicht bei Ruhe und auf 40–50 bei körperlicher Arbeit, das sind im Durchschnitt für den *tätigen* Erwachsenen etwa 2500 Kalorien täglich.

Kalorienbedarf bei:

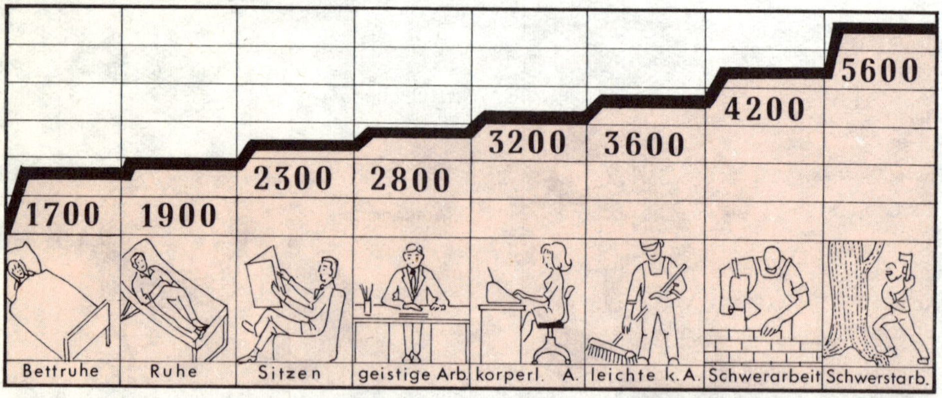

Aber diese mechanisierte Betrachtungsweise, die nur die drei Hauptbaustoffe isoliert berücksichtigt, hat nur einen grob orientierenden Wert, um sich einen ungefähren, allgemeinen Überblick darüber zu verschaffen, ob der Brennwert innerhalb der erfahrungsmäßig als zweckmäßig erkannten Werte liegt. Der Gesundheitswert der Nahrung hängt von anderen Faktoren ab.

Die Funktionstüchtigkeit des menschlichen Körpers ist weitgehend von der Ernährungsweise abhängig. Das gilt sowohl hinsichtlich der Menge als auch der Auswahl und Zubereitung der Nahrungsmittel. Am weitesten verbreitet ist zweifellos die Furcht vor mengenmäßiger Unterernährung. Aber bei vielen Menschen ist doch auch gerade die übermäßige Nahrungszufuhr durch Überlastung der Verdauungsorgane zur Krankheitsursache geworden. Zu Zeiten knapper Ernährung hat man immer wieder beobachtet, wie Zuckerkrankheit, Bluthochdruck und Kreislauferkrankungen, Gallenblasenerkrankungen, Hämorrhoiden u. a. zurückgingen. Andererseits haben sich diese Krankheiten in Zeiten des Wohllebens in steigender Zahl gezeigt, gar nicht erst zu reden von den Folgeerscheinungen des Übergewichts und der Fettsucht.

Aber auch in qualitativer Hinsicht haben sich durch den Genuß zu fetten Fleisches oder durch Säureüberschüssige Nahrung, durch Vitamin- oder Mineralsalzmangel oder ungenügende Rohkostzufuhr oder übertriebenen Genuß von Feinmehlerzeugnissen wie Weißbrot, Nudeln usw. erhebliche Mängel für die Gesundheit gezeigt. Chronische Stuhlverstopfung, frühzeitige Zahnschäden, der Gebißverfall, erhöhte Krankheitsanfälligkeit insbesondere gegenüber Infektionen, Magen-, Darm-, Leber- und Gallenleiden sowie Fettsucht und viele andere Störungen treten oft als Folgen jahrelanger Fehlernährung auf und werden am durchgreifendsten durch Diätbehandlung wieder überwunden.

Die Formel, die Ragnar Berg für die Zusammensetzung einer vollwertigen Gesundheitsdiät aufgestellt hat, kann sehr gut als Grundlage für die Zusammensetzung unserer Ernährung verwandt werden. Sie lautet: Iß dem Gewicht nach fünf- bis siebenmal soviel Kartoffeln, Wurzeln, Gemüse und Früchte als von allen anderen Nahrungsmitteln zusammen, dazu Milch bis zu einem halben Liter täglich. Iß jeden Tag etwas rohe Nahrung, seien es Gemüse, Wurzeln oder Früchte.

Bei einer solchen Kost werden übermäßige Belastungen der Entgiftungs- und Ausscheidungsorgane vermieden. Der Körper erhält alle notwendigen Bausteine, Aufbau- und Betriebsstoffe, und für eine naturgemäße Anregung der Tätigkeit der Verdauungsorgane ist gesorgt.

Kochsalz, Gewürze und Genußmittel

Kochsalz

Am häufigsten wird im allgemeinen Kochsalz zum Würzen der Speisen verwendet. Diese Verbindung zwischen Chlor und Natrium findet sich in der Natur in fester Form als Steinsalz sowie gelöst in Salzsolen und im Meerwasser. Das Steinsalz wird unter Tage abgebaut, es kann auch unterirdisch aufgelöst und dann die Sole hochgepumpt werden. Gereinigtes Salz findet als Speisesalz Verwendung. Alle Flüssigkeiten im Körper sind Salzlösungen in einer bestimmten, von den Geweben vertragenen Konzentration. Überschüssig zugeführtes Kochsalz wird im Gewebe abgelagert. Das Kochsalz besitzt ein starkes Wasserbindungsvermögen, hierdurch wirkt es auf die Durchtränkung des Gewebes, und das Bindegewebe wird zu einem wichtigen Wasserdepot des Körpers. Die normale Ausscheidung des Kochsalzes erfolgt hauptsächlich über den Blutweg durch die Nieren, zum kleineren Teil durch die Schweißabsonderung der Haut. Eine kochsalzreiche Nahrung löst eine Wasseransammlung im Gewebe aus, wobei das Kochsalz bis zur hundertfachen Menge Wasser binden kann. Andererseits führt eine kochsalzarme Kost zur Entleerung des Wasserdepots und zur reichlichen Wasserausscheidung, so daß kochsalzfreie Diät eine Entwässerung begünstigt und deshalb besonders bei Herz- und Nierenkrankheiten verordnet wird. Zur Entlastung des Körpers soll Kochsalz nur mäßig als Gewürz und nicht als Genußmittel zugeführt werden. Am besten wird es in der Form von Meersalz verwendet, das außer Kochsalz alle sonstigen für den Körper notwendigen Mineralsalze enthält, oder man nimmt Ersatzmittel wie z. B. Titro-Spezial, das erst nach dem Kochen zugesetzt wird.

Küchenkräuter

Sie sind die gesündesten und natürlichsten Gewürze. Sie sollten deshalb reichlich verwandt werden. In Betracht kommen vor allem Petersilie, Dill, Estragon, Borretsch, Schnittlauch, Kerbel, Liebstöckel, Basilikum, Bohnenkraut, Zwiebel, Knoblauch, Majoran, Sellerie, Thymian, Pimpinelle, Fenchel, Kümmel, Salbei, Lorbeerblätter, Sauerampfer, Zitronenmelisse, Anis.

Im allgemeinen werden die Küchenkräuter beim Anrichten roh zugegeben, man läßt sie höchstens in heißen Gerichten mitziehen, aber nicht mitkochen. Es gibt allerdings Ausnahmen, so wird Bohnenkraut mit den grünen Bohnen mit gedünstet. Beifuß, Anis, Basilikum, Liebstöckel und Kümmel läßt man ebenfalls mitkochen. Bei Sauerampfer, Zwiebel und Knoblauch verfeinert sich der Geschmack sogar durch das Mitkochen bzw. durch Anrösten in Fett. Auch Kerbel, Dill,

Petersilie und Meerrettich können mitgekocht werden. Im Winter ist man auf getrocknete Gewürzkräuter angewiesen, die in pulverisierter Form zugesetzt werden. Da Gewürzkräuter den Gerichten einen kräftigen Geschmack geben, können sie Kochsalz sehr gut ersetzen, mindestens aber seine Verwendung weitgehend einschränken.

Andere Gewürze

Hefeextrakte sind reich an Vitamin B_1, doch ist ihr Kochsalzgehalt zu beachten. Allerdings gibt es auch kochsalzfreie Hefewürzen. Ohne Gewürze kommen wir beim Zubereiten schmackhafter Gerichte nicht aus. Sie fördern den Appetit und regen die Absonderung der Verdauungssäfte an.

Von den ausländischen Gewürzen können Zimt, Vanille, Nelken und Muskatnuß in kleiner Menge gelegentlich ohne Bedenken verwandt werden, dagegen sind die schärferen Gewürze wie Pfeffer, Curry, Paprika und Ingwer für eigentliche Krankendiät nicht gestattet, sondern nur gelegentlich in der Normalkost. Senf ist ebenfalls sehr sparsam zu verwenden.

Kaffee, Tee, Kakao

Bohnenkaffee und schwarzer Tee gehören auf Grund ihres Gehaltes von Koffein bzw. Tein zu den anregenden Genußmitteln. Die Kakaobohnen enthalten Theobromin, das nicht so starke Reizwirkungen besitzt, wie z. B. Koffein. Schokolade besteht im wesentlichen aus Kakaobestandteilen, Zucker, u. U. auch aus Milch oder Sahne. Die Schokolade ist zwar ein Genußmittel, hat aber beträchtlichen Nährwert infolge des Gehalts an Eiweiß, Fett, Kohlehydraten, Mineralstoffen usw. Ihr Genuß führt mitunter zur Verstopfung. Außerdem begünstigt ihr reichlicher Genuß – genau wie andere Süßigkeiten – infolge des hohen Zuckergehalts die Entwicklung der Zahnfäule. Bohnenkaffee und schwarzer Tee erregen die Nervenzentren der Atmung sowie der Gefäße und beseitigen das Müdigkeitsgefühl. Auch die Leistung des Herzmuskels wird gestärkt und die Nierenfunktion angeregt. Infolge übermäßigen Kaffeetrinkens kommt es zu einer Reizung des vegetativen Nervensystems, die häufig mit Schlafstörungen verbunden ist. Wie alle Genußmittel ist Kaffee nur in begrenztem Umfang erlaubt und in Krankheitsfällen weitgehend zu vermeiden.

Alkohol

Durch Gärung von Kohlehydraten zu Alkohol und Kohlensäure mit Hilfe der Hefepilze werden auf der ganzen Welt, auch bei den primitiveren Völkern, berauschende Getränke hergestellt. Die Ansichten, in welchem Maße Alkohol erlaubt ist und wann der Mißbrauch anfängt, gehen weit auseinander. Die Verträglichkeit alkoholischer Getränke ist bei jedem Menschen verschieden. So kann man z. B. beobachten, daß der eine nach einem Glas Alkohol müde wird, der andere redselig, wieder ein anderer lustig. Trunkenheit hat eine enthemmende Wirkung, so daß viele in diesem Zustand ihr wahres Gesicht zeigen. Auf Grund übermäßigen Trinkens entsteht eine → Alkoholvergiftung. Bei der akuten Vergiftung wird nur das Nervensystem geschädigt, bei der chronischen werden auch das Herz und die Gefäße, die Leber, die Nieren und die Magenschleimhaut in Mitleidenschaft gezogen. Die akute Vergiftung, der Rausch, führt auf Grund der enthemmenden Wirkung auf die Großhirnrinde zunächst zu einer heiteren und lustigen Stimmung und zu einem gehobenen Selbstgefühl. Zweifellos ist der Genuß von Alkohol in weiten Kreisen so beliebt, weil die Sorgen vergessen werden und die Selbstkritik schwindet und alles in einem rosigen Licht erscheint. Im weiteren Verlauf folgt das Lähmungsstadium, die Sprache wird lallend, der Gang taumelnd und unsicher. Gelegentlich treten auch schwere Erregungszustände auf. Da sich die Hautgefäße erweitern, sieht der Berauschte gerötet aus, andererseits besteht hierdurch die Gefahr, daß der Körper viel Wärme verliert, so daß es in der Kälte sehr viel leichter zu Erfrierungserscheinungen kommt als bei Nüchternen. Zusammenfassend läßt sich sagen, daß auch kleinere Mengen alkoholischer Getränke vorübergehend die geistige und körperliche Leistungsfähigkeit mindern. In der Krankenbehandlung bedeutet der Genuß von Alkohol eine zusätzliche Belastung, die nicht immer erwünscht ist.

Die Zubereitung und Zusammenstellung der Speisen und Gerichte

Ungekochte Nahrung

Die ungekochte Nahrung aus dem Pflanzenreich hat die größten gesundheitlichen Qualitäten. Wir können sie darum weder bei der allgemeinen Volksernährung entbehren, wenn wir die Kost so gesund wie möglich zusammenstellen wollen, noch bei der Krankenkost. Die Krankenernährung hat ja gerade die Aufgabe, dem Körper über das Sättigungsbedürfnis und die Energiezufuhr hinaus gleichzeitig – gewissermaßen in einer medikamentösen Durchführung – natürliche Stoffe zuzuführen, die den Krankheitsablauf begünstigen. Abgesehen davon, daß es bei einer Reihe von Krankheiten zweckmäßig erscheint, über kurze oder längere Zeit eine Rohkostdiät zu verabreichen, soll die pflanzliche Rohkost den gesundheitlich wertvollen Kern der Ernährung bilden. Unter diesem Gesichtspunkt ist vor allem schon bei der Zubereitung darauf zu achten, daß die empfindlichen Wirkstoffe der pflanzlichen Rohkost nicht über Gebühr zerstört werden. Diese Stoffe verlieren nicht nur durch die Hitze beim Kochen an Wert, sondern auch durch den Zutritt des Luftsauerstoffes, oder sie leiden durch die Einwirkung bestimmter Metalle, die für Geräte zum Schaben und sonstigen Zerkleinern der Rohkost verwandt werden; deshalb bevorzugt man im Kleinbetrieb Glasreib. Die Dauer der Einwirkung von Metall soll möglichst abgekürzt werden, man entfernt also die Rohkost, nachdem man sie zerkleinert hat, sofort von den Metallteilen der Maschine. Rohkostgerichte sollten immer erst kurz vor der Mahlzeit hergestellt und angerichtet werden. Die beste Qualität der Rohkoststoffe ist bei der Frischkostzubereitung eine Selbstverständlichkeit. Je schneller der Verbrauch nach der Ernte, desto besser ist die gesundheitliche Wirkung. Besteht bei gekauften Gartenerzeugnissen Verdacht auf Verunreinigung, etwa im Strunk, wo das Vorhandensein von Wurmeiern möglich ist, so lege man Salate und Gemüse 20–30 Minuten in kaltes Salzwasser (ein Eßlöffel Kochsalz auf den Liter Wasser genügt). Nach diesem Salzbad wird das Pflanzenmaterial unter fließendem Wasser sorgfältig gespült und in einem Sieb abgetropft. Am wenigsten zu beanstanden ist immer das Erzeugnis aus dem eigenen Garten oder von bekannten Gärtnereien, insbesondere solchen, die mit biologisch-dynamischer Düngung arbeiten. Obst kann mit arsenhaltigen oder anderen Spritzmitteln verunreinigt sein. Vor allem Weintrauben müssen deshalb vor dem Genuß gründlich in warmem Wasser gereinigt werden. Rohkost nicht stehenlassen, sondern so frisch wie möglich verzehren. Kochsalz darf grundsätzlich nicht verwendet werden, wohl aber wird nach Belieben mit Küchenkräutern gewürzt. Auch Zucker sollte nicht genommen werden, eher schon Honig. Doch verzichte man gerade bei nicht an Rohkost gewöhnten und empfindlichen Kranken sowohl auf Zucker als auch auf Honig, weil sonst Gärungsvorgänge mit starken Blähungen begünstigt werden. Wurzeln und Knollen werden durch kräftiges Abbürsten unter fließendem Wasser von anhaftendem Schmutz befreit. Gemüsefrüchte wie Tomaten und Gurken legt man 5 Minuten lang in lauwarmes Wasser und trocknet sie dann sorgfältig ab. Zur Herstellung vieler Rohkostgerichte wird das Ausgangsmaterial nach der Reinigung zerkleinert. Doch sollten Kinder ruhig Kohlstrünke, Möhren usw. im ganzen verzehren, denn das gründliche Kauen bedeutet nicht nur für das Gebiß eine besondere Betätigung und gibt ihm einen natürlichen Anreiz zur Entwicklung und Kräftigung, sondern ist gleichzeitig eine gute Massage für das Zahnfleisch. Zur Zerkleinerung dienen Metallreiben, Glasreiben, Rohkostmaschinen und Messer. Zum Obstzerkleinern nimmt man am besten eine Glasreibe. Rohkostmaschine oder Mixer erleichtern und beschleunigen bei regelmäßiger Rohkostherstellung die Arbeit ganz wesentlich. Wenn die Kaufähigkeit des Gebisses beeinträchtigt ist, muß die Rohkost breiartig gerieben werden. Bei Magen- und Darmerkrankungen, beim Säugling und in allen Fällen, in denen die Kaufähigkeit des Gebisses, namentlich des künstlichen Gebisses, stark beeinträchtigt ist, wird flüssige Rohkost verwandt. Man braucht also niemals auf Frischkostzufuhr zu verzichten. Auch in diesem Fall sind die selbstverarbeiteten frischen Früchte am wirkungsvollsten. Man verwendet Zitronenpressen aus Glas oder Steingut, Apfelsinenpressen oder Spezialsaftpressen. Man kann aber auch das Material mit einem Holzquirl durch ein Sieb treiben. Kleinere Mengen, z. B. für die Säuglingsernährung, werden gewonnen, indem man z. B. Möhren in einem Tuch drückt, bis der Saft heraustropft.

Gekochte Nahrung

Man unterscheidet eine Reihe Zubereitungsarten mittels Erhitzung, von denen folgende die wichtigsten sind:

Kochen oder Sieden

Das kochende Wasser durchdringt das ganze Kochgut und macht es allmählich gar. Dabei gehen die Mineralsalze, die Vitamine und die übrigen wasserlöslichen Stoffe ins Kochwasser über. Hitzeempfindliche Stoffe, wie manche Vitamine, werden dabei zerstört. Das Auslaugen wird durch Ansetzen in kaltem Wasser begünstigt, legt man dagegen z. B. ein Stück Fleisch in heißes Wasser, so wird durch schnelle Eiweißgerinnung eine Schutzschicht gebildet, die eine Auslaugung verhindert. Gegen das Kochen ist nur dann nichts einzuwenden, wenn das Kochwasser mit den ausgelaugten Stoffen nicht weggegossen, sondern mitverwandt wird, z. B. bei Eintopfgerichten.

Dämpfen

Das Kochgut befindet sich im Sieb über dem Wasser, das zur Verdampfung gebracht wird. Dadurch wird eine Auslaugung des Kochgutes vermieden. Wegen der längeren Dauer des Erhitzens hauptsächlich zum Garmachen von Kartoffeln in der Schale angewendet, Gemüse besser dünsten.

Braten

Erhitzen in wenig Fett ohne Wasserzusatz, daher besonders bei wasserreichen Nahrungsmitteln, wie Fleisch, Gemüse, Kartoffeln. Bei Fleisch bildet sich eine Kruste, im Gegensatz zum Kochen.

Backen

Erhitzen in heißer Luft im Backofen oder in heißem Fett, besonders bei Getreideerzeugnissen. Auch rohe Kartoffelscheiben, Gemüse, Fleisch, Fisch können in Fett schwimmend gebacken werden.

Grillen

Braten bei sehr hoher Temperatur, daher rascher Verschluß der Poren durch Gerinnungsschicht, das Innere bleibt bei kurzer Grillzeit fast roh, z. B. englisch Roastbeef.

Dünsten

Garmachen im eigenen Saft, Kochgut wird in heißem Fett und wenig Wasser in geschlossenem Topf angesetzt und erhitzt.

Schmoren

Verbindung von Braten und Kochen. Zuerst bildet sich beim Anbraten eine Kruste mit Röstprodukten und Geschmackstoffen. Diese wird durch Angießen von heißem Wasser oder Brühe wieder erweicht.

Gratinieren

Kochgut panieren, d. h. in Ei und geriebener Semmel wälzen, und dann in heißem Fett backen.

Wasserbad

Garmachen von Pudding in gut verschließbaren Puddingformen.

Kochkiste

Eignet sich gut zum Bereiten von Gerichten aus Getreide, z. B. Reis, und von Hülsenfrüchten.

Um die wertvollen Mineralsalze der Gemüse zu erhalten, vermeiden wir zunächst jedes Abkochen und Abgießen des Kochwassers, also auch das Überbrühen des Gemüses. Wir geben die wie immer vorbereiteten Gemüse am besten in siedendes Fett, wobei wir Pflanzenöle, z. B. Sonnenblumenöl, bevorzugen. Auf dieses Weise erfolgt keine Auslaugung der Mineralsalze, auch nicht der Geschmackstoffe. Wir erhalten so ein Kochgut, das schon viel schmackhafter ist als gekochtes Gemüse. Es ist deshalb nicht nötig, zur geschmacklichen Aufbesserung Kochsalz in größeren Mengen zuzusetzen, wie es in durchschnittlichen Küchen ja üblich ist.

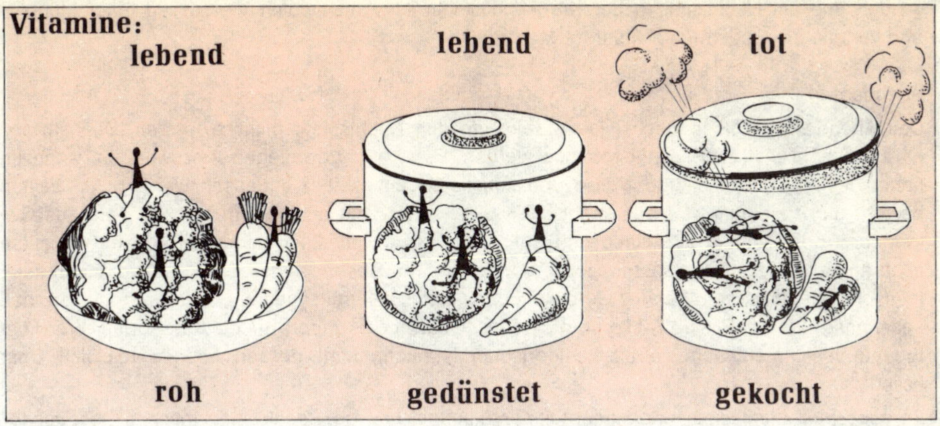

Verhalten der Vitamine bei der Zubereitung der Speisen.

Die einzelnen Mahlzeiten

Frühstück

Das gesunde Frühstück soll nicht schon morgens den Körper belasten und hohe Verdauungsanforderungen stellen. Bohnenkaffee, Tee, Kakao, vor allem Eier, Schinken, Wurst und ähnliche Nahrungsmittel bedeuten für die frühen Morgenstunden eine unnütze Belastung, die sich vor allem bei geistiger Arbeit und selbstverständlich bei Kranken ungünstig auswirkt. Als Getränk bevorzuge man Milch oder Kräutertee, am besten ungesüßt oder Honig verwenden. Bewährt und eingebürgert hat sich als Obstdiätspeise das nach Bircher-Benner benannte Bircher-Müsli. Man kann zur Abwechslung statt dessen auch frisches Obst genießen oder frische Obst- und Gemüsesäfte, von denen sich der Tomatensaft größter Beliebtheit erfreut. Auch das Müsli kann geschmacklich abwechslungsreich gestaltet werden, indem man die verschiedensten Obstsorten wechselweise verwendet. Des weiteren genieße man Vollkornbrot mit Butter, Honig, Gelee oder einer ungefärbten und nicht mit Konservierungsmitteln behandelten Marmelade; besonders empfohlen seien die gesundheitlich wertvollen Frischkostmarmeladen. Weitere Anregungen finden Sie im Kapitel „Rezept-Beispiele für Gesunde und Kranke“ (siehe Inhaltsverzeichnis).

Mittagessen

Die Appetitlichkeit einer Mahlzeit hängt nicht nur von der Auswahl einwandfreien Kochgutes ab und von der schmackhaften Zubereitung, sondern auch von der Art, wie sie geboten wird. Die Mahlzeit soll nicht hastig hinuntergeschlungen werden, nicht zur Nebenbeschäftigung beim Zeitunglesen oder bei der Arbeit entwertet werden. Dann kann das beste Essen nicht bekömmlich sein. Ruhe und Entspannung vor dem Essen sind unerläßliche Bedingungen. Das dann servierte Essen muß Geruchsinn und Auge gleichermaßen erfreuen, dann schmeckt es besser, und wichtige Voraussetzungen für die Bekömmlichkeit sind geschaffen. Das Bestreuen mit frischer Petersilie oder Schnittlauch, das Umranden mit Gurkenscheiben, Radieschen oder Tomatenschnitzen, die farbenfreudige Zusammenstellung von verschiedenen Rohkostgerichten oder gekochten Gemüsen zu schönen Platten sind daher keine überflüssigen Mühen und gehören genauso zur Kochkunst wie der schön gedeckte Tisch im behaglich hergerichteten Eßraum. Der vom Nervensystem gesteuerte komplizierte Verdauungsprozeß verläuft um so zielsicherer und glatter, je mehr für derartige zur Entspannung und Erheiterung beitragende Sinneseindrücke getan wird. Die Zusammenstellung der Mahlzeit soll von dem Bestreben geleitet sein, ein natürliches Gleichgewicht unter den Nahrungsmittelgruppen zu erreichen. Einseitige Zusammenstellungen, z. B. nur Eiweißträger oder nur säureüberschüssige Nahrungsmittel, sind zu vermeiden. Zu Fleisch oder Fisch sollen deshalb nicht säureüberschüssige Nudeln oder Spätzle gereicht werden, sondern basenüberschüssige Kartoffeln, Gemüse, grüne Salate und Obst. Und zu Brot gebe man nicht bloß Fleischaufschnitt, Käse und Eier, sondern auch Radieschen, Tomaten, Gurken oder andere Rohkost und Obst. Die Mahlzeit beginnt am besten mit Rohkost, dann folgt die gekochte Nahrung; beim Gesunden kann dazwischen gelegentlich eine Suppe gereicht werden und ein Nachtisch. In der Krankendiät vermeide man solch Vielerlei in einer Mahlzeit und verteile die Gerichte auf mehrere Mahlzeiten.

Abendessen

Das Abendessen soll möglichst leicht sein, um den Nachtschlaf nicht zu stören. Deshalb soll es auch möglichst zeitig eingenommen werden. Es ist nichts dagegen einzuwenden, wenn im Laufe des Abends Obst und Nüsse und sonstige Kleinigkeiten gegessen werden. Am besten besteht die Abendmahlzeit aus leichten Quarkgerichten, die auch warm sein können, aus Getreidebrei oder Auflauf aus Hirse und dgl., um eine Abwechslung zu schaffen, was vor allem auch an kalten Tagen angenehm ist. Im übrigen soll im Abendessen Frischkost vorhanden sein, je nach der Jahreszeit Salate, Gemüse oder Obst, Sauermilchgerichte oder, wenn man das lieber mag, frische Milch, Vollkornbrot, Butter, Quark oder andere milde Käsesorten. Wer kein Freund von vielen Gemüsefrischkostgerichten ist, kann statt dessen abends reichlich Obst essen.

Zu gekochten Mahlzeiten, wie Hirsebrei, Quarkauflauf und dgl., sollte man frisches Obst servieren oder nachträglich geben; sein gesundheitlicher Wert ist weit größer als der von Kompott oder erhitztem Obst. Gelegentlich mag auch ein Eiergericht erlaubt sein.

Zwischenmahlzeiten

Im allgemeinen wird man mit drei Mahlzeiten täglich auskommen. Aber in bestimmten Krankheitsfällen ist es zweckmäßiger, häufiger zu essen und dem Körper nur jeweils kleinere Mahlzeiten zuzuführen. Das gleiche gilt bei Erkrankungen der Verdauungsorgane, kann aber auch bei vielen Formen von Herzkrankheiten zweckmäßig sein. Bei Kranken, deren Kaufähigkeit behindert ist, ist es ebenfalls angebracht, daß sie jeweils kleinere Mengen essen, durch häufigere Mahlzeiten aber dafür sorgen, daß sie sich ausreichend ernähren.

Bei untergewichtigen Personen, in der Rekonvaleszenz, bei schweren Krankheiten usw. sollen Zwischenmahlzeiten gegeben werden, um eine ausreichende Kalorienzufuhr zu gewährleisten. Man benutzt dazu am besten Nahrungsmittel, die leicht verarbeitet werden oder die in konzentrierter Form möglichst hohe Nährwerte haben. Gewöhnlich werden Milcherzeugnisse verwendet, insbesondere Quark und Quarkgerichte, aber auch Sauermilch, Joghurt, in einzelnen Fällen sogar Sahne. Man kann diese Gerichte mit frischem Obst kombinieren, man kann Weizenkeime dazu genießen, um den Anschlagwert der Nahrung zu erhöhen. Vollkornbrot mit Butter und andere Getreidespeisen kommen ebenfalls in Betracht. Nüsse und Mandeln mit einem hohen Kalorienwert werden in der Krankendiät am besten als Nuß- oder Mandelmus verarbeitet; besondere Vorteile bietet das Keimnußmus. Bei Menschen, die bei drei Mahlzeiten in der Zwischenzeit einen starken Hunger empfinden, jedoch eine Neigung zum Übergewicht haben, nimmt man selbstverständlich als Zwischenmahlzeit nur Gerichte, die den Hunger befriedigen, aber nicht sonderlich anschlagen. Dafür kommen besonders Obst und Buttermilch in Betracht. Auch roher Sauerkohl kann empfohlen werden, er wird entweder so gegessen, indem man ihn kaut, oder als Sauerkraut-Frischkost angerichtet.

Die verschiedenen Diätformen

Fastenkuren

Das Fasten ist so alt wie die Völker der Erde. Und so weit wir bis in das erste Dämmern der Geschichte zurückschauen können, finden wir auch immer die zwei Formen des Fastens: das eigentliche Heilfasten und das kultische oder religiöse Fasten. Im tiefsten Grunde sind diese zwei ja dasselbe. Das religiöse wie das gesundheitliche Fasten gingen beim alten Kulturmenschen ineinander über, weil seine Medizin theurgisch war und weil seine Könige, Priester, Propheten, Eingeweihten und Adepten schon von jeher die Erfahrung gewonnen hatten, daß das strenge Fasten nicht nur den Körper von Krankheiten befreie, sondern in gleichem Maße den „inneren Menschen“ aus unerwünschten, quälenden und hemmenden Zuständen zu lösen vermöge. Zudem sind die Heilung des Körpers und das „Heil der Seele“ derart deutlich voneinander abhängig und einander bedingend, daß diese Tatsache sowohl dem Naturmenschen als auch dem modernen Psychologen gar nicht entgehen konnte. Auch ist der Diätfehler sicher die älteste Krankheit im weitesten Sinn und das Fasten deren älteste Heilung. Daß der Mensch sich sein Grab mit den Zähnen gräbt, diese Wahrheit ist ebenso Allgemeingut der Völker, wie die griechische Sophosyne, die altdeutsche „Maze", die edle „Mäßigkeit", bei erwachten Völkern von jeher als ganz besondere Tugend angesehen wurde. So nannte Sokrates diejenigen Barbaren, die mehr als zweimal am Tage glaubten essen zu müssen. Mäßigkeit erhält, Fasten heilt. Hat Unmäßigkeit erst Krankheit erzeugt, dann hilft nur Fasten.

Die uralte Methode des Fastens ist so gut wie ganz aus dem Heilschatz des Arztes verschwunden. Schon die kurzdauernden Beschränkungen, wie sie z. B. bei akutem Magen-Darm-Katarrh und bei Fieber oft unbedingt notwendig sind und meist schon vom Instikt gefordert werden, machen heute noch vielen Ärzten und Laien Sorge, und so bald wie möglich sucht man zu einer um so „kräftigeren" Nahrung zurückzukehren und die Einbuße an Eiweiß und Kalorien rasch wieder auszugleichen.

Die Methoden der Nahrungsbeschränkung sind vielfach abgestuft. Neben dem Vollfasten über kürzere oder längere Zeit hin kennen wir Teilbeschränkungen: das wechselweise (intermittierende) Fasten, das Morgenfasten, das Halb- oder Obstfasten, die Schrothkur u. a. Selbst die Trauben- und andere Obstkuren kann man – ebenso wie die Karellsche Milchkur – noch mit hinzurechnen. Gemeinsam ist allen diesen Formen die stark herabgesetzte Zufuhr bzw. völlige Ausschaltung der den Stoffwechsel am meisten belastenden Nährstoffe Eiweiß und Fett, nur die Kohlehydrate spielen eine größere oder geringere Rolle.

Starkes Gewicht liegt dagegen meist auf der Zufuhr basischer Mineralstoffe, die zur Ausscheidung der massenhaft anfallenden sauren Stoffwechselprodukte hier noch nötiger sind als sonst, ebenso – aus selbstverständlichen Gründen – auf hohem Vitamingehalt. Kommen auch diese Forderungen noch nicht in allen Methoden, z. B. der Schrothkur, gebührend zur Geltung, so drängt mit fortschreitender Erkenntnis die Entwicklung von selbst zu einer grundsätzlichen Vereinheitlichung der verschiedenen Verfahren, wie wir sie zur Ausnutzung aller Möglichkeiten in unserem Heilplan brauchen.

Durchführung der Fastenkur

Innere und äußere Vorbedingungen für Fastenkuren

Eine Fastenkur ist eine sehr eingreifende Maßnahme und darum mit Sorgfalt zu überlegen und durchzuführen, sie bringt dann aber auch rascheren, größeren und sichereren Erfolg als andere vergleichbare Kuren. Zweierlei ist vor allem nötig: Der Kranke muß innerlich entsprechend vorbereitet sein und die Kur als eine ernste Aufgabe betrachten, und der Arzt muß durch eigenes Erleben das Fasten genügend kennen, um den Kranken richtig leiten zu können.

Seelische Auswirkung

Die Fastenkur bringt oft auch den seelischen „Stoffwechsel" in lebhafte Bewegung. In eigenartiger Parallele zum körperlichen Geschehen läßt die Nahrungsenthaltung leicht auch alte, ins Unterbewußtsein versunkene bzw. verdrängte seelische Konflikte wieder ins Bewußtsein heraufsteigen. Infolge der ungewohnten Loslösung von allen stofflichen Bindungen und von dem ganzen komplizierten Apparat, den wir uns in unseren äußeren Lebensformen aufgebaut haben, steht die gesamte Lebenslage oft mit kristallener Klarkeit vor dem Fastenden und läßt ihn die noch ungelösten Aufgaben so deutlich wie sonst kaum jemals erkennen. Verkrampfungen lösen sich, das ganze seelische Gefüge erfährt eine Auflockerung, die den Menschen für eine aufbauende erzieherische Beeinflussung zugänglich macht. Darum werden Fastenkuren so oft auch zu Wendepunkten in der inneren Einstellung zum Leben, darum beenden die meisten von den Patienten die Kur mit dem festen Vorsatz, sie so bald wie möglich zu wiederholen.

Umgebung

Eine Vollfastenkur ist, wie schon aus diesen Andeutungen hervorgeht, nicht nur eine mit organisch-technischen Mitteln zu lösende Aufgabe, sondern sie verlangt – abgesehen von der persönlichen Eignung des Fastenleiters – eine auf den Ernst und die Besonderheiten der Kur abgestimmte Umgebung.

Äußere Einflüsse, die stören könnten, sind soweit wie möglich auszuschalten. Zu Hause (ambulant) sind längere Fastenkuren nur ausnahmsweise durchführbar, wenn nämlich sowohl der

Kranke als auch seine Familie das nötige Verständnis aufbringen und wenn es dem Fastenden möglich ist, sich von jeder, auch der kleinsten Verpflichtung und Inanspruchnahme durch seine Umgebung zurückzuziehen, und sei es auch nur das Öffnen der Korridortür, wenn es klingelt.

Stimmungsschwankungen usw. führen leicht zu Reibungen, denen oft weder der Kranke noch seine Umgebung gewachsen ist.

Eine große Gefahr ist die so weitverbreitete Angst vor Unterernährung. Die sichtliche Abmagerung, noch mehr aber kritische Erscheinungen irgendwelcher Art machen Angehörige und Freunde – vor allem der älteren Generation – leicht einmal wankend, und sie können dann den Kranken so beunruhigen, daß die Kur u. U., vor allem zu seinen Ungunsten und einem ungeeigneten Zeitpunkt, abgebrochen werden muß – ein Versagen, das zumal nach der seelischen Seite hin mitunter gar nicht wiedergutzumachen ist.

Einfacher ist das Verfahren deshalb in einer neutralen Umgebung, die auch mit der Durchführung der Kur in jeder Hinsicht vertraut ist, Verführung in guter, fahrlässiger oder böser Absicht ausschließt und den Fastenden positiv zu beeinflussen versteht. Kameradschaft mit „Leidens"-Genossen ist in der Regel zweckmäßig, sie verhindert auch bei seelisch Labilen am besten eine unerwünschte enge Bindung an den Arzt. Viel reden ist aber in keinem Falle gut; es muß jederzeit möglich sein, sich von der Gesellschaft zurückzuziehen, denn zum Fasten gehört nun einmal Einsamkeit.

Fastenabschnitte

Die Fastenkur gliedert sich theoretisch in drei Abschnitte: das Vorfasten, das eigentliche oder Vollfasten und das Nachfasten. Das Vorfasten (Dauer in der Regel drei Tage) ist meist entbehrlich. Bei schwer ernährungsgestörten Menschen kann man damit zum Vollfasten überleiten. An diesen Tagen wird im wesentlichen Rohkost bzw. nur Obst verabreicht. Das Nachfasten besteht in einer verhältnismäßig knappen Kost und dient zur Wiedergewöhnung an die volle Ernährung.

Fastendauer

Die Dauer des Vollfastens soll und kann man nicht von vornherein festlegen, weil sich erst aus dem Verlauf der Kur, aus dem rascheren oder langsameren Ingangkommen der Ausscheidung usw., ergibt, wie lange sie am besten ausgedehnt wird. Je nach der Konstitution, dem Krankheitszustand usw. kann die erforderliche Dauer sehr verschieden sein. Deshalb ist am Ende der Kur Spielraum für eine genügend lange Auslaufzeit vorgesehen. In der Regel soll das Fasten wenigstens 5–7 Tage betragen, eine Grenze nach oben ist nicht festzulegen, bei stärkeren Störungen erweist sich meist eine Dauer von etwa 2–3 Wochen als zweckmäßig. Längeres Fasten bringt nicht immer deutlicheren Gewinn, besser ist es, die Kur in entsprechenden Abständen zu wiederholen. Die mit dem Nachfasten beginnende Wiederaufbauzeit ist auf etwa ebenso lange zu berechnen wie das Fasten selbst. Richtige Ernährung in dieser Zeit ist von ausschlaggebendenr Bedeutung für den Erfolg der ganzen Kur.

Fastenverlauf

Der Unkundige fürchtet bei der Kur am meisten das Hungergefühl, in Wirklichkeit spielt es aber eine überraschend geringe Rolle. Meist tritt es nur in den ersten 2–3 Tagen auf und ist leicht zu überwinden, wenn der Kranke und seine Umgebung vom Wert der Kur überzeugt sind. Nur gewohnheitsmäßige Schlinger und Vielesser leiden mehr darunter. Häufiger machen sich, zumal in den ersten Tagen, andere Unlustgefühle (Langeweile, Reizbarkeit) bemerkbar, der Fastende fühlt sich oft eigenartig unsicher, weil der durch die üblichen Mahlzeiten bestimmte Tagesrhythmus fehlt.

Die geistige Leistungsfähigkeit ist in der ersten Zeit häufig beeinträchtigt, später oft eigenartig gesteigert, so daß von geistigen Arbeitern selbst besondere, erhöhte Konzentrationsfähigkeit verlangende Arbeiten weit leichter als sonst bewältigt werden. Die körperliche Leistungsfähigkeit ist bei den verschiedenen Menschen und zu verschiedenen Zeiten schwankend. Tage mit völliger Bewegungsunlust wechseln mit solchen von erhöhter Frische; mitunter werden noch recht ansehnliche Leistungen im Wandern usw. vollbracht, doch ist selbstverständlich Maßhalten geboten.

Körperliche Fastenzeichen

Der Wegfall der Nahrungszufuhr lenkt die ganze Verarbeitungskraft des Organismus auf die in den Geweben lagernden Stoffwechselschlacken. Die infolgedessen eintretende „Rückvergiftung" macht sich am Anfang mehr oder weniger stark bemerkbar, je nachdem wie die Gewebe mit Schlacken belastet sind und sie diese mehr oder wenger stark festhalten. Das Körpergewicht nimmt in der ersten Fastenwoche täglich etwa um 1 kg, in der zweiten Woche etwa um ½ kg, später noch weniger ab. Selbstverständlich spielt – zumal im Anfang – die Entwässerung des Körpers eine große Rolle.

Der Puls sinkt in der Regel ab, mitunter bis auf 40 Schläge. Der Blutdruck sinkt, besonders bei Hypertonikern, meist deutlich (und für längere Zeit über die Fastenkur hinaus) ab. Bei Herzkranken, bei denen stets Vorsicht geboten ist, muß das Fasten abgebrochen werden, wenn der Puls 3 Tage lang 120 und mehr Schläge beträgt (Buchinger).

Während der meisten Zeit des Fastens ist die Zunge belegt, ferner treten pappiger Geschmack, Mundgeruch und z. T. Speichelfluß auf. Die fortschreitende Reinigung der Zunge ist ein Gradmesser für die Erfolge der Kur. Häufig wird übelriechende Ausdünstung beobachtet, zumal bei längerem Fasten, mitunter treten auch rheumatische oder ähnliche Schmerzen auf, und zwar vor allem an früher schmerzhaft gewesenen Stellen, ein Zeichen dafür, daß alte Ablagerungen in Bewegung kommen. Auch krisenhaft auftretende Magen-Darm-Beschwerden, verbunden z. T. mit stinkenden Stühlen, werden als Zeichen verstärkter Ausscheidung durch den Verdauungskanal beobachtet. Weiter können Fieber, Katarrhe und dgl. als Ausscheidungskrisen auftreten. Alle solche Erscheinungen dürfen an der Durchführung der Kur nicht irre machen, sie beweisen vielmehr, daß sie anschlägt.

Ausscheidung durch den Harn

Die Ausscheidung durch den Harn ist nicht immer von vornherein gesteigert, es kann tagelang dauern, bis der Patient auch darin eine sichtbare Wirkung des Fastens erkennt. Die Ausscheidung kann in Gang gebracht werden durch Glaubersalz, Packungen usw. Durch häufige oder ständige Untersuchung des Harns kann man sich ein genaueres Bild vom Stand der Ausscheidung machen. Die Kurven für Kochsalz, Harnsäure, Ammoniak und Azidiät steigen in den ersten Fastentagen meist stark an. Weiterhin zeigen sie Schwankungen, die bei den einzelnen Stoffen sehr verschieden verlaufen können, sich durch Glaubersalzgaben und (wo es der Kräftezustand erlaubt) Schwitzpackungen stark beeinflussen lassen und schließlich allmählich absinken.

Fastende (Fastenbrechen)

Nähert sich die Fastenkur ihrem Ende, so wird dies – abgesehen von der Änderung des Allgemeinbefindens – dadurch offenbar, daß die Ausscheidungskurven der genannten Stoffe gleichsinnig nach unten streben. Solange Aufwärtszacken anzeigen, daß der Ausscheidungsstrom noch im Gange ist, erscheint es nicht ratsam, sich ihm durch Verabreichung von Nahrung entgegenzustellen. Die Fastenkur bis zu dem eigentlichen natürlichen Ende, der Wiederkehr von ausgesprochenem Hungergefühl, durchzuführen (Ausfasten), ist nur selten möglich und auch nicht nötig, denn bis dahin vergehen meist 4–5 Wochen oder mehr. Auch die völlige Reinigung der Zunge ist nicht immer abzuwarten.

Darmpflege

Während des Fastens ist auf regelmäßige, gründliche Darmentleerung großes Gewicht zu legen. Andernfalls treten im Darm störende Fäulnisvorgänge auf. Der Stuhlgang riecht beim Fastenden oft übel, ein Zeichen vermehrter Ausscheidung von stickstoffhaltigen Stoffen. Mitunter werden wurmähnliche, weißlich gallierte Gebilde mit herausbefördert, die aus abgesondertem Schleim, abgestoßenem Gewebe usw. bestehen.

Dringend zu empfehlen ist täglich ein- bis zweimalige Einnahme von Heilerde. Ihre fäulniswidrige Kraft bewährt sich hier in besonderem Maße, wie auch die von ihr bewirkte Anregung der Darmschleimhaut und die Abgabe basischer Mineralstoffe den Organismus im Sinne der Fastenkur beeinflussen.

Die Darmreinigung muß mit künstlichen Mitteln gefördert werden und kann sowohl von oben als auch von unten erfolgen.

a) Durchschwemmung mit Glaubersalz

1 guter Eßlöffel voll wird in reichlich ¼ l warmem Wasser frühmorgens nüchtern getrunken. Dieses Abführen erfolgt zum ersten Male am ersten Fastentage und wird nach Bedarf in Abständen von 3–4 Tagen wiederholt. Andere Abführmittel, wie z. B. abführende Tees, werden als

„Fastentees“ viel benutzt, sind aber weniger gut, weil dadurch leicht einmal unangenehme Leibschmerzen hervorgerufen werden und weil auf diese Weise nicht wie beim Glaubersalz eine wirkliche Ausschwemmung des gesamten Darminhalts (Spülung von oben) eintritt.

b) Einlauf

An den Tagen, an denen kein Glaubersalz gegeben wird, in der ersten Woche täglich, später nach Bedarf, macht man in der Regel frühmorgens einen Einlauf mit 1–3 l warmem Wasser, Kamillenabkochung oder dgl. Noch wirksamer sind hohe Einläufe und Darmbäder in entsprechenden Abständen, weil sie unvergleichlich mehr schädliche Stoffe herauszuholen vermögen. Anschließend an das Abführen, den Einlauf oder das Darmbad ist Bettruhe anzuraten.

Körperpflege, Bäder, Packungen

Fastende frieren leicht und müssen sich deshalb oft wärmer anziehen als sonst. Zur Anregung der Hauttätigkeit ist der ganze Körper täglich wenigstens einmal abzuwaschen, je nach Außentemperatur und Befinden kalt oder warm. Jeden zweiten Tag, nach Befinden auch täglich, gibt man abends ein körperwarmes Sitzbad, 15–20 Minuten; anschließend ins Bett, Prießnitzumschlag um den Leib. Nach Bedarf stärkere Anregung der Hauttätigkeit durch Dreiviertel- oder Ganzpackung oder durch ansteigendes Bad mit anschließender Trockenpackung. Wo Gelegenheit dazu gegeben ist, kommen auch Paraffin-Schwitzpackungen in Betracht. Von manchen Ärzten werden feuchte Packungen täglich oder doch sehr oft angewandt, aber damit kann der Kranke leicht überanstrengt werden. Außerdem erscheint es zweckmäßig, die Wirkung des mit diesen Anwendungen angesetzten Reizes erst einmal auslaufen zu lassen, wozu in der Regel 1–2 Tage nötig sind. Bei Fußkälte sind auch heiße Kompressen (1–2 Stunden lang) oder Sonnenbestrahlung auf den Leib empfehlenswert. Treten nicht gleich sichtbare Wirkungen auf, dann ist der Patient leicht geneigt, von sich aus energischere Maßnahmen zu verlangen, als gut für ihn wären. Soweit nach Witterung und Jahreszeit möglich, soll der Fastende Luft- und Sonnenbäder nehmen; früh nach dem Aufstehen und abends vor dem Schlafengehen wenigstens einige Minuten lang Luftbad im Zimmer. Schlafen bei offenem Fenster oder – wenn es zu kalt ist – in gut gelüftetem Zimmer ist selbstverständlich.

Bewegung, Massage usw.

Bewegung fördert die Verbrennungs- und Ausscheidungsvorgänge, deshalb soll der Fastende täglich wenigstens zweimal etwa ½–1 Stunde spazierengehen, aber auch nicht zu viel. Während des Tages nur ausnahmsweise Bettruhe, ausgenommen bei schwächlicheren Menschen und bei kühlerer Witterung. Von guter Wirkung ist auch Massage. Zu empfehlen sind ferner Bauchschnellen und Selbstmassage des Leibes. Sonstige Gymnastik führt leicht zu Überanstrengung. Nach Buchinger trägt tägliches „Rödern“ wesentlich zur Entlastung und zur Verhütung von Krisen bei.

Speisen und Getränke

Beim Vorfasten (soweit nötig) täglich dreimal entweder rohes Obst (Menge entsprechend zwei mittelgroßen Äpfeln) oder rohes Sauerkraut (nach Wunsch mit Öl und Zitrone angemacht) oder grüner Salat oder rohe Möhren, Tomaten u. dgl. Beim Vollfasten: Während des eigentlichen Fastens werden nur Fruchtsäfte und Tees zugeführt, die durch ihren reichen Gehalt an basischen Mineralstoffen die Ausscheidung der oft in großem Maße anfallenden Stoffwechselschlacken erleichtern. Die Erscheinungen (Kopfschmerzen, Druck auf den Kopf, gedrückte Stimmung, Reizbarkeit usw.) können dadurch wesentlich gemildert oder ganz verhütet werden. Als Getränke kommen frische gesüßte Fruchtsäfte in Betracht, z. B. je nach Jahreszeit Erdbeer-, Kirsch-, Zitronen-, Apfelsinensaft, Frucht- und Kräutertees, z. B. aus Apfelschalen, Hagebuttenschalen oder -körnern, Pflaumenwasser (aus Backpflaumen), Holundersaft, deutscher Tee, Pfefferminztee, alles nach Wunsch warm oder kalt. Kein Kaffee, kein schwarzer Tee. Alkohol und Nikotin scheiden selbstverständlich ebenfalls aus.

Wenn am Morgen Glaubersalz gegeben worden ist, zumal am ersten Tag, erst dann trinken, wenn sich ein ausgesprochenes Durstgefühl meldet. Trinkmenge am ersten Tage 1 Glas von 200 bis 250 ccm, am zweiten und dritten Tag je 2 Glas, vom vierten Tag an 3 bis 4 Glas. Wenn, wie sehr oft, kein Bedürfnis nach Flüssigkeitsaufnahme besteht, braucht nur so viel getrunken werden, wie der Fastende gern nimmt. Bei stärkerem Durst langsam schluckweise kaltes Wasser trinken. Bei schlechtem Geschmack im Mund häufigere Mundspülungen mit kaltem Wasser oder

Einspeicheln von kleinen Mengen Heilerde, die dann wieder ausgespuckt werden können (Adsorptionswirkung).

Übergangskost

Der Übergang zur normalen Ernährung kann verschieden gestaltet werden. Sind schon vorher oder während des Fastens starke Erscheinungen vom Darm her aufgetreten, so ist es zweckmäßig, auf jeden Fall zunächst mit schwachen Schleimsuppen zu beginnen, denen man je Teller etwa 2–3 Eßlöffel frisch ausgepreßten Gemüsesaft (z. B. Möhrensaft) zusetzt. Diese Suppe ist gegebenenfalls auch noch mittags und abends zu verabreichen, nach Wunsch zusammen mit einem Stück Zwieback oder einem Stückchen altbackenem Vollkornbrot bzw. Knäckebrot, das aber dann sorgfältig zu kauen ist. Statt Haferschleimsuppe gibt man mit Vorteil auch eine dicke Kartoffelsuppe mit reichlich Petersilie oder dgl. und Zwiebeln oder auch Tomaten; Apfelsuppe und Breie sind, besonders bei Neigung zu Verstopfung, weniger vorteilhaft. So rasch wie möglich ist dann zu Gemüse, Kartoffeln und vor allem Rohkost überzugehen, letztere zunächst in kleinerem, dann steigendem Anteil. Bei gutem Allgemeinzustand und bei ungestörter Arbeit der Verdauungsorgane kann man zum Nachfasten genau wie zum Vorfasten ohne weiteres auch Rohkost geben, vor allem Obst. Bei zu viel Obst entstehen allerdings Säurebeschwerden, zu viel Rohkost überhaupt verursacht leicht Verdauungsstörungen. Nüsse dürfen nicht vergessen werden. Als Übergangskost werden auch Bratäpfel gern genommen.

Heisler empfiehlt zur Ausleitung 2–3 Obsttage; zunächst nur 2 Mahlzeiten (vormittags und nachmittags), dann noch 1 Salatmahlzeit am Mittag, später durch Pellkartoffeln, Nüsse, Vollkornbrot usw. bereichert.

Im einzelnen können allgemeinverbindliche Vorschriften für das Nachfasten nicht gegeben werden. Zu beachten ist nur, daß jedes Übermaß in dieser Zeit besonders nachteilig ist. Gegenüber nährstoff-, besonders eiweißreichen Nahrungsmitteln ist anfangs Zurückhaltung geboten. Fleisch und Eier werden am besten erst nach 5–6 Wochen zugelassen, weil sie den Auslauf der Kur recht erheblich stören können.

Unterbrochenes Fasten

Wo eine längere zusammenhängende Fastenkur aus irgendwelchen Gründen (z. B. wegen des Kräftezustandes des Kranken) nicht durchführbar erscheint, kann sehr viel auch durch unterbrochenes Fasten erreicht werden, wobei Perioden des Vollfastens mit Zeiten mäßiger Nahrungsaufnahme wechseln. Man kann z. B. nach Rud. Just das Fasten jeweils nach 3, 5 oder 7 Tagen unterbrechen, dann 3 Obst- oder Gemüsetage einlegen (3mal rohes Obst, etwa 2 Äpfel oder rohes Sauerkraut), doch wird dieses Halbfasten nicht so gut ausgehalten wie Vollfasten. Der Magen wird dabei zu oft geneckt und der Appetit unerwünscht angeregt.

Morgenfasten

Eine einfache, über unbegrenzt lange Zeit hin durchführbare Form der Nahrungseinschränkung ist das Morgenfasten nach dem amerikanischen Arzt Dr. Dewey. Die Beschränkung auf zwei Mahlzeiten täglich hatte er am eigenen Leib als außerordentlich vorteilhaft schätzen gelernt. Die Leistungsfähigkeit erhöhte sich, Magen-Darm-Beschwerden verschwanden, so daß er das höchst einfache Verfahren in immer größerem Umfang und mit gutem Erfolg bei seinen Kranken anwandte. Erste Mahlzeit in der Regel gegen 12 Uhr bzw. sobald sich wirklicher Hunger oder bei weniger kräftigen Menschen Schwächegefühl meldet. Empfehlenswert ist es, zumal im Winter, früh ein Glas warmen Fruchtsaft (Zitronenlimonade) oder Kräutertee zu nehmen. Eine zweckdienliche Form planmäßiger Nahrungsbeschränkung z. B. bei Fettsucht ist auch die 12-Mahlzeiten-Woche, wie sie im Jungborn (R. Just) geübt wird: täglich nur 2 Mahlzeiten, dazu 1 Tag in der Woche Obstfasten.

Probefasten

Fasten am Morgen kann auch diagnostisch wertvoll sein. Ein gesunder Mensch verträgt den Ausfall von 1 oder 2 Mahlzeiten ohne nennenswerte Beschwerden. Bei Überlastung des Stoffwechsels dagegen stellen sich meist sehr bald starkes Flaugefühl, Mangel an Konzentrationsfähigkeit, Ohnmachtsanwandlungen, Übelkeit, belegte Zunge ein.

Indikationen und Kontraindikationen

Die Zahl der dem Fasten zugänglichen Krankheiten ist unbegrenzt groß, ist es doch eine der wichtigsten Umstimmungs- und Ausleitungskuren, die wir überhaupt zur Verfügung haben. Es kommen in Betracht: chronische Störungen des Stoffwechsels, wie Fettsucht, Gicht, Erkrankungen der Verdauungsorgane, der Lunge (außer Tuberkulose), chronische Katarrhe, Vergrößerung der Lymphdrüsen, Erkrankungen der Haut (Ekzem, Psoriasis, Ulcera cruris), der Harnorgane, der weiblichen Unterleibsorgane, der Augen, Ohren usw., hartnäckige Schlaflosigkeit, Depressionszustände, chronische Gelenkerkrankungen u. a. m. Ausgenommen sind schwerere organische Herzveränderungen, dagegen ist Hypertonie keine unbedingte Gegenanzeige. Das Fasten ist nicht angebracht bei ausgesprochener Labilität des Nervensystems, Hysterie, höherem Alter, Karzinomen. Zurückhaltung ist geboten bei Basedow. Aussichtslos ist Fasten bei Gebärmutter-Myomen.

Indikationen des Morgenfastens

Im ganzen wie für Fastenkuren (leichtere Fälle): besonders Magen-Darm-Leiden aller Art, Hämorrhoiden, Rachen-Nasen-Katarrhe, Fettleibigkeit, allgemeine Aufschwemmung usw. durch Überernährung usw.

Durstkuren

Beschränkung der Flüssigkeitszufuhr, gegebenenfalls im Wechsel mit erhöhter Zufuhr, ist ein altes, wirksames Mittel ärztlicher Kunst. Eine besonders große Rolle haben Trockenkuren früher in der Behandlung der Syphilis gespielt, z. B. in Form der alten „Arabischen Kur": Zwieback, Nüsse, geröstete Mandeln, Rosinen, trockene Feigen, dazu schweißtreibende Getränke. Nach William ist der „Methodus siccus" bei beginnendem Schnupfen sehr wirksam (am besten in Verbindung mit heißen Fußbädern und Ableitung auf den Darm durch Abführen).

Technik (nach Singer): Beginn mit 1–3 Dursttagen mit höchstens 600 ccm Flüssigkeit (Wasser, Milch, Suppe usw.), außerdem reichlich gemischte Nahrung, besonders Gemüse, Obst, Kompott. Bei starkem Durst 1–2 Orangen, Zitronenscheiben. Am dritten oder vierten Tag Trinktag mit 1200 bis 2000 ccm Flüssigkeit, dadurch Aufschwemmung, dann erneute Dursttage (im Wechsel mit Trinktagen) mit Einschränkung der Flüssigkeit auf 440, 300, 200 ccm.

In dieser Weise 4–6 Wochen lang fortfahren. Die Harnmenge sinkt bis auf etwa 600 ccm, steigt aber dann rasch wieder an. Nur bei reichlichem Auswurf geht die Absonderuig stark zurück, sie wird schleimig-eitrig, zuletzt fast rein schleimig.

Schrothkur

„Ohne Reinigung keine Heilung" (J. Schroth)

Die nach einem Laien, Johann Schroth (1798–1855) benannte Kur beruht auf dem planmäßigen Einsatz von Nahrungsentziehung, Flüssigkeitsbeschränkung (im Wechsel mit Flüssigkeitszufuhr) und feuchter Wärme. Sie ist mit mehr Beschwerden verknüpft als Fasten-, Rohkostkuren und dgl., verlangt deshalb auch mehr guten Willen des Kranken und zielbewußtere Führung des Arztes, bringt aber dank ihrer durchgreifenden Wirkung in verhältnismäßig kurzer Frist Erfolge. Nach der Darstellung von S. Möller gestaltet sich die Kur folgendermaßen:

1. Diät: einfach, völlig reizlos, eiweißarm, nur verhältnismäßig kohlehydratreich, im wesentlichen bestehend aus trockenen, mindestens einen Tag alten Semmeln und in Wasser gekochten dicken Breien aus Hafer oder Grieß, Grütze, Reis, Graupen, Sago, Hirse, Nudeln, Buchweizen, Makkaroni mit Zusatz von ½ Zitrone, 4mal wöchentlich (Kurspeise). Dazu an 2 Tagen der Woche vor dem Brei je 1 Teller dicke Haferschleim-, Grieß-, Graupen oder Mehlsuppe.

2. Zeitweilige strenge Flüssigkeitsentziehung für 1–2 Tage. Im Wechsel damit Zufuhr bestimmter Getränke, und zwar nach der ursprünglichen Vorschrift von Schroth (Rot-)Wein. Dabei kommt es nicht auf eine Austrocknung der Gewebe bis zum äußerst möglichen Grade an, sondern auf einen Wechsel zwischen Flüssigkeitsentziehung und Flüssigkeitszufuhr, allzu strenges Dursten ist also nicht nötig. Auf einen Trockentag oder eine Trockenperiode von höchstens 36 bis 44 Stunden folgt dann eine Trinkperiode, doch soll nur insoweit getrunken werden, als wirkliches Durstgefühl vorhanden ist. Die Flüssigkeitszufuhr erfolgt nach Schroth und Möller am besten in Form von je 2 „kleinen" und „großen" Trinktagen wöchentlich, über deren Gestaltung eine Übersichtstabelle Aufschluß gibt.

Eine Vorkur als Einleitung, wie sie früher für nötig gehalten wurde, ist entbehrlich; dagegen erfordert die Ausleitung, d. h. der Übergang zu normaler Kost, Vorsicht und langsame Gewöhnung der Verdauungsorgane und des Stoffwechsels. Nach Abschluß der strengen Kur mit einem großen Trinktag wird nach Schroth am Morgen des 1. Nachkur-Tages ein Glas Rotwein mit altbackenen Semmeln gegeben, mittags Bouillon mit Reis, übriger Teil des Tages wie großer Trinktag. Am 2. Tag der Nachkur ist morgens ein warmes Bad gestattet, dann Tee mit Rum (statt schwarzer Tee nach Möller besser deutscher Tee, u. U. mit Zusatz von etwas Rum), dazu altbackene Semmeln und Butter, mittags mit Reis gekochtes Huhn, nachmittags und abends Wein mit Semmel usw. Zur Semmel ist Butter gestattet.

Am 3. Ausleitungstag Frühstück wie am Tage vorher. Mittags gedünstetes Geflügel oder Kalbfleisch, Kartoffeln und Gemüse, abends Semmel mit Butter und Schinken oder Rührei. Am 4. Tag kann man das Mittagessen durch einen Pudding mit Fruchtsoße, das Abendessen durch Kompott vervollständigen. Auch an den folgenden Tagen ist große Mäßigkeit eine der Bedingungen für einen vollen Erfolg, denn die nächsten Wochen sind noch mit zur Kur zu rechnen, weil jetzt erst die Reaktion eintritt.

Die Ausscheidung durch den Darm wird bei Zeichen stärkerer akuter Vergiftung (Kopfschmerzen, Benommenheit, Mattigkeit, Appetitlosigkeit usw.) am besten durch Glaubersalz in Gang gebracht; gleichzeitig empfiehlt sich Vollfasten. Endlich soll nach den Anschauungen von Dr. Greither eine reichlichere Zufuhr von Kalium von Nutzen sein, weil es im Gegensatz zu Natrium leicht lösliche Harnsäureverbindungen bilden soll. In den bei der Schrothkur verwendeten Nahrungsmitteln, besonders in den Backpflaumen, ist Kalium schon reichlich vertreten. Möller verabreicht außerdem Kaliumsalze und glaubte, dadurch manche Beschwerden während der Kur deutlich mildern zu können.

Dauer der Kur

4 Wochen und länger, gegebenenfalls bei noch unbefriedigendem Erfolg an Stelle der Nachkur Pause von 4–7 oder mehr Tagen mit reichlicher Kost, anschließend neue strenge Kur, nach Bedarf weitere Wiederholungen in gleichem Wechsel.

Indikationen

Chronische Stoffwechsel- und Organstörungen verschiedenster Art, z. B. Gicht, Neuralgien, Fettsucht, chronische Verdauungsstörungen, melancholische Verstimmungen, „nervöse Beschwerden", Herz- und Kreislaufstörungen (Schrothkur als „diätetische Digitalis"), Bronchialasthma, Hautkrankheiten, Basedow, Erkrankungen von Auge und Ohr, Metall- und Arzneimittelvergiftung, Alkoholismus, Morphinismus, alte Syphilis.

Zur Kritik der Ernährungsvorschriften

Wie aus dem Vorstehenden hervorgeht, kann man der Gestaltung der Diät nach Schroth von unserem heutigen Standpunkt aus nicht völlig zustimmen. Die Kost ist ausgesprochen einseitig und biologisch minderwertig. Durch die fast ausschließliche Verwendung von Getreidefrüchten ergibt sich nicht nur ein erheblicher Säureüberschuß, sondern auch ein weitgehender Mangel an Vitaminen. Zweckmäßig ist dagegen zweifellos der Wechsel zwischen Trocken- und Trinktagen. Als Getränk gibt aber der Wein ebenfalls zu einer Beanstandung Anlaß. Seine Verwendung bei der Schrothkur hat zweifellos in der Hauptsache den Sinn, mit seiner narkotischen Wirkung über unbehagliche Stimmungen hinwegzuhelfen, die bei der Schrothkur besonders häufig aufzutreten pflegen. Vom biologischen Standpunkt ist es zweckmäßiger, statt des alkoholischen Getränkes frische bzw. alkoholfreie Fruchtsäfte oder auch alkalische Wässer oder Kräutertees zu geben und damit eine leichtere und raschere Ausscheidung zu ermöglichen. Allerdings scheint es, als ob damit nicht immer der gleiche durchgreifende Erfolg wie mit Wein erreicht würde. Möller hält, abgesehen vom Alkohol, auch die Wirkung der im Wein enthaltenen Säuren für wichtig, weil nach Haig damit eine Verdrängung der Harnsäure aus dem Blut erfolge.

Biologisch unzweckmäßig ist auch die Ausleitungskost, insbesondere die frühe, reichliche Verabreichung von Fleisch. Gerade reichlichere Eiweißspaltprodukte scheinen in einer Zeit, in der noch eine vermehrte Ausscheidung von Abbaustoffen weitergeht bzw. weitergehen soll, von besonderer Schädlichkeit zu sein. Wie die Kost während der eigentlichen Schrothkur am besten zu gestalten ist, ohne die erprobte Wirkung zu beeinträchtigen, bedarf noch der theoretischen und praktischen Klärung. Nach allem, was wir von anderen Diätkuren wissen, besteht kein

Zweifel, daß es möglich sein müßte, die bisher unvermeidlichen, zum Teil recht erheblichen Beschwerden wesentlich zu verringern, die Behandlungsdauer abzukürzen und den Erfolg zu vergrößern.

Saftkuren und Entziehungstage

Saftkuren

werden meist auf 3–10 Tage beschränkt und wie Saftfasten durchgeführt, d. h. durchschnittlich täglich 5 Portionen von je 200 ccm Frischsaft aus Obst, Gemüse oder Heilkräutern gegeben.

Je nach Bekömmlichkeit kann der Saft mit Wasser (am besten Heilbrunnen) oder Schleim (Hafergold oder Leinsamen) verdünnt werden. Bei Bedarf kann auch – namentlich im Winter – ein- oder zweimal täglich heißer Kräutertee, z. B. Hagebutten, evtl. mit Honig gesüßt, verabreicht werden und dann nur 4 Portionen Saft. Es besteht jede Möglichkeit der individuellen Abwandlung, um die Durchführung der Kur zu erleichtern (vgl. auch Obstkuren [S. 637] besonders über Obstsaftkuren).

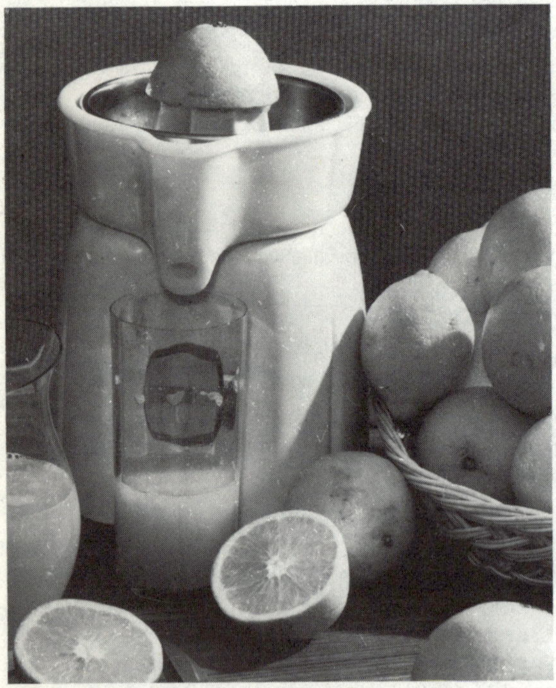

Entziehungstage

können sehr gut auch bei Berufstätigkeit, ggf. an einem Sonn- oder Ruhetag durchgeführt werden. Es gibt eine Reihe bewährter Möglichkeiten.

Obsttage

werden auf S. 637 ausführlich geschildert.

Obst-Buttermilch-Tag

3mal täglich je 300–400 g Obst und 2mal täglich je 250–300 g Buttermilch.

Obst-Milch-Tag

Wie oben, statt Buttermilch verwendet man Vollmilch (fettreicher).

Milchtag

Siehe Milchkuren (nächste Seite).

Reistag

150 g Vollreis mit Wasser oder Apfelsaft, Zucker nach Geschmack und reichlich Äpfeln zu Apfelreis kochen und in 3 Portionen tagsüber genießen.

Tee-Zwieback-Tag

75–100 g Tee – schwarzer Tee oder Kräutertee wie Pfefferminze (Magen, Darm, Leber, Galle) oder Zinnkraut(Blase, Nieren) oder Hagebutten (Entwässerung und Entschlackung bei Herzleiden, Übergewicht, Rheuma usw.) – warm oder kalt in 4 oder 5 Portionen über den Tag verteilt, dazu 5mal 50 g Vollkornzwieback, Kleiekeks, Ingwerkeks oder ähnliches.

Milchkuren

Seit langem ist in der Medizin die nach einem russischen Arzt benannte Karellsche Milchkur gebräuchlich: 4- oder 5mal täglich 200 g Vollmilch, evtl. mit Kaffee oder Tee oder auch teilweise durch Sauermilch oder Joghurt ersetzt.

Für manche Patienten ist es leichter, mit Obst kombinierte Milchkuren durchzuführen, siehe oben.

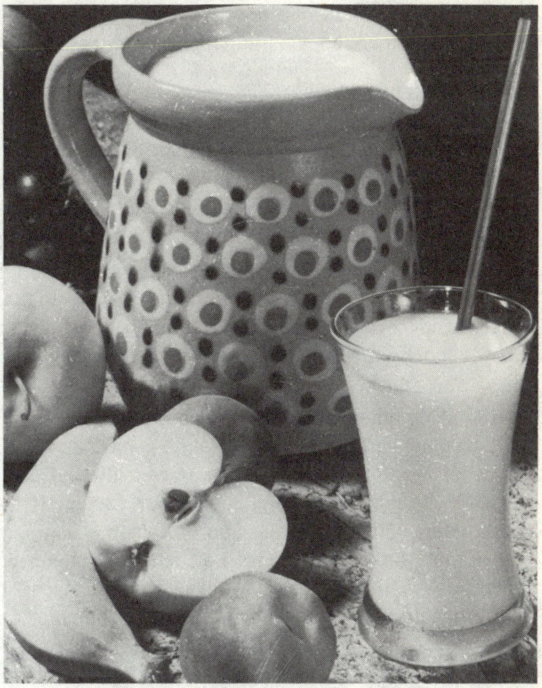

Man kann aber auch den Kaloriengehalt und Sättigungswert einer Milchkur durch Zulage von Milchprodukten wie Sahne oder Quark erhöhen. Es ergeben z. B. 1½ l Vollmilch, ½ l Sauermilch, 100–200 g Quark, 100–200 g Sahne (teilweise mit dem Quark verrühren oder der Vollmilch zusetzen) insgesamt 1800–2300 Kalorien, also eine ausreichende Tagesversorgung für eine normalgewichtige Person, aber noch gewichtsmindernd bei Übergewicht.

Man kann auch bei den Milchkuren – wenn nicht wegen einer besonderen Krankheit Gegengründe bestehen – nach persönlicher Neigung und Veranlagung für Abwechslung sorgen und etwa nur Joghurt oder Sauermilch genießen oder die Milch mit Weizenkeimen versetzen, Zwieback dazu essen wie beim Tee-Zwieback-Tag (S. 635) oder auch 1–2 Mahlzeiten wie beim Obsttag einnehmen und gegen die Milch austauschen.

Schließlich geben die heute durch die Milchbars allgemein bekannten Kombinationen, vor allem Milch, Buttermilch oder Joghurt mit Obst oder Obstsäften, vielfältige Möglichkeiten, nach Geschmack oder Bekömmlichkeit jederzeit Abwechslung zu schaffen.

In ähnlicher Form werden auch die

Buttermilchkuren

durchgeführt. Auch bei ihnen kann man eine Erleichterung schaffen, indem man jeweils 50 g Vollkornzwieback als Beikost verzehrt.

Die Milch bietet nicht nur viele Vorzüge (vgl. S. 616), sie schont auch in idealer Weise die Verdauungsorgane, da sie weder giftige Abbauprodukte noch Harnsäure usw. liefert. Die Sahne enthält reichlich Vitamin A. Gerade für Bettlägerige ist es von Bedeutung, daß die Milch keinerlei Rückstände hinterläßt, die Verdauungssäfte nur geringfügig beansprucht und im Darm keine Gärungserscheinungen auslöst.

Das Milchfett hat gegenüber anderen Fetten den großen Vorzug seiner vollständigen Emulsion und ist daher wie die ungekochte Butter eines der bekömmlichsten Fette.
Die Milch ist in der Krankendiät außerdem ein sehr geeignetes Lösungsmittel für Honig oder Zucker und sonstige Kohlehydrate (Mehlspeisen).

Molkenkuren

haben von der Mitte des 18. Jahrhunderts an bis etwa 1880 eine ganz hervorragende Rolle in der Heilbehandlung gespielt, sind aber dann aus unserem Heilmittelschatz verschwunden, vermutlich, weil sie ein wahres Naturheilmittel sind, das, wie Hufeland sagt, ohne in die Sinne fallende Eigenschaften still und sanft, wie die Natur selbst, wirkt und im Wettbewerb mit den damals aufkommenden, weit augenfälliger wirkenden Chemikalien unterliegen mußte.

Eigenschaften und Inhaltsstoffe

Die Molke ist eine fast klare, wäßrige Lösung, häufig von etwas gelbgrünlicher Farbe. Sie ist der wäßrige Anteil der Milch, aus dem der größte Teil des Fettes und der Eiweißstoffe ausgeschieden ist. Die Hauptmenge der Molke fällt bei der Käsebereitung an. Bei natürlicher Gerinnung entstehen die sogenannten sauren Molken, bei künstlicher Bereitung (Zusatz von Lab oder Säuren) die süßen Molken. Diese allein kommen für Heilkuren in Betracht.

Unter den chemisch erfaßbaren Stoffen kommt den Mineralstoffen die Hauptbedeutung zu. Besonders hervorzuheben ist der hohe Gehalt an Kali, Phosphorsäure und Kalk. Der hohe Gehalt an Milchzucker bedingt noch einen gewissen Nährwert der Molken. Bei dem restlichen Eiweiß handelt es sich um wasserlösliches Eiweiß, das sogenannte Albulaktin, das zum Unterschied vom Kasein der Milch sehr leicht verdaulich ist.

Von der Milch unterscheidet sich also die Molke wesentlich dadurch, daß ihr die Nährstoffe Fett und Eiweiß fehlen. Die Molke ist kein eigentliches Nahrungsmittel und darf auch nie als solches angesehen werden. Es kann doch keinem Zweifel unterliegen, daß in ihr der größte Teil aller in der Milch ursprünglich enthaltenen wirksamen Hormone, Enzyme, wasserlöslichen Vitamine, insbesondere Vitamin C, der Spurenelemente usw. zurückbleibt. Dabei muß freilich beachtet werden, daß der Gehalt an solchen lebenswichtigen und für den Heilwert ausschlaggebenden Stoffen in weiten Grenzen schwanken kann, je nach Art der Fütterung, die die milchliefernden Tiere erhalten. Für Kuren kommen deshalb nur Molken in Betracht von Tieren, die in frischer Weide stehen. Nach Tissot kann man die Molke auch als einen Kräutersaft ansehen, der durch die Werkzeuge des Tieres geläutert und versüßt worden ist. Die Molkenkur ist so gewissermaßen eine „Frühlingskur" auf dem Umweg über das Tier.

Wirkungen

Die Molke reguliert die normalen Sekretionen und Exkretionen, regt sie an und vermehrt sie. Die Urinausscheidung kann bis zur Belästigung vermehrt werden. Die Stuhlentleerung erfolgt leicht und prompt. Die Molke reizt bedeutend weniger als alle salinischen Mineralwässer. Sie wirkt fördernd auf den Stoffwechsel, umstimmend, reizmildernd, blutverdünnend; sie erleichtert die Resorption und setzt die Herztätigkeit herab. Bei katarrhalischen Reizzuständen der Respirations- und Genitalschleimhaut wirkt sie lösend. Die Bestandteile der Molke stellen zum Unterschied von der Milch keine Ansprüche an die Verdauungsorgane. Milchzucker und Mineralsalze werden restlos resorbiert. Nach Voit und Pettenkofer schützt der Milchzucker Fett und Eiweiß vor Verbrauch.

Im allgemeinen ist stets daran zu denken, daß die Molke, wie eingangs erwähnt, still und sanft wirkt, ohne in die Augen fallende Eigenschaften. Augenblickserfolge sind also nicht zu erwarten, wohl aber gute Dauererfolge.

Heilanzeigen

Entsprechend den Inhaltsstoffen und der Wirkungsweise ist das Anwendungsgebiet der Molke sehr weit. In erster Linie ist sie allgemein als Unstimmungs- und wassertreibendes Mittel anzuwenden, mit besonderer Wirkung auf die Schleimhäute des Magen-Darm-Kanals, der Atmungsorgane und des Genitalsystems. Sie ist ein Hauptmittel gegen hartnäckige Verstopfung, Plethora, überreizte Verdauung, Magenverstimmung, unzureichende Nierentätigkeit.

Als unterstützendes Mittel kommt sie in Betracht bei chronischer Hautkrankheit, Skrofulose, Hautausschlag, Hämorrhoiden; auch bei Rheumatismus und Gicht. Molkentage bewähren sich als Übergangskost bei akuten Magenkatarrhen und als Ersatz für eingeschobene Milchtage.

Gegenanzeigen

Molkenkuren kommen nicht in Betracht bei chronischem Magen- und Darmkatarrh, Neigung zur Bildung von Säuren und allen Krankheitsfällen, in denen es auf einen Eiweißansatz ankommt.

Anwendungsweise

Sollen Molkenkuren Erfolg haben, so müssen sie sich auf einen längeren Zeitraum erstrecken: 3–5, auch 8 Wochen. Die Tagesmenge soll 600–800 g betragen. Der Hauptanteil davon ist morgens nüchtern zu genießen. Nicht auf einmal trinken, sondern in mehreren Absätzen mit etwa viertelstündiger Zwischenpause. In den Pausen nach Möglichkeit leichte Bewegung im Freien. Für den einzelnen Kranken die richtige Dosis zu finden, ist bei Molkenkuren die schwierigste Aufgabe des Arztes. Von den kleineren Mengen, unter ½ Liter täglich, ist kein Erfolg zu erwarten.

Diät

Selbstverständlich ist der Erfolg der Molkenkuren wesentlich mit davon abhängig, wie während ihrer Dauer die übrige Ernährung gestaltet wird. Insbesondere müssen alle sauren Speisen vermieden werden, auch schwere Mehlspeisen, Hülsenfrüchte, fester Kuchen. Es soll reichlich Gemüse, weniger Fleisch gegessen werden. Der Genuß geistiger Getränke ist verboten.

Obstkuren

Obst- und Obstsaftkuren stehen qualitativ und quantitativ zwischen Fasten und Rohkostkuren. Sie ergeben bei allen Heilanzeigen der Rohkost maximale Wirkungen und bedeuten andererseits einen milderen Eingriff als das Fasten. Es werden immerhin täglich 600 bis 700 Kalorien zugeführt, wenn man etwa nach Heupke am Obsttag 400 g Äpfel, 700 g Birnen und 400 g Bananen verabfolgt, oder am Obstsafttag je 400 g Saft von Kirschen, Äpfeln und Trauben. Allerdings kann man solche reinen Obstkuren wegen ihres Mangels an Eiweiß und Fett nur befristet durchführen. Andererseits ist eine kalorische Aufwertung sehr leicht durch Zulage von Nüssen möglich, z. B. nach Heupke.

1000 g Weintrauben	750 Kalorien
200 g Feigen	500 Kalorien
200 g Haselnußkerne	1200 Kalorien
insgesamt	2450 Kalorien

Als befristet durchführbarer Entziehungseingriff kommen auf längere Dauer, d. h. 10 bis 20 Tage, vor allem Obstsaftkuren in Frage, etwa als Traubenkur. Im allgemeinen scheitern so lange durchgeführte reine Obstkuren an Zahnfleischreizungen. Sehr beliebt ist, namentlich auch in der ambulanten Behandlung, das Zwischenschalten von ein oder zwei Obst- oder Obstsafttagen wöchentlich auf längere Sicht. Man verabreicht dann am Obsttag ein bis zwei Kilogramm frisches Obst und am Obstsafttag 750 bis 1200 ccm Saft. Eine Reihe von Obsttagen hintereinander sind besonders bei akuten, namentlich fieberhaften Krankheiten üblich oder als Übergang zu und nach dem Fasten. Im übrigen bestehen viele Kombinationsmöglichkeiten, so daß man sich sehr individuell allen Verhältnissen anpassen kann.

Wirkungen der Obstkuren

1. Infolge des Mangels an Fett gibt sich eine Schonung für Leber, Darm und das übrige Verdauungssystem sowie den Stoffwechsel.

2. Infolge der hochgradigen Stickstoffarmut und des Freiseins von Purinen werden Leber, Nieren, Kreislauf und Stoffwechsel abermals entlastet und besonders bei Störungen der Harnsäureausscheidung Ausgleich und Senkung des Harnsäurespiegels im Blut erreicht. Andererseits wird das Eiweißminimum nicht gedeckt, so daß eben Obstkuren nur begrenzt und unter Kontrolle durchführbar sind.
3. Infolge der fast ausschließlichen Kohlehydratzufuhr werden die Verbrennungen begünstigt, die organischen Säuren und das CO_2 beseitigt und schließlich zahlreiche Stoffwechselprozesse normalisiert. Der Menge nach beträgt allerdings die Kohlehydratzufuhr nur etwa 50 Prozent von der bei Normalkost üblichen.
4. Das starke Alkalisierungsvermögen, das auf den Verbindungen von Kalium, Kalzium und Magnesium beruht, erhöht die Alkalireserve und bewirkt durch die Alkalinität des Harns eine bessere Ausschwemmung der Urate, wobei durch die Ca-Ionen die Nierenexkretion der Harnsäure noch zusätzlich gefördert wird. 1 kg Trauben entspricht 6 g kohlensaurem Natron, und durch 10 Tage reine Fruchtkost wird die Alkalireserve nach Heupke und Demole (Genf) um 20 g Basen erhöht.
5. Die Zuckerarten des Obstes, besonders Frucht- und Traubenzucker in Mischung, sind wertvoller als chemisch reiner Traubenzucker, weil im Obst die erforderlichen Begleitstoffe und Vitamine mit zugeführt werden.
6. An Vitaminen finden wir hauptsächlich C, aber auch A, B_1, B_2 u. a.
   Während der Gehalt an Vitamin C bei den Südfrüchten Zitrone, Orange und Grapefruit etwa zwischen 50 bis 100 mg% liegt, liefern unsere Früchte Erdbeere, Kornelkirsche und Eberesche etwa 60 bis 80 mg%. Übertroffen werden diese Früchte von der schwarzen Johannisbeere mit 100 bis 200 mg%, von der Sanddornbeere mit 400 mg % und der Hagebutte mit 1000 bis 1500 mg %. Man verwendet sie vorteilhaft als schwarzen Johannisbeersüßmost, als Sanddornbeeren-Vollfrucht und Hagebuttenmark, wenn man nicht die Möglichkeit zum Verzehr der frischen Früchte hat. Nach Untersuchungen von Kötschau erreicht man bei Abkochungen von Hagebuttentee den höchsten Vitamin-C-Gehalt bei zehnminütiger Kochdauer (mit Deckel zum Sauerstoffabschluß).
7. Besonderer Hervorhebung bedarf der Mineralsalzgehalt. Das bezieht sich nicht auf die absoluten Werte, denn ein Obsttag führt nach Heupke nur 4 bis 5 g pro Tag zu gegenüber 30 g oder mehr bei Normalkost. Der Gehalt des Obstes an Natriumchlorid ist so niedrig, daß im allgemeinen bei einem Obsttag weniger als 1 g zugeführt wird anstatt 20 bis 25 g bei üblicher Durchschnittskost. Dadurch verändert sich der K/Na-Quotient während der Fruchtsafttage von üblicherweise $^1/_2$ auf $^6/_1$ bis sogar auf $^{13}/_1$.
   Die Armut an Natrium ergibt die entsalzende Wirkung der Obstkur und begünstigt auch wieder die Ausscheidung an Harnsäure, da üblicherweise durch das Na-Ion die Löslichkeit der Urate herabgesetzt und ihre Ausscheidung erschwert wird.
   Allerdings macht die Banane hier eine Ausnahme, denn ihr Gehalt an NaCl beträgt 200 mg%, liegt also höher als der der Milch mit 160 mg%, während Beerenobst 1 bis 25 mg%, Kernobst 1 bis 41 mg%, Steinobst 1 bis 100 mg% und Nüsse 2 bis 100 mg% enthalten.
   Der gewaltige Überschuß an Kalium bedingt die starke harntreibende Wirkung. Neben der Entlastung des Herzens durch die Entwässerung wird aber auch die Herzleistung durch die direkte Einwirkung des Kaliums auf den Herzmuskel gefördert.
8. Die abführende Wirkung ist bei Pflaumen und Feigen besonders stark. Die Feigen enthalten einen Stoff, der auch den Gallenfluß anregt. Andererseits kennen wir die adstringierende Wirkung infolge des Gehalts an Tannin und anderen Stoffen, wie bei Quitten, Mispeln und Heidelbeeren, ganz besonders aber in Erdbeeren.
9. An sonstigen Stoffen erscheint besonders bemerkenswert der Gehalt an Salizylsäure oder ähnlich wirkenden Stoffen in Kirschen und Himbeeren, ganz besonders aber in Erdbeeren.
   Nach Heupke enthält die Ananas, aber nur in frischer Form, in reichlicher Menge ein eiweißverdauendes Ferment, das Fleisch ohne Anwendung von Salzsäure zu verdauen vermag.

10. Schließlich wollen wir die allgemeinen Wirkstoffe wie Auxone (Kollath), Fermente, Spurenelemente usw. nicht vergessen und daran denken, daß schon Bircher-Benner immer betont hat, die Wirkung der Vitamine sei am besten im natürlichen Verband des Nahrungsmittels und in natürlicher Korrelation untereinander und mit den übrigen Begleitstoffen.

Aus diesen geschilderten Tatbeständen ergeben sich die Heilanzeigen für Obstkuren nahezu zwangsläufig.

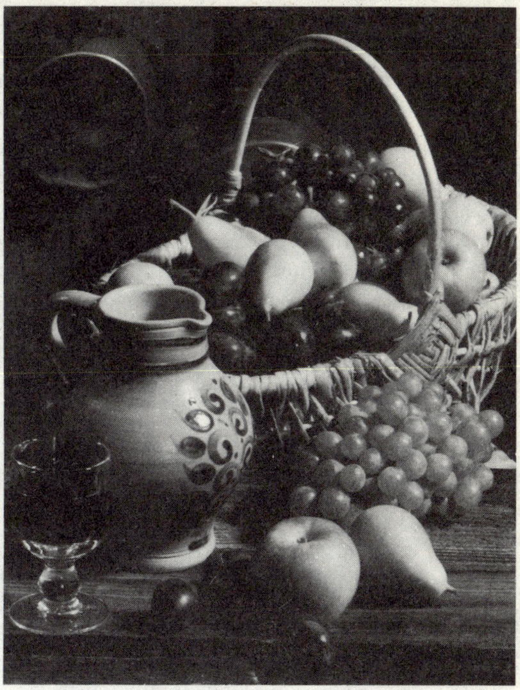

Heilanzeigen der Obstkur

Herz-, Gefäß- und Nierenleiden

Als Folge der ungenügenden Herzleistung beobachten wir Leberstauung, Lungenstauung, Nierenstauung und ödematöse Gewebsdurchtränkung. Die Überfüllung der Organe mit venösem Blut bedeutet Durchtränkung von Organen und Geweben mit Wasser und Verzögerung oder gar Störung zahlreicher chemischer Umsetzungen. Infolge der Verlangsamung der Zirkulation werden die Stoffwechselendprodukte nur sehr ungenügend abtransportiert. Die Anhäufung von Kohlensäure, Milchsäure, Harnstoff, Harnsäure, Kreatinin und vielen anderen Stoffwechselschlacken hemmt die Stoffwechselvorgänge in ihrem Ablauf. Es kommt zu einer zunehmenden Störung des Zellchemismus: Eiweißdurchlässigkeit der Niere, Bindung des Alkaligehaltes des Blutes durch den Kohlensäureüberschuß, zunehmende Kohlensäureüberladung mit Reizung des Atemzentrums. Ebenso steigen die Stickstoffwerte und der Harnsäurespiegel des Blutes an die obere Grenze der Norm oder übersteigen sie gar.

Die Nieren vermögen das Kochsalz nicht mehr auszuscheiden, infolgedessen wird es im Gewebe gespeichert und vermag 100mal soviel Wasser zu binden, als sein eigenes Gewicht beträgt.

Heupke betont, daß Herzkrankheiten gleichzeitig Stoffwechselkrankheiten seien. Diätische Maßnahmen sind auch nach seiner Erfahrung so wirksam, daß bei leichteren Formen der Herzwassersucht eine vollständige Ausscheidung des Wassers allein durch Obstkuren, ohne Zuhilfenahme von Arzneimitteln, möglich ist. Kürbiskuren sind besonders wegen der harntreibenden Wirkung beliebt geworden; Hagebuttentee, Birnensüßmost und Traubensaft werden in diesen Fällen bevorzugt angewandt. Bananen schalten bei salzfreier Kost aus.

Da bei Obstsaftkuren infolge der geringen Menge von Ballaststoffen oft Darmträgheit eintritt, müssen, wie bei der Fastenkur, regelmäßig Einläufe vorgenommen werden, um die von Becher besonders betonten Nachteile der intestinalen Autointoxikation zu verhüten. Nach Volhard ergibt die salzlose Kost schließlich eine Verringerung der Flüssigkeits- und Blutmenge. Auch bei salzloser Kost ist die Einschaltung besonderer Obstkuren zur Steigerung der Wirkung durchaus angebracht, die auch zu einer Blutdrucksenkung führt.

Ebenso wirksam sind Obstkuren bei lokalen Gefäßerkrankungen und Durchblutungsstörungen, gleichgültig, ob durch Arteriosklerose oder Gefäßkrämpfe verursacht. Nach dem apoplektischen Insult sollte man auf Fasttage Obstkuren folgen lassen.

Mehr noch als bei vegetarischer Kost bewirken Obstkuren die von Gänßlein seinerzeit durch Kapillarmikroskopie erwiesene Verbesserung der Zirkulation in den feinsten Gefäßen.

Damit werden auch bessere Durchblutungsbedingungen für die Nieren geschaffen, so daß zu der Entlastung des Stoffwechsels eine direkte Anregung der Exkretion tritt, unterstützt dadurch, daß Obst an Kochsalz, an den Vorstufen der Harnsäure und an Eiweiß arm ist.

Übergewicht und Fettsucht

Was für die Entwässerung und Entlastung bei Herz- und Nierenkranken gesagt wurde, hat hier neben dem Hinweis auf die Fettlosigkeit des Obstes ebenfalls seine volle Berechtigung. Die Obstkur ist zumeist leichter als die Fastenkur durchführbar, weil infolge der hohen Alkalisierungsfähigkeit und des Kohlehydratangebots weniger leicht Krisenzustände auftreten.

Im allgemeinen soll die Gewichtsabnahme nicht über 1 kg wöchentlich hinausgehen und im Quartal etwa 10 kg erreichen. Dann bis zu einem Vierteljahr das Gewicht halten und bei Bedarf noch einmal ein Quartal lang kuren. Man kann bei Berufstätigen wöchentlich ein bis zwei Obst- oder Obstfasttage interpolieren, während an den übrigen Tagen salzarme Kost mit höchstens 40 g Fett, wenig Flüssigkeit, sehr wenig Feinmehlprodukten, begrenzt verordneten Mengen Vollkornbrot und Pellkartoffeln bei viel Rohkost, Salat und Gemüse erlaubt ist.

Gicht und Rheuma

Bei diesen Krankheitsgruppen dient uns die mehrfach betonte entlastende Wirkung von Obstkuren auf den Harnsäurestoffwechsel. Es ist zweckmäßig, als „warmen Löffelstiel" Hagebuttentee zu verordnen. Weiterhin wirken wir mit der Obstkur der Stoffwechselträgheit des Rheumatikers entgegen. Die Ausschwemmung der Exsudate und der intermediären Stoffwechselprodukte wird begünstigt.

Grote hat empfohlen, jeder intensiven Rheumakur eine Saftfastenkur voranzuschicken. Ein besonderer Erfolg ist bei ausgesprochen entzündlichen rheumatischen Erkrankungen zu erwarten. Vor allem bei fieberhaften Prozessen wird man über längere Zeit Obstsafttage durchführen und anschließend, mindestens bis zur Verbesserung der Blutsenkung, noch Rohkost. Bei chronischen Prozessen kann man ebenso beginnen und dann Obsttage zwischenschalten. Durch die Alkalisierung des Harns wird die Löslichkeit der Harnsäure gefördert. Bei den beliebten Traubenkuren in Bozen, Meran, Baden-Baden usw. werden mit 2 kg 1500 Kal. zugeführt. Wegen der besonderen Salizylwirkung hat der Botaniker Linné bei seinem Rheuma Erdbeerkuren mit 300 bis 500 g täglich erfolgreich durchgeführt. Von der Zitronenkur mit 10 bis 20 Zitronen täglich möchte ich abraten, weil der Magen dabei kaum durchhält. Die durch die sonstigen Früchte erreichte mineralische Umstellung und der verminderte Anfall von Eiweißspaltprodukten erleichtern den Krankheitsablauf und vermindern die örtlichen Symptome.

Blutarmut

Hinsichtlich der Anämie-Behandlung möchte ich an einen Bericht von Trendtel im „Hippokrates" erinnern, wonach Kinder in seinem Heim bei sekundärer Anämie nach schwerer Grippe und anderen Infektionskrankheiten roten „Rabenhorster"-Traubensaft erhielten, und zwar vier Wochen lang täglich ein Viertelliter zusätzlich zur sonstigen Kost. Bei 60 bis 65 Prozent Farbstoff und 2,5 bis 3 Mill. roten Blutkörperchen wurden in der Kurzeit Normalwerte erreicht. Sonst wird die Hämoglobin bildende Kraft der Aprikosen und Pfirsiche besonders geschätzt, auch trockene Feigen übertreffen den Spinat an Eisengehalt. Pflaumen, Erdbeeren, Zitronen, Orangen und getrocknete Südfrüchte würden für eine blutbildende Diät neben den schon genannten Früchten zu bevorzugen sein.

Fieberzustände

Die allgemeine Entgiftung, der Reichtum an Kohlehydraten, der Basenüberschuß und die Kreislaufentlastung lassen die Obstkur als zweckmäßige Diät bei Fieberkranken erscheinen. Natürlich sind bei längerer Krankheitsdauer Zulagen erforderlich.

Magen-, Darm-, Leber- und Gallenleiden

Apfel- und Bananentage sind uns aus der Kinderheilkunde geläufig geworden; sie sind auch beim Erwachsenen wertvoll. Hierzu kurze Hinweise:

Bei Geschwür und Gastritis sind Obsttage zur Einleitung der diätischen Behandlung nützlich. Meistens reicht gutes Einspeicheln allein nicht zur Verdünnung aus; dann nimmt man gleiche Teile Sahne, Reis- oder Haferschleim zur Verdünnung, oft bevorzuge ich Schleim aus Leinsamen. Man kann auch gelegentlich mit Brunnenwasser verdünnen. Wenn im Verhältnis 1:1 noch Reizungen empfunden werden, muß man vorerst noch stärker verdünnen. Eine Woche lang kann man im allgemeinen derart vorgehen.

Dann folgt der Übergang zur Schonkost neuer Form. Wir müssen unsere wissenschaftlichen Erkenntnisse mit der praktischen Ausübung in Einklang bringen und dürfen den Kranken keine Kostformen vorsetzen, die nicht einmal imstande sind, den Gesunden gesund zu erhalten. Auch zu dieser unerläßlichen Aufwertung dienen uns die Obstkuren.

Bei Stuhlverstopfung empfehlen sich Obsttage mit Feigen und getrockneten Pflaumen.

Bei Leber- und Gallenleiden wirkt die Obstkur entlastend. Ihr hoher Gehalt an Zucker und an Vitamin C wirkt günstig auf die Arbeit der Leberzellen. Feigen fördern den Gallenfluß, Trockenobst wird von diesen Kranken meist bevorzugt. Traubenrosinen sind sehr zu empfehlen. Gallenkranke fürchten sich oft vor der Fruchtsäure des frischen Obstes.

Allergische und Hautkrankheiten

Bommer hat als Dermatologe und Ernährungsforscher für den Wert der Pflanzenkost bei diesen Krankheitsgruppen reiches Material beigebracht. Er führt die Erfolge auf die Beseitigung von Hemmungen am System der inneren Atmung zurück – Vorstellungen, die durch die schon zitierten Erfahrungen von Gänßlein bestätigt werden und für die im Grunde alles das herangezogen werden kann, was eingangs bei Herz- und Gefäßleiden ausführlich entwickelt wurde. Durch einleitende Obstkuren oder zwischengeschobene Obsttage wird die Wirkung der vegetarischen Kost verstärkt und beschleunigt.

Weitere Möglichkeiten

sind gegeben etwa zur Entlastung bei Zuckerkranken an Stelle von Hafertagen, zur Behandlung von azetonämischen Erbrechen, Schwangerschaftserbrechen usw.

Schließlich wollen wir die regelmäßige Zugabe von Obst zur allgemeinen Ernährung in allen Lebensaltern als Forderung aufstellen und damit vorbeugend gesundheitlichen Nutzen stiften.

Rohkostkuren

Die strenge Rohkostkur

wirkt sich innerhalb des Stoffwechsels ähnlich aus wie die Obstkur. Überdies ist die pflanzliche Rohkost die schmackhafteste und natürlichste Form der kochsalzfreien Ernährung und wird außerdem noch der Forderung nach Einschränkung der Eiweißzufuhr gerecht.

Man wird sich weitgehend nach dem persönlichen Geschmack des Kranken richten können, ob er lieber eine Obstkur oder eine strenge Frischkostkur durchführen mag. Manche bevorzugen ausschließlich Obst, andere wieder lieben die Abwechslung. Natürlich ist es auch eine Sache der Verträglichkeit. Jedenfalls bleiben sich der Kali-Überschuß mit der entwässernden Wirkung sowie die Stoffwechselentlastungen und -beeinflussungen im wesentlichen gleich.

Morgens gibt es z. B. Fruchtsalat,
mittags folgt eine Rohkostplatte,
abends schließt wieder ein Obstgericht ab.

Bei großem Hunger reicht man zwischendurch am Vormittag und Nachmittag einen Apfel oder sonst ein Stück Obst, Trockenobst oder eine Möhre.

Die milde Rohkostkur

wird erweitert durch Zulage von Pellkartoffeln bei der Mittagsmahlzeit, bei weiterer Auflockerung für Untergewichtige oder beim Übergang zu milderen Diätformen kann Weißkäse, nach Möglichkeit angerichtet mit Keimöl, zugelegt werden. Wenn es um die kalorische Aufwertung geht, verwendet man reichlich Nüsse und Mandeln, auch Mandelmilch. Schließlich sind dann morgens

Diätspeisen mit Flocken oder Körnergerichte erlaubt und zur weiteren Angleichung an die Dauerkost endlich auch Vollkornbrot, im Übergang besonders Weizenschrotbrot und Knäckebrot. Doch hängt das auch von der Kaufähigkeit des Gebisses und dem Zustand der Verdauungsorgane ab.

Während die strenge Rohkostkur nur als zeitlich begrenzter Eingriff und wirksame Heildiät in Betracht kommt, kann die milde Rohkostkur bei hartnäckigen Krankheitsfällen auf lange Sicht durchgeführt werden.

Als Getränke sind bei Rohkostkuren vor allem Kräutertees, Süßmost und Limonaden angebracht. Wenn der Kochsalz- und Eiweißgehalt der Milch nicht stört, ist namentlich bei den milderen Formen Milch in jeder Form erlaubt. Milch und Quark garantieren als Spender von vollwertigem tierischem Eiweiß die Zufuhr des unbedingt notwendigen Eiweißminimums und bewahren bei diesen Kostformen vor Eiweißmangelschäden.

Fleischlose Kost

Bei der fleischlosen Kost kommt es darauf an, die infolge des Verzichts auf Fleisch ausfallenden Eiweißstoffe dem Körper in einer für ihn günstigen und wertvollen Form zuzuführen, damit kein Mangelschaden entsteht. Das erreicht man am einfachsten dadurch, daß man in größerem Umfang, als es sonst üblich ist, Milch und Milchprodukte – über den Tag verteilt – verwendet: Vollmilch, Buttermilch oder Sauermilch als Getränk oder als Zusatz bei der Zubereitung von Gerichten; Quark, sowohl als Gericht für sich wie auch als Beilage zu den verschiedensten Mahlzeiten*).

Auch milde Käsesorten, deren Kochsalzgehalt nicht allzu hoch ist, können reichlich verwendet werden. Eine besondere Bedeutung wegen ihres hohen Fermentgehaltes haben auch die Edelpilz-Käsesorten.

Als Eiweißspender aus dem Pflanzenreich werden in die fleischlosen Kostformen gern Nüsse, Mandeln und Weizenkeime eingebaut. Dabei ist auch wegen der besonders guten Verträglichkeit an die zu Mus verriebenen Nüsse usw. zu denken (Mandelmus, Nußmus, Keimnußmus), die gleichzeitig auch gute Fettspender sind. An Fetten werden bei der fleischlosen Kost neben dem Milchfett insbesondere Pflanzenöle und ungehärtete pflanzliche Streichfette benutzt, die infolge ihres hohen Gehalts an hochungesättigten essentiellen Fettsäuren besonders wertvoll sind.

Um die gesundheitlichen Vorteile einer solchen Milch-Pflanzen-Kost nicht zu vermindern, soll der Genuß von Industriezucker, Zuckerwaren und Konfekt, von Feinmehlerzeugnissen wie Kuchen, Teigwaren und Weißbrot auf ein Mindestmaß beschränkt werden. Statt dessen sind zum Süßen Honig und Sirup zu verwenden, wo es angängig ist, auch süße, getrocknete Früchte oder Dr.-Klopfer-Zucker; statt der Feinmehlerzeugnisse sind weitgehend Vollkornerzeugnisse, vor allem Brot und Zwieback, zu verwenden. Um das Fehlen von Teigwaren und Feinmehl auszugleichen, führt man dem Körper ausreichend Weizenkeime als „Keimdiät“ zu.

In dieser Kostform ist auf einen großen Anteil von Rohkost zu achten*). Wichtig ist dabei, das Rohkostgericht bei Mahlzeiten mit verschiedenen Gängen an den Anfang zu setzen, also etwa beim Mittagessen zuerst eine Frischkostplatte oder einen Rohkostsalat oder einen Gemüsecocktail zu servieren. Dann kommt das Hauptgericht, etwa Gemüse mit Pellkartoffeln oder Vollreis, und schließlich der Nachtisch. Auch dieser kann wieder, wenn es der Kranke verträgt, aus Rohkost, z. B. frischem Obst, bestehen.

Als erstes Gericht des morgendlichen Frühstücks hat sich das Bircher-Müsli eingebürgert oder eine Reihe ähnlicher Obst-Vollkorn-Gerichte*).

Die Abendmahlzeit wird im allgemeinen aus Sauermilch, Vollkornbrot, pflanzlichen Streichfetten oder Butter bestehen, dazu Salat, Radieschen, Tomaten, Rettich usw., Hefebrotaufstrich, Quark mit frischen Kräutern, Obst, Nüsse und dergleichen.

Die Jahreszeiten bieten da viel Abwechslung, und die geschickte Hausfrau hat viele Möglichkeiten, diese Mahlzeiten schmackhaft zu gestalten*).

*) siehe im Kapitel „Rezept-Beispiele für Gesunde und Kranke“

Die kurgemäße Normalkost (gemischte Kost)

Während der Tätigkeit von Pfarrer Kneipp in Wörishofen, also in der zweiten Hälfte des vorigen Jahrhunderts, vollzog sich auf dem Gebiet der Volksernährung ein entscheidender Wandel. Die

Entwicklung der Maschine und die infolgedessen eintretende Technisierung führten zu weitreichenden Änderungen in der Lebensweise. An den Fabrikationsstätten strömten immer mehr Menschen zusammen, während sich das Land entvölkerte. Dieser Vorgang, der als Verstädterung oder Landflucht bezeichnet wird, brachte hinsichtlich der Ernährung zunehmender Menschenmassen in den wachsenden Städten neue Probleme, die vor allem aus dem Zwang der Vorratshaltung größerer Mengen von Nahrungsmitteln entstanden. Haltbare, d. h. konservierte, Nahrungsmittel wurden mehr und mehr verlangt.

Die gleichzeitige Entwicklung des Weltverkehrs ermöglichte in größerem Umfang und zu günstigeren Preisen als bisher die Einfuhr von Nahrungsmitteln aus aller Welt. Feinkost- und Kolonialwaren wurden in den Städten von den Händlern angeboten, und die Schlachthäuser Amerikas lieferten der Alten Welt viel mehr Fleisch und Fleischwaren, als dort bisher aus eigenem Viehbestand erzeugt und verzehrt wurden. In dieser Übergangszeit entstand neben der von altersher überkommenen bäuerlichen Kost die verfeinerte städtische Kost. Vollkornbrot und Grützen wurden von Feinmehlerzeugnissen verdrängt, was auch zu stärkerem Verzehr von Zucker und Zuckerwaren und vermehrtem Fleischgenuß führte, wobei der Anteil des Schweinefleisches immer größer wurde.

Eine solche Reizkost führte wiederum zu neuen Bedürfnissen, so daß Bohnenkaffee, Alkohol und später auch Nikotin in wachsendem Maße genossen wurden.

Kneipp sah die gesundheitlichen Nachteile dieser Ernährungsumstellung von Jahrzehnt zu Jahrzehnt deutlicher. Er trat darum in seinen Vorträgen vor den Kurgästen wie auch in seinen Schriften immer nachdrücklicher für die einfache bäuerliche Lebens- und Ernährungsweise ein. Er betonte den gesundheitlichen Wert einer überwiegend pflanzlichen Ernährung mit Vollkornbrot, Vollkorngerichten, Sauermilch und Quark (Topfen) und beschränktem Fleischgenuß.

Sein Kampf gegen den Bohnenkaffee gipfelte in der Einführung von Kathreiners Malzkaffee.

Inzwischen sind die Schäden der Fehlernährung erheblich deutlicher geworden, und die Forschung hat unsere Kenntnisse auf dem Gebiet der Ernährung wesentlich erweitert.

Trotzdem ist den wenigsten heute schon bewußt, daß mit der Ernährung auch naturgesetzliche Forderungen erfüllt werden müssen, wenn der Gesunde den Lebensanforderungen entsprechen und der Kranke möglichst schnell wieder gesund werden will. Dabei ist es einleuchtend, daß zur Gesunderhaltung ein geringerer Aufwand erforderlich ist als zum Gesundwerden. Mit Aufwand ist die Qualität der Nahrung, ihr Gesundheitswert, gemeint.

Die Ausnutzung der Nahrungsmittel im Körper macht ihm auch Arbeit und bedeutet, zumal in Krankheitszeiten, eine Belastung. Wir können ruhig vom Instinkt des Tieres lernen, daß ein befristeter Verzicht auf Nahrung oder wenigstens eine Beschränkung in der Nahrungsmenge die Heiltendenz des Körpers fördern kann.

Die besonderen Aufgaben der Krankenkost bestehen darin, daß sie imstande ist, den Ablauf der zur Überwindung der Krankheit erforderlichen Regulations- und natürlichen Heilvorgänge zu begünstigen. Nach unserem heutigen Wissen benötigt der Körper dazu möglichst vollwertige Nahrungsmittel, d. h. unzerstörte, naturreine und naturfrische Lebensmittel, die mindestens als Grundlage der täglichen Nahrung vorhanden sein sollen. Darum ist ein tägliches Frischkostgericht unerläßlich, notfalls gerieben oder ausgepreßt oder durch Vermengung mit anderen Nahrungsmitteln für Entwöhnte und Empfindliche bekömmlich gemacht. Weiterhin gehören Vollkorngerichte, Milch und Milchprodukte, pflanzliche Fette und Pflanzenkost zu den selbstverständlichen Grundlagen einer gesunden Ernährung.

Für die sog. Normalkost gelten diese Erwägungen gleichermaßen.

Das Gerüst einer solchen „Normalkost" sieht daher folgendermaßen aus:

Frühstück:

Vollkornbrot mit Butter, Honig oder Marmelade ohne Farbstoff und chemische Konservierungsmittel. Davor nach Möglichkeit täglich frisches Obst, Kollath-Frühstück oder Bircher-Müsli oder Frischsaft o. ä. Als Getränk Kathreiners Malzkaffee, Milch oder Kräutertee.

Mittags:

Frischkost-Vorgericht, gedünstetes Gemüse mit Pellkartoffeln, Vollreis o. ä., evtl. Zusatz von Fermentdiät „Amylatin". Gelegentlich Fleisch oder Fisch. Nachtisch.

Abends:

Sauermilch oder Joghurt, Salat, Radieschen, Rettich usw., Keimdiät, Vollkornbrot, Butter oder Pflanzenfett, Quark oder milder Käse oder auch Hirsebrei mit Obst o. ä.

Sachregister

Das Register verzeichnet die Stichwörter in alphabetischer Folge. Viele Stichwörter werden an verschiedenen Stellen des Textes behandelt und sind deshalb mit mehreren Seitenzahlen versehen. In diesen Fällen weist die fettgedruckte Zahl auf die Seite, an der das Stichwort grundsätzlich erläutert wird. Unter dem Stichwort „Heilkräuter" konnten wegen der großen Zahl der Kräuter keine Einzelstichwörter gegeben werden. Da die Heilkräuter aber alphabetisch geordnet sind, ist das Gesuchte im Text leicht zu finden.

A

B

C

D

E

F

G

H

I

J

K

L

M

N

O

P

S

T

T

U

V

W

X

Z